中国近现代中医药期刊续编

第一辑

医潮

王咪咪◎主编

2019年度北京市古籍整理出版资助项目

北京科学技术出版社

图书在版编目（CIP）数据

医潮／王咪咪主编．—北京：北京科学技术出版社，2020.3
（中国近现代中医药期刊续编．第一辑）
ISBN 978－7－5714－0675－2

Ⅰ．①医…　Ⅱ．①王…　Ⅲ．①中国医药学—医学期刊—汇编—中国—近现代　Ⅳ．①R2-55

中国版本图书馆 CIP 数据核字（2019）第300097号

中国近现代中医药期刊续编·第一辑　医潮

主　　编： 王咪咪
策划编辑： 侍　伟　白世敬
责任编辑： 侍　伟　白世敬　陶　清　刘　佳　王治华
责任印制： 李　茗
责任校对： 贾　荣
出 版 人： 曾庆宇
出版发行： 北京科学技术出版社
社　　址： 北京西直门南大街16号
邮政编码： 100035
电话传真： 0086-10-66135495（总编室）
0086-10-66113227（发行部）　0086-10-66161952（发行部传真）
电子信箱： bjkj@bjkjpress.com
网　　址： www.bkydw.cn
经　　销： 新华书店
印　　刷： 北京捷迅佳彩印刷有限公司
开　　本： 787mm × 1092mm　1/16
字　　数： 317千字
印　　张： 39
版　　次： 2020年3月第1版
印　　次： 2020年3月第1次印刷
ISBN 978－7－5714－0675－2/R·2729

定　　价：980.00元

《中国近现代中医药期刊续编·第一辑》编委会名单

主　编　王咪咪

副主编　侯酉娟　解博文

编　委　（按姓氏笔画排序）

王咪咪　刘思鸿　李　兵　李　敏

李　斌　李莎莎　邱润苓　张媛媛

郎　朗　段　青　侯酉娟　徐丽丽

董　燕　覃　晋　解博文

序

2012年上海段逸山先生的《中国近代中医药期刊汇编》（下文简称“《汇编》”）出版，这是中医界的一件大事，是研究、整理、继承、发展中医药的一项大工程，是研究近代中医药发展必不可少的历史资料。在这一工程的感召和激励下，时隔七年，我所的王咪咪研究员决定效仿段先生的体例、思路，尽可能地将《汇编》所未收载的新中国成立前的中医期刊进行搜集、整理，并将之命名为《中国近现代中医药期刊续编》（下文简称“《续编》”）进行影印出版。

《续编》所选期刊数量虽与《汇编》相似，均近50种，但总页数只及《汇编》的1/4，约25000页，其内容绝大部分为中医期刊，以及一些纪念刊、专题刊、会议刊；除此之外，还收录了《中华医学杂志》1915—1949年所发行的35卷近300期中与中医发展、学术讨论等相关的200余篇学术文章，其中包括6期《医史专刊》的全部内容。值得强调的是，《续编》将1951—1955年、1957年、1958年出版的《医史杂志》进行收载，这虽然与整理新中国成立前期刊的初衷不符，但是段先生已将1947年、1948年（1949年、1950年《医史杂志》停刊）的《医史杂志》收入《汇编》中，咪咪等编者认为把20世纪50年代这7年的《医史杂志》全部收入《续编》，将使《医史杂志》初期的各种学术成果得到更好的保存和利用。我以为这将是对段先生《汇编》的一次富有学术价值的补充与完善，对中医近现代的中医学术研究，对中医整理、继承、发展都是有益的。医学史的研究范围不只是中国医学史，还包括世界医学史，医学各个方面的发展史、疾病史，以及从史学角度谈医学与其关系等。《续编》中收载的文章虽有的出自西医学家，但提出来的问题，对中医发展有极大的推进作用。陈邦贤先生在

《中国医学史》的自序中有“世界医学昌明之国，莫不有医学史、疾病史、医学经验史……岂区区传记遽足以存掌故资考证乎哉！”陈先生将其所研究内容分为三大类：一为关于医学地位之历史，二为医学知识之历史，三为疾病之历史。医学史的开创性研究具有连续性，正如新中国成立初期的《医史杂志》所登载的文章，无论是陈邦贤先生对医学史料的连续性收集，还是李涛先生对医学史的断代研究，他们对医学研究的贡献都是开创性的和历史性的；范行准先生的《中国预防医学思想史》《中国古代军事医学史的初步研究》《中华医学史》等，也都是一直未曾被超越或再研究的。况且那个时期的学术研究距今已近百年，能保存下来的文献十分稀少。今天能有机会把这样一部分珍贵文献用影印的方式保存下来，将是对这一研究领域最大的贡献。同时，扩展收载1951—1958年期间的《医史杂志》，完整保留医学史学科在20世纪50年代的研究成果，可以很好地保持学术研究的连续性，故而主编的这一做法我是支持的。

以段逸山先生的《汇编》为范本，《续编》使新中国成立前的中医及相关期刊保存得更加完整，愿中医人利用这丰富的历史资料更深入地研究中医近现代的学术发展、临床进步、中西医汇通的实践、中医教育的改革等，以更好地继承、挖掘中医药伟大宝库。

李经纬 九十老人

2019年11月于中国中医科学院

前　言

《汇编》主编段逸山先生曾总结道，中医相关期刊文献凭藉时效性强、涉及内容广泛、对热门话题反映快且真实的特点，如实地记录了中医发展的每一步，记录了中医人每一次为中医生存而进行的艰难抗争，故而是中医近现代发展的真实资料，更是我们今天进行历史总结的最好见证。因此，中医药期刊不但具有历史资料的文献价值，还对当今中医药发展具有很强的借鉴意义。

本次出版的《续编》有五六十册之规模，所收集的中医药期刊范围，以段逸山先生主编的《汇编》未收载的新中国成立前50年中医相关期刊为主，以期为广大读者进一步研究和利用中医近现代期刊提供更多宝贵资料。

《续编》收载期刊的主要时间定位在1900—1949年，之所以不以1911年作为断代，是因为《绍兴医药学报》《中西医学报》等一批在社会上很有影响力的中医药期刊是1900年之后便陆续问世的，从这些期刊开始，中医的改革、发展等相关话题便已被触及并讨论。

在历史的长河中，50年时间很短，但20世纪上半叶的50年却是中医曲折发展并影响深远的50年。中国近代，随着西医东渐，中医在社会上逐步失去了主流医学的地位，并逐步在学术传承上出现了危机，以至于连中医是否能名正言顺地保存下来都变得不可预料。因此，能够反映这50年中医发展状况的期刊，就成为承载那段艰难岁月的重要载体。

据不完全统计，这批文献有1500万～2000万字，包括3万多篇涉及中医不同内容的学术文章。这50年间所发生的事件都已成为历史，但当时中医人所提出的问题、争论的焦点、未做完的课题一直在延续，也促使我们今天的中医人要不断地回头看，思考什么才是这些问题的答案！

中医到底科学不科学？中医应怎样改革才能适应社会需要并有益于中医的发展？120年前，这个问题就已经在社会上被广泛讨论，在现存的近现代中医药期刊中，这一类主题的文章有不下3000篇。

中医基础理论的学术争论还在继续，阴阳五行、五运六气、气化的理论要怎样传承？怎样体现中国古代的哲学精神？中医两千余年有文字记载的历史，应怎样继承？怎样整理？关于这些问题，这50年间涌现出不少相关文章，其中有些还是大师之作，对延续至今的这场争论具有重要的参考价值。

像章太炎这样知名的近代民主革命家，也曾对中医的发展有过重要论述，并发表了近百篇的学术文章，他又是怎样看待中医的？此类问题，在这些期刊中可以找到答案。

最初的中西医汇通、结合、引用，对今天的中西医结合有什么现实意义？中医在科学技术如此发达的现代社会中如何建立起自己完备的预防、诊断、治疗系统？这些文章可以给我们以启示。

适应社会发展的中医院校应该怎么办？教材应该是什么样的？根据我们在收集期刊时的初步统计，仅百余种的期刊中就有五十余位中医前辈所发表的二十余类、八十余种中医教材。以中医经典的教材为例，有秦伯未、时逸人、余无言等大家在不同时期从不同角度撰写的《黄帝内经》《伤寒论》《金匮要略》等教材二十余种，其学术性、实用性在今天也不失为典范。可由于当时的条件所限，只能在期刊上登载，无法正式出版，很难保存下来。看到秦伯未先生所著《内经生理学》《内经病理学》《内经解剖学》《内经诊断学》中深入浅出、引人入胜的精彩章节，联想到现在的中医学生在读了五年大学后，仍不能深知《黄帝内经》所言为何，一种使命感便油然而生，我们真心希望这批文献能尽可能地被保存下来，为当今的中医教育、中医发展尽一份力。

新中国成立前这50年也是针灸发展的一个重要阶段，在理论和实践上都有很多优秀论文值得被保存，除承淡安主办的《针灸杂志》专刊外，其他期刊上也有许多针灸方面的内容，同样是研究这一时期针灸发展状况的重要文献。

在中医的在研课题中，有些同志在做日本汉方医学与中医学的交流及互相影响的研究，这一时期的期刊中保存了不少当时中医对日本汉方医学的研究之作，而这些最原始、最有影响的重要信息载体却面临散失的危险，保护好这些文献就可以为相关研究提供强有力的学术支撑。

在这50年中，以期刊为载体，一门新的学科——中国医学史诞生了。中国医学史首次以独立的学科展现在世人面前，为研究中医、整理中医、总结中医、发展中医，把中医推向世界，再把世界的医学展现于中医人面前，做出了重大贡献。创建中国医学史学科的是一批忠实于中医的专家和一批虽出身西医却热爱中医的专家，他们潜心研究中医医史，并将其成果传播出去，对中医发展起到了举足轻重的作用。《古代中西医药之关系》《中国医学史》《中华医学史》《中国预防思想史》《传染病之源流》等学术成果均首载于期刊中，作为对中医学术和临床的提炼与总结，这种研究将中医推向了世界，也为中医的发展坚定了信心。史学类文章大都较长，在期刊上大多采用连载的形式发表，随着研究的深入也需旁引很多资料，为使大家对医学史初期的发展有一个更全面、连贯的认识，我们把《医史杂志》的收集延至1959年，为的是使人们可以全面了解这一学科的研究成果对中医发展的重要作用。《医史杂志》创刊于1947年，在此之前一些研究医学史的专家利用西医刊物《中华医学杂志》发表文章，从1936年起《中华医学杂志》不定期出版《医史专刊》。（《中华医学杂志》是西医刊物，我们已把相关的医学史文章及1936年后的《医史专刊》收录于《续编》之中。）这些医学史文章的学术性很强，但其中大部分只保存在期刊上，期刊一旦散失，这些宝贵的资料也将不复存在，如果我们不抢救性地加以保护，可能将永远看不到它们了。

上述的一些课题至今仍在被讨论和研究，这些文献不只是资料，更是前辈们一次次的发言。能保存到今天的期刊，不只是文物，更是一篇篇发言记录，我们应该尽最大的努力，把这批文献保存下来。这50年的中医期刊、纪念刊、专题刊、会议刊，每一本都给我们提供了一段回忆、一个见证、一种警示、一份宝贵的经验。这批1500万～2000万字的珍贵中医文献已到了迫在眉睫需要保护、研究和继承的关键时刻，它们大多距今已有百年，那时的纸张又是初期的化学纸，脆弱易老化，在百年的颠沛流离中能保留至今已属万分不易，若不做抢救性保护，就会散落于历史的尘埃中。

段逸山、王有朋等一批学术先行者们以高度的专业责任感，克服困难领衔影印出版了《汇编》，以最完整的方式保留了这批期刊的原貌，最大限度地保存了这段历史。段逸山老师所收载的48种医刊，其遴选标准为现存新中国成立前保留时间较长、发表时间较早、内容较完备的期刊，其体量是现存新中国成立前期刊的三分之二以上，但仍留有近三分之一的期刊未能收载出版。正如前面所述，每多保留一篇文献都是在保留一份历史痕迹，故对《汇编》未收载的期刊进行整理出版有着重要意义。北京科学技术出版社秉持传承、发展中医的责任感与使命感，积极组织协调本书的出版事宜。同时，在出版社的大力支持下，本书入选北京市古籍整理出版资助项目，为本书的出版提供了可靠的经费保障。这些都让我们十分感动。希望在大家的共同努力下，我们能尽最大可能保存好这批期刊文献。

近现代中医可以说是对旧中医的告别，也是更适应社会发展的新中医的开始，从形式上到实践上都发生了巨大的改变。这50年中医的起起伏伏，学术的争鸣，教育的改变，理论与临床的悄然变革，都值得现在的中医人反思回顾，而这50年的文献也因此变得更具现实研究意义。

《续编》即将付梓之际，恰逢全国、全球新冠肺炎疫情暴发，在此非常时期能如期出版实属难得；也借此机会向曾给予此课题大量帮助和指导的李经纬、余瀛鳌、郑金生等教授表示最诚挚的感谢。

王咪咪

2020年2月

目　录

中国近现代中医药期刊续编·第一辑

医　　潮

提要　王咪咪

内容提要

【期刊名称】医潮。

【创　　刊】1947年5月。

【主　　编】贾猷先。

【发　　行】丙寅医学社。

【刊物性质】医学科普期刊。

【办刊宗旨】普及医学卫生知识，促进民族健康。

【主要栏目】社论、医学常识等。

【现有期刊】第1卷1～8期，第2卷1～10期。

【主要撰稿人】李涛、陈志潜、朱季青、管葆真、丁瓒、程玉尘、王岳、金奎、朱成亮等。

【备　　注】1925年的“五卅运动”极大地激发了协和医院学生的爱国热情，由此成立了丙寅医学社团，初期的创始人叫陈志潜。此社团曾参与创办了若干医学刊物，进行现代医学宣传。《医潮》即这一时期产生的刊物。

该刊是一本西医期刊。收载该刊的目的，是为了说明中医并不是孤立地存在于社会之中的。社会上的各种医学和社会活动都会影响中医的发展。该刊是由一批医学院青年老师和学生组成的医学团体为振兴中国的医学事业而兴办的，目的就在于表达社会要求医学进步的主流思想，发出关于医学体制、医学教育、公共卫生、农村医疗卫生方面改革的呼声，并普及与现代医学相适应的医学常识。该刊的文章虽然以西医内容为主，且部分文章认为中医有不科学的东西，需要改造。但这些编辑并不是要全面打击和反对中医，他们要振兴的是中国医学，而不是狭隘的中医或西医。在该刊的“创刊语”一文中就说道“治病处方，不过是医事工作的下乘；促进人类的健康，才是最上的鹄的”，并基于“建国必先健民”的信念来办刊，“将科学医学通俗化、大众化，播送到民间去”是该刊创刊的最大宗旨。中医的发展状况与中医所处的环境密不可分。中医在社会中的地位和作用，都能反映出中医在那一时期的发展状况。该刊内容即真实反映了中医在当时发展的大环境。该刊还连载刊登了数十期李涛先生的《世界名医传》，把世界名医介绍到了中国，同时把世界名医的学术思想和世界医学的发展情况介绍给了中国的医界同行。对于饱受多年闭关锁国影响的中国医界同行来说，这是一件大事，对正确认识、总结中国医学有非常重要的作用。

该刊几个重点内容中，第一个是社论。因该刊的目的就是要唤醒民众，针砭时政，督促政府重视和发展医学，所以社论成为该刊一个重要内容。该刊除了要把医学科学通俗化、大众化，播送到民间，也强调政府应履行的责任。在《医学与政治》一文中指出，合理的医学制度无法超脱政治，良医的产生及其作用的发挥要没有政治上的良相，便很难想象了。社论的议题相当广泛，涉及大众关心的方方面面，如有多篇社论反复陈述科学与医学的关系，告诉大众医学的进步是建立在多学科发展基础上的，强调科学对医学发展的重要性，认为孤立的医学发展是不存在的；并指出兴办卫生事业是政府的责任，在一个适合的大环境中卫生事业才能得到长足的发展。这也是健民与建国的关系。健民就是要维护和促进全体人民的身心健康，要想国家强盛，首先要有体魄强健的人民，健康的民族才是有希望的民族。为了这一目标，需要有合理的制度，为卫生事业的健康发展提供一个良好的制度保障。合理的制度可以激发卫生人员的责任心，支持他们的工作。该刊提出促进医学进步的一个重要因素，就是要对科学的生理、病理、解剖知识进行普及，要使大众能正确认识自己的身体，要让医药知识大众化成为一种时尚，使每个人都得益于这种医学普及工作。该刊还提出卫生工作要到边疆去，要到乡下去，推行乡村的卫生管理，把卫生知识普及到田间地头。该刊还介绍了乡村的简易卫生工程和处理方法，同时也向大众介绍国外的公共卫生状况，让大众对卫生工作有远景目标。

该刊第二个重要内容是医学常识的普及。这方面的文章很多，有一般家庭的卫生常识，有青年的性知识，还有口腔卫生、家庭病床护理、公共卫生、传染病的预防与治疗，以及精神病人的获病原因与护理。该刊确如办刊宗旨所言，始终致力于把卫生知识播送到民间。从《家庭应该贮备的常用药》到《如何做一个合格的父母》，从《婴儿的生活史》到《小儿早期的饮食问题》《一天生活中要注意的各卫生事项》，该刊力图帮助大众建立一个良好的卫生习惯，并把妇婴卫生提到民族健康基石的高度，以引起人们的重视。该刊还连续多期介绍"青年人的婚姻""性卫生"等知识，寓性教育于日常生活中。该刊为大众普及了最直观的环境卫生问题，提到了城市灭蝇、粪便管理、厕所建筑等很实际的卫生问题。因为当时的国人不太重视口腔卫生，因而也有连载的教导大众关注口腔卫生的文章。这些文章主要介绍了一般的牙病防治和解除牙病疼痛的一些简单方法。中医是很重视食疗的，而该刊从西医角度谈饮食，为大众普及饮食营养知识，如《氨基酸的营养与治疗价值》，并向人们科普孕妇和产妇所需的营养，也介绍一些米面、大豆、番茄等常见食物对人体的功用。该刊还用很生动的标题解释常识性的问题，如《脚气病与气无关》，切实地做着普及大众卫生常识的工作。除了介绍卫生常识外，该刊也着重介绍传染病的预防和治疗。针对当时性病泛滥的特点，该刊连载了诸如《怎样预防感染性梅毒》《梅毒与婚姻》《什么是先天性梅毒》《花柳病浅说》《花柳病一夕谈》《妇女淋病》等科普文章。对严重危害人民健康的肺痨病，该刊也做了多方面的宣传，指出肺病的特性及肺结核的防治方法。该刊还讲到猩红热、百日咳、白喉等一些常见传染病的防治并科普了霍乱相关知识，这些宣传对当时主要传染病的预防和治疗起到了积极作用。该刊在医学常识的普及中关注了精神障碍这一人群，提出了对病人心理治疗的一些方案及心理干预的意义。同时，介绍了一些老百姓不当做病的"病"，如神经衰弱是一种心理上的失常，吸食鸦片是一种心理上的变态，等等；并向大众介绍了"心身医学"的概念，也提出了一些具体办法，加强大众对精神病的认识，如《精神病的社会研究与治疗》《对精神病人的工作治疗》《要培植精神病学人才》等。这些内容不只是医学的一部分，也涉及了许多社会问题。

该刊除了介绍一般的医学知识外，还对环境卫生、公共卫生、个人卫生、心理卫生、卫生制度、医学教育、医学道德等内容也进行了多方位的普及和建议，对全社会卫生水平的提高起到了良好的作用。这有助于当时中医进行自我总结，提示当时中医发展中的不足。该刊从宏观角度设有“近代医学教育趋势”等栏目，并提出了很尖锐的问题，如医学院校培养的几乎全部是临床医生，而实际上卫生事业的从业者绝大部分应从事公共卫生工作，但这方面的人才极度缺乏。该刊还介绍了苏联的医学教育情况，以开拓读者的眼界。该刊也提出对护士职业前景与护士教育情况的展望；同时提出医学界的发展重点是提高职业道德和医疗水平两个方面。该刊多次把城市的卫生制度、群众卫生工作、农村和边疆的卫生工作作为专题加以宣传和解释。

《医潮》是一本普及医学知识的杂志，其涉及的方面相当广泛，体现了该刊为促进建立一个保护大众健康的完整医疗体系而作出的努力。

王咪咪

中国中医科学院中国医史文献研究所

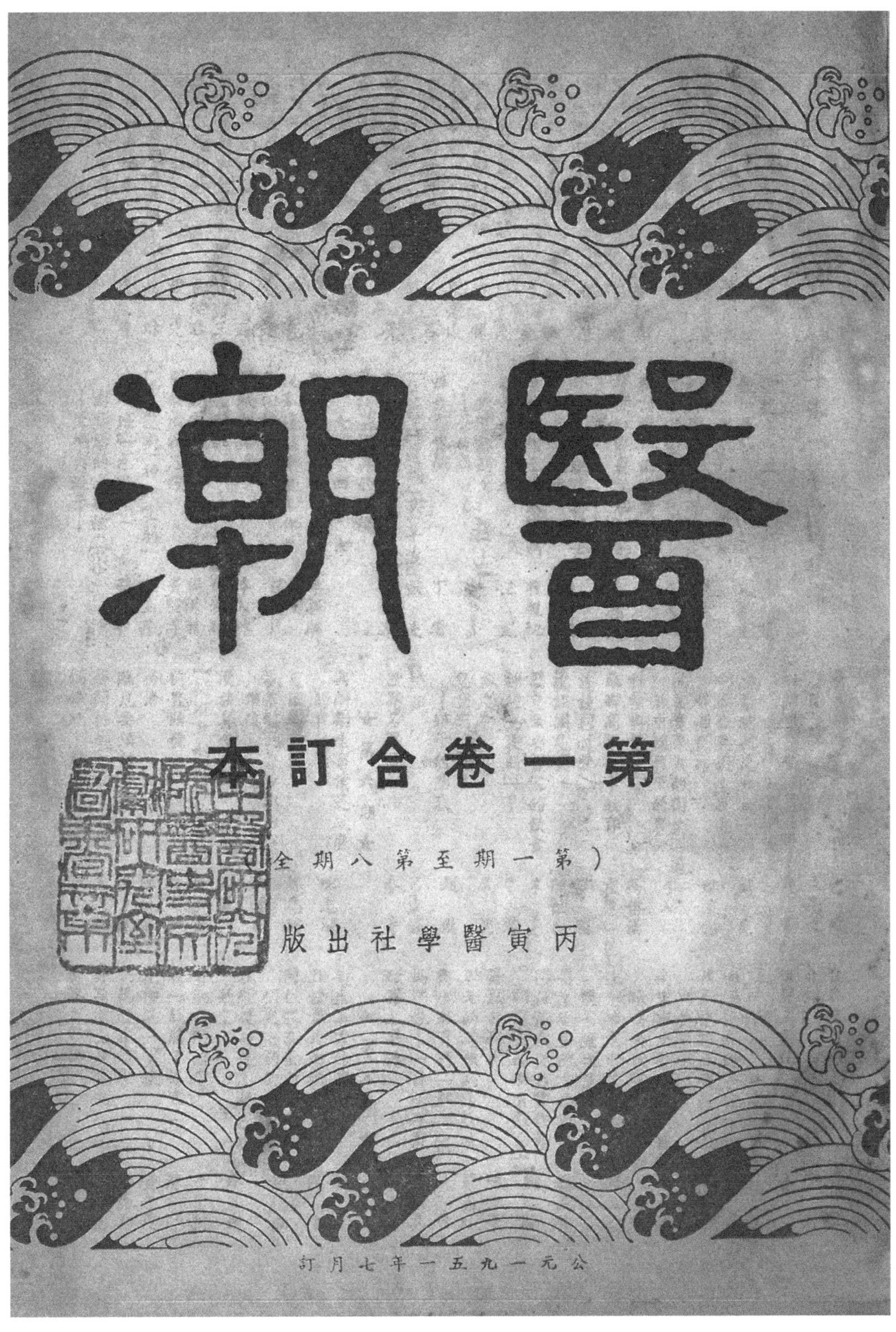
醫潮
第一卷合訂本
（第一期至第八期全）
丙寅醫學社出版
公元一九五一年七月訂

醫潮 第一卷一至八期目錄

醫潮創刊於民國三十六年的五月，到現在恰滿一年。在這一年的期間，物價是在沿着直線上升，眼看着許多通俗性的醫藥衛生的雜誌停了刊。本刊雖是在中途也不得不縮減了篇幅，但賴社員們的努力，加以各方讀者的鼓舞，得以維持不斷，是很值得慶幸的。編者願借這一角篇幅敬向讀者及社內同仁誌謝。

因為物價的影響，本刊幾乎是每期在漲價，但是定閱的讀者仍然是非常踴躍，有增無減。這至少表明這種通俗性的刊物確是各方所需要的。此後本社同仁更當加倍努力，以期不負讀者的期望。

抗戰以前，本社曾每年將刊登天津大公報醫學週刊的文稿，集印為醫學週刊集。置之案頭，翻閱便利，頗受讀者歡迎。華北一帶，至今仍有保存全部者。今日讀之，大體尚少落伍。這倒不是說醫學方面十年沒有了不得的進步，實在這種通俗的醫藥衛生常識是沒有大改變的。況且我們的環境因受抗戰和內亂的影響，實在只有退步，並沒有進步。現在我們應讀者的需要，將醫潮第一卷的全部也訂成了合訂本，以便於讀者保存翻閱，相信十年後，這種材料的大部份，必仍然具有相當的價值，希望加意保存。

民國三十七年五月十日於南京　獻先識

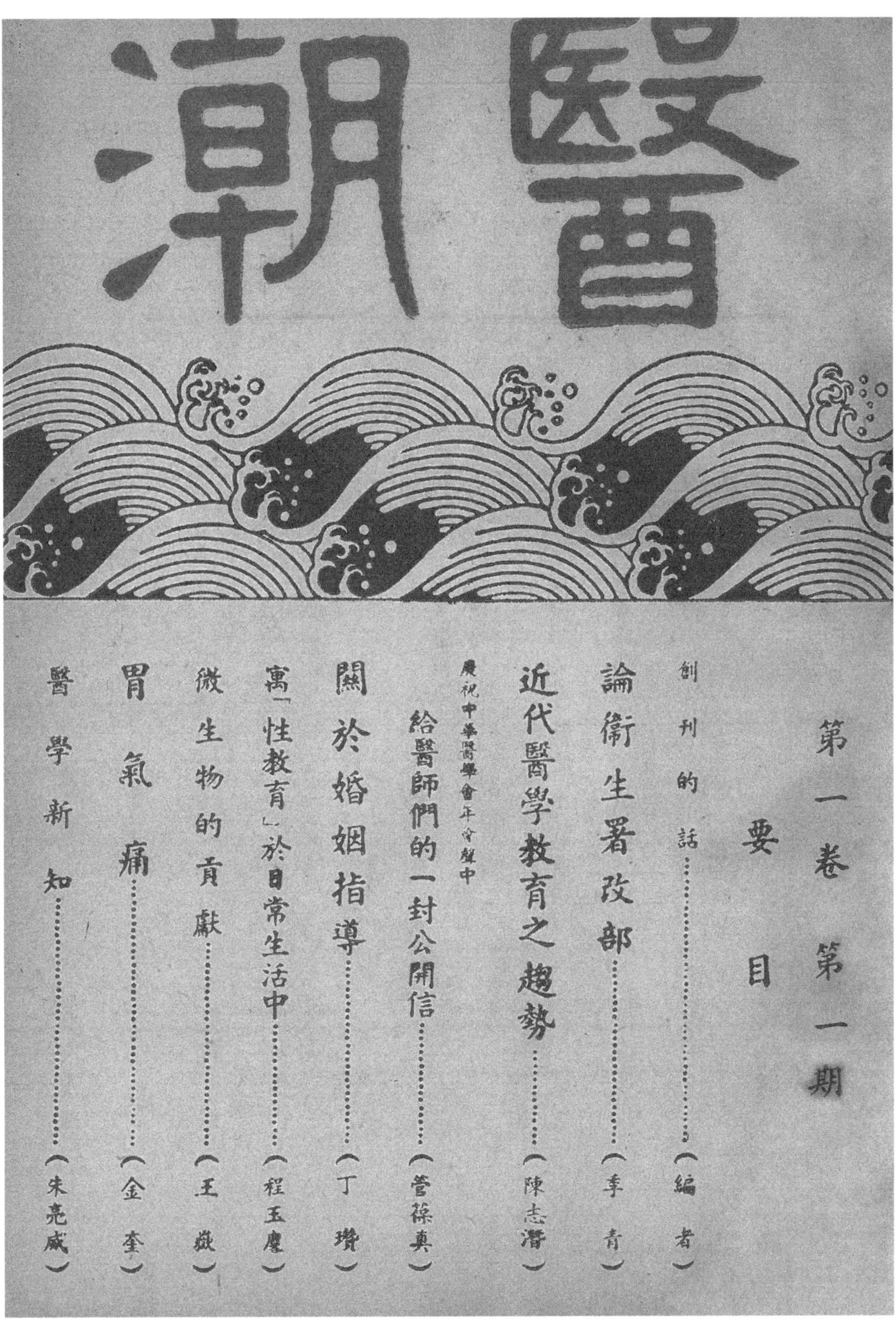

醫潮

第一卷第一期

要目

徵求基本定户

本社為普及醫學衛生知識，促進民族健康起見，編印「醫潮」月刊，每月一期，全年十二期。創刊伊始，擬徵求基本定户一萬户。特訂優待辦法如左

一　凡直接向本社長期定閱者，得享受九折優待。

二　基本定户，可先匯繳刊款二萬元。本社當即開户入册按期郵寄。如款已用盡，再行通知續匯。

三　凡機關團體或個人介紹，一次長期閱本刊在十份以上者，按八折收價。

四　基本定户享有儘先寄奉之便。平寄郵費免收，需航寄，快遞或挂號者，費用由定户自負。

五　基本定户得享受所有本社出版書籍雜誌之九折優待。

六　刊款請匯交南京新街口郵局信箱一〇六八號本社。不通滙地點，郵票代款，按加二計算。

丙寅醫學社　啓

醫潮月刊　第一卷第一期　每本一千五百元

中華民國三十六年五月五日出版

發行人　李振翩

編輯人　賈猷先

出版兼發行　丙寅醫學社

社址：南京中山北路二四三號德廬

信箱：南京新街口郵局一〇六八號

印刷者　衛生器材製造廠　南京黃埔路一號

代售處　全國各大醫院　全國各大書店

本刊廣告刊例

地位	全面	半面
封皮外面（變色）	六十萬元	三十萬元
封皮內面及對面正文前後	四十萬元	二十萬元
普通	三十萬元	十五萬元
補白	（全面三分之一）十五萬元	（全面四分之一以下）十萬元

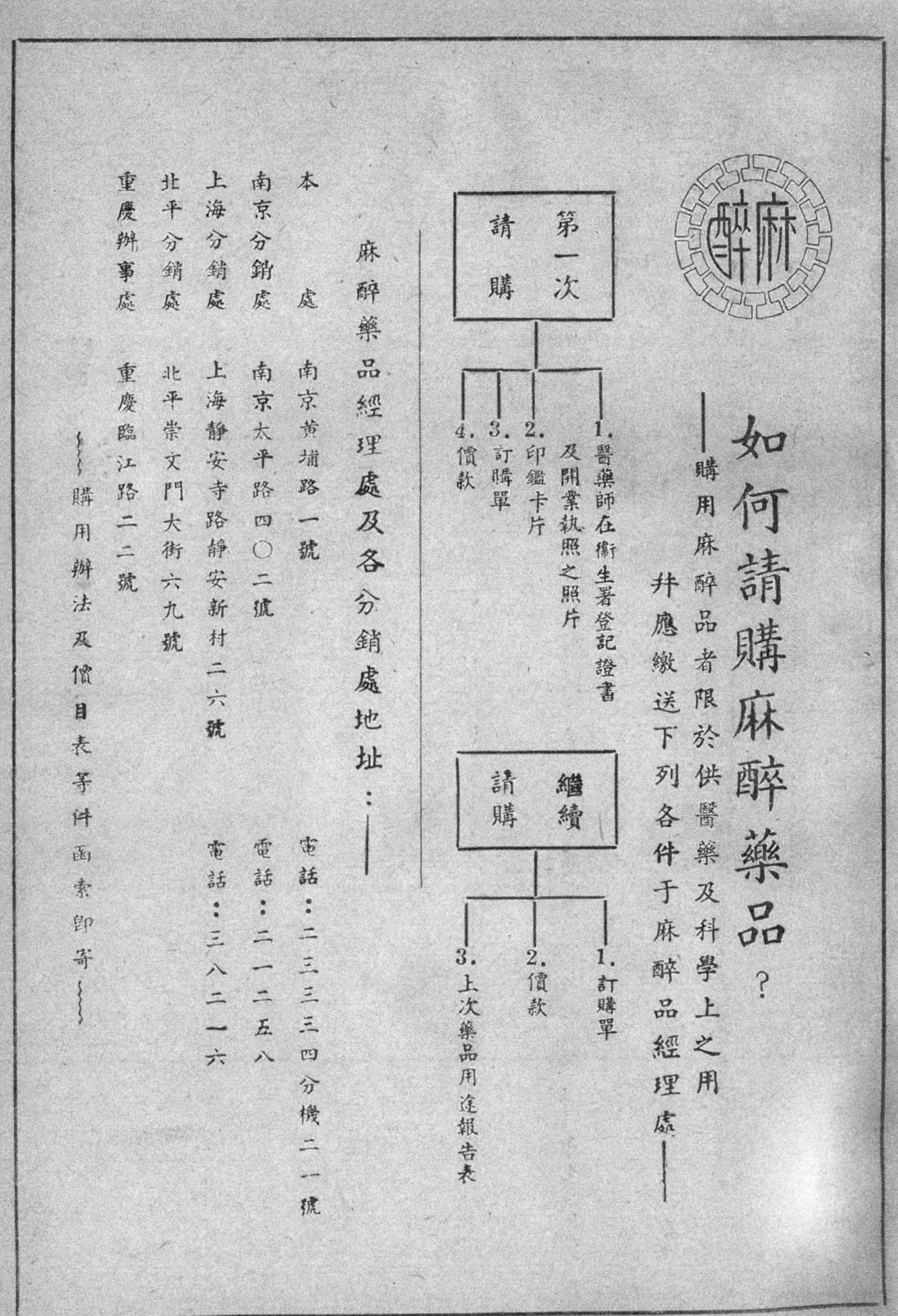
麻醉
如何請購麻醉藥品？
——購用麻醉品者限於供醫藥及科學上之用
并應繳送下列各件于麻醉品經理處——
第一次請購
1. 醫藥師在衛生署登記證書及開業執照之照片
2. 印鑑卡片
3. 訂購單
4. 價款
繼續請購
1. 訂購單
2. 價款
3. 上次藥品用途報告表
麻醉藥品經理處及各分銷處地址：——
本處 南京黄埔路一號 電話：二三三三四分機二一一號
南京分銷處 南京太平路四〇二號 電話：二一二五八
上海分銷處 上海静安寺路静安新村二六號 電話：三八二一六
北平分銷處 北平崇文門大街六九號
重慶辦事處 重慶臨江路二二號
購用辦法及價目表等件函索即寄

醫潮第一卷第一期目錄

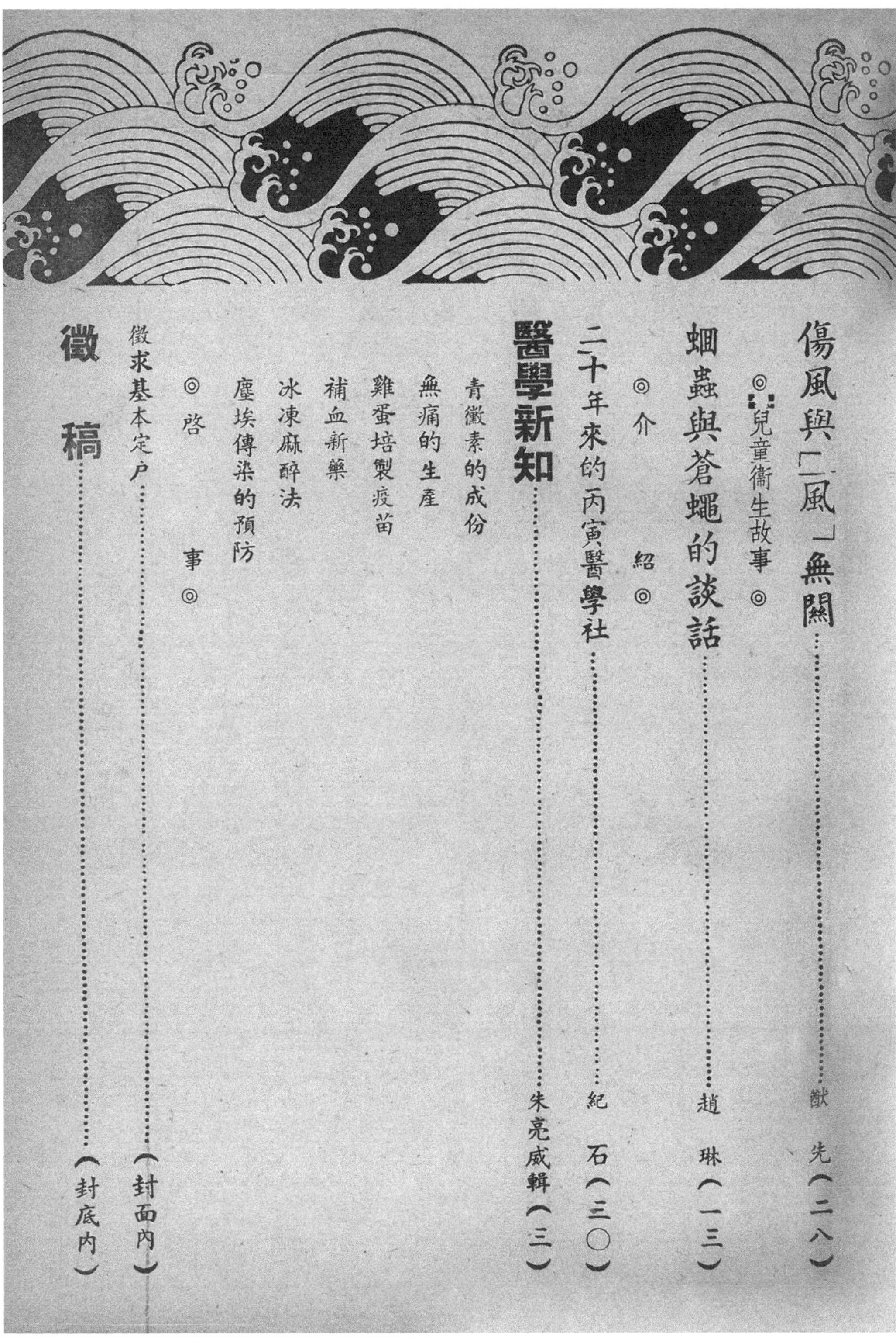

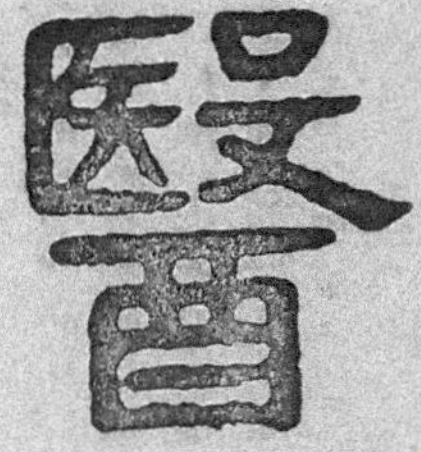

醫潮

創刊的話

民國以前，中國曾有相當長的一段時期，蕩漾在「中學爲體西學爲用」的迷霧中。經過五四時代的新文化運動以後，除了醫學以外，中國無條件的接受了世界上的各種科學。無論純粹科學，或是應用科學，都不再冠以「西」字，惟有關係民族健康的醫學，直到現在，還是脫不掉這個「西」字的頭銜。但是科學的正當應用，到了最後，那一樣又不是爲謀人類的生存？又有什麽事，比增進人類的健康更爲重要呢？無論如何，事實證明中國還沒有接受科學的醫學，這是非常耐人尋味的。

醫學是實用的，需要建立在民衆的信仰上，尤其是民衆的領導者。在大多數的民衆，對於科學的醫學，還沒有正確認識以前，醫學在中國的社會裏，是不會站立得穩固的。因爲沒有科學醫學，便談不到健康。「三等體格的國民，建不出頭等的國家來。」沒有健康的國民，也就無從建國。丙寅醫學社的同仁，二十年來，就是在埋頭做這種墾荒的工作。無奈我們人微言輕，勢孤力薄，經過許久的勞力，殊少成效可言。但是我們站在醫學的崗位上，認淸了這種工作的重要，並不灰心失望，倒覺得需要更加努力。

這實在是個個醫者的責任。治病處方，不過是醫事工作的下乘，促進人類的健康，纔是最上的鵠的。在增進民族健康的前提下，「指導人們認識科學的醫學，」就成了個個醫事工作員最主要的責任。無論是在診療，護理，防疫，以及任何醫事工作範圍以內，都必須寓有教育的意義。指導民衆以外，更要注意於訓「醫」與訓「官」。醫學界的人士，還沒有認淸這種責任的重要性以前，我們認爲整個國家的前途是黯淡的。

三十六年又快去了一半，眼看就是勝利後的第二個週年紀念日了。建國的工作，亟待展開。基於建國必先健民的信念，於是我們不自度德量力，決意將我們業餘的一點閒暇貢獻出來，出版這一種定期的醫學刊物，將科學醫學通俗化，大衆化，播送到民間去。這不過是我們已往的勞力的賡續。自然，醫學是最複雜而艱深的科學，欲求深入淺出，而言之有物，根據多年的經驗，實在不是一件容易的事。而且限於物力人力，究竟我們能做到怎樣的地步，那是不敢預期的。敢望國內醫界與非醫界的同情者時時給予我們協助與指正。

編輯室，三十六年四月十五日

論衛生署改部

季青

非到了病重的時候，不會請教醫師，這是一般人的通病。在自己沒有病的時候，或者自己身體非十分不健康的時候，大多數的人從不感覺到衛生事業的重要。在我國就是有了病的人，也不知道究竟怎麼辦最好！求神問卜，就是在大城市裏，還是很普通！向藥舖或藥攤上訴病買藥吃的也很多。請「中醫」好還是請「西醫」好？請那一個「醫生」好？到醫院看還是請掛牌「醫生」看？這都是我國病者之難題。

在一個國家，政府的責任多數著重在處理與防禦人與人間的鬥爭與殘殺，而忽略其他生物對於人類生命的危害！更不覺悟到人類自己所造成的各種危害健康的環境！雖然覺得人民有病，應該培育醫師，興辦醫院以治療疾病，但是沒感到社會裏造病的機會比治病的機會還多！所以非到流行病盛行，死亡枕藉的時候，政府不會覺悟到衛生事業的重要。非在流行病發生以後，而很嚴重的時候，政府是不會撥發大宗衛生經費的。此類事蹟在人類歷史上層出不窮，這可算是人類愚蠢的表徵！

經濟學家多講物品的需要與供應，資源的開發與運銷，以及幣制的運用與流通，而忽視了人的健康的因素！根本忘了「人」的因素！假如沒有了人或者雖有人而不健康，這物資與幣制的經濟作用就根本發生問題！中國的經濟學家不知道打過「人」的算盤沒有？社會養大一個人化費多少錢？教育一個人到大學畢業化費多少錢？假如這人沒有到成人就死了！沒有到學業完成可為社會服務以前就死了！或者因為身體不健康，雖然不死而不能對於社會有所供獻！在一個社會裏，這種夭折的人和不健康的人很多，是不是社會經濟的損失！

醫學新知

朱亮威

青黴素的成份

青黴素的化學構造早經測定。據現在所知，最少有五種化學構造微有不同的青黴素，定名為F，G，X，K與dihydro K。這幾種青黴素的化學公式有共同的核，但其側鏈的基不同。這數種青黴素對各種細菌的功效也各不相同，大概青黴素K在體內被迅速毀滅或排出，用普通劑量，不能達到有效的濃度，故在臨床應用上，K的功效最劣。市上出售的青黴素是這幾種的混合物，故各種成份的多少，可以影響到治療的結果。現時的青黴素含G的成分最多。據說一九四五年的出品，K的成分較高，G的成分較少。有人說那個時候用此藥治療梅毒，成效比較差些，即由於此。故此後來的產品，G的成分提高了。青黴素F與G都曾用化學方法組成，但產量太少，還沒有實際的用處。

無痛的生產

如何減除生產時的痛苦是產科的

社會文化先進的國家，都已覺到人的健康是國家富強的主要因素，所以在政府組織內添設了「衛生」部門，以注意這個重要的因素。近五十年來因爲醫學的進步很快，所以關於預防疾病與增進健康的學識亦日見充實，公共衛生的設施也就甚爲改善，成效極著。五十年前在歐美盛行的傳染病，現在幾已絕跡；普通死亡率從千分之二十五以上減到千分之十左右；平均人壽（人民平均的壽命）從三十五歲增加到六十二歲；工作效力的增加，也可以在減少工作時間與社會生產及文化進步的情形中看得出來。這是都有事實證明，並非空言吹噓的。

我國自國民政府奠都南京的時候，就在行政院下設置了衛生部，兩年以後就改爲內政部衛生署。同時新產生了全國經濟委員會中央衛生設施實驗處。不久衛生署改爲直屬行政院。抗戰開始中央裁員減政，所以在二十七年初又將衛生署改隸內政部。到三十年衛生署又直屬行政院。及到現在又改爲衛生部。在過去的二十年，中央衛生機構屢經變更，且受經費與人事的限制，致衛生事業未能充分發展。現在衛生部又於實行憲政的前夕，重行設置，足證政府對於憲法中所規定有關衛生的任務，準備執行，但是如果經費與人事兩大問題，不立刻設法解決，衛生部終不能發揮效用！

目前我國衛生事業的最大困難在缺乏衛生經費。三十五年度的衛生支出佔全部中央政府支出百分之〇．一二；三十六年度的衛生預算佔全中央政府預算的百分之〇．二四，各省市縣的衛生經費亦僅全部經費百分之一至百分之五。我國醫療設施極形缺乏，現有極少數之衛生經費大部份用於醫療救濟工作，純爲辦理預防疾病或保障健康的經費，幾等於零。衛生設施必須具備至少限度之合理設備，必須有基本的器械藥品，始能進行工作。如缺少此項設備，公共衛生工作即不能進行。如勉強進行，就必降底衛生工作的素質，易使民衆對於衛生設施失去信仰，影響衛生事業的發展至巨！

現代科學醫學的醫療設施與衛生工程的設置，均爲最消費的事業，但如有經費，進行設置，其收獲成效亦必甚大，確屬最合於經濟條件的措施

大問題。一九四二年 Edwards 與 Hingson 二氏介紹一種新的鎮痛法—繼續性脊尾鎮痛法（Continuous Caudal Analgesia）。此法是間斷的注射小量麻醉藥於骶骨管內，因爲繼續的注射麻藥，故可隨意延長止痛的時間。這個鎮痛法比脊髓麻法簡單，安全而同樣有效。據最近美國的統計，二五一六例產婦用繼續脊尾鎮痛法：百分之九十點四完全不感覺痛苦，百分之四點三產痛減輕，共有百分之五點三是沒有效驗的。所用麻藥大部爲米替加因（Metycaine）。此法不但可免除或減少臨產的痛苦，對嬰兒的安全也無妨害。用脊尾鎮痛法者，死產率較低，嬰兒產後第一週內死亡率也比用其他止痛法者爲低。

雞蛋培製疫苗

普通疫苗之製造，是先培養大量細菌，然後加入消毒劑即成。但是濾過性毒及立克次氏體所致的疾病，例如天花，黃熱病，斑疹傷寒等病，其病毒不能在普通培養基內繁殖。有好幾種濾過性毒或立克次氏體可以接種在孵成胚胎的雞蛋內，所產病毒甚多

。現代政府均認爲衛生預算是最有利益的長期投資。從人民疾病與死亡減少的收獲來衡量他的代價，確是十百倍於所投的資本。

目前衛生人員的待遇較臨床及開業醫師相差甚大。開業醫師每月收入至少四五百萬，多則三五千萬，而在衛生機關的醫師每月收入最多不及百萬，不足維持五口之家的生活。如果認爲在衛生機關的醫師與開業醫師的學識經驗相等，則理應將衛生機關醫師的待遇提高，不然亦應將開業醫師的收入加以限制。如果以爲衛生機關的醫師是公務員，不應該與開業醫師比，那麽做公務員有什麽好處？連生活都不能維持，爲什麽不去做開業醫師？政府對於開業醫師若不卽謀限制，恐衛生機關將不能保持現有的醫師人數。少數的醫師對於金錢固不看重，但是如果到了不能維持生活的日子，亦不能不另謀生計，這是現實的問題，不能不顧及的。

因爲衛生經費的不足，及衛生技術人員的素質不高，所以現有衛生設施的技術水準甚低，尤以地方衛生機關的問題最爲嚴重，凡是曾參觀過各地衛生院的人，沒有不承認現有衛生院的技術水準太低，應該急行設法補救！補救的方法不外增加衛生經費與調整衛生人事兩大辦法。各省衛生經費固甚困難，但是地方並不是絕對沒有辦法。如縣政府能注意盡力籌措，亦可酌爲增加。縣衛生院經費應該有一最低標準，如果不能籌足這最低數字，省政府就不應該准其成立衛生院，不應僅事量的擴充，而不顧及質的維持。地方衛生枝術人員的調整問題，恐怕比經費更爲嚴重，據聞有許多省份的衛生院長，根本沒有醫師的資格。衛生機關負有管理醫事人員的責任，而其本身所任用的醫事人員均不合格，將何以管理其他醫事人員！這是衛生行政的基本條件。如果這基本條件不能辦到，衛生行政就根本動搖了！所以希望各省衛生行政當局嚴格澈底調整醫事技術人員，如果沒有合格的醫事技術人員，就不要辦醫事技術工作。不必須醫師做的衛生工作，如改良環境衛生，改良給水，處理糞便，撲滅蚊蠅等，並不必須醫師執行。這些積極改良生活環境，杜絕傳染病來源的基本工作，對於促進民衆健康，

，可供製造疫苗之用。此種培養方法已應用到預防醫學上。黃熱病疫苗是利用在鷄胚胎繁殖的病毒做成的，他的成效是近年來預防醫學的偉大貢獻。近年所用的斑疹傷寒疫苗，是先把立克次氏體接種在鷄胚胎的卵黃囊內，繁殖後收獲的立克次氏體加入適量的蟻醛液。這種疫苗的應用已有很好的成績。最近從鷄胚胎做成的流行性感冒疫苗，已在美國試用，也有相當的成效。天花疫苗也可利用鷄蛋製成，比牛痘苗有各種優點，但還沒有普遍的採用。最近流行性腮腺炎疫苗也能在鷄蛋內做成，不過還在試驗中。

補血新藥

用肝製劑治療惡性貧血是近代醫學的重要發明。最近發現葉酸（Folic Acid），也有治療惡性貧血的特效。葉酸的功用，與也他維生素相似。他最初是由菠菜分離出來，所以取名葉酸。在許多動植物內，如青菜，黃豆，酵母及動物之腎與肝，都有與葉酸性質相近的東西。從肝臟分離出來的，有所謂乳桿菌素（Lactobacillus Crsei Factov）者，是葉酸之一種，

效用甚大，何必非開衞生院，非看病不可！

衞生事業在我國爲新興的事業，也是直接對民衆有切身利益的事業。此次衞生署改部，表示政府重視此項對民衆有利益的事業。但是衞生事業，因爲受經費缺乏的限制，醫事人員不易羅致，衞生設施水準低落，如不急行補救，則此項於民有利之事業必不能發揮其效力，致使人民懷疑鄙視，實屬不幸之至！

目前政府財政固屬十分困難，但是百分之〇・二四之預算，較諸大宗千萬億之開支，實屬徽乎其徽，如不能增加至百分之二十四，至低也須增加至百分之二・四、表示政府關切人民健康，使新成立之衞生部能發揮其效用，俾對上述之迫切衞生問題有所改進。民衆健康幸甚！衞生前途幸甚！

最近已由美國化學家用人工方法組合，製成藥片可以口服，用法非常簡單，葉酸治療惡性貧血，極有效驗。牠與肝膏作用不相同，但有同樣的補血功效。惡性貧血在我國很少見，但是葉酸治療姙娠期及營養性的巨細胞性的貧血及熱帶病Sprue等病也非常有效。由於人工製造的成功，不久可用廉價大量出產，無疑的葉酸將在治療學上佔重要的位置。

冰凍麻醉法

神經組織者經冷凍，則傳遞感覺之功用暫時停止，冷凍的部份常常失去知覺。這個現象近來已利用來麻醉肢體，以便施行外科手術。施行手術前三小時用止血帶緊縛肢體的上部，同時用碎冰包裹。等到肢體失去知覺時，即可施行肢截除術。病人於手術期間毫無痛苦，且可隨意閱讀書報。手術後二十四小時即可除去止血帶，但仍用碎冰包裹。除減免病人痛苦外，且可防止細菌之繁殖，使發炎的現象無從產生。這種麻醉法最適宜用於年老體弱的病人，因血管病變而致發生肢體壞疽，需要截除者，因普通麻醉法對此種病人易生危險。

塵埃傳染的預防

呼吸道感染的傳播方法，一般均信Fluegge氏飛沫傳播的學說。但是沾染病菌的塵土，也可能是傳播疾病的媒介。許多呼吸道的病菌，如溶血性鏈球菌，肺炎雙球菌，白喉桿菌，結核桿菌等能在體外生存頗長時間，常可在病人的衣服及床單上，用培養方法找到。要防止整理床舖時，染菌塵屑的飛揚，在床單及毛毯上，塗上特種油類的乳狀液，可減少理床時放出的塵屑百分之九十。此法的原理，是根據油點可沾在毛呢或綿布上，歷時較久，且不如水之易於散開，失去固定塵屑的功用，最適當的油類乳液含礦油(Fractol A)百分之八十七及三硝基甲苯(Triton E)百分之十三。用法很簡單，把油液加入洗衣水內便行。這種塗過油的床單及毛毯，雖含油達百分之二至四，用手摸之亦不易辨出且比不塗油的較爲溫暖。這種塗油的辦法已在軍營及醫院內試用過，結果證明可大大減少呼吸道感染的互相傳播。雖然飛沫傳染及塵土傳染，何者較爲重要，尚無定論，但傳染病醫院及痨病療養院，採用這種方法防止帶菌塵屑的飛揚，是較爲合理的。

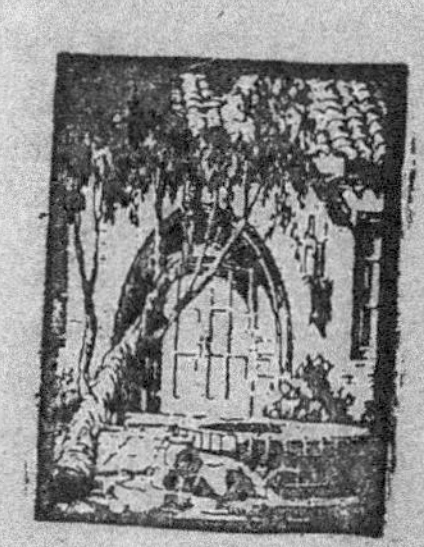

近代醫學教育之趨勢

陳志潛

作者是丙寅醫學社最初的創始人之一，用不着編者介紹。老友們或者願意知道他的通訊處，現在他担任重慶大學醫學院院長和重慶中央醫院院長的職務。已於月前返國。他去秋赴美攷察，這篇文章是他回國前寄與本社的。讀者可藉以瞭然於近代醫學教育的趨勢。國人應當如何急起直追，那是執政當局所應切實注意而努力的。——編輯室——

長期抗戰八年，吾國人民生活塗炭，教育界工作人士忍受無限痛苦，以維持國家一綫的前進生機，其貢獻之大，當靜待歷史家之分析𨻶揚。

近代醫學教育需要最優良的設備，與最專門的教師。抗戰期間一般高等教育程度降低，醫學教育隨之退化。尤以最近二三年來通貨膨脹，物價飛騰，臨床教師爲生活所迫，多數從事私人營業，醫學前期教授亦衆差衆業，以爲維持生計之唯一辦法。學術研究乃有江河日下之勢。一般青年學子表示不滿，學校行政當局亦多感痛苦，但以金融太不穩定，「扶得東來西又倒」，徬徨不知所措之勢，自在想像之中。

余離國前，目睹國內醫學教育大勢墟廢，離渝前夕，與醫學教育先進諸君晤談。大家均認爲國內醫學教育至少退後了二十五年。目前必須從速樹定國策，確立方針。並囑余在國外時對近代醫學教育之趨勢，如以考察，以報國人。抵美後，正擬分別參觀各醫學院，搜集材料，以資參考，適逢加拿大 C.E.Dolman 博士發表報告，名爲「美國與加拿大醫學教育考察報告」，根據其個人一九四六年一月至四月之實地考察經驗，材料異常豐富，余願爲人國分條介紹，並加註個人意見以求指正。

杜博士考察範圍甚廣，包括加拿大私人辦理之醫學院四所，政府主辦之醫學院七所，共十一所。在美國方面，則有私人辦理醫學院十一所，政府主辦醫學院十一所，共計二十二所。在此三十三個醫學院中杜博士所接談之專科教授有一八一人之多，醫學院長或副院長四十一人，故杜博士所發表之意見應該相當準確。

(一) 醫學院與大學之關係　若干年前少數開業醫師組織醫學院，可靠學費維持，甚致可以獲利(吾國上海產科學校在抗戰前亦有此種情形)。今日情形則大不然。學生學費雖已增加二三倍，而學費在全部醫學院經費中　只佔六分之一至三分之一，足見醫學院費用之大。大學校創辦醫學院，在經費方面不可不特別慎重，加以醫學院學生數目較少，用費特多，即在經費充裕之大學中，醫學院不免惹起其他各學院之嫉妒，引起校內人士感情之失洽。至於實習醫院與社會之關係，尤其複雜。因此美國著名大學如霍斯金大學，杜克大學，羅其斯特大學（Johns Hopkins, Duke, and Rochester），在醫學教育上，做了若干年準備工作後，才開始招收醫學生。吾國大學近來隨便增加醫學院，似與美國經驗不合，望國內人士注意及之為幸！

醫學院與實習醫院地址皆應當與大學校址相連。許多人認為大學校地址大多不在繁華區內不適於建築醫院，其實根據著名醫學院之經驗，只要負責人學術精深，人格高尚，醫學院與實習醫院縱在偏僻區域，亦不愁病人過少。美國加理福尼亞大學醫學院在大學校址內，而實習醫院則遠在若干里外，教員與學生皆感不便。最近該大學決定醫集一千一百萬美金，建築大學醫院，使大教校本身與醫學院及附屬醫院皆在同一地址。足見在美國與加拿大情形下，大學校本身組織健全，經費充裕，醫學教育領袖主張醫學院及實習醫院應當與大學校同在一地，不可分離。吾國獨立醫學院固無此項關係，而最近創辦之醫學院，皆為大學之一部份，其地點問題，不可不詳加考慮。美國醫學院醫院面積標準為二十五英畝至五十英畝。醫學院與其實習醫院建築在大學校址內，亦可以表示大學對於社會之實際貢獻。美國許多富商，因醫學院之貢獻，而對大學予以切實捐助。對大學其他學院，亦不失為一種精神上之刺激與鼓勵。

最近醫學教育專家主張醫學生在二年級應當參加臨床實習，臨床初步診斷，又主張醫學前期如生理學與病理學應當與臨床各科舉行聯合討論會，使身體正常與不正常現象得一聯繫。又主張預防醫學應與其他各科連合教授。因此醫學院與醫院息息相關，不可分離，如外科與解剖科，內科與生理科或藥物學科，小兒科與細菌學科相距太遠，則學生所受訓練，缺乏連貫，實為醫學教育上之莫大損失。至於學術研究方面，醫學與生命統計學，生物物理學，藥物化學，醫院行政學，與醫事經濟具有密切關係，必須連合進行研究，始能得到具有價值之結果。

校醫部為醫學院對大學校之具體貢獻，與大學體育系亦有密切關係。大學文理科學生應當研究人體身心方面之知識。最近在加拿大某大學內，文理科學生選修細菌學與預防醫學者達三百人至五百人之多，此亦醫學院對大學教育之貢獻，未可忽視！

以上各點，說明大學校本部與醫學院及附屬醫院之關係，醫學院與附屬醫院固當在同一地址，與大學本部亦最好不要分離，以促成各方面之聯繫。

（二）醫學院預算 經費，人才與設備，為辦理醫學院之基本條件。經費可買設備，亦可幫助搜集人才。醫學良好教師從事教學，須有相當犧牲精神，但並非不注意薪金之多寡。在研究方面，又時刻需要新添設備，故每個醫學院均感經費困難。在一九四三年，美國醫學院預算最低一十六萬美元，最高一、五六五、〇〇〇美元。每年每個學生所需繳之學費亦由六〇〇美元至三八九三美元。學校經費差別如此之大，故最近有人問：「一個頭等醫學院學生不過二〇〇人應當有多大的預算？」美國醫學教育委員會與美國醫學會均張主以四〇〇、〇〇〇至五〇〇、〇〇〇為每年預算標準。在加拿大境內，學生在二〇〇人左右之醫學院，每年預算僅一〇〇、〇〇〇美元左右，與標準相差過遠。故 Dolman 氏認為如無相當預算，即在加拿大亦不應再添設醫學院，以其價值甚少，因為無錢就無好教授，一批教授選擇不當，至少可以使醫學院前途受二三十年落後之影響！

（三）醫學院教授問題　在美國醫學前期教授甚為缺乏，解剖學專家尤為缺乏，藥物學教授幾乎不可得，生理化學家比較多，因為生理化學出路甚多，而且不必一定要醫學訓練做基礎。美國霍斯金大學醫學院之名譽，無疑的由於創辦時期中，許多聰明而熱心之教授。一八八四年聘 Welch 為病理學教授，一八八八年聘 Osler 為內科教授，一八八九年聘 Halsted 與 Kelly 為外科與婦產科教授，而學院招生，晚在一八九三年，以 Welch 為第一任教務主任。因為有這樣特殊人物之主持，才有後來霍斯金大學醫學院之榮譽。今日加拿大要想成立一醫學院，向各方聘請教授，連一個醫學前期教授皆得不着，不得已而求諸少數年老教授，希望其用最後數年作教授事業，或從年輕人物中選聘少數，希望於學院最初數年內，一切未嘗就緒中，可以成熟　其他中年而未大成者，亦須選用一部份　許多頭等人才，自然可以不計薪金，而以工作計劃與前途發展機會為對象，但薪金不能特別提高，必成一種嚴重障礙。為加拿大計，為其他任何國家計，我們必須先有一個世界專家認為合用的計劃，不要以地方行業醫師意見為主，

這種計劃應當得到政府與社會的贊助，此外應得注意之點有四：

（1）任何臨床部門不應當僅有全時間之主任，因為如此，則主任煩於行政工作，而其他人員充分執行個人業務，以擴充收入，故至少應當每个全時間的臨床教授，具有二或三个全時間助理教員。

（2）臨床教授能全時間者，不必非從本國或本地人才選擇不可。選擇標準，應當以教學能力，研究才具，職業與熱誠為主。

（3）臨床教授應當有受理社會，病家，或醫師請求會診之時間與權利。所得金錢，雖不歸於本人，而許多金錢以外之利益，可於臨床會診機會中得到。如一位內科教授真正具有經驗，伊能當時參加診斷，病家縱不堅持付費，而病家對大學必成好友。反言之，如一位外科教授不受社會人士之請求會診，則其名譽必江河日下。今後醫學院不靠貧苦病人，以進行教學工作，各科教授必須於診斷時期，常有接觸一般社會病人之機會。

（4）醫學院不可希望所有臨床教授皆為全時間，許多有經驗之行業醫師，對於醫學教學可有補助，其數目因時地而異。最重要之點莫如聘請標準適當半時間之教員，因為適當標準可以保障醫學院與社會與醫學職業團體間之關係。世界醫學教育最可注意的趨勢，就是維持全時間臨床教授。在美國各大醫學院中醫學教授與少數臨床部門主任，皆為全時間。在加拿大則全國只有一個醫學院具有三个全時間臨床教授。此種情形，大半由於預算不足，學生得不到教授全副精力之指導，臨床科學得不到寶貴的研究，

結果半時間之臨床教授適足以引起學院各部份之磨擦，嫉妒，以致於意見參差。許多醫學院行政當局認爲內外科教授之特高收入，對於醫學教育不無惡劣影響。許多學生因爲外科有利，趨之若騖，結果把天才都埋沒了。再加以半時間醫生煩於應付病人，既不能使學生充份得到教益，而又時刻影響教育政策，其害至甚。反言之，美國羅氏基金社代表 Dr. Alan Gregg 謂全時間臨床教授制度，使醫學實施工作提高標準，使青年醫師勇於接受醫院或教育職務，且可奠定一種信念即是受薪金的醫師可以實施最高標準之醫學。對於社會醫務負担，則藉可大大減少。如全時間教學制度可以寬泛維持，則醫事設施可以普遍，而醫學標準自然可以提高。如醫學教授同時發展個人行業事務，則他的工作逐漸成爲地方性質，病人不能與醫師同去就，醫學院教授即不能分發各處以發展醫學教育。在加拿大醫學院中，一個臨床教授每年薪俸僅三五〇元，其教學作用實甚微末。此種節省金錢辦法，實不能長久維持教學作用。除此以外，公共衛生與預防醫學觀念雖然日漸增長，而人類痛苦必須從速減除，臨床診斷與治療仍極重要。醫學院之病床設置，必須齊全，以作訓練基礎。在政府創辦醫院中，治病工作自然比教學工作爲重要。照普通估計，每個實習醫師需要一十二至一十五個病床。如畢業班次有學生五十人，則醫學院應當有六〇〇病床之設備，由各科分配通用，在大學醫學院管理之下，進行研究治療與教學工作。門診部亦有同樣作用。而門診部主要貢獻，只在準備入院病人之選擇，與證明初期診斷之重要。爲教學方便起見各科主任教授必須兼管門診部，與醫院本部各部之業務。假如醫學院本身無力直接管理醫院病床，則只好任下列條件下密謀合作：（一）醫院各科主任必須由醫學院兼任：（二）各科醫師必須由各科主任自行選聘，（三）醫院內與教學無關之行政或其他人員必須與教學有關人員職權分明。

（四）醫學生入學之資格　美國著名醫學院招收新生，均要求大學三年準備工作，或大學畢業資格，其目的皆在使醫學生與醫師具有高深教育之基礎。目前人類學，優生學，政治與社會，皆成爲每個醫學生必修之準備課程。細菌學與生理化學也有提前教授之必要。解剖課程時間應當減少，此雖細節問題而其重要則深堪醫學教育家之注意。

（五）最後醫學院院長人選，頗引起一般人之注意。一個良好院長，必定爲醫學院中最忙碌之一位教授，他的工作除參加各種會議、料理若干文件，與執行其他行政作用外，必須劃出一部份時間，進修其個人興趣所在之學術。內科教授出而担任院長者爲數較多。就課程進步言，則最近許多人主張以醫學前期學科教授任院長最爲合宜，因其與大學其他各院比較容易接近。總之院長地位異常重要，某醫學院第一任院長，等於該醫學院之創始者，其對於各科主任人選之建議，尤爲重要。吾人不能不認爲醫學院長與全醫學院前途關係十分密切。

以上各點，Dolman 氏報告討論最詳，茲爲篇幅所限，不能一一詳述。至於醫學院應當與地方衛生行政當局密切合作，亦關緊要。吾國在最近時期，金融動蕩不定，生活苦到極點，而在此時期中，擴充醫學教育，實爲不可能之事。深望教育行政當局與各醫學當局詳加考慮，或裁，或併，快快用客觀條件來決定一個醫學教育的賢明政策。

慶祝中華醫學會年會聲中

給醫師們的一封公開信！

管葆真護士

最近京市報紙上登載着市立醫院護士長「侮辱」醫師的事件，雖然已成過去，但是使我感慨叢生，如骾在喉，因此站在護士立場上，特借機會請求討論醫護人員在業務上應具有何種關係？

我先要聲明：我不是要挑戰，也不是要攻擊醫師，祇是想想我們本身的環境和使命，就不應當有所歧視。我自己承認護士是推動中國新醫的一種力量，並是不可缺少的力量！在所謂國醫爲體西醫爲用的論調中；在英美派德日派的現況下；在正規醫師與通字號醫師環境中，醫師本身已有內在及外圍的各種對峙勢力，亟待優良工作的表現使人敬服，以答復反對者，又何必多用精神嫉妬護士的「月薪高過醫師」或者怨恨護士「對醫師均不聽指揮」。以及如此類之無謂糾紛。

老實說：護士在訓練方面，有三十幾年的歷史，可說每人至少達到水準，一入學就受護士倫理的訓練，她們不計名利。某衛生長官說過：在戰時與戰地護士仍能維持最高紀律。可惜護士們既多不善說話更不肯寫作，故不能表達意見，並且直接或間接受着宗教的訓練與犧牲服務的精神，沒有反抗，祇有服從命令，完全是無名英雄，爲病人謀福利。有時在職務上偶然提醒了青年醫師的忽略與錯誤，輕則遭受白眼；重則惡言詆辱，老羞成怒，先發制人登報紙控訴並鬧怠工風潮！親愛的年輕醫師們（編者註：管女士的弟弟是醫師，妹妹是實習醫師。這樣的稱呼親切得體、並無惡意。）你們找錯了對象，護士們連登報聲明更正的勇氣都沒有？決不會對證公堂亦不願用怠工手段來要挾，這是下策！爲什麽使無辜的病人受災殃呢？我們護病原理有一條，當你不能護理好病人，可決不能增加病人的痛苦！希望醫師們此後再有任何事件發生可向護士公會告她們，千萬不要怠工，使得在崗位上的護士既不忍看病人缺少醫師與以診斷與治療，又不能代行醫師的職權。

不用醫師們在報紙上反宣傳，護士在一般人的腦海中並不被重視，試看病人鳴謝的都是爲各級醫師歌功頌德，偶然列入護士小姐等，亦不過點綴而已。我國文藝戲劇電影中對於護士的描述都欠真實，像演護士工作的一張美國名片（White parade）在某城公演時偏譯爲看護情史，眞令我們護士啼笑皆非。

很多護士受不了醫師的氣，爽性決定不在醫院中工作，因此：醫院中感到護士少了。我常把醫師對護士的看法分爲四個時期——我曾向醫學生正式講過——（一）初入學的醫學生都是天眞爛縵對護士毫無成見，若是醫護學生同在一醫學院受教，更是形同手足。(二)醫學生穿上了白衣到門診及病房工作時，就開始看護士不順眼，(自然腦子清楚的醫學生和與護士有親友關係的例外)慢慢發展到不可一世，這時期雖很短可是醫護人員在醫院裏接觸最多也最容易起衝突。(三)從經驗中得學習，青年醫師們知道必須改進，尊重護士們對病人的觀察與報告；與護士們商討病人病情及治療，幫助護士解決她們職務上的困難，因為病人腦中仍是醫師至上，言語如聖旨。(四)等到醫師升到主治醫師時，已經認識很清楚護士對新醫有如何的重要，並且態度公正，也就能分工合作相安無事了。

因此我有下列數條建議：

1. 在醫學生的訓練期中：

(一)醫學生的倫理科目中，希望添一課醫師在業務上不能用怠工或罷工的手段，以致影響病人福利。

(二)在醫學生倫理課中加一課「如何與護士合作」應當請護士講她們的本職。有的醫學院，已經有這樣做的。我很幸運有過幾次這樣的機會。

(三)四或五年級醫學生受公共衛生課時，其中必有護士講一課公共衛生護士及護病工作。

(四)實習醫師開始工作前，當各科介紹工作時，亦應請護士主任報告實習醫師與護士在工作上應注意之事項，一舉之勞，可減免日後種種無謂之糾紛。

(五)實習醫師應學習護病技術一課，使其了解護理工作並知其效果以配合其醫療法。

2. 新入一處工作的醫師，正如入境問俗一樣，除打聽你所屬那科情形外，也應當探聽護士部人員與其工作之概況，有缺點、你可以善意建議改進，若是有優點，你自然願意協助維持，不要聽說某某護士主任兇、就不追究她兇的動機，和兇的利害結果如何！

3. 在理論上醫師所習的科目，自有其精細獨到之處，但在各科原則上護士亦能透澈明瞭，不要對護士估計太低。新理論你若講解與護士聽，她們自然感謝並增加她們工作上的興趣！

4. 在護病技術上這是護士的專長，希望醫師們的建議，但不希望阻撓，同時亦要明白各種護病技術的意義。例如：某有名內科教授於臨床教學時對醫護學生說：「護士試肛表都是從這個病人拿出來就插入那個病人肛內。」護士不值與他一辯，因為試讀護生都知道試體溫表的技術。祇不過顯出某教授的寡聞與幼稚罷了！

5. 醫師們！當你們晚上開吩咐（Order）時，你們是否想到病人的福利？或者白日你們真的太忙，晚上你們詢問病歷；檢查病人；抽血及治療擾得病人轉輾不安；鄰居病人不能休息，恨着護士不在左右侍奉，支使得護士疲于奔命，放下例行工作，置多數病人于不顧。誠以衝突多發生在晚上益可以證明。自然新來的急診自屬例外。

6. 你們在晚上的 Order 對護士是否合理？例如令給病人灌腸；長時期作熱敷，看守鹽水皮下注射，這樣，其他的病人誰管呢？其他如給病人喂飯扶病人坐起本是護士的常識，可不必寫在醫囑簿上。

7. 在醫院中醫護工作人員數額之比例，應一比四或五，現在適得其反，因此：在少數護士人中，如何發揮其工作最高效能，醫師能與許多幫助，唯一辦法就是你要消除護士祇是你的助手的觀念：在施行手術；檢查女病人；施行複雜治療時，護士是處在佐理的地位。此外他有本身的工作。你不必要她替你取送普通物件，你應知道物件放置處所。否則！你不如僱一個徒弟或者僱個聽差跟班，更能指揮如意！

8.你若是仍有（護士長了不起，月薪高過醫師）的態度，那麼你就是不願意有經驗的護士與你同工，或者是歡迎粗製濫造的人與你合作，那你就不要奇怪她什麼也不會做，甚麼也不懂，一做事就闖禍了。難道說有經驗的護士對病人的貢獻不及一位初畢業的醫師麼？俗語「行行出狀元」，護士並不是醫師的附庸啊！

9.有經驗的醫師們！你們一定承認：給與病人診斷與治療前的觀察；報告；和收集標本及治療的執行與報告效果的重要性吧!?誰來協助你完成這些事情，並達到最良結果捨護士其誰？何況她還要從清潔，舒適，飲食，休息，睡眠，處理排洩，調節環境，施予衛生教育各方面為病人維持健康與防治疾病呢！所謂三分治療還要七分調養，何況許多病還沒有特效藥與確定治療而完全需要護理呢！

10當一件事發生時，主管的醫師首長們，是否用冷靜頭腦按科學家的態度與以調查研究證明而不武斷歸罪與護士？例如：某醫院連續發現手術後病人受染，外科主任不查原因，簽呈院長武斷為手術室護士長之技術過失，要求與以撤職處分，但簽呈轉至護士主任處時，已數星期後；無法調查當時真相，可是護士主任調查出消毒鍋漏氣，將手術室敷料送往培養，發現消毒不良。並且醫師喜歡手術室溫暖清潔，常穿便服入內做私事等原因，真相大白，護士長得免撤職。外科主任居然親自修理消毒鍋。

11護士如有錯誤，醫師不宜與以教訓，尤忌在病人之前。因為種種情形，醫師已佔優勢，護士或有其理由也不敢申辯，故醫師最好與護士主管人理論，或與向士團體申訴。

12當你不滿意護士教育現狀時，或者你有機會教授護生，你可以充實她們的技能與學識，改進她們的缺點。你應當認為教授神聖的工作者——護士——的榮譽，亦應當發生興趣，決不可以為是應差或者是為練習。有的醫師太熱心，恨不能把他所學的一齊教授與護生；有的人就嫌護校所列某科鐘點太多　教細菌學的醫師連顯微鏡都不給護生看一次；教藥物學的連藥品樣子都不指示，專門上課「清唱」，如此訓練；你們希望她們能在實用醫護理論與技術上能有多少基礎？對於一些巧立名目——表面是擴充護士教育，而實際是摧殘護士教育本質——提倡醫事職業訓練的醫師們，希望你們親身研究護士教育後，再為之改棣，否則難免班門弄斧之譏。

13請求衛生長官們——當你們在設立機構；釐定法規時，如仍想到公共衛生護士為推行公醫制度的一員，就要給與她們工作之條件，在組織機構上為什麼總覺得主管護士部門應比其他部門低一級？護士主管人員的待遇也總不應高過相等的其他醫務人員？雖然在職務方面護理工作並不輕於其他工作。

最後謹以至誠祝賀

貴會成功，各位醫師永遠負担醫界之領導，使我國醫護事業儘量發展，努力前進，分工合作，團結沖破社會的黑暗，消滅東亞病夫之恥辱，使我民族走向健強康樂之大道。

蛔蟲和蒼蠅的談話

◎兒童衛生故事◎

趙琳

有一天小朋友吳中屙出了一條蛔蟲在糞坑裏。蒼蠅不認識，以爲是麵條，就落在他身上。蛔蟲說：

「你是誰？弄得我這們怪痲癢的！」

二人交談起來，一會兒就成了朋友。蒼蠅惆蛔蟲道：

「你是從那裏來的？已往從未會過呀！」

蛔蟲就原原本本的告訴蒼蠅，他原是住在一個姓吳的小孩肚子裏。温暖舒適，很是快樂。天天有現成的好吃的東西，養得很胖。又說夫妻們怎樣的和樂，子孫滿堂。蒼蠅聽了心裏想道：「你的兒孫，總不如我的多罷！」於是就不由得打斷了蛔蟲的話頭，誇耀道：

「我想你的子孫總不會比我的多。我的太太，十幾天就生產一次，一次能生一百二十多子女。我這些孩子長得很快，十多天就也能生產。所以一個夏天，我一家的子子孫孫就能滋生到幾萬億。這個數目是大得不可思議。你知道地球有多大？若是我們排成一條單行的隊，那就可以將地球圍繞好幾圈！你看多不多？」

蛔蟲聽了，心裏很不服氣，却又無話可以駁他。又聽得蒼蠅繼續着說道：

「而且我們是世界上最自由的了我們會飛，想到那裏就飛到那裏！任何好吃的東西，我們先嚐。好吃的就吃個飽。」

蛔蟲急忙插嘴道：

「你到人的肚子裏去過麽？」

這倒把蒼蠅問短了。蛔蟲見他不響了，心裏很是得意，於是滔滔不斷的說了起來，講出他的經歷。最初還是卵的時候，怎樣本是混在糞裏。後來農人用糞肥田，怎樣他就輾轉的躲在一個甘蔗的節上。吳中的媽媽買了甘蔗回家，叫老媽子去洗，却未將他洗掉。怎樣他進了吳中的口，怎樣經過了胃，到了小腸，怎樣脫去了厚大衣鑽來鑽去鑽入了血管，怎樣到了肝裏，又怎樣到肺裏。這時他僅是個很小的小蟲，在肺裏東遊西逛，玩了很多的日子，也會到了好多的同族。怎樣一天無意中，闖入小氣管裏不知怎麽就被拖了起來，竟身不由已的到了這小孩的嗓子裏。在一塊兒本有四五個同伴突然一陣狂風，把同伴們都颳走。他在最後，沒有被颳走却被這小孩又嚥入了胃裏，又到腸內，這時他舊地重遊，怎樣怎樣逍遙自在、因爲營養豐富，吶得胖大起來。先來的，後來的，同族很多，萬族同居。婚姻自由，他最後笑着對蒼蠅說道：

「我產子的能力，要比你的太太，還要多些。不過都被這小孩子屙了出去。又走我所走過的舊路，能回到我這兒來的，却也不少。」

蛔蟲正說的高興，却不料吳媽媽將一些石灰倒在糞坑裏，燒的蛔蟲斷了氣。蒼蠅飛在牆上，正在發獃，被吳媽媽一蠅拍，結果了性命她還罵了一句：

「我把你這害人的死蒼蠅！」——

關于婚姻指導

丁瓚

「姻婚」而成為「問題」，恐怕也是近代文明的一個特徵了。今年（一九四七年）二月英國的 Lancet 雜誌上就登載過一篇文章—Edward E. Griffith: Medical Aspect of Marriage Guidance.——據說英國在一九四四年中請離婚的有四二，〇〇〇件，戰後還要增加更是意料中的事。離婚率將從一九四四年的百分之十五增加為百分之二十。一九四六年三月廿七日的泰晤士報又報導了一個事實就是單單在士兵方面將有三萬八千起，迫待離婚的案件。又有人（Mace 1945）說在一九三八年到一九四三年之間，英國平均每年有八萬個婦女在正式婚姻關係以外有了私生子，這也就是說全英國第一胎的孩子三·三個中便有一個是非婚生的。就婦女本身來說十個婦女之中約有一個發生過非婚姻的性關係的，而這種趨勢在低年齡組中尤其普遍。據一九三八年的統計來看，在二十歲以下就結婚的女青年中有百分之四十在婚前已經有孕了，其中年齡達二十歲的佔百分之三十，達二十一歲的佔百分之二十。這種事實如其是發生在美國，似乎很少會引起人們的驚異，因為在美國婚姻關係的不安定是早就週知的事實，而英國多少是為人們認為較為保守的國度，特別是想起了維多利亞時代的道德觀，很容易讓人們想到他們的婚姻應該是較為穩定的。但是這些事實却告訴我們近年來社會的變遷已經使我們的估量和推測成為過時的了。其實就是在美國，婚姻問題的本質近年來也有多少情形較為嚴重的變遷。這種變遷的一個特質就在于男女間性關係的混亂逐漸侵入更年青的一世代了。據文獻的紀載美國東部的一個城在一年內就有一百三十三個未滿十六歲的女孩半途停學是為了已經懷孕或則在家看護私生子的原故。美國每年有八萬以上的私生子的母親是未滿二十歲的未婚少女。這些早年的混亂的性關係無疑的是為將來不安定的婚姻佈置下溫床。至于我們中國的情形呢，我們一時還找不到可靠的統計數字，這一點其實也是不足驚異的，因為在我們這個國度裏從自生自滅的人口到想像中成為天文數字的通貨發行向來就沒有看到官方的精密的統計數字過，更遑論所謂「幃閒之私」的婚姻問題了！不過我們祇要是稍稍留心去看看每天日報的社會新聞裏充滿了姦非姦殺私通私奔的報導，再聽聽社會學家們在惶惶不可終日的討論所謂「家庭解體」的問題，我們可以有根據的說不安定的婚姻已經是今日中國嚴重的社會問題之一了。

不安定的婚姻這個事實究竟有些什麼重要性呢！對於這個問題的了解我們是應該從兩方面來加以認識的。

第一，儘管說婚姻是兩性間的「

私事」，但是，它却是生活在現社會中的男女兩性間的一種社會行爲。它的發生和演變沒有一刻能脫離社會的制約。而在另一方面看，它往往是更眞實的反映了社會發展的情況。不管我們現在看到歷史上對於羣婚亂婚等樣的紀錄是怎樣的感到野蠻與愚昧，但它在原始社會中是能夠適應當時的社會情況並且是曾經幫助過那樣的社會發展的。祗有在社會進入了農業經濟以後，男性中心的家庭生活才被人們需要着，而羣婚的婚姻制度才被拋棄。同樣的說，現代一夫一妻的婚姻制度和這種婚姻制度所賴以建立的基督教性道德觀，也是在隨着機械生產而來的自由競爭的個人主義之經濟關係確立而後，才被認爲是近代文明的特徵之一的。因此我們看到現代婚姻的不安，那末「葉落知秋」，我們也就可以預感到現行社會制度的病態是相當的嚴重了。自由競爭的個人主義之經濟發展到極度的時候，無疑是社會財富的高度集中。社會財富的金字塔的頂端愈尖銳，作爲底面的貧困集團也必然的愈爲擴大。一面是既得利益集團的拚命想保持和擴張已得的權益，一面是貧困集團作求生的生死鬥爭。這是現在整個世界動盪不安的基本因素。婚姻在這樣動盪不安的社會裏是無法單獨安定下來的。爲了經濟的窮困造成了「貧賤夫妻百事哀」的婚姻不安，是無法從婚姻問題的本身來找到任何答解的。這是說我們要想獲得合理而安定的婚姻生活，最基本的關鍵還在于爭取安定而合理的社會條件，還無論是把婚姻問題作爲一個社會問題來加以探討，或則是從醫事心理學的技術立場來討論婚姻指導問題時所必有的認識。

第二方面，也是本文所着重的一方面，那就是婚姻不安對於心理健康的影響。我們知道近代心理病態學說中，一個飛躍的進步是要從人與人之間的關係裏，找出了心理病態的病原解釋。健全的人間關係已經成爲健全心理生活必備的條件。而婚姻關係却又是較爲基本而較爲親切的人間關係。婚姻關係的不穩定，不然會如影隨形的吞噬着人們的心理健康的。在門診，在病房，我們可以有不少的例證來說明不安的婚姻是怎樣的成爲心理病態的病原因子之一。這一點在現社會中，是會更加增長其嚴重性的。正如上文所述，現社會的病態是已經加深了社會的矛盾和不安。人們由于社會的矛盾與不安而培育起來的心理緊張就更想在婚姻關係中求得片刻的安全與鬆弛，所以對於滿意的婚姻生活的期待更爲迫切。如其這個人們心理上的最後堡壘也動盪起來，人們會更增加心理上日暮途窮的感覺，輕微的心理病態傾向會由此而更急劇的發展起來，這就是不安的婚姻所以成爲促發許多精神病的因子了。同時，不安的婚姻生活直接造成不安定的家庭環境，這使在這家庭中生長起來的兒童很早就被放在矛盾與不安的環境中，從而誘發了各種形式的心理和行爲上的問題。就在這樣的情形下造成了滋長人們心理病態的悲慘輪迴。我們在兒童行爲指導工作中的經驗愈多　愈使我們相信「沒有問題的父母不會有有問題的兒童」，而父母們的問題又沒有不是，直接或間接，表現在他們婚姻生活的適應上的。如其說心理病態預防工作的重點應該放置在兒童生活的指導上，那末，無疑的，兒童正常的生活還是以父母們能有健全的婚姻生活爲條件的。這就是我們在從事心理衛生工作時特別看重婚姻指導工作的原因。

婚姻指導工作還是一種新興的工作。在英國雖然一九三七年便在倫敦有了 M.G.C. (Marriage Guidance Council) 的設立，但是系統的正式工作的開始，還是一九四三年 M. G. C. 改組以後的事。在我國是直到現在爲止，還沒有正式開始過這種工作。現在我們想加以提倡，並且希望能迅速的實行起來，這便是本文寫作的原因。

婚姻指導工作所牽涉的範圍很廣。但主要的不外法律，醫學和心理三個方面。在法律方面無非使人們明瞭婚姻的合法手續，婚姻的法律責任以及非婚的性關係在法律上的責任等等。這在每一個國家都有不盡相同的法律規定和不成文的風俗習慣。照理說每一國家的公民是必需具備這些最低限度的法律常識的。何況，我國在學校教育內還明白規定有「公民」的課程呢！至于醫學方面過去有些國家是規定出婚姻在健康上必需的條件。所以在歐洲大陸或美國也有規定在婚前必需具備健康證明書的，證明婚者沒有惰病，結核病，心智不足，低能或其他不良的遺傳因子。但是這些規定多少是偏於消極方面的限制，至于積極的在心身兩方面予以指導，比較起來還是一個較新的概念。過去德國和瑞典曾經有過這樣的工作。在美國則有紐約的迭更生 (Dr. L. Dickinson)，Los Angles 的 Paul Popenoe，還有 Margaret Sanger 和 Prof Ernest Groves，在英國有優生學會 (Eugenics Soceity) 和家庭計劃協會 (Family Planning Association) 也都試行過這種工作，但結果依然是治療多于預防。現在我們所說的指導是着重于預防方面的。也就是要避免婚姻生活的不安和不快而增進婚姻的美滿。提到這一點就不能不在婚前先作準備結婚的指導工作。首先得讓婚者們知道婚姻的意義。在倫敦 M. G. C. 的工作分析中可以看到不愉快的婚姻的來源，有一部分是由于「對於婚姻的本質與目的的誤解」。由是所謂結婚不過是得到一張「同居許可證」(Licence for Cohabitation)，換句話說結婚不過是性行爲的合法化而已。以這樣的認識來結婚是很難希望美滿，和較久的婚姻生活的。所以我們必得要從生物學與社會學的立場來闡明婚姻行爲的意義。因爲結婚不僅是一種生物性的行爲，並且是一種社會性的行爲，是一種負有社會責任的行爲。其次，我們得讓青年男女們知道那些條件是美滿的婚姻所必備的。這可以給他們和她們在擇偶時就有一個可靠的參考。例如說很多的婚姻是祗建築于容貌的美麗和性的誘力上的，但任許多研究中證明這樣的婚姻往往是不能持久。一九四五年英國的優生雜誌 Eugenics Review 曾經建議過下述數點：

一、健全的身體和心理。
二、正常的智力。
三、對於社會是有益的人。
四、在社會上有價值並且是很能合作，而在道德方面必需是善良的公民。
五、在家世的背景方面不會傳遞疾病和體質與心智的缺陷。
六、出身於穩定而適應良好的家庭，而家庭必需是喜愛兒童的。
七、品格方面是協調的。
八、雙方的文化標準和價值觀念

要相近似。而對於宗教，教育和兒童更要有相同的看法，

這是一個比較廣泛而且着重在社會背景方面的條件。一九三八年托爾曼(Terman)還提出一個着重於對象的個人背景方面的條件。我們覺得這是更爲重要的。因爲婚姻關係究竟是基於夫婦兩個人之間的適應。托爾曼建議的條件如下：

一、父母之間的關係是愉快的。
二、兒童時期是愉快的。
三、與父母沒有嚴重的衝突。
四、家庭的訓練穩定而不瑣屑。
五、對於父母有親密的情感。
六、父母對於兩性問題有開明的看法。
七、兒童時期的懲罰不多並且很輕微。
八、婚前對於兩性問題有開明的看法。

男女兩方如其都具備了這些條件，婚姻生活的展望是可以樂觀的。

在這裏還有一個問題是值得考慮的。一般青年在戀愛和婚姻方面都已經知道考慮到對方的性情一問題。許多人都知道「性情不合」是無法獲致美滿的婚姻的 不過所謂「性情」兩個字在一般的應用上還是比較抽象而空泛的。在心理學上常用「品格特質」(Personality Traits)一個名詞，這自然也包含了通俗的所謂性情的意義在內。並且在婚姻指導工作中已經有人(如Burgeso, Cottall, Termrn)在婚姻生活的品格特質方面應用了預測的測驗。雖然應用未廣，測驗的幾度與效率還不能作過高的估計，但是婚姻的成功與失敗可以經過心理測驗的技術來加以預測，却已經是心理學上的事實。自然，要把這些預測測驗應用到中國來，在技術方面還得有不少的考慮與修訂。而且還有一個通俗而不盡正確的觀念，那就是以爲所謂婚姻生活中的「性情不合」，是指雙方品格差異而言。其實品格特質的差異並不一定招致適應的困難，這也就是說品格特質的差異不一定就是婚姻失敗的原因。正如福爾森(Folsom1934)所說：「品格型式在婚姻的成功與失敗上，倒並不在于其差異式相似，而是在于它是否干涉對方基本的願望、所以婚姻生活的衝突並不由于品格特質的差異，而在于願望的衝突」。這是很值得人們在戀愛和準備結婚時深長考慮的。

在婚後的指導工作中，有一個比較重要而爲一般人所忽略的，那就是夫婦間性生活的適應，這尤其是在中國，傳統的道德觀念對於所謂「床第之私」的性生活是諱而不言的。因爲性生活的困難而求醫的更是寥寥無幾。正不知有多少可以預防或挽救的不幸的婚姻，爲了這種傳統的觀念而演成悲劇的結果。自然，我們並不是「唯性論」者，我們並不誇張性生活的重要而認爲那是唯一的決定因素。正如英國倫敦M.G.C.所分析的結果，婚姻生活的失敗，可能由于缺乏瞭解，同情，寬容及和責任感，也可能由于房屋太擠，爲經濟或進款而爭論；但是性的不調協，缺乏性的滿足，沒有效率的性技術等在他們許多求助的個案中，也是很重要的基本因素之一。正如他們從事指導工作所得的結論；「性生活的滿足不一定就保證婚姻生活的成功，但是性生活不滿足却一定不會有成功的婚姻」。性生活的適應是非常微妙而複雜的問題，這裏不

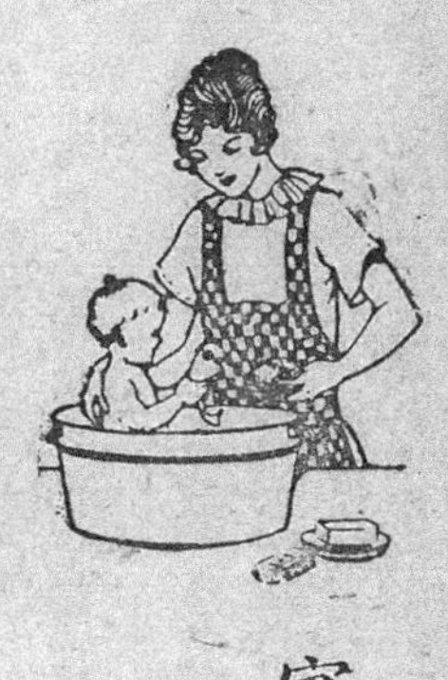

寓「性教育」於日常生活中

程玉麐

「性」這個名詞，在一般人看來，牠是蘊含着多的大的神祕性和誘惑性啊！在人類底生活中，牠佔据着不可思議的重要地位。賢哲的古人早已說過：『食色，性也。』我們知道吃飯問題是人生最重要最基本的問題。古人把吃飯問題和性的問題並提在一起，可見「性」的問題的重要性並不亞於吃的問題了。翻開以往的歷史，展閱目今的報紙，，我們可以看到人們付出了多少精力與時間，流過多少次的血，不是爲「吃」的問題，就是爲了「性」的問題。今日許多的患精神變態的病人其中有很多是因爲在幼年時期有「性」的問題壓抑在內心的深處。數十年來，人們禁錮在舊禮教的枷鎖中受着禮義廉恥的淘冶，認爲談「性」是無恥，「性」是髒的，爲士大夫和上流社會人所不齒，因此大家諱言「性」。這種情形，在到今日還是如此。

但是諱言雖諱言，「性」在人們生活中的重要性絕不曾降低。也許大家都有這樣的經驗；在夜深人靜時，幾個熟朋友在一起，可談論的題目十之八九離不了「性」問題。可見表面上雖不談，暗中還是要談的。正因爲是暗中談，偷偷地談，問題也就此發生了。不公開討論，人們無從獲得「性」的正確知識。參加暗中談論的人，多半對於「性」的認識是迷糊的。所以談論的結果絕不會正確，愈談愈神祕，愈談愈歪曲。尤其在青年人，極容易被引入「性」的歧途，因此發生種種心理上的變態現象。

那麼，怎麼辦呢？我們是義不容辭的要負起「性」教育的担子把正確的「性」知識廣播給人羣。說起「性

僅有體質方面的因素，更重要的還有心理上的因素。特別是在男性中心的現社會裏，婦女性生活的問題更爲許多人所忽視。於是許多婦女的心理病態從此而發展起來。據格里夫斯(Greffith)一九三三年七月在英國國家生育節制會議上報告他所分析的一百個節育門診的婦女個案資料中，其中從來沒有感覺過性的滿足的有四十一人，偶感滿足的有五十二人，眞正認爲滿足的祇有三人，還有四人是因爲在婚前得到過正確指導而才感到滿足的。一九三八年托爾曼也曾分析過一一三三對夫婦其中從未感到性生活滿足的達三分之一，這不僅是個人幸福的損失，簡直是要動搖一夫一妻制度的基礎。因爲有許多婚姻以外的性關係的發生，乃是因爲在正常婚姻生活中得不着性的滿足。在心理治療門診也有許多病人因爲性生活的困擾而加深他們心理病態的傾向的。直接損害個人的健康，間接影響工作的效能，這眞是很值得注意的問題，柏格棱(Burgess.1939)曾經提示過要使夫婦間有滿意的性生活，在心理方面是有幾個先決條件的，這與智識教育很有

」教育，應該從兒童時期就開始。普通的人認為兒童是沒有「性」的意識的，實際上並不如此，人一離開母胎早就同「性」的問題緊緊地連繫着了。嬰兒生下馬上就要吃奶，乳頭刺激着牠底嘴，在牠底嘴部就會有種「性」的快感。這在弗落意特（Sigmend Frend）的學識，叫做 Oral-erotic Stage，所以嬰兒一生下來，已經有了「性」的需要。以後經過各個時期，慢慢發展到成熟的「性」行為；好比蛾底發育史，須要經過卵，幼蟲，蛹，蛾的過程一樣 要是在「性」的發展過程中，遇到歪曲的病理的阻礙，或是停止在發展過程中的某一階段，就會發生「性」的變態現象，也就是大部分精神病的根源。所以談性教育，一定要從兒童時期就開始。

我們這裏所提供的，是在日常的生活中就實在的事，灌輸給兒童以正確的性知識。這是一種方式，比較易於施行和收效，但必須注意的在態度方面，要自然，確實，不要給兒童有一點懷疑的反應。父母最好同子女做成真摯的朋友的關係，不要在父母與子女間有一條鴻溝存在。這樣兒童把他的父母視作最好的同伴，在生活中遇到什麼問題，都同父母商討，獲得正確的指示和解決。

下面舉幾個在日常生活中施行性教育的例子，以供參考：

（一）在一兩歲的兒童，牠還沒有知道人有男女之別這個時期，時常會問到這種問題。可以在洗澡的時候，最好是他同他底小妹妹在一起洗的時候，父母一面替他們洗，一面很自然地告訴他：『小寶寶，你不是看到你排泄小便的地方和你妹妹的不同麼？這因為人有兩種，一種是男的，一種是女的，男的排泄小便的地方是這個樣子，叫做陰莖，女的像那個樣子，叫做陰戶，你是男的，所以有陰莖，妹妹是女的所以有陰戶，』這時兒童的領略力只能明白這些，這樣對他說，就夠了，他也不會覺得有什麼奇怪父母自己洗澡的時候亦不必把門關緊不要將小孩趕出去。給他們觀察的機會，小孩或者要幫父母洗背，發見他的生殖器和父母的生殖器不同，提出疑。這亦是給他解釋男女不同的好機會。生殖器官的名詞是小孩子們必須知道的，切不可禁止應用。否則，沒關係，所以更應該讓父母們多多注意。柏格梭的提示如下：

一、兒童時期從父母方面得着適當的性教育。父母們對於兒童們關於兩性的問題和性的好奇有坦白的反應。

二、妻子一定不能有想做男性的願望，母親對於男女兒童絕不能有偏向。

三、在十歲至十五歲期間沒有因為性的問題而受過驚嚇。

四、在婚前不要常有性的撫弄。

這些都是根據實際指導工作所得的經驗。很值得參考的。

總之，婚姻指導工作無論從個人健康或是社會安定方面來看都有其重要性。但在中國社會裏，一般人對於這種工作很少正確的認識，甚至在醫學衛生界中也還沒有能注意到適應社會的這種實際上的需要，我們還得先下一番教育的功夫。

有名詞一定會影響正確「性」知識的灌輸。

(二)在三歲左右的兒童，認識能力漸漸增加了，他看到母親底腹部漸漸澎大了起來，忽然又癟了下去，就多了一個小弟弟，他想不明白到底是怎麽會事。他可能會：『媽媽，小弟弟是從那裏來的？』做母親的可絕不要騙他，因爲他也許已知道同母親腹部長大有關係。也不要現出忸怩的遮遮掩掩的態度，應該很誠摯，坦白的告訴他：『人身上有一個子宮，在腹腔裏，這子宮好比是間小屋子，小弟弟就住在這小屋子裏，後來小弟弟長大了屋子太小住不下，他就跑了出來。』

在更大一點的兒童，還可這樣向他解釋：『從子宮到外面有一個通道，好比是從屋子出來的一條走廊；由通道到外面有一個口，好比是一道門，小弟弟就是經過走廊由這門跑到外面來的。』

(三)兒童的年齡逐漸增加，活動的範圍也慢慢擴大，尤其在鄉村的兒童常在戶外遊玩，很有機會看到動物性交，這種事對他是非常新奇，他很需要到於這新奇的事明白個究竟，他會問母親：『媽媽，這兩條狗在做什麽呢？』但是母親往往不會了解他這個詢問的動機，反而會自己先紅起臉來，現出侷促的態度，帶着申斥的口吻對他說：『這！小孩子，問他做什麽！』兒童得到了這樣的答覆，當然不再問下去，但是他心裏的疑問更加增長了。爲什麽母親不讓我問這問題？爲什麽當我問的時候母親要現出不安的狀態？這新奇的事到底有什麽神秘呢？人類天賦有好奇心，尤其在兒童，愈是不讓他知道的事，他愈想知道，既然不能從母親那裏獲得解答，只有自己來摸索或同別的兒童來探討。但在各方面的知識都極缺乏的兒童，他怎麽會找出個究竟來呢？所以這個疑問一直存在他底意識中也許慢慢地引他進入「性」的歪曲的認識中去。

所以當父母的，在兒童看到動物性交的時候，實在是很好的灌輸給兒童正確的性知識的機會，但態度要十分自然，很平談無奇的樣子，並且要眞實對七八歲的孩童可以這樣說：『凡動物等到老」都要死亡，人也是如此，必須有後代來繼續，所以人生要小孩子，狗要生小狗，生小狗必須公狗和母狗互相交配。人也是這樣的」

在兒童稍大一些，更可以進一步的告訴他『小狗身體內有種東西叫做精子，母狗身體內有種東西叫卵子，精子和卵子相會合後，才會慢慢地長成小狗；要使精子和卵子會合，就必須由公狗用生殖器，就是陰莖把精子射到母狗底生殖器——陰戶——裏去才成。剛才你看見的那兩條狗情形，就是公狗和母狗在交配，預備養小狗，人養小孩子也是如此的。』這樣說了，兒童的疑團盡釋，原來是這麽回事，他不再覺得有什麽神秘了，同時對於性的　題已得到了正確的初步認識。

(四)在女孩子七八歲的時候或者已經見到母親每月的行經而發問或者以爲母親受了傷而流血。這時候應該告訴她，凡是成年的女人每月都有的現象並非受傷，不必驚恐。到了十四五的時候，第一次月經來臨，因爲她已經有初步的了解就不至於驚恐。這個時候母親應該告訴她『女子腹內有個生殖器官，叫做子宮　凡是到十四五歲時，這子宮就開始這生理現象，叫做月經，就是每隔一個月的樣子這

微生物的貢獻

王獄

（一）引言

在醫學的圈裏，無疑微生物是很令人可怕。因爲大家的腦海裏，都有一個「微生物爲疾病之原」的觀念。這種觀念的影響之大，由教育的系統中，就可以看到。細菌學或微生物學在大學很少有牠獨立的學科或學系，只有在醫學院纔有牠的獨立的地位。經過了將近八十年的傳統教育，很多的人以爲宇宙中的微生物，都是人類的仇敵。一提起微生物，即「談虎色變」，不知不覺的生了懼怕的心理。這類心理，或者有牠的功用，但這種觀念，應該修正。

毫無疑問的，很多的疾病是由微生物而來的，但宇宙中的微生物 有害於人類的，其種類並不多，而且牠們的生命，在自然界中，是很短促的。只要我們小心，知道如何保衛自己，牠們很難侵害我們。保衛的方法非常簡單而容易，就是病菌進入我們的身體，除了身體內已排佈着好幾道防線以外，還有治療方法，可把這些病菌消滅。在另一方面，若使人類沒有微生物幫忙，恐怕不能有今天這們繁榮的歷史，所以需要知道微生物到底替我們做了些什麼事？當我們瞭解了微生物的貢獻，纔能漸漸對牠們有新的觀念，進一步利用牠們，以增進我們生活的健康，提高國家的生產。

微生物在工業上的貢獻

酒精，醋酸，甘油，丙酸，擰檬酸，葡萄，糖酸，五倍子酸，丙酮，丁醇等，都是由微生物如酵母，細菌

子宮要充血一次，充血到極度的時候，內膜剝落，因爲有血管破裂，血液就經過陰道由陰戶排泄到外面來，經四五天才完，這完全是正常的情形，絕不會影響健康，只要保持清潔就夠了。』女孩子預先有了這樣一個心理準備也就不以爲奇，並且可以避免月經時的一切合併症狀。同時也應該告訴她，現在你已經成人，應該負起成人的責任。

性教育對於我們是太重要了，我們須要衝破「性是髒的」「不能談的」舊觀念，施行廣泛的性教育，性教育必須從兒童就開始，在日常生活中，用自然的樸實的態度，就兒童所needed

要知道的和能夠領悟的程度漸漸灌輸給他們正確的「性」知識，使他們底「性」的發展走上合理的道路，以培植成健全的人格。

一九四七，四月二十二日於衞生署南京精神病防治院

或黴菌，經某種醱酵作用而產成的。這些工業卽吾人所謂「釀造工業」。其應用之廣，實不亞於其他化學工業。酒精在我國抗戰時期，充份發揮了牠的功用，製造酒精的是億萬的酵母細胞。上面所例舉的產品，在工業上都有牠重要的地位。醋醬油天天在飯桌上和我們見面。醋是由一種細菌將酒氧化而成的，醬油是經某種黃色黴用大豆釀造的。吾國姙婦普通所吃的乳酸鈣，也是由細菌在奶內，醱酵產成乳酸，和鈣質化合而成的。其他有機酸，有機醇或酮，在工業上有的是油漆業重要的溶劑，或爲製藥上良好的材料。這些產品，若使沒有細菌或黴菌，晝夜的工作，恐怕市場上找不到這些產品，卽有的話，牠的價格恐怕比目前要貴得多了。

微生物在農業上的貢獻

土壤中生長着數不盡的微生物。普通的一公分的土壤約含有二億細菌，二千萬放線菌，九十萬菌黴，此外還有很多其他的微生物。土壤中的微生物，當初常被認爲是疾病的來源，後來却證明牠們與疾病無關，且病菌不能久存在土壤裏。植物的生長，若使沒有微生物，就不能如此茂盛。因爲植物的養料，多半是由微生物預先代爲「消化」，變成植物可吸收的化合物。微生物在土壤中，還進行數種特殊的工作，對土壤肥料和農業生產有奇異的貢獻。最重要的工作，是由空氣中，吸取氮素，卽所謂「氮素固定」。第一次大戰時，德國用化學方法，從空氣中固定氮素，得用攝氏五百度高溫度，和二百大氣壓力，而土壤中的微生物，只要在普通的環境，進行「氮素固定」。植物每年用了土壤中很多的氮素，這些氮素的補給，一半可以施用化學肥料或其他有機肥料，但最經濟和最方便的方法，只利用固定氮素的微生物。土壤中有硝化菌，能夠就銨氧化成硝酸，這種變化普通稱爲「硝化作用」。土壤的「硝化作用」的強弱，卽表顯土壤肥沃的程度，這就不得不歸功這硝化菌了。拿破倫與英國作戰時，曾利用硝化菌在堆肥內製造硝酸，爲彈藥的原料。吾國在抗戰期間季托美國哈佛大學研究利用硝化菌把尿中的氮素氧化成硝酸，這些都是證明土壤中微生物的功績。此外還有產硫菌，產鐵菌等，直接或間接在土壤中在某種情形下，對農業的生產，有很好的影響。

微生物是「清道夫」

我們的排泄物及其他有機體廢物，數千年來都棄到江河和土壤中，這些有機物，一到江河或土壤，在短短的時期中，就腐爛消失。促成這腐爛作用的，卽是生在江河和土壤中無數的微生物。我們得感謝牠們做這清除的工作。在這悠長的時日中，數千年來所堆積的污物，若沒有微生物清除之，那末，這整個地球要變成垃圾世界。因爲微生物的本能，就能腐爛有機物體，只要稍加管制，牠們消除工作的效率，可增加數十倍，甚至數千倍。近代衛生工程中的污水處理，所採用的方法，如滴濾法或污泥氧化法，其原理都是生物氧化作用。換言之，在某種情形之下，利用微生物替衛生工程師工作。這些微生物，在適宜的環境中，於數小時內，可以把污水變成淸水，其效率豈不令人咋舌？

微生物在動物體內的工作

人和其他動物的大小腸裏，也生

長着億萬的細菌，一公分的糞便，百分之九十是細菌。這些細菌並不是完全寄生於宿主，而是與宿主共生。假使大腸中，一時沒有細菌，恐怕我們的消化器官將引起各種不平衡的現象，甚至影響我們的健康。假設人和動物的腸內，根本就沒有細菌，那我們對目前的營養學，或有另外一個新觀念。細菌在腸胃中，幫助宿主將食物消化，使所消化的食物，易被宿主吸收。在腸胃中的細菌，有的還可以將宿主的食物，消化分解後，再替宿主製造新的營養食物，如製造新的蛋白質或維生素 某種厭氣細菌，在食草動物的腸胃裏，合成核黃素(Riboflavin)爲該動物維生素的來源。這是在動物營養上，最好的一個例，也是富有意味和重要的一件事。食草動物的腸胃，還生長着腐爛纖維的細菌，這些細菌將纖維物質如草和樹葉消化，以爲該動物的養料。人的營養所以異於食草動物，因爲人的腸胃並沒有這些腐爛纖維的細菌。在第二次大戰時期，有很多科學家，鑒於降落傘部隊，可能降落於荒山僻野，有糧食斷絕之虞，故很想解決這個嚴重問題。荒山僻野當不缺乏青草和樹葉，所以有人幻想，甚至著文論述，將腐爛纖維細菌，培養於降傘隊員的腸胃中，使他們變成「食草動物」，這在目前尚是夢，可是牠有科學的根據的。還有一個例，當白鼠常服磺胺藥，這白鼠腸胃中的細菌驟然減低，再過不幾時，白鼠呈現缺乏維生素疾病的症狀。因爲磺胺藥在腸胃內，將能合成維生素的細菌殺滅，使白鼠缺乏維生素。

微生物對科學的貢獻

微生物的形態和器官，在生物中，是最簡單的如細菌，酵母，放線菌，黴菌等，只是一個細胞，最多亦不過幾個細胞聯結而成的。牠們的構造，雖是簡單，而牠們的生理，以及牠們所引起的各種生物化學變化，亦頗複雜；牠們的營養，表面上好像很普通，但在原理上，和高等動物却是大同小異。因爲牠們的構造簡單，比較容易培養，研究牠們的生理作用，在技術上和設備上，比較研究高等動物的生理作用容易得多。牠們的生理和營養也比較容易瞭解。所以牠們是研究生理學和生物化學的最好工具，由牠們的生理作用和營養需要，可以推論到高等動物。炭水化合物在動物體內的變化過程，本來是很複雜而難下手研究的。但感謝微生物，由牠們的細胞內，找到許多酵素，能和炭水化合物或經氧化後的中間物件，起化學變化。因而給生物化學家一條研究的路線，和一些理論。現在我們對炭水化合物在細胞中的新陳代謝的機構，可以說比較有相當的認識。我們還能從微生物的細胞，提取其他氧化酵素，由這些酵素的功用，推論到動物體各種生理作用。

同樣的，在營養方面，特別維生素的發現史中，微生物佔了極重要的地位。培養基比其他動物的飼料，容易配製，由培養基的配製，很容易找到微生物所需要的生長素。往往這些生長素，即是我們所需要的維生素。例如目前我們所需要的乙類維生素（特別是乙類的維生素）。例如目前的一種工具。觀察牠們在含有維生素的培養基中生長的情形，或在培養基中所生的變化，卽可測定維生素的含量。近十餘年來，維生素的種類增多我們對維生素在人體內的功用的認識，和測定維生素的方法，均有長足的進步，這不得不歸功于微生物。

此外，微生物的營養，在化學治療上，有劃時代的貢獻。天然裏存在很多抗生素，抗生素和維生素化合，使細菌不能得到營養的生長素而死亡。因此抗生素可以爲一良好的殺菌劑，治療上有應用的可能。例如磺胺藥在未有青黴素之前，素稱爲對菌之標準武器，其抗菌作用，在於妨礙細菌及其他微生物對於該細菌的生長素之充分利用。此種生長素，早在有機化學中常遇到的一種比較簡單的化合物，稱對氨安息香酸，幾年前由細菌細胞內提出，最近六七年纔認爲是多種細菌繁殖上必需的生長素。因爲牠是細菌的生長素，所以又證明是動物的維生素。其化學構造與磺胺類藥有相似之點，磺胺類藥物和此生長素，互相競爭與細菌中某種酵素起反應，若前者佔上風，則細菌得不到生長素，便停止繁殖，不久卽行死亡。換言之，磺胺類藥物爲對氨安香酸的抗生素。推而論之，則凡是抗生素，都可能被利用爲殺菌良藥。這種的例很多，這個事實在化學治療學上給醫學界一種新的殺菌機構的觀念。因爲抗生素和維生素（卽細菌生長素）的化學構造相似，若知道維生素的化學構造，則可做之，合成各種不同的抗生素，這些抗生素都有被應用在化學治療上的可能性。有機化學者由這事實，了解了化學構造和殺菌效能的關係，當他再開始合成化學藥劑時，就有所遵循了。

微生物與抗生性物質

此次世界大戰間，原子能的應用，因爲科學家最大的成就，可惜原子能被應用爲人殺人的武器，其他重要的發現，乃是人和病菌的戰爭上新添了許多神效的武器。這些武器，無論在前方或後方，自病菌手中極救了無數軍民。戰勝病菌的新武器中最重要的是青黴素和鏈黴素，牠們都是由化學方法合成的，而是由某種微生物所產出的。由微生物所產出的物質，而有殺菌效能的，統稱之爲一抗生性物質」。

在青黴素未發現之前，有磺胺類藥，此藥固可戰勝溶血鏈球菌，肺炎球菌，腦膜炎菌，淋球菌及鼠疫桿菌．但牠並不是盡善盡美的抗菌武器。此類藥物亦有很難補救的缺點。青黴素對於葡萄球菌之傳染有卓越之療效，且其作用不受病灶內抑制性物質的影響，毒性甚低，對抗藥性病菌，仍能奏效，故足以補救磺胺類藥之缺憾。使人類對於病菌之抗戰，獲得更大的勝利。

青黴素的抗菌效力固大，但對革蘭氏染色陰性的桿菌，作用甚爲微弱，臨床應用不能奏效，乃其美中不足。鏈黴素對於此種病菌，多能奏效，適以補青黴素的不足。

青黴素係一種青黴菌在發育中產生之一種微黃色有機酸，鏈黴素係一種稱爲青灰色鏈黴在培養基中所產生的一種有機鹼 牠們都是抗生性物質的一種。且前共有五十餘種的抗生性物質，不過牠們有的不能用在化學治療上，有的化學治療效能，不如前面所述兩素的神效。除了這目前已有的五

胃氣痛

金奎

大家庭中受盡了四面八方冷嘲暗譏的當家媳婦，抗戰期間和公私困難日夜進行着遭遇戰的窮公務員，或者是苗條清瘦，自命多才多藝的老處女，都常常鬧着胃氣痛；俗稱「燒心」或「肝火旺」。他們或她們這一羣，每終日沉浸於深思裏，和憂鬱厭世等觀念，發生了戀愛；絕未想到吃飯乃人生樂事，既不論粗細，也不講究細嚼；每縱飲解愁，並喜在飯前飯後大發肝火。勝利以來，國家復興工作，方興未艾；然四方多難，輒給人以大雷雨前夕沉悶的感覺，亦使期盼過般的人們，希望完全破滅。在這樣的不利環境中，胃氣痛的次數，恐將劇增 談談這個病的診斷和防治，許或有助乎病例的減輕和減低吧！

× × × ×

胃氣痛乃是俗名。在內科書裏：則視病理發生的所在，分別叫做胃潰瘍或十二指腸潰瘍；前者和後者距離甚近 祇隔着一道由胃通腸的幽門。後者較爲常見，要比前者多上三倍有餘。爲什麼要叫做潰瘍呢？因爲任何胃氣痛患者，必定有一個，或數個因抵抗力減低而被胃酸侵蝕的，豆般大或銅錢大的傷口，長在幽門的附近處。牠的三大症狀是：

(一)「氣痛」 (二) 嘔吐和 (三) 嘔血。茲一一分述如下：

(一)「氣痛」

偶然有一天，病者在嘔過氣，吵過架，或是心思用得過多以後，忽然在上腹部感覺到一種輕微而又模糊的不快感：既不像燒痛，又像燒痛；既不似饑餓，又似饑餓；還沒有身歷其境的文藝作家能將這種奇異的感覺，正確的描寫出來；氣痛原因的解釋：在幽門的收縮和胃壁鬆弛程度的——胃氣痛——沒有絲

十餘種物質以外，自然界裏，可能有很多微生物，能夠產出抗生性物質，所以微生物學家仍不斷的，在微生物中尋找能產出抗生性物質的微生物。生物化學家們，忙着想由微生物中提取純淨的抗生性物質，研究其化學性質和化學構造。生理學家，則急着要知道這些抗生性物質在人體中所生的變化，藥理學家和醫師們 則想利用牠們，爲治療上的藥物。此外，由其化學構造，可以研究分子構造和抗生性的關係。用化學合成方法，按此物質之模型，略加改變，可能製成特效藥。由其殺菌效能對於細菌的生理，甚至高等動物的生物變化 或生理作用，有更進一步之認識或瞭解。這抗生性物質的發現，不但在醫學及化學治療上，開一新紀元誠可認爲劃時代之科學進步，此又不得不認爲微生物最新之一大貢獻。

結論

微生物是肉眼所不能看到的生物，無聲無息中，在自然界裏、工廠裏，實驗室內，以及動物體內進行着偉大的工作。牠們是我們的工具，我們的工程師、化學師，更是我們的救亡恩「人」。若使我們善用之，在將來，微生物的貢獻，恐怕更爲奇異！

毫的小姐脾氣和臭架子，一定能按照潰瘍地位離十二指腸的遠近，而準時蒞臨。例如胃潰瘍的疼痛每在飯後半句鐘發作，約一句鐘卽自行逸去，最靠近幽門的胃潰瘍痛，要在飯後兩個鐘頭時出現，但也仍能於一句鐘後悄然引退；而十二指腸潰瘍痛的露面，則在飯後五小時，所以後者更加添了患者臨睡前的麻煩。

輕微的胃氣痛患者勿需吃藥，吃一點點餅乾或一小碗麵，就可當時見效，「食」到病除。所以患者們若鎮日在街上跑，點心鋪的老板們是非常歡迎的。食物之所以能減輕胃氣痛的解釋：在放鬆胃部，以增快其積食的下行走。大夫們診斷潰瘍的地位，祕訣是：問明白是「食、痛、舒、」循環，抑或是「食、舒、痛、」循環。前者指胃部潰瘍，後者指十二指腸潰瘍。如此診斷，似乎三尺童子也能勝任，不過若碰到例外或不規則的病例，則不但需要專家的經驗，也還要借重實驗室的報告了。

痛過十幾天後，她——胃氣痛——也會感到疲倦而討厭你，許是因爲老攪擾您而覺得不好意思了。她旣遠颺而雲遊四方，初次患病的人必大歡喜，慶幸這「霍然的痊癒」，可是有經驗的患者們絕不會樂觀，因爲他們曉得：總有一天，她仍要翩然蒞止的。

潰瘍假若加深，而影響到外層胃腸或附近的組織時，則氣痛加劇，變成一種眞正的痛感：像肚子痛般連續，也像生娃娃時或是闌尾炎般劇烈，且每似晴天霹靂般突然地來臨。患者滿床打滾，覺得裏面有一團石頭似的東西，拒絕他人的碰按，好像那裏有一個巨大的傷口。時間每延長到一天兩天，並且還可能有（二）（三）兩種症狀的加入。

患胃潰瘍的，因爲在下一頓飯前總有一度的舒適，所以也有不愛吃飯的情形，甚至談「食」色變，以致身體日見瘦弱。他們或她們以爲永遠不吃飯，也就永遠可以免除胃氣痛。可惜除了甘地，誰也不能證明這種學說，而甘地本人也大概不一定有胃病。何況老不吃點東西，生命絕難賡續呢！患十二指腸潰瘍的，則根據了「食、舒、痛」循環的經驗，頗愛吃飯。胃口壞不了，身體也不見瘦弱。

（二）（三）嘔吐和嘔血

患者在輕微氣痛期內，可能有吐酸水和打飽嗝的症狀。氣痛變劇後，百分之五十的病人每會嘔吐，也有因爲悶得難過，而自動地挖喉嚨去引起嘔吐，以博短時間的舒適的。吐穢每帶腥味和酸臭。吐得利害而致無物可吐時，仍能困難地繼續吐嘔每次一點點的胃水，十二指腸內的黃綠膽汁，也常常被一起吐出來，除了招致氣痛各病理的加劇外，潰瘍也給神經以刺激而致胃末稍神經發炎，也可能是由於嘔吐的緣故。

胃潰瘍到劇痛程度時，多有微量的出血；百分之十的患者且會嘔血。血液以受胃酸化合的緣故，作紅黑色，和由肺裏咯出來的鮮血完全不同。

× × × ×

在前面說過的潰瘍發生所在處，血管和神經每甚密集，肌肉也很發達，獨最能抵抗胃液的胃液分泌腺，則付缺如；所以一旦受了神經調節失常，血管硬化阻塞，和因不良的用膳習慣而致胃壁破傷等影響時，該部的抵抗力，卽會因了營養不足和能力缺乏而減低。結果是無力抗拒胃液中胃酸的侵蝕，於是潰瘍就漸漸形成了。可是，促成潰瘍的最初原因，直到現在，還沒有肯定的解釋。醫師們多年研究的結果，認為下列各種因素，都多少有招致胃氣痛的可能：

(一)時下的學者們，一致認為因精神緊張，多用了思想，而促成神經調節失常的可能性，十分重要。中年男子中多有慢性病例的事實，以及第一次世界大戰後蘇聯和德國，胃氣痛的顯著增加，都可以用精神作用的影響來解釋；何況患者羣中因心地發愁或發脾氣而致復發的情形，復比比皆是呢！此外煙、酒或甲狀腺腫大等刺激，據說能間接地增加神經調節的失常；似亦值得注意。

(二)不應該忽略的：是有瘦長體型的人，比心廣體胖者更容易發生胃氣痛。屬於這一體型的人，不但在心理方面傾於內向，不愛交際，喜歡悲觀；在生理方便他們也還容易有一個下墜的胃。前者的影響已如上述，胃若下墜，則也會因被重量往下拉的原故，而致血管循環的失常。

(三)胃氣痛患者的胃酸，若經試驗，每較常人為高，究竟胃酸過多是胃氣痛的原因，抑係後果？迄無定論。若果係原因之一，則危害的方式，也可能有直接侵蝕完好組織，或間接侵蝕發炎之組織的兩種方式。

(四)也有人倡議敏感反應，維生素丙、甲或乙的缺乏，或者是因大便祕結而生的腸道毒素之增加，都可能是幫助潰瘍形成的重要因素；但亦尚無確實的證明。

胃氣痛不但影響了患者的心境和身體，也常易發生嚴重的後果：例如大量出血，腸壁或胃壁的破裂，癌性退化，以及因壁外瘢之收縮而形成的局部畸形等等，都能致人死命。所以防治工作，十分重要。讀者們該知道為是：

(一)我們大家，尤其是屬於瘦長體型者，都該有積極且快樂的人生觀，凡事應從大處着想，從好處着想。一天之內，也不必想得太多；設法抽出時間來，參加各種娛樂活動，既益心身，復可防胃氣痛的侵襲。如若不信，不妨一試。

(二)吃飯乃人生一樂，要細嚼三味，切忌囫圇吞棗；牛猶反嚼，故若不能善為利用我們完美的舌與齒，實在愧為最高動物！粗糙的菜飯，更該慢慢地欣賞。每頓不要吃得太飽，因為還有更好的第二頓在後頭；何況狼吞虎嚥，必遭朋友們的譏議訕笑。如此做去，則胃氣痛這位小姐，不會愛上你。

(三)已有可疑或肯定症候的人，除了嚴格履行，上面所說的條件而外，應略忌煙、酒、辣椒、海味等刺激性物品，可能的話：也應避免粗糲食物，以減輕消化的工作；減少肉類，以減低胃酸的形成；少吃水菓，以減低胃液的酸性，可以多吃蛋黃和乳酪，因為他們不但不刺激胃酸的分泌，也還能和胃酸化合，減低已有的酸濃度。每天要充分休息，並求大便暢通 早就醫，以確定診斷，並設法割除或矯正一切可疑的病竈，如蛀牙，扁桃腺腫大等，以免可能發生潰瘍所在的發炎。

(四)利害的患者，應該立即就醫，絕對服從醫師的勸告，不要自作聰明。至於醫師們治療胃氣痛的種種方法，恕不奉告，以免誤解。不過可以保證的是：你若能絕對服從醫師的勸告，則可能在三個月後痊癒，將來也不至於有挨手術刀的危險

傷風與風無關

猷先

傷風可以說是人類最多最普通的病。普通人都不以爲傷風是甚麼希奇的病。雖是車夫，農婦都以爲他們很明白傷風是怎麼一回事，怎樣是傷風了，應當怎樣治。但是醫師們却感覺對於這病所知道得很少；對於預防和治療都感覺到束手無策。無論中外古今的人幾千年來，都以爲這病是由於冷風的侵襲。丈夫在夜晚的時候要出門去，做妻子的總是要他多穿件衣服，理由是「小心，不要感冒着。」兒童們將將洗完了熱水澡，母親們總是不放他們出屋門，理由是「吹不得風，要傷風的！」

實際要想逃避傷風，祇於是避免寒冷，是不成功的，而是需要住在南極或北極．沒有人烟的地方去。十幾年以前，英國曾有一些人到北極去探險。他們生活在那種極冷的環境裏，許久沒有一個人傷風，直等到他們將從倫敦帶來的衣包打開的時候，許多人起始傷風。羅氏研究社會派遣一隊人去到挪威與北極之間一個極北的城市去研究傷風。全城五百〇七人經過了一個整冬，溫度永遠是零度以下，却沒有一個人傷風。其中許多人所住的屋子是生着很旺的火，屋子過熱，或是許多人擁擠住在一處 並且在嚴寒的風雪裏旅行，又是整天的在煤礦裏工作。到了五月．從挪威來了一隻船。船員和旅客登岸之前，經過醫師的檢查。沒有一人傷風，除非就有一個人起始打噴嚏。一週以後，城裏發現了八十四個傷風的患者。兩個月之後全城百分之九十的人都會傷風，這證明傷風不是因爲著涼，或是吹風。乃是一種傳染病；與患傷風的病人接觸就有被傳染的可能。

當你出着汗，或是在寒冷的時候却穿着溼的衣服，站在風路口吹了風，豈不是一定要傷風呢？這是不一定的。曾有一位老教授抱了勇敢的科學精神，自己來試驗這種常識。他在四十四度熱水裏浸了五分鐘以後，赤身站在窗口一小時，那裏的風是近於零度的。結果他沒有傷風。有一次在洗冷水澡以後，赤身站在窗口，吹風五十四分鐘，氣溫是三度。但是也未傷風。在重做最後一次的試驗，他將襯衣浸在冰水裏，擰出來就披在身上，坐在零度的冷風裏半小時，這次他仍然沒有傷風。這證明了風與冷，普通人所認爲是傷風的原因，實在與傷風並沒有直接的關係。

醫學界已經有了確實的證據，知道傷風的原是一種濾過性毒。人類有許多接觸傳染的急性傳染病是由於濾過性毒所起的毒．例如天花和麻疹。傷風也是由於一種濾過性毒。這種病毒很小不但肉眼看不見，就是能放大一千倍的普通顯微鏡，也無濟於事。普通的一般細菌可以用磁質的濾器由液體裏濾出來，但是濾過性病毒可以穿過磁質的濾器。

數年以前，已經有醫學家很謹慎的做過動物試驗。動物中能得傷風的祇有猴子。他們將猴子養在很衛生的環境裏，不與外界接觸，喂養的人都穿着消毒的衣外，口罩，和橡皮的手套。這些猴子都不傷風，於是將含有傷風病人的鼻喉濾液滴在第一個猴子的口鼻內，這個猴子就染上了傷風。容這個猴子與第二個猴子接觸，第二個也就傷起風來。這樣一個一個的接觸下去 就一個一個的都傷風了，所以可以隨意所之，要那一個猴子傷風、就使他與傷風的猴子接觸就行了。

傷風既是一種傳染病。並不是受冷或是吹了風，所以傷風不是一個寒帶的病，也不是冬季的病，而是任何地方，任何季節、都可以有的病。北方有，南方也有，冬季多，夏天也不少。而且不分種族，男女 老幼、都可以得這種病。他是人類最普遍最嚴重的一個敵人。

人類重友愛，講交際的習慣，協助了這種病毒的迅速傳播。我們在大庭廣衆的地方咳嗽或打噴嚏，含有病毒的涎點，飄揚在空氣內，可以使許多人被染。據精密的測驗，這個屋子，須要經過五小時以後 纔能消失傳染的危險。講禮貌的人咳嗽或打噴嚏時，用手遮掩口鼻，但是很少有人立時洗手，就去與朋友握手。那人就有很多的機會，將手上所沾來的病毒送進自己的口內。或者我們將手上的病毒沾在門把兒上，留給後來的人。同桌共食，各人的筷子就是病毒的傳播器。接吻是表達愛情，同時也將病毒送給了對方。

傷風的初期，第一二日，傳染最烈。在你發覺傷風以前十幾點鐘，你已在開始傳染你的家屬和所接觸的親友。這種病毒死亡得很快。在傷風的第三四日，當你還在咳嗽，流鼻涕，很厲害的時候，字紙簍裏滿了鼻涕紙，你告訴親友們說：「傷風呢，離遠點吧。」其實傳染的時期已經過去。所以隔離的辦法對於預防傷風很少功效。

醫學家們自從發現了傷風的病毒，就儘力想製造一種抵抗傷風的疫苗，到現在還未成功 接種過疫苗的人，患傷風的次數並不減少、但是症狀輕些，而且有效的期間，至多不過兩個月。還有些人根本對於傷風疫苗的接種，就不發生效力。

那們，我們有無抵禦傷風的方法呢？有是有的，不過很難做到。假如每一個人或是小孩子。一起始有點流鼻涕或是打噴嚏、就自動的隔離，不到工廠或學校去，社會中的傷風就會少得多。但是在我們的文化水準還沒有達到某一種程度的時候，這是辦不到的 營養的食品，魚肝油，多種維生素丸，戶外活動，照紫外線，赤腿，長期冷水浴，都不能預防傷風，這是曾經許多的醫學家很小心的試驗過的了。身體健康的也一樣的傷風，不過比較症狀輕些，舒服些，併發症少些。你若要一定逃避傷風，那祇有一個辦法，就是住到一個孤獨四無人烟的地方去。並且將凡是經外人摸過的物件都預先煮沸消毒。可是孤獨的生活是十分的無味。

好了。既是不能預防，傷了風，我們應當怎麽辦？用甚麽方法治療呢？一位方正的醫師，不是專想賣藥賺錢的，祇能對你說：「沒有藥品可以使傷風的病程縮短。惟一的好辦法是臥床休息。」今日的許多醫師是習於濫用藥品。他們會給你各式各樣的藥方，從阿司匹靈到白松糖漿。每個醫師又各自有他喜歡用的一套處方。施用的藥品，種類很多，這也就表示沒有任何一種對於傷風有特殊的功效。都有治標的，沒有治本的。有的是讓病人舒服些，或是在心理上得到點安慰，有的衹是讓醫師的收入增加了一些。

惟一的好辦法是臥床休息。你一覺得有傷風的現象，頂好先洗一個熱水澡，躺在床上不要起來。少吃飯，多喝水。無須發汗，不必吃藥。若是你的鼻子不通氣，或是咳嗽得厲害，需要藥物的幫助，那就請一位醫師指導一下，最好是學校的校醫，或是工廠的廠醫，還比較可靠得多。

臥床休息有兩個意義。第一是使你節省全身的力量，用以抵抗這病。不一定好得快，但是可希望症狀會輕些，併發症少些。傷風本身不是甚麼大病，但是我們的口鼻內時常是存着許多種的病菌，平常的時候無害，在傷風的時候，黏膜發炎，就可能趁機侵入，致人死命。很多的人是在傷風以後，發生肺炎。第二是從公共衛生的立場着想，使你躺在床上，免得你上班去將傷風傳染給所有的同事，或是上學去傳染給全班的同學。從死亡率方面來看傷風是微不足道的小病，但若是從經濟的立場來看，傷風是人類最大的危害。

小孩子們傷風，情形要嚴重得多，臥床休息更為切要。許多的兒童傳染病，例如痲疹，猩紅熱，百日咳，白喉等，在初期都是以傷風為出發點。

★ ★ ★

二十年來的丙寅醫學社

紀石

每天早晨七八點鐘的時候，協和住院醫師宿舍的盥洗室裏，就像菜市一般，熱鬧起來了，洗臉，漱口，刮鬍鬚，洗澡。唱着小調，吹着口哨，放聲大笑的一般青年，活潑得如生龍活虎般的住院醫師，個個精神百倍，正準備着迎接那一天的緊張工作。吃過早餐以後，約摸八點半鐘左右，他們都已分散到各病室的崗位上工作起來。間或在午餐的時候能夠坐在同桌吃飯，往往因為工作還未完畢，或正在拿起筷子的時光，又被電話叫了去，所以大家就沒有閑工夫多談。這樣要一直忙到晚上九十點鐘以後，纔一個一個像小鳥似的飛回窠來，這便是我們社交的時間，亦即是我們寫作的時間。丙寅醫學社便是在這種場合裏產生的。

丙寅年到現在是二十年了。時間如流星，如飛矢，那十來個年青的醫師所組織的小團體，經過了多多少少的變故。社員們現在都是飽經風雨的中年人了，有的禿了頂，有的頭上罩了霜，但是「丙寅」，這個我們所愛護的自由團體，還保持着一貫的風采，氣慨生動。現在又以一種新的刊物，與讀者們相見，這是無上愉快的事。

「丙寅」確實是一個難得的團體？當初在發起的時期，既沒有約章，又沒有物質上的企圖。有義務，沒權利。我們只有一個幻想，把醫學送到民間去。那時我們天天與病家接觸，診病處方之外，終覺得還缺少些什麽東西似的！空空洞洞機械般的診療之外，眞沒有什麽了嗎？從病家的談吐中，表情上，我們體會到我們的服務不夠。病家所希望於我們的還多。有許多話要說要問，可是時間環境都不容許。「丙寅」就是在這種互相默契的同感交流中產生的。

凡是一種運動，肇始初期的環境，對於它往往是有決定性的作用的。二十年前的北平，二十年前的協和，尤其是二十年的祖國，都正是在滋長發榮與前進中。緊接着五四時代的新文化運動之後，人們都在朝氣中求進步。社員們有的愛好文藝，有的參加社會事業，有的在研究室裏做純粹的科學研究，也有專心研究某種疾病的，或是從事著作，或是倡導公共衛生

最初我們在北平的世界日報上出了一個醫學週刊，那是民國十五年——丙寅——的秋天。十八年春，爲了擴張篇幅，於是移到新中華報。半年後，承蒙天津大公報諸君的厚誼，給與我們一席地，就又遷到天津出刊，一直到抗戰，八年的工夫，一期未脫。丙寅醫學社確實創立了一段光輝燦爛的歷史。在組織上，我們沒有規約，寫稿也沒有報酬。愛寫就寫，完全爲了服務。澈頭澈底活像一個天眞爛縵的孩子。我們曾經把積集的文章經過猷先兄的編輯，合訂成爲六大厚册的醫學週刊集。這些合訂本在華北流行得很廣。有人用他做中等以上學校的衛生教材。給與了各級民衆以寶貴的醫學知識。閱覽室裏，圖書館中，到處都能見到它的踪跡。我曾看見合訂本的封面和書內，都被愛讀者的手指摸光了，以致到體無完膚的親切情形。

民國二十一年，季青兄幾位同志，到了南京，曾成立丙寅的南京分社，並在南京的中央日報上編行衛生週刊。上海的大公報也同時刊載天津大公報醫刊。華北華南都有了丙寅醫學社的聲跡。抗戰開始，各報內遷，「丙寅」也就與讀者闊別了十年。可是我們並未停止工作。我們在不同的崗位上貢獻力量；在醫學院執教，在醫院裏服務，在軍隊中，在紅十字會裏，或在衛生事業裏。

勝利以後，本社復蒙天津大公報邀與合作。去年十月醫學週刊又得復刊，現已出至新第三十二期。

凡是一個團體，擁有二十年的歷史，已經樹立了它的風格，具有堅定不移的目標，對社會大衆已證明爲一種需要。今後怎樣繼續，並且發揚光大便成爲這個團體本身的責任。歐美各國像丙寅這種組織，而能夠維持數十年，或百年的成績，已不少見，很可做爲我們的模範。政治的變遷，人事的變動，在外國的社會中之所以不會發生什麽影響的緣故，大部份的力量是由於私人結合的團體所賦予的。社會之能進步，文化之能開展，也就是這種力量的表現與貢獻。

丙寅醫學社今後的方向已極爲顯明：必須爭取同工同志，必須更密切的與人民大衆聯合起來 丙寅不是一個專門的學術團體，而是大衆所共有的一塊園地。醫學本來與生活是分不開的。醫學與生活必須打成一片，它才能成爲一種生動的事業，才有存在的價値。醫學是以人道，博愛，科學，三者爲其基本精神 在這殺人盈城盈野失掉了人性的時代，這種呼聲是有具更深刻的意義的！

編後語

這是醫潮的創刊號　初次與讀者會面，理當多下一些工夫，弄得精彩一點，但是列出目錄一看，感覺到一點缺陷，就是還嫌不夠通俗，希望給本刊寫文章的同志們，還要在通俗二字上多着眼。本來醫藥衛生是專門的科學，要將它大衆化，的確是很難。我們在這一期中的文字內，總算有很好的收獲，很有幾篇極輕鬆的文章。編者特別喜愛金奎醫師所寫的「胃氣痛」。他用輕描淡寫的工夫，將胃潰瘍和十二指腸潰瘍，這個複雜的病象，清清楚楚的擺在讀者的眼前。這眞是寫生好手。金醫師時常給西風寫稿。他是一位青年，前途不可限量。希望他源源的爲本刊執筆，以饗讀者。

「寓性教育於日常生活中」是極値得讀者們特別注意的。「性教育」不但在中國是陌生的，在歐美也是一件新運動。「食」的問題，早已得到世界普遍的注意。「性」的重要，是絕不下於「食」的。人類已經開始有了覺悟。怎樣實施性的教育？本文是第一課。作者程玉麐醫師是國內的精神病專家，現任南京精神病防治院院長。在防制精神病的崗位上，他一定要時常有好文章在本刊上發表。

丁瓚先生是國內心理學專家，著作很多，本社所出版的青年心理修養就是丁先生著的。季青，志潛，紀石，都是本社的創始人。他們由青年而壯年，現在都是近於知命之年了。二十年的艱苦工作，使他們益發感覺，本社的使命重大。他們的熱誠，讀者們是會感覺到的。

衛生故事一類的材料，希望各地同志多多供給。通俗文字，必須做到幼童老嫗，都能上口，纔算成功。趙琳先生是衛生教育的專門人材，已有多年的工作經驗。承她答應陸續的給本刊寫稿。

「微生物的貢獻」作者王嶽先生是一位青年的衛生化學家。他的興趣是研究怎樣處理糞便，這在中國是一個很重要的問題，與農業，衛生，經濟，都有關係。他的文筆流利，能將科學的材料通俗化。本刊第二期將有他的「微生物的社會」發表。

管葆眞女士是一位護士，做過多年的護士助產教育工作。「給醫師們的一封公開信」這個題目是編者的責任。許多的醫院裏時常發生醫護人員不合作的事情。原因雖然多是雙方的，但有一點是醫師們應當承認的，就是說青年的醫師在病房，有許多事是需要向有經驗的護士請教的。醫師們也應當承認醫院中的診斷工作雖是醫師的責任，護理確是同樣的重要而煩難的。還有一點値得注意的，中國的護士界多少已是上了軌道，而醫師們則是一榻糊塗。我們醫師們應當自愧，而向護士們領教！

編完了這一期，編者個人尙感未能滿意，除了向諸社員求助以外，還請讀者多多指正。

——編輯室——

本刊徵稿簡則

一、本刊園地公開，歡迎各界投稿。

二、本刊旨在宣揚科學醫學。有關民衆衛生教育之稿，均所歡迎。

三、來稿文體不拘，惟務求通俗。文藝小品，漫畫，木刻，亦所歡迎。

四、文長以二至五千字爲適宜。長篇鉅製，請分成段落，以便分期連載。

五、來稿請用有格稿紙行豎謄寫清楚，並加標點符號。如有插圖，請用墨筆繪就，或附原照片。

六、譯稿請附原文，或註明出處。

七、本刊編輯對於稿件有删改權。

八、來稿均需註明眞姓名及住址，以便通訊。署名得由投稿人自定。

九、來稿一經刊載，即行致送筆潤每千字一萬至一萬五千元。圖畫，小品，格外從豐。

十、一稿二投，恕不致酬。

十一、未登之稿如欲退還，須先作聲明並附足郵費。

十二、來稿請寄南京新街口郵局信箱一〇六八號本社收

丙寅醫學社 啓

衛生掛圖

幼童衛生掛圖　全套十二張

婦嬰衛生掛圖　全套十張

視力測驗表　一張

防盲掛圖　一張

霍亂傷寒痢疾傳染的途徑　一張

衛生畫報　每月一期　全年十二期

營養衛生掛圖　全套十四張　印刷中

幼童圖書　一本

幼童圖畫　全套四集

價目表函索卽寄

中央衛生實驗院衛生器材製造廠出品

訂購處：南京黄埔路一號本廠

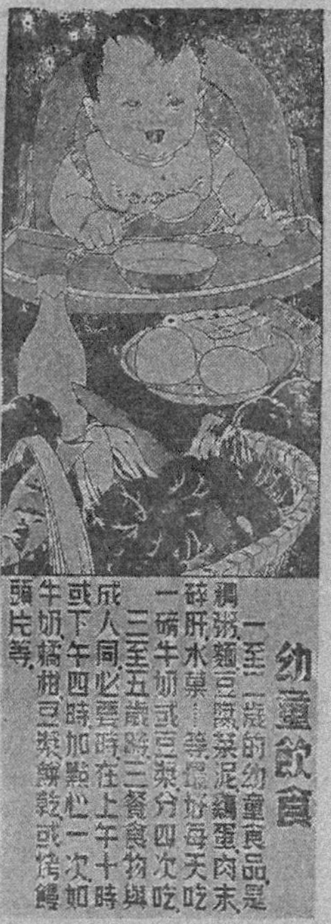

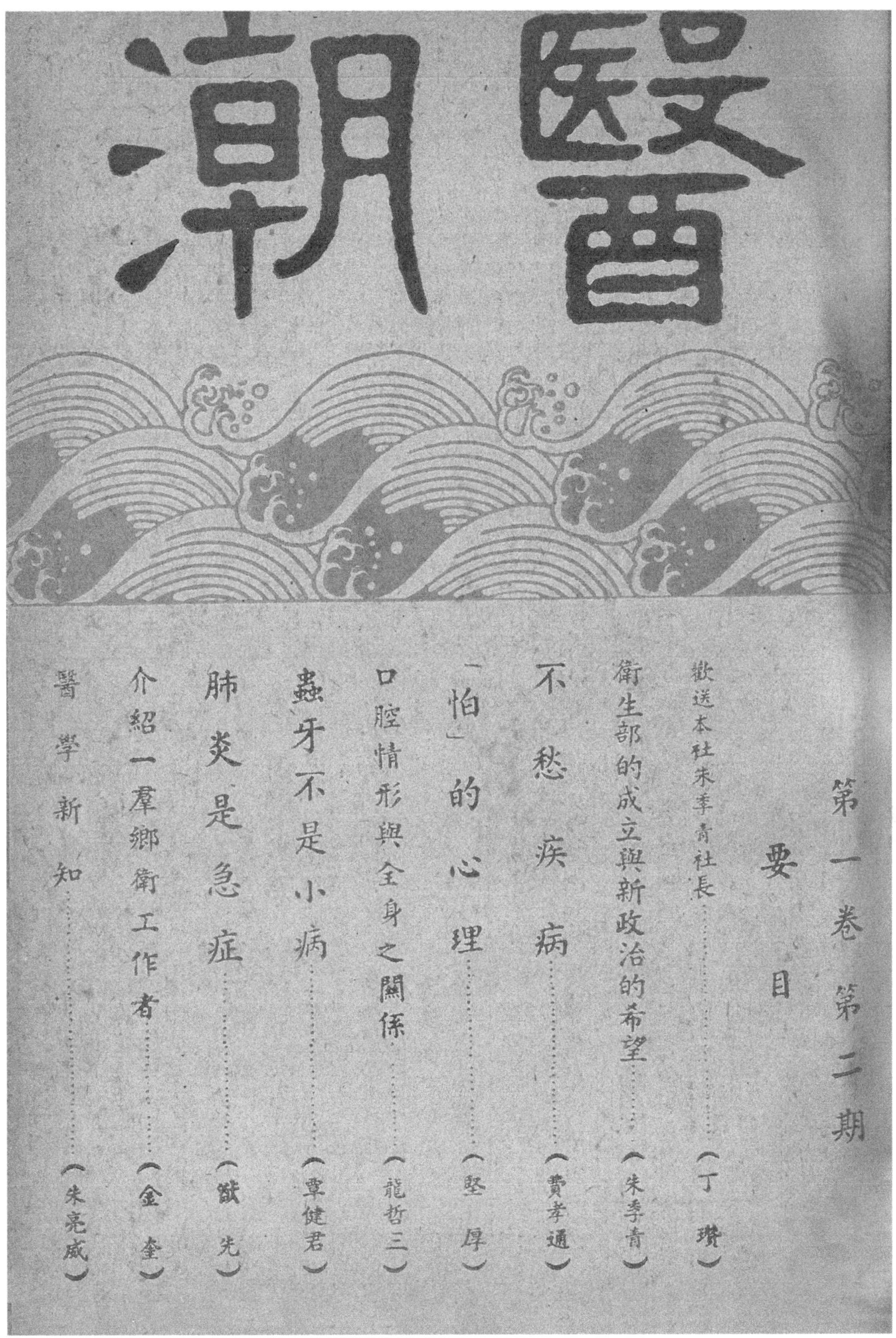

醫潮

第一卷第二期

要目

徵求基本定户

本社為普及醫學衛生知識，促進民族健康起見，編印「醫潮」月刊，每月一期，全年十二期。創刊伊始，擬徵求基本定户一萬户。特訂優待辦法如左：

一　凡直接向本社長期定閱者，得享受九折優待。

二　基本定户，可先匯繳刊款二萬元。本社當即開户入册按期郵寄。如款已用盡，再行通知續匯。

三　凡機關團體或個人介紹，一次長期閱本刊在十份以上者，按八折收價。

四　基本定户享有儘先寄奉之便。平寄郵費免收，需航寄，快遞或挂號者，費用由定户自負。

五　基本定户得享受所有本社出版書籍雜誌之九折優待。

六　刊款請匯交南京新街口郵局信箱一〇六八號本社。不通滙地點，郵票代款，按加二計算。

丙寅醫学社啓

醫潮月刊　第一卷第二期　每本二千元

中華民國三十六年六月五日出版

發行人　李振翩

編輯人　賈猷先

出版兼發行　丙寅醫學社

社址：南京中山北路二四三號德廬

信箱：南京新街口郵局一〇六八號

印刷者　衛生器材製造廠　南京黃埔路一號

代售處　全國各大醫院　全國各大書店

本刊廣告刊例

地位	全面	半面
封皮外面（雙色）	六十萬元	三十萬元
封皮內面及對面正文前後	四十萬元	二十萬元
普通	三十萬元	十五萬元
補白	（全面三分之一）十五萬元	（全面四分之一以下）十萬元

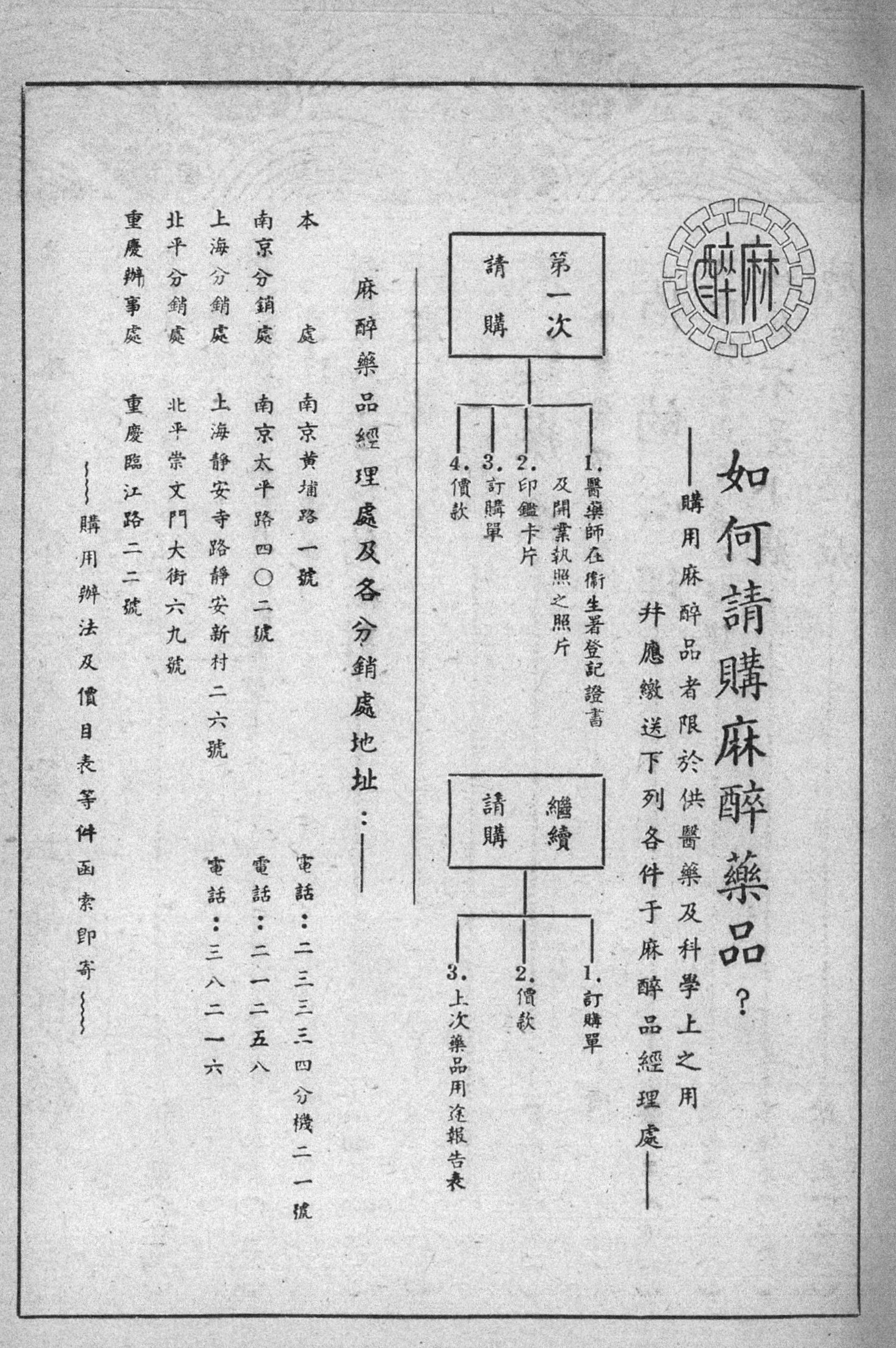
麻醉
如何請購麻醉藥品？
——購用麻醉品者限於供醫藥及科學上之用
并應繳送下列各件于麻醉品經理處——
第一次請購
1.醫藥師在衛生署登記證書及開業執照之照片
2.印鑑卡片
3.訂購單
4.價款
繼續請購
1.訂購單
2.價款
3.上次藥品用途報告表
麻醉藥品經理處及各分銷處地址：——
本處 南京黃埔路一號 電話：二三三四分機二一號
南京分銷處 南京太平路四〇二號 電話：二一二五八
上海分銷處 上海靜安寺路靜安新村二六號 電話：三八二一六
北平分銷處 北平崇文門大街六九號
重慶辦事處 重慶臨江路二二號
~~~購用辦法及價目表等件函索即寄~~~
~~~

醫潮第一卷第二期目錄

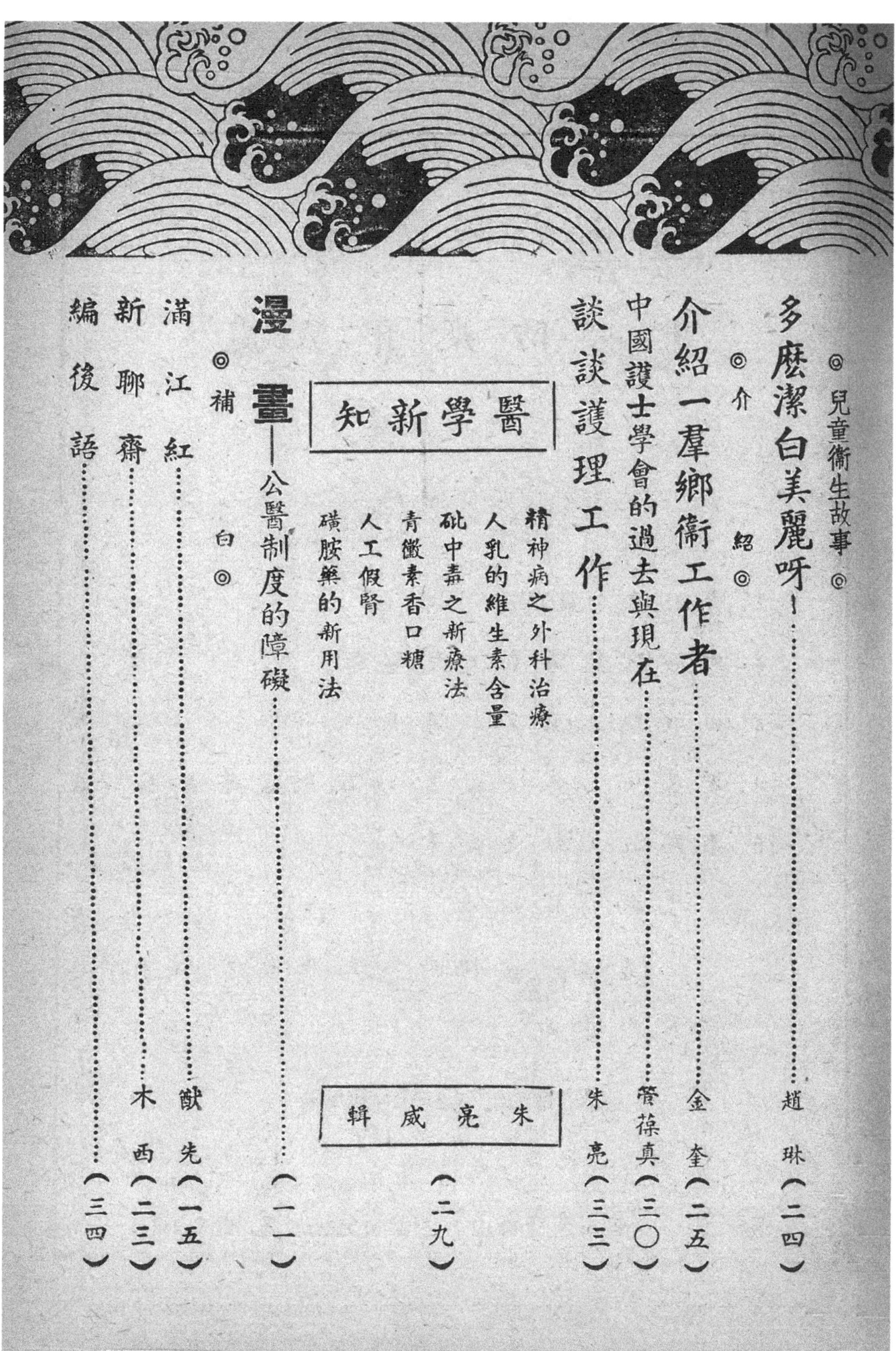

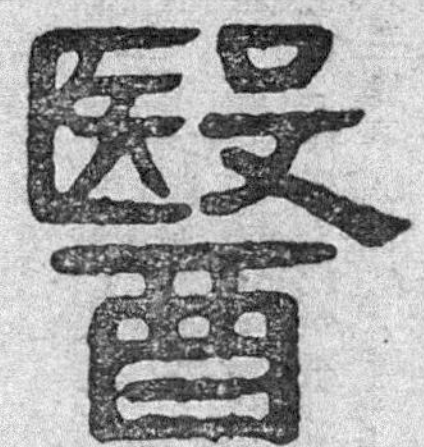
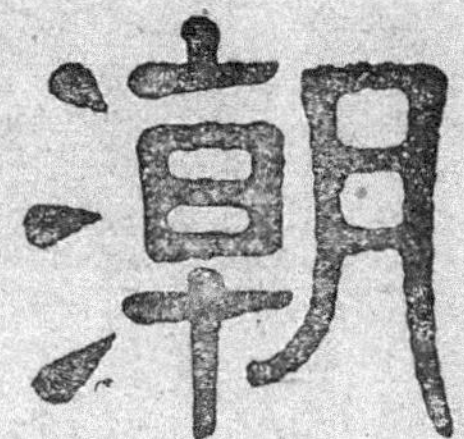

歡送本社朱季青社長

丁 贊

最近朱季青先生將應世界衛生組織之聘赴美履新，以中國衛生專家的地位，任該組織內的重要職務，負責國際間有關中國衛生事業的建議和計劃。

本社在季青同志的領導下，正想發揮這個小團體的力量，對國家的醫藥衛生，有所貢獻。醫潮的刊出，不過是許多計劃中的一項。他這次的突然出國，多少會影響了本社的實力。

念及我國的醫藥衛生工作，有待於國際的贊助與支持的地方很多，所以他在國外的任務，的確是非常之重要。往大處着想，就不能不放棄一個小團體的利害關係，來謀整個世界國際間的大計。因此本社同仁，對於朱同志之行，雖有不勝依依之感，另一方面却都抱着熱烈的期待，希望他百尺竿頭更進一步，站在國際的舞臺上，發揮本社的精神，爭取國際的合作。

今後國內的社友們，自須更積極的負起責任，立定脚根，共同努力，以實際的行動，完成我們的使命。季青雖是與我們遠隔重洋，但是根據他愛護本社的赤誠，相信他必然時刻的記罣着我們，並能繼續的予本社以督導與助力。天涯比鄰，我們在精神上便會更積極起來了！

衛生部的成立與新政治的希望

朱季青

民國三十六年五月一日，衛生部隨着新改組的政院而成立，新任行政院院長表示實現「責任內閣」制，容納國民黨以外的各黨人士及社會賢達，參加政院各部會及政務委員。用新人，行新政。衛生部正式佔內閣中一席，以周部長寄梅先生的道德資望佔此一席，當屬新內閣中之一重要席。將來對於衛生政策，衛生經費，衛生人員的待遇，以及地方衛生事業的推進等等，必有相當的進步，實足爲我國醫學衛生界同人所應慶幸的！

國民政府奠都南京以後，認爲衛生是民生問題中的一重要問題，也是現代政治中不可缺少的一項設施，所以在中央及地方行政機構中均設有衛生機構。但是衛生行政無論在地位上，或經費上，都沒有佔到重要的成份！所以二十年來中央衛生機構，由衛生部改爲內政部衛生署，又改爲行政院衛生署，返復改組，計凡七次；中央衛生經費則從百分之一減到百分之〇．二六五（三十六度的預算），足證中央政府已往，雖然掛了「衛生」的招牌實在並沒有拿它當一件事！近年來更因通貨膨脹，國庫支絀，當局認爲衛生爲不急之務，在「多死幾個人不在乎」的態度之下，衛生經費在全部行政經費內所佔的百分數，更是微乎其微，衛生行政的地位，與衛生事業的推進，更是談不到了！已往二十年來我國衛生事業的奮鬥，確實很不容易，所經歷的困難問題很多，許多問題到現在尚未能完全解決。現將最重要的幾項略述如次，以供今後衛生行政的參考。

（一）行政當局對於「衛生」的認識問題：我國一般行政當局認爲「醫療」是衛生第一要務，能看病的就能辦衛生，病治好了，衛生也就算辦得好，醫療機關辦得越多，衛生事業就越發達！所以各級的衛生行政長官，都要能替要人看病，不管他臨床學識與經驗好不好，他的辦公室裏要有一只出診箱，以便隨叫隨到。他的衛生行政的壽命，就看他對付要人治療的技術如何以爲斷！近年來，有的衛生行政長官，雖然表示自己不是臨床醫師，不能看病，但是，每天也忙於替要人介紹看病的醫師，設法供給要人醫師處方的藥品，應接不暇！其實衛生的主要任務在防病，在增進人民健康，在延長人民的平均人壽，在增加人民工作的效能。雖然在創辦的時候，因爲恐怕人民不明瞭衛生的任務，不能不從醫療工作着手，吸取人民的信仰心，醫療爲手段，防病與保健爲目的。但是一般衛生人員，因爲迎合行政當局的心理，僅以醫療爲目的，這是最不幸的錯誤！同時行政當局，以衛生機關爲其本身的「醫官」，任用與其私人有交情的醫師，爲衛生機關首長，不管他是否受過公共衛生的訓練，或者有無衛生工作經驗！

衛生事業須要政治家的深刻眼光，始能有正確的認識，須要有十年樹木百年樹人的遠大眼光，始能看到衛生工作的成效，有的人備以爲辦了許多醫院，看了許多病人，爲莫大的衛生成績。但是，不知道社會裏有許多造病的機會，治病的機會無論如何趕不上造病機會的多！所以如果不從事澈底滅病與防病的工作，無論開了多少醫院，是治不盡的病人！霍亂，傷寒痢疾以及沙眼，皮膚病等，都是由於不潔的水與給水不足而發生的，假如能夠在每個城鎮裏都有消毒的自來水與完善的下水道，就可以無形中減少許多這類的傳染的；適宜而充足的營養，不但可以增進生長發育，而且亦可以抵抗疾病；能夠切實的推行種痘和白喉預防接種就可以絕對預防天花與白喉。但是，一般人們的近視眼光，必定要在病的時候，才知道請醫師看病，打針，吃藥，沒有到病的時候，就感覺不到衛生的重要更加想不到提倡國民營養，修自來水和下水道是可預防疾病的！因此，行政當局對於衛生經費的撥發就不能合理。認爲醫療工作是衛生的重要任務，所以請撥醫院經費比較容易，而請求防疫保健經費就很困難。防疫經費必定要有嚴重的時疫在眼前流行，才肯發經費，發的時候也是五折六扣，再三遲延，致失去防疫的時效！平時沒有疫病流行的時候，要想請求撥發防疫經費確實困難之至，至於撥發大宗經費，修建自來水與下水道，那就更屬渺茫了！說起來，總是稱我國政府太窮，拿不出大宗款項，修建自來水及辦理較爲積極性的衛生工作，其實政府每年所開支的經費，不盡是比衛生還重要的開支。如果當局能有眼光，提抽百分之一二做些與人民直接有利的衛生事業，確實是值得的！

（二）中醫的問題：醫學是一種科學，只有新舊之別，不應有「中」「西」之分。世界各國的醫學都經過幾千年的演進，而達到今日現代科學的地步，過去的事績都已成歷史的遺跡，供在歷史博物館裏去了！而在我國因爲現代科學醫學受政治的影響，進步遲緩，所以還在世界各國已成歷史遺跡的「中」醫，仍然盛行在我國，而且造成一種政治的勢力，認爲在我國衛生行政上必須佔有重要的地位。已往二十年中這個問題，確實使衛生行政當局感覺十分頭痛，有時甚至因爲措置不當，引起不良的反感！最近又有中醫學校的設置，似乎此項歷史的遺跡，又將復活延續。又許多受過現代新教育與科學教育的人士，偶然遇到「中」醫治好了一二個病例，也就附和倡說：「中」醫有研究的價值，其實三百年前世界各國的醫術，都和我們現在的中醫相似，也曾治好不少的病，但是，現在都完全用現代科學醫學替代。日本的「皇漢醫學」，現在不過是歷史的參考資料，並不在現代日本醫學上佔有地位。爲什麼我們要把它捧得緊緊的，不肯放到歷史博物館裏去？我想這是因爲我國一般科學教育幼稚的表現。待將來教育普及科學發達以後，此項成見自然消除。但是，目前無論如何不能再事提倡，因爲這種開倒車式的行政措施，適足供諸國際間評論資料而已！

（三）醫學界人事問題：醫學衛生事業發達以後，醫學人才的缺乏甚爲嚴重。在量的方面全國醫師不及一萬五千人，護士不及一萬人，助產士不及六千人，其他醫事人員更爲缺乏，而大多數都集中在都市。農村醫事人員的供應問題，實屬嚴重之至！質的方面因爲醫學教育水準不齊，所以畢業醫師程度參差甚鉅，公共衛生訓練尤多殘缺，所以就現有每年少數畢業的醫事人員中，能適用者亦不可多得。再因社會人士對於醫師有「德日」與「英美」的區別，所以醫事人員問題頗爲複雜。

欲求解決此問題，必須從事醫事教育的改進。已往衛生署與教育部聯合醫學教育委員會之設置，以求醫事人員之需要與供應有所聯繫。惟近年來聯繫漸疏，需要與供應因而不易協調。此後希望衛生部與教育部仍有進一步之聯繫，在醫學教育機構之質與量方面，希望教育部能多遵重衛生部之意見，以求供應與需要能配合。目前對於醫學院校之數量應盡量限制或裁併，素質盡量設法提高，爲求醫學師資與設備充實計，必要時將全國醫學院校劃分若干區域，每區指定一醫學院負責督導改進全區各醫事教育機關。希望衛生部對於醫學教育特別注意協助，使醫學畢業生的素質增佳，無形中對於衛生事業的供獻尤巨。

（四）衛生技術人員的待遇問題： 醫事技術人員在政府衛生機關服務，似應一律視爲「公務員」，但是，此項有關人民生命健康之「公務員」，其責任至重，其所需之技術能力亦較高，其待遇似亦應有區別。且醫學院需要高中畢業後受訓六年，較一般大學多學兩年，其畢業後待遇，似亦應有相當區別。且目前開業醫師每月收入自二三百萬元至四五千萬元不等，而公務員之醫師則每月僅得三十萬最多至八十萬元。其資歷學識最高責任最重之公務員醫師，每月收入，尚不及新畢業之開業醫師，實在太不合理！如認爲醫師應該以服務爲目的，不應該以營利爲目的，則政府對於每月收入近數千萬之醫師，應該有所取締或限制；如果認爲醫師是自由職業，且所負的使命甚大，不應受政府限制，則公務員醫師的待遇應該提高！如認爲「公務員」是一種 Honor ，醫師之任公務員者應引以爲榮，則至少應給與足以維持生活之待遇，不然，政府實在無法留用良好之醫師！公務員醫師因爲有開業醫師的對照，所以需要特別待遇，其他公務員似不應援以爲例。世界各國政府公務員中，醫師待遇均爲較高，實在是因爲所受教育較高，所負使命較重之故。如果醫師的待遇不調整，長此以往恐好的而有能力的醫師，都要逐漸脫離公務員生活，而新進的恐怕很少，就是有，恐怕亦是醫學界落伍或淘汰之流，衛生事業前途誠不容樂觀！

已往一般人批評政府失了民心，同時失了國際的同情心；今後的新政治，似乎要在收服人心，與恢復國際同情心兩方面下功夫。衛生事業是直接對於人民生活健康發生關係的事業。改善人民的生活環境，使他們不病，設法替他們預防疾病，設法改善他們的營養，使他們得到充分的生長和發育，替他們治療疾病，減少痛苦，這些都是於民有利的衛生工作。人民生活環境改善，流行病減少、社會中各種傳染病的威脅減除，則我國各海口不致被列爲三等港口，實爲提高國際地位，恢復國際同情心的一種方法！

新政治的眼光看衛生事業，確是民主政治中一項重要設施！政府既將衛生署擴充爲衛生部，表示對於此項民主政治的基本設施甚爲重視，希望再進而增加衛生經費，健全衛生的認識提高衛生人員的待遇。我國衛生事業已有相當基礎，其進展情形亦頗爲國際間所重視，苟能乘此衛生部新成立時機，盡量促進推行，則不難於短期間，就衛生建設方面在國際間有所倡導，以表揚新政措施之成績。

科學「試方」法的檢討

吳朝仁

在科學先進的國家，科學「試方」早已成爲過去的問題，而不必再加以討論。今天我所以把牠拿來溫習的原因，是因爲最近北平很受到腦膜炎及白喉流行的威脅，有幾位熱心的先生們，在報上發表了幾篇，他們所謂對於腦膜炎，白喉等病，極有効的藥方，請人試用。後來不斷的有病人來徵求我的意見。我的回答總是：『我對於舊醫藥完全是門外漢，因此所提的藥方是否可以試用？是否有用或有害？我毫無成見。但是公開發表「單方」以濟世救人爲懷，及提倡「試用」的精神是值得我們大家注意與欽佩的。因爲「實驗」是整個科學的基礎，「無私」是科學的精神。然而這些先生們只根據他們傳聞的報道，就輕率的認爲有効，把牠發表出來請人在病人身上試用，未免太看輕了這個問題。』同時我也懷疑到他們對於「治療實驗」的科學水準　因此我願意趁此機會把科學醫學如何實驗某種藥品對於某種病症是否有効的方法與步驟，簡單敍述如下，諒爲有志「試方」者所樂於研究與討論的。

在病人試用以前應作的試驗

一、殺菌能力的檢討：假定我們所討論的藥是專爲治療傳染病用的，第一步的工作是檢定牠對於某種病菌是否具有強烈的殺菌能力。用各種培養來檢定殺菌的最小量，檢定在什麼環境，什麼條件下可以殺菌，或僅能阻礙病菌生長但不能殺滅牠。同時也可以檢定血漿，胃液或身體內其他液體，是增加抑減低該藥的殺菌力。

二、藥理的探討：一個藥品在身體內發生什麼中心作用，這個問題我們醫師是要明瞭的。藥品吃到胃裏後吸收快慢，排泄快慢，排泄的途徑以及最小中毒量等問題都需要斷定的。在身體內對於重要器官組織如循環系，呼吸系，神經系，肝臟，腎臟等發生的生理，病理變化也需要檢定的　這幾個問題必須用適宜的動物來作有系統的縝密實驗後纔能得到解答。

三、動物受傳染後的治療試驗：確定某藥有強烈殺菌力，證明其毒力很小並且對於器官組織不發生不良的病理變化，然後再研究牠在受感染動物體內是否有治療功効。這種實驗需要（一）決定最小治療量是多少，（二）決定施藥的最有効最經濟的方法——口服，皮下注射或靜脈注射等。並（三）施藥時間之久暫。斷定此藥是否有効，自然是觀察受染動物施藥後的病狀，病理變化及死亡率是否因爲治療而減輕或減少。而且減輕的程度是相當大而不是偶然的結果。

經過嚴格的動物試驗確證該藥治療能力相當大，毒力相當小，並且沒有副作用，然後纔可試用於病人。

臨床試用須注意的幾點如下

一、診斷的確定：要確定某藥治某種病是否有効，需有許多醫學人員在不同的地方研究，然後可以把他們的結果拿來互相比較對照，互相研討，始可找出一個定論。因此各醫學人員研究的對像必須相同。假如說研究治療流行性腦膜炎（腦膜雙球菌腦膜炎）吧。無疑的，最要緊的是大家所研究的，只是腦膜雙球菌腦膜炎而不是其他種的腦膜炎。我們知道「腦膜炎」僅是病理病狀的名稱，其病原除了腦膜雙球菌之外可有葡萄球菌，鏈球菌，肺炎球菌等。甚至有些濾過性毒腦炎腦膜炎患者，其症狀與流行性腦膜炎，若僅靠臨床觀察而不做腦脊液檢查及細菌培養是分不出來的。這幾個病雖然牠們的外徵相似，但是因爲病原不同其預後不同，其治療結果自然也不同了。診斷不確定，僅憑外徵隨便就臆斷是某種病，某種藥可治癒多少人是不科學的。

二、實驗病人的數目必須相當大始可得到有價值的結論。許多的病不是百份之百的絕症。有的病較輕不就診自己也會好，有的病較重無論你用什麼藥也免不了有死亡，那就是說每種病都有牠的死亡率。一個有効的治療藥品不但可以減輕病症，縮短病期，也可以減低她的死亡率。統計這死亡率的準確度是與觀察病人總數成正比例。因爲根據統計學的常識，數目太小「巧合」的因素自然就大了。假如某甲診治一百例白喉病人有十個死亡，我們可以說按他的經驗白喉死亡率是百分之十。但是某乙治了兩三個白喉病人無一死者，牠的死亡率絕對不是百分之零。某乙的首批兩三個病人固然治好了，誰敢說後來幾個病人之結果必將如何！「巧合」的可能性太大了。

三、治療實驗同任何實驗一樣應當有對照的，而且對照是必須與試驗同時進行，以避免試驗的結果受到空間時間的影響。這一點對於傳染病是特別重要的，因爲許多流行病病症的輕重，死亡率的高低，一年一年可以不同，一地一地也有差別。今年腦膜炎的劇烈性不一定與前幾年流行腦膜炎的劇烈性一樣。假定前幾年用甲藥治腦膜炎的死亡率爲百分之十，今年用乙藥的死亡率爲百分之二十，決不能說甲藥比乙藥效力大兩倍，因爲今年腦膜炎也許比前幾年的劇烈的多。這兩個的實驗根本不能拿來比較。所以作治療實驗同時必須有對照，然後纔可以完全用客觀的方式來探討，判斷所得到的事實作爲結論的根據。這種結論纔是科學的眞理。

大家總聽過「大蒜可以治肺癆」「某大夫用吹藥治好了白喉」「某祕方可治腦膜炎並且駕乎西藥之上……」諸如此類的話吧！我不否認這些藥也許有特功，我們應該虛懷接受眞理。但是站在科學醫學立場上，爲整個醫學進步計，不得不請求證據，不得不問個明白此類結論是用什麼方法得到的？共試用在多少病人身上？治好多少人？治死多少人？若說肺癆，所治者是否肺癆？僅咳嗽，咳血，發燒，體弱，不一定是肺癆。肺癆的診斷更需要X光及細菌檢定。若說白喉，所治者是否白喉？發燒，喉痛，喉部呈現白色滲泌物不一定都是白喉，普通扁挑腺炎也可以有同樣的徵狀。白喉的診斷必須找到白喉桿菌。「診斷」是我們討論治療實驗的出發點，出發點若不準確，其結論當若何？實驗時曾否作過對照？同樣的藥是否經過他人實驗而得到同樣的結論？

我認爲上面所提的治療實驗方法是科學化的，是合乎眞理的。那末我們應當虛懷接受用這些方法來試驗所得到的結果——不論這結果是本國人發見的或是外國人發見的。科學是世界的，眞理是大同的。

請廢醫師法

猷先

三年以前在一本中華醫學雜誌上讀到林幾教授評論醫師法的一篇文章，其後就很少見到有系統的檢討。復員以後，醫師法也來到了淪陷區。大家對於這個生疏的面孔，起始感覺異樣。年來頗引起了一些批評，但大多數都是片面的，尤其令人不滿的是第三條的第三項關於中醫，曾執行中醫業務五年以上卓著聲望者，卽有資格得應醫師檢覈的一點。中醫界的人士，並不感覺這是一種汚辱或歧視，至少在報章上尚不曾見到中醫公會或個人用文字表示異議。却見到有西醫公會和資歷不明的個人紛紛抗議要求平等待遇。換句話說，就是自認爲西醫者流，「曾經執行西醫業務五年以上卓著聲譽者」也應當可以檢覈合格。這些人多半是冒充醫師的騙子，其中有不守分的護士，中途輟學的醫學生，開小差的醫務兵，醫院的工役人等。祇有這般人纔希望醫師法度放寬，以他們冒充醫師的經歷，取得正式醫師證書，好來一顯身手。

醫師法對於中醫檢覈資格之寬，說不上「不平」，僅是中國立法的一大汚點。等到幾十年或幾百年以後，我們的子孫會怎樣的怨恨嘲笑他們二十世紀的祖宗，那是不難想像的！

臺灣淪入敵人手中之後，早在民國前十年，臺灣就停止了中醫的登記，而努力於科學醫師的培植。到了原子彈一響，敵人投降爲止，臺灣的中醫問題，已是完全解決。天花在臺灣已經絕跡了多年，福建的鼠疫，上海的霍亂，也已許久不能衝入。但是一經光復，臺灣又回到祖國的懷抱，而不科學的中醫和已經絕跡的疫癘也都在臺灣復了原。

日本維新遠在中國以後，但是把握著了科學，努力邁進，一日千里。我們則總是徘徊在中學爲體，西學爲用的歧路上。日本軍閥雖是領導着他們的民衆走上了黷武的路，然而我們

（一）醫師法（一）

（三十二年九月二十二日公布）

第一章 資格

第一條　中華民國人民經醫師考試及格者，得充醫師。

第二條　對於具有左列資格之一者，前條考試得以檢覈行之：

一、公立或經教育部立案或承認之國內外專科以上學校，修習醫學並經實習成績優良，得有畢業證書者。

二、在國外政府領有醫師證書，經衛生署認可者。

前項檢覈辦法由考試院會同行政院定之。

第三條　中醫具有左列資格之一者，亦得應醫師檢覈：

一、曾在中央主管官署或省市政府領有合格證書或行醫執照者。

二、在中醫學校修習醫學並經實習，成績優良，得有畢業證書者。

三、曾執行中醫業務五年以上，卓著聲望者。

第四條　有左列各款情事之一者不得充醫師，其已充醫師者，撤

不能不佩服他們對於科學的造詣和認識。日本維新的步驟。終必是我們圖強的必由之路。單就衛生的建設來說，早晚中國也必需採取日本一次登記以後停止的辦法，先行解決不科學的中醫問題，衛生建設纔可以免去一重阻礙，否則衛生建設勢必延遲下去幾百年也不一定。而衛生事業的失敗，更必影響到整個的建國工作。那會發生怎樣的惡果？真令人不寒而慄！

醫師法的缺點甚多，然而對於科學醫師的資格限制頗嚴。那是惟一令人差堪告慰的一點。不難想像這是立法大員中的開明分子，想為國家保存一線生機，力爭的結果。希望後代的子孫們在謾怨他們二十世紀的祖宗的時候，不要忘記他們裏邊也有一部分是開明的。尤其是衛生當局，能做到不替科學醫師爭求平等待遇，就很值得讚揚！

以往評論醫師法的人，無不譴責衛生署，這一點殊欠公允。要知衛生當局能勉強做到保持科學醫師的水準，已是難能可貴。要想他們能據理力爭，說服了黨國元老，卽刻效法日本維新，走上科學建國的路，那就希望太高了。

有人說：「我們的衛生當局，不是低能，而是太弱，沒有脊骨」。這話是對的。他們沒有輿論的支持，沒有靠山的扶助。他們不敢想應當做的事，祇是兢兢業業的敷衍着做一點能做的事。他們是弱者，毫沒有力量抵拒那些元老們的愚昧。但是這也就是他們的罪狀，千百年後的子孫們不會原諒的！若是把後代的子孫淪入亡國奴的地位，那是我們這些二十世紀中國人共同應負的責任。

醫師法需要完全推翻，因為他是違背了科學，不合乎時代的。我國憲法上已經規定了要推行公醫制度，這是世界潮流民族健康迫切的需要，理有必然勢所必至的。於是醫師法必將從根本上重行修訂。

中華民國憲法的基本國策一章列入了「國家為增進民族健康，應普遍推行衛生保健事業及公醫制度」一條。條文中的「應」字，大大的減弱了文義，而在中央與地方之權限一章中，又用公共衛生代替了公醫制度。這顯示中國全盤採取公醫制度的時期，還相當的遙遠。然而這只是早與晚的

銷其資格：

二、曾受本法所定除名處分者。

第　五　條　經醫師考試及格者，得請領醫師證書。

第　六　條　請領醫師證書應具聲請書及證明資格文件，呈請衛生署核明後發給之。

第二章　開業

第　七　條　醫師開業，應向所在地縣市政府，呈驗醫師證書，請求登錄，發給開業執照

第　八　條　醫師歇業，復業或移轉時，應於十日內，向該管官署報告。死亡者由其最近親屬報告。

第　九　條　醫師，非加入所在地醫師公會，不得開業。

第三章　義務

第　十　條　醫師非親自診察，不得施行治療，開給方劑，或交付診斷書。其非親自檢驗屍體者，不得交付死亡診斷書及死產證書。

第十一條　醫師執行業務時，應備治療簿記載病人姓名，年齡，性別，職業，病名，病歷，醫法。前項治療簿應保存十年。

問題。祇要中華民族想獨立生存，則建國必先健民。以中國之大，醫師之少，必需由國家肩負起健民的整個責任，厲行公醫制度，纔可以希望有所成就。

中央當局空言注重衛生，却不能毅然的採取適當的政策。自衛生部之成立與裁撤以迄於再成立，二十年來「公醫制度」始終是一句口號，一條標語。抗戰以前全國醫師不過數千，而私人營業者居多數。多數的醫學院內請不到幾位好教授，以致不免濫竽充數。軍醫則十之九都不是正式的醫師。既至抗戰軍興，生活高漲，情形更加衰頹。許多的醫學教授都離開了崗位。這雖是國人的自私心重，但是政府不能採取固定的衛生政策，以致措施不當，仍為其主要的原因。民國三十二年之秋，那正是抗戰第六年的開始，軍事政治，到了極端嚴重的關頭，前方與後方，均極缺乏醫事人材，就在這個時期，中央竟冒然的頒布了醫師法，決定了醫師為一種「業」。

三十六年二月天津市政府為改進衛生建設，召集了一個座談會。席間醫界前輩丁懋英女士說得好：「醫師是職（Profession），不是業(Occupation)。」所以她根本反對醫師有同業公會。這是任何正式醫師所不能不首肯默認的！自古醫者，救病扶傷，以濟人濟世為職志。絕不可與會計，工程、並論。歐美國家承受了古代的科學醫學，因着他們的科學發達，醫學也突飛猛進，但是他們崇尚資本主義，不能保持醫學神聖的質地，逐漸的完全資本主義化，變成了一種高等的斂財工具。這是科學醫學極不幸的遭遇。更不幸的是中國的醫學界也走上了資本主義的路，並且將固有「是乃仁術」的淳厚舊醫也拖下了渾水！

今日五十歲以上的人應當還能記得，四十年以前的郎中先生沒有向病家收費的。病家請醫，例不出資，只是要向郎中先生所件的藥舖購藥，並在患者痊愈之後，過年過節，病家自動的送與先生以物質的禮品，以示謝意。醫生不與病家發生營業關係。這種「醫不為業」的高尚風氣，在晚清的時代，還很普遍。自從歐風東漸，中醫在學術上沒有接受西洋的科學，却受了資本主義的毒化，收號金，索

第十二條　醫師處方時，應記明左列事項：

一、自己姓名，證書及執照號數，並簽名或蓋章。

二、病人姓名，年齡，藥名，藥量，用法，年月日。

第十三條　醫師對於診治之病人交付藥劑時，應於容器或紙包上，將用法，病人姓名，及自己姓名，或診療所，逐一計明。

第十四條　醫師如診斷傳染病人，或檢驗傳染病之屍體時，應指示消毒方法，並於四十八小時內，向該管官署報告。

第十五條　醫師檢查屍體或死產兒，如認為有犯罪嫌疑者，應於二十四小時內，向該管官署報告。

第十六條　醫師如無法令規定之理由，不得拒絕診斷書，檢案書，或死產證書之交付。

第十七條　醫師關於其業務，不得登載，或散布虛偽誇張之廣告。

第十八條　醫師除正當治療外，不得濫用鴉片，嗎啡等毒劇藥品。

第十九條　醫師不得違背法令，或醫師公會公約，收受超過定額之

診費、完全營業化了。這祇是幾十年的事！迷途未遠，執政當局極應有所補救，若竟長此重踏歐美的覆轍，甚且法定了醫師可以爲業，使中國的醫學界陷入無底的深淵。這是一樁極大的錯誤！

從民族健康的立場來看，這條資本主義的路，中國是走不通的。中國需要積極的建國。建國必先健民。健民則需要大衆化，社會化的醫藥衛生——公醫制度 歐美資本主義的國家已經覺察到他們的錯誤盡力在糾正。美國杜魯門總統於一九四五年十一日咨交國會的國民健康計劃書和一九四六年三月英國衛生部長貝方所提出的國家健康法案，都是要求醫藥衛生事業社會化的。種豆得豆，他們以往所種的是私人醫業，現在所收的是絆脚的石頭。我國的執政者，應當知所取捨了。

根據現在衛生機關服務的一位朋友說：有一位民國三十一年經畢業的醫師表示。願意在衛生工作方面幫點忙。報酬不計，但是不能全部從公。因爲他現在每日三小時的開業，每月可以有四百萬的收入。他不能放棄。

這樣的過分利得自是社會的畸形。這種畸形病態的發展，不僅是使社會受到經濟的損失，而是在促進醫學界的墮落。醫德淪喪，學術遲滯，都是因爲走上了這條資本主義的錯路。最大的遺憾則是阻礙了衛生事業的建設。二十年來，我國固然是不斷的在戰亂中，談不到建設，不過在衛生方面的建樹過於令人感到失望。倒不是因爲量的過少，而是由於質的過劣！舉一個實例來說，某衛生處出版了一份小型的健康導報，發行人則是衛生處長的大名。這張普及衛生常識促進民衆健康的刊物。竟收登了許多不可靠的祕藥廣告。以這樣不學無術的人來主持一省的衛生行政，怎能做到好處，至於再下一層，更是不堪想像。全國的衛生院所，成立不過一千之數。主要的人員，又有多少是正式醫師而又富有衛生工作的經驗呢？設備既差，知能不足，當然不能得到民衆的信仰。結果在民衆中間深深的給科學醫學留下了一個醜陋的印象。可見衛生事業也像已往的軍醫一樣，走入了一條下坡路。後人若要整頓，則比另起爐灶，還要難上十倍！追究到這種錯誤措

診療費。開設醫院者亦同。

第二十條　醫師對於危急之病症不得無故不應招請，或無故遲延。

第二十一條　醫師受公署詢問，或委託檢定時，不得爲虛僞之陳述或報告。

第二十二條　醫師對於因業務知悉之他人祕密，不得無故洩漏。

第二十三條　醫師關於傳染病預防等事項，有遵從該管行政官署指揮之義務。

第四章　懲處

第二十四條　醫師於業務上如有不正當行爲，或精神有異狀不能執行業務時，衛生主管官署得令繳銷其開業執照，或予以停業處分。

第二十五條　醫師受繳銷開業執照之處分時，應於三日內將執照繳銷。其受停業之處分者應將執照送由衛生主管官署，將停業理由及期限記載於該執照背面後，仍交由本人收執。期滿後方准復業。

第二十六條　醫師未經領有醫師證書，或未加入醫師公會，擅自開業者，由衛生主管官署，科以五百元以下罰鍰。

（下接第十七面）

施的基本原因，那就是因爲歷來的政府放任醫學界，錯走了資本主義的路。致令多數的正式醫師流入了營業。

國內及格的醫師，不過萬餘人。若全部從公尙不足用。依據 蔣主席的中國之命運，建國工作最初十年內需要醫科畢業生二十二萬人。爲了全國的衛生建設，這個數目估計得還嫌太小。但事實上中國縱能盡力發展醫學教育，二十年的工夫也造就不出這們多的醫學人材來。假定可能，然而因爲有醫師法的存在，大部份的醫科畢業生也必流入營業一途，百分之八十的民衆，鄉農和勞工，還是沒有醫藥衛生可言。建國必先健民。農工是國家的財富之源。若是農工得不到醫藥的平等待遇，國家的衛生建設不能做到初步的完成，建國是無望的。至少是要遲延了幾百年。中央當局若再不覺悟，急謀補救，誤國的是今日的政府，受害的是萬代的子孫。

擺在我們面前的艱距建國工作，是個個中國人都有分的。醫學界的責任尤重。我們是面臨着一次嚴格的考驗。醫學界需要蛻變，需要心理革命。醫可爲職，不可以爲業。爲了維護醫學界的尊嚴，第一步讓我們先請求廢止這種可恥的醫師法，

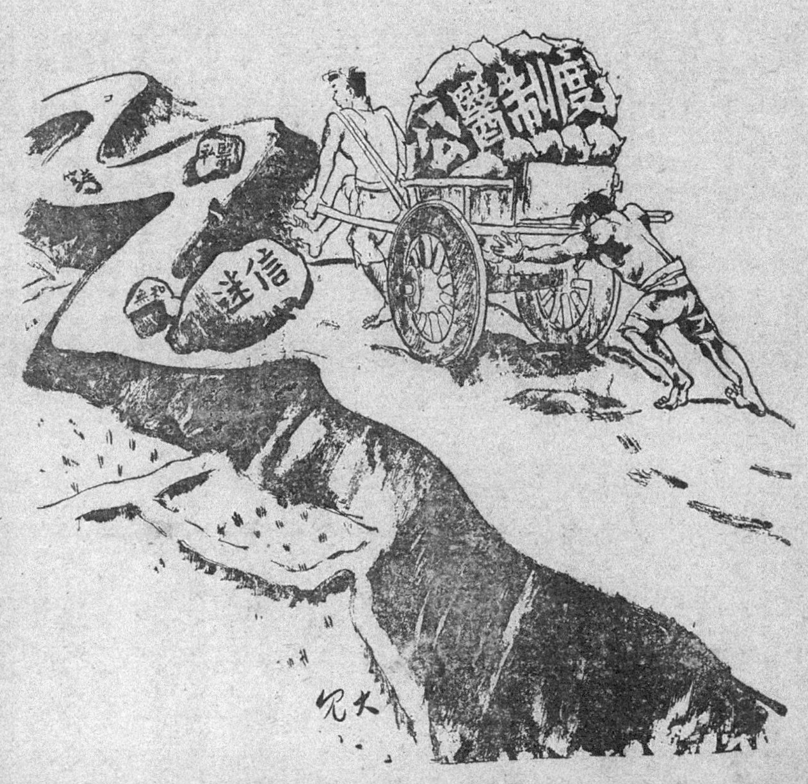

公醫制度之障礙　見大

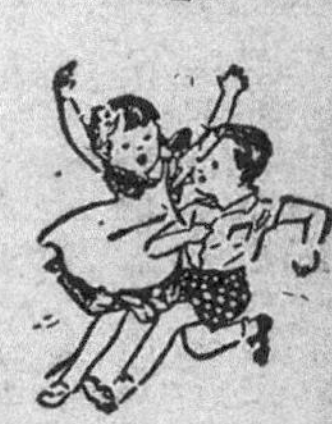
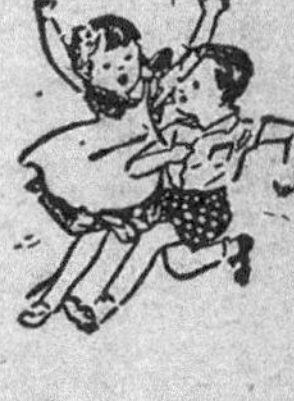

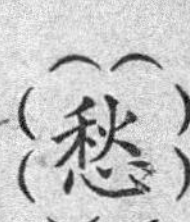
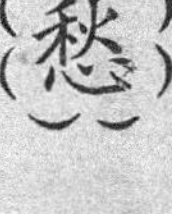
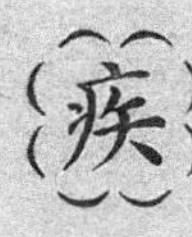
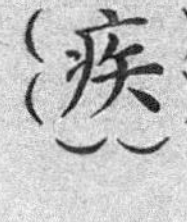
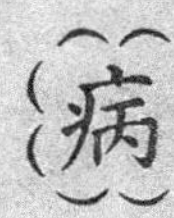

不愁疾病

費孝通

「無病就是福。」——這句話說明了無病的可貴和無病的不易。稀少是可貴的由來，健康是生活的例外，可以偶得而不能常享，否則生活就要等於幸福了，在我們這個國家，這怎麽可能？至少，在我們，病是和生，老，死等無可避免的生物現象相提並論的。其實這種齊物論還是委屈了病。生老死固是無可避免的，正因爲它們和四季循環一般的來去自然，我們也很能受之自然，至多不過引起一些悲哀，不是憂慮。病却不完全如此。在我們，病固然是和生老死一般無可避免的，那是事實，但是多少我們覺得「尚可爲力」。眞正能爲力了倒也罷了，麻煩的是在「尚可」兩字。於是求神買卦，石藥亂投，——目的不完全在醫好病人，而是在心理上求些安慰，成了病者的親人們的安心之術罷了。

病久了的人會說：「死了倒好了。」這是眞心話，人最苦的是憂慮，負着一項自己沒有能力來控制的責任。憂心如焚，比身體上的痛苦更難受。我們有人割股療親，其義是在以肉體上的痛楚代替，或轉移，心理上的憂急。

若是醫學不發達，病不過是死的開始，人祇得練習練習耐性，應付這無可奈何的人生。「尚可爲力」的「尚可」成分減少些，就不必勉爲其難，憂急之情也可以變成悲而不憤。在一個醫學昌明，疾病確是可以治療，而同時却又因種種阻礙得不到治療的情境，才是最使人痛心，尤其是那些沒有多大理由的阻礙，好像沒有錢請不起醫生，買不起藥。

在抗戰那幾年，我自己就親嚐過這苦味。當然我還算是幸運的，孩子生了病，還有朋友肯借錢給我。但是在開口借錢去求醫買藥的時候，我怎能不感覺到世界的不合理？想到那些因爲缺之幾個錢而眼看親人可治而不得治的人，更不能不感覺到這個社會的可憎了。——這種感覺我相信一定是十分普遍的，試問現在世界有多少人能有病得治？我也因之想到，若是每個人都有了一個保障：凡是有病，必然可以得到人類知識所已經允許的療治，人對於病也就不會憂慮了。我並不敢奢望人間沒有疾病，但是要人間沒有因疾病而引起的憂慮，那是應當可能做到的。

這次我到英國去，最受感動的也許就是他們正在計畫實行的全國康健保險的政策了。

× × ×

一個窮孩子的自誓

大概在四五十年前，英國威爾墟地方有一家貧民，姓貝方。他家的孩子艾內林整天不痛快，因爲他的父親老是生病，一病之後就不能去上工。又因爲他們沒有錢請醫生，他母親心情極壞，弄得一家的生趣索然。他默默的想：這究竟是什麽一囘事呢？世界上沒有人願意生病。疾病找到了人家頭上來。有人是工作過度，有人是營養不足，有人是被傳染了，都不是他們的過失。但一生了病，却要這已經倒霉的病人自己負責了。社會上非但不幫他醫治，而且高利貸的人乘機來剝削他，走方郎中乘機來愚弄他，太太向他發脾氣，鄰舍把他看成危險人物，遠遠的躲開他，兒女跟着失學，受凍。疾病是人類共同的敵人，可是社會却並不合作了去應付它，反而利用它來謀少數人的利益，讓多數人受罪。——這孩子好像受到了啓示，他自己發誓，他要在一生中去征服這敵人，即使不能把疾病驅出人間，至少也要把社會組織起來共同對付它，使任何一個病人不致在疾病本身給他的痛苦之外受到任何額外的磨難。

艾內林・貝方 Aneurin Bevan 就是英國現在的衛生部長，他已經在國會裏通過了他康健保險法案的初讀了。

× × ×

社會保險的意義

讓我先借這個機會講一講什麽叫社會保險，換一句話說，怎樣把社會組織起來合作應付各人相同的個別危機。這個原則其實並不是什麽新奇的西洋景。在我們鄉下原是很普遍的，祇是我們沒有像西洋國家一般擴大利用這原則，增加這原則的適用範圍罷了。

在我們鄉下，婚娶大事必須大大的化一筆錢，一個普通的人家一下子拿不出這筆錢來，若是借債，利息太高，最通行的方法是結個錢會，雲南人叫上踪。錢會的辦法是聚集若干人，每期每人都拿出少數的錢出來，合起來交給一個需要錢化的會員。全體會員先後都輪得着，所以沒有人會吃虧，而同時把每個人的整個擔負分成了若干期去支付了，也就把危機性消弭了。

社會保險的原則就是這樣。每個人都有生病的機會，若是每個人生了病單獨由他一個人去應付，可能沒有這筆錢去請醫生了。若是很多有生病可能性的人合作起來，每逢有人生病，大家湊錢出來請醫生，從每個人說，就不會有請不起醫生的危險了。再進一步，若是合作的人多了，有錢可以爲大家包一個醫生。誰有病就可以去找他。這個醫生既然同這些人負了治療的責任，他要減少求治的病人，他必然會對種種預防的辦法有興趣了。

以往的醫生都有個矛盾。一方面他的責任是在治病，另一方面他的收入却是靠有人生病。壞的醫生會因顧慮生意經起見，把一天治得好的病，拖幾次方治好它。而且在一個以治病作爲生意的社會裏，有醫學知識的人對於衛生事業總不會太熱心的。要用醫學知識去消弭疾病，就得取消依靠疾病得到收入的職業，這就必須把醫生的職務變成社會服務。治療是不得已的善後，衛生才是真正的任務。

英國現在想大規模全國舉辦的就是這件工作。

× × ×

勞合喬治的成就和限制

英國用保險原則來應付疾病已有相當長的歷史。最著名的勞合喬治在上次大戰時所立的勞工保險法。這個法案規定了一切僱員每星期都要付四辨士的保險費，他的僱主再賠上六辨士，合成十辨士。每個工人有一本小册子，每星期貼上這十辨士的保險印花。有這本小册子就可以有權利在失業時得到失業保險金，在疾病時不必付錢可以得到治療和醫藥了。

勞合喬治的保險法案祇包括工人。假若工人的家屬有人生病，他們就不能享受免費醫治的權利。而且凡是沒有僱主的人也就排斥在外。小學教員自己有另外的組織，可是其他公務員，農民，小商店的主人等就得自己掏錢請醫生了。貝方所提出的法案就在想推廣這原則，包括全體人民。

保險方法可以做到的是征服因疾病而得不到醫治的憂慮。可是基本的問題還是在怎樣加緊對疾病本身的征服。那是醫學的發達問題。事實上，醫學知識和實用的治療方法之間還是有很大的距離。不但是做醫生的大多還是用十多年甚至半世紀前的醫學知識在治療病人，而且即使有夠得上現代醫學水準的醫生，他們也時常沒有適當的設備去應用所有的知識。在中國這些困難的嚴重性固不待言，即是在英國也並不太比其他國家為強。

英國的醫院大多是靠私人捐款維持的，不但規模小而且分布又極不均勻。據現在的調查，不滿一百病床的醫院占全數百分之七十。不滿三十病床的尚占百分之三十。分布上說：在South Shields每四千一百人有一醫生，在Bath每一千五百九十人有一醫生，在Hastings一千二百人即有一醫生。又如在Bristol三萬四千人的社區裏不久之前一個醫生都沒有，可是離這地方不遠的Taunton，人口相等，却有十八個醫生。在這種情形下，醫藥現代化是不容易的。為了要增進醫院的設備和醫生的素質，就得把整個醫藥制度的經濟基礎根本改造，從捐款和做生意的原則變為公益和服務的原則，祇有由國家從保險費和國庫來支持，和根據人民的需要加以計畫，才能達到現代化的目標。

× × ×

貝方方案的阻力

貝方的方案進行得並不太順利。他的方案在人民的立場上看固然是最好沒有了，但是這是革命性的，因為這個新的醫業，國家化制度會使許多依靠傳統制度得到利益的人受到損失。這些人不肯接受這新的方案。他們並不是病人或是可能害病的人，而是醫生。當我到倫敦不久就在報上看到醫生協會舉行投票：反對這法案的醫生却占多數。這使貝方很為難。若是多數醫生不接受這方案，他的法案即使在國會裏通過了還是不易實行的。

有一天下午我在一個茶會裏遇見了一位新從醫科大學畢業的實習醫生。我就問他的意見，他告訴我說：「若是你分析一下這次投票的結果就可以明白為什麼這些醫生要反對這方案了，反對這法案的醫生在年齡上說是較老的，在業務上說是自己掛牌的。」

「為什麼他們反對呢？」我還不明白。

「在英國要自己掛牌是不容易的。醫生的排場必須相當闊綽，所以收入不能太少。要把穩一定的收入就得有一批老主顧。英國的醫業發達得很早，每個可以有主顧的區城裏都早已有老醫生佔據住。一個新出籠的小醫生是不可能找着足夠維持他業務的主顧的，他若進醫院 工作忙，薪水小；若想自己掛牌，立診所，祇有向老醫生出錢頂他的熟主顧。這筆頂費相當大，老醫生拿這筆錢作爲養老費用。這個辦法已經成爲習慣。現在醫業若是國家化了，沒有錢頂診所的小醫生，或是本來在醫院裏服務的醫生，自然沒有關係；可是已經出了頂費的人可不是要發急了麼？」

「政府不是規定了退休的醫生有養老費的麼？」我問。

「可是這數目是一律的，而且不會像頂費一樣高。」

「他們若不願爲國家服務，不是可以繼續他們自己的業務麼？貝方不是屢次聲明決不對私人營業加以限制麼？」我又問。

「這是理論，實際上普通人民每星期出了十先令的保險費之後，可以保障失業，疾病，誰不願意？他們怎麼會化幾十先令去請私家醫生呢？而且公家的醫生設備有國家供給，技術上也可以比私家醫生高明。那裏會有私家醫生能順利的繼續他的業務！」

我接着說：「那不是一般人所希望麼？有病一定能有醫生療治，而且醫生的醫道又可以提高，那是多好呀！」

「可是這些化過頂費的人却不願意，他們爲了私人的利益不能不出來反對了。」

「先生，」我說「他們反對的理由並不是這個，而且說若是醫生成了公務員，就會不認眞看病了。」

沒有等我說完，那些小醫生好像受到侮辱一般的抗議了：「這樣說，醫院裏的醫生不及掛牌的醫生了。事實恐怕剛相反！也許說這些話的人，在自己診所裏所認眞可能並不是治療而是生意經罷！」

當我離開倫敦時，貝方已經允許和醫士協會作懇談，問題也許眞的並不在公私方式的長短上，而是在政府必須保證這些已經在業務裏投了資的醫生不致因新方案的實施而受到損失。關於這一點，素以善於讓步和圓轉的貝方必然會和這些醫生得到協議的。重要的是英國一般的人民絕不會爲了要維持幾個老醫生的特殊利益而願意把自己的性命交給運命去決定。在貝方的背後有着堅強的輿論，這一個使人民不愁疾病的法案在我想來，必然很快就會成立的。

滿江紅

獻先

五月五日中華醫學會開七屆年會於首都，因賦滿江紅以致諸同道。

良相良醫，興亡事，怎能推卻？期康樂、健民建國，挽回杌隉。壯士悲呼君莫笑，病夫羞恨誰來雪！看中華遍地是瘡痍，無醫藥、

醫者職，非爲業！仁術耳，何商也！供富豪奴役，貴人婢妾。矢志撐危尊砥柱，緬懷慈濟崇圭臬。共圖強，報國獻餘生，輸新血。

「怕」的心理

堅厚

最近我們收到了幾封心理衛生諮詢的信。幾個朋友同時提出了一個問題——「怕病」。一位先生寫的是：「我每天出門時，總是擔心有什麼意外會發生似的，總想萬一暈到在地上了怎麼辦？」另外一封信上說：「我總是不敢到高的地方去。一次上靈谷寺去參觀烈士塔，剛一上樓梯，就兩腿發抖，幾乎不能支持，立刻退了下來。偶而爬上桌子，可是一望地下，就頭昏眼花起來。」再有一位太太，她害怕獨處。無論是白日夜晚，在家裏或在外面，總得有人陪着，否則就會發急，不知所措。她又怕盜賊偷竊，隨時在提防着。他們知道這是心理上的問題，希望能得到解決。

「怕」是怎樣產生的？

著名心理學者華生曾經指出，根據實驗的結果，嬰兒期祇對於大聲和突然失去支持兩種情境，表示恐怖的情緒。其他的東西，成人認為可怕的，在嬰兒却不在乎。換句話說，一般人對於事物的恐怖，都是慢慢學會的。

小孩第一次看見了蛇，他也許會跑上前去動動它，用手指頭摸摸它，可是大人立刻止住了，並且警告他說，這是可怕，蛇會咬人。從此小孩學會了怕蛇。大人怕黑暗的地方有鬼，小孩跟着也不敢上黑暗裏去。大人看見了刀鎗，顯出害怕的神情，小孩也就怕接近它。模倣是造成小孩恐懼的一個原因。

一件事物本是不可怕的，但是它若是和另外一件可怕的事物同時出現過好幾次，以後也可以引起恐怖的情緒。比如警報的聲音，原是沒有好怕的，但是警報常是和轟炸，死亡等事件同時發生，因之以前有好些人，一聽到警報，就面色蒼白，兩腿發軟，即令飛機根本沒有來，他們一直是在害怕，在恐怖的心理狀態中。棺材不過是一個大頭匣子，但為了它和死人是常相連的，很多人看見了空棺材也會害怕，甚至于在走過壽枋店時都會把頭擺過去。長沙有條街上全是壽服店，那裏晚上很少人走，因為有點害怕。因怕甲物而連到和甲同出現的乙物也怕，在心理學上叫「交替作用」。

小孩本來不怕狗，這是有實驗證明的。他若是偶而被狗咬了一次，就知道害怕了，而且每每不是只怕那一隻狗，却是怕所有的狗。有過觸電經驗的人，對於任何和電有關的東西，都有戒心，電爐，電扇，電燙斗對他都能引起不安全之感。這樣把恐怖態度普遍地推及事物，在心理學上另有一個名詞，叫「轉移作用」，或者叫「類化」。

可是人們為什麼要有這種情緒作用呢？害怕究竟有什麼用處呢？

我們要穿衣，要吃飯，這理由是十分明顯的，因為要維持個體的生存。我們有性的要求，這和種族的綿延是有密切關係。這些都是生物性的欲求。人類除了這些欲求以外，還有很多內在的心理要求，比如舒適感，自尊心等都是，還有一樣，是常人所忽略的，就是安全感，沒有人願意站在快要倒的牆下面，沒有人高興在急流中游泳，因爲那些地方都是不安全的。在中國，一個機關更換了主管的時候，好些小職員會感到惴惴不安，因爲自己的生命或是工作將可能發生問題。在一個安全的情境下，人的心理狀態是平靜的，輕鬆的，愉快的，反過來，在一個不安全情境中的人，總是緊張，易于激動，心神不定的。人們需要安全，更重要的是心理上的安全感。在安全發生問題，或是安全感有了動搖的時候，另一種心理狀態就隨之而生，那就是恐懼。

當你看見了一隻老虎，感到害怕，就會設法躲避。遇到一種危險的情境，會立刻走開。無論什麼人（精神病人和低能者除外）都知道離開危險，離開恐怖的對象，走向安全的處所。因此就行爲的心理機構說，害怕是一個訊號，一個警鈴，指示着不安全的情境的來到，使人知道採取必要的步驟，趨向安全。在心理上，似乎含有一些保護的意義。

更進一步，因爲「怕」的後面，常有逃避的趨勢，所以有很多人的潛意識中，就利用「怕」去逃避現實中的某種情境。精神病學中的所謂變態恐怖（Phobia）就是這樣的目的。有人怕上高處，有人怕到廣場，有人怕某一種動物（如貓犬），有人怕看紅的東西，有人怕血，這類情形很多，而所「怕」的對象，往往是一班人認爲不可怕的。這些人經過分析常發現他所「怕」的某種特殊情境，曾在他們過去的生活中，給予了他們痛苦或是不愉快的經驗，因之在他們的潛意識中，這些情境深深染上不安全的色彩，於是形成「怕」的心理，而避免和那情境再接觸。這是一種不正常的適應方法。

在某些特殊個案研究中，我們發現「怕」的眞正對象，不是當事人所指的事物，而包含着比較複雜的心理過程，就此如一個心理上不健全的主婦所「怕」的盜賊，常是象徵着她丈夫的情人，她怕盜賊偸去自己的財產，只是在担心自己的丈夫被人奪去的表象而已。她自己當然不會知道，因爲這都是潛意識的活動，要經過仔細的分析，才會發現的。

每個人的生活經驗不同，除了一般普通可怕的事物外，可能各人還有一些特殊「怕」的對象。「怕」是一種心理作用，它的形成，不是偶然的，而是有它的目的，有它的意義，但因爲生活經驗不同，兩個人怕同一樣東西，可能有很不相同的意義。

請問：你怕些什麼呢？

（・）醫師法（・）

（上接第十面）

第二十七條　醫師違反本法第十條至二十三條之規定者，由衞生主管官署科以三百元以下之罰鍰。其觸犯刑法者，除應送司法機關依法辦理外，並得由衞生署撤銷其醫師資格。

第五章　公會

第二十八條　醫師公會分市，縣公會，及省公會，並得設全國公會聯合會於國民政府所在地。

第二十九條　醫師公會之區域依現有之行政區域。在同一區域內，同級之公會以一個爲限，但中醫得另組醫師公會。

第三十條　市縣醫師公會，以在該管區域內開業醫師九人以上之發起組織之。其不滿九人者得加入

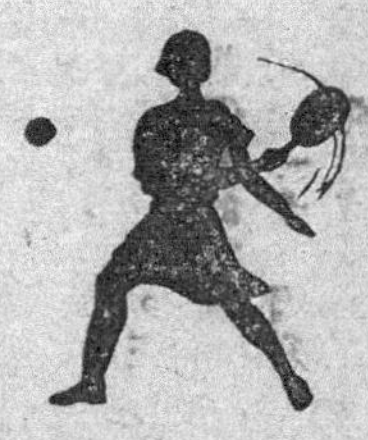

口腔情形與全身之關係

龍哲三

「百病從口入」！這句俗語說明了口腔的重要。在過去一般醫學界的人看起來，似乎說得太嚴重了一點，不過近二十年來，歐美醫學發達的國家，作了許多合理的研究和臨症方面的報告，確實證明了許多的病，尤其所謂中年時代的病，如胃病，心臟病及關節病等，多半是由口中的不正常情形得來的。

過去一般人，認為牙齒不過是身體上的不重要的一小部份，對於健康是沒有多大關係的。現在的看法，却完全不同了，身體的各部器官，彼此都有聯繫的，是不能分開的。口腔情形可以影響全身的健康，全身健康也可以影響口腔情形。

口腔中至少有五種情形可損害全身健康：

第一，口腔膿毒病（Oral Sepsis）可損害全身健康。如我們忽略了我們的口腔健康問題，口腔內就要發生許多的疾病——齲齒牙垢及牙齦炎等——口腔中含有產生毒素，而能致病的細菌，就可借這個機會多量的繁殖了。

口腔不正常，口腔就成了細菌最理想的家。因為口腔裏的環境，最適宜細菌的滋生，牠有合宜的溫度，濕度，及多量的食料，而且無光線，細菌得此合宜環境，就漸漸的產生了。在這種情況之下，有許多活躍的細菌，不一定久留在口腔內，他們可從消化道入胃及其他的部份。被細菌侵入後的部份，不一定就會受損害。可是至少有三個因素可決定其結果：（1.）細菌之多寡，（2.）細菌之毒力，（3.）個人之抵抗力。若細菌多，毒力大，而個人之抵抗力又小，結果細菌所侵

鄰近區域之公會或共同組織之。

第三十一條　省醫師公會之設立，應由該省內縣市醫師公會五個以上之發起及全體過半數之同意組織之。其縣市公會不滿五單位者，得聯合二以上之省共同組織之。

第三十二條　全國醫師公會聯合會之設立，應由省或縣轄市醫師公會七個以上之發起，及全體半數之同意組織之。

第三十三條　各級醫師公會之主管官署為主管社會行政機關，但其目的事業應受衛生主管官署之指揮監督。

第三十四條　各級醫師公會依其級別設理事監事，其名額如左：

一、理事三人至三十一人。

二、監事一人至九人。

前項理監事之任期不得逾三年，連選得連任一次。

第三十五條　醫師公會應訂立章程，造具會員簡表，及職員名册，呈請所在地社會行政主管官署立案，並應分呈衛生署備查。

第三十六條　各級醫師公會之章程應載明左列各項：

犯的部份，大都要受損害。

第二，病灶性傳染(Focal Infection) 可損害全身健康。一個牙根尖上的膿腫，或牙根旁的牙槽膿溢，那些地方的細菌和細菌的毒素，可被血循環帶到身體的他部，身體的他部就可因此發生繼發性病症。許多的醫學家都相信身體內的許多病症，都是由這樣來的，身體上許多的地方，都可受傳染入血循環，不過牙的週圍是一個最危險的地方，因爲咀嚼食物的時候，牙受壓力，細菌易被壓入血循環內。據美國最近研究的報告，證明幼年時代有病的乳牙，可構成個人健康受威脅最大原因之一。許多所謂中年時代的病，其原因有時也是從幼年時代的牙病而來的。十餘年來，我看了許多血壓高，腸胃病和關節病的病人，他們的口腔大都不正常，經過合理的治療，或將病牙拔除後，許多的病，就漸漸的好了。

第三，牙咀嚼官能不正常，可損害全身健康。口腔爲消化道的第一道門戶，牙有病則不能將食物嚼細，食物中之澱粉即不能被唾液透入而完成消化之第一步消化工作。因此可得消化不良，營養不良，及全全身抵抗力減低。

第四，阻生牙(Impacted Teeth) 可損害全身健康，乳牙脫落太早，或牙牀位置不夠，有些牙有時就不容易長出。長不出的牙就稱爲阻生牙。阻生牙有時也無害，不過大多數阻生牙可能將附近神經壓着，使人不安寧。

第五，剩餘牙根 (Residual Roots) 可損害全身健康。口腔中若有剩餘牙根，則其輭組織即可常被刺激。口腔中之瘻大半都是由剩餘牙根，牙瘻 (Dental Fistula) 及牙膿溢而來的。

以上五種不正常的口腔情形，都可損害全身健康，欲除滅以上痛苦，除提倡口腔衞生及口腔健康教育外別無他法。

一、名稱，區域，及會所所在地。
二、宗旨，組織，任務或事業。
三、會員之入會及出會。
四、理監事名額，權限，任期，及其選任，解任。
五、會員入會，及理監事會會議之規定。
六、會員應遵守之公約。
七、行民醫藥扶助之實施辦法。
八、經費及會計。
九、章程之修改。
十、其他處理會務之必要事項。

第三十七條 各級醫師公會，會員大會，或理監事會之決議，有違反法令者，得由主管官署撤銷之。

第三十八條 醫師公會之會員有違反法令或章程之行爲者，公會得依理監事會，或會員大會之決議，將其事實證據，報經衞生署核准，予以除名，並應分呈社會行政主管官署備查。

第六章 附則

第三十九條 本法施行細則由衞生署會同社會部擬定，呈請行政院核定之。

第四十條 本法自公布日施行。

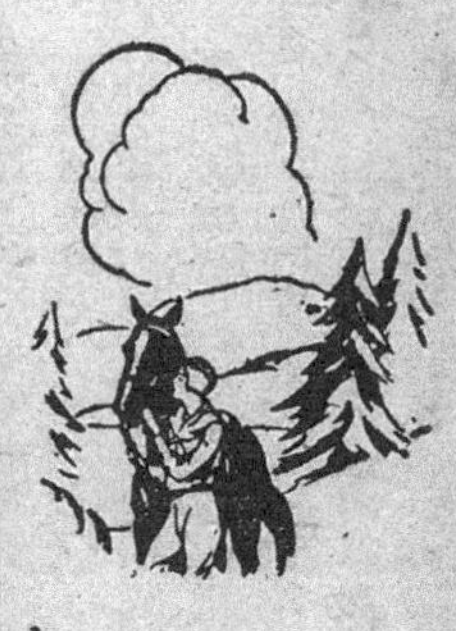

蟲牙不是小病

覃健君

『牙窩孋是蟲子吃了的』，不少的人都這樣相信着。直到現在爲止，江南有些地方還看得見打一把大雨傘，在後頸項斜插着一根竹籤沿街叫喚着，「挑——牙蟲啊！……挑——牙蟲啊……！」的婦人；重慶的教場口，南京的夫子廟，北平的天橋，……各地還儘多以挑牙蟲爲業的江湖術士。他們都有一個共同的足以取信於人的絕技，就是能當着很多人的面從你口中揑出許多小蟲子來，讓你看到那些小蟲子，立卽有一種「勿怪乎牙齒要成窩孋呀！」的感覺。其實，全是挑牙蟲的「無中生有」，在那裏表演「你的眼快，我的手快」的戲法。如果你知道挑牙蟲的，是玩把戲的，而不是專門牙科醫生，那麽「把戲，把戲，都是假的」，那一句滿有眞理的話就不會忘記應用了。這和一般人對「剎八塊」「槍斃美人」「空中懸人」……把戲信以爲眞，一樣是因爲對於事物缺乏科學常識的結果。不過，玩把戲究竟是屬於娛樂範圍以內，你對於牠無論抱什麽態度，似乎都不傷大雅，唯有相信「牙窩孋是蟲子吃了的」，那是有受騙和貽誤病期的危險的。

蟲牙的原因

蟲牙又名蛀牙、牙醫師稱爲齲齒。更通俗的講就是牙窩孋；多分佈在牙的凹陷部或接合面，又在二牙相毗連處發生者亦有之。理論上是因爲牙質發生寄生性化學機轉，使牙質脫灰。卽無機物溶化，有機物質分解，而形成窩孋。至於爲何使得牙質發生寄生性化學機轉而致牙質脫灰的？現在還不十分明瞭。通常將齲齒的原因，分素因及誘因二方面。其素因是因爲人體營養之缺乏，特別是食物中的鈣及磷化物與維生素丙、丁之缺乏，皆可使牙齒易於發生齲齒，或使牙體抵抗齲齒之能力減低。關於誘因方面，科學爲我們證明了人的口裏有很多的細菌，勉強說這些細菌是蟲子也未始不可，然則所有口裏的這些蟲子，都不是人的肉眼所能看見的。必須用顯微鏡放大五百倍至一千倍才能看得清楚；由此可以想見挑牙蟲的所挑出來的蟲子是「變」來的了。口裏許多細菌中與齲齒最有關係的是嗜酸性桿菌，這種細菌可使口中存留之殘餘澱粉質發酵變爲酸質，而這種酸質能溶解牙齒的無機物質。因爲牙齒的構造，內層是象牙質，外邊包一層堅硬的琺瑯質，牠們都含有無機物質，尤是是琺瑯質含無機物質最多，因此琺瑯質的功用是保護象牙質使其不易受傷或受器械式之磨損，但是却最怕酸質來溶解。當堅硬的琺瑯質一經脫灰作用以後就變軟了，再經外力的器械作用就極易損壞。琺瑯質損壞以後，內層較比更不堅固的象牙質就更易損壞而成窩孋了。此外，齲齒的發生與人種很有關係，似乎文明的人種，牙齒更容易壞。常見有些未開化的士人，從來沒有使用任何方法去清淨牙齒，而牙齒沉着牙垢也都結成了堅硬的一層，但是用刀括下這一層，立即可以看見又白又整齊毫無牙病的牙齒。又齲齒與食物的類別也有關係，多吃砂糖的人都易患齲齒。其他牙牀骨的形體不正，牙齒的排列不整齊，也都是重要的誘因。

蟲牙的症狀

依齲齒的進行狀況，通常分作四期：第一期，齲窩只限於琺瑯質；第二期在琺瑯質及象牙質，惟牙髓壁未被波及；第三期侵及牙髓壁，但牙髓組織未受感染；第四期已侵入牙髓組織。其症狀在第一期時牙質上顯有淡黃或深褐色的小窩，患者並不感到疼痛；第二期時病牙對於溫度糖質菓酸等有過敏的現象，即所謂象牙質知覺過敏症；第三期時過敏的現象加強，咀嚼亦困難，如食物嵌入齲窩即發生陣痛，此時多併發牙髓炎等症。至第四期時全齒髓毀壞而易惹起牙根膜炎以致引起齒槽膿漏等嚴重病患。

古人說：「齒是葉，身體是幹，葉枯則幹衰，幹枯則葉衰。」的確牙齒有了病，營養的攝取必然發生障礙，因為營養發生障礙，齲齒的進行必然日益加重，惡性輪迴的結果是全身衰弱對於疾病的抵抗力減低，同時因為齲齒常是病原菌侵入身體的門戶，而釀成敗血膿毒症等：極危險的傳染性疾患。至於牙痛，牙齒過敏以及精神不安等都不是有患牙病的人所敢回味的。所以說蟲牙不是小病。

治療與預防

如齲窩不深早為填補，即可制止其進行。如已進至第三期則須去其牙髓組織，於填補髓腔後，再復其外形。甚至有時須將全牙拔除。總之齲齒的治療必請正式的專門牙科醫師為之。不過，「防病勝於治病」與其病了求醫，實勿寧預防不病。造成齲齒的素因既然是身體中缺乏鈣及磷化物與維生素丙丁。那末注意選擇供給含有上述諸種營養成分之食物即可。齲齒的主要誘因既然是嗜酸性桿菌使口中存留之殘餘澱粉發酵變為酸質所致，那末清淨齒牙，除去口中殘餘澱粉質及阻止嗜酸菌之繁殖即可達到預防的目的。清淨牙齒的方法，當然是求助於牙刷了。不過關於牙刷的選擇，刷牙的次數及刷牙的方法等，就非有一個較比合理的準則不可。關於牙刷的選擇必須注意兩點，一是牙刷毛的多寡，最好是選購兩排毛的。刷牙以刷除最易附着於齒溝縫及凹陷地方的食物殘渣為目的，故實際上兩排毛已夠用。市上出售的兩排毛牙刷多係舶來品，國產的除北平成都以外，似不多見，今後有提倡製造及推廣使用的必要。一是牙刷毛的軟硬，這與各人的習慣不同，較硬纔然無妨，過軟當然不適用。關於刷牙的次數，除了晨起刷牙以外，每次飯後應當刷牙，至少早晚各刷牙一次。飯後刷牙當然是要除去食物殘渣的意思，臨睡刷牙也有同樣的作用，值得衆用。關於刷牙的方法，一般人習用牙刷左右橫刷，這有兩個弊害，一是如毛叢過寬一樣將牙肉後推，牙根失却保護，一是橫刷不能清除齒縫中的食物殘渣。合理的刷牙方法是下牙向上刷，上牙向下刷，裏外一致。初用或感不慣，久之亦能運用自如。

至於牙粉或牙膏必須慎重選擇，通常以含有炭酸鎂，石鹼末，沈降炭酸鈣，薄荷者為佳，粗製濫造的牙膏牙粉若含有粗粒，合齒時覺有細沙，能損壞牙齒，害多於益，宜摒棄不用。

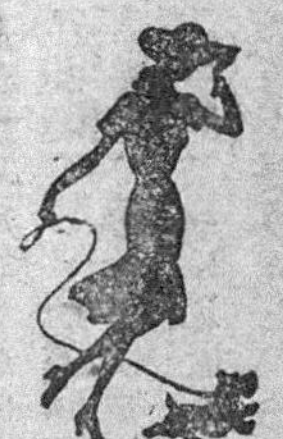

肺炎是急症

猷先

肺是位置在胸腔內，保護得很嚴密，但是他的主要功用是呼吸，時時在與大氣接觸。然而他的防線既多且牢，不容易受到外來的侵犯。吸氣經過鼻腔，不但將灰塵濾出，並使空氣濕潤溫暖。大小氣管裏，又滿佈着一層帶有鞭毛的細胞。這些鞭毛都很規律的向外方擺動。遇有外來的任何小物體，就被運至喉部咳出。雖是如此，因為個人的疏忽，或是外敵過於強橫，防線有時失效，肺本身會遭遇意外的襲擊。

人類的口腔，鼻，咽等處，溫暖濕潤，又時常有食物的殘渣，乃是細菌最喜歡的地方。可以致病的細菌，若是侵入肺部，多數都能在肺內引起炎症，特別是肺炎雙球菌。這種細菌常是寄生在正常人的咽部。

肺炎雙球菌所引起的的肺炎，多是大葉性的，就是說一個整葉的肺全部發炎了。這是一種嚴重的病，許多人因以致死。各級年齡的人都可能被染，老年和小孩極易死亡。年輕力壯的也一樣容易被染，但痊癒的機會要好得多。

這是一種急性傳染病、主要的症狀，在最初是突然寒戰，繼感發熱。病初胸部刺痛是一個很普通而特殊的症狀，呼吸時加重，並有週身痠痛。呼吸困難也是常有的現象。繼而發生咳嗽，初起乾咳無痰，再致胸痛增劇、以後有淺紅色，或鐵銹色的痰。粘黏的鐵銹色痰，在已往是診斷肺炎的特徵，但是在現在說，那是嫌太晚了點。

幾十年來，醫學上的進步，對於肺炎無論是診斷或治療，都有相當的把握，但是惟一的條件是需要施用得早。所以現代的科學醫學家將肺炎看做一種急症　早期診斷，早期治療，纔能利用醫學上的新發明。數小時的延誤，就大大的減低了治療的功效。因此一般人都應當對於肺炎，具有充足的常識。

百年以前，醫生們完全靠着病人的經過和鐵銹色的痰，以確定肺炎的診斷。以後有了用扣診和聽診查體的理學方法，幫助增進了診斷的技術。四十幾年以前，又有了用顯微鏡檢驗血和痰的方法。二十幾年以前起始研究肺炎雙球菌的分型，並繼之用血清治療肺炎。用化學藥品治療肺炎則還是十年以內的新進步。沒有血清治療法以前，那是談不到治療的，祇有護理而已。完全要靠病人自己生出抵抗力來戰勝了病菌，以得痊癒。醫生不過是在一旁看着「大自然」施展法力，醫生所能盡到的，是掃除一切的阻礙，協助病人順應自然。

勞乏是肺炎患者的最大敵害。所以那個時代的優良醫生，曉得病人需要與毒菌作激烈的戰鬥，總是儘量設法維持病人的體力，避免任何勞動。就是在歐美，那時代的醫院，不比家庭中好得了多少。路既不平，馬車上又不便睡臥。為了免得增加病人的勞乏，常是留在家裏調養。

今日的診斷肺炎，不待體徵的發

展，却靠X光的早期檢查。不單是用顯微鏡發現出痰內的肺炎菌，進一步需要分出型別。必須知道是那一型的肺炎球菌，纔可以選用對症的血清療法，因爲肺炎血清是有許多型的。第一型肺炎，必須用第一型的的血清治療，纔有效力。若用了第三型，或第二型的就毫無用處。現在已經知道的肺炎雙球菌有二十多型，各有各的特效血清。不過第一二三和十四型比較多見，市面上有血清可買。其餘的因爲很少見，市面上也就沒有人預備了。有幾型的血清治療效力不佳，這種血清，在中國除了大都市外，很不容易買到。好在可輔以化學藥劑。磺胺類的藥品和盤尼西林，幾乎可以完全代替了血清。治療的效力，也非常之好，不過就是要用得早，而且需要在醫師的指導之下。

施用氧氣療法，以解除病人的呼吸困難和顏面青紫的現象，那也是醫學上很重要的進步。呼吸困難，面色青紫，這都是表示病人血內缺乏氧氣的意思。在這種情形下，若有氧氣可用，可以立時解除病人的苦痛。縱然就是有半邊的肺失去了功效，若能供給他足用的氧，病人並無須乎用餘下的肺負担加倍的工作。所以氧氣療法可以節省病人的體力。

肺炎雖是有了特效的治療，病人個人的體力也萬萬不可忽略。必須使他能得到安靜的休息。時刻不斷的適當護理是非常之重要的。飲食也要緊，多與流質，增加水份，但必須給以足用的營養。需要有充份的維生素和重要的礦物鹽。

新的治療法日日在前進。決定用何種方法，採用那樣藥品？那是醫生的責任。一般人所應當負責的是瞭解「肺炎是急症」。治療的結果好壞，與病人就醫的早晚成正比。愈是治療得早，痊癒的把握愈大。假如你突然寒戰繼而發燒，胸部刺痛，咳嗽，你應當立刻就醫。肺炎是急症！正如闌尾炎是急症一樣。三十年來，闌尾炎的悲劇，反復重演了無數場，已經使得一部份的人明白了闌尾炎是急症、肚子痛的時候，不可自作聰明的亂服瀉藥。不知道需要多久纔能使人們認識肺炎也是急症。寒戰發燒，胸部刺痛和咳嗽是他主要的初期症狀。就醫早的，有經驗的科學醫生很有幫助你治癒的把握。

★ ★ ★

多麼潔白美麗呀！

（上接第廿四面）

後，李文十分注意清潔，身體一天健康一天，同時他深深地感覺到患疥瘡的痛苦，凡是以後新來保育院的小朋友，若有患疥瘡的，李文總是很盡力地幫助他們醫治，他們的護士先生常是對這小朋友說：「你們看李文的皮膚是多麼潔白美麗呀！」

◎新聊齋◎

（木西）

鬼怕處方

某名醫出診市郊，拋錨野外，午夜自返。途經荒冢，數鬼號呼索命。駭急而奔，羣鬼尾追不捨，某急以銅錢擲之，稍却復追。銅錢盡，乃擲以銀洋。俄而銀亦盡，慌急中以鈔票擲之。一鬼大呼曰：「速逃！彼又開處方矣！」

◎兒童衛生故事◎

多麼潔白美麗呀！

趙琳

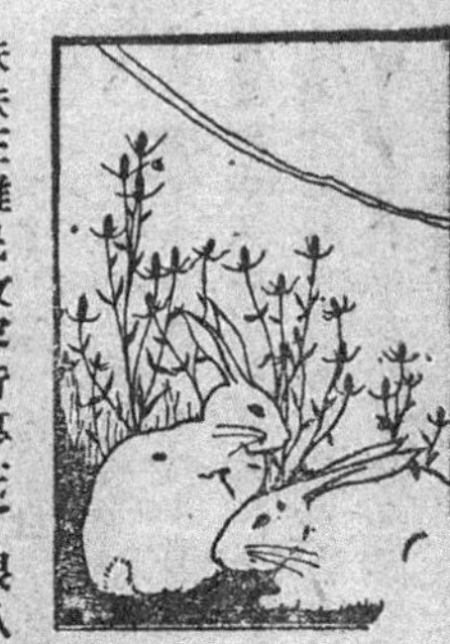

李文是一個保育院的學生，因爲同母親，弟弟，和妹妹在難民收容所裏住了很久，招上了一身的疥瘡，保育院的同學都不喜歡同他親近，所以他很覺得難過。原來他是江蘇鹽城人，爸爸早已去世了。當鹽城被共軍佔據的前一天，他跟了媽媽弟弟妹妹共四個人，擠在難民隊裏，匆匆地逃出城門。家裏本沒有產業，平時靠了他的媽媽替人家洗衣服做針線，賺些錢來養活一家四口。自戰事發生後，有錢的人家都逃難去了，他的媽媽也沒有方法可以賺錢吃飯了，同時聽到戰事的消息一天緊似一天，不得不帶了三個小孩離開鹽城。一路走來，一路打聽難民收容所。可憐走了半個多月，才到了下關的一個難民收容所，暫時住下。後來由難民收容所介紹李文弟妹三人到保育院去讀書，他們的媽媽到一個姓張的公館裏去做女工，因此算是安定下來。李文進了保育院，一切都很好，有飯吃，有書讀，有衣服穿，有的時候還學習打草鞋，編草蓆，做洋襪等等，生活很有規律，祇是李文弟妹三人在難民收容所，傳染了疥瘡，最初在手部，後來蔓延到全身，由倮粒而化爲膿疱，很是痛苦，夜裏格外地癢，連覺都睡不好。同學的漸漸都曉得了，誰都輕視他們，李文的心裏，痛苦極了，不知怎樣是好！越是怕羞，越是想隱瞞着，不肯對老師去說。有一天的中午李文走到保育院的後面樹林去玩，看見素日所喜愛的蒼翠的樹木，嫩綠的草地，這時也無心欣賞了，就在大樹蔭下坐着發獃，不一會兒竟朦朧睡去。看見有一隻白鴿飛到他的前面說道：你的一身都是這樣不乾淨，眞是難看，你看我的身上多麼潔白美麗呀！」李文聽了這話，很是慚愧，低了頭。停一會兒，聽到草堆裏嗯撒嗯撒的聲音，抬頭一看，原來是一隻白兔，在面前說道：「你的全身都是這樣不乾淨，眞是難看，你看我的身上多麼潔白美麗呀！」李文更覺得慚愧，臉都紅得發燒，沒有多久，李文聽到背後有滴搭滴搭的聲音回頭一看，原來是隻白羊走來，白羊昂着頭說道：「你全身都是這樣不乾淨，眞是難看，你看我的身上，多麼潔白美麗呀！」李文心理慚愧極了，心想趕快離開此地。一起身忽然醒來，原來是一個夢，那裏有白鴿，白兔，白羊呢？可是心裏的慚愧，格外厲害了。想到白鴿，白兔白羊的話，看看自己的一身膿痂。立刻站起，就向保育院奔跑，一直跑到管衛生室的護士先生那裏求治。那位先生立時幫他用熱水洗了澡，並用藥水肥皂全身都擦到，還到衛生室去配硫磺膏，教他天天晚上洗澡擦藥。他也幫助弟弟妹妹洗澡擦藥，一星期後，衣服被單，都用開水煮過，洗了澡換了衣服，被單。這時全身的疥瘡都結了疤，不到幾天，皮膚都長得很潔白美麗了。同學們也都來合他交朋友，李文心裏，很是快樂，從此以

（下接第廿三面）

介紹一羣鄉衛工作者

——江寧鄉衛教學示範區訪問記——

金 奎

入南京中華門，有一條鵝卵石砌成的馬路，像安靜的蛇，彎曲地躺在碧綠的田野裏，風過處，在和暖的五月天：四周的麥浪，就不斷地變幻着奇麗的詩章和旋律。

當一帆雲影，順着馬路向南飄出二十來里後，就會駛近一座土山——我們的鄉衛工作者們，總集合的所在。

該地俗名土山村，遠在戰前，即被中央看中，送給她一座相當偉大的江寧模範政府，以及另外的一些輝煌招牌；於是，幸運的（？）土山村，就被正式命名為東山鎮了！蘆溝橋的烽煙，瀰漫到全國的天空以後，她——東山鎮——因為太靠近國都的關係，曾連續地被迫參加了無數次的戰火洗禮。在目前，除了斷瓦頹垣以外，像樣的建築，甚連牛座都沒有了！她的心裏，正充溢着勝利後一般農村所共有的悲哀！

整個江寧縣區的地圖，很像一隻白鵝；可是這隻白鵝還飛不起來，個人的看法是：她更像一隻可憐的鴨子，一隻脖子被紡得像一根長螺絲釘的鴨子！

「是的」，我們的鄉衛工作者們愉快地笑了：「一隻苦命鴨子正是我們的理想對象；我們在替她織一件溫暖舒適的衣服，她似乎不敢穿也不肯穿，因為她既固執又迷信」！

「什麼時候，她才會自動地來請你們給她穿上這寶貴的禮物呢」？我關心地問：

「她已經開始在試着袖子，可是誰也不能準確地知曉她扣好鈕子的時光；即使那時光給我們盼到了，我們的任務也不能就算完畢；因為，我們的最大目的是：猜猜和苦鴨子同命的一羣底共同癖好和脾氣，以備我們將來大批縫製的參攷」。

× × × ×

「請進吧」！

我抬頭一看，總集合處已經到了，是一座簡樸的房子，門口掛着「中央衛生實驗院江寧鄉村衛生教學示範區」和「江寧縣衛生院」兩塊木牌，亭而成排地坐着許多瞎眼老太婆，歪着癟嘴兒對我傻笑。

「是這樣的」，解釋者告訴我：「治病是推行鄉村衛生的第一武器，這裏最常見的疾病有砂眼，疥瘡，和痲疹。我們不敢放掉機會，所以現在衛生院的名聲日隆，連無法矯治的瞎眼老太婆，都不遠十里廿里而來，以為這裏有眼科神仙呢！

「我們也還有巡迴治療隊，有了牠，才能吸引住參加野外候診教育的成人聽衆；否則，即使你用了最熟練的鄉音和最漂亮的行頭去演衛生戲劇，也常常會得到意想不到的失敗」！

「是否」，我懷疑地問：「推行鄉村衛生的時間，會被治療工作佔據得太多呢」？

「這正是我們的顧忌」解釋者掏出來一張白紙和一枝鉛筆：「似乎

，一樁工作之應否推行或力求充實，可以用下面這個公式來決定：

$$\frac{(\text{工作本身的重要性})}{(\text{阻擋我們的勢力})(\text{將來普遍推行全國時人力物力的限制})}$$

所以，我們決不設法延長門診時刻，也不增加門診人員；因為卽使治好了目前所有的病人，也不見得就能讓江寧人永遠保持健康！新的病例，是會以高於複利率的速度，繼續被製造出來的。我們不過拿治療來做鈎引苦命鴨子的食餌而已。拿改善環境的各種工程來舉例，情形就不同了，阻力雖大，費錢更巨，然而，正因為太重要了，我們仍想不遺餘力地去推動牠」。

說着說着，下班的鈴聲搖動了，我隨着解釋者進了第二道門。

辦公室裏，陸續地出來了不到十個鄉衛工作者們，有女的，也有男的。

「都下班了」？

「都下班了」。

「你不是告訴過我一共有三十幾個人嗎」？

「其餘的少數在分院，多數還在田野裏；路太遠了！我們不願意要交通工具，而且也找不到合用的經濟化交通工具。

「哦」!?

「你知道：我們希望找到那達到我們理想的最低代價；所以不但自己走路，也還要自己畫圖，自己寫壁報標語，自己油印簡單的宣傳品」。

「豈不是太苦了嗎」？

「至少我個人是不以為然的」他笑着說：「因為，除了精神上的愉快以外，這裏離南京是這麼近，願意看戲吃喝的，每天晚上都可以趕進城去玩，我們有電機發電，也有好的飲水和浴室設備」。

「不過——」

「是的，我知道你要說什麼：將來全國的鄉衛工作者們，一定沒有我們這樣好的物質條件了，應當用什麼方法，鼓勵人們到鄉村去呢」？

「對呀」！

「人不是傻子，也不是聖者，單靠豐富的精神食糧是活不了的！卽使你用了強迫徵用的方法，仍免不了人們對舒適都市的懷戀和景慕。結果呢？不是逃亡，就要撤爛污！

「所以，我認為」：解釋者加重了語氣，帶着既興奮又嚴肅的聲調：「眞想鼓勵人們到鄉村來的話，至少應當有：

一、城市鄉村輪流服務辦法的規定。

二、物質條件既然差了，薪津上可以盡量提高。

三、縣衛生院行政機構與中央衛生部的關係須更求緊密，最好能像郵政那般帶一點超然的獨立性，免受官場惡習的牽制和奉承大人先生們的麻煩」。

「對不起！你所謂的第三點，想必是有感而發的吧」！

「當然，根據以往各地鄉衛工作的經驗，為了敷衍地方當局，都會化費掉不少的寶貴時光！不過，話要說回來，東山的地方當局，對我們是絕無麻煩，祇有合作的，這樣，更增高了我們工作的效率，也增加了我們精神上的愉快」！

× × × ×

天際的晚霞泛着紅暈，我隨着一

羣鄉衛工作者，走上了半里外的「洋橋」涼風推動着秦淮河上的一個個小波兒，在演習着進兩步退一步的舞姿。

「有什麼新的計劃嗎」？我問：

「最近有人提議大家都分散開來，住到偏僻的村莊裏去。每個人都應當萬能，擔負起所有的鄉衛工作。同時，再特別展開她或他所專長的活動」。是一位『女先生』的聲音：

另一位『女先生』說：「她所說的計劃好是好，祇是以現有的人員來推動是相當困難的，而且土山村本部就會更忙得不可開交了。更理想的分工合作，是以醫護人員的合併小組來做分住的單位，或者是延長巡迴治療隊的出勤時間，帶着帳蓬到田野裏去露宿一晚，倒也怪好頑的」。

「似乎，單靠諸位的力量總是不夠的；那末，那一種人是理想的鄉村衛生員呢」？我問：

「這是一個絕大的難題」！有一位回答我：「保甲長們應當是一個良好的對象，所以我們參加了歷屆地方行政幹部訓練所中衛生常識的指導；可是，我們已經開始懷疑到他們能否認眞地肩負這樣的重任，更毋論他們中間教育水準的參差不齊了。有人說：訓練所有的穩婆吧！是的，老百姓對穩婆們的確有着無比的信仰，但她們的腦筋過舊，完全改變的可能性，雖沒有試驗過，恐怕非常微小。想來想去：覺得請保國民學校的老師們來當衛生員，倒也是一個主意。我們現在的十來個衛生導師中，就有不少能夠彙理家庭訪視和傳染病管理等等工作的熱心人。所以這個主意若能試行，或可得到並不太壞的成績；我們希望這個星期，就可以開始分批集訓的辦法」。

「這個主意似乎還待考慮」，又一位『女先生』接上來了：「剛才這一位是負責學校衛生的，所以覺得什麼工作都應以學校爲中心。自然，老師們的教育水準比較高，也比較整齊；可是，老師們白天要上課，還有，老師們雖受人尊敬，仍沒有保甲長般的行政權力，而婦女們也非到萬不得已的時候，才敢驚動他老人家；這些，都是想像得到的缺點呵」！

「那末，到底應當找那一種人呢」？

「種痘傳習所的期滿學員，能着加以補充訓練，倒也不壞；祇是很難讓他們住到每一個保裏去，而且人數也不見得多。中醫呢？也不壞，困難處在他們肯不肯來，所以——」

「？」我急迫地等着下文：

「所以，我覺得這實在是個絕大的難題」！

大家笑了，笑得並不十分高興，却帶點沉重的迷惑；我祇得轉變話題：「聽說諸位對工作都很感興趣呢」！

「正因爲所有的工作，帶一點『從失敗中去不斷試驗』的意味，沒有一定的公式化例行工作，我們的興趣因之相當地高」，一位『女先生』說：

「爲什麼說『相當地』呢」？

「因爲我們仍有不能滿意的地方，在不滿意中才有進步，對嗎」？

「可以說一點嗎」？

「舉幾個例吧：第一，我們雖會南京方言，却還沒有說土話帶鄉音的本領。第二，我們的衛生歌曲既不押韻，也不太合鄉下人的脾胃。第三，我們的宣傳文字老百姓們恐怕看不懂，我們需要重新學習寫作眞正的白話文」。

又一位插嘴了：「豈但文字而已，我恐怕他們連宣傳圖畫也不一定明瞭，我很想把一切的衛生圖畫澈底改良一番」。

另一位說：「其他不能滿意的地方也還很多。例如各室間的工作，應如何去保持更緊密的連繫？教學實習人員時，該如何去維持原來的工作：不讓牠減少，也不讓牠增加；請注意，後者比前者要緊得多；因爲，否則，報告或檔案內的工作統計數字，就不能僅僅代表我們了」。

「還有我們的生活：你可以想像得到，我們第一次看見鄉村池塘裏的小魚兒或白鵝時的高興；可是，我們現在天天看見小魚兒和白鵝，興趣當然比不了從前！工作完畢後，大家都需要調劑，需要娛樂，需要刺激，也需要稍帶歡性的精神食糧。對於這一方面的設備和供給，猶如小孩之想念糖果：越多越好，絕不厭煩」！

「目前呢」？

「還好，可是仍嫌不足；我們常常打沒有網子的羽毛球，也下下棋，或玩一玩撲克牌，在晚上，還可以聽一架雜音不大幽雅的無線電：你要京戲，我愛相聲，他却非聽外國爵士不可，於是，免不了常常打成一團」。

× × × ×

月兒早就上來了，看上去：彷彿要比城市裏天井上的來得大一點，也更乾淨些。我們一羣人，爲了休息白天的疲乏，好準備明日的新氣力，只得暫時和田野中的蟲聲蛙鼓告別，一步步地踏上了歸途。

睡到床上剛一忽兒，就被一位鄉衛工作者推醒了，「你聽見了嗎」？他問我：

「？」

「聽呀！那一聲聲神祕的大鼓」

我豎起了耳朵。

果然「同……同……」的聲音響了！陰森沉重：有如電影裏非洲土著殺人的祭禮也使我聯想到古戰場上淒厲的鬼火。

「就在土山村嗎？」我問：

「不要害怕，這是洪楊時代流傳下來的老風俗了！光是土山村就有七張鼓，每張鼓都奉祀着獨有的五穀豐登彙保佑清吉的菩薩，或是萬歲萬萬歲的神位，每到插秧的桃月季節，便要集合唱戲，大家當場來分享神賜的大塊豬肉、白天裏：還要舉起羅漢，讓最高層的勇士撑起方丈八卦大纛，後面跟着十來把巨大的馬刀和鋼叉、到各村去遊行、叫嘯，言語間稍有不順，就會挑動積怨，而演出來一場場精彩的全武行大械鬥：死個把人是算不了什麼希奇的」

「似乎還帶着濃厚的部落遺風呢！」我說：

推行鄉村衛生時，我們倒喜歡這種保守的勢力越古老越巨大才好！也希望迷信的程度越深越好！惟有逆水行舟，才能使我們成爲有經驗的舵手。」

「你說得對！還可以告訴我一點老百姓們的迷信嗎？」

「一個晚上恐怕談不完呢！譬如天花或痲疹，就都受專司的痘神管轄，視爲天賜的處罰，忌諱公開，也忌諱生人的訪視，更忌諱你形容那致死的危險性，美其名曰『天喜』，鎮日地以『好得很』來答復我們；却又偷偷地給家裏小娃娃們的身上掛起小紅布條子，希望謝絕這不太安逸的賞賜，眞令人有啼笑皆非之感，我們告訴老婆婆患痲疹的最怕咳嗽，需要多吃營養的東西，老婆婆的回答是：『對呀！出痧痧的一咳嗽就能見好，餓他十幾天，準沒錯兒：眞是又好氣又好笑，等到那因愚笨而招致的死亡來臨後，還得把小棺材吊在田野裏，去任憑野狗拖食；說是惟有如此，才可以免得他人遭受同樣的命運。

「再說種痘吧，有的母親們甯願甘受滴鼻苗者的剝削，眼睜睜地坐視小孩被活生生地滴死，以爲是命該如此。稍爲開通點的，也祇相信江湖醫生們用未經消毒的小刀，替小孩們點上幣騖齊的八顆痘子任憑兩隻小胳臂去腫爛，認爲是應受的痛苦；却懷疑我們的新法種痘：『恐怕不會有效的，那有這樣輕而易舉的事？』

「眞是又好氣又好笑！」我說：「可是我們的臉上絕不能露出生氣的樣子，在沒有得到政治的力量以前，我們祇好學童養媳般去奉承老百姓們，也像哄小孩子似的，半點都馬虎不得。你若和她弄僵了，豈但不再跟你合作，也還要興風作浪，來和你搗蛋呢！」

我看一下手錶：已經過十一點了，深恐耽擱了他的睡眠，祇得告訴他希望我們下次能夠再作長談。「你知道」我說：「我對風俗和迷信是那麼感到興趣，晚上不睡覺都可以的！」

希望你常常來耍，我可以陪你去看看那吊起來的棺材。」

「好的。」

「請安睡吧！」

「祝你安睡！」

「祝你也一樣。」

於是，大家都睡着了我在那晚做了不少的噩夢。

× × × ×

坐着接我回城的小轎車，駛向浴着朝曦的田海，空氣是那麼新鮮，帶一點霧香的溫存。

走出十里路後，看見了一個個穿着藍布旗袍佩帶白領白袖的『女先生』；一手提着家庭訪視箱，用另一隻手向我愉快地道着再見，原來她們已先我出發，開始向不同的目的地，去作新的探險了！

× × × × × × ×

—29—

醫學新知

精神病之外科治療

朱亮威

有許多精神病人，經過各種治療均不生效，日漸衰退，變成痴呆，沒有痊愈的希望。近年試用腦外科手術，治療這種病人，有許多因而獲痊，或有顯著之進步者。這種手術名爲大腦前額葉切斷術(Prefrontal Lobotomy)，將顱頂骨挖開兩個洞，橫割斷兩邊大腦的前額葉，單獨切斷腦白質的神經通路，不致損壞大腦皮質。施手術後，病人的活動及智力沒有變化，但是對自己的事情不很關心，對自己的動作不加思索。從前對各種幻想及強迫觀念所產生的焦慮，往往完全消失。經絕期憂鬱，狂鬱病，早老性痴呆，強迫性神經病等精神病之有焦慮狀態者，經此種手術，常可得到很好的效果。據最近的統計，數百精神病人受此種手術者，約有百分之五十完全痊愈，百分之二十五病情大有進步，其餘百分之二十五不生效，因施手術而死亡者僅百分之二三。此種手術相當嚴重，不宜隨便應用，病人

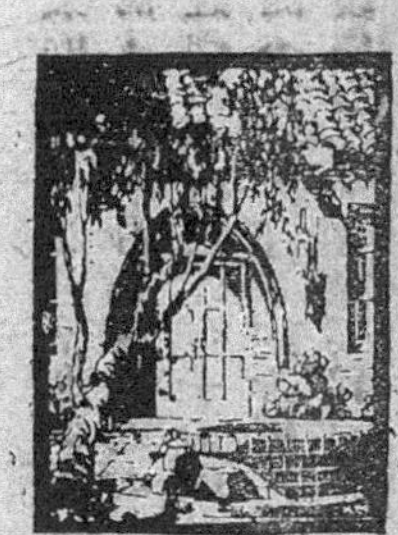

中國護士學會的過去與現在

管葆真

南丁格爾女士於一八八八年致其護士函中，關於「會」的意思說：『凡會均是由相互依賴而組織成的，從會所得之利益，不怕估計太高，不僅由此可以發展各個人之才能；並使其志願與希望，由接觸他人而增強，彙可供與他人所缺乏之若于品質，且因共同目的而互相團結之會員，具有不可抵抗之道德力量。惟須每一個會員之行動，皆能盡其至善，而達到其遠大之目標』。

『我們勿忘記會是由個人組合而成，會的前途依賴着各個會員。一個護士會是幫助每個護士，同時每個護士應當盡力，使會有生氣』。

本人到護士會工作，雖已半年，但無暇細閱本會卅幾年來的卷宗，還其中有多少寶貴的事蹟，亦有培植護士教育走入正軌的紀錄。中國護士學會是中國護士教育及護理事業的搖籃，燈塔；是護士們的家和精神的寄托所。

我們的會所，是在戰前由會員們從五角到乙元捐集而成的共有產業，可容會員四十餘人寄宿，地址在南京的中心區鼓樓，環境幽靜，美麗，有三層正樓及二層副樓各乙所。並有廣闊的園地與樹木花草，適於寄住，宜於讀書，並有新式的衛生設備。現在會中經常費均取自房租。

我們有乙萬多會員，分散在全國各級醫事機關中服務，她們有本會註册的護士學校畢業護士；也有其他公私立護士學校的畢業護士，並有西國護士會員，彼等一到中國即刻加入。會員分爲永久會員，及普通會員。永久會員會費是本會的定期存款，於戰前一次交三十元現在增爲五萬元；普

經過各種藥物治療，心理治療，休克治療等，而不見效者，始可用之。

人乳的維生素含量

人乳是嬰兒的最理想的食物。所含滋養料的成份，如蛋白質，脂肪質，炭水化合物等，早經化學家研究。至各種維生素的含量，最近方有人用最新的生物及化學方法來測定。人乳內維生素A，B集合物及C的含量均很豐富。母親的膳食不佳者，可影響乳內維生素的成份。與牛比較，人乳的維生素A及C均比牛乳多，但維生素B集合物之各種成份則較少。從這方面看來，用牛乳育嬰應添加維生素A及C。授乳期間，母體每日損失維生素甚鉅。假若每日母乳分泌平均九百公撮，每日要喪失維生素A 2000國際單位，C 45公厘，常人每日所需之維生素A僅約1250國際單位，及C 45公厘。可見授乳時維生素的需要比平時多一倍。故乳母的膳食，除應注意各種滋養料外，維生素的分量也要增加。

砒中毒之新療法

通會員按年繳納會費每年五千元。

宗旨　夏都的廬山牯嶺是本會的孕育地。遠在四十年前西國護士們在牯嶺避暑，討論成立中華護士會，目的在促進中華護病事業的獨立。幾經籌劃，擬訂會章，課程大綱；公攷辦法及護士學校設立的標準而於民國三年在上海開第一屆全國護士大會。現在本會的宗旨是自訓練護病人材，擴而至聯絡全國護士感情，提高護士教育，共謀會員福利及職業之發展。

護士名稱的確定　第一次大會決定「護士」之名稱，「護」是保護撫養之意，「士」是學者之意。未畢業者謂之護生。繼之政府公佈護士暫行規則，護士乃名正言順，護士所着之白衣白帽為整潔康健之表徵。

國際護士會會員之一　遠在民國十年，本會已為國際護士會會員之一，按期繳納會費，故各會員證及其文憑在國外均有效。每次均派代表出席，初係由西人代表，後漸增為華人，現本會所選出代表五人，正在美國華盛頓參加國際護士會會議。

護士學校註册　自民國三年即有護士學校註册，至今已在本會註册的護士學校共有一百八十所，每二年調查已登記之學校，指示興革之點，外加本會於抗戰期中在貴陽，重慶，蘭州設立之三所護士學校。各校師生均努力護病學術與工作。雖然本會之護校工作已於民國二十五年由教育部接辦，而各校至今仍與本會保持密切聯繫。

會攷　本會舉辦之護士會攷可謂國內各項會攷之先鋒，亦為奠定我國護士教育之最大貢獻，使每一護士必達到標準程度。每年十二月初，全國各地同時舉行攷試，分由五區辦理。辦事認真迅速，從未間斷。抗戰期間在淪陷區內仍分區祕密舉行會攷以維持本會之傳統精神與護教水準。復員以來，凡參加本會會攷而其原校於戰前已立案者，其資格均經政府承認，現已塡發文憑乙萬餘人。

護士報為本會出版，自民國九年創刊，凡會員與註册學校之動態及國際護士消息均紀錄其中，有中文及英文版合訂，並有像片插圖，已出版二十二年，印行三千五百份，自本年起，奉政府命，改為「中國護士季刊」，全年四册。為普遍訂閱，取價低廉

大戰時因為研究毒瓦斯的禦防，英國牛津大學 Peters 氏及其同事發現一種含硫質的化合物，是留伊斯毒瓦斯（Lewisite）的解毒藥，此藥通稱 British Anti-lewisite 或簡稱為 BAL，化學名稱為 2:3 dimercapto propanol。留伊斯毒瓦斯是含有砒質的，與人體接觸後，可使皮膚起皰。其他砒劑中毒所致的局部或全身反應，用 BAL 來治療也很有效。砒中毒現象之發生，大抵由於砒與細胞內酵素之含硫者結合，而致防礙細胞之氧化作用。因 BAL 的化學結構也含硫，而且很易與砒結合，故可避免砒對組織細胞的毒性作用。試驗結果證明，不但可以預防中毒，而且中毒後也可用來解救。臨床上用來治療砒劑中毒所引起之皮炎及腦炎，已有很好的效果。這個發明將成晚近化學治療研究的重要貢獻。

青黴素香口糖

局部應用青黴素可以治療或預防口腔的傳染。把青黴素摻入軟膠，製成香口糖，用來治療咽喉炎扁桃腺炎，潰瘍性齒齦及口腔炎等病，有很好

，本年全年僅收四千元，第一册爲護士代表大會報告計九十餘頁，凡願知本會之情形及國內護士動態者歡迎訂閱。

教科書　本會委託上海廣協書局印行與翻譯之護病教科書數十種，均爲各護校之教本，現擬繼續補充新教材並編著新書以供各會員之參攷。

組織　本會原名中華護士會，英文名Nurses' Association of China簡稱 N.A.C. 民國二十一，奉命改爲中華護士學會，英文名仍舊；民國三十年又奉命改爲中國護士學會，英文名仍舊，隸屬於社會部，組織理監事會，並厘訂章程及辦事細則。

分會　各省市均有分會之設立，爲推行會務與會員謀福利。

會色　「紅」象徵快樂，「金黃」象徵日光而寓健康之意。

標記　以竹爲標記，取其「長靑」「適用」「普通」「美麗」之意，以象徵護士精神爲社會所需要者。

集會　每兩年召開護士會員大會輪流於各地舉行，均由各地代表於前次大會時提出邀請，再經大會議決，如是各地同工可有改進觀摩之機會。本會於去年復員後，六月卽籌備會員代表大會，於十月在本會所舉行，計到二十省代表，盛況空前。

登記　現在我們幫助本會註册之護校向政府立案，同時鼓勵會員向政府登記。

特點　本會爲國內歷史悠久之學術及職業團體，有良好的會所，有統一標準訓練之會員，在國際上頗獲榮譽，會員足跡遍於本國邊疆內地以迄歐美各國，且對本會絕對信賴與服從。現在會內工作人員，雖僅三人，而多數工作均由分散各地之理監事隨時督導及會員之贊助。

今日護理工作已爲新醫建設之一，我護士界，應當同心協力，發揮最高工作效率，藉以促進民族健康。

的結果。這樣給藥法，可使病人忘却吃藥時不愉快的感覺，最受兒童的歡迎。每片香口糖可含靑黴素十萬單位。據最近研究，用靑黴素鈣不如用靑黴素鈉爲佳，因爲前者經七小時的咀嚼，膠仍含有不少的靑黴素，後者則經此時間，靑黴素已完全消失於唾沫中了。

人工假腎

有許多腎臟的疾病，因爲妨礙尿之分泌，血內新陳代謝產物無法排洩，常可引起尿中毒症。患病到這個階段，難得有效的療法。假如在腎臟功能失效的當兒，用人功的方法，把這些代謝產物從血液中除去，可使病人的生命延長，希望經過相當時間，腎臟功能可以次第恢復。荷蘭 Kloff 教授發明代替腎臟的機器，利用纖維質膜(Cellophane)做成的管，長約三十公尺，盤繞成捲，置於內有生理鹽水的容器中。病人先注射肝素，(Heparin)，以避免血液凝結，然後將腕動脈用膠管連接於 Cellophane 管之一端，另一端與靜脈連接。據Kloff氏的試驗，血內積存的尿素及其他代

談護理工作

朱亮

「護理」這名詞是從英文 Nursing 一字譯出，意思是輔育或培植，治理或料理，做護理工作的人名之爲「護士」，護士的工作對象是「人的健康」和「民衆的健康」，就是說；一個護士對疾弱的人有輔育的責任，對沒有病的人有培植健康的責任，對醫院及家庭有治理的責任，對整個強族睦國的計劃負有推行的責任！

在以前，中國各醫院僱一些所謂「看護」來服侍病人，她們沒有受過任何訓練，也沒有受過高深的教育，最多不過有小學畢業程度，被僱入醫院後，一面供病人呼喚，一面聽醫生差使，和傭工沒有多大分別。有些運氣好的或聰明些的。可以有機會跟隨醫生學習，能夠學到一些技術，但因其基本教育所限，終不能培植成爲大器，這樣的「看護」現已漸被淘汰。今日在各大醫院內所看到穿白衣戴白帽的女士們，是受過三年護士教育的畢業護士；在街上有時可看見穿藍衣戴白領子和袖頭的女士．那是公共衛生護士。

一個人生了病，除了因疾病增加的痛苦之外，不論生理或心理各方面，都會整個的倒退幾年，患重病的人和嬰兒差不多，他不能照顧自己，不能走路，甚至不能坐起。他不但須要醫藥去根治所患的疾病，並且時刻須要細心的保護和善意的同情與安慰。在醫院中醫生負責診斷病症及決定治療方針並施行一部份複雜的治療手續，護士則須協助醫生推進治療計劃及施行一部份簡易治療，又須管理病人一切起居飲食，應當如慈母照顧自己的子女一樣，不使其受到絲毫傷害與委屈！

在民衆當中，公共衛生護士是個很好的導師，她到人民家庭中去，指導母親們如何哺育兒女，教導人們獲得健康的方法。中國人被稱爲「東亞病夫」實在不能算寃枉，身體上完全正常無疾病的人爲數甚少，至於精力充足不易感覺勞累者更不多見！試想；倚靠一羣病夫支持一個強國，怎樣

謝產物，很容易滲析出來。此法已有十幾個患尿中毒症病人試用過，結果頗佳。這種手術雖然十分複雜，且尚在試驗期中，不過遇有嚴重的尿中毒症，醫生束手無策時，這還是最有希望的辦法。

磺胺藥的新用法

磺胺藥的用途現時已家喻戶曉。服藥時常見的副作用是腎臟損害。如血內藥濃度過高，藥品可在腎小管內沉澱而成結晶體，以致防礙腎臟排尿的功能。因爲要避免這種毒性作用，即遇兇險的病症，也不能用很大的劑量。近來發明一個簡妙的辦法，可以避免此種不良的副作用。就是數種磺胺藥同時合併施用。磺胺藥如 Sulfathiazole, Sulfadiazine, Sulfamerozine 等的殺菌効力相仿，但是各藥的化學構造不同，溶解度也各異。故數藥的合併劑量可以很大，但是每種藥品的分量不致太多，血內各個藥品的濃度不致過高，這樣損害腎臟的危險，也不會發生了。

可能呢？所以要強國必須先加強民族的健康，而在建造健康的過程當中，必須要普遍給與民衆衛生常識並協助領其養成衛生習慣，以便改善其有害健康的生活方式，這些都是公共衛生護理中重要的工作！

護理工作的內容十分瑣碎而複雜，做一個護士十分不易，她應該有廣泛的學識，很強的組織能力，與領導的才能，慈愛的心腸，犧牲的精神和服務的興趣！這個標準相當的高，必須要有充份的訓練和修養才能做得到。所以在護士教育中，不但注意護病技術和醫學常識，並且注重所謂倫理和人格方面的訓練。現在中國的護士人數很少，又因受了生活的壓迫和工作環境的困難，能做到稱爲「好」的護士實在不多！我們應當認清楚護理工作的價值，並明瞭其推進之困難，須要大家合力幫忙以求改進。有錢的可以捐錢成立護士學校或供給護理工作的開支；沒錢的可以出力宣傳與合作！希望將來有一天中國每一個人都能享受到護理的好處，由「東亞病夫」成爲「強健的民族」。

編後語

承費孝通教授惠以「不愁疾病」一文，本社極感榮幸。英國的民衆飽嚐了不能享受平等醫藥的苦味。這是資本主義將醫藥「營業化」，所成的惡果。醫學的起源，本是基於人道和博愛的，不幸變成了商品。以醫爲業的風氣，幾百年前，就盛行於歐洲各國，已經是根深蒂固。現在想要糾正，困難之大，是可以想見的。英國衛生部長貝方普及全國健康保險的計劃，無疑很是合於時代的需要。總然最近不能克服老醫商們的抵抗，終久必能實現，因爲世界的潮流是要如此行。最近成立的世界衛生組織，在公約中規定了人類有平等享受健康的權利，並說明了各國的政府應負這種責任。

中國需要建國，建國必先健民。憲法中也明定了要普遍推行公醫制度。可是我們也已走了資本主義的路。醫生在中國的大都市裏，是自由職業中最活躍的一種。政府將如何負起給與人民的健康以保障的責任？前途的障礙重重。將來貝方如何成功，正可作我國的借鏡。

王嶽先生「微生物的社會」，因本期稿擠，臨時抽出，改於第三期發表。

上期編後語中，有「醫師們則是一榻糊塗」一語，無意中傷了幾位青年醫師的自尊心。本社接到一封無地址無日期無名姓的信，下註「一羣有經驗及初畢業之醫師同啓」，向編者提出抗議，要求公開答覆。本期稿已付印，不便抽動，謹此道歉。容當與諸位青年醫師一述「醫師們的一榻糊塗」。

——編輯室——

(○)本刊徵稿簡則(○)

一、本刊園地公開，歡迎各界投稿。

二、本刊旨在宣揚科學醫學。有關民衆衛生教育之稿，均所歡迎。

三、來稿文體不拘，惟務求通俗。文藝小品，漫畫，木刻，亦所歡迎。

四、文長以二至五千字爲適宜。長篇鉅製，請分成段落，以便分期連載。

五、來稿請用有格稿紙豎行謄寫淸楚，並加標點符號。如有插圖，請用墨筆繪就，或附原照片。

六、譯稿請附原文，或註明出處。

七、本刊編輯對於稿件有刪改權。

八、來稿均需註明眞姓名及住址，以便通訊。署名得由投稿人自定。

九、來稿一經刊載，卽行致送筆潤每千字一萬至一萬五千元。圖畫，小品，格外從豐。

十、一稿二投，恕不致酬。

十一、未登之稿如欲退還，須先作聲明並附足郵資。

十二、來稿請寄南京新街口郵局信箱一〇六八號本社收

丙寅醫學社　啓

衛生掛圖

幼童衛生掛圖　全套十二張

婦嬰衛生掛圖　全套十張

視力測驗表　一張

防盲掛圖　一張

霍亂傷寒痢疾傳染的途徑　一張

衛生畫報　每月一期　全年十二期

營養衛生掛圖　全套十四張　印刷中

幼童圖書　一本

幼童圖畫　全套四集

幼童飲食

一至二歲的幼童食品是爛粥，麵，豆腐，菜泥，雞蛋，肉末，碎肝，水菓……等。最好每天吃一碗牛奶或豆漿，分四次吃。三至五歲時三餐食物與成人同，必要時在上午十時或下午四時，加點心一次，如牛奶，糖餅，豆漿，餅乾，或烤饅頭片等。

價目表函索卽寄

中央衛生實驗院衛生器材製造廠出品

訂購處：南京黃埔路一號本廠

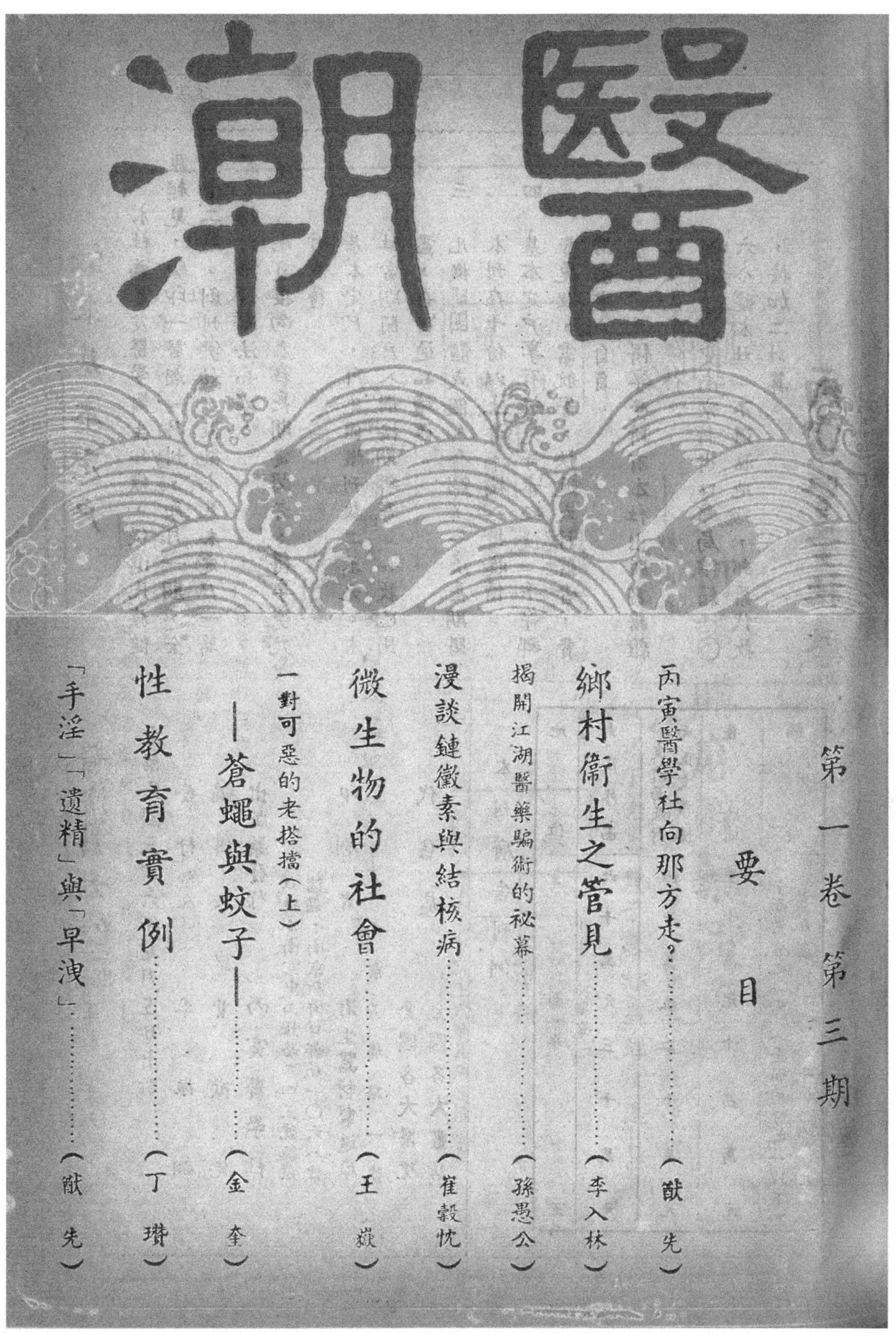

醫潮

第一卷第三期

要目

徵求基本定戶

本社為普及醫學衛生知識，促進民族健康起見，編印「醫潮」月刊，每月一期，全年十二期。創刊伊始，擬徵求基本定戶一萬戶。特訂優待辦法如左：

一 凡直接向本社長期定閱者，得享受九折優待。

二 基本定戶，可先匯繳刊款二萬元。本社當即開戶入册按期郵寄。如款已用盡，再行通知續匯。

三 凡機關團體或個人介紹，一次長期閱本刊在十份以上者，按八折收價。

四 基本定戶享有儘先寄奉之便。平寄郵費免收，需航寄，快遞或挂號者，費用由定戶自負。

五 基本定戶得享受所有本社出版書籍雜誌之九折優待。

六 刊款請匯交南京新街口郵局信箱一〇六八號本社。不通滙地點，郵票代款，按加二計算。

丙寅醫学社 啓

醫潮月刊 第一卷第三期 每本二千元

中華民國三十六年七月五日出版

發行人 李振翩

編輯人 賈獻先

出版兼發行 丙寅醫學社

社址：南京中山北路二四三號德廬

信箱：南京新街口郵局一〇六八號

印刷者 衛生器材製造廠 南京黃埔路一號

代售處 全國各大醫院 全國各大書店

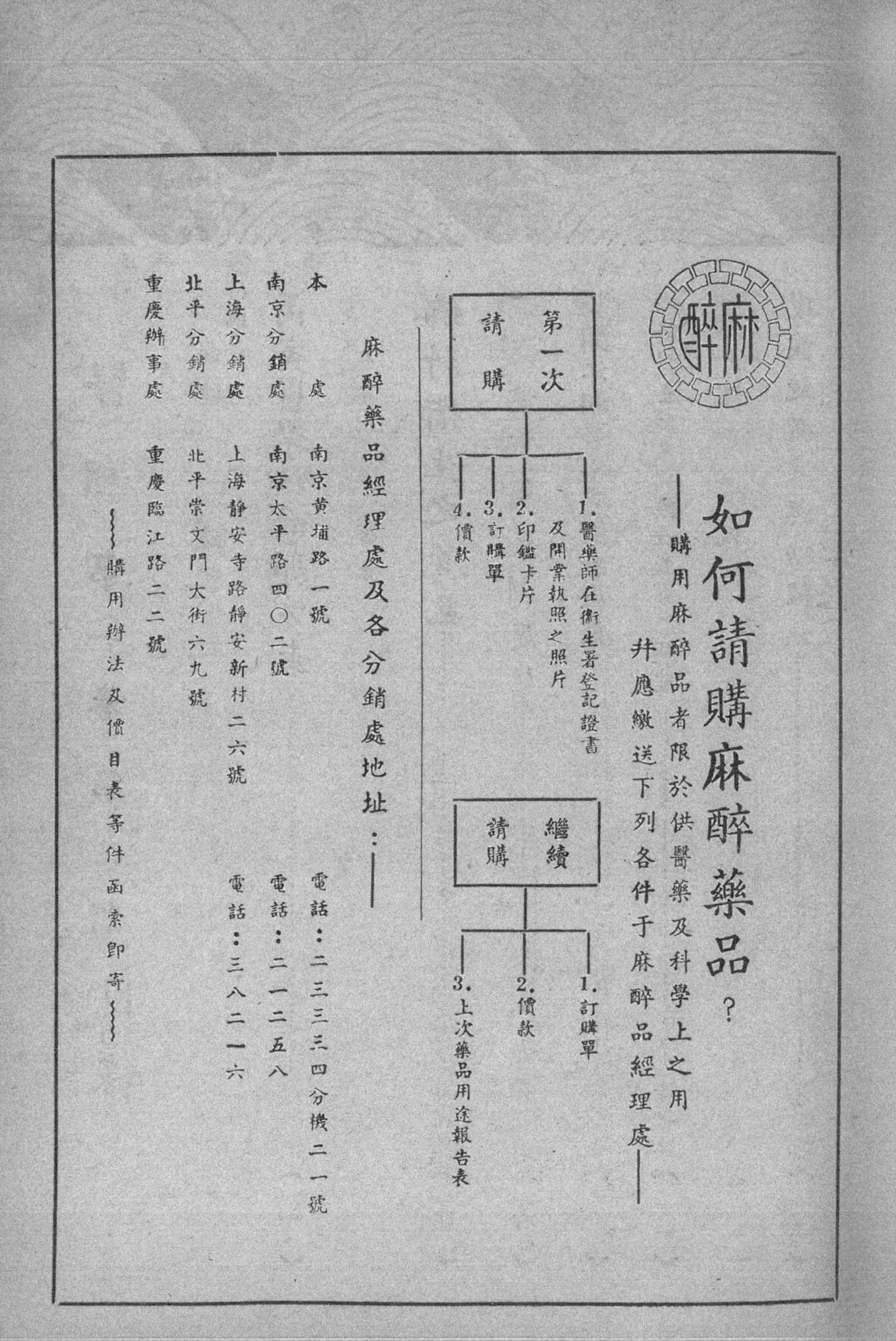

麻醉
如何請購麻醉藥品？
—購用麻醉品者限於供醫藥及科學上之用
并應繳送下列各件于麻醉品經理處—
第一次請購
1. 醫藥師在衛生署登記證書及開業執照之照片
2. 印鑑卡片
3. 訂購單
4. 價款
繼續請購
1. 訂購單
2. 價款
3. 上次藥品用途報告表
麻醉藥品經理處及各分銷處地址：—
本處 南京黃埔路一號 電話：二三三三四分機二一號
南京分銷處 南京太平路四〇二號 電話：二一二五八
上海分銷處 上海靜安寺路靜安新村二六號 電話：三八二一六
北平分銷處 北平崇文門大街六九號
重慶辦事處 重慶臨江路二二號
～購用辦法及價目表等件函索即寄～

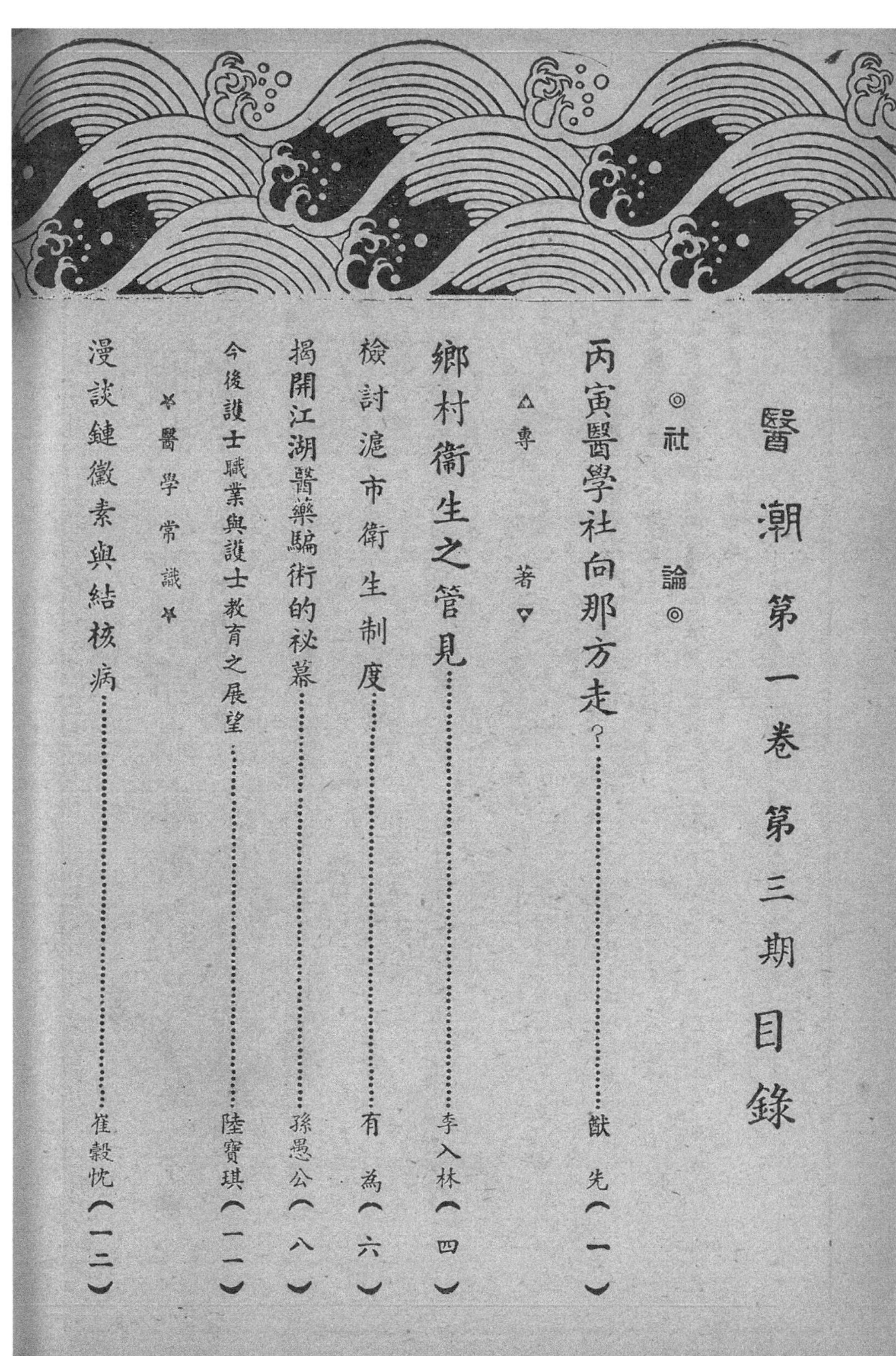

醫潮第一卷第三期目錄

◎社論◎

△專著▽

✿醫學常識✿

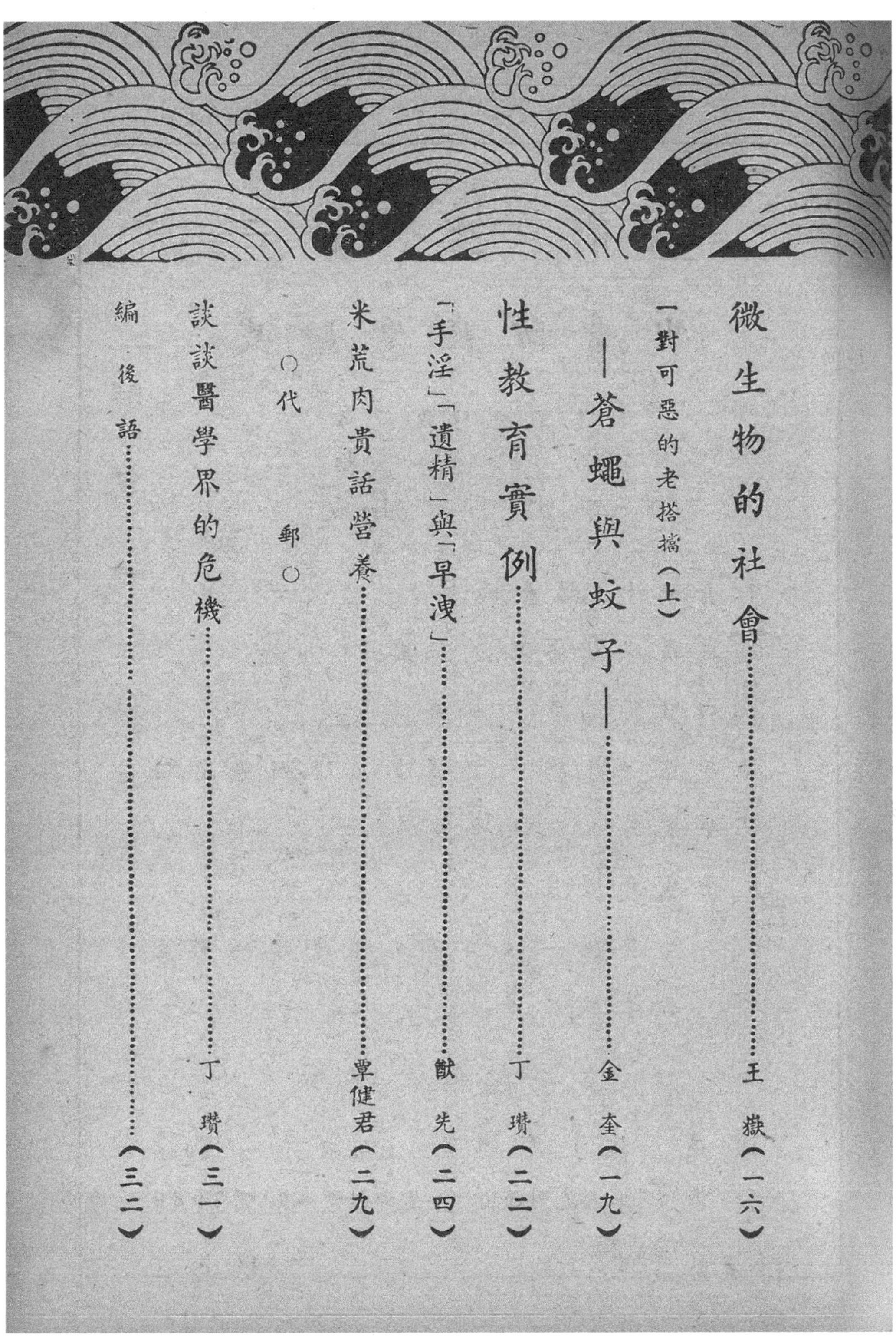

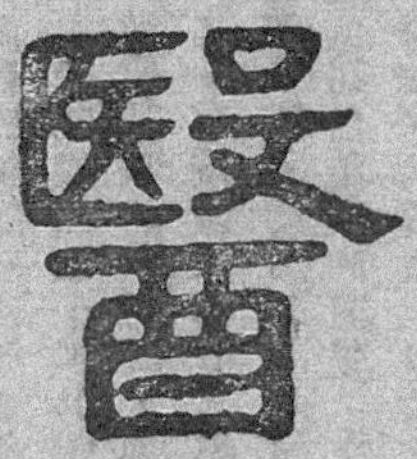

醫潮

丙寅医学社

向那方走？

猷。先。

一個團體應當有他一定的宗旨或主義，作爲行動的方針。丙寅醫學社這個渺小的團體，以往沒有組織，沒有規章，純粹是基於道義的結合，不受任何世俗的束縛。志同道合的共同工作，積久就自然而然的成了社員，完全出於自動。然而大家在默契中，都具有一個共同的信念，就是一切都是爲了科學的醫學，爲了祖國，爲了人民。所以二十年來的丙寅醫學社自有他的宗旨，自有他的主義，祇不過不是寫在紙上的，也不是掛在口頭，而是鐫刻在各社員的心靈上。從我們以往的言論和主張，純潔的讀者們，早已能明瞭這個醫學集團的宗旨是甚麽。事實勝於雄辯，本用不着我們自己來表白的。

不過社員們漸漸的加多了，又散處在各地，在這開始擴大我們的行動，以期加速我們的工作的時候，實在需要明白的規定我們的方針，確立我們的目標，免得分散了力量。

因着中華醫學會第七屆大會之便，有二十幾位社友聚集在南京。這是一個難得的機會。於是用「今後的丙寅醫學社要向那方走」？的問題，拓出了各人心靈上所鐫刻的字跡。以下是湊合這一羣人的意見的結論。大致可以分作三方面，政府，科學醫學本身，和社會民衆。

一、政府方面

要建造一個現代化的新中國，我們雖然不能說科學醫學是主要的條件，但是至少必須認清這是一種不可或缺的事業。日本維新，首重醫藥衛生。在短短的幾十年之內，有了很大的成就，那絕不是偶然的。開發資源，振興工業，都須以衛生事業作先鋒。巴拿馬運河的一再失敗而最後成功，那是歷史上有名的實例，小學生都曉得的。中國變法維新雖是晚於日本，除了抗戰的時期不計以外，四十年的時光是白白的過去了。以往無論中央或地方，總是將衛生事業視爲可有可無，衛生行政僅僅是政治的尾巴，搖擺不定。在政府未能重視科學醫學以前，建國的工作，是必事倍功半的。促進國家認識醫藥衛生事業的重要，是我們一貫的企望。

最近聯合國成立了世界衛生組織，想以國際性的合作，促進各國的衛生設施。中國也是參與國之一。他們規定了人類不分種族，貧富，與宗教或政治的信仰，一律有享受健康的平等權利。並且規定給與他的人民以平等享受醫藥衛生設施的保障，乃是國家的責任。這是人類文化的一大進步。醫學大衆化，社會化，正是多年來我們所喊的口號！今後怎樣促請我們的政府實際的負起這個重任？本社的同仁願追隨國內同道及社會賢達共同努力。

我國以往二十年的衛生事業不是毫無成績可言。最大的缺陷是粉飾了門面，而忽視了基礎。大部份的衛生設施是集中在幾個大都市，地方性的則脆弱得像紙糊的一般。農工是國家的力源，而他們竟是毫無健康的保障。所以本社的同仁深深的感覺，積極改善農工的環境與生活，應是今後國家的要政！執政當局必須將視線轉到鄉村去，加強地方衛生行政的基層組織，中國的衛生事業，纔能有所成就。限於人力物力，平等的享受醫藥衛生的設施，自然不是可以一吹就成功的、但是國家需要認清了目標，固定了方向，一步的一步的向前掙扎。在目前的癱瘓狀態中，至少不要再開倒車，不要爲將來的工作製造障礙，作繭自縛。行一事，制一法，都要無背乎百年的大計、否則前進一步又後退兩步，目標在前，反轉而向左，差之毫釐，謬之千里，那末中國衛生事業的前途，就永無成功的一日了。

目前政府還無力負起整個民衆健康的責任，這是事實。但是應當盡到保障的責任，除了應當以全力撲滅國內不當再有的傳染病以外，應當積極的取締殺人的庸醫，禁止騙錢的成藥。因爲縱然沒有力量給民衆以科學醫藥的平等享受，退一萬步說，也必須保證他們不受醫賊藥匪的殘殺。至低的限度，在行政的立場上，絕不可庇護這般賊匪，縱令傷人！據聞上海一個棺材店的小老板，目不識丁，而領有甄字號的醫師證書，浙江某地一位鼎鼎大名的巫婆的兒子，家學淵源，也領有甄字號的醫師證書。類似的事件，不知要有多少！成藥無不是騙錢的，或則無效而反有害，或則價過於值千萬倍。在保障民衆健康的原則下，應即一律禁售，以盡「衛」民之責。今明知其無益而有害，却盲然的發與許可證，這非但是開倒車，實在是飲酖止渴的自殺政策！追究到最後的理由，則不過是因爲黑暗一面的勢力甚強，不得不敷衍塞責而已。這是東方精神文明的精華。因爲顧全少數人不正當的利益，而犧牲了多數人的健康與金錢。爲了正義，爲了人道，爲了中國科學醫學的前途，我們要向社會提出嚴正的控訴！

二、醫界方面

醫學是一種學術，是一種職務，不是一種營業，更不是生財之道。二十年前，我們是這樣的主張。現在醫學營業化的更尖銳了，國家的醫師法名正言順的規定「醫」爲一種自由職業。但是這並不足以動搖我們的信念。我們相信人類要進化，政治會進步。也許五百年後，也許五千年後，總會有一天，中國的社會要進步到人類不分貧富都能平等的享有健康的權利和醫藥衛生的保障。我們相信公醫制度總有一天會普遍的行於中國，因爲這是世界的潮流所趨。現在各國的衛生行政都是在向着公醫制度前進，我國也不能例外。任何黑暗的惡勢力也不能永久的阻止他。因着我們的吶喊，希望所說的那一天，可以早一點來臨。自然，這需要各方面的努力，社會的倡導，國家的推動，尤其最重要的是醫界人士的覺誤與合作。「私」與「利」是黑暗勢力的統治者，是社會文化最頑強的敵人。醫之所以營業化，正是「私利」的作祟。他在英國已形成對抗各種健康法案的反動力。在中國更必加甚。所以喚起醫界的自覺是我們今後一件極爲艱難的工作！

今日的中國醫師都負有一個重大的使命，就是創造中國自已的科學醫學。換句話說，就是需要在中國的社會裏，確立科學醫學的地位。五十年來，科學醫學在中國，總是脫不掉「西」字的頭銜，他始終是洋狀元販運來的舶來品。我們需要將他種植在我們的國土裏，加以灌漑，使他生長起來，以後纔能結出菓子。這是醫學界應盡的天職。這項職責中的第一步工作，是提高醫界本身，學術和道德的水準，以爭取大衆的認識與合作。中國民衆認識了科學醫學，肯於接受，那纔是眞正生了根。

診病處方，不過是醫事工作的下乘，給與人民以正確的健康知識，纔是醫事人員的主要責任。自然，科學醫學無論發展到怎樣的程度，診療是不能偏廢的。醫學愈進步，社會愈進化，民衆也就多去就醫，疾病率就會愈顯得高了。就醫的患者，是在尋求痊癒，但是更需要指導。所以在醫事人員的責任中，教育尤重於診療。

要發揮健康教育的能力，必先提高醫師本身學術和道德的水準，纔能取得民衆的信仰與合作。半瓶醋的吹噓，闖江湖的騙術，最足以影響科學醫學的聲譽。醫學與醫德是並行的，雖然不無例外，但道德高尙的醫師，學問總是過得去的。今日醫界道德之微妙，實在反映出學術水準的低落。這是我們醫學界的最大危機！所以我們不得不時加提醒，並且偶然的還要大聲疾呼。

三、社會方面

沒有了人類，就沒有了一切，自然也沒有了醫學。醫學是實用的科學，應當是各個人應有的知識，不是醫界的私產。丙寅醫學社的組成，最初就是基於「將醫學大衆化」的一個願望。使國人對於醫學具有一種正確的觀念，仍將是今後本社最首要的標的。

我們需要社會廣大民衆的同情和協助，那正是我們所要爭取的。我們了解，那需要以服務的代價，事實的表現來換取，是需要求之於己的。以往曾接到社會各方面許多善意的批評，我們都誠懇的接受。對於惡意的詆毀，我們也以「有則改之，無則加勉」的虛心容納。

總之，經過這一次的檢討，我們發現以往所經歷的途程，恰合於我們今後的路線。以後的正是賡續以往。丙寅醫學社向那方走？「良知」是我們惟一的嚮導。

農村衛生之管見

金陵大學鼓樓醫院鄉村衛生主任李入林述
李　坡　筆　錄

在生活最簡單而問題甚複雜之農村中，用極少數之金錢，採取科學方法，利用固有的風俗和習慣，因陋就簡，以謀一般窮苦農民身體上之健康，並將科學的醫藥防病常識，普及於農村，姑名之曰「農村衛生」。

處此優勝劣敗強存弱亡的世界，立國者苟不能設法使全國大多數之民衆，具有銅筋鐵骨之身體，和衝風冒雨之精神，何能內求治安，外禦強權，以圖生存於此鐵血競爭之大舞臺上？中國農民佔全國民衆百分之八十五以上，而十之八九，體弱多病。以多病之國家，其生存之勢力，不問可知！故我國必須極力注重農村衛生，以謀一般農民之健康，亦卽所以謀全國大多數民衆之健康！

內亂迭起，異族侵凌，土匪横行，盜賊蜂起，貪官汚吏的虐待，土豪劣紳的欺侮……横徵暴斂，苛捐雜稅，……天災人災，國禍洋禍，……等等事項，完全放在可憐的農民的頭上。奴隸所不能忍受的苦痛，還得咬牙含淚，低頭忍受。牛馬所不能担負的重担，雖筋疲力盡，還得勉強担負。像這樣人間地獄的痛苦，眞令人言之心裂，書之淚零。可是一般農民，本身所感覺的痛苦，尤有更甚於此者，是誠不可膜視！因爲兵荒匪亂，不能繼續的存在，並可設法逃避。大亂之後仍可以苟且偷生。貪官汚吏，僅能零食農民之血肉，土豪劣紳，僅能剝削農民之脂膏。都不能吞嚥整個農人的性命。苛捐雖猛於虎，暴斂雖毒於蛇，仍可竭其廬之出殫其地之入，以担負一切。白浪滔天，漫無際涯之水災，爲時無幾，仍有水落土出之一日。赤地千里，禾焦草枯之旱災，皇天也不能連年繼續的搬演。

一般無識無知又窮又苦可憐的農民！只要無災無病，能呼能吸，一身窮精神，幾根硬骨頭，對於這千罪萬惡的社會，所造出來的痛苦，都能忍受。這是中華民族的特長！獨衛生無方，醫藥無備，對於病魔之可怕勢力，無力預防。因死神肆虐之故，而傾家破產，以致骨肉慘離，乃是常見之事。這是農村民衆最嚴重的痛苦！

民國成立以來，公家對於農村衛生，殊少注意。除一二農村衛生實驗區外，衛生設施大部份集中於都城大市，殊爲失計。國家之衛生設施，當以大多數人之幸福爲前提，絕不當以少數人之利益爲急務。更不當犧牲大多數人民之權利，以供少數人之享受。今國家衛生設施之一切費用，既多出自此多數之窮苦農民，則國家衛生設施之焦點，亦應集中在多數之窮苦農民身上，方爲合理。

以人道言，取用農民之血汗，當爲農民之生命謀保障。以政治言，僅顧少數人之利益，而忽視多數人民生命上之痛苦，其政治前途，甚爲可慮。

我國廿年來所辦之一切醫藥衛生事業，莫不忽視農村。名城大埠　醫院林立，醫師如鯽。反覯農村，人民是如何痛苦！重大疾病，除求神問卜，候死以外，別無他法。甚至膿包癤腫，任其自破。砂眼倒睫，羞明流淚，待其自瞎，因疾病之故，而質衣借債，典房賣地。再加以神話之仙醫，要錢不治病，土化之庸醫，要錢又要命。是故農人有病必死，不死於病，必死於窮！諺云：「窮人有疾，只值一死，不值一醫」。實爲痛心之語！長此以往，鄉村建設之使命，固難完成，即國運前途，亦不勝暗澹之至！

我國目下農村經濟破產，生計崩潰，一般農民，日處於水深火熱之中，大有求生不得，求死不能之痛感。揆厥原因，雖有種種，而缺乏醫藥衛生，實爲重要原因之一。百里之地，無一治療機關，千里之內，無一防病事業；疫癘任其流行，死亡諉諸天命。散步農村，舉目四望，一般農民十之八九，形容憔悴，面現菜色。茫茫禹甸，變爲病鄉，哀哀萬民，盡成病夫！或因一人有病，而全家受染，或因一家有病，而全村遭殃，此爲農村中常見之事。一人病，一家之生活來源斷絕。一人死，而全家骨肉慘離。或因疾病，而典宅買田，出鬻子女，尤爲農村中屢見不鮮之慘舉。民生凋敝之原因，即基於此！

改進農村之要着，雖五花八門，千頭萬緒，如普及教育，改良農業，發展生產，信用合作，保衛治安，打倒土劣，鏟鋤貪污，人各有說，主張各異，分道揚鑣，各顯身手，但必先設法使農民個個有強健之身體，農村處處有強健之精神，然後方可以談農村的改進。不然，一村中充滿了呼痛叫苦的病夫，終日呻吟於病鄉，憂亡懼死之不暇，又怎能受智識階滲的指揮，而共謀改造農村？故一般農民如無強壯的體格，和健康的精神，或壯年夭亡，或疾病纏身，則種種改進農村之方法，如教育，保衛，合作，農藝等，皆等於零。日本變法維新，首重醫藥與衛生，其用意甚深。中國變法已四十餘年，惟將醫藥衛生均置於諸政之尾，其無成效，勢所必然。今後之執政者，應以爲戒！

茲將農民健康與改進農村之密切關係析言如下，以爲結論。

(一)農村衛生能直接解除農民痛苦，最易爭得農民之信仰，故爲改造農村工作之先鋒。

(二)農民健康，乃能勞動，直接加增個人生產能力，間接即增加全國之生產力量。

(三)農民身體強健，然後可望有強健之精神，勞力以外，復可運用思想，以謀農村之改進。

(四)農民每因疾病負債，欲謀農民生計充裕，必先減除其疾病。

(五)農民身體健康，然後可以預防盜賊，抵抗土匪，如此始能維持治安。

(六)全國兵役壯丁，十之八九，抽自農村，故辦理農村衛生，直接增加農民健康，即間接增加國防力量，望國防當局萬分注意。

附記：本年六月一日我同敝科防盲主任李波到江寧衛生院參觀一切，看見十九位窮苦農民來院割治眼疾，號金診金藥金手術費一概免收，該院醫生護士招待此等勞苦農民，體貼周全之至，我因之有感對馬龍瑞院長說：政府一切事業皆具此等精神，共產黨可以自行消滅。馬院長說，任何黨爭都可以沒有了。

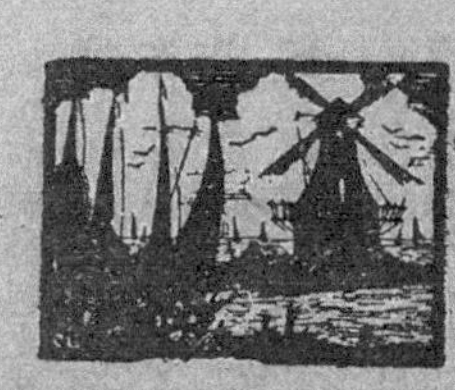

檢討滬市衛生制度

有為

現代城市的衛生行政制度，究竟應該怎樣分配確定，才算合適？——行政上，經濟上，事功上種種的利害，是很值得我們研究的。

照多數公共衛生專家的意見，和許多對城市衛生有悠久歷史的先進國家，都認爲在市政府下面兩個有關衛生的局——衛生局，和工務局，行政職務的分配，應該是這樣的：

衛生局——技術諮詢委員會——

衛生局局長

一、中樞業務：

(一)生命統計及流行病學研究

(二)衛生教育

(三)衛生試驗所

(四)醫院診所管理

(五)醫護人員登記

(六)普通行政事務

二、分區（邊緣）業務：

(一)環境衛生—1.居住衛生 2.兒童保育院所環境衛生 3.食品檢查 4.藥物檢查 5.公墓管理等

(二)婦嬰衛生—1.產前檢查 2.助產 3.產婦嬰兒監護 4.幼童監護

(三)學校衛生—1.醫藥服務 2.疾病預防 3.環境衛生

(四)工廠衛生—1.工廠管理（勞工福利，職業病） 2.醫藥服務及災害預防 3.環境衛生

(五)傳染病管理—1.傳染病報告 2.傳染病管理

(六)護理服務——公共衛生護士

(七)特殊事項—1.防癆 2.性病防治 3.心理衛生 4.抗瘧 5.其他

工務局主管業務：

(一)飲用水

(二)下水（糞便）處置

(三)居住房屋設計

(四)垃圾處置

(五)菜場等管理

(六)道路建築

(七)路燈等設備

把上面的行政系統表來檢討我們今日的上海市衛生設施，我們可以看到在下列兩方面都有很重要的問題。

(一)衛生局和工務局的主管業務，並沒有合理的劃分清楚。

現在清道清潔（垃圾處置）和糞

便清除還是衛生局在管理，原來是工程技術居多的，佔據了一大部分衛生的經費。下水道雖是工務局有溝渠工程處專管，一椿同樣的糞便處置，騎跨在兩個局的職掌上面，這是多麼不合理的一回事，也足見得我們在這裏沒有充分注意到工程技術的重要。菜場和宰牲場，除了食品肉品檢查以外，可說和衛生上的關係比較少，但是現在也是衛生局管理着，飲用水和路燈等設備，又是公用局管理，未免太注重在用的方面，而沒有顧到工程技術管理的需要。

(二)衛生局本身的業務——中樞辦理的和分區辦理的——也沒有合理劃分淸楚。

(1.)生命統計和流行病學研究工作，現在衛生局並沒有辦。生命統計是公共衛生行政上開宗明義的第一件基本業務。流行病研究是傳染病預防上的基本工作，應該比頭痛醫頭的防疫工作，更受重視。

(2.)衛生敎育，在現在衛生局裏沒有地位，既沒有專管的機構，也沒有專款來做這件事。現階段衛生行政上敎育工作的重要，是不可忽視的。

(3.)衛生試驗所，全市之大，祇有在局裏面的一所，郊區怎樣利用試驗所，很成問題。衛生試驗所是一切工作上的科學根據，要有充分完備的公共衛生，細菌學，免疫學，化學和設備，並需要是一個獨立的機構。

(4.)環境衛生是應該完全分區辦理的，集中辦理是不合理的，尤其是上海這樣大的都市，集中了就減低工作效率。現在的情形，有一部分工作是集權，一部分是分權，到底那一部分是分區辦理的，還不十分明白。目前的清潔隊和清潔所並不是按照行政區單位分別編制的，實在是事實上最矛盾不過的。

(5.)學校衛生，是一種對人的服務工作，和社會家庭有密切關係，不是管理的政務，應該由各區衛生事務所來直接推動。現在衛生局的學校衛生工作隊該取消，讓各區自行全權辦理。工廠衛生的性質相同，也就該一樣。各區工作人員不夠，只有增加各區的人員，不必要疊床架屋的組織。

(6.)傳染病管理是眞正的防疫工作，管理不祇是報告，應包括一切家庭處理，檢驗免疫，隔離，檢疫，消毒和護理的技術工作。只有分區辦理才能做到體貼完美。現在本市傳染病報告的制度，還沒有確立，直接報告衛生局呢，還是各區衛生事務所，至今沒有明白確定。我們覺得應該讓各區明瞭自己區內的傳染病流行狀況，就要讓各區負責傳染病的科學管理。

(7.)上海市的防癆工作是委託了防癆協會主辦，衛生局做了防癆協會的委員之一，反主爲賓，把主權旁落。協會是社會團體協助衛生當局推動業務的組織。在同一人口範圍以內的一切公共衛生設施，應祇有一個主管機體，因爲防癆工作（無論那一項工作其實都是一樣的）收效要靠妥善應用整個衛生組織機構來向各方面平衡發展。譬如說有關防癆很重要的家庭訪視，社會服務等等，不能單靠幾個肺癆診所醫院就可以劃開單獨來辦的。性病是上海市民的唯一大病——社會的隱憂，我們不能因爲社會麻木，而不加重視。心理衛生，精神病防治，在上海竟沒有聽聞提起過。現在的精神病人留置所，祇是監獄，非常可憐的。

（下接第十面）

揭開江湖醫藥騙術的祕幕

孫愚公

何謂江湖？據江湖人自己的解釋，是「口爲江，眼爲湖」。意思是說江湖人必須具有一張善於講話的嘴巴，和一雙能認識人的眼睛。「看人講話，見人打發」，是江湖人的眞工夫。種類是五花八門，但是無非以欺騙的手段，誘人上當爲目的。他們不祇是社會的寄生蟲，實在是一種害蟲。地方行政當局多不注意取締，未免有負職責！玆就所知，將其內幕略述於後，以供讀者參攷。

（一）戲頭　凡江湖中藥房，多擺些死蛇，虫蝕熊掌，大酒罐子，熬膏藥大鍋，剪掉的膏藥廢邊子，紅紅綠綠似古玩而非古玩的盛藥器皿，花柳疥瘡布質圖畫，蒼蠅吮血跡斑斑的牙齒。或者華洋雜陳，拔牙，開刀，注射等器械，奴佛卡因，雷佛奴耳等化學藥品，併列於腐化惡化針灸火罐打服骨針羣中。他們如此不倫不類陳列，爲引起「人的好奇心」，前往圍觀。無論華洋新舊的東西，江湖黑話，一概叫作「戲頭」。

（二）上地　江湖人雖是開店，其主要營業場所，除「挖點」（詳後）外，完全在露天娛樂場所內。所以他們的本店，每日只留一人看守，或者終日關起來。其餘二三人在娛樂場所各霸一方，有的變把戲，有的練武術，完全是義務不要錢，隨時講些似是而非的江湖醫理來。如：

身上作痠作痛，不過風寒二字；但不能一概而論，有內風寒，有外風寒。譬如男子疼的抬不起來胳臂，女子疼的伸不出手來，這叫作外風寒。醫書上說，「烏怕當頭箭，人怕漏肩風」；胳臂疼的叫「肩臉風」。跨骨疼的叫「跨馬風」。兩腿疼的叫「謝甲風」。膝蓋骨兩虎眼疼的叫「鶴膝風」。轉腿肚子疼的叫「湧泉風」。疼的原因是血不合，疼得筋發脹。麻是氣虛，木是血虛，醫書上說·「疼輕麻重木難醫，久而不治落殘疾」。那位帶著這幾種病，儘管說話，活該你好病，我有名醫。

那末什麼是內風呢？就是腰疼，不過名稱也不一樣。男子有風寒腰疼，有岔氣腰疼。女子有血虧腰疼，有產後腰疼。腎虧腰疼是腰發痠，腿發麻，頭暈眼黑，四肢無力。風寒腰疼是早晨起床不疼，晚上疼得睡不了覺，疼重了爹媽亂叫，可是一洗澡，就跟好人一樣。岔氣疼的是疼得直不起腰來，一咳嗽，一呼氣，一吸氣，全都作疼。血虧腰疼是婦女月經不對日子，疼得起不來床，不能吃東西，可是三天就好，兩天就發，醫書上說：

「腰疼的病在下元，皆因風寒入丹田，久而不治成痲木，轉爲癱瘓再治難」。俗說：「火到房上，病到床上」，再治那就晚了。

他們一面說，一面散傳單，一面推銷藥品。或只陳列大批「戲頭」，一聲不響，好似儒醫，專等魚兒上鈎。江湖黑話全都叫「上地」。

（三）圓黏子　江湖僞裝中藥房，門外寫著不取分文，或於「上地」時聲明「傳名不要錢」。他們見人圍觀，就一面說說笑笑，一面表演各病的情形，同時胡亂講些傷風敗俗的醫理來，如：

看見漂亮二道毛（即婦女），從他眼前一過，他就一動心，不由得下部往外流精，這病叫作「見色流精」。還有一種病，白天一看見女的，晚上就夢見，馬馬虎虎出了身子（即精），這叫「夢遺」。要是不作夢也出身子，叫作「滑精」。要是早晨起來小便時，由馬眼裏（即尿道口），流出點白的，叫「尿前帶白」。尿流完了帶點白的，叫作「尿後反滴」。還有跟人講話，只要一提起娘兒們來，他那陽物就起來，可是辦眞事倒不成了，不是不起陽，就是不硬，好容易盼著起了陽，頂多三分鐘就出了……。

他們講得非常符合低級社會心理，表演得更容易使人發笑，好比戲臺上丑角插科打諢，大家笑聲不絕。圍觀的人越聚越多，好像全都被膠黏著一樣，不忍離去，江湖黑話，叫「圓黏子」。

（四）上托　江湖人治病，完全是用把戲手段捉弄病人，用障眼法欺騙圍觀的人，如用一分長小針，隱於指縫中，故意詢問病人是否怕針，病人正在猶疑不肯時，而針早已刺在身上，一經江湖人指明針之所在，不但病人驚喜交集，圍觀的人也不覺哄然大笑。或用針放「大隱靜脈」之血，同時並用火罐，來拔血拔膿（爲豬血與小粉所造）。取眼中翳子，（爲鷄眼或動物薄膜所作）。拔牙（用奴佛卡因，或中藥大毒劑）。取痔瘡管子（爲鷄食管所作），江湖暗話，全都叫「上托」。至於上好托時，江湖人任意引人發笑，自己却不慌不忙，口講指點，大吹大擂，江湖黑話，叫作「玩活戲頭」！

（五）挖點　江湖人在露天娛樂場所賣藥，價目極廉，甚至還不要錢，只擇些富有病人，牽到僞裝中藥房去，百般壓榨逼錢，江湖黑話叫作「挖點」。故江湖人常說：「點兒（即病人）是隻狗，牽向何處，就向何處走」。

（六）其他欺騙方法　正式中藥房各種丸散膏丹均有方單，江湖僞裝中藥房，因爲隨時隨地要冒充中醫或西醫，故無方單。正式中藥房雖售賣膏藥，却不代人打完針，拔完火罐，剪去膏藥周圍邊子，然後貼上。江湖僞裝中藥房，完全與此相反。正式中藥房診治病人却由聘請之中醫師一人執行業務。江湖中藥房，却全體都能動手給病人治療，所以他們有句格言「江湖飯，大家亂」。正式中藥房醫師之執照，與執行診務者爲一人。江湖人僞裝中藥房，却是張冠李戴，冒名頂替。正式中藥房，上自經理下至學徒，最低限度，爲粗通文字，熟悉藥性。江湖僞裝中藥房，全體都是文盲，（老年人雖識字，但也不多），對於藥性，更是門外漢。

（七）偷買賣　有少數狡猾江湖人，遇見自己不能治療的病，且預料此種病能有大利可以收穫者，就施行「偷」的手段，其法，卽先將某病人介紹於醫師或牙醫師，旁觀治療，暗記用藥，向藥房打聽，然後自己治療。他們所得技術並非由拜師，効力三年半所得，乃由「鼠竊狗偷」，故謂之「偷」。故現今江湖人，也有用麻醉藥拔牙，開刀，用抗毒劑洗瘡瘍。最可怪，還有一二人領有甄字醫師證書者。

（八）江湖醫種類　專售膏藥者，名「托汗」。售眼藥者，名「召汗」，售藥水藥油五毒膏者，名「稀流汗」。售藥酒者，名「岔子汗」。拔牙的名「搬老柴」。在露天地上打針治病不取分文，桌上擺些聽診器刀剪科學器械，另外在旅館開一二間房「挖點」者，名「幹大票」。不言不語，道貌岸然，又像儒醫，又像江湖，陳列似古玩而非古玩攤子，拔牙、打針、注射、開刀……十八般兵器樣樣都通，另外在附近開偽裝中藥房，以便「挖點」，或作「祕密病手術室」者，名「滿天星汗」。他們以變把戲招引人者，名「粒子托」。以練武術招引人者，名「擲子托」。以中國針招引病人者，名「飛叉」或「走馬叉」。以注射麻醉劑，拔牙開刀不痛者，名「水叉子」。江湖中人，以「幹大票」，及「滿天星汗」為最難，須三世祖傳，童子腿（自幼學江湖）受過二三十年訓練，非富機警性者，不能勝任。

善後救濟總署，美國醫師 Leo Eloesser 等，曾至南京夫子廟下關一帶，使幹「滿天星汗」江湖人表演種種治病醜態，攝入鏡頭，然後給與數千元，這不但是中西醫恥辱（他們冒充中西醫），也有失國際體面。

現在社會中正討論，中醫反科學，應取締，應嚴加管制，西醫要甄審，或考詢。殊不知除新舊醫外，不折不扣，尚有三分之一眞正江湖，（這不是小問題，希望政府予以密切的注意！南京新醫約三百餘人，中醫雖不知，大約也不過此數，江湖偽裝中藥房，雖有二三十個，但他們冒充中醫或西醫者，不下三百多人），正勾串下級公務員，從事「地下」醫療工作，天天幹那種反科學的行為，而且慘無人道，巧取豪奪（最小江湖，每日收入五六萬，大者數十萬）等勾當。至於鄉村間江湖術士的數目，還要超過中醫！或者他們竟公然冒充西醫呢！

檢討滬市衛生制度

（上接第七面）

結論——本文檢討今日上海市衛生設施制度的缺點，並不是來批評現在的衛生當局。我們要認識衛生局的組織制度，是我們社會對於公共衛生了解程度的反映，衛生局有許多事情因為歷史上的關係，是不能本身有所為力的，也不是一朝一夕可以改革的；是要社會各方面來督促政府加重注意公共衛生，給衛生局建議改革的自由。公共衛生是一種崇高的事業，有信仰才有力量，實際實施起來，不得不向大衆有些讓步，可是讓步的時候，我們還得抱定目標在前面，在政策方面，在制度上，務必求其合理，因為這樣才可以提高社會的認識，走上正當的大道。

× × × ×

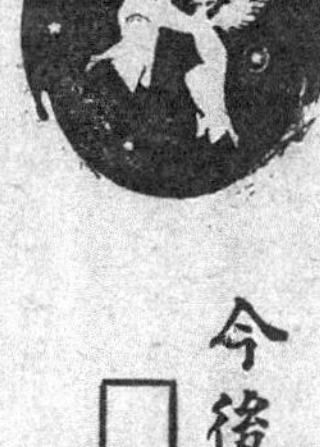

今後護士職業與護士教育之展望

陸寶琪

經過多少年的期間，多少年的努力，以思想結合，有事實的表現，護士職業發展到目前，才能得到社會人士的注意。但是它的活動範圍，除了醫院之外，還是很小。即便有所作爲，亦未盡到護士的能事。談到護士工作，確是很廣大的，決非一般人所指的普通護士工作，亦決非無有特殊技能的人員所能勝任的。這並不怪許多人對我們不認識，確是我們自己的努力還不夠。我們自己的園地，還是要自己來灌溉的。

在以往護士的功能，只在幫助病人脫離苦腦的環境，可說是消極的。以後醫學進步臨床方面又兼顧到病者心理對疾病的影響，足見預防及善後工作比治療更爲重要。是以護士職業的功能，由單方面變成多方面了。

預防的工作，在一般人還未能深切，認識之前很難推行。普通的心理，是水來土掩的。在沒有病時，抓他去打預防針，而使他避免疾病，他們並不認爲這是打針効果。可是已得病的，打一針無關緊要的藥，叫他得到暫時的舒適，便認爲這藥實在是神通廣大。許多受過高等教育的人，亦是如此見解。難怪一般冬烘老先生說：「醫學不發達，病也沒有，科學越發達，病的樣子也越怪。」其實科學醫學發達，許多的病爲它所戰勝，其它的病復爲它所發現。前者爲科學所淘汰，後者則尚待科學的淘汰。人類永遠有所求，生活才有意義。護士之另一部工作，便是幫助大衆如何制止能被淘汰的病症的發生與蔓延。主要在灌輸民衆以衞生常識及日常生活所應注意的條件。這就是各衞生事務所工作應注意之焦點。但各衞生事務所，除城市外鄉村尙未普遍設立，而鄉村人口衆多，病症傳染蔓延很快，故鄉村公共衞生工作之發展，亟待促成。

有的病人不求生而求死。綠其原因，不外環境惡劣，主要的爲精神的刺戟與經濟的壓迫。精神方面爲受虐待或種種悲觀。經濟方面，則多因生活與醫藥費用之無着，及失業之恐懼。護士之任務，在以敏銳之眼光，詳察細情，由醫院請社會部合作，（如無社會部則須護理科自行料理解決。）在其他衞生機關，則與某慈善團體連繫，或單有一職業治療之組織（Occupational Therapy）使病人得安心休養，病後快慰，以收最大之功效。

八年抗戰，淪陷區的護士職業標準又降低了。原因是受敵日摧殘，護士職業教育停止，首腦人多馳往內地，一部護士以待遇低微，改就他業。一般醫院乃以助理員代替護士護理工作。在質的方面自是較差，更何能言到公共衞生與疾病之癒後處理！

和平到來，護士學校相繼設立，惟各校主管人，每謂師資缺乏，教材不敷，加以經費不能固定，致學校進行顯澀滯狀態。但是我們爲能拋棄各自爲政的主觀，不要你爭我奪，團結起來，在我們能力不能辦幾個學校的時候，先辦一個，俟有成績，再求擴充。至於目前護士教育，並非造就大批臨床人才。一般的臨床護理，集中訓練數月的助理員就能應付裕如。但是以助理員來幫助護理工作則可，若取而代之，則未免失當。同作一件事所收的効果不同，此則因學識的背景而有認識的淺深，是誰都不能否認的。爲適應目前急需常規的護理，可以有訓練的助理員補充。

在訓練助理員時，我們應注意「叫他們做事」是不夠的。「告訴他們怎樣做」仍是不夠。最要緊是時時監督他們的工作，有無錯誤之點發生，並須注意做事方法及規程與醫院護理組之一致。主持訓練的人，須面面想到，能發生的錯誤預先告知，以免失去病人與病家之信任。

普通護理工作，既有助理員分担，而護士只注意監督方面，今後的護士教育，除給與普通之臨床知識以爲基礎外，就該注意大衆衛生知識方面了。給護生以實鑿的知識，發展他們的興趣，給以充分時間，使了解護士工作的眞諦。醫院方面不應以利用學生的態度對學生，凡有護士學校的醫院，應以教育為其第一目標。

漫談鏈黴素(STREPTOMYCIN)與結核病

崔毅忱

休息是再工作的準備

鏈黴素簡史　自磺胺類及青黴素問世以後，遂爲醫藥治療放一特異光彩。以上二藥對於革蘭氏陽性菌類(Gram-Positive)所致疾病，殊著功効，對於陰性菌類(Gram-negative)傳染病，收効殊微。醫藥專家即開始計劃欲求一種能剋制革蘭氏陰性菌之藥品，乃有鏈黴素之發現。此種發現並非偶然，乃由於預先計劃爲需要此一種藥品，再按照一定步驟，進行搜索。

一九四四年一月間，由 Waksman 等首次發表由灰鏈絲黴培養基內提出鏈黴素。從此即開始用於試管內試驗，動物試驗而至臨床試用。作者對於此藥發生興趣，乃由於一九四五年見到 Hinshaw 等發表於美國結核病月刊上之一篇『鏈黴素用於實驗結核』，自此對於此類報告，時加注意。今已得到關於治療傳染病及結核病之報告不下十五六篇。最近平津京滬等地，對於此藥治療成績，殊感宣傳過甚。作者願根據文獻將此藥治療結果寫出，以備大家參考之助。

灰鏈絲黴常存於土壤中，其氣味之薰人，有如新耕耡過之田地。提煉此藥之步驟及設備遠較青黴素繁難，出產量亦較少。美國默克公司已設有大規模藥廠製造此藥。就設備一項而言，經費三百五十萬美金，一年前每月產量爲三千公分，每公分約十五至二十元美金，今年每月產量已增至十萬公分，每公分約六至八元美金。最初產量微少時，由美國國家藥物學會供給各指定醫院作爲臨床試驗之用。最近產量增加，方逐漸出售市上。平津售價一公分約四十餘萬法幣，可謂爲極貴族化之藥品。

治療傳染病　鏈黴素爲補助磺胺及青黴素所不能醫治之病。此藥有遏止及殺滅革蘭氏陰性菌之功効，並非若磺胺由化學藥品組成，乃爲屬於青黴素同類之製品，爲一種抗生劑。美國醫學週刊一九四六年九月份內有美國醫療學會等專家五十五人共同發表治療報告一千例。治療之範圍，由專家指定數種傳染病，作爲試驗目標：計包括Tularemia·嗜血桿菌流行性感冒，泌尿生殖器官病，傷寒，沙門氏菌腸炎，革蘭氏陰性菌心臟炎，布氏桿菌傳染，克勒氏桿菌肺炎及結核病。治療結果對於Tularemia·嗜血桿菌流行性感冒，革蘭氏陰性菌腦膜炎等病甚爲有効。對於傷寒，布氏桿菌傳染病及沙門氏桿菌病無効。對於腹膜炎，骨髓炎，細菌性痢疾，革蘭氏陰性菌肺炎及克勒氏桿菌肺炎，功効尚未確定。對於結核病，因病例較少，故最後功効尙難確定，其治療結果，詳情見後。

治療結核病　自一九四四年鏈黴素問世之後，Hinshaw等於同年五六月間即開始用豚鼠試驗，並發表其試驗經過。又於一九四五年發表治療結核病試驗報告，正式臨床報告則於一九四六年九月發表於結核病月刊內，計七十五例，包括各種結核病。見拙著『論結核病的特効藥』一文內（大公報醫學週刊三十六年二月二十日）。Hinshaw復於同年發表治療結核病八百例（包括上例七十五例在內），同時又有Krafchik發表治癒結核性腦膜炎一例．Cook,Blake等發表結核性腦膜炎一例．：Mc Dermott發表治療成績十二例。一九四七年一月Hinshaw又發表治療粟粒型結核病五例。同年三月Sanford發表治療兒童結核病四例。現將上述病例總括起來，自一九四五至一九四七，二年內受過鏈黴素治療者，不過一百二十三人，數量可算微少。最初大家用此藥醫治各類結核病，而現今觀點已轉移到醫治急性或粟粒型結核病上去了。誠然結核病爲一種比較麻煩而且不易醫治之疾病：病之型態不同，部位不同，即使二人具有同樣病型，而治療結果則互異。病期之久暫，患者之抵抗力，環境，先天體質，年齡，性別，均有影響，因而結果自亦不同。再者多數之慢性肺結核病，如能有相當休息，充足滋養，適宜環境，即可不藥而癒。加以使用肺萎縮療法，如人工氣胸術等，更可收到相當功効。至於急性結核病，粟粒型結核與結核性腦膜炎，過去可謂尙無適當療法。對於結核性腦膜炎，根本無法可醫。現在使用鏈黴素療法，不論結果如何，總算是一種比較最適當之藥品了。

今將上面一二三例概述如下：

（一）成年慢性肺結核病共三十二例．計輕症者二例，中等者九例，重症者二十一例，其中二十五例經X光照像證明有進步（百分之七十八），十二例肺中孔洞癒合（百分之三十七），十三例痰內結核菌消滅（百分之四十），雖用接種及培養法，亦無結核菌，五例死亡（百分之十五），此五例在治療過程中，亦皆有相當進步，然結果無効。用鏈黴素治療，有

好了，我們的家安定了，我們應該各守崗位，本着一貫的主張，鞏固我們的戰線，永遠保持到進可攻退可守的狀態。培植有用的人才，發展我們的工作於社會各方面，將「防」「治」之眞義灌輸到全體的羣衆，以求得他們的合作。並利用我們的基本科學，發揚光大之，以促進全國人民健康。

因受藥毒或其他原故，中止注射者，病勢復發，再繼續注射，病復好轉，亦有再繼續注射而無効者。因此多數專家認爲此藥雖能使病勢好轉，然仍須與其他肺萎縮療法併用，庶收全盤功効。再者用鏈黴素治療慢性肺結核病，需每日注射大量藥品——三至四公分——尤需連續注射三至五個月之久，故常易發生反應，迫而停止治療，以致有二種不幸結果發生：1.因受藥毒，停止治療，過相當時期後，如仍須繼續注射，常致無効：2.如用藥不足，在未達到治療功効時，病菌對之常易引起習慣性而致失効。

（二）粟粒型結核及結核性腦膜炎共二十三例：計Hinshaw於一九四六年報告十二例，其中九例爲結核性腦膜炎，二例爲小腦結核，一例爲粟粒型結核病無併發結核性腦膜炎。在治療期間皆有好轉現象，如體溫降低，神智恢復，脊髓液內無結核菌，而結果有六例死亡。據Hinshaw解釋此六例死亡者，並未施用脊髓內注射法，僅用肌肉內注射，或爲其死亡之原因。其餘六例至發表報告時仍繼續生存。其中一例結果未詳。其他五例中，一例爲粟粒型結核，無併發腦膜炎象徵，治療二個月後，臨床及X光攝影皆有明鮮進步；四例爲結核性腦膜炎，治療二三星期後，體溫恢復正常，頭痛消失，腔項及脊椎強直病徵恢復正常，脊髓液內無結核菌，行接種及培養法亦證實無結核菌之存在。患者已能繼續生存至十月之久（結核性腦膜炎，昔日爲不治之症，自發現病象時起，大多僅能生存一至二個月）。所不幸者，此五例內，有一例失明，一例耳聾，一例有小腦失常狀態，此種現象，有人認爲由於藥中含有毒質或雜質所致，有人則認爲由於中樞神經受結核損害破壞所致。最近出品，對於此種因治療而生之不良現象則已減少矣。Krafchik於一九四六年報告結核性腦膜炎一例，患者年齡十五個月，經治療五個月後，一切病徵消失，亦無任何神經反常症狀。Cooke於同年亦報告結核性腦膜炎一例，患者年齡一歲，治療後，臨床病徵完全消失，然仍有神經反常症狀。 Mc Dermott亦曾報告四例，其中三例爲粟粒型結核，每日注射此藥三公分，連續治六十日後，臨床病象好轉，X光顯示肺內粟粒結核消失，然最後結果，至發表報告時尚未確定，又一例爲血原性結核，並有結核滲出性心包炎併發症。未用此藥時，每隔二三日必須抽取滲出液一次，經注射此藥，延至五十日後滲出液並未增加，亦不需抽取矣。Hinshaw於一九四七年又發表粟粒型結核病五例，用此藥注射療法　結果皆死亡，然當治療期間，其中四例臨床病徵減退，X光顯示肺部結核粟粒減少或消失。死後解剖亦證明肺臟，肝臟，及脾臟內粟粒結核多有痊愈趨勢。內中三例似有蔓延成爲結核性腦膜炎象徵者，亦顯停止蔓延狀態。由此可推斷鏈黴素確有制止患者轉變爲粟粒型結核或結核性腦膜炎之功效。茲將上舉二十三例作一大略統計；其中死亡者十一人約爲全數百分之四十八，生存者十一人，約爲百分之四十八。

（三）急性肺結核病！ Mc Dermott於一九四六年發表八例，皆屬於滲出性及有孔洞者。經治療六十日後，滲出性部位縮小或消失，孔洞面積縮小或癒合。其中一例因病之變化而致肋膜穿透，亦並未發生膿胸，然其最後結果則未提及。

（四）兒童結核　Sanford於一九四七年發表四例，患者年齡由七個月至三歲不等，每日注射此藥一公分，（每三小時注射一次，二十四小時共量一公分），連續注射一個月後，體溫減退，體重增加，一般狀況轉佳。X光攝影肺部損害減少或消退。此點證明在短程治療期間（三十天）而能有此成績，實非過去任何療法，所可達到。

（五）其他結核病　呼吸器官結核病七例，包括喉頭，咽喉，氣管，大氣管支等處。治療後，二例結果未詳，五例進步甚速。結核膿胸七例，四例用胸膜內注射法，無効，三例用胸膜內及肌肉注射，祗一例收効，蓋膿胸傳染，爲胸膜上造成結核性肉芽組織，非僅爲膿液內含有結核桿菌而已，故不易收効。結核性瘻管十五例，於治療四至六星期後，瘻管處排膿量減少，其中十二例瘻管癒合，三例治療時見効，停止治療則復發（二例瘻管亦曾癒合）。鏈黴素對於治療此病似具殊効，然於膿液減少或停止時，須繼續治療數星期以防復犯。泌尿器官結核病十五例用此藥治療，可收暫時功効，仍以腎臟摘除術爲根本療法。關節及骨結核五例，結果未詳。結核性腹膜炎三例，治療後，結果尚佳。皮膚結核七例，結果亦佳。此外有七例結核病人，在施用外科手術前後，注射此藥，可預防或制止手術後發生其他併發病症。對於行使胸腔手術時，如注射此藥可補手術之不足，並有預防損害繼續進展之虞。

結論　鏈黴素對於治療革蘭氏陰性菌傳染病具有特効，對於Tularemia-嗜血桿菌流行性感冒，革蘭氏陰性菌腦膜炎亦極有效。

對於肺結核病，治療結果，以新生及輕度損害較比陳舊損害及纖維質損害，收効明顯。若選擇合宜病人，於治療二至六星期間，損害部位即可逐漸消散，然停止治療後，有少數病例復呈活潑狀態，故用量須大（每日三至四公分），期間須長（共量約需三百至四百五十公分，計需三個月至五個月）。如藥量大，日期久，每易發生類似Histamine中毒反應，如頭痛，嘔吐，皮膚紅赤，血壓降低；過敏現象如出疹，發燒；神經系變化如暈眩，耳鳴，耳聾，平衡失調等。如用量不足，則易使病菌對於此藥發生習慣性而失去抗菌能力。因有上述各劣點，故現今使用此藥醫治慢性肺結核病者日少。

普通治療兒童結核，如實行隔離傳染，注意滋養，亦可於數月後逐漸痊癒，然鮮有能於一月內，如用鏈黴素收効之速者，故此藥雖不能確斷其絕對可收痊癒功効，最低限度可迅速制止損害進展並使其消散，以防其轉入急性或粟粒結核。

結核性腦膜炎昔日爲不治之症，患者之生命鮮有能延長至二個月者，自使用鏈黴素療法後，多數結果甚爲滿意，可使患者生命延長數月至一年之久。其間雖有最後結果尚未確定者，然其成績亦自斐然可觀。根據上述各治療經過，此藥似仍有繼續研究之必要，尤待於用量及療法之改善。

總之就最近觀點而言，大衆之趨勢，對於治療結核病，已放棄過去醫治慢性肺結核之目標，而轉移至兒童結核，急性結核，特別爲治療粟粒型結核及結核性腦膜炎之用。

微生物的社會

王嶽

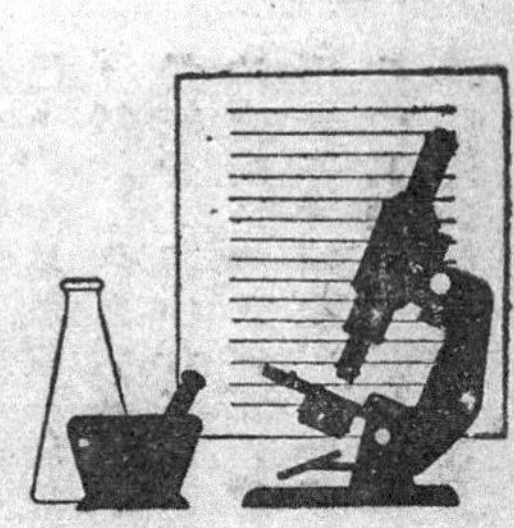

在顯微鏡下的世界中生活着的生物，也是跟人類的社會一樣的，有團體生活的現象。假使科學家有幻變之術，變成了一個微生物，生活在牠們的世界中，或者他可以到其中社會的組織。可惜目前僅能由其生活方式和其在環境中所生的變化，而推測牠們彼此間的關係。

微生物在自然界中，如水、土壤等，所引起的新陳代謝的變化，因爲環境和其他微生物共同生活的關係，往往和純粹培養的不同。因爲純粹培養，不論生在合成培養基，有機複雜的培養基或其他動植物提煉液的培養基中，並沒有和其他微生物接觸，所以無所謂共生或競爭或抗生的現象。混合培養所引起的各種變化，常常是在純粹培養中所未嘗有的。在混合感染的情形下，如若病菌侵入身體的前後，腐敗菌（非病菌）亦同時存在，則在身體中所引起的破壞工作，將因而加強或減輕。

在土壤中，微生物的生存，均保持着平衡狀態，若有某種勢力，擾亂了這原有的平衡則其中微生物在性質和數量上，將有很大的改變。當有機物體進入土壤後，被其中的微生物侵蝕而腐爛，但被腐爛的序程中，微生物種類和數量的改變甚爲顯明。先是微生物的數量，驟然增加，但因爲有機物體性質的不同，將使某數種微生物繁殖的特別多，而抑制了其他微生物，同時腐爛的工作，是由這些特殊的微生物共同負担，等到有機物體變成另外一種物體時，這些特殊的微生物的數量也就漸漸減少，讓給別種的微生物去活動。所以土壤中所引起的各種變化，是其中各種類微生物的共同生活所生的效果。

在自然界中的微生物，生活在同一個環境中，牠們彼此間的關係，不外乎有共生和抗生兩種。在混合培養中，每一個微生物，直接或簡接的受到其他微生物的影響。所謂共生和抗生現象，即要看微生物間彼此的利害關係，若使兩種微生物共同生活在一起，不但不相害，且各得其益，即謂之共生，若其中一種蒙受殘害，則謂之抗生。世界上的一切，在共同生活中，也脫不了這兩個現象的範圍之外。但早先很多人溯原這種關係於食物的競爭，其實食物競爭只能爲其因素之一，其他因素有刺激，抑制，「生育過剩」等。

微生物混合生活在一起，包括了不同種類的細菌黴菌，放射菌及原虫，甚至在某種情形之下有藻類，寄生虫和昆虫等。這些微生物的數量的比例多寡，要看其環境的因素而定，簡言之有以下的幾個因素。（一）微生物生長地的物理性質：如土壤、堆肥、厩肥、河水、湖沼、海洋、下水道。（二）所在地的營養供應，特別是供給微生物熱力和製造新細胞的營養品。這些營養品的性質，供量和有效率，也是十分重要的因素。許多有機或無機物體，無論其在化學成份上爲複雜的或簡單的，若使有的微生物能利用牠，就繁殖的特別興旺，例如，將硫磺放在土壤中，則土壤中就生長着很多硫細菌。纖維物體利於某種微生物的生長，這微生物利用這複雜的炭水化合物為牠熱力的來源、同時在生長所在地，有競爭糧食的現象。凡微生物對該種食料的消化力強，或當消化該食料時，會生成一種有害其他微生物生長的物體，這些微生物當能延續，而其後代必可長興。許多不同種類的微生物都能利用蛋白質，澱粉，糖其為食料，但在某種情形之下，這些食料為某種微生物單獨所佔有，這並不是因為牠們碰巧生存在這環境中，也不但是牠們對這食料有特別的食量，而因為牠們能夠生成酒精，酸或其他物質，抑制了別的微生物的生長。（三）生長所在地的環境物理因素，特別是溫度（影響到嗜熱和嗜冷菌生活的不同），氧的供應（如需氣菌及厭氣菌之別），水份之含量（如細菌，黴菌和放射性菌的不同），酸鹼反應（有對酸敏感和對酸不敏感的細菌）。（四）有的微生物在所在地佔絕對大多數，產生某種物質，能對別的微生物有利，刺激其生長，或為有害的物質毒斃其他微生物。有的佔大多數微生物，強橫侵略，把別人的食料搶奪了，微生物彼此間的平衡，在自然界中，如土壤或水，常易被破壞，只要向其中投入化學或物理物品，和特殊的食料，就會有很多的微生物被殲滅，而還有別的微生物反而繁殖茂盛。（五）某種寄生虫及吞噬性物質也會影響自然界裏微生物的種類和性質。原虫嗜食細菌細胞，而管制細菌在土壤和污水之活動，曾引起許多科學家的辯論。細菌黴菌和線虫類能夠抗殺昆虫，在人類經濟上，是件重要的事。嗜菌性溶毒的存在也會影響到微生物彼此間的關係。

微生物共處已如前面所述，有共生和抗生兩種，而二者的方式又有不同，茲分述之。

微生物共生的關係，在自然界所見到的，有下面數種方式。（一）甲微生物豫備或改製一種食料，易為乙微生物所吸收，以助乙微生物的生長。例如一種特殊細菌將纖維質物體腐爛成為簡單的炭水化合物，為不能腐爛纖維質物體的維生物的食料。食草動物，白蟻蟑螂等的肚子裏，都有這些能夠腐爛纖維質物體的細菌。還有一個例，分解蛋白質的細菌，將蛋白質變成氨酸所發生的氮，供為硝化菌的熱力來源，為黴菌的氮素養料。細菌在自然環境中，却將微量的食物，檢拾利用，養了自己，同時救活了原虫，因為原虫倚靠細菌，得到食物。（二）有的微生物影響了其環境的空氣濃度，使別的微生物得以生存。巴斯德第一個發現這個現象。需氣菌和厭氣菌可在一地相處，因為需氣菌把環境中的空氣用光，使厭氣菌得以生存。（三）當微生物共生時有共棲的關係，就是彼此互得利益。這種現象，在自然界中，是常可見到，而且是非常重要的。如根瘤菌和豆科植物的共棲關係，腐爛纖維物質的細菌和固定氮素的細菌，彼此的關係。（四）微生物產成生長素，幫助與其共處的微生物繁殖。有的微生物能製造維生素，已為不可否認的事實，酵母細胞所分泌的維生素很多，皆為微生物生長的營養料。（五）微生物在生長期間，自己會產成毒素，損害其身，若無其他微生物與之共生將毒素破壞，則不能繼續生存，以上所述的各種共生現象，表面雖覺得很簡單平凡，其實，在自然界中有很多的共生現象，是數種方式同時發生，所以很是複雜。

微生物互相競爭，其方式可分爲以下數種：(一)含有綠素的藻類彼此競爭水中的食料。(二)各種微生物間彼此的競爭。(三)新生正在發育的細胞和苟延殘喘的細胞的競爭。(四)食物的競爭和空間的競爭。(五)過路的細菌和當地的細菌競爭。(六)活動的細菌和靜的細菌的競爭。此外，達爾文所謂的「適者生存」的學說，在微生物的社會，也可應用。有的微生物對病菌的攻擊，抵抗力強，甚至有「免疫」，有的是敏感，抱無抵抗主義。有的會適應環境，和另一植物過共棲生活，以保全自己的生命。

競爭的現象，不但在自然界如水和土壤中找得到，即是在人工合成的培養基中，也時有所見。若有數種微生物混合生長在同一培養基中，過一些時間，必有一部份微生物被抑制，而能在培養基中生長者，則爲「既得利益」者。因爲後者在食物的競爭上，得到優勢，或這生長的環境如氧氣，溫度，反應等，對後者有天和地利之方便。更有甚者，後者生長快速，變成絕對多數，形成寡不敵衆的現象。生長緩慢的微生物，自被淘汰。或後者在培養基中製造毒素，改變反應，吸收氧氣，以殲滅其非類者。

比競爭更近一步，就是抗生。當二種微生物共處一處，甲種可能將乙種殺死。培養基的化學成份和生長的各種條件，均可影響彼此抗殺的工作。抗殺時，被殺者的細胞在死亡的過程中起不同的變化，有的細胞的構造和新陳代謝，都會反常，利害些的，整個細胞消化無踪。在這抗殺作用中，科學家發現了二種現象，一爲自殺，一爲殺異己者，前者係在培養基中，產成毒素，抗殺自己。溶血鏈球生長過的培養基，其中就有毒素，不能再用以培養該菌。後者係在培養基中產成某種化學物質，這些物質能抗殺他種微生物。這種抗殺現象，目前最引起科學界的興趣，也是在醫學界中，有其實際應用的地方。這些物質可由培養基中提煉精製，牠們的化學性質，有的已檢定出來，有的還未詳知。有的物質易爲熱和光所破壞，有的易被其他物質所吸着，或易溶化於某種溶劑中。這些物質的產量，要看培養基中的化學成份及培養的環境，如溫度空氣等而定。牠們的抗殺作用有殺菌性，抑制性，和溶菌性三種。於已經生長過的培養基濾液中，接種另一細菌，牠的生長比平常緩慢得多。是謂之抑制。馬鈴薯桿菌不但能抑制而且殺滅白喉桿菌和類白喉桿菌。是個殺菌性的例。至於短小桿菌，綠膿桿菌等的抗殺作用，就屬於溶菌性了。

除了以上所述的抗殺現象外，尚有其他我們所遇見的抗菌作用。如微生物將環境生活條件，弄成不利於其他一種微生物；或一種微生物將營養料用盡，使另一種微生物不能生存等。某種細菌之能抗殺炭疽菌，巴斯德認爲前者將氧氣用盡，窒死炭疽菌。綠膿桿菌和炭疽菌的抗殺，係因前者將培養基的營養料消耗使後者餓死。抗生現象在微生物的生活中，佔了重要的要素，和牠們的生死，有極大關係，但到底牠們是否「聽天由命」，或是「在惡環境中掙扎」，求得生存，目前尙不敢斷言，但看許多試驗報告，後者的可能性比較大些。

微生物的社會，恐怕比人類還要複雜，惜我們非微生物，不能得知，但看牠們「適者生存」的共生抗生各現象，再參看我們自己社會上的生活，或者我們得到一些比照。

一對可惡的老搭擋（上）

——蒼蠅和蚊子——

每年夏季來臨時，我們的四週，就憑空添了兩位不速之客：蒼蠅和蚊子！這一對一胖一瘦的老搭擋，一個愛在白天裏橫衝直撞，一個愛在晚間哼些自以爲美麗的調子，然後冷不防地咬你一口。我們雖被他們纏擾得坐臥不寧，他們却毫無顧忌，簡直喧賓奪主，把我們的家當做他們自己的，半點客人的規矩都不講！不講也就罷了，却還要每天偷偷地帶來一批批我們最不喜歡的東西，不要也得要，非要不可，這裏面定有絕大的陰謀，你說對不對？

隔壁老張告訴我：這對老搭擋帶來的東西，比原子彈還要利害呢！你想：胖的像轟炸機，一天到晚拿病菌當炸彈扔着玩兒，夠多麼危險！瘦的專愛義務地給人打原虫針，從沒有感到疲乏的時候；她發「神經病」不要緊，我們總算倒盡了霉！

我說：這還了得！可是三十六計之中，出走決非上策；因爲城池內外的每一個角落裏，都還有他們的黨羽，誰也像孫悟空似地，逃不出他們的掌心，於是眉頭一皺，計上心頭，請來了一位軍師，這位軍師有來歷：既非騙財郎中，更不是賣膏藥的大夫，乃是一位神通廣大，專管活殺活捉這一對陰謀者的專家！軍師坐定以後，一開口就嘆氣，說人類是最不爭氣最愚笨的一種動物，不肯聽他老人家半句箴言。「不是我吹牛」，他憤憤地對桌上打一下拳頭：「蒼蠅和蚊子早就該在十年前統統銷聲匿跡的，可惜大家不聽我的勸戒，他們才敢如此明目張膽地作威作福，毫無忌憚地作孽四方」！

他告訴我：蒼蠅手脚肚皮上所載的病菌炸彈，沒有顯微鏡是不用想看得見的，炸彈往往落到我們的食物上或是飲料裏，一不小心吃進肚去：輕則瀉肚子，重則染上了那致命的腸胃傳染病！

「那幾種腸胃傳染病呀？」我問：

軍師不慌不忙，說出來一篇大道理：

× × × ×

「第一：蒼蠅會帶霍亂弧菌給你，讓你得『麻脚瘟』，也有人叫這做『鑽筋火』的，弧菌在你的腸子裏搗亂：不但不讓你吸收水份，反而把身體裏面所有的水份一起給翻出來，弧菌不斷增殖，病狀也就越來越惱火：上吐下瀉，瀉的全是些米湯狀的東西，等到你的身體因爲水分的過度缺乏，變成了一條乾魚的時候，你就會昏迷囈語，手脚發麻，混身冰冷，皮膚乾癟，指螺內陷，顴骨高聳，不出幾個鐘點，就要一命嗚呼，魂歸西方！補救的辦法，是趕緊注射大瓶的不稀不濃正好合度的生理食鹽水，以補給水份的不足，若光吃一點點湯藥，當然毫無效力可言了！

「打霍亂預防針的目的：在介紹並無危害的霍亂弧菌進到身體裏面去

，身體受了刺激，就能產生一種自衞的武器，可是這種武器要到十天以後才能全部準備就緒，也還會一天天地減少，所以打過針的人，仍該小心嚴防陰謀才是。萬靈辟瘟散若果靈驗的話，打針的人又何必費盡唇舌，在烈日下鎮日地直流臭汗？坐到家裏去享點清福，施送點辟瘟散，豈不舒服得多嗎」？

「第二：」軍師慢慢地呷一口茶：「蒼蠅會帶給你痢疾桿菌，你『下痢』的時候，（也有叫做『括疾』的）肚子痛得很利害，肛門內有重壓，大便不再是一根根的，而是一團血漿，夾着些鼻涕般的東西，可見桿菌破壞腸壁程度的厲害！次數頻仍，無法計算，根本就不讓你有出毛房的機會，直累得你筋疲力盡，渾身癱軟，加以毒力攻心遍體火燒，性命卽或僥倖保全，就怕變成一種慢性疾病，動不動就發作一下，忙得你不亦「苦」乎；拖上一兩個年頭，你就吃勿消了！染上這個倒霉症時，可以找大醫院的大夫，按方服藥，定能包好，若化些寃枉錢，去錯投了『國醫』，或是專打補針濫敲竹槓的『留洋博士』，就該你雙重倒霉了」——

軍師又呷了一口茶：「第三，蒼蠅們意猶未足，生怕你逃過了前面的兩道大關，常常帶着那最後的法寶——傷寒桿菌，來把你套進死亡圈裏去，『傷寒』祇是我國的舊名，一切的症狀，都可用該種桿菌在腸內形成的潰瘍和在血中的繁殖來解釋，絕對與「寒」無關，所以醫院裏祇有『腸熱症』，沒有『傷寒』，不幸的病人，熱度日高一日，到第四五天以後，就高懸不退，猶如夏天正午的太陽，似乎永沒有下落的希望。舌苔灰厚，胃口全倒，體力不支，日現瘦弱。胸口和背部在第六天後可能有小玫瑰色點兒的出現，祇是總數不多，約在一二十顆左右，而且今天出幾顆，過幾天再出幾顆，再過幾天呢？又可能出來幾顆，完全看她的高興。重則脈搏輕重相間，且沒有想像中的急速。昏迷囈語，雙手亂抓床褥，好像不勝痛苦的樣子，難怪膽小的人們，猜想到定有鬼魂附體的路上去。可憐的病人，假若不死的話，總要等到第三個禮拜的末尾，才能欣見熱度的慢慢下降。待完全退盡時，已經是一付活骷髏了！所以在得病的過程裏，一定需要多吃鮮肉鮮魚以及各種富有維他命的東西。絕勿忌嘴，祇須忌食生硬的東西以免刺激腸子，加重出血或穿透的危險；也就因了同一理由，必須讓病人休作起床下床的動作！背部和臀部要常常護理擦洗，免生因局部貧血而致的褥瘡。『新醫』和『舊醫』見了這種病，都道束手無策，惟有騙錢的醫賊，才會拿句好的『祕方』來誘惑你。未雨綢繆，還是早點打預防針爲妙，以便讓身體早日培養自衞武力，準備隨時抵抗陰謀家的侵襲！

「所以我說蒼蠅的罪惡滔天，決不能算是侮辱，消滅他的辦法很簡單：不用我來動手，你們照樣可以使他亡國滅種，只要持之以恆，沒有不成功的！你若記不牢，不妨拿這張戰略表去參考參考」。

我雙手捧過來軍師的戰略：

× × × ×

打擊蒼蠅十大戰略：

一、堅壁清野法

大家聯合起來，在蒼蠅猖獗所在及其近郊，灑噴 DDT 溶液，若能用飛機灑佈，自然更妙，蒼蠅一如飛機，總有需要着陸的時候，他的脚一旦黏上了我的藥，雖不當場斃命，等到藥性發作，（最久也不出十八小時），就必集體暴死，『壯烈犧牲』！

二、斬草除根法

蒼蠅下出來的蛆兒，笨得像蝸牛似的，當然逃不出我的眼底，用石灰把他們窒死，或用開水把他們燙死，不都輕而易舉嗎？

三、全面封鎖法

把大批的蓋子蓋到每一個蒼蠅的炸彈庫（糞缸）上，以封鎖病菌的來源，同時也就讓他找不到下蛋生蛆的機會！再用紗罩遮擋掩蔽我們的食物和飲料，他的病菌炸彈，也就沒法接近他理想中的傳染媒介，決不會鑽進我們的嘴裏來了。若能用紗衖門或竹簾，則連蒼蠅本身，都無法飛進家裏，豈不清靜？

四、黑陣迷徑法

蒼蠅兒最怕黑暗，廚房出入處若改用『乙』字形的彎道，再把兩側牆板漆成黑色，我們雖能自由出入，他却嚇得退避三舍，不敢深入，每次都會誤中我們的空城計，可以想見其愚笨之一斑！

五、廿地精神法

你自命得意地把病菌炸彈故意扔到我看不見的地方，滿以為我準會上當，可是我比你還要聰明，根本就不吃生菜涼拌，不喝清涼飲料，不吃冰琪淋，也不吃未去皮的水果，你就莫可奈我何了！

六、火攻為上法

你以為我學了廿地先生，定會餓死嗎？那你就大錯特錯了，因為我仍舊在大吃大嚼呢！祇許你有病菌炸彈，我就不能有消滅牠們的法寶嗎？我的法寶是『火』：祇要把吃喝的東西，以及杯盤碗筷，都用火來煮開，你所散佈的病菌就都要命歸西天，吃進口去，也就不會病了！你的陰謀既未得逞，一切努力，終告徒然，還有什麼臉量來見我！

七、化學戰術法

你說我不見得愛吃煮過的水果，猜是猜對了，却不曉得我另有法寶：我有許多化學藥品，（過錳酸鉀就是其中的一種）祇要灑上那們一星點兒到盛滿清水泡着水果的盆裏去，就可以把果皮上的病菌炸彈全部殺死！再用另一種化學藥品（酒精）擦過的小刀，去削掉果皮，我就能盡情欣賞那水果的鮮味了！大都市的公園裏，也還有經過藥品（例如漂白粉）消毒的冷水，裏面的病菌業已殺光，所以誰都可以喝個痛快，你當然莫可奈何，祇能眼巴巴地在一旁咬牙切齒，不用想我們再染腸胃傳染病！

八、個別擊破法

這是一種最有效的戰術，我們一旦不幸，得了腸胃傳染病後，就該忍耐一點，允許他人把我關起來，我的吐穢和大小便，都需要消毒掩埋，這樣，蒼蠅雖害了我，在我的腸子裏滋生繁殖的病菌，却沒法子再去危害別人！我若病愈，自能恢復自由，我若不幸死亡，也不希望我親愛的父母兄妹，遭遇到同樣的命運，必須我來自己檢點，才能擊破這相互傳染的連環。

九、請君入甕法

用有矮脚開底的玻瓶，底口略高，則四週可有槽狀的形成，以便容納清水或糖水，蒼蠅無孔不入，却沒有遵循原路回家的習慣，所以飛進去的多出不來，飛得疲倦了，一交跌到水裏去，就漸漸被溺死了。

（下期續完）

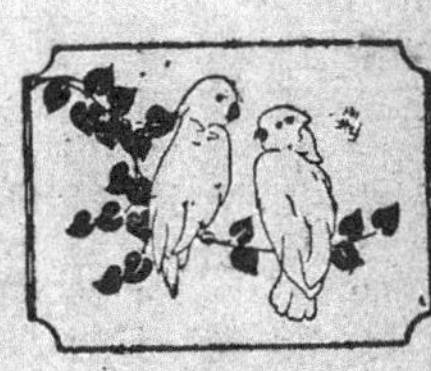

性教育實例

丁瓚

文化人類學家們告訴過我們在人類文明發展的過程中，曾經有過所謂「生殖器崇拜」的時期。那時的人們對於生殖的機能，感到神祕而至於頂禮膜拜。這不僅在若干原始民族，乃至在我們邊疆少數民族的社會裏可以看到這種風俗制度的存在，甚至據有些學者們的考據，從現在流行於所謂文明的社會裏的團體標幟乃至建築形式裏都可以看到這種思想存在的痕跡。這在我們現在看來把似乎覺得是一種笑料而已。其實我們現在要是仔細的來看看現代的文明，就會覺到我們並沒有比我們的祖先進步了多少。我們雖不至於對於生殖器官來頂禮膜拜，但是對於這方面的感到神祕和無知，至多不過是「五十步笑百步」而已。甚至在我們傳遞文明遺產的教育中，儘管在昇天潛海的想讓青年們去探究宇宙的奧祕，但是對於這與日常生活有密切關係的生殖機能，依然讓他們在暗中摸索而感到惶惑，就是這種神祕與惶惑的心情不知誘發了多少青年們情緒的攪擾，從而噬嚙了青年們的心理健康。

我接到過下面一封心理衛生諮詢的函件，我想這不僅可以很確切的來說明青年期性教育的重要性，更可以見到現代教育設施是如何的忽略了對於青年心理衛生方面的指導。如其說教育是在「謀兒童與青年的健全發展」，那末，很顯然的，忽略了性教育設施的所謂教育，是無法希望兒童和青年得着正常而健全的發展的。這裏是一位大學青年的來信：

「我是一個廿一歲的男性青年，現在大學裏讀書、由於生殖器發育不良造成了一個可怕的無夢自遺的滑精現象。比如在考場上遇到難題無法解答時，或是在『着慌』『着急』和『恐懼』時，這種現象便發生了。

我生性就沉默寡言，對於這個難言之痛的隱疾，自然是不會告訴任何人的。——甚至在父母之前沒有提過。就這樣年復一年，日復一日的遷延到如今 全身顯得那末酸痛，精神也愈顯得那末萎靡了。先生！難道這病就眞的不能救藥了嗎！我的一生就這樣虛擲了嗎！就在這欲哭無淚而吞聲飲泣的時候，我更茫然了。突然的，『死』的觀念衝上心頭。我不願再爲這難言之隱在人間受着磨折了。但是想到父母們對我期望之殷，想到我怎能就這樣毫無生息的離開人間，我又厭下去死的念頭，我得向這吃人惡魔的隱疾來奮鬥。先生！你是我指路的明燈，你是我航海的南針。請你伸出你救援的手，救一救我這可憐的孩子，別讓他就此沉淪下去喲！

遠在八九歲的孩提時代，由於孩子們一般的好奇心的驅使，我對於自己的生殖器發生了興趣。由愛惜而撫摸，由撫摸而大胆的玩弄。先生！饒恕我十多年前的一樁罪行吧！在一個人靜的午後，我發狂般的用細細縛牢了幼小的生殖器，更發狂般的把他當作馬騎，從後院跑到前院，又從前院跑到後院，這僅僅這一次的戲弄，又誰想到今日的苦難重重。就從那時起我的生殖器似乎從未發育過。祇那末二寸多長，總是軟綿綿的——勃起時除外。加上現在的滑精，我的精囊枯竭了。頭腦健忘了，精神萎靡了。正如先生在一篇文章裏說過，我現在有着嚴重的自卑感。這不可告人的缺陷使我『不如人』，我怎能在人們的面前不低頭呢」！

看完這封信對於一個青年在為憂懼苦惱所煎迫的情形，誰都會感動吧！但是我們又得問問「誰令為之，孰令致之」的呢！兒童對於性的好奇，對於生殖器的玩弄，並不是不普通的事。甚至發展得接近人類的猿類，也有同樣的行為。如其父母們能面對現實的坦白的來認識這個事實，很早的給兒童們正確的性知識，平心靜氣的讓兒童們知道生殖機能的科學事實，那末，兒童們對於性的好奇便不會因壓抑而更想偷偷摸摸的去了解，更不至於背着人去「發狂的戲弄」。壓抑，絕不會使人們的一種觀念或是一種情緒就不存在，相反的，祇有使那種觀念或情緒更深刻化罷了。罪惡感就是在這種壓抑之下被激起的。照一般生理學的常識來看，這位青年在童年期對於生殖器的一度「戲弄」，也決不至於影響到他青年期生殖器的發育，就照他來信所述的情形，也看不出那就是他現在「發育不良」的證據。即使說是真的「發育不良」吧，為什麼不去找個正式的醫院來檢查確定，而認為是「難言之隱」呢！要不是父母們，以及整個的社會，養成了他根深蒂固的認為性是褻瀆的是罪惡的那些心理態度，他又何至於有現在的這種徬徨憂懼呢！兒童時期父母們已經鑄成大錯了，到了青年期，甚至已經在高等教育的階段中了，儘管他知道了原子核的祕密，或是經濟不景氣的原因，可是他依然沒有能了解兩性的科學事實，他錯誤的對於兩性機能的心理態度並沒有在現在學校教育中得着糾正。不管他現在的滑精現象是不是已經由於機體方面的病理而成，情緒不安的因子，顯然在他現在的病態中還是有着決定的影響的，在「着急」，「發慌」和「恐懼」時便更容易發生滑精現象，不是很明顯的例證嗎！而所謂情緒不安，我們要是覆按他的來函，就很容易看出那還是根源於對於兩性機能的誤解的。我們並不是汎性論者，但是性問題對於人們心理的影響，却是一個科學的事實，特別是可以在心理病態個案中找到證明的科學事實。在這裏我要向父母們呼籲，要向教育者們呼籲，請注意兒童和青年們性教育的實施。

致讀者

「醫潮」一定有很多的缺點，請讀者們隨時寫信告訴本社，我們願意力予改正。本期的封面改用較好的紙張，就是幾位讀者建議的結果。

我們極希望「醫潮」能普及到中國的各地，深入農村。請讀者，廣為介紹，特別是鄉縣的戚友們。

丙寅醫學社啓

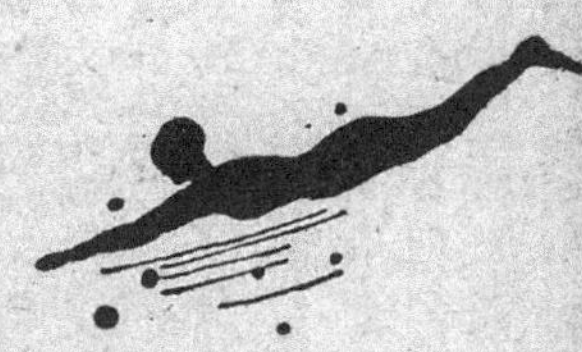

「手淫」「遺精」與「早洩」

猷先

一、前言

三十六年初夏的一個晚上，有五位朋友，不期而遇的聚集在一起。五個人中倒有三位是醫師，兩位醫學心理學家。先是南天北地的亂談，由物價說到蕭伯納，由種痘說到醫藥問答、最後集中在青年的苦悶——對於「性能」的焦慮——一個問題。這儼然是一個座談會，五人爭着發表意見。這些意見，大致是相同的，互爲補充。鑒於無數的青年受着心理病態的磨折；焦慮和恐懼嚙嚙着他們的心靈；祕藥廣告在利用着這般青年的弱點，向他們加緊的襲擊；庸醫們更多是根據二三十年以前的舊見解和老迷信，對青年們加以恐嚇，於無意中反而加重了他們的焦慮與恐懼；所以五人一致的決議，推定筆者主稿，彙集大家的意見，草成這篇通俗的文字，送請各地報刊發表。我們在這裏明白的表示：「歡迎轉載」。

我們選擇了一九四四年英國出版的「男子性能失常」(Sexual Disorders in the Male by K. Walker & E. B. Strauss)，做爲主要的參考資料。這本書的兩位著者，前者是一位生殖泌尿科專家，後者是一位醫學心理學家。內容對於病因，診斷和治療，都有詳盡的敍述，非常實用。我們願意鄭重的將這本書介紹與我國的醫界同道，實在任何科的醫師都應當讀一讀這本小書。

還有一點要在此地特別提出的，就是衛生當局對於這個問題應當負起責任，至少不應該容賣春藥的奸商繼續存在，戕害青年。應即勒令改業。同時，政治的力量是有限的，新聞界需要自動的拒絕騙人的廣告。新聞界是社會文化的先鋒，是領導者。應當負起這種使命。

二、「精」與「血」

人身上的東西，大約沒有比「精」與「血」，更被珍視的了。基於多年的迷信和傳說，人類對於「精」與「血」的關係有着牢不可破的誤解，引起了多少人的焦慮和不安。這不但在我們這古老的中華民族是如此，就是號稱科學先進的歐美各國也是一樣。

說「精」是「血」變成的，中外都有相同的傳說，尤其將精液視爲是性命的根源。實在說，血液在人的身體內，負有運輸的職務；各個細胞所需要的建築材料，生活養份，都靠着血運循環的供應。就是所排泄的廢物，也靠血液運走。精液的生成，自然也是全靠血液的供應，所以若說「精」是血變的，却也大致不差，不過總有點語病。而且一般的人所說的「變」，究與生理學家所能理解的「變」，相差得太遠。至於精液本身，除了因爲裏邊有精子，乃是男女兩性合作造娃娃的必需品而外，對於個人的健康和生存，沒有什麽大關係。

精液內有精子，亦稱精蟲，這是大家都曉得的。精子是精液內主要的固體成份，是人類生殖的原始因素的一半，另一半是女性的卵。精子不是血變的，乃是睪丸，普通人稱爲外腎，或卵子，內的許多精小管所生的。男子從青春期開始繁殖精子。已成熟的就積存在副睪丸的精小管內。副睪丸是伏在睪丸上一個長形的蟲樣體，頭大尾小。他是接受由睪丸來的許多精小管，合爲一個精小管。這個小管很長，折疊在一起，就成了副睪丸。所以副睪丸通體是一條精小管所堆成的，一頭與睪丸的許多精小管相連，另一頭與輸精管相連。輸精管是一條厚壁的長管，連同與睪丸有關的血管和神經，就形成了一個繩狀物，稱爲精索，分左右經過腹股溝管，進入腹腔，在膀胱的下面與精囊的管口相合形成一個短短的直管，稱爲射精管，穿過攝護腺，通入尿道。所以男子的尿道具有兩種功用，一是排尿，一是射精。

精液的液體部份，是由幾個不同的地方來的。先是尿道球腺的黏滑分泌，繼之是攝護腺的分泌物。攝護腺的位置，是緊靠着膀胱口，包圍着尿道的首段，所謂攝護腺段。攝護腺生在這們隱密的一個地方，所以除非是研究生物學和生理學的，普通人很少有機會看到他，或聽到他。攝護腺的分泌物是組成精液最多的一部份。他是精液的賦形藥，增加精液的體積，使精子混懸在裏邊，如魚之得水，得以游泳自如。攝護腺的分泌液，沒有什麽神秘處。他含有酵素，燐酸酶，蛋白初解物，和分子量很小的蛋白質。這以外也有些枸櫞酸鹽，精素，和脂質，腦燐脂和臘脂素。除了給與精子以活動的範圍，並刺激精子的活動力量以外，似乎沒有別的作用。以往曾人有想攝護腺或有內分泌的功能，直到現在，還未能證實。精液的組成，除了上述的以外，最後還有精囊的分泌。這後者比較稠而厚，在射精的過程中最後射出。在鼠類和一些乳哺動物中，精囊分泌液於遇陰道中一種酵酶時，立即凝結，堵塞陰道，不使精子逸出。人類的精囊分泌液，也能起凝結作用，不過不久就被另一種酵酶化解了。

三、滿則溢

精子的繁殖在人類是連續的，雖然稍微的受到性能的影響。積存在副睪丸精小管內的精子，可以生存到幾個月，但一經射出，活躍一時，不久就死亡了。攝護腺及精囊等的分泌也是連續的在滋生。所以性能成熟期的青年，時常會有滿則溢的現象。在健康的青年人，遺精是常有的事，不是病態，更不是腎虧！

這種生理的排泄精液常是伴有性夢。也可能沒有，祇是在睡醒之後，纔發覺曾有遺精。次數因人因時而異。一週二三次，以後或竟寂然，一月後又再次發生。這每與「內在」或「外來」的刺激有關。日間的遐想，或生殖器受到了刺激，都是可能的原因。

四、「疑心」病

怎樣是生理的？怎樣是病理的？

那是很不容易劃分的。一位健康的未婚者，可能數月獨居，並無異狀，而突然間有二三次的遺精。另外一人或連續幾年有每月六七次的遺精。二者都與健康毫無妨礙。所以若要究問是否病態，應視其對於患者有無影響來決定。有些犯遺精的人，在次日感覺疲憊無力，有時頭痛腰痠，或是精神頹敗。視物不清，眼後覺痛，也是常有的現象。這些以外，奇奇怪怪的症狀，還多得很，可以說是罄竹難盡。但是總而言之，差不多全是患者自己的暗示，都是由「疑心生暗鬼」而來的。因為人類幾千年來的傳統迷信，深入了人心，把精液看做「命根兒」！所以這些人常是伴發「精神委頓」，「抑鬱焦慮」。他們特別的焦慮自己有不能「人道」的缺陷。也有一些患者，根本是患者心理變態的，那常是併發着性能的失常，因着性能的失常，在內心裏加重了他們的焦慮。於是變因為果，形成了一個惡性的循環，以致症狀日益加甚。

五、戒焦慮

在有經驗的醫師手裏，一段懇切的談話，除去患者心中的恐懼，就可以使他霍然痊瘉，用不着長期注射「賜保命」，也用不着燒灼尿道嵴。最要緊的是要讓他明白而切實的相信，健康的人遺精是生理的現象，絕不是什麼「腎虧」，更不足以表示性能是否衰弱。

大便以後發現尿道有黏液的，那裏邊不一定有精子，多半是攝護腺的分泌液因着大小便時壓擠而出。有時是因為攝護腺的分泌過多，特別是在攝護腺炎之後，或是因為攝護腺的肌纖維鬆弛。若是在日間其他的時候，也時常的遺精，那若非是射精的神經中樞感受到了過份的刺激，則必是射精管的括約肌失去了緊張力。這需要請泌尿科醫師診查治療。

六、重檢查

有遺精的習慣而感覺苦悶的人，應當就醫請他詳細檢查全體。投函求方，是沒有用處的　將你有關於「性」的前後歷史，手淫的習慣和方式，以及以往曾否染患淋病的經過，都合盤托出，坦白的報告他。相信他，他會代你保守祕密，也會解除你的苦悶。不要怕麻煩。全身的檢查之外，醫師還要化驗你的尿，用尿道鏡檢視你的尿道。最要緊的一項，那是一位科學醫師所不會忽略的。他用手指伸入你的肛門，檢查攝護腺和精囊的情形。很多的病人拒絕這項檢查，認為是一種汚辱。實則這是惟一的一條路，不然就只祇好用破腹手術來檢查了。

假如你有慢性攝護腺炎或精囊炎的現象，適當的治療，差不多可以說一定能使過份的遺精減少。不過這只是萬一的原因，在多數的患者，查不出異常的現象。攝護腺或僅略顯腫大，並較為敏感，但是排液內無膿，尿亦正常。用尿道鏡檢查，也常是不能發現異常的現象，完全正常。偶有人尿道後段，有點點充血，和尿道嵴稍微的腫脹。這種現象完全與手淫過度，和早洩的患者所常有的情形一樣。

七、三位一體

這三種——手淫過度，遺精，和早洩——現象，是互相關聯的　不但尿道鏡的檢查結果，可以發現同樣的變化，而這三個情形常是發生於同一個患者，這是他的性機能蒙受了過度的刺激，以致衰竭。曾有遺精毛病的人，後來常是繼之以早洩、手淫的則不容易同時有遺精，因爲他不予精囊和攝護腺以積存分泌液的時間。

早洩的患者，幾乎個個都有過手淫或遺精的歷史。這種事實引起了很多人誤解，包括醫師在內。對於目前各報紙雜誌上醫藥顧問一類的玩藝兒，稍微留過意的，就可以知道很多的人認爲陽痿早洩，乃是手淫和遺精的後果。這是不對的。過度的手淫，時常的遺精，和早洩是從同一個心身變態所發出的不同的表現。在未婚的時期，是手淫或遺精，在結婚以後則爲早洩、時期不同，原因則一。

在大多數遺精習慣的人，體格檢查，往往不能查出原因。主要的病根是在他的大腦中樞、這般人都是精神很緊張，富於情感，而有心理變態的。他們認定了自己是在患着一種嚴重的病，有着過度的焦慮和刺激。二者都可能是致病的基本原因，而這裏所說的「刺激」，並不一定是屬於性慾一方面的。例如在戰爭的期間，兵士們過着長期極度緊張的生活，常是有過度的遺精。與性慾毫無關係的重大刺激，常可以引起射精的反應。這是很多人經驗過的。

八、愼治療

治療是專科醫師們的責任，不過我們應當給患者必要的常識，以助醫師們易於成功。成功的關鍵在瞭解患者「心」「身」生活的詳情。心理分析治療，有時是必需的，或竟是惟一可以希望有效的治療法。醫師第一步應當告訴患者：「遺精有益無損」。「惟以其過度纔需要予以治療」。囑告他「不要使這無關健康的小事，佔據了整個腦海」。要付以任何代價，使思想拋掉生殖器，因爲神思的專注，正是造成手淫，或遺精的因素。除了騎馬，划船和騎車以分，任何戶外運動都與患者有益。手淫和遺精的習慣，易使患者性格內傾。內傾的性格益使手淫和遺精的習慣加重。這又是一個惡性的循環 所以必需鼓勵患者努力改正，參加各種羣的活動，培植對於「愛好」（Hobby）的興趣，將心思用在自身以外的事物上去。這是最重要的基本自療法。

生活起居務依規律，飲食按時而有節。大便須通暢。夜間有尿，即刻起來小解 若是遺精是有一定時間的，應當在那個時間以前起來小解。可以用鬧鐘，否則就是在臨睡以前下決心要在那時醒，也是可以辦得到的。睡的時候，不要讓生殖器受壓，所以要避免用太軟的床，或雞毛褥子一類的鋪墊。睡衣需要寬大。有的人怕冷，有的人怕熱；無論如何，不要蓋得太多太重。也有人只是在仰睡的時候纔會遺精，那就縛一條手巾在腰裏，在背後打一個硬結。包皮太長或過緊的，需要割除。

極少數的患者，在尿道的後段或攝護腺，發現有病，醫師自應加以治療。可能的病變有後尿道炎和攝護腺炎。也有時僅是充血和尿道嵴腫脹。有炎症時，醫師除了利用口服或注射的藥劑治療以外，也不會忽略了局部的治療。他要冲洗尿道，按摩攝護腺，並且偶然的要用鋼導管通一通。設備許可時，也可能利用透熱療法。若是沒有發炎的現象，僅僅有點充血和尿道嵴腫脹，對於這些極少數的患者是否需要硝酸銀溶液冲洗或燒灼，那得由主治醫師個別的來決定。不過有一點是需要說明的，就是在必須用這種局部治療的時候，患者不可希望在短期內得到效果，大約需要治療六個月。

大多數的患者是需要心理治療，他們各有不同的因素，不能一概而論。在「男子性能失常」一書內，就記載着如下的一例。一個四十五歲的鰥夫，患遺精已有卅多年，百藥無效。他的主訴是生殖器感覺不適，失眠，時時有要射精的感覺。他痛苦萬分，寧願犧牲一切以求痊癒。最後他要求醫師澈底解決，就是將攝護腺和精囊割除也可以。醫師則以爲犯不上施行這們大的手術，但終於同意以透熱器的電極燒灼尿道嵴。手術之後，大約是因爲射精管變窄了，遺精居然完全停止。但是患者的症狀，不但沒有減少，反而加重了。以往能出精，現在倒感覺那是一種恩惠。現在連這一點安慰也被剝奪了，所以他萬分的痛恨那位醫師——遺精的代罪羔羊。這就是說在心理方面沒有得到治療以前，局部的治療是沒有用處的。

藥物和物理學療法，都是屬於輔佐的地位。藥物中用得最多的是鎮靜劑，特別是溴化物和盧米那（Luminal）。各個醫師各有他自己所喜歡用的鎮靜劑或別的藥物，種類愈多，就愈足以證明沒有一樣是特效的。熱水坐浴，熱沙袋敷會陰，也有人主張用冷敷，或是冷水洗下部。多種的電療法。也曾經大量的試用過。治法愈多，也就證明沒有一樣是標準的特效療法。對於這些物理學療法都不妨一試，但醫師與患者，都不可忽略，這是敷佐的。病根是在大腦的神經中樞，心理上有了創傷。在心理的變態沒有糾正以前，遺精是一種安慰，若真的停止了，患者可能感覺到更大的痛苦。

米荒肉貴話營養

覃健君

物價越往上爬，生活水準就越往下墜，以前見面：「天氣好，哈……哈……哈」的朋友現在似乎都改了口，大叫：「不得了！」「活不下去了！」和平幸福之夢已然粉粹，「水漲船高」的信念也開始發生了動搖。倒是店員們常說的：「不買，還要漲」！成了「漲價學」的原理，使人念念不忘，然而買不起的人們只有看着它漲，「菜色」面孔的人一天比一天增多，可怕的肺癆病也在日益猖獗了。誰說今天的生活不是空前的艱苦！

搶米風潮不能算是偶發事件，首先發生於江南「魚米之鄉」，尤其令人膽寒。未聞猪玀大發瘟，何以豬肉先缺後貴？不少的人主張嚴辦「米蛀蟲」及「不殺豬，先殺人」然而人微言輕，你的主張會像一片落葉一樣的闃無聲息。

有人說：「能吃苦不是長處，人應該是享受的。」我們讚美這種進步的人生哲理，可惜它不適用於我們這依賴「多難」以「興邦」的國度及靠「吃得苦中苦，才爲人上人」的人民。想來還是保存那經過長期訓練適應生活的本領吧！因此棉袍可以去棉花改夾袍，夾袍去裏成長袴。只要潔淨仍不失爲温文儒雅。買不起蚊帳用不起D.D.T.可以蒙頭而睡，安步何妨當車……至於唇膏胭脂，香水液體絲襪……那些裝璜門面的東西，飢不能食，渴不能飲，漲就讓它漲吧！

「富人一席酒，窮人半年糧」在社會經濟制度尚未臻合理之前，只有變本加厲的。實際上有錢的人雖然吃得好但是沒有營養常識，也一樣要發生營養缺乏毛病的。當然絕大多數的人營養愈感不足，却愈要講營養，這是對「吃」的適應，尤其是升斗小民再不打點窮算盤那才眞活不下去啊！

食物營養的功能，不外供給人體之熱及能，與組織之需求，維持基本及工作之新陳代謝，扶助發育及生殖，以及調節生理作用等，足見營養是健康的要素。米含有大量的炭水化物，爲食米區人民熱能之主要來源。蛋白質含量甚少，雖然把每天的食米加起來，蛋白質的獲得。仍然遠不夠身體的需要。歐美人民僅有百分之十二的蛋白質由米中來，其餘大部份取自動物蛋白質。我國的人民特別是農民，蛋白質幾全由米麵中獲得。這說明欲改進國民營養，足量的供給蛋白質的需要是一個首先值得重視的問題。米的糠粃中含有乙種維生素，它的功能是促進生長生殖刺激食慾，如果缺乏了就要患脚氣病及多發性神經炎，發育障礙體重減經等病狀。經過過份搗磨及過份淘洗的白米，乙種維生素多已損失，江南人民平時喜食白米因此發生乙種維生素缺乏之病的很多。這在今天米荒肉貴的時候，大家買不起白米吃糙米反而不易患維生素的缺乏了。如果連糙米都難得擠到手時，則不妨吃雜糧。雜糧中如小麥，玉蜀黍，高粱等，除富含炭水化物外，脂肪、蛋白質及乙種維生素之含量均多，於米可以磨粉為餅，亦可製米為飯，對於平常少吃它的人尤覺香甜可口。無疑的，雜糧價要較白米為便宜。在大量出產甘薯的地方，應多食甘薯，因其中含甲乙丙三種維生素都很丰富。總之，懂得營養的人，在太平年間尚且兼吃雜糧，何況「米珠」的今天，更值得提倡多吃雜糧了。

肉類食物應該是指豬，牛，羊，鷄，鴨，魚，貝，介，等而言，因為江南一帶人民吃豬肉比較普遍，所以一提到肉，大家會連想到是豬肉，而豬肉似乎是有意的提高身價，不少的人已然是「三月不知肉味」了。抗戰期間在後方的人，多麼渴望着勝利後回到江南來喫點豐富的便宜的魚，然而渴望終於還是渴望，魚的身價已不是隨隨便便的人喫得起的了。鷄鴨和介貝更是漲得嚇人，因此我們不得不找價廉而可以代替肉類的東西。通常肉類所含的營養素隨各種動物不同，亦隨動物身體部份而不同。攏統的講，從肉類中獲得的營養素主要的是蛋白質，脂肪，各種維生素及礦物質。這些東西都可以用植物性食品代，豆類如黃豆，黑豆，青豆，蠶豆豌豆等為植物性蛋白中之優美者。黃豆及其製品，如豆漿，豆腐，豆豉等，尤佳。豆漿是幾千年以前中國老祖宗的偉大發明，美國人尊之曰「素乳」，慚愧！我們沒有好好地利用它。論營養，與動物的乳汁比較無分軒輊，與人奶比較，祇是蛋白質和脂肪含量少一半，鈣質相等但是鐵質要加倍，僅僅炭水化物欠缺一些，加點糖也就可以補充了。今天大家喫不起牛乳鷄蛋，豆漿實在是唯一無二的代替品。尤其是正在發育期的兒童，政府既不能免費供給兒童的牛乳，做父母的人應該多給點「素乳」他們渴！豆漿的製法最簡單，最要注意的是份量，通常有一個標準是水量為豆之八倍（即一斤豆，八斤水）如係兒童飲用，則再在每千西西豆漿中加入乳酸鈣三公分，食鹽一二公分，澱粉二十公分，糖六十公分。以補充鈣糖之不足：市售的豆漿，多半太淡，如係家庭或學校團體及兒童保育機關，可依法自製，化錢不多，功益殊大。說到此不得不厚望於賣豆漿的商人最好能按照上述的分量製成，千萬別在製成的豆漿中摻水！

動物油中如奶油魚油等自然比植物油好但價值太昂，故宜以植物油代之，如麻油菜油花生油，豆油，茶油等營養豐富，價亦較豬油為廉，此外能再多喫新鮮的綠色蔬菜如葫蘿蔔波菜，番茄，白菜等從這些菜裏面獲取各種生素及礦物質，大致可以不患營養的缺乏了。

談談醫學界的危機

——答「一羣有經驗及初畢業的醫師」——

丁瓚

在「醫潮」第一卷第一期的編後語中，編者爲了一位護士「給醫師們的一封公開信」而感慨到醫學界的危機，於是說出了「醫師們則是一塌糊塗」的話。這句話激起了匿名的「一羣有經驗及初畢業之醫師」們的反感。編者要我講幾句話。因爲我自己並不是醫師，而十多年來却一直從事醫事科學的研究與教學工作，也一直沒有離開過醫學教育，醫院或衞生工作的機關。如其說「不識廬山眞面目，却緣此身在山中」這句話是有着若干的眞理，那末，我以一個並非醫師而又與醫學界有着密切聯繫的地位來討論醫學界的問題時，也許能比較客觀點。

首先，我們得坦白的承認現在我國的醫學界是確實存在着嚴重的危機的。這個危機的責任自然不能說是完全應該由醫學界來負。很明顯的，在一個「一塌糊塗」的社會裏，醫學界也很難「獨善其身」的走上合理的道路。不過，一個社會在「蛻變」的過程中時，如其社會上的每一個成員都把自己職業圈裏的黑暗，完全推諉到社會環境而沒有絲毫的警惕與自覺，試問又待誰來「挽狂瀾於旣倒」，又待誰來縮短這「蛻變」的過程呢？所以今日醫學界的危機，一部分醫師的「一塌糊塗」是難辭其咎的。如其依然「諱疾忌醫」的「糊塗」下去，拒絕檢討自己的缺點，那末，那眞就難以救藥了。所以現在我們所需要的是淸晰的自覺和勇敢的改革。

今日中國醫學界的危機說起來自然也是千頭萬緒。但總括說起來仍不外職業道德的式微和技術水準的低落。而這兩點病根却又不能不歸咎於今日醫學教育的破產。不要爲近年來醫學院數量的增加而迷惑了我們的認識。平心靜氣的來看看現在的醫學院的本質，能有幾個不是「一塌糊塗」的。設備圖書的簡陋因而影響到技術訓練的水準，固然是今日中國大學教育共同的厄運。但是對於倫理的職業道德的忽略却又不能不說是今日醫學教育者的失職。我看到過醫學院的主持人拿流氓政客的手段來玩弄學生，拿「餓飯」來危脅學生，他們完全忽視了他們的對象是在受着莊嚴的專業訓練的醫學生。試問這樣磨折了學生的自尊心，助長了學生的仇恨心，又怎能希望他們將來在門診在病房能平心靜氣的體貼病人呢！「等而下之」的是領導着同事去偷偷摸摸的私人開業。上自醫師下至檢驗技工，都弄成對病人「擇肥而噬」的醜惡風氣，把教學醫院看作是自己在家開診或取悅權貴的「尾閭」。稍有權利則趨之惟恐或後，談到責任則避之惟恐不及。終日營營的「手揮五絃，目送飛鴻」，沒有一點心思能用在醫學訓練課程內容的革新和學生生活實況的改善上。試問就這樣一年一批的製造出醫師來，又怎能希望他們尊重職業道德呢！和藥商勾結以套取佣金，請名人介紹來作自我宣傳，視公醫機關如牢獄，以掛牌爲發財捷徑等等現象的發生，也就不是什麽意外的事了。中國的科學醫學本來起自外爍的影響，當初原祇是外國傳教士的一種工具而已。惟其因爲有一點宗教信仰的關係，所以還能有一點倫理觀念的維繫。醫學教育權轉移到國人手中，却沒有能注意到醫事職業中最重要的職業道德的訓練，以致造成今日醫學倫理掃地的惡果，這又那裏是我們現在來「拒過飾非」所能濟事的呢！青年醫師是中國醫學界前途的曙光，也是今日中國醫學界危機的唯一的挽救者。想起你們自己在醫學院受訓練的經過，我們知道你們很少不是牢騷滿腹的。這是一部分醫學教育者所造下的罪孽，現在所需要的是正視現實，提高自覺，認淸醫事職業是增進人民福利的科學事業，來堅定倫理上的操持，這才能抵抗今日中國社會上一切「世紀末」的風氣的誘惑。

編後語

本期鄉村衛生之管見的作者李入林醫師是一位眼科專家，而多年從事於鄉村衛生的工作。南京附近鄉村的老百姓，沒有一位不曉得治眼病的李大夫。鼓樓醫院以一個教會私立的醫院能重視鄉村衛生，雖是得力於李主任的提倡和苦幹的精神，醫院當局肯於扶助，實在值得欽佩。

揭開江湖醫藥騙術的祕幕，値得細讀，希望讀者不要輕輕的放過。這是中國的一件大問題，衛生當局應研究澈底有效的辦法，予以撲滅。作者孫愚公先生不知何許人，編者尚未識荊。從文稿的筆跡來推測，似乎是一位六十以上的老先生。希望孫先生繼續將這類寶貴的材料供給本刊，公諸讀者。

鏈黴素出世未久，許多結核病人在追求她。許多奸醫在利用她騙錢。一公分的市價是四十萬元。許多醫師不問有效無效，祇給病人注射一針兩針。這完全是荒廢，完全是虛糜。崔穀忱醫師根據最新的科學文獻下了一個結論，祇有新的輕的結核病用鏈黴素治療，纔有效，而且一日量就需要三至四公分，需要連續三個月至五個月，共需三百至四百五十公分。這還是最低的數字。所以一位醫師在採用鏈黴素治療結核病以前，應當先將總用量告訴患者。讓他先估計估計自己的家當。

在上期編後語中，許下在本期談一談醫學界的一塲糊塗以答「一羣有經驗及初畢業的醫師」。因爲靑年是最可敬愛的，不願因其匿名而忽視。中國的前途，完全寄託在靑年們的肩上。不過編者雖是年逾知命，並常被敵視者駡爲「老而不死」，但是還有些火氣，特別若是談起醫學界——我的本行——一定有言多語失的危險，所以特請丁瓚先生代談。以後有經驗及初畢業的醫師們倘有見敎，編者極表歡迎，惟務請具眞實姓名及住址，以便通訊。

——編輯室——

上海商業儲蓄銀行

—民國四年創立—

經營一切商業銀行及儲蓄信託業務

總行（上海寧波路五〇號 電話：一二五六〇轉接各部）

南京分行（健康路朱雀路口 電話：二二四八〇轉接各部）

南京珠江路辦事處（珠江路中山路口 電話：三三〇四六）

南京下關辦事處（下關鮮魚巷五六號 電話：三三八四八）

南京大行宮辦事處（中山東路二七五號 電話：二二一一八）

南京學校服務處（派員駐校服務）
中央大學
中央大學丁家橋分校
金陵大學
金陵女子文理學院
金陵大學附屬中學

分支行遍設全國商埠

(○)本刊徵稿簡則(○)

一、本刊園地公開，歡迎各界投稿。

二、本刊旨在宣揚科學醫學。有關民衆衛生教育之稿，均所歡迎。

三、來稿文體不拘，惟務求通俗。文藝小品，漫畫，本刻，亦所歡迎。

四、文長以二至五千字爲適宜。長篇鉅製，請分成段落，以便分期連載。

五、來稿請用有格稿紙豎行謄寫清楚，並加標點符號。如有插圖，請用墨筆繪就，或附原照片。

六、譯稿請附原文，或註明出處。

七、本刊編輯對於稿件有刪改權。

八、來稿均需註明眞姓名及住址，以便通訊。署名得由投稿人自定。

九、來稿一經刊載，即行致送筆潤每千字一萬至一萬五千元。圖畫，小品，格外從豐。

十、一稿二投，恕不致酬。

十一、未登之稿如欲退還，須先作聲明並附足郵費。

十二、來稿請寄南京新街口郵局信箱一〇六八號本社收

丙寅醫學社 啓

本刊國內各埠經銷處

南京	中央醫院保健科	
南京	市立醫院	下江攷棚
南京	鼓樓醫院	鼓樓
南京	各大書局	
北平	中和醫院	西四牌樓
北平	兒童醫院	府前街
天津	中央醫院	迪化道
天津	婦嬰醫院	南門外
廣州	中央醫院	
重慶	中央醫院	高灘岩
蘭州	中央醫院	小西湖
成都	省立醫院	
貴陽	國立貴陽醫學院附屬醫院	陽明路
江蘇	嘉興三一醫院	
安慶	第二十二後方醫院	
歸綏	同仁醫院	北門內
上海	西風社	膠州路
	及各大書局	
武進	中國文化服務社	南大街
	武進分社	
徐州	新聲書店	彭城路
杭州	東南圖書公司	仁和路
西安	大公報分館	

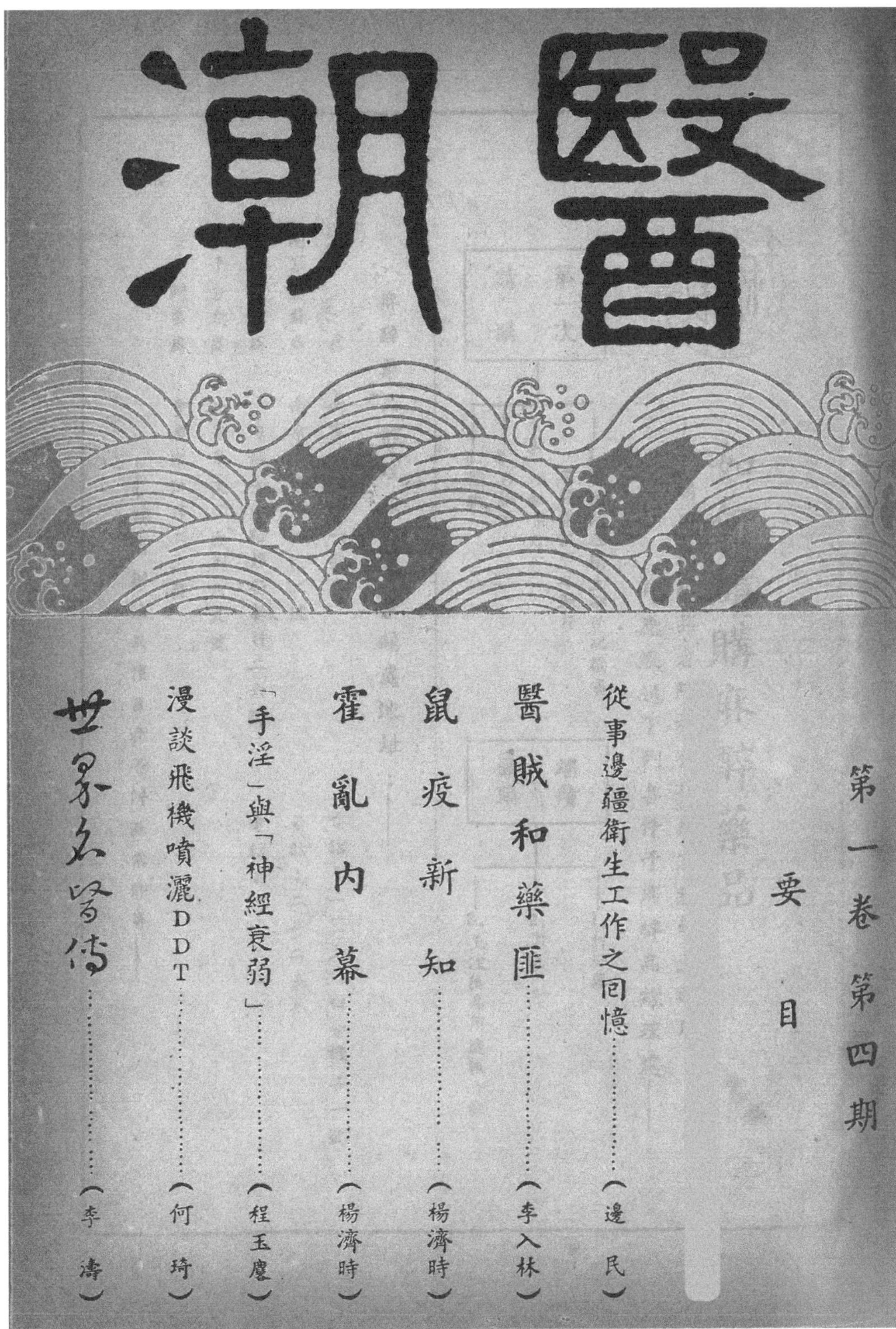

醫潮

第一卷第四期

要目

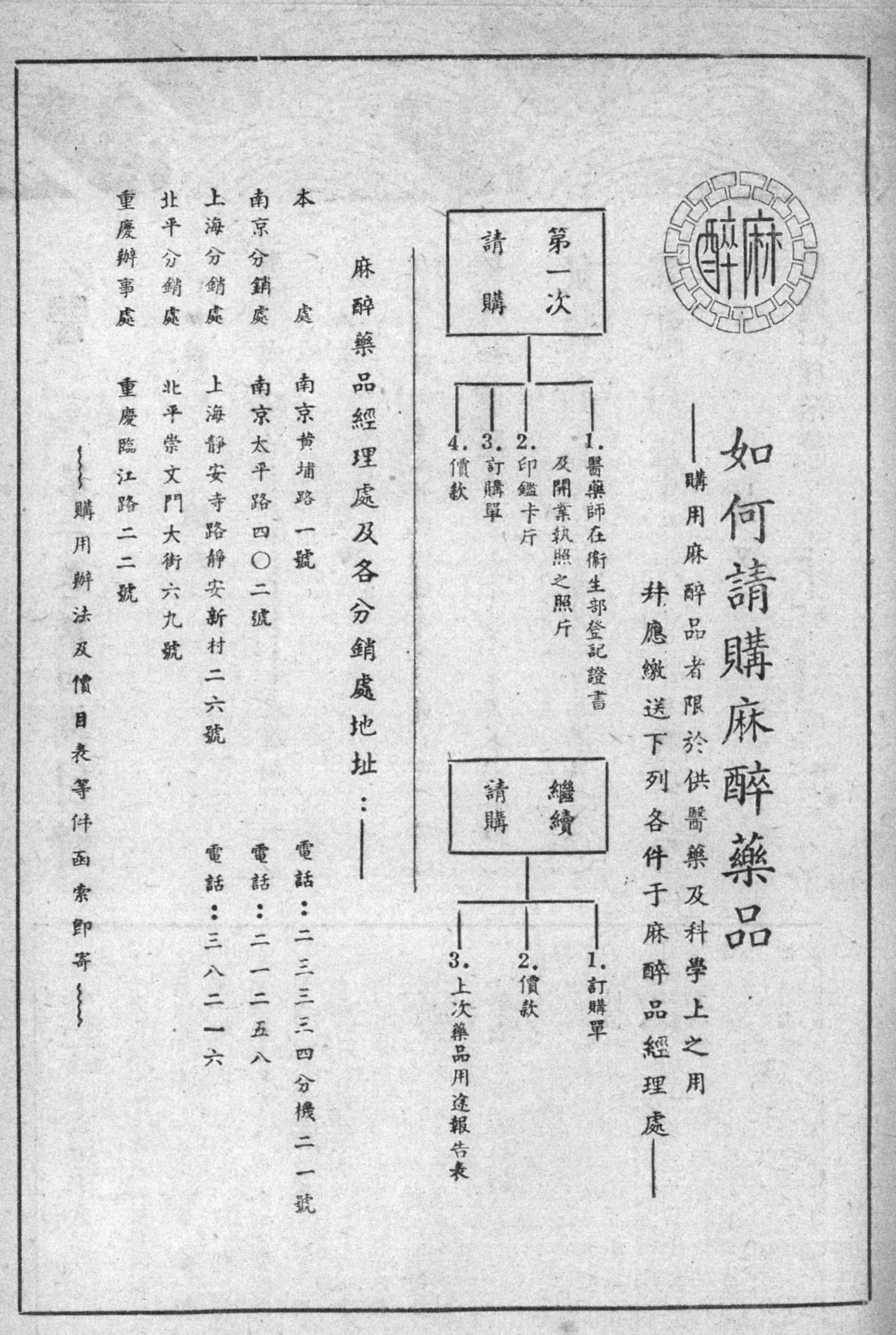
麻醉
如何請購麻醉藥品
—購用麻醉品者限於供醫藥及科學上之用
幷應繳送下列各件于麻醉品經理處—
第一次請購
1. 醫藥師在衛生部登記證書及開業执照之照片
2. 印鑑卡片
3. 訂購單
4. 價款
繼續請購
1. 訂購單
2. 價款
3. 上次藥品用途報告表
麻醉藥品經理處及各分銷處地址：
本處 南京黄埔路一號 電話：二三三三四分機二一一號
南京分銷處 南京太平路四〇二號 電話：二一二五八
上海分銷處 上海静安寺路静安新村二六號 電話：三八二一六
北平分銷處 北平崇文門大街六九號
重慶辦事處 重慶臨江路二二號
購用辦法及價目表等件函索即寄

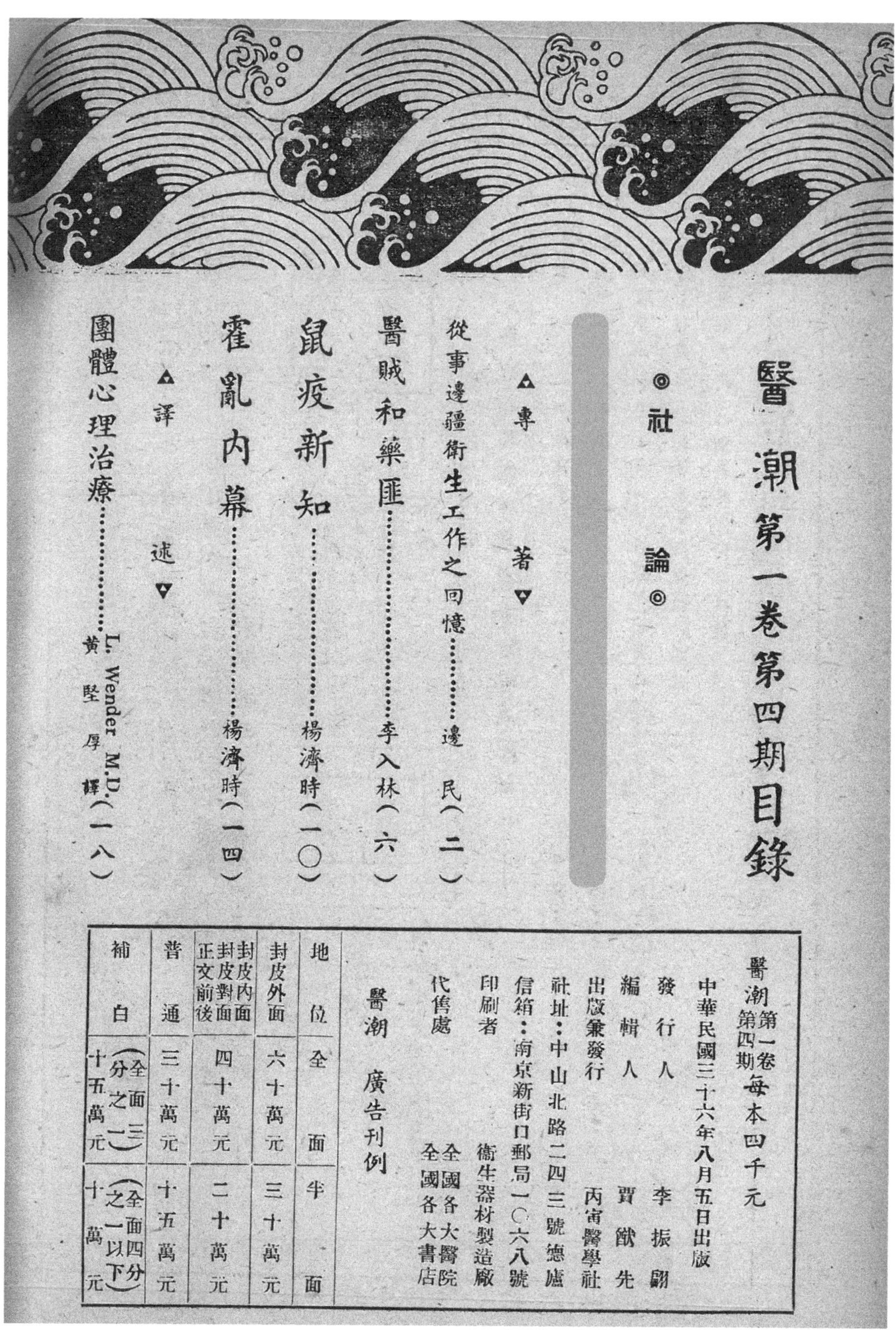

醫潮第一卷第四期目錄

◎社論◎

▲專著▼

▲譯述▼

醫潮第一卷第四期 每本四千元

中華民國三十六年八月五日出版

發行人 李振翩

編輯人 賈猷先

出版兼發行 丙寅醫學社

社址：中山北路二四三號德廬

信箱：南京新街口郵局一〇六八號

印刷者 衛生器材製造廠

代售處 全國各大醫院 全國各大書店

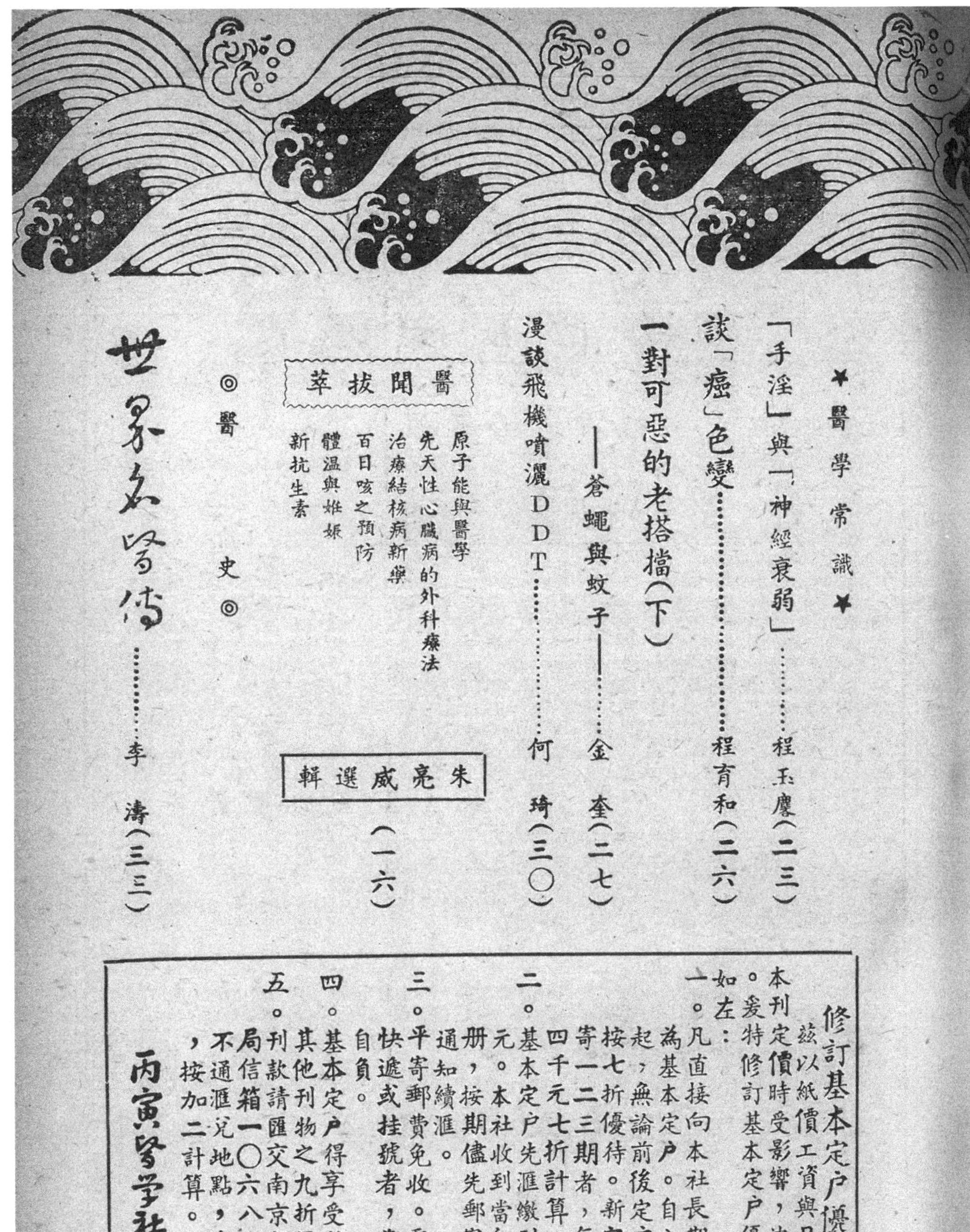

修訂基本定戶優待辦法

茲以紙價工資與日俱增，本刊定價時受影響，波動甚鉅。爰特修訂基本定戶優待辦法如左：

一。凡直接向本社長期定閱者為基本定戶。自八月一日起，無論前後定戶一律均按七折優待。新定戶須補寄一二三期者，每本均按四千元七折計算。

二。基本定戶先匯繳刊費三萬元。本社收到當即開戶入冊，按期儘先郵寄。款盡通知續匯。

三。平寄郵費免收。需航寄，快遞或掛號者，費用定戶自負。

四。基本定戶得享受所有本社其他刊物之九折優待。

五。刊款請匯交南京新街口郵局信箱一〇六八號本社。不通匯兌地點，郵票代款，按加二計算。

丙寅醫學社　啟

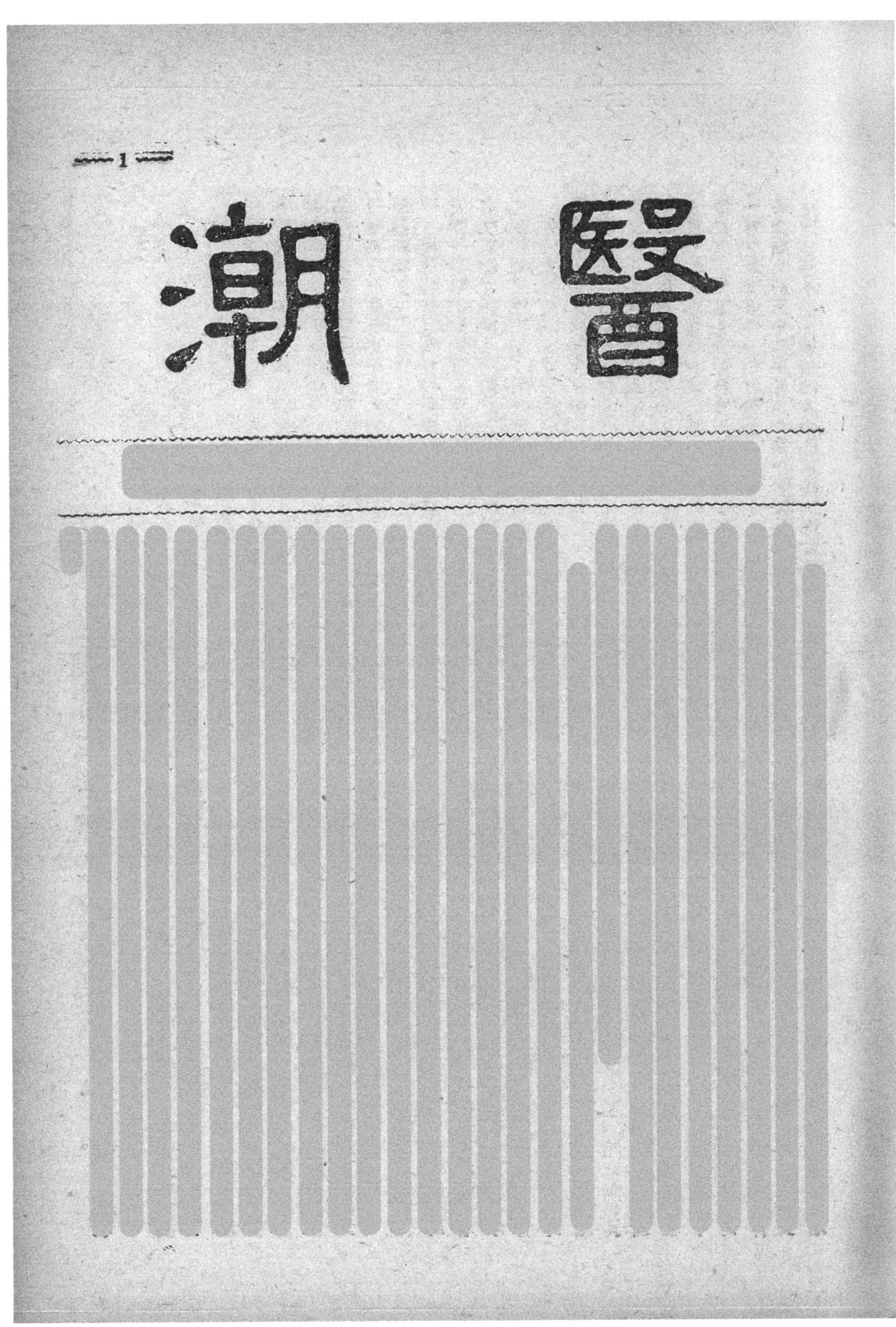

—1—

醫潮

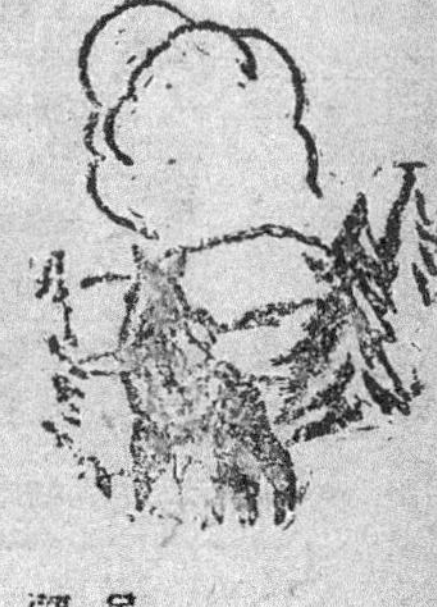

從事邊疆衛生工作之回憶

邊民

本人忝蒙政府調任，自民國二十三年即從事開發邊疆衛生事業，迄今已十三年之久，先後曾親自參加陝西、甘肅、青海、寧夏、雲南、貴州、新疆等七省之工作。午夜靜思，亦頗有可回憶之處。若言其中的味道，可以說是酸甜苦辣具備。若論其間的遭遇，亦有悲慘軒渠，可泣可歌者；有冤抑不平令人終身憤恨者；然亦有愉快而永不能忘懷者。

衛生部於民國十七年成立於南京，正值草創，對於地方衛生事業未能兼顧。至民國二十一年本人奉命在江浙二省推廣縣立醫院。不獨費力多而收效緩，且省府當局竟有「越俎代庖」之怨。至民國二十三年春，全國經濟委員會計劃開發西北，派了許多中外水利，道路、畜牧、衛生、專門人員，至陝、甘、青、寧四省先作了一個初步的調查。返京決定計劃後，於當年五月又重返四省，從事實際建設工作。本人奉命負責衛生部門。至年底全部計劃完成。於二十四年秋因寧夏省的工作未能開展，本人又率領醫護人員十餘人赴寧夏任衛生實驗處處長之職。於二十五年春調往雲南。至廿九年赴貴州。至三十二年又赴陝、甘、青、寧、新五省作一年之調查。於三十三年又赴新疆創辦省衛生處。於三十六年又赴甘肅任省衛生處長。各處任職時間之長短不一，建樹的多少亦不等，惟當時每省預計的計劃為先設一衛生處，一省立醫院，一護士助產學校等重要中心機構。幸能依次完成，且多有超過計劃者。

至今各省不獨皆能繼續以往的設施，且多能百倍的擴大之，覺得我們拋下的這點種子沒有落在石頭上，而是落在肥田裏了，都在那裏開花結菓百倍。在人類歷史上這是創舉，使科學的福音傳到了賀蘭山北面的蒙古，阿拉善旗，新疆的大戈壁，雲南的烟瘴不毛之地，回憶之下快慰之極。

當時最困難的問題，莫過於延聘人員。抗戰八年，日本人逼得我們沿海的人士，去看了看大後方，我們自己的領土觀念也許不同了。然在當時內地人士對於西北西南省分的情形隔閡萬分。一提陝西，就只知這那裏是三年一小荒，五年一大荒，人吃人的地方。一提到甘肅、寧夏、青海就只知道那裏三年一小亂，五年一大亂，是回漢屠殺的地方。要不然就說那裏是蘇武牧羊，飢呑氈，渴飲血的地方。一說雲南就說那裏是苗蠻兒如孟獲，要不然就說那裏是烟瘴不毛之地，不由得就把三國演義中諸葛亮五月渡瀘深入不毛之地的那套故事想起來了。你要再提新疆那更壞了，他所知道的不是班超的冒險故事，就是盛世才捕人下獄的新聞，要不然就是大戈壁與沙漠。在這種模糊不良的傳聞中，要找工作人員，尤其是女的，眞是不容易的一件事。我為延聘一位中央護士學校初畢業的護士，到寧夏去工作，曾親自到她上海的住處。她本人願意了，又跑到虹山她的老家，見她祖父，結果還是不成功。雖然如此的困難，每處我們都得到了一小羣男女醫護人員，不畏艱險的達到了我們的目的地，完成了我們的使命。這是何等可紀念的事！我對每個人下過不止三顧茅廬的工夫，然藉着他們把醫學的福音傳到隱僻的角落，感到非常的安慰。十年之後，我又到西北視察，看見還有當時去的男女同志在寧夏、青海那裏繼續奮鬥。我們暢談十年的經過，看見他們那種宗教式的精神，實在可佩服。但是他們是被遺忘者！有誰知道他們還在那裏？又有誰會過問過他們？假使衛生部不做別的只寫封信問候他們，我信他們會感激的流淚呢！我信他們會願望終生效命呢！

以上是論請人到邊疆去工作的困難，不過這困難是有充分理由的，因為尋求安逸安全，是人人心理上固有的本性。到邊疆工作的確有他的辛苦，危險，物質與精神的損失，甚而生命的犧牲。但是邊疆既是我們的土地與人民，我們不能沒人去工作。不過國家應該統籌如何鼓勵，如何保障，如何使勞逸平均，如何使他們的學業不落後，使他們的精神不頹喪，使他們的損失得有補償。否則在邊疆工作的人一恢心不幹了，而都市的人聽了他們的牢騷，更視為畏途不敢前往，這樣邊疆衛生就無人做了，難道我們就在沿海及內地的幾個都市辦衛生就算了麼？

先舉幾個例子使讀者了解邊疆工作人員的問題。就交通而言，當時至西北的交通，僅有火車至潼關與包頭。其餘幾千里的長途汽車路都還沒有。那時也有了郵政飛機，然政府很吝嗇的規定只准我一人乘坐。我只好與他們一齊採取老式交通工具，否則大家中途遇見困難時也許會掉頭回家的，這種例子也遇見幾次了。三十四年秋赴寧夏，由處約聘的人員預定在包頭會齊，我本來是趕那裏至寧夏飛機的，半天即可到達，然到了包頭一打聽：汽車沒有，旱路水淹了轎車不通，飛機不能報賬。我們有男女十餘人，面面相覷各呈難色。我雖有要緊事情，急要趕去，但為了保全他們不散，就一齊和他們定了木船在黃河裏逆水行舟，僱人拉了四十晝夜方到寧夏。萬里無人煙的蒙古草地，不時有風聲鶴唳，草木皆兵之感。兩岸野草過人，蚊子大於蒼蠅。每逢靠岸小憩，則蚊虫撲面。用手一拍，則落地一層。至夜更咬的要命。記得張文山夫人咬得只哭。我們只好點起狼烟烽火以熏之。同時我們也自尋快樂，躺在船裏談天，說笑話，高唱狂歌，輪流烹飪。熱了就在黃河裏洗澡。餓了在那「風吹草低見牛羊」之時，就買隻活羊宰了掛在船頭上，隨時大嚼燒羊肉。那次同人們非常的融洽，反而樂以忘憂了。那次的旅行是我平生最值得回憶的。至今尚有許多照片留作紀念。

在三十三年新疆之行則非常的悲慘了。在七月炎熱的氣候下，男女大小三十二人，乘汽車由重慶出發。至蘭州則聞沿路哈薩土匪殺人，新疆又大事逮捕。同人們仍是往前走。至甘肅安西附近，則飽受虛驚一場。汽車拋錨，見匪由山下迎面而來。同人棄車逃至安西，請人將車拉回，幸無損失。又往前行，見沿途千餘里，每隔六十里原有驛運站，每站的職員全被殺光，屍體尚未掩埋。曾要求安西的駐兵護送，得到的回答是：「我們的兵要跑了，你們負責麼？」同人們仍是往前走，至馬連井子，距新疆的門戶猩猩峽僅二十五公里，又要求駐軍護送，都說：「今早尚有汽車來往，十分安全，不用派兵」。乃又往前走，未及十公里，下中地雷，上有機槍掃射，當時死了五人傷了八人。汽車被焚，衣物完全損失。至今遺體仍留荒漠，英魂不散，孤兒寡婦流落四方。又有誰憐恤！

第二天新疆救兵的汽車，又中了地雷，死傷十一個士兵。這時大家的問題是前進或後退。前進或許仍中地雷（以後共掘出八個地雷來），即到迪化是否亦被捕入獄與其他中央派去的人同遭非命？後退是最安全的，然我們黃泉下的五個同志不是白犧牲了麽？想到此點大家决定前進，至終到了迪化，完成了使命。這是何等偉大的精神，何等悲壯的行動！

不幸伊犂叛變我們的陳秀山醫師又叫他們殘殺了。這是最痛心的一件事！

以上多是行路的問題僅舉幾個顯著的例子而已。要再說作事的問題，那話更長了。第一去的人一切情形不慣，或因生活的困難，而使心理變質，精神抑鬱。同時各地的社會觀念與習俗不同，每因很小的事引起很大的麻煩。例如甘肅某縣衛生院在藏民區域的院址是喇嘛廟，院長夫婦都是職員因同居在內而引起無謂的控告。從前因類似的小事把醫院燒過一回，所以趕緊換人。我們雖是愛護他，而他覺得失敗與打擊而灰心不幹了。有時因猪肉的小問題也會鬧起大亂子來。

邊遠的人有一套地方觀念的，就是自己帶去的人也有時變了質，以為天高皇帝遠，可以胡說胡來的。他一旦有了野心或者有了小怨，就毫不顧一切，鬧的翻天掀地。若他明說願意請你走他來作，那倒好辦。不過平常不是這樣的手續。總是要先製造事實，散佈傳單，作多頭的控告，照例是匿名的，成功有利，不成功也不負甚麽責任。若是控到省政府，法院，或中央主管部門還好，因為總要調查一下，有事實總可以證明。最麻煩的是給你登報，顛倒是非。新聞界是取「有聞必錄」的態度，不分皂白的。有些糊塗機關，他們也不去調查，也不給被告者以解釋的機會，有時就不顧事實的下令了。某處長在某省四年餘，每月只有一千元之經費組成了衛生處，衛生試驗所，護士助產學校，建築了兩個近代的省立醫院，四十個縣衛生院，七十二個痲瘋病隔離所，及全省性的抗瘧與預防甲狀腺腫的實際工作。然因公事與某廳長有過爭執，而這位廳長並未經過省府，就逕行控到××委員會，謂：「該員工作不力，為傳染病院，擅自向外人捐款，有失省政府體面，而省立醫院衛生設備費遲遲不購，不知該款作何用途？」而××委員會不究事實，竟有「……無論如何該員人地不宜應予免職此令」的命令下來。實則捐款是預先呈明省主席的。衛生設備都買了，存能庫房裏，這還是比較開明的。

最好笑的是新疆的衛生處長被宵小匿名控告，在省政府以「……查所控全屬子虛。」函復衛生署監察院之後許久，又突然接到×府的命令：「查新疆省衛生處長×××被控各件調查屬實。該員在江西省衛生處長任內，即有貪污情事。此令。」令文內所說的衛生處長的姓名，並不是當時的新疆衛生處長，而是貴州的衛生處長，祇是一姓相同。況且這同姓的兩位處長，都不曾到過江西。「該員在江西省衛生處長任內，即有貪污情事」眞是無中生有，天上飛來。令人啼笑皆非。

有這種經驗的人，就作者所知，就有十五六人之多。不一定有眞正的過失，却被加上了罪名，不是被逮捕，就是被通緝；使這些開拓邊疆衛生工作的功臣，不能安於職守，實在是國家莫大的損失。

邊疆工作的人還有許多明顯的損失，例如(一)兒女不能得到適當的教育，邊疆學校不好，念完了四年級，到內地只能插入三年級。又因遷家致使兒童損失學年。送到內地的學校讀書，又多用路費。(二)邊疆待遇多半是低的。(三)家庭難有積蓄，英語有「滾的石頭不易生草」，就說明了這種意思。走的時候要廉價賣東西，到了新地方又要重新製辦。路上的遺失與物品的損壞是很多。像這次新疆之行可以說是活着的人，除了身上的單衣外完全損失了。在內地的如能有積蓄，是眞積蓄了，在邊疆的若能刻苦節儉，賸了點錢夠路費到家就了不得了。(四)銓敍的落後。(五)學識的落後。(六)朋友的隔絕，社會及進修留學機會的損失，都是很明顯的。

以上是個人命運的遭遇，在工作上的困難那更是寫不完的。第一是經費的奇少。現在上海衛生局的經費是由三百億至五百億，沿海各省的一個小機關，一年的經費沒有不過億的，而甘肅全省七十個單位的全年衛生預算，只有五千七百多萬元。那邊遠的省份如靑海寧夏恐怕仍不如甘肅。由這一點即可明白邊疆衛生事業之困難了。因交通的關係，常使你的開支比內地省分更多。比方在南京上海買一千萬元的東西，不用再花多少運費了！然在邊疆省分至少還要一千萬元運費。內地省分完成一件事用一個月，邊疆省分因交通的關係，也許要幾倆月。所以常是事倍功半的。此外邊疆不容易請人，所以一切事業就難以進行。使你難有滿意的成績表現。

在邊疆工作的好處是(一)你覺得你是地方需要的一個人，是被老百姓欣賞而報答你以極誠懇的笑容與眼淚的。(二)你感覺你不是爲謀生活而才工作的，而是爲人的福利而工作的。所以你可以時常感覺精神的愉快與提高。

結論

(一)我在以上回憶中說了許多困難與牢騷，並非有意報怨那個人，也並非使閱者對邊疆視爲畏途，也更不是我對邊疆的衛生冷了心或對以往的工作後悔了，我祇是希望人了解邊疆衛生工作人員的困難，並希望政府有適當解決的方法，鼓勵更多青年醫務人員前往工作。

(二)我們提倡公醫制度必須統籌經費人員與事業，使全國平均發展不能只顧京滬及沿海幾個大都市。國家的錢是全國人民的錢，全國人民都有享受的權利，不僅是內地人民或京滬人民應該享受的。我們以往專顧國際觀瞻或只叫中央大員看的那一套的觀念要革除。京滬成了天堂，別處都是地獄，並不十分好看，現在飛機方便，到處人都可以看見的。

(三)內地的醫務人員與邊疆的人員要有計劃的輪班服務，對於邊疆工作人員之生活進修要有妥善的籌劃而不能不管他們。

(四)衛生部應派高級人員至各省不時去視查，解決地方的困難，鼓勵地方政府對衛生事業的熱心與工作人員之精神。如有人地不宜之情事應立即調派以防問題之惡化。

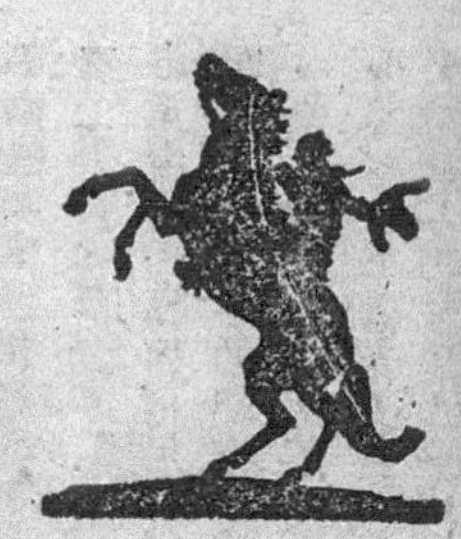

醫賊和藥匪

金陵大學鼓樓醫院鄉村衞生科主任李入林口述
李風筆錄

盜賊和土匪，是一種人神共憤，天地不容的自私動物，什麼地方有了他們，什麼地方的老百姓就要倒霉！他們出動的時候，每挑選月夜或破曉，雖不願在白晝裏公然出來行刼；有些頭目們也還要講點義氣，不過份地為難那些貧苦人家，但和富豪劣紳們大開小玩笑。本文所介紹的醫賊和藥匪，却比他們還要陰險萬分：憑着巧妙的騙術和純熟的外交手腕，竟敢在光天化日之下，萬目睽睽，軍警林立的所在，幹出來一樁樁騙財害人的勾當！他們相信着『要包第一』主義。你受騙後，不但不來憐你的貧窮，反要訕笑你的愚蠢，豈非可惡！他們挑着那半商業半慈善，兼宗教和郎中的混合招牌，很能吸引得住一般愚夫愚婦，來入他們的圈套，而任憑他們宰割！殺人既不見血，又不用槍桿來做要挾的工具，因而常被行政當局忽略過去，任之消遙法外，儼然是一行特殊的職業！瀋陽的九門臉，錦州的凌河沿，山海關的快活嶺，天津的三不管，保定的紫河套，濟南的豹突泉，以及南京的夫子廟，都常見他們的蹤跡。他們幫別繁多，組織嚴密，各派有各派的內行話，各派有各派的『專利權』。那寶貴的衣缽，也還要世代相傳，絕不輕易地收授門徒呢！

這批壞蛋的行徑，和他們的騙人技倆，作者既非個中人，自然沒法說得詳細，現在把我所知道的，寫給大家看看，希望大家不要上當。也希望有明眼人出來，切實取締這種傷天害理的活動。

（一）馬皮堂　多散見於天津保定一帶，而安新縣尤多。馬皮堂三字，不知何解？施術者有一雙萬能的仙靈掌，功能降魔驅鬼！若有人得重病，但求能有仙靈掌摑過，則病魔保險一定會逃之夭夭！打摑可憐的病人時，必裝腔作勢，橫眉瞪眼，白天活見鬼，厲聲詰問：『我既來了，你這害人東西，怎麼還不快滾』？病人若忘却關照，不以第三者的姿態來幫腔串演這齣滑稽劇，就會不斷地挨受那用自己的錢買來的耳光！等到記起來該答『我去了』，已被打得遍體鱗傷！往往小病變成大病，大病喪掉性命，可是他們錢已到手，早就跑到別的碼頭去了！你想：這該是多麼可笑而又可恨的事兒！

（二）作保福　多出現於皖北一帶，尤以含山及和縣為江吉泉等地為甚。雖叫做作保福，實是一種作孽把戲，拿病人當活寶耍着玩兒；其手段之殘忍，比馬皮堂還要利害好幾倍。施術者僞稱有獨到的仙術，在深更半夜時，命令大力士把垂死的病人拖到大街上罰站，他却高高在上，念經作法，徒弟們都煞有介事地，在一旁鳴鑼鼙鼓，虛張聲勢。然後，但見他口中唸唸有詞，情感忽的激動起來，仗劍喝問，追奔跳躍，燒化鬼符，表演出一套套純熟的奇怪動作！最後，他宣稱，一切附在病人身上的邪魔，經過他絕大的努力，終於給完全趕走了！於是：銀錢入了腰包，他們揚長而去。病人呢，也許就在當晚永辭人世；免得下次再受同樣的折磨。

（三）賣藏香　這種敗類，多寄生於駛行長江的輪船中，京蕪間的小火輪裏，也常常有他們的踪跡。每次出動，總在十人到二十人左右。先由一個裝做傻頭傻腦的『鄉下佬』出來隨便聊天。裝出滿面愁容，向大家訴說自己這次出行的苦衷。編出一套服務某大藥鋪，因受鋪主欺負，無人敢與同情，因此憤而出走的謊話。再假言不瞞列位，他的盤纏業已告罄，返回故鄉大成問題；說時聲淚俱下，不勝淒楚。快被騙入圈套的初次出行旅客，多少有動於中，甚至於白白地陪他掬幾滴同情之淚。於是，另一個假扮旅客的同黨出現了！帶着一派憐憫的神色，問他難道逃出來時，會一點值錢的東西都沒有帶麼？傻子若有所悟，可是並不改換那副愁苦的面容。但說帶是帶出一點藏香來，祇是無處變賣，仍歸枉然。忽然，第三個假扮藥店內行的斯文先生說話了！表示這傻子窮得這樣，身上那配帶藏香！傻子自然不服，就會你一句我一句地吵起架來，再讓同黨們或是熱心的旅客們去從中調解。接着斯文先生就說他認識藏香，也用過藏香，假的決不能逃過他的眼底。同時還把藏香的形狀和能治萬病的功效，形容得天花亂墜。最後，第四個假扮精明商人的同黨，就會要求傻子把藏香拿出來，請斯文先生驗驗看。斯文先生接過藏香。不勝驚訝，連說這是真正藏香，並且出了高價，當面付款收買，再故意地輕輕告訴旁邊的：說是轉賣給大藥店時，必可獲利十倍有餘！於是，這故意公開的祕密傳遍了全艙，同黨們首先去假裝搶購，心急眼熱或愛佔便宜的旅客，當然會自動地鑽入這巧妙的圈套。擠出一身臭汗，去把大把的銀錢送給這個一點也不傻的騙子，拿回來不值一文的草皮假藥，去妥放到箱子的深處！黨徒們金錢到手，遇站即行下船，若有人點破騙術，豈但拳打腳踢，也還要把他投入江心！水手們曉得這羣惡棍們動不動就要暗中置人於死地的利害手段，祇得假裝不知，任之揩油登輪！似乎惟有見一個抓一個，見一羣抓一羣的澈底辦法，才能把他們一一剪除；這個，恐有待於軍警界的努力了！

（四）迷大騙　此輩賊匪，到處都有。術者先利用鑼鼓，或是新奇的把戲，到廣場內吸引住一大圈的看客，然後介紹自己的針法：神奇奥妙，功能起死回生，包你力到病除！他存心濟世，祇盼列位代為鼓吹，所以『今天』的針法，決定分文不取，大好機會，萬勿錯過！不費錢而能治病，是從來沒有聽到過的，何不一試？你要是這樣想，或是旁邊的朋友拿這個理由來勸你時，他可就當時看出來了，有時是你半推半就，有時就簡直是他將你硬扯入場。站到了場子中間，你一定會拿出來男子漢大丈夫的氣慨，聲言決不怕痛，或是表現出即使受騙，也並不在乎的態度，於是：一根骯髒生銹的粗長鐵針，就忽的插進你的皮肉裏了！邊插邊講，講得高興時，就會把你扔在一旁，專去繼續宣傳那更重大的存心濟世的神聖使命（？）！等到他老人家彷彿記起來時，就會回過頭來，看看你的神色，你的兩隻眼睛，自然充滿着渴望拔掉針兒解除痛苦的表情。於是他走了過來，出乎你意料地把針兒用力向裏一捻，直痛得你要跳起來！可是，他似乎覺得這算不了什麼，說呀說的，又走開去吐那滿口的飛沫了！終於，經過很長的時間以後，他自動地來向你銷藥：說是行針最好同時服藥，病痛才能好得快，也惟有同時服藥，才能保險不會復發，他針法白送，藥品未便施捨，『你最好多來幾包，包治百病，人家想買時還找不到我呢』！你神思恍惚，但求解除那難忍的刺痛，那裏計較得許多，祇得滿口應允，當時付錢，收下那不值半文錢，莫明其妙的靈藥，以便他老人家能早點把針取出。取出以後，病自然不會好，也往往因為鐵針沒有消毒的關係，局部發炎化膿，甚至於得菌血症或是破傷風性的抽風，把寶貴的性命都送掉！※

其他的醫賊和藥匪，據云都各有一套特殊騙術和卑鄙手段。作者知之不詳，因之沒法介紹。希望有心人士，多作類似報導，以廣彼此見聞，並同謀消滅的對策！

編者按：各大都市中，已早有摩登西式醫賊和藥匪的出現；一般無知同胞，因為他們花樣翻新，嘴吧甜蜜，廣告引人，台銜顯赫（假的），有的氣派十足，有的善於奉承，所以多被騙入彀中，深信不疑，不能自拔！一班巨紳富賈，和太太小姐之流，抱着西洋至上主義，或是價昂始眞的信仰，更趨之若騖。除了花掉大量的寃枉錢以外，還要代作義務宣傳，廣為介紹；殊不知此輩匪賊，目中但有金錢，絕不會眞心地關心你身體的健康！揭露陰謀，實屬至要，暫摘數條如下，用見一班，日後當再專文論之：

（一）維他命或補針專家：任何病一到他手裏，就變得『非常嚴重』，非打補針不可，外加十六種或廿四種混合維他命大補丸！然後他會皺着眉頭告訴你：病况雖然確已好轉，仍嫌過慢，至少須打針服藥一月，才能有不致突轉嚴重的把握。最好能常常吃藥，常常打針，健康（？）當能保險漸入佳境！並聲明他經手的這類疾病很多，絕不會讓你吃虧，若能常來，不勝歡迎！

（二）化整為零的祕訣：少數的人也許是眞的不懂，大多數的却另有所圖。應當至少吃十粒的藥，他只要你吃一兩粒，可免毒性反應，也可增加複診掛號金的收入；一次即能痊癒的希望，是絕不會讓你達到的！打針也是一樣，分做幾次打，不就可以增加打針費麼？還有，貴重的藥，也許病人沒有購買全劑有效劑量的能力，可是但用百分之一，再加點別的，價廉的代替品在裏頭，病仍不會變壞，收入却可增加，何樂而不為乎？

（二）限期包好的花柳聖手：急性淋病誰都會治，用不着非請教他不可。慢性淋病呢？等你跨進他的門檻，才曉得這是在四十八或七十二小時包好限期以外的另一種淋病，但經過他一番花言巧語，或是恐嚇以後，也就會相信他是花柳權威；請他根治，許沒錯兒？最可恨的是他非要誇張那包治下疳的宣傳，實屬無中生有，因為下疳不治可癒，治亦可癒；要緊的是下疳收口的病人，身體裏仍有梅毒螺旋體的存在。絕勿私自慶幸，以為業已更生，却應當繼續地去找可靠的醫院根治。我們的花柳聖手，在當時是忌諱談到這一點的！

（四）狠狽為奸：這已是非常普遍的現象了！醫賊給你看病以後，下筆如飛，遞給你一張畫着許多小蛇的條子，表示那是一張很著卓效而且名貴的處方。『你最好到某某藥房去配，那裏我開的藥都很齊全！』謝謝他的關照，否則你準得到處碰釘子，因為他耍了花頭，開了一種和藥匪預先約定的希罕調味劑在裏面，別的藥房是不會預備這種藥的。於是一舉兩得，兩人的腰包都塞滿，你的則已空空如也！有的醫賊索性公開，在處方上印就『特約』配方藥房的名字和所在；你若問他為什麼？他會說他祇相信那家藥店，其餘的都靠不住，都是騙子！

（五）巧立名目：據鬧到衛生部請求登記化驗的各『大』藥廠新出的成藥，若須一一認真分析檢驗，恐怕要化掉五年以上的時間，才來得及！同樣的藥，你取一個名字我取一個名字，他當然不甘心，也來取上一個名字。於是：幸運的時代寵兒們，每一位都有了二三十個以上的稱呼！連毫無功效，祇能解除暫時痛苦的鎮靜藥，祇要換過新鮮名兒，也就能紅得發紫，誰都要買點來試一試。等到發覺效力不過如斯時，藥廠的老闆，則早已撈進大箱的鈔票了！

（六）立見奇效法：這般醫賊的行徑，實屬傷天害理。若不予嚴厲處罰，正不知有多少倒霉的病人會躭誤在他們的手裏！譬如你得了闌尾炎，請了他來。他喝醉了酒，或是趕着要去尋找異性；就會糊裏糊塗。給你插上一針嗎啡！你既不痛了，他就可以擺脫一切，趕緊回家。你的闌尾呢？等到藥性過去腹痛再現時，業已超過她那能夠忍受的時刻，被迫破裂，致釀成嚴重的腹膜炎。那時再進醫院，生還的機會雖不能說沒有，康復的期間却將大大的延長了！

越說越氣，越氣越想起來更多的摩登醫賊和藥匪的故事。深恐扯長了收不住，就此擱筆，留待他日詳細拆穿吧！

× × ×

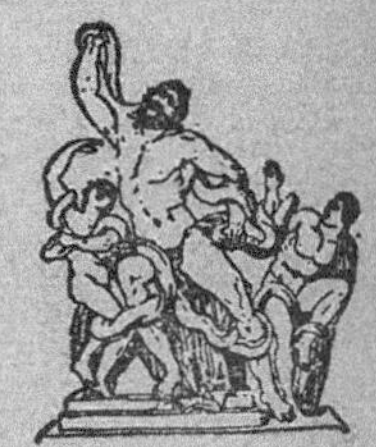

鼠疫新知

楊濟時

一 我國鼠疫現狀

醫學上所公認爲最猛烈最可怕的疾病，歐美各國很少發現或早已絕跡的，無不都以吾國最爲盛行。鼠疫便是一個顯明的例子。凡讀過歐州史的都知道在十四世紀鼠疫猖獗一時，四分之一的人口，爲其消滅。影響所及，把歐州的社會，經濟，政治，幾乎破壞無遺。回顧吾國今日鼠疫的情形，頗有重演歐州這幕慘劇的可能。雲南，東北，福建鼎足而立的三個鼠疫焦點，早爲國際所側目。近幾年中且已向各鄰近區域流竄。以福建說，鼠疫已成爲地方病，但在這數年已傳佈至江西。筆者在「黑死」與「白死」一文中（南昌中國新報三十六年四月十六日）曾作這樣的呼籲：『福建的鼠疫已鬧了好多年沒有解決，現在已蔓延到南昌。……由於贛省與外省交通的漸漸恢復，鼠疫不但將在贛省擴大，流傳的範圍，並且大有可能會在這幾年中，蔓延到南京，上海、漢口、湖南、浙江等處』。

根據美軍醫方面的報告，抗戰期內某年中，福建曾經發現過八千二百七十九例鼠疫患者。浙江二千零八十五例。雲南的鼠疫已有較久的歷史，一八九四年之疫，緬甸、印度、近東、非州、都被波及，確由滇南發源。一九四〇年該處及緬甸一帶，又發生過一次流行。一九四三年的一次極爲嚴重，滇南均爲波及。那次經過的情形大致如下：南田在六月時候發現死鼠，一星期後，即有一家二十四口中十七人患了鼠疫，其中九人因病死亡。其後愈來愈多，那時候採取防鼠滅鼠，後來又執行預防注射並用磺胺劑治療，其死亡率爲二十二。疫勢並未有效地抑止。以上這些情報還須從外國文獻中求得。中國衛生家，不知作何感想。

二 達卡之疫（Dakar）—劃時代的鼠疫防止新法

非洲的達卡，久爲聞名的鼠疫傳染區，鼠疫不時流行，所以經常執行着防鼠與滅鼠。自一九三四至一九三六年中曾用捕鼠籠，毒瓦斯，毒餌，各種方法嚴厲執行。及第二次世界大戰爆發後，於一九三九至一九四四年數年中，防鼠便不能像以往那樣認眞執行，達卡的老鼠數目便增加了好多。於一九四四年四月二十日那天，有一個當軍運碼頭的看守夫，患了鼠疫。防疫設施，便立刻執行。十三萬七千個土著，受到了防疫注射，美國軍隊方面採取嚴格隔離。鼠疫發生地點禁止往來，美軍所僱用的土著，必須受注射，並且時時受檢查。在這時候第一次運用 DDT 來防鼠疫；起初僅限於美軍中，所有營房，膳堂，都用 DDT 噴射。士兵身上，制服，亦都撲上 DDT 粉末。美軍雖駐守在鼠疫正流行的達卡，但始終一個都沒有患鼠疫的。

當鼠疫爆發以後，法國政府卽下令禁閉各戲院，並不准市民集合開會。交通也被控制。每個市民必須持有防疫注射的證件，才可領到配給食糧，其它還執行許多消毒以及防鼠方法，可是達卡區的鼠疫仍繼續流行，並未絲毫戢滅。後來美法雙方經過多次的會商，才決定於達卡全市內，普遍施行DDT滅蚤新法。

起初僅以鼠疫發生區隣近一小區內，噴射百分之十的DDT粉末。這樣集中滅蚤，證明不很生效，因為鼠疫仍不斷傳佈。美國方面的專家，認為必須在整個市區噴射，才得生效。雙方爭執多次，於一九四五年十月二十四日才實行這辦法。十一月十日達卡全市統統噴射了DDT

他們把達卡市分作十三個單位區，事先不予佈告。於清晨五點鐘的時候，每區四周由軍警把守，不准隨便出入，區內噴射DDT。於六點鐘時四周才設出口處，准許已受到DDT噴射的人出來去上工，等到一小時後，這班居民都走完以後，他們又把這一區分為若干小單位，加以包圍。噴射DDT的人，乃進入每個住戶，為每個留在家裏的人噴射。這樣執行的結果，百分之九十五的居民都受到了DDT噴射。（人體標準噴射，大致是這樣的：噴射器滿盛百分之十DDT粉末。噴射時，令人手臂伸直，無須解衣。將噴射器口插入袖口內，左右各噴射一次。其次將噴射器口插入領口向下噴射二次，背後二次。再將器口插入前褲腰向下噴射二次，後面亦如此。）人民受過噴射之後，他們卽在室內各處的牆，地板、床、家具噴射。牆的高處，噴射量可以少些。住宅以外如藥館，酒肆、戲院、商店、都同樣噴射過。如此處理完畢之後，並在市內設立若干噴射站，市民可以隨時自動去滅蚤。

於未用DDT前，他們測驗過跳蚤的密度。其方法很簡單，用一張蒼蠅紙鋪在地上，再用隨便什麼東西煽動，跳蚤便都粘着在紙上。五分鐘後，點清紙上跳蚤的數目。據這樣的測驗，噴射DDT前蚤指數每戶為二百至三百，噴射之後二星期，用同樣方法測驗，三一六戶中，發現只有七家還有極少數的跳蚤存在，但數目極少。可見DDT滅蚤效力之顯着。達卡的鼠疫自十一月二十五日以後，沒有再發生。DDT百分之五的火油溶液，噴射劑量為每英方呎一〇〇公絲，十分鐘以後跳蚤就失了咬人的力量。百分之十的DDT粉末與百分之五的火油溶液效力相同，可以持久滅蚤達三星期不退。

以前預防鼠疫一律以（一）隔離，（二）滅鼠，（三）預防注射，三項為慣例。下面將一一加以討論。

從理論上說滅蚤確實為撲滅鼠疫的中心關鍵，與防疫上所謂「焦點消毒」（Focal disinfestation）原則相符的。實際上我們把所有的蚤都滅盡，是不可能的。所以當鼠疫發生以後，滅蚤應以鼠疫發生處作集中的滅蚤工作。比如說，某住宅中發現了鼠疫患者，那末周圍二百公尺以內的住宅以及居民，均須加以澈底的滅蚤處理。僅僅於一家一戶滅蚤不能有效。決定這個範圍之後，噴射DDT，先從四圍開始噴射，漸漸向中心推進。區內的家畜如猫狗等動物，亦須噴射。噴射室內時，尤須注意到牆壁及地板上的裂縫。這種地方最好用DDT百分之五火油溶液，較為適宜。這樣全區受到處置以後，四周要安置許多捕鼠籠，假使所捕到的鼠身上還能找到跳蚤的話，應該擴大這包圍圈，照上面所述的方式，向中心傳染點，再來一次徹底噴射。包圍圈四週應該設立衛生警崗，以便執行。此外於全市各處亦執行滅蚤，但無須那樣嚴格。

三 其他防疫措施

下面所述爲防範鼠疫中心應予致慮的事項

（一）隔離 這方面可分爲三類：（甲）接觸者的隔離；（乙）疫區隔離；（丙）交通檢疫。接觸者的隔離與有接觸嫌疑者，尤其是肺炎型鼠疫，接觸過的人，必須加以消毒處理，分開收容，每十二小時試體溫一次。這樣須經過七天，如果發現體溫上升，不管什麼原因，必須嚴格隔離。檢疫人員須穿防蚤衣及橡皮手套，每日受DDT防蚤噴射。於這次達卡防疫經驗中，證明磺胺劑對於接觸者的效果非常好。成人劑量爲每日八克，幼童可以酌量減少。這樣連服七天，預防注射對於接觸者是沒有功效的。

（乙）疫區隔離地點與範圍應該公佈，由警衛在區域週圍控制出入交通。凡出入隔離區的人，必須受DDT噴射。受過的人，可以給他一張證明書，上面載有姓名，住址，噴射日期，與要到達地點的詳細地址。當然疫區的大小，須視疫勢的變化，隨時規定。區內的戲院，集會場所，都須禁閉。鼠疫發生的地方，居民往往相率逃避到鄉間去，這是必須予以嚴厲禁止的，因爲若不禁止的話，疫勢必定將愈爲擴大。（丙）交通檢疫，嚴密檢疫，極爲緊要。所有一切人，或貨物商品，應該受到檢查與滅蚤，並且注意是否有傳染的跡象。如果沒有，才可以發給出境證。這些事，應該於出境前二十四小時以內執行。所有一切船舶，必須裝置防鼠設備。碼頭上，亦須有同樣的裝置。跳板，行道，纜索，尤須注意。貨物上船，或下卸，要查看有無老鼠藏在裏面。到晚上，碼頭上須有充分的燈光。有些貨物，可能藏蚤的，要滅蚤。其他海港檢疫中經常所設施的防疫方法，必須一一嚴格執行，不得絲毫鬆弛。空運方面，問題或許較爲簡單些，但亦不可太隨便。防制鼠疫不能以空談宣傳了事，必須有良好周密的通盤計劃，充足的器材，靈活的組織，良好的疫勢情報網，和檢疫實驗室。最要緊的，還須有一班訓練有素，學識優越的幹部人員來執行，才能發生效果。

（二）滅鼠 當鼠疫發生以後，立刻要檢查老鼠羣中傳染的程度。於疫區四週密佈捕鼠籠，凡捉到的老鼠，須一一詳細試驗。可疑的老鼠窠洞要堵塞，垃圾堆須清除。食物都要蓋嚴。房屋，倉庫，船舶，均爲藏鼠最多的場所，尤須嚴密防鼠。用毒餌，鼠藥，毒瓦斯，捕鼠籠，種種方法，盡力滅鼠。

（三）防疫注射 鼠疫爆發之後，防疫注射不能抑制疫勢，因爲免疫力至少須於三星期後，才會發生。預防疫苗注射共爲三次，每次間相隔日期爲七至十日。第一次注射〇・五c.c.，第二，三次均爲一・〇c.c.。倘使要在疫區，或以前曾經發生過鼠疫的地方，繼續居留，則每四個月須注射一次。本地居民亦應受到同樣的注射。

四 討論

既往防止鼠疫都採取三種方式，

同時進行：隔離，滅鼠，注射。這就是所謂標準方法，不但是慣例，並且大家都認為是金科玉律。隔離方法肇始最早（一三七七年七月二十七日），滅鼠亦擁有好幾十年的歷史，預防注射是比較最晚近的方法。可是事實上我們知道，不但在過去防疫上說或成效上說，確實不很理想。既不易做得澈底，而同時費時費錢。鼠疫為爆發性，比如說注射，必須經過二三星期之後才發生一點效力。這效力亦很細微，於疫勢猖行的時候，更能看出其缺點。我們並非認為以上三種方法，因為DDT的發明，而可以全部放棄。確實還有他們的地位。在鼠疫經常有可能性爆發流行的區域中，這三種方法還須不斷執行。本篇所述用DDT滅蚤，用磺胺劑作防止治療，誠為這次大戰中對於預防醫學上一個極重要的進步，可以針對鼠疫的性質，於極短的時間內，充分控制與撲滅正在蔓延中的鼠疫。達卡之疫已予以最明顯的證明。無疑地，達卡之疫，將為防疫史上一個新紀元的開始。

回顧吾國的情形如何呢？目前疫勢確是非常嚴重，福建的鼠疫已流竄到江西。以現在國內戰亂正酣，人民的苦難日益加深的時候，防疫那裏談得上！這些種種又恰恰助長疫勢。十四世紀歐洲鼠疫的一幕，似乎將要在六百年後的今日中國佈景重演，隨時會啓幕。可見六百年中科學之進步與二十世紀的中國，還無從銜接起來，則今日之中國老百姓尚須像六百年以前一樣地多多死掉。事實之殘酷與譏諷之強烈，我們還夠資格說什麼？

如今正進行着的戰亂與其說是為着黨爭，不如說是專為着製造瘟疫。因為不但鼠疫，連一切強烈兇險的流行病，必然隨戰亂之延長而日益擴大。這又是一定不易的因果關係。請看歐洲十四世紀的情形：「在一三一五——一三一七年間，歐洲發生了歷史上空前的災荒，戰爭困擾遍及整個歐洲。其時英格蘭與法蘭西作戰。法國之於克利斯與加來被戰敗。於是法國之同盟蘇格蘭，便進攻英格蘭北部。匈牙利則攻擊那不勒斯王國。該國很為倖運，因鼠疫發生，匈軍被迫退却。在西班牙，波蘭及俄國的戰爭，亦同樣由於鼠疫的流行，而致中斷或停止」。又「由於歐洲四分之一人口之死亡，致發生嚴重之人力缺乏，生活費用高漲，引起一般社會普遍之不安。在許多國家內叛亂紛紛發生。英格蘭和法蘭西之農民起而革命。佛蘭德工人亦起來反抗政府。勞資間發生嚴重之衝突。我等今日所稔知之勞工運動即導源於該時。政府力量及財富，對於普遍正當的要求，失去了他們的控制力。舊世界與舊社會之經濟及政治制度，乃與鼠疫同時死去……」（見著者「黑死病之史實」篇——南昌中國新報三五年七月二十三日），可見戰爭與瘟疫影響所及，決非少數人能得以控制的。吾國內戰將來之結果，實在無從推測。

瘟疫決非天災，而為十足的人禍所造成罪惡的另一種表現！

霍亂內幕

楊濟時

古時世界上有四條名河，小亞西亞的猶佛倈蒂斯河與泰格利斯河，埃及的尼羅，和印度的恆河，均爲古代文明的發祥地。論理我國的黃河與揚子江亦應列入其內，同樣佔極重的地位。至於這幾條河流的文明是怎麽一回事，不屬於本文範圍，可是從現代的眼光來說，在近千年中，這幾條河流的區域，確實呈現了一落千丈的情勢，早失掉了對於世界文明所據有的地位，並且還有繼續後退的現象，這是什麽緣故？値得我們致慮一下的。

近代工業的發展，生產方法的革命，交通的進步，天然地理的種種變遷。全部被科學控制而改觀了。古代形式的社會，不能與之競爭而衰落下來，可以說是必然的結果。倘使我們對於在這些區域內的人民生活之實際狀態加以剖視的話，不難發現其中還有一個嚴重的摧殘力量，打擊着人民的生命，這便是霍亂的流行！據史家的看法，霍亂在這幾個大河流域中，屢屢爆發，死亡甚高。古代文明之毫無辦法去控制它，因而成爲大慘劇，並且這幕慘劇至今還在若干地方，例如中國與印度，繼續不斷的演出。以印度來說，每年所遭遇的霍亂，總是以恆河爲爆發點。因爲交通以及宗教崇拜的關係，從恆河發生的霍亂很迅速地即傳佈到全印度，甚而於好多次流傳至近東與地中海一帶。我國的情形與之大致相似，長江爲霍亂的主幹。數千里最豐裕的區域，往往成爲那裏居民的坟墓。

河流爲農事與交通的中心，爲人民經濟生活的據點。人口由自然繁殖而成爲一種集居狀態。人與人的往來愈形密切，生活方面基本的需要都漸趨於一致。舉例說，飲食一件事，不再由自已耕種，收穫，以至製成食品，統統由一個人處理，而須經過許多人的分工合作，這是極其明顯的。同時對於若干生活的方法，則集中起來，尤其我們應該注意到飲水與排泄，這兩件事亦爲這「集中」勢力所支配。水爲人生之必需品，人人都從這一個水源取得他的需要，但霍亂病菌亦即生殖在水中，此其一；第二水與排泄物在沒有近代衛生工程的設施時期，往往混雜在一起；第三這許多集居的人口中間，若僅有極少數的霍亂患者，在那種情形之下便很快地由沾污水源而把病菌傳佈開來了，成爲廣泛與爆發性的大流行。類似那種的霍亂流行以河流爲傳佈的史實，於五十年前歐美各國也發生過好多次，漢堡之疫便是一個極典型的例子，可是最近半世紀來霍亂已完全絕跡了。

霍亂在我國的情形，於戰前已極爲可怕。上海、漢口、廣州、三大都市幾乎爲世界聞名的霍亂中心，每年夏秋之季必然發作絕無例外。事實上都認霍亂爲華南的特病，其實不然。記得二十年前在河北的定縣工作時，曾經身歷其境，處理過那裏的霍亂。可見這病之傳佈，遠較一般人所想像的爲廣泛。較小的縣份，不論華南或華北，亦所不能倖免。抗戰期間與抗戰結束以後，這十來年中，霍亂流行比任何時期更爲兇猛。記得二十九年那次貴陽流行中，棺材無從供給，屍體也來不及收拾，都堆砌起來，此後在桂林，衡陽和南昌的經驗，亦大致相同。

桂林、衡陽、南昌、三處都有一條相當大的河流，在桂林爲桂江，衡陽爲湘江，南昌爲贛江。這三條河同爲交通要道。沿河均爲密集的民居，商店，碼頭工人與來往在河中的小船。人口都非常密，衛生環境幾乎一律是最糟最惡劣。垃圾向河中倒，城區內的汚水陰溝都匯聚流入河內，尤以桂林的情形爲最壞。我記得很清楚，那年（民卅年）霍亂最初在桂江下流一帶發現，愈來愈多。爲着調查實際情形曾經去實地察看，便明白所謂「霍亂如不發生，即無天理」的理由。原來廣西許多地方歷來盛行一種所謂「吊廁」，「吊廁」者建築非常簡單，大都是一小間茅屋，沿河架着。一大半伸入河邊，地板上挖有若干洞，就廁者登在洞上，排泄物任勢而下，流入河內。這樣當然省却蘇州人倒馬桶之麻煩，不但如此而在廣西許多地方，還利用這辦法來養魚。這種吊廁在桂江兩岸恐怕其數目要在千數以上，居民又喜歡用河水，桂林這種情形，可以說天下無雙，自然霍亂不發現則已，倘使有兩三個病人的話，他們的糞便中所含千千萬萬的病菌，任他冲入河流，在很短的時間內，即可傳佈極廣。

衡陽的情形大致要比桂林好些，「吊廁」沒有發現過，其餘糟的方面，相差則不致太多。衡陽居民一向喜歡用河水，尤以沿河居民多數都吃河水。卅一年霍亂爆發，亦以沿河爲起點。居民隨處汲水，疫勢無從控制，後來情形實在太嚴重了，我們建議由市政府指定汲水站口，其餘沿岸則不准汲水，並且每担水經過站口時必須攙入漂白粉液若干。可惜在那時候，漂白粉的供給不夠，但疫勢雖然未能完全被控制住，流行確因此而已減輕不少。貴陽於二十九年發現霍亂，用同樣的方法，不到一月，曾完全撲滅了那次的流行。

三十五年南昌的故事就不同了，霍亂之嚴重比我所經歷的任何一年更兇，鬧了足足三個月。街市中隨處隨時都能見到倒下來的人。我們臨時開設了一個時疫醫院，每天二十四小時工作着。每天所用生理鹽水竟達到八萬公撮之多，屍體來不及處理，狼狽到極點。這次南昌的疫，竟完全與上面所述桂林衡陽毫無分別。起初在贛江靠近城區的河岸邊發現，一面沿江蔓延，一面由沿岸而侵襲市區。到疫勢已成燎原的規模，就無法抑制了。南昌之所以演成這次慘劇，其內幕很曲折，姑且不提。那時著者身歷其境，目睹這種情形，確有啼笑皆非之苦。曾經多次建議仿用貴陽或衡陽的辦法來處理，禁用河水，指定汲水站等等辦法，實際上漂白粉幾乎全部用於消毒顯要闊人和大宅門的水井去了。

不談則已，說起來令人憤慨！論理以這種可怕的瘟疫，每年必發，愈演愈烈，在中國恐怕足有千年的歷史，任其縱橫殺人，並且在這個預防醫學昌明的二十世紀中，還毫無辦法，幾乎叫人不能思議。

防止霍亂根據這許許多多既往經驗，與醫學的知識，確實應該有些辦法，可是事實又放在眼前，毫無改善的影子。各處的衛生機構，仍舊那樣

原子能與醫學

朱亮威

大家都知道原子能是戰爭的利器，但是牠在醫學上的應用，也有很大的貢獻。鐳的放射能，是原子分裂所產生，應用在醫學上已有五十多年。自從 Cyclotron 等原子破裂器發明後，已可使任何元素發生放射作用。利用適當的放射性元素，可以研究各種物質在體內的化學變化，例如血液內的鐵質，骨內的鈣與燐。注射具放射性的元素後，再用 Geiger counter 測量器，可以查出這些元素所經過的變化。此等研究已使生理學家得到許多新發現。放射性物質也可用來診察及治療病症。放射性鈉可以用來診察血管硬化症及血管受損害的其他病症。腿部壞疽要施行切除壞腿手術時，可用此法以確定應切斷之地位。放射性的燐素可直接傳入骨髓內，抑阻血球的繁殖，用來治療紅血球過多病及白血病，已有良好結果。注射適量的放射性物質，可治療深藏體內的毒瘤。原子能在醫學上的應用現在才開

低能的臨事倉惶，只知打針了事，不知其他。這種情形那天始能改革？話雖如此說，事實上，當了一省一市的衛生官，整天「應酬」，「批公文」，「蓋章」，既不易應付裕如，加以抗戰以後公務人員待遇的菲薄，稍有辦法的人都已走盡，地方的事只可聽天由命。事態愈演愈壞，幾乎又為必然的趨勢。

今日之下談衛生，似乎以打針為惟一法門。霍亂，腸熱病，鼠疫等都以打預防針為『防疫攻勢』惟一法寶。一部衛生學竟以一針而得了事大吉，稍有醫學知識的人也難以同意。「打針」之亟待從新檢討，為目前不應緩的第一要事。即使打針以後，或能造成一些防疫能力，但以我國衛生情形之惡劣，每次傳染病菌數量之巨，這細微的所謂抵抗力決無多大用處。如果衛生條件不加改善，疫癘之發生必然永無止境，千百年後仍舊不能解決。是否我們將子子孫孫永遠得靠打針而偷生下去？水源為傳佈霍亂的主要因素，水源不設法處理，霍亂是防止不了的！在今日我國瘟疫橫行，實行縱有困難，可是目標不能混亂。不久以前為了贛省的鼠疫曾寫過一篇「黑死」與「白死」，（載南昌中國新報）曾有以下一段的意見；『防疫萬萬不能以打針了事，這點尤希望衛生家切實注意。這十數年來，打針政策之害與濫，令人疾首痛心。充其量打針僅能充作許多防疫方法之一種，況且疫勢正在流行的時候打針可能發生不良的結果，在學理上已為定論。記得去年霍亂流行中我們曾見到好幾個不治而死的病人，曾經也打過針』：……『倘使辦衛生（一）缺少領導的能力，不能獲得人民的信仰，因之不能得到人民的合作。（二）技術落後，固步自封，不求進步。（三）不能靈活運用政治力量（當然愚笨政治，不會懂得科學的力量，玩弄科學，別有用心，什麼無從談起）改善組織，拖拖拉拉效力太低，疫之不能防止必為當然結果。這許多積習倘使不能痛改，即使有充足的物力財力，也將無補於事』。

霍亂幾乎以勞力貧苦的市民為對象，在戰時難民死得最慘。貴陽那次的死亡率為百分之五十，去年在南昌時候吾們所辦的醫院內死亡為十九，

始，將來繼續研究，定有更宏偉的成績。

先天性心臟病的外科療法

朱亮威

先天性心臟病乃由於胎兒期心臟發育的障礙而起，往往因爲心房間壁不全或肺動脈狹窄等，動脈內血液含氧過低，平時即有青紫，呼吸困難等症。因係先天畸形，藥物不能奏效。患此種病者，往往發育不良，幼年夭折。美國霍金司大學 Blulock 教授試用外科手術來補救這種缺點，將一條體動脈與肺動脈連接，使一部血液再度通過肺臟攝取氧氣。受手術者共九十一人，除有十六人死亡外，其餘的都有很大的進步。這樣的手術雖然十分嚴重，將來繼續改善，將爲這些不幸的病人的唯一救星。

治療結核病新藥

朱亮威

自從 Koch 氏發現結核桿菌後，科學家不斷的研究，希望尋出一種特效藥，克服這種頑強的病菌，幾十年

同時其他醫院爲八十至一百。三十三年重慶大疫中（雷門先生報告）爲五。可見霍亂之兇猛程度頗有出入，但治療結果相差之所以如此之巨，以方法不同爲主要原因。生理鹽水之大量與多次注射極爲重要。惟對於生理鹽水意見頗有不同。依余個人看法，於一時找不到靜脈時，皮下注射生理鹽水，用以救急是很好的。我們曾經用過胸骨髓腔注射，惜乎太慢，不能適用於霍亂 靜脈注射還是以高滲度鹽水爲佳。關於此點，似乎無須爭持，早有定論。

最理想的療法應以血漿注射爲第一。根據美海軍於一九四五年（U.S. Nav. M. Bull. 45:1049,1945）報告在印度加爾各答治療的成績，其死亡率爲零，即是說無死亡。對照未用血漿注射的結果，其死亡率爲九十五，（不無形容過度）血漿治療之優越已無可置疑。從理論上說：霍亂的基本問題不外三點：（一）失水。（二）鹽類物質之損失。（三）有機體的損失。一二兩點無須從詳說明，應爲極顯明之病因，但關於第三點，我認爲這是一個以前大家所忽視的問題。以霍亂來說，大便的頻數與大便成分，應爲研究內科學者的最佳課題。霍亂的米泔水樣大便，其中所含蛋白質成分一定極高（維生素等亦必不少）。這類物質損失後，對於生理方面所引起的種種影響，必定極爲嚴重。血漿注射對於一二兩類物質補充之外，尤其在供給第三種物質更爲顯着。所以這種新法的治療，其優點並非是偶然的。

雷門先生於重慶一疫中，曾用 Streptomycin 於若干例，成績並不好。

一度有人主張用磺胺藥劑，雖頗有人還加以過火的好評價，可視爲無稽之談，因爲根本治療霍亂與熱菌無甚關係。霍亂症狀與致死原因，幾乎純粹爲一個生理化學的問題。

霍亂澈頭澈底爲一個中國問題，作者本來想把本篇標題改爲『霍亂與內亂』，事實是確乎如此。內亂不止，霍亂必然逐日增加其熱勢。反過來說：霍亂一日未除中國一日不能進步。疾病這件事決非天加之禍，而絕對爲人爲的災害！經過這種嚴酷的教訓，國人如還不覺誤，民族前途是不能太光明的。

來都沒有結果。最近發明的灰鏈黴素，雖在試管及動物試驗中很有效驗，臨床應用上，似還未能達到我們的期望。最近美國 Marshaks 氏在羅氏醫學研究所，從一種地衣(Ramalina reticulata) 提鍊出黃色的結晶體，在試管內稀釋至五萬分之一，也有抑制結核桿菌的功效。長期注射此藥之油製劑於天竺鼠，沒有發現毒性作用。染有結核病的天竺鼠，注射此藥後，有顯著的效驗，將來應用於結核病患者，一定有很好的結果。

百日咳之預防

朱亮威

百日咳是兒童很易傳染的疾病，年歲小的，得病後死亡率頗高。從前試用疫苗接種，因沒有顯著的效果，所以曾一度主張不採用。後來Sauers氏等發現已往不良的結果，是因為桿菌失去毒性，所以接種後不能產生強大的免疫力。用新近從病人採得的病菌，即所謂第一期桿菌，製成疫苗，過去數年間，百日咳流行時實地試驗，證明已接種及未接種的兒童的感染率有很大的差別。接種後即偶有受感染者，症狀亦很輕微。近年所用疫苗

團體心理治療

Louis Wendet, M.D 原著

黃堅厚 譯

團體心理治療，是精神病院中應用的治療方法之一；在醫院裏，團體中的彼此交互作用，是解除潛意識中情緒困難的基礎。團體心理治療所依據的，就在於每一個人都是「團體動物」，要在他的社會圈內，獲得適宜滿意的地位；同時他也是社會的產物，他所壓抑禁制的欲求，都可為團體的意見所激起；在適應上的困難，以及在解決情緒問題時遭受的失敗，都是由於他不能面向着他所在的團體，在其中找到自己的位置。他必須抑制自己的思想，去適應團體的要求，假使不能順應，精神上的病態就產生了。把這個在複雜的社會裏的失敗者，放在一個對他友好的小團體中，而這團體，又是由一些遇着同樣困難的人所組成的，當他能夠懂得別人的問題時，他就會能把自己和他們連在一起，因此能除去自己的攻擊傾向，憤恨和慾望，而不致引起罪惡感。在一個小團體中能夠有良好的適應，解決自己的問題以後，就能夠在較大的團體裏——世界——以正常的方法，應付情緒上的問題。

團體心理治療，雖然是引用精神分析的觀念，在實施方面，却和佛洛伊德的分析法大有區別。主要的是這方法比較積極，治療者採取比較主動的方式，不應用精神分析中的分析者對病人的關係，而是利用治療者和一羣病人的關係：正和父親與子女的情形一樣。所產生的移情作用，也不限於一人，而是像一個家長對全家所生的影響。按理說，這樣會有較好的結果。

精神分析的工作，是在兩個人之間進行，也許比較容易獲得潛意識中的材料。由於移情的作用，總能使病者無拘束地自由傾吐，自我與超我都發生作用，使他可以表現正常的行為。在團體治療中，思想要受到較多的限制，病人每每不容易去發掘潛意識中的材料。這種開始時所遇到的困難，可以用個別治療的方式予以克服。

每公撮含菌十五萬萬，共用六公撮，分三次注射。充份的免疫力，約在四五月後始能產生。因未滿週歲的兒童患百日咳者特別危險，故滿六個月的兒童即宜接種預防。

體温與妊娠

朱亮威

婦女早起時的體温與經期很有關係。據 Barton 與 Wiesner 兩氏的研究：行經的時候，早起時的肛門體温比較低，約在華氏98度左右；經期前及經期完畢後，早起時體温稍高，常在99度左右。這種週期性的體温變化，只是在生殖期間才有。如早起時體温十六日以上均在99度左右者，即為妊娠的象徵。據說用此法來診斷初期的妊娠，有百分之九十七可靠。假如早晨的體温昇高，已經過許多天，忽然下降，那就是有流產可能的先兆，醫生可及早採取預防的辦法。

新抗生素

朱亮威

用抗生素（Antibiotics）治療傳染病，目前最大的問題，是治療期中病菌產生抗藥的性質，而使治療失效。去年發明灰鏈黴素（Streptomyc-

日子久了以後，病人漸能適應團體的環境，對於人類的一般行為，獲得透切的了解，可以冷靜地去觀察自己的問題，也就會自由地吐露自己的問題了。團體心理治療的原則，是基於人類生活中的交互作用和交互關係，並且認為精神性神經病，甚至於精神病，都是社會文化的產物。社會上的文物制度，引起了自我與超我的衝突，使得好些本能性的衝動，都受到禁抑，不能找到出路。以後再有他自己所不能解決的家庭間或社會上的問題，都加了上來，於是乎病倒了。若是我們能使他重新認識自己和所在的環境，減少他對於適應的畏懼，讓他在團體中，毫無忌諱，不受限制地表現他的行為，我們敢說，好些情緒上的障礙，以及那些隨之而生的異常行為，都可以除去。

不正常的行為，早在兒童時期就留下了原因，從「戀母情結（Oedipus situation）起始，繼而有兄弟姊妹間的競爭，再發展為學校中的不良適應等，因之我們看出，當團體擴大時，適應的情形，愈趨複雜，而不正常行為的表現，也愈趨嚴重。如果在患者還不曾成為社會上的累贅時，就開始治療，有好些人可以不必住醫院。那些較嚴重的精神性神經病，或初期精神病，則須在精神病院或休養院中治療。在醫院中，團體心理治療是被重視的，因為我們相信它不僅可以除去患者情緒上的困難，而且他可以重新學習如何與人相處，這樣促成他對於社會的適應。柏羅（Burrow）希爾德（Schilder）貝德（Bender）等諸氏多年研究的結果，認為此法可繼續應用。有些醫院，人員充裕，可以應用個別治療的，但為了團體治療特有之優點，也需要引用團體治療：而在那些人員缺乏的場合下，團體治療，便更顯得重要了。若是在進行手續上，稍許予以改變，以適合特殊情形，那麼此種治療在省立醫院及心理衛生門診部中，無疑問他都可以應用。

就作者所知和他所應用的團體心理治療，可分為兩部分：（一）整個醫院的生活，都經過有計劃的安排，使病人能重新學習團體生活。所有的活動無論是例行工作或是娛樂節目，病人都可以參加，把他變成醫院裏的一分子。在他們的能力範圍之內，也

in）者 Waksman 博士，從灰鏈黴素 Streptomyces griesus 又發現一種新的抗生物質，取名 Grisein。此物本身沒有多大的殺菌作用，但與 Streptomycin 同用時，有制止病菌發生抗藥力的作用。用灰鏈黴素治療慢性疾病，要長期用藥時，與 Grisein 同用，當有良好的結果。

讓他們担負點責任，正和別的工作人員一樣，做一部分工作。至於那些即將復元的病人，可以鼓勵他們去以友好的態度同新入院的患者來往，和他們交換意見。我們放棄了隔離的方法——把病人各個地放在小房子裏，讓他們去過呆板的生活（這對某些病人，也許有點用處）。每個病人都是團體中的一分子，團體中充滿着友好的空氣。大家有共同的責任，共同的目的。這樣他們的仇恨心消失了，情緒緊張也減低了，同時還加強了他們的動機，去担任那些富有建設性的工作中的一部分責任。最後，原有的病象，都會完全消失。（二）團體心理治療的過程，在實施的時候，是使病人參加一個小組聚會。在這小組裏，彼此都十分熟悉，形成一個整體，而不再有覺得自己是單獨的患者了。這整個的過程，可包含下述幾種作用：

（1）理智的領悟　一切社會適應，都基於理智與情感的綜合作用，它控制着我們生活的每一方面。理智作用的結果，就是使所有的情緒反應都受自我制定的規則所範圍，而有一致性，所謂理解或情緒上的通過，都和自我行爲標準有些相像。在團體治療中，我們並不想努力去制定理智的行爲標準，而是促使病人對於情緒反應能有領悟，然後他們才會在日常生活中有新的發展。

（2）病人間的移情作用（Transference）　在精神分析中，移情作用——病人向分析者的拒絕態度或向自己的衝突現象，是最要的作用；而在團體心理治療中，主要的乃是病人間的交互移情作用。治療者若在甲病人身上取得信仰，就可因甲與乙的友誼關係，而與乙來往，使之向治療者產生移情現象，並且團體內既經建立友好關係，以後即可將之導向外方，擴張興趣的範圍，逐漸趨於正常的社會化生活。

（3）情緒發洩作用　在這類治療法中，有「在家庭中發洩」的現象。當小組進行討論時，我們提出兄弟間的敵視態度，病人常能由其他病者或治療者（象徵其父）處，獲得了解；或者他可以毫無忌諱地反抗他的「兄弟」（指別的病人）或「父親」（指治療者）而不致有罪惡感　這些是原來在家裏所不容許而必須壓抑的。這種發洩作用，很有益處，能給予病人以自信心去表現他自己，並且消除他的罪惡感與自卑情緒。

（4）團體中的交互作用　經過小組討論以後，病人把自己的問題和別人的問題相對較，就可獲得一些標準。從前他以爲那些問題，祗是他一人所有，到現在他才知道原來有好些人都有同樣的自我衝突現象。這樣使他更能坦白地吐露，參加討論。求痊的願望，將以先留的動力，導向有利的建設的方向。

在精神分析中，分析者常常居於家長的地位。團體心理治療裏，治療者也是扮演着同樣的角色，不過他同時和好些人發生關係而已。所有的人都予以相同的待遇，以避免引起「手足」間的敵對心理。在醫院裏的一切設施中，都須極力保持平等，避免敵對現象；使治療者的地位，更加崇高，在病人眼中，他好像具有無所不能的權力。嫉妒和仇視對於治療有極大的影響，因之應儘可能消除它們。本院中所有病人，不管是頭等或免費的，都享受同樣的待遇。個別治療中，也同樣應用利益均等的政策，以免病人產生受歧視或者「失寵」的感覺。我們常常鼓勵病人，如果在待遇方面，感到「被虐待」「不公平」或是「被忽視」時，儘量地說出來。因為很多精神神經病的患者，是常常有妄想傾向的。精神神經病，本是表示心理上一種「退化」過程，患者常回復到兒童時代的行為範型，因之嫉妒與仇視，必須避免，雖然醫院裏的設施佈置，是象徵着一個家庭，可是那一般家庭都有的兄弟競爭敵對的現象，却不要抄襲過來；在工作時，權利與義務的分配，也要均等，如此才能增加病人間的移情作用。在對於人類行為有比較明確的了解之後，各人對於別人的過失，會有更大的容忍。病人彼此之間，乃能建立真正的友誼關係。心理治療在團體中應用，即本此理。

在本院中，各小組每星期總有一次或兩次演講。目前，男女病人是分開舉行的，但已準備把他們試行混合起來，參加聽講。當然，如果要那樣做，那些病人都要經過極小心的挑選才行。

初開始的時候，已經成立的小組，是不讓新病人加入的。現在這方面已有改變。按照醫生們的意見，新入院的病人，祇要到了能接受團體治療的程度時，就可以加入任何一個小組。這樣做時，惟一的困難，就是當新病人加入時，治療者得為他的緣故，重新講述此種治療的意義和作用，就整個的治療講，這並不是開倒車或浪費時間。在每一組中，隨時溫習是必要的。一個問題，經過反復申述，其中要點，才能被完全接受。

精神分析進行的時候，病人是躺在沙發上，自動說出「自由聯想」的內容，因之對於心理上的問題，能漸漸有所領悟。即令在這種過程之下，病人還有時表現不合作不接受的現象。每每在向其解釋某些現象時，病人會否認他自己所說過的東西。團體心理治療進行的方式，比較更為直接。直接的解釋，病人往往是感到難於接受的。這自然可以說在意識中雖已經了解，而潛意識裏却仍有阻力存在。但是因為經常有新的資料提供討論，而這些資料中又有好些相似之處。久而久之，病人終能對某一些問題，有些了解，表示能夠接受。起始時他祇覺得那些解釋，和別人的行為有關係；到後來才承認和自己也有相關。經過不斷的反復提示，病人漸漸地能明白他那些行為上的問題，和心理異常的現象，都是對於自己的情緒困難的一種補償和防衛作用。

有一點是必得十分注意的，就是不能過於明顯地去指出某一個人的問題。側擊旁敲，常有較大的效果。在進行團體治療之前，醫生必須先探求病人的歷史，並予病人以心理測驗，俾能對於病人的人格，過去歷史，性生活，以及一切有關於情緒問題的各方面，有完全的認識與了解。目前這部分工作，雖是由另一位助手在担任，但作者本人對於每一個病案，都得到了詳細的報告，而且病人在參加小組討論之先，均曾與之作幾度個別談話，故無困難。當治療者要把某一問題提出講解，他得準備一個相似的病案，內容和實在的有些兩樣，讓病人看不出說的就他自己的事，而又能察見它和本身的問題有相似之處。這樣他可能參加討論，對於硏討的結論，發表同意或反對的意見；如是治療者便有機會把問題作更詳細的說明。病人至此，多會要求再作一次個別談話，因爲他已經能承認自己的社會行爲以及表現的症候，都是由那些被壓抑的衝突所產生的。有時候，此種治療也會碰到困難；不過在一班情形之下，祗要病人已有心理上的準備，總可以不感拘束的傾吐，在小組中公開地討論他們的問題。每次在開始時，祗須有一兩個人提出問題，報告歷史；逐漸地大家都受到影響，也會把自己的問題提出來討論。積極的移情作用因之形成：而心理上的阻力，也就會減到最低限度。這樣的小組中，病人彼此討論，乃能產生親切之感，甚至在散會之後，小組中的某一個比較聰明而又樂於被人重視的人，常會爲一些病人邀去，繼續討論。

心理治療的目標，就是要增進病人對於心理作用的了解。所用材料的深淺與速度，當以每個小組中病人的心智程度爲標準，比如症狀的形成是需要說明的，甚至還得指出生理疾病和因情緒不定而致的疾病的相同之點，意識與潛意識也需加以解釋，他如不正常的性行爲，因兄弟敵對而產生的恨與愛以及這些行爲表現的情形；都有闡明的必要，並且要設法使病人明白他們之企圖調適自己的行爲，祗是一種合理化作用，鼓勵他們對自己採取誠實態度。在各種心理作用都經說明之後，要使他們去探究自己潛意識的內容。要病人報告自己的生活經歷和症狀，有時或有困難；但在一些時日以後，每個人都急切地希望自己的問題，被提出來討論，男的病人特別會不厭其詳地敍述自己性生活方面的問題。事實上這個問題，在男女兩組中，都能坦白地討論。以往九年中，本院的護士長和工作治療者都參加婦女組，因爲他們經常和病人接近，病人對之較爲信賴，也可以隨便些。事實證明這樣處置，極爲得當。

每次小組討論的內容，要隨時通知那些負責個別治療的醫生們：並且要使他們知道那一個病案正在進行討論；再由指導者對以後治療應採取的方式，提供意見；這樣，個別治療與團體治療就可以配合一致，成爲一體了。

作者本應用團體治療之經驗，認爲此法爲個別治療最大的補助，可使病人在治療的過程中，對於社會，重新認識。如果因爲人員缺少，個別治療受到限制，此種方法，實可應用。本院中病人對此，均甚感興趣，因爲這可除去他們自得病後所有的愧怍心情：可以由潛意識的觀點，了解行爲的眞正意義。

作者與其同人都以爲每個醫生，不要祗是每天去作莊嚴的巡視，最好是每周把自己的病人聚集一次或兩次，自己也作爲小組的一份子，當可建立良好的關係，產生很大的效果。有些醫院有團體活動的機會，醫生護士都可參加病人的團體，這並不會損失自己的尊嚴。病人照樣會敬仰他們，因爲病究竟是給治好了。

（本文譯自美國 The Psychiatric Quarterly vol. 14. 708—718.）

「手淫」與「神經衰弱」

精神病防治院院長程玉麐

凡屬於知識份子領域中的人們，都知道「神經衰弱」這個病名，而且也都誤以為手淫或腎虧是發生「神經衰弱」的主要原因，差不多每個年青人都犯過手淫，他們或多或少曾為手淫與「神經衰弱」的關係所恐懼過，因此這個關係不知消蝕了多少年青人的寶貴光陰，憔悴了多少年青人的心靈志向。認為手淫是「神經衰弱」的原因，非但普通人是這樣信，就是有些醫師們也是這樣告訴病人的，而且更創立了「性神經衰弱」這個特別名稱，因此「神經衰弱」更廣泛地散播於青年羣中了。這類患者所受的痛苦如何，在下面所舉的一個病例中就可以明白。

（病例）二十四歲的一位青年，來門診部就診，自稱患「神經衰弱」症，特別是性神經衰弱。時常感覺頭昏，頭痛，並且有失眠，注意力不能集中，記憶力薄弱。他在十三歲開始犯手淫，多的時候一星期五六次，或一日兩次，平均每星期兩三次。最初並沒有出精現象，到後來才開始有。十六歲時，聽得別人說，手淫多了要發生遺精，遺精多了就要腎虧，結果成神經衰弱。同時看到報章上的成藥廣告，不科學的醫藥問答，刊載着各種「神經衰弱」的症狀，以及手淫遺精不但會促成「神經衰弱」，並且要促短壽命，因為精液是身體的原陽，手淫一次，等於失血三百丸等等的言論。於是他在不勝恐懼之下，立志要戒絕手淫。他用盡了各種方法，例如睡眠時不敢仰睡，被窩不敢蓋得太煖，手放在背後，臨睡前用冷水洗生殖器等。結果是兩星期沒有犯手淫，可是就在兩星期後的一天夜裏發生了一次遺精，這又使他陷入恐慌境地。那知第二夜又跟着來了一次遺精，他變得極度的害怕了。忙着去找醫書看，翻報紙上的廣告，買固精丸，補腎丸等補藥吃。此後遺精雖說是好了些。但每月還是有一兩次。最壞的是手淫的習慣可並沒有戒絕，屢戒屢犯。在每次手淫後，深深地後悔，自己責備自己，覺得自己無用，眼看着陷入沉淪的深淵而不自救，看不起自己，因此更是煩惱，萎靡。到二十歲時，父母覺得他有性的需要了，要替他成家，也沒有同他公開討論過，就替他物色了一位女士，結了婚。婚後的四年中，生了兩個子女。雖然他的妻子對於性生活並沒有表示什麽不滿，但他總覺得自己的生殖器因早年手淫的關係而發育不全，比別人的小，性交時不能持久，很快就出精了，精關不緊，射精也不夠力量。因此產生一種對不起他妻子的感覺，所以處處遷就妻子，但又覺得這樣遷就有傷他的自尊心，心中不勝矛盾，苦惱。有時對妻子反而不客氣，吹毛求疵，夫婦間感情由此變得不融洽。上述頭痛失眠等症狀也一天一天地加重。

在這個病例中，我們且分下列幾點來討論一下：

（一）他在十三歲的時候開始犯手淫，那時只有快感而並不出精。有人說這時的手淫害處最為嚴重，因為在十三歲時尚未成熟，妨害他的發育最甚。可是，假使說手淫的害處是遺失精液，失去了原陽，妨害發育，那麼這時的手淫並沒有出精，原陽並沒有失却，從何而妨害發育呢？我們在醫樂上是找不到這種說法的根據的。

（二）這位病人從十三歲到十六歲的四年中，雖有手淫而並沒有病狀，直到停止手淫後兩期星，反而發生了遺精，而且接連兩天都有。這好像是個不可解釋的問題，爲什麼手淫時並不遺精，而在停止手淫後兩星期反而有遺精？實際上我們知道精液是精虫和攝護腺的分泌液的混合物，精虫在睪丸中經過一定的程序而長成，好像成年的女子每月由卵巢產生出卵子一枚一樣，繼續不斷地產生。精虫的數目是不可勝計，產生後就貯藏於貯精囊內，在手淫期內精液常排泄出去，貯精囊不致太滿，不致溢出去，所以沒有遺精，後來手淫停止了兩星期，在這兩星期後貯精囊滿貯了精液，這正如腎臟分泌尿，貯存在膀胱中，膀胱滿了，就要解小便一樣，故精液也要從貯精囊中排洩出來，發生遺精。我們更知道貯精囊由平滑肌等組成，當貯精囊充滿了精液的時候，平滑肌緊張，時間長了，發生疲勞而彈力性減少，故此在第一夜遺精後，第二夜因爲貯精囊的平滑肌疲乏的緣故而又發生一次遺精，這種情形完全是生理上的現象。

（三）上節已經說過，精虫由睪丸產生，一天卄四小時，時時在製造。既然產生了，就要排洩出來，存在身體內並沒有什麼用處。所以精虫並不是身體的原陽，對於身體的發育和健康毫無關係。攝護腺液更不是什麼寶貴的東西，手淫和遺精的本身並不會影響到發育和健康。但是我們不能承認這位病人並沒有病，他是的的確確爲頭痛失眠等所苦惱，而且他的身體也的確很消瘦。那是怎麼會事呢？很明顯地，他的心理有問題。在他所述的歷史中我們可以看出，當他知道手淫要發生「神經衰弱」要促短壽命等歪曲的知識之後，他是多麼地恐懼，多麼地焦慮，在他發現遺精以後，更增強他的恐懼心，並且在他屢戒屢犯後的悔恨，自卑等，像蛀虫一樣在蛀蝕着他心理的平衡了。使他發生「神經衰弱」的原因倒並不是手淫本身，而是由於手淫後發生的恐懼和悔恨。

（四）在他結婚以後，他認爲自己的生殖器太小，每次性交的時間太短，不能滿足他妻子的性的需要，因此更產生了心理上的不平衡現象。但是試問他是不是知道標準陽具的大小呢？和性交的標準時間呢？我想非僅這位病人，就是諸位讀者也不能辨答這個問題。他既然不曉得標準大小和標準時間，從何而知道太小和太短呢？這完全是他的主觀，他自己在這樣想。要是他的性機能不全的話，他怎麼會在四年有兩個孩子呢？我們知道在他妻子那個年齡（二十歲左右的女子）對於性的需要並不怎麼強烈，她底性感區也並不集中於陰道，他認爲不能滿足他的妻子，因此發生心理上的矛盾現象，這可說是他對正確的性知識缺乏的緣故。

從上面這個病例的分析和討論中，我們明白了手淫和「神經衰弱」的正確關係了，手淫雖可刺激攝護腺分泌增多而增加遺精，但遺精本身是一個生理現象，不犯手淫同樣還要遺精。精液決不是身體的什麼原陽，精液遺失了並不影響健康，更不致會發生腎虧。腎臟根本是個泌尿器官。與生殖毫無關係。「神經衰弱」的發生原因完全是由於心理上的失常，不是器官的病變。神經本身是不會有衰弱這種情形的，只有神經系統損壞了，神經細胞有了病理改變，發生神經病（不是精神病），要不然就是正常的；在正常與病變之中，沒有衰弱的存在。所以「神經衰弱」這個名詞，很不合理，極易引起誤解，因此現代的醫學書籍中已沒有這個名詞，只能放入醫學歷史中去了。我們現在稱之為「焦慮反應」(Anxiety reaetion)。顧名思意，這個病是由於心理的變態引起的。

那麼，諸位開業的醫師們，在你們的診所中，一定時常會遇到這類病人。諸位還是在替病人注射賜保命，肝膏，燐質，砒劑等藥物麽？諸位藥商們，還是在製造補腦汁，健腎丸，固精丸等等的補劑麽？這樣使病人是太苦了，雖然是病人愈苦，而對諸位愈有益！

鳴謝啓事

本社刊行醫潮之始，適值紙價大漲。幸承各界友好，解囊相助，力予支持。特將芳名露佈於左，以誌謝忱。

（依收到先後為序）

丙寅醫學社啓

海豐營造廠 五〇·〇〇〇
大華紙行 五〇·〇〇〇
李仁興先生 五〇·〇〇〇
共一五〇·〇〇〇
以上潘子英先生經募

宋幹先生 五·〇〇〇
萬自熙先生 一〇·〇〇〇
伍先生 五·〇〇〇
朱淑璸先生 一〇·〇〇〇
李天祥醫師 二〇·〇〇〇
陳炳煌先生 二〇·〇〇〇
晏伯衡先生 二〇·〇〇〇
王舉鼎先生 一〇·〇〇〇
彭作行先生 三〇·〇〇〇
王相如先生 一〇·〇〇〇
何霹先生 二〇·〇〇〇
馮子明先生 二〇·〇〇〇
王捷三先生 二〇·〇〇〇
劉美眞先生 三〇·〇〇〇

鼓樓醫院 二〇〇·〇〇〇
高毓華先生 一〇·〇〇〇
胡美鈞先生 一〇·〇〇〇
王錫三先生 二〇·〇〇〇
劉逸泗夫人 一〇·〇〇〇
裴延芳先生 一〇·〇〇〇
裴延康先生 一〇·〇〇〇
鄔長富先生 一〇·〇〇〇
王友先生 一〇·〇〇〇
承珊雍先生 一〇·〇〇〇
馮應珏先生 一〇·〇〇〇
徐秀先生 二〇·〇〇〇
馮景如先生 二〇·〇〇〇
〃雪敏先生 二〇·〇〇〇
仝貞先生 一〇·〇〇〇
馮滄一、先生 一〇·〇〇〇
馮啓祿先生 一〇·〇〇〇
共六三〇·〇〇〇
以上朱亮成醫師經募
郭壽鈺先生 二〇·〇〇〇

羅紹昌先生 一〇·〇〇〇
王萬甫先生 一〇·〇〇〇
管榮華先生 一〇·〇〇〇
孫鐵航先生 一〇·〇〇〇
顧娥先生 一〇·〇〇〇
莊妙德先生 一〇·〇〇〇
龔競秀先生 一〇·〇〇〇
林清庭先生 一〇·〇〇〇
張文哲先生 五〇·〇〇〇
共一五〇·〇〇〇
以上郭常升先生經募

杭立武先生 一〇〇·〇〇〇
顧一泉先生 五〇·〇〇〇
共一五〇·〇〇〇
以上朱季青先生經募

中國紅十字會總會 一〇〇·〇〇〇
胡蘭生先生 一〇〇·〇〇〇
共二〇〇·〇〇〇
以上胡蘭生先生經募

待續

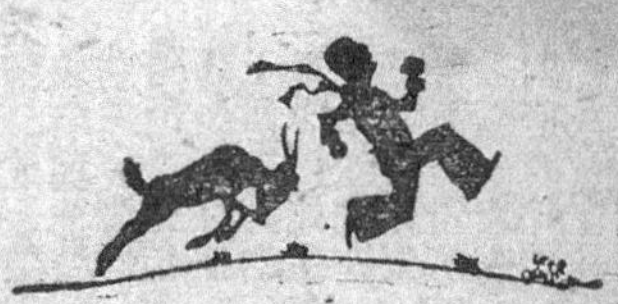

談「癌」色變

南京中央醫院婦產科　程育和

是初夏的一個下午三時，在醫院的一間僅堪容膝的婦科診查室裏，來了一位年近五十的村婦。她還穿着一套黑色的棉衣褲，面色蒼白，扶了一根手杖，在診查檯旁站着哼。醫生把寫就的病歷看了一下：主訴停經已六年，現陰道出血近半年。

『好，請你睡在床上，我們檢查一下』。醫生說。

病者有難色，怕羞的不肯按着吩咐去做。結果經護士多方的解釋，以及醫生的諄諄勸導，替她寬衣解帶，總算把病人送上了診察檯，脫了下衣，就有一般尿味使那診查室的悶熱空氣，益加難受，但是那醫生對這村嫗的骯髒，却沒有厭惡的表情。詳細的檢查過以後，她一面脫皮手套，一面以極關切的口吻對病者說：『起來罷！今天看病誰陪你來的？』

『鄰居，我祇有一個兒子，今年十八歲，在鄉下。』村婦答，言下不勝孤寂之感。

『請你的鄰居進來，我有話要和他講。請你在外坐一下。』醫生說。

病人便出了診查室，接着進來了一位中年婦女。在醫生未開口以先，她先問道：『醫生，到底牠的病能不能治？祇要你說能治，我們街坊湊了錢讓她住院好了……。』

醫生的態度，是那樣的嚴肅，聲音是那樣的沉重而柔和：『太晚了，她患的是子宮頸癌瘤，現在尿包已被穿通了，人力是不能挽救了！一個悲慘的結局是難免的……。』那時病人的鄰居和醫生，都感到莫名的悲哀，一種愛莫能助的懊喪。

相同的事情，在每個診查室裏，天天可以看到，尤其是當婦科醫生的，在這大多數婦女智識與思想尚未夠水準的今日之中國是會常見到的。說起了癌瘤這回事，在大城市的婦女，道聽途說，多少有點認識。而鄉村婦女，則見聞孤陋，疾病不到最嚴重階段，是不會延醫的。姊妹們！容我告訴你們，子宮頸癌瘤是一種惡性的腫瘤，發病大概在中年婦女。但在少年及老年，並非絕對能避免本病的發生。它的病徵，是分泌物的增多，或不等量與不規則的陰道出血。晚期纔有消瘦，疼痛及附近器官——如膀胱或直腸——受壓迫及穿通等現象。早期可以用鐳錠或深部X光治療，結果相當良好。手術療法，已不爲一般婦科學家所採用。如上述的故事，病人已有膀胱被穿通的現象，我們雖有充分的設備，與滿腔的同情，已不能挽救她於萬一了。

在抗戰期的大後方，病人祇要聽到醫生說她患了　，就會嚇得發抖，甚至於昏厥。因爲那時有鐳錠設備的地方，往往相距甚遠，而交通又是絕對的困難，同時病人自身以種種關係，不能單獨遙遠的去求醫，在那種狼狽的情形之下，聽到患了　症，就等於宣佈了她的死刑。不錯，癌是一種

一對可惡的老搭擋（下）

——蒼蠅與蚊子——

金 奎

本文上半，談到夏天的一對可惡的老搭擋：蒼蠅和蚊子；一個像轟炸機，專拿病菌當炸彈扔着玩兒；另一個呢？有專愛義務地給人打針的奇怪癖好！我怕受不了，請了一位神通廣大的軍師，來替我解决困難。軍師談過了蒼蠅身上三種病菌炸彈的性能，再交給我一張打擊蒼蠅十大抗略表。………

我出神地在研究着十大戰略

『好了！紙上談兵，究沒有實地演習來得有用！你看』：軍師變把戲似地，從袖筒裏忽地掏出來一個DDT噴霧器：『要這樣地噴：不必太多，也不要太少。要噴到陰暗角落裏去，噴到床底下去，也要噴到櫃子後面。這樣，豈但蒼蠅全都死去，連蚊子也沒法保全性命呢』！

『蚊子都死光嗎？那可太好了』

『是的！不過我所謂的「太好了」，和你所指的許不一樣：你怕蚊子叮咬，我却最恨這位蚊子老太太發神經病，給人胡亂打針』！

『我曉得：她給人打原蟲針呢』

『原蟲針，原蟲針！唉！唉！說來可話長呢！蚊子老太太們全是寡婦，她們的先生們，早在交配後就死光了；寡婦們的脾氣，因此也就來得特別怪！我們和她無寃無仇，她却偏愛到我們身上來爲非作惡！雖說打針是盡義務，可是我們打針以後，非但得不着好處，也還要染上那討厭的瘧疾（打擺子）；何況她每次來打針，必定抽回鮮血去滋補自己，不就等于收注射費麼』？

『瘧疾是一種毒氣罷』？

『那你就錯了，你犯了和雲南人一樣的錯誤！那地方的山村裏，常常有一塊塊的灰白雲霧在空氣裏飄浮。瘧疾猖獗，日死數人，無知的老百姓，自然就怪上這「瘴氣」，斷定牠準

嚴重的病症：一經診斷，病人便當下决心迅速去醫治，否則一年半載，甚至於在較短的時期卽不治了。在醫生方面，爲求增進病人治愈的展望，萬不可延誤診斷，以致影響到治療的結果。因爲癌瘤的細胞是每分鐘在那裏散播到鄰近或遙遠的部份去的。我們萬不可把輕症者視作子宮頸炎或糜爛；而僅加以局部的處置，等到病狀惡化了，才告訴病人說『這是癌呢！』那簡直是太殘忍了！我們的態度，是應該多見闕疑，不怕麻煩，多作病理標本檢查，那樣我們必能多多爲我們的求治者作早期診斷，而增加她們治愈的展望。

在南京中央醫院自今年元月到六月，在這短短的五個月中，約有二百五十個婦科住院病人，其中有三十個是患着子宮頸癌瘤。以床位及鐳[illegible]量限制的關係，我們還不能如願使多數的患癌者留醫。但是我們是在儘可能的使來求治者得到合理的治療。時代的姊妹們！你們切莫怕羞而諱疾忌醫啊！我們的同情會像一顆明星似的，永遠照澈到每個黑暗而絕望的角裏！

× × ×

是在瘧疾病人身上作祟的鬼怪；而眞正的兇手（蚊子），却逍遙法外，暢所欲爲！你祇曉得她打原蟲針，也曉得打針的人會得瘧疾，應該再進一步：把原蟲和瘧疾聯繫攏來，其中的因果關係，自然就可以慢慢弄清楚』！

『蚊老太婆的胃裏，常常裝滿了大堆的小原蟲兒；雄蟲兒和雌蟲兒合成一體後，就會忙着尋找出路，鑽出胃壁去，變成一個個的圓球。每一個圓球長大破裂時，就至少有百條左右的第二代幼蟲跑出來，週遊老太婆的全身，也聚集到老太婆的唾沫發源處，以便隨時趁老太婆打針的機會，溜進閣下的血液，再躱到一個個鮮紅色的活動房子裏去』！

『我的血液裏面，難道還有活動房子嗎？』

軍師笑了：『多得數都數不清呢！每次吸入肺中的養氣，就需要活動房子來替你接收裝運。沒有他們在血液裏面，不分晝夜的流動，體內的每一角落，就不用想得到養氣，更無法排除廢氣；一切機能宣告停頓，營養原料沒法利用；除了活活壞死以外，別無他途。醫師們叫這種活動房子做紅血球。原蟲們躱進那裏，有吃有喝，當然萬分開心，但隔一天，就要像孫悟空似地，搖身變成二三十來個小孫悟空；于是：活動房子頓形狹小，小孫悟空們悶得難受，必定擠破牆壁衝入血流，去各自找尋別的紅血球安樂窩，並繼續那祖傳的生產後代戲法

要緊的是他們衝入血液時，都帶得有毒素，因此閣下也就會在每隔一天的一定時辰內，乍冷還熱，頭痛腰酸，疲乏不堪，混身大汗；每次這樣的擾亂，平均總在兩三個鐘頭以上，身體當然吃不消！久而久之，活動房子的總量，因了接連地橫遭破壞的原故，必定顯然減少；頭昏目眩，精力不支等貧血症候，亦必接踵而來；若再不求醫服藥，做生意的一定蝕本，寫文章的靈感毫無，研究科學的錯誤百出，種地人的田園日漸荒蕪，門第衰落，朝氣盡失；慢性殺人，一如鴉片；方式雖異，其兇很程度，却仍不亞於腸胃傳染病呢！

『如此說來，防蚊也很要緊囉』！我說：『當然要緊』！

『想不到這對一胖一瘦的老搭擋，竟是半斤八兩，誰都有一套利害的殺人武器』！

『可是，防蚊畢竟容易得多』！軍師呷着茶告訴我：『因爲，第一點：大家都點蚊煙，掛蚊帳，實在買不起蚊煙蚊帳的人，也並不反對你送蚊煙蚊帳給他！

『第二點：我們必須知道：祇有姓「安」的那種寡老太婆的胃裏，才帶得有原蟲；其餘的寡老太婆們，雖愛叮人，却並不作惡造孽，送原蟲兒給人。所以我們把姓「安」的叫做瘧蚊，以提高大家的警覺。要注意的是：「安」老太婆們雖不纏小脚，却都有前腿站立時後腿高高翹起的特別姿式。她們也還分了家，各房有各房的一定住處：或住溪流，或棲稻田，每以一省一縣爲界，各自爲城，互不侵犯。我們滅瘧蚊殺子孓時，若能預先調查她們的戶口，確定住居所在，就不必空費氣力，去到處灑佈不必需的藥品；但灑「安」老太婆和她們孩子躱藏的巢穴，不就可以事半功倍了嗎？』

『這倒是聰明主意，虧你們想得出來！打擊瘧蚊的戰略表，可以給我看一看嗎？』

『我這裏有一份的，希望你多多給人傳觀才好！』軍師從袖筒裏把表兒掏了出來，我小心地接着捧讀：

打擊瘧蚊六大戰略表：

一、不準下蛋

屋旁的破甕破罐，在下雨季節裏，因為露天棄置的緣故，每易蓄積污水，成為某種瘧蚊的理想產院，也是孑孓（幼蟲）們舒適的搖籃；若能倒除積水，處理垃圾，不讓瘧蚊們有下蛋的機會，則傳種乏術，繁殖無方，實可算是戰略中的最佳上策！荷花缸兒最好省去，臭水溝坑更應填滿，若拿上面的理由來解釋，大家就可以明白了！

二、毒入神經

DDT的藥性發作時候雖嫌緩慢然而效力持久，維持兩三個月是毫無問題的！瘧疾的六隻脚兒，祇要碰上了DDT，就不啻是六根電線，一定把毒藥傳到整個神經系統裏去；「安」老太婆起先覺得頭昏眼花，繼則醜態百出，蹌蹌跌步，有翅難展，最後就必魂歸西土，一命嗚呼。希圖幸免的可能，是絕無僅有的。

三、魚滅幼蟲

無論大的小的有水所在，若能飼養魚類，孑孓一定銳減，和蓄貓捕鼠的道理一樣，化點本錢及工夫，當然不致得不償失的！

四、窒息孑孓

在水面灑噴油劑後，「安」老太婆的子孫，定能窒息中毒而亡。不過單靠灑佈巴黎綠等毒藥也可以同樣地達到毒殺幼蟲的目的。

五、拒絕入內

舉凡紗窗，紗門，蚊帳，紗布，或細密竹簾等，只要沒有破洞，都很合用，該注意的是：紗門和竹簾必需向外開，否則屋內的蚊子不但不能減少，許見增多；豈非大違我們的初衷！

六、立命倒地

噴除蟲菊藥水的好處：在立即見效，你可以親自看見被噴的蚊子們從半空中跌下來，豈不快哉！壞處呢？是藥性不能持久，隔掉一兩個鐘點後，若有新的瘧蚊飛入，就可以聽見她在那裏高唱入雲：取笑我們的藥水弗靈！況且，倒地的蚊子，可能復甦；所以除蟲菊的效力，若和蚊香蚊烟比較，實在也高明不了許多！

一口氣念完了牠，抬頭一看：椅上空空如也，軍師不曉得到那裏去了？心裏一慌，往外拔脚就跑。……

『來！來！來！快跟我學學：怎樣用這個DDT噴霧器』！軍師在隔壁說話呢：

原來他已在那邊，開始清剿這對可惡老搭擋的工作了！

一對可惡的老搭擋（上）

（補遺續三期第卅一面）

十、拍殺無赦法

買一個拍子，見蠅就打，多少有助於蒼蠅人口的低減！假使鎮上住着兩千人，每人每天打殺十個蒼蠅，那末在一個禮拜內，就可以得到一大堆含有十四萬具蠅屍的垃圾了！該注意的是拍子打不死蒼蠅身上的細菌炸彈，所以挪移死屍時，千萬不要用手去接觸！事後或平時也要常常洗手，免得中了他的苦肉計！

漫談飛機噴洒DDT

何琦

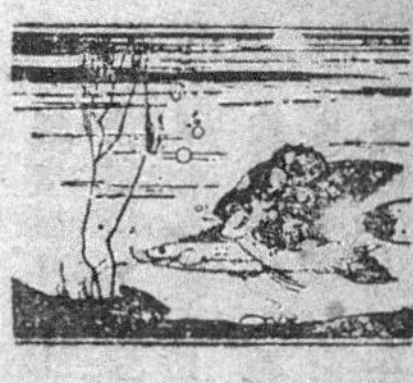

四五兩月內，南京城區上空，曾經有過四次用飛機噴洒ＤＤＴ。飛機在屋頂上低飛翱翔，機身下面裝設一條噴洒管。飛機飛過，後面拖出兩縷細長的白煙，冉冉地向地面及屋宇間飛散。如果飛機正巧在頭頂飛過，留心細看，可以看見濛濛細雨一般的東西，落滿一身。據新聞紙的事先報導，是美軍顧問團應本市衛生局之請（又有一說應本市衛生運動委員會之請）而噴洒的。噴洒的目的是殺滅市區蚊蠅。據我們直接向美軍顧問團詢問的結果，知道是他們自己發動而徵得市政府和衛生局的同意的。噴洒的主要目的還是保護他們駐紮區的安寧和衛生。

南京老百姓對這件事，當然感到新奇。因爲對渺不足道的昆虫作戰，使用這樣新式的戰術和武器，還是第一次看見。去年美軍雖亦洒過一次，可是以後沒有繼續，大家都不曾注意。

同時，老百姓們又感到迷惘，因爲心裏懷着滿肚子疑團，找不到解答：飛機洒下的藥水怎樣殺死蒼蠅蚊子？南京這樣多的蒼蠅蚊子，用飛機就殺得完嗎？殺了一批又生長一批的蒼蠅蚊子，你又怎麼辦？昆虫中有我們的敵人亦有我們的朋友，這樣不分敵友的總攻，結果不是玉石俱焚嗎？還有……？

蚊子和蒼蠅是兩個頑強無比的敵人，要戰勝它們確實是件難事！我們採用的戰術儘管現代化，所用的武器儘管優越，要是對敵人缺少認識亦是枉然。所以要明白飛機噴洒的效果，我們還須先研究一下這兩個敵人的生活和習慣。

先就蒼蠅來說，蒼蠅有很多種類。常見的有家蠅，青蠅，紅頭蠅，綠蠅，麻蠅，螢蠅，廐蠅，牛虻，花虻等類。在每類裏面又有許多種。至於每種的數量，更是數不勝數，要估計起來是一個幾十個圈圈的天文數字。所以單就蒼蠅個體而論，實在是渺不足道的東西，可是就蒼蠅整個來說是一個強大無比的集團。

蒼蠅的繁殖地點，因種類而別。有生長在各種動物屍體的，有生長在各種動物糞便的，有生長在腐爛的植物質以及垃圾堆的。有時候使人驚奇的，好好放在紗櫥罩內的剩菜剩肉，神不知鬼不覺的被撒上一大堆虫卵。等你第二次，再搬上餐桌，正待舉筷要喫的時候，發現一窩蠕動的肥蛆！會使你摔掉碗筷，連作三日嘔。尤其可怕的是外傷創口，要是沒有包紮，或者經過好好處理，在你自己沒有知道之先，會塞滿擠來擠去駭人的蛆！所以蒼蠅的繁殖地點，除掉糞便上的蛆，爲我們熟知熟見外，其他都是隱藏在我們看不見想不到的地方。不要說飛機找不到，就是派專家搜索，也是不容易發現的。

蒼蠅的繁殖率以氣候食物爲條件。夏天在適宜的氣候與食物，兩個條件之下，少則十餘天，多則二三十天按着幾何級數，很快的增殖。每增殖一次平均以百倍計。曾經有人加以估計，季節開始時的雌雄一對家蠅，到季節終了時可增殖爲六萬億個之多。可以想見這個敵人補充力的強大了。

蒼蠅的活動範圍，簡直可以說遍及地面上每一角落。但是亦因種類有不同，各有各的活動範圍。有的喜歡在室內和人畜雜處，有的喜歡在室外棲息，各不相混。它們作息的時間，也和人一樣白天活動晚上休息。

蒼蠅的嗅覺特別的靈敏，祇要有一星半點的腐爛有機物，它們會從老遠的四面八方飛攏來。蒼蠅又有一個令人可怕的習慣，就是常常在糞便上或排泄物上停落後，又飛落到我們的飲料，水菓，糖食，飯菜上來，不但沾污了食物，而且帶來了致病的病菌和寄生虫卵。爲了這個不潔的習慣，遇到霍亂，傷寒，痢疾，發生流行的時候，可以危害整個城市的百萬生命！我們現在將蒼蠅當大敵看待，不惜動員大量物資，加以痛剿，理由就在此。

其次，再談蚊子。

蚊子是和蒼蠅相伯仲的劊子手。蚊子是瘧疾，黃熱病，血絲虫病，登革熱等疾患的傳染媒介。種類之繁，繁殖之速，也和蒼蠅不相上下。二者最大不同點是在它們的繁殖環境，和攝食的習性。

蚊子的繁殖，不能離開水。水的量有大有小，水的質，有鹹，有淡，有清，有濁，有動，有靜。因此，在各種水裏所產生的蚊子就有許多不同的種類。地面上可能產生蚊子的地方，其面積之廣，式樣之多，出乎我們常人意料之外，大至江，湖，沼，澤，田，蕩，小至破盆，爛罐，足跡，蹄印，幾乎無處不是它們的樂園。這許許多多的蚊子產生地，因爲有了一個共同性——水的存在——找起來，雖然還是困難，却比蒼蠅產生地要容易多了。

蚊子攝食方法，和蒼蠅差別更大。它是一種嗜血成性的動物，專嗜吸人類和動物的鮮血。爲着適應這種特殊習性，蚊子頭部有一根細長的吻管，它的構造很像軍刀的刀鞘。在刀鞘裏面一共藏着六根細長的武器，咬人時，刀鞘向後灣曲，六根武器一齊伸出，毫不費力的刺穿人畜的皮膚。（包括牛皮！）然後六根武器又合併起來，變成一個吸管，被咬的人的血液，就通過這個吸管，被吸進蚊子的胃裏，一直等到肚子脹滿無可再容爲止。

蚊子是一個有意同人爲難的惡作劇者。它們活動的時間正是人類休息的時間。人們煩忙了一整天，疲倦得要死的身體，回得家來脫去外衣鞋襪，敞開窗戶，準備好好休息乘涼的時候，它們不遲不早也在這個時候開始活動。先之以嗡嗡嗡的神經戰，繼之以三五成羣一刻不停的疲勞進攻，不分頭脚，逢着裸露部分便刺。搞得你保得頭來，保不得脚，要歇息無法歇息，要睡眠不能睡眠。使人們夏秋兩季的生活變成苦惱不堪！其中有更狠毒的，還要給你注射一針毒素，使你害上一場大病。因此人們對於蚊子，時不分古今，地無分中外，人人深惡痛絕！

明白蒼蠅蚊子一些生活習慣之後，我們可以來談如何殺滅，以及飛機噴洒後的可能效果了。

蚊子和蒼蠅，一經長了翅膀，到處飛散開來，再要殺滅，就更困難了。所以殺蒼蠅要殺蛆，殺蚊子要先殺孑孓。蛆與孑孓是蒼蠅和蚊子的集中時期，趁這時期來殺滅，可以收「聚殲」之效。

但是上面說過，蒼蠅和蚊子的繁殖地那麽多，那麽分散，又那麽難找，「聚殲」談何容易？必須有地面搜索部隊，作縝密而有系統的搜索，把敵人從隱蔽場所全部暴露出來。然後纔能肅清。這種搜索工作的得失，是全局的關鍵，成功與失敗全繫乎此。

多數蚊蠅的繁殖地點，飛機實無可奈何亦不能發現，是顯而易見的事實。正好像藏躲在工事底下的敵人不能被飛機發現而無可奈何一樣。用飛機殺滅蚊蠅這是一個無可補救的缺點，我們對飛機殺滅蚊蠅的收效，不能存過奢的期望這是一個大原因。

除非是大目標，像玄武湖那樣，飛機可以特別注意，加以個別處理外，其他地方，祇能盲目噴洒。在廣大的地面上，不管是繁殖地也好，不是繁殖地也好，按着每單位面積若干分量的原定計劃，作平均噴洒。那麽很顯然，有一大部分的藥量，是浪費在毋須噴洒的地面上，而需要噴洒的蚊蠅孳生地，却又嫌分量太少，不足以殺死集中的蛆和孑孓。這是飛機噴洒的又一個缺點。

飛機噴洒超越其他方法的優點，是工作迅速，面積廣大，省人工。在人工昂貴，物資供應不必計較的情形之下，飛機噴洒無疑是最好的方法。用來殺滅繁殖於廣大暴露面的昆虫，奏效確實最宏。

飛機噴洒的另一優點，當DDT自機身噴出向地面降落的頃刻，由於直接命中，可以殺死許多正在空中活動的昆虫。祇可惜，這樣一來，把許多有益的昆虫亦聯帶遭了殃。而許多在室內活動的蠅類，以及白天藏躲起來來的蚊類，反而不受影響。

DDT落下地面後，他的持續效能，應該可以繼續殺死許多昆虫。這在室內使用爲然，在室外使用，因爲受風吹，雨打，水淹，土埋，人馬踐踏等不可控制的自然因素太多，DDT的命運很難把握，它的作用無疑要打一極大折扣。

南京城區最多的蚊子是普通家蚊Culex fatigan 最多的蒼蠅是紅頭蠅Chrysomyia megacephela 。青蠅Callipbora grahami 及家蠅Musca domastica 前一種多數發於是陰溝，污水潭，後二種多數發生於糞坑，廁所，垃圾堆。使得南京城如此「髒」，因而蚊子蒼蠅多的，基本原因是什麽呢？一個是南京的下水道問題沒有解決。一個是市區居民的生活習慣，過於漠視環境衛生。就現在的南京情形，要單靠飛機幾次噴洒DDT，就想得到怎樣好的效果，至少我個人不存這個奢望。

本刊五期要目預告

世界名醫傳

李濤

伊姆荷泰普（Imhotep）和挨斯叩雷彼（Aesculapius）

在公元前三千年的初期，埃及王左斯耳（Zoser）有一忠臣，名叫伊姆荷泰普（Imhotep），眞是一位明臣，博學多能。當時尼羅河接連着七年未曾氾濫，連年歉收，所以飢荒遍野。伊姆荷泰普氏乃推究其故，卒由聖書中得知掌管尼羅河源的諸神，大事祭祀以後，當夜國王便夢見頭似牡羊的河神。許以仍舊每年氾濫，灌溉埃及。次晨，國王醒後，心爲之快。不久，五穀豐收，又復繁榮依舊了。

伊氏爲一工程師之子，因亦擅長建築，曾爲國王修建陵墓，卽薩卡拉（Sakkara）的金字塔，現在依然存在，相信是埃及最早的金字塔了。此外挨德浮（Edfu）供奉荷拉斯神（Horus）的廟，也是伊氏所設計。

伊氏又是爲國王讀經的牧師，聖祭時的司儀人，天文家而且還是一位大醫師。

伊氏死後葬於孟斐斯（Memphis）國王陵墓的附近。他雖已死，但是一般人的心目中，仍懷念着這位慈善，救世的哲人。他生平所講說的名言，已竟家喩戶曉了。每個文士在任事之前，都要祭祀他。病人求他幫助，在死後一如生前，現在他的墓所已變成了聖地，相傳曾發生了很多奇怪治癒的事蹟。

他的名聲眞是與年俱增，埃及各地建有多數供奉他的廟宇，病人到廟祈福者也是一天多一天。伊氏原來是值得崇拜的人，以後竟尊奉之如神，便是埃及的醫神。現在的人以他爲塔（Ptah）和塞克麥特（Sekhmet）的長子，認爲他不但能治病，而且能使不育的婦人生子，不幸的人得福。孟斐斯仍是祀奉他的中心。他的廟又是造就開業醫師的所在。希臘人爲埃及王時（Ptolemies）又在淮利島（Philae）爲他建廟。每年有六次節期以紀念他的生前大事。

因爲埃及遠古的聖哲後來被崇奉爲醫神，所以希臘人到了埃及，自然而然的便奉挨斯叩雷彼（Aesculapius）爲他們的醫神，後人也因此對於伊姆荷泰普和挨斯叩雷彼的事往往混亂不淸。挨斯叩雷彼的廟便完全仿照孟斐斯的廟的樣式。這兩位醫神，論所司雖然相同，論來源則完全相反。伊姆荷泰普氏是原有其人，後來被尊爲神，而挨斯叩雷彼是人幻想出來的神。

簡直我可以說挨斯叩雷彼是由地下出來的神。這種傳說，始於塞薩利（Thessaly），在那裏他是一個地下神，身旁常有一個深居石縫內的蛇，還有一個木桿。

大地是萬物之母，萬物賴他滋生和調養。爲生活鬥爭而受傷的，爲生活掙扎而疲倦的，都臥在地上蘇息。當他睡眠時那位有靈蛇在旁的挨斯叩雷彼醫神，便呈現在他的夢中，藉此得到治癒。

醫神的傳說也隨着塞薩利人南遷和東下，漸漸傳遍了培羅波尼薩斯（Peloponnisus）和科斯（Cos）。

在荷馬（Homer）詩中，挨斯叩雷彼是一位塞薩利國的太子，他的兒子波多利拉斯（Podalirius）和馬塲（Macheon）也都精通醫術，雖然較差，也是荷馬詩裏的英雄。

在西希俄德（Hesiod）的詩裏，記有一種塞薩利人的故事，據說有一天，拉彼提（Lapithae）的處女柯綠尼絲（Coronis），在畢必斯湖（Baebeis）裏沐浴，忽彼阿波羅（Apollo）瞥見，因觸動情絲，遂與之戀愛，不久便懷了孕。但是她的父親早已將她許配了她的表兄伊斯卡斯（Ischus）。此時她除了遵從老父之命，還有什麽辦法呢？阿波羅有一烏鴉探得此婚配消息，報告了他。結果憤怒之神很不以報告惡消息爲然，所以首先想懲罰他，於是以前白潔無疵的烏鴉，從此便帶上了悲慘的黑色。阿波羅當用箭將伊斯卡斯射死，同時阿提密斯（Artemis）的箭射殺柯綠尼絲和他的遊侶。當阿波羅在火葬場上思念柯綠尼絲的屍體時，忽然想及她腹內還有未生的胎兒，便自她子宮內取出胎兒，送到彼利翁（Pelion）山裏，那個半馬半人的怪物旗昂（Chiron）的洞中，這個胎兒就是挨斯叩雷彼，以後在此養育成人，並由這位怪物教以治病的符咒。所以後來他便成了醫師。他的醫術眞是玄妙已極，竟敢違反自然律來起死囘生。冥府的神柏拉圖（Plato）報告，陽間自從他治病後，陰間感覺空虛的事於修士（Zeus），遂用雷矢將他打死。

這個故事正是說治療技術出乎人類的假想，干犯自然是醫師的大錯。可見古人對於醫師的工作是抱着一種特殊的判斷了。

最初祭祀挨斯叩雷彼的祭壇很簡單，不過是在露天之下或洞穴之內，但是經過數世紀以後，全希臘已竟佈滿了祭祀他的廟宇，尤其在埃彼道拉斯（Epidaurus）的最爲著名。至於這地方爲什麽成了禮拜他的中心，據當地傳說，他的母親柯綠尼絲懷着他時，曾與他的父親，到過這裏，在這裏將他私生下來，並且將他遺棄在一個雁來紅的亂叢中，有一個山羊來此哺育他，所以這個生雁來紅的山現在叫作乳兒山（Titthion）。更來了一個獵犬看護他。當那個牧羊人阿利斯彝那斯（Aresthanas）數他的羊羣時，發現少了一隻羊和他那隻獵犬。大索之後覓得他們正和一個棄兒同在，於是彎身抱那棄兒，忽見一道金光出現，默想這個孩子必定是神子。有了這一段神話，所以挨斯叩雷彼能治百病和能使死人復活的消息，很快的傳遍了海陸各地。

現在的人由腦普利阿（Nauplia）海口往內地去，經葡萄園，到一小村，尚可見一片敗丸頹垣。其中有埃彼道拉斯廟（Epidaurus）的遺痕，就是那最著名的挨斯叩雷彼廟。廟的左近是一個劇場的殘跡，在那些古代劇場殘跡中還算是最完好的。這些個遺跡，誠足驚人，雖然常常看見古跡的羅馬人，也爲之驚訝不已。在這些曾有聖像站立的三角頂和多數的大理石浴室之中，足以使遊人流連忘返。其中參謁的聖道，仍可辨認。閉目以思，不難想見當日建築的外觀。無情的太陽一天一天的摧殘牠，阿波羅竟用自己的箭射到自己兒子的廟宇上。現在我們仍可以想像昔日建築的輝煌。到這裏來的病人很多，有的騎馬，有的步行，有的騎驢，有的坐轎，還有些個跛行的。正中的大殿，繞以圍牆，祇准那善男信女進入。有一位羅馬議員名字叫安托尼阿斯(Antoninus)在附近建造了一座房舍，收留那些孕婦和瀕死的人，所謂不潔的人。有一座有四個院子的大旅館，招攬那些香客們。還有游泳池，運動場，大戲園，和一個小跑馬場，以供旅客娛樂。朝香的人必須在此停留數日，以便齋戒沐浴和祈禱等，始能進入治療。他們每日以讀那些個許願頌德的碑文來消遣。他們讀到了雅典女子安布羅齊阿(Ambrosia)曾盲一目，被挨斯叩雷彼撐開眼皮擦入香膏，以後兩眼便能完全復明。他們更讀到阿晳斯垂特斯(Agestratus)曾有很重的頭痛，甚至不能安眠，結果也被治癒了。還有記載哥爾基阿斯 (Gorgias) 的事，他曾被箭射傷，貫通胸部，他在壇旁睡了一覺，醒後，傷處皮膚已經完全治癒了。看了這些碑文的人，誰還能懷疑那些個奇蹟呢？所以求方問藥的人，那能不希望那些靈驗顯在自己身上？

在這些初步儀式舉行後一步一步的便莊重起來，於一日的晚上被引入到衆聖之聖的面前，於是他們便在那黃金和象牙的神像前獻祭，以後病人便在殿前睡下，他想可以夢見醫神挨斯叩雷彼和他的女兒海基亞 (Hygeia) 和一步不離的蛇。醫神巡視了個個病人，或用手觸摩，或用言語垂詢，或爲之割腹，然後一一付給藥品，有時候蛇還舔病人的瘡，到了次日晨曦甫上的時候，盲者便能開眼視物，聾子也能聽見雀噪，跛者無杖也能行走，疼的不疼了，有瘡的治癒了！然後舉行謝神，用足以代表治癒的器官作祭品。

挨斯叩雷彼的大名一天廣播一天，在公元前五世紀，正是那大疫流行的時候，在阿克羅波利 (Acropolis) 的南坡，爲他建築了一座廟，這個廟也和埃彼道拉斯的廟相似，也有祭壇，病人祈夢的寢室和長流的源泉，其中的正殿巍然猶存，現在還有人在一個泉源祈禱，雖然香火仍然不斷，但已不是祭祀挨斯叩雷彼，而是祭祀那聖瑪利亞 (Virgin Mary)。

雖然唯物論的雅典人也有多數人崇拜挨斯叩雷彼，因爲不久他們便爲他更建立了一座廟和許多精美的附屬物，姑捨此神和他的崇拜者不論，祇就希臘的藝術來說，這些雕刻已是最盛時期的出品，現在我們在雅典的博物院還可以看見。

在公元前293年，鼠疫流行於羅馬，當地諸神不能顯靈，所以就派人到埃彼道拉斯去祈福，挨斯叩雷彼憐憫那些遠人的愚誠，因將他的蛇賞給了他們，這些羅馬人乘着順風揚帆急回，直駛泰柏市 (Tiber) 。到了不久，偶一疏神，這條蛇竟爬入泰柏島裏去，當時人便宣稱照着挨斯叩雷彼的意思，他的廟應該建在那島上，從此病人來者日衆，終成爲聖地。爲紀念這次行程起見，這個島就變成船形，就是神由埃彼道拉斯所乘的那條三列槳的船。有一條聖蛇盤據在船頭上。

此段故事的命意何在呢？這乃是說無論什麼時候都有好些個人有了病求治於僧侶而不求治於醫師，也就是想藉着宗教來治癒，於是乃乞靈於古代諸神。眞正的醫生或救主，究意是挨斯叩雷彼還是耶穌基督呢？古代兩位作家塞爾薩斯 (Celsus) 和俄利貞 (Origen) 曾討論此問題。俄利貞氏說，耶穌是救主。他曾治癒多人；他的人格也較爲接近我們，而且最重要者他曾爲世界上的人捨身。所有貧者，不潔者，以及有罪者都可以求他幫助。世界上已公認耶穌爲救世主了。上古的諸神已成過去。人的心目中已竟忘却了代俄斯叩賴（Dioscuri）卡斯脫（Castor）和波拉克斯（Pollux）諸名。而代以代俄克利喜安（Diocleltian）所殺之科斯馬斯（Cosmas）和達密安（Damian），這二位都是醫師，現在已成爲醫生的保護者了。此外阿波羅也和其子挨斯叩雷彼相似，在古時因爲逐疫來到了意大利，現在也無人崇祀了。在蒙泰卡西諾寺（Monte Cassino）之日神廟被本尼提克特（Benedict of Nursia）所毀，而其附近爲本尼提克特僧團建築寺院。現在如有鼠疫流行復求助於什麼神呢？那就祇有求助於聖塞巴斯提安（Saint Sebastian）！他是一位基督教裏的義士，被尊爲防疫使者，他的頭一個教堂正是建造在巴拉泰恩（Palatine）之阿波羅的廟宇的遺址上。

直到十八世紀，病人仍到那些個廟的附近去求治或祈夢，雖然那些個廟已竟改爲禮拜堂了。縱然現在還有成千動萬的人到盧爾德（Lourdes）去進香，而忠實的天主教徒也在巴那代特（Barnadett）的殿堂去求治。那些基督新教裏也有許多允許神權治病的教堂，而且這種教堂有繼續增多的趨勢。

本書乃是記載諸大醫的生平和他們的學術。我很希望讀者不要忘記世上的病人僅有少數求醫生治療。多數人是有了病自己來治，或是照着那些毫無科學醫學知識的人的方法來治。人類無時不期望治癒。現在也正與古代祭祀伊歸荷泰普和挨斯叩雷彼一樣。

編後語

從事邊疆衛生工作之回憶是滿篇的血與淚。自從收到這篇文字，經過初校，再校，編者至少讀過五遍，每次都惹得老淚潸潸亦悲亦憤。國家的政治不上軌道，那就沒有光明可言，一切都是無成，固不止衛生一面。所以執政者的醒覺，是挽救危亡的必要條件。

楊濟時教授關於鼠疫和霍亂的立論，都是偏重於防制，針砭時弊，正搔着癢處。希各地防疫專家切勿輕輕放過。

團體心理治療，在美國也還是一種新興的事業，猶未普遍。介紹這篇文章的用意，主要是輸入一些心理治療的常識。有興趣的讀者，不難對於心理病態的起因和治療的原則，得到意外的收穫。而且這種原則並不僅僅應用於心理病態的治療，因爲近代心理病態學的概念已經是趨向於從人與人之間的關係來了解心理病態的病源。因此從心理衛生的觀點來看，團體心理治療的原則是可以應用到兒童與青年的日常生活指導方面去的。

世界名醫傳將在本刊繼續連載，介紹古今名醫的生平，以明醫學演進的由來。李濤教授努力史學有年，文筆簡潔，極值一讀。

——編輯室——

（○）本刊徵稿簡則（○）

一、本刊園地公開，歡迎各界投稿。

二、本刊旨在宣揚科學醫學。有關民衆衛生敎育之稿，均所歡迎。

三、來稿文體不拘，惟務求通俗。文藝小品，漫畫，木刻，亦所歡迎。

四、文長以二至五千字爲適宜。長篇鉅製，請分成段落，以便分期連載。

五、來稿請用有格稿紙豎行膳寫清楚，並加標點符號。如有插圖，請用墨筆繪就，或附原照片。

六、譯稿請附原文，或註明出處。

七、本刊編輯對於稿件有刪改權。

八、來稿均需註明眞姓名及住址，以便通訊。署名得由投稿人自定。

九、來稿一經刊載，即行致送筆潤每千字一萬至一萬五千元。圖畫，小品，格外從豐。

十、一稿二投，恕不致酬。

十一、未登之稿如欲退還，須先作聲明並附足郵費。

十二、來稿請寄南京新街口郵局信箱一〇六八號本社收。

丙寅醫學社 啓

本刊國內各埠經售處

南京	中央醫院保健科	
南京	市立醫院	下江考棚
南京	鼓樓醫院	鼓樓
南京	各大書店	
北平	中和醫院	西四牌樓
北平	兒童醫院	府前街
天津	中央醫院	迪化道
天津	婦嬰醫院	南門外
唐山	益豐印刷局	永安路
廣州	中央醫院	
廣州	文化事業公司	惠愛中路
重慶	中央醫院	高灘岩
重慶	寬仁醫院	臨江路
重慶	仁濟醫院	南岸
重慶	中國文化服務社分社	民生路
成都	省立醫院	
成都	中國文化服務社四川分社	祠堂街
貴陽	國立貴陽醫學院附屬醫院	陽明路
貴陽	大公報辦事處	中華中路
貴陽	文風書局貴陽分局	中華中路
昆明	文建書店	南屏街
昆明	惠滇醫院	
西安	大公報分館	
蘭州	中央醫院	小西湖
蘭州	鳴遠文化社社會服務社	蘭園
迪化	天山書屋	
歸綏	同仁醫院	交通路
漢口	大東書局漢口分局	市場後街
開封	同意書報社	
商邱	文化服務社	
宜昌	新生書店	二馬路
萬縣	新生書店	二馬路
長沙	求知書店	伯陵路
長沙	新中國書店	老照壁
桂林	廣西文化服務社	榕城路
南寧	天山書屋	興寧路
南昌	新潮書店	中山路
福州	聖教醫院	馬江
福州	致知書店	中正路
廈門	青年圖書出版社	
上海	西風社及各大書店	膠州路
南通	益壽藥房	白蒲石莊
杭州	東南圖書公司	仁和路
武進	中國文化服務社武進分社	南大街
蘇州	中國文化服務社吳縣支社	官巷
蘇州	平青書店	中正路
揚州	順昌號	專員街
揚州	省立醫院	
宿縣	鎮記書報社	東門大街
蚌埠	文化服務社	
徐州	新聲書店	彭城路
蕪湖	中國文化服務社	國貨路
安慶	第二十二後方醫院	

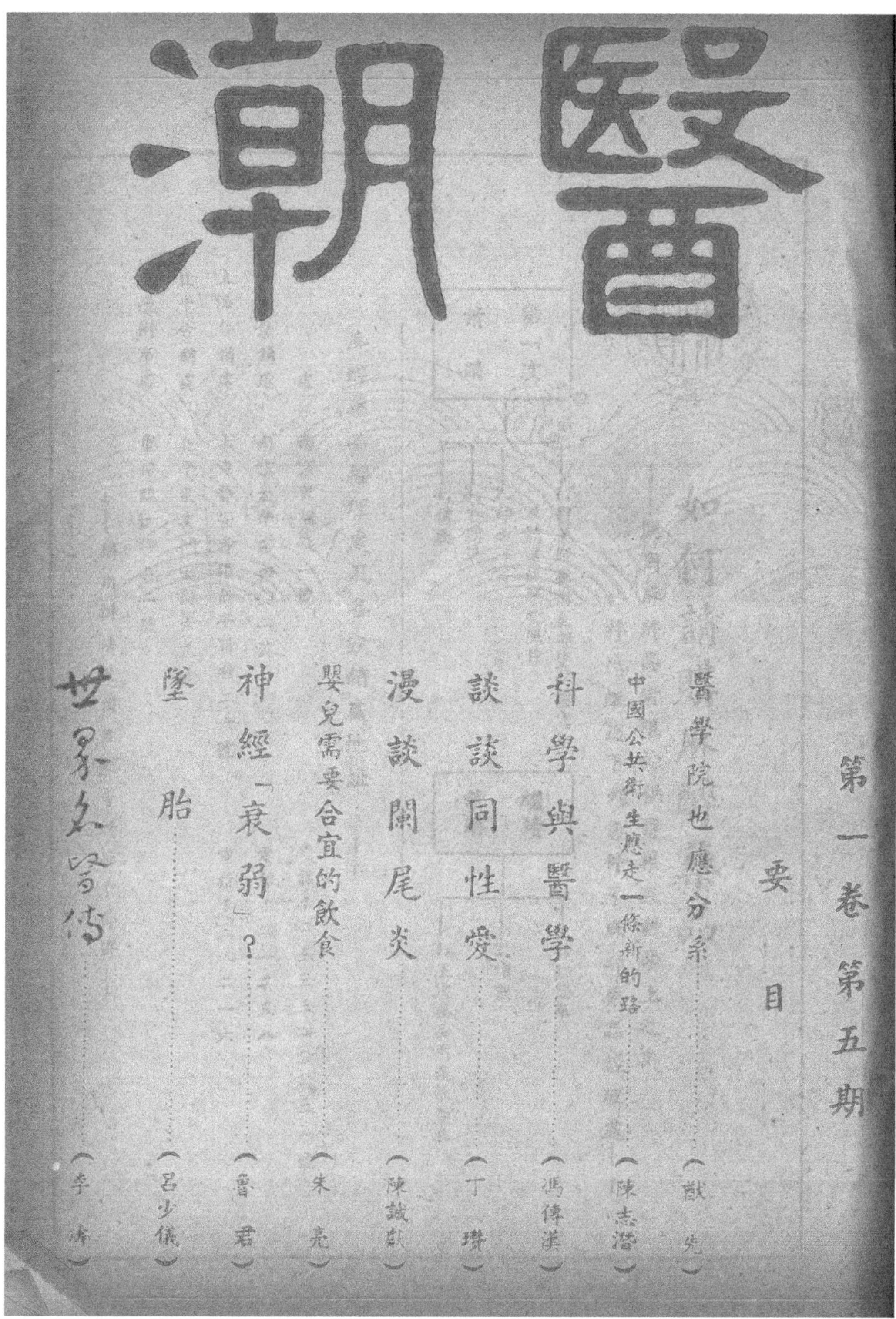

醫潮

第一卷第五期

要目

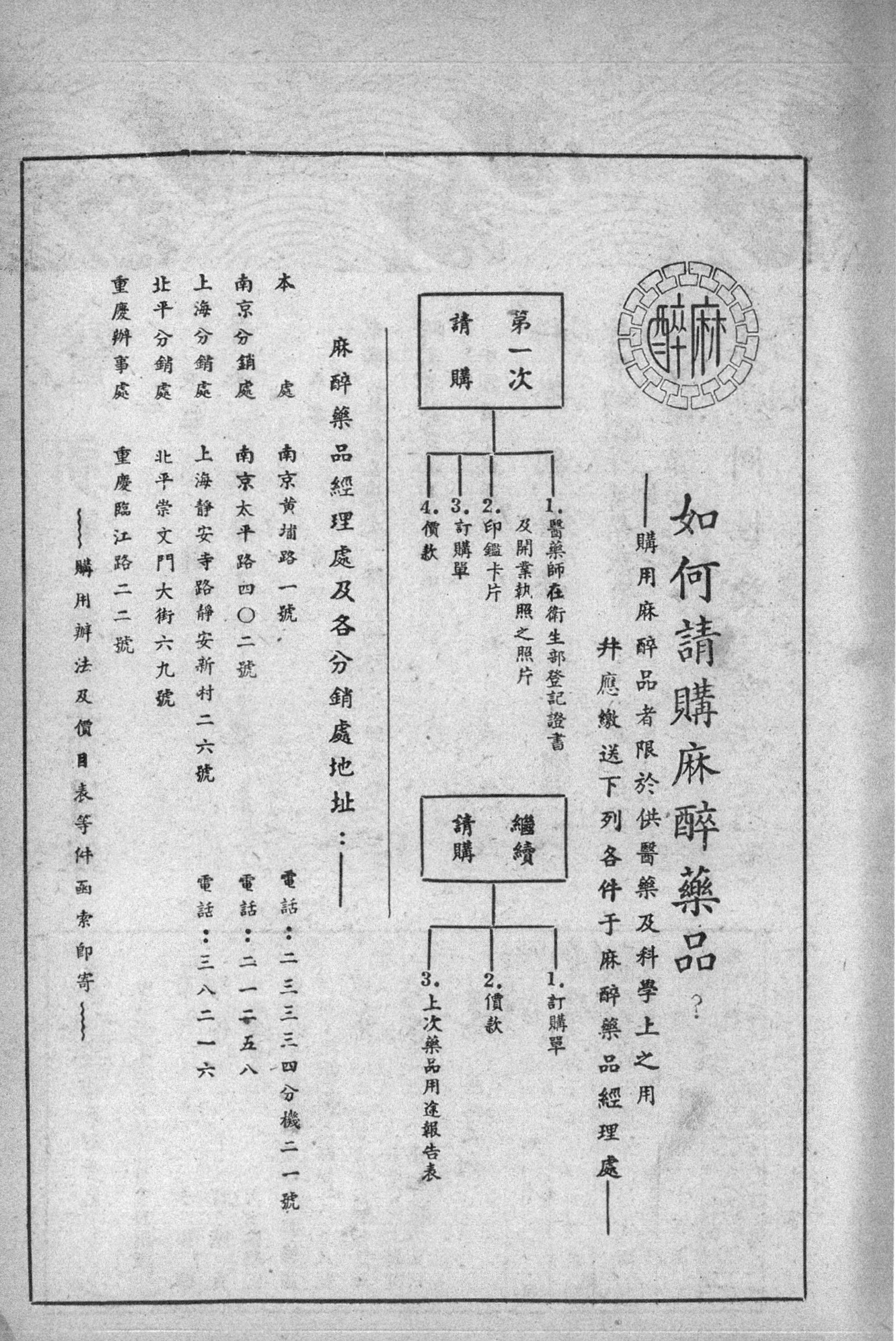
麻醉
如何請購麻醉藥品？
—購用麻醉品者限於供醫藥及科學上之用
并應繳送下列各件于麻醉藥品經理處—
第一次請購
1. 醫藥師在衛生部登記證書及開業執照之照片
2. 印鑑卡片
3. 訂購單
4. 價款
繼續請購
1. 訂購單
2. 價款
3. 上次藥品用途報告表
麻醉藥品經理處及各分銷處地址：—
本處 南京黄埔路一號 電話：二三三三四分機二一號
南京分銷處 南京太平路四〇二號 電話：二一一五八
上海分銷處 上海静安寺路静安新村二六號 電話：三八二一六
北平分銷處 北平崇文門大街六九號
重慶辦事處 重慶臨江路二二號
～購用辦法及價目表等件函索即寄～

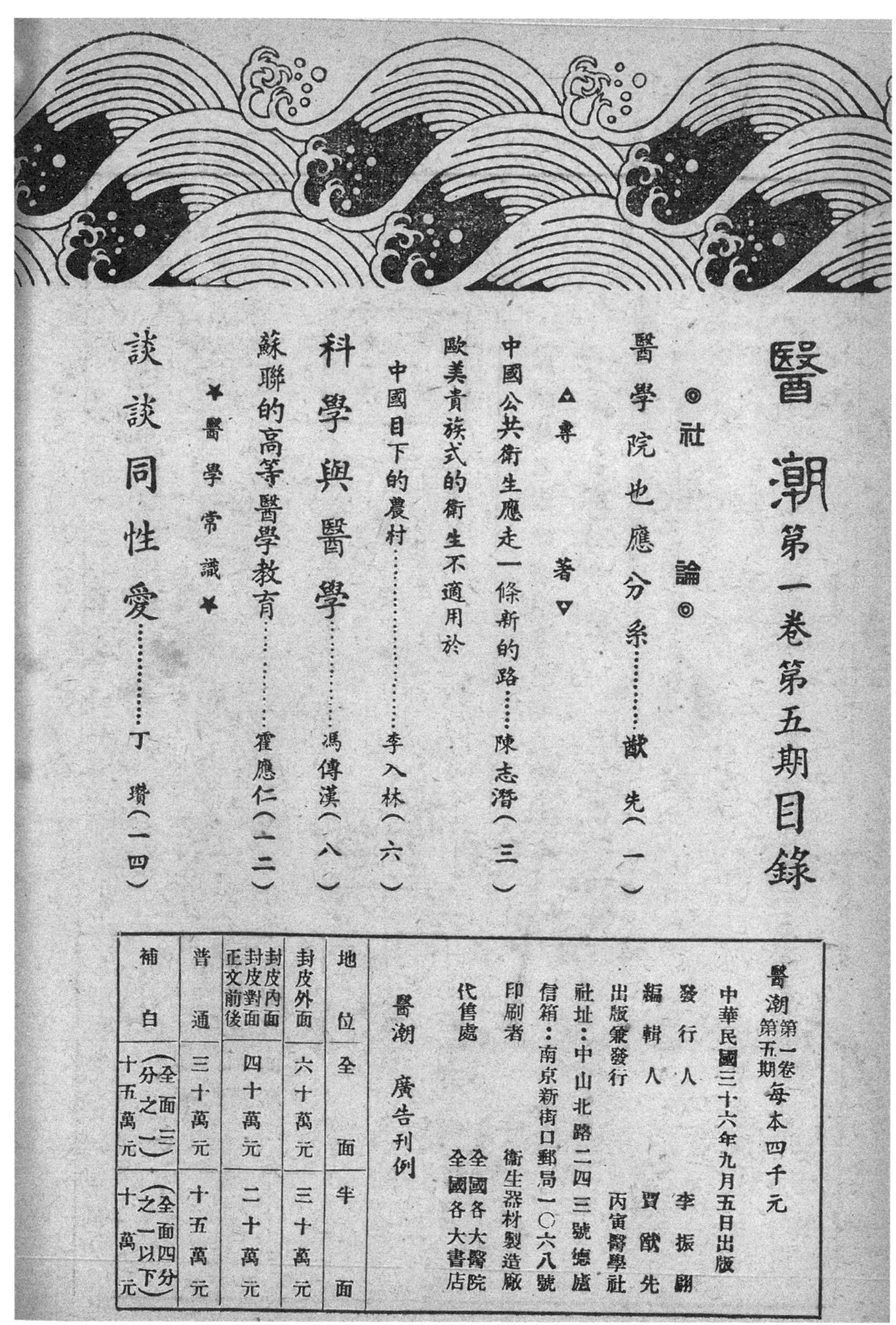

醫潮第一卷第五期目錄

◎社論◎

△專著▽

★醫學常識★

醫潮第一卷第五期每本四千元
中華民國三十六年九月五日出版
發行人 李振翩
編輯人 賈猷先
出版兼發行 丙寅醫學社
社址：中山北路二四三號德廬
信箱：南京新街口郵局一〇六八號
印刷者 衛生器材製造廠
代售處 全國各大醫院 全國各大書店

醫潮廣告刊例

地位	全面	半面
封皮外面	六十萬元	三十萬元
封皮內面 封皮對面 正文前後	四十萬元	二十萬元
普通	三十萬元	十五萬元
補白	（全面三分之一）十五萬元	（全面四分之一以下）十萬元

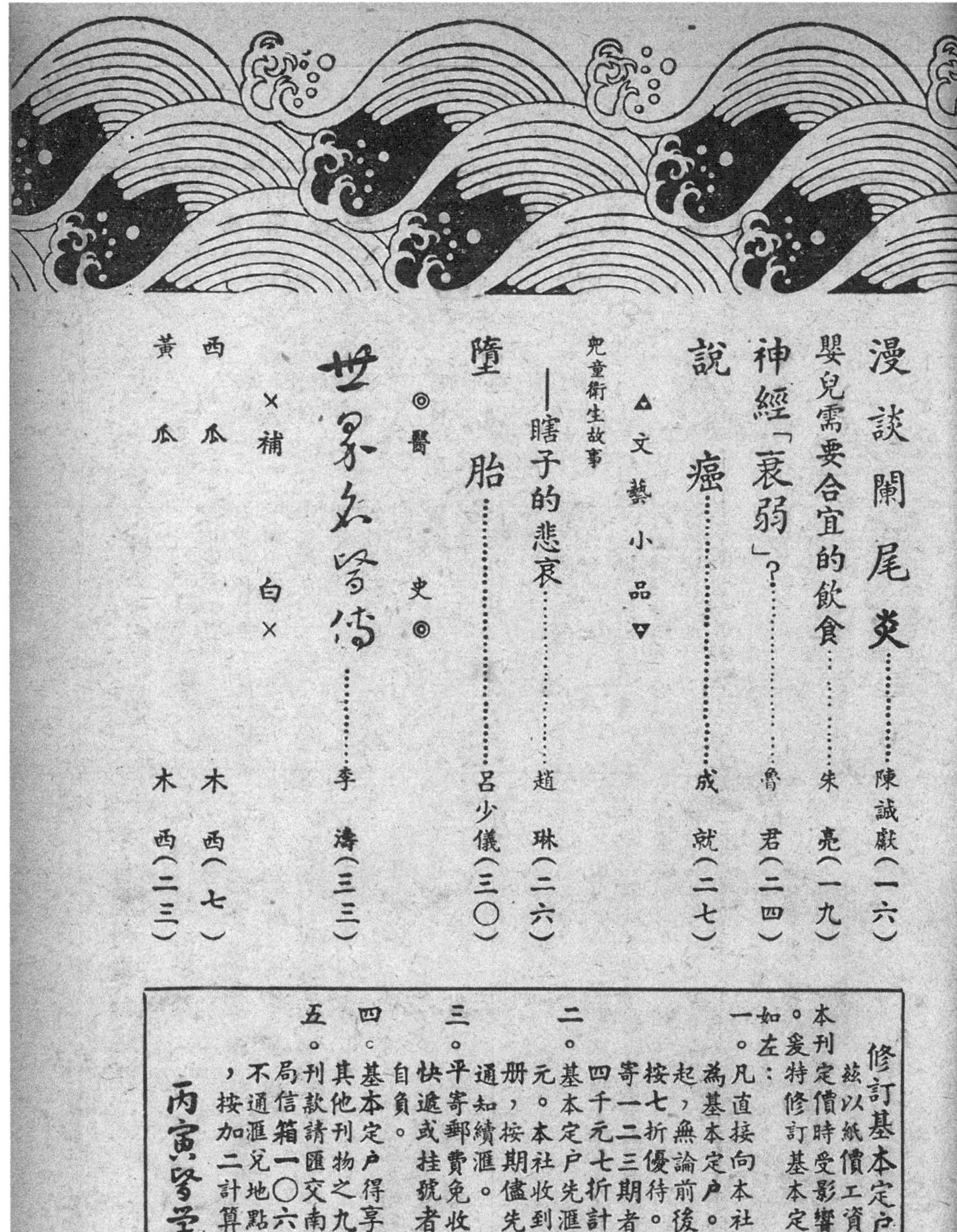

修訂基本定戶優待辦法

茲以紙價工資與日俱增，波動甚鉅，本刊定價時受影響。爰特修訂基本定戶優待辦法如左：

一。凡直接向本社長期定閱者為基本定戶。自八月一日起，基本定戶無論前後。新定戶一律均按七折優待。新定戶須補寄一二三期者，每本均按四千元七折計算。

二。基本定戶先匯繳刊費三萬元。本社收到當即開戶入冊，按期儘先郵寄。款盡通知續匯。

三。平寄郵費免收。需航寄，快遞或掛號者，費用定戶自負。

四。基本定戶得享受所有本社其他刊物之九折優待。

五。刊款請匯交南京新街口郵局信箱一〇六八號本社。郵不通匯兌地點，郵票代款，按加二計算。

丙寅醫學社 啟

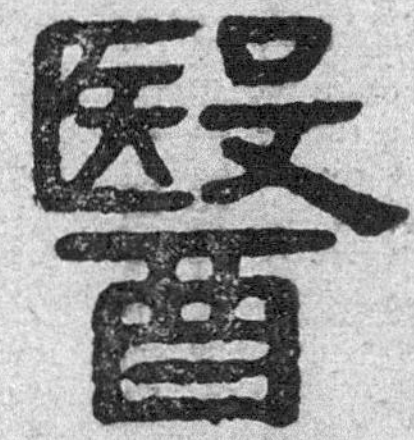

醫潮

醫學院也應分系

獻先

近些年來，常常聽到各方面發出，「醫學教育必須與政治的需要配合」的呼聲。這個問題似乎尚未引起衛生行政合醫學教育兩方面當局者的注意。事實上，現時國內各醫學教育機關所培植出來的人才，大部份不適於衛生事業方面的需要。拋開藥學人才，牙醫，護士和助產士，專就醫科的畢業生來說，各醫學院校所培植的完全是醫療人才。經過四五年級的臨床課程，和第六年級的一年臨床實習，各個學生已經根深蒂固的趨向於臨床的治療工作。極少數的醫學院校重視公共衛生的課程，多數竟最付之缺如。六年級中一個月的公共衛生實習，僅是敷衍了事而已。結果學校所造就的醫學畢業生全是醫療人才，對於公共衛生的工作極少興趣，縱使步入公共衛生一門，每感學識不足，使工作的性質偏向於醫療。

現階段的醫學教育，所採取的教學方法和課程的內容，是臨床各科並重，給與學生一種入門的概括知識。畢業以後再分科就業，從新就性之所近，專門研習一科，所以初畢業的學生，莫不希望投進一個較為完備的醫院，培植自己的將來。於是大些的醫院，因為要來的人多了，就要嚴格的選擇，落選的自然就不得不退求其次。國內比較完備的醫院太少，於是許多的畢業生至終得不到培植的機會，也有許多就流入了開業的一途。至於衛生機構所需的人才，多是另闢門徑，降格以求。

省縣的衛生機構，大半設備太差，待遇亦低。欲求實際負起鄉縣衛生的責任，發揮科學醫學的效能，自然非先增加衛生經費擴充設備不可。其次就是必須解決人才的問題。

這一期的醫潮（第五期）中有兩篇關於公共衛生的論著。李入林主任依其多年服務鄉村的經驗，認為歐美貴族式的衛生不適於中國目下的鄉村。陳志潛院長據其

—— 2 ——

多年主持省縣衛生工作的經驗，認為今後的中國公共衛生必須另闢途徑。他主張今後的公共衛生事業應當建樹在工程師與各級教員的身上。可以說這是國人對於公共衛生的見解的一大進步。由工程師來改善人民的生活環境，由中小學教員普及保健防疫的常識，公共衛生纔有發展的希望。

基本教育，特別是小學教育和幼稚教育，應以訓練合於衛生的生活習慣，和灌輸衛生常識為主要的目標。因為在教育裏，沒有比教人怎樣健康的生活再為重要。相信中國的基本教育政策，在最近的將來，必然要走上健康教育的一條路，到那時纔算是入了正軌。

不過中國的醫學界本身，是不能擺脫「促進民族健康」的責任的。在本刊「創刊的話」裏，我們就提到「治病處方，不過是醫事工作的下乘，促進人類的健康，纔是最上的鵠的。」今日的「科學醫學」包括了預防醫學與公共衛生學；「醫師」絕不是專指那些祇會給人治病的人。上醫治未病；預防勝於治療；治病處方不過是醫事工作的下乘。

我國以往和目下的醫學教育，忽視醫事工作的鵠的，始終是在培植醫療人才，以至不能配合衛生工作的需要。教育與需要，完全脫了節。這是我國衛生事業不能合理發展的原因之一。

古時的所謂學者，是上知天文，下知地理。知識愈進步，學問愈繁複，一人不能博通所有的學問，於是乃有分科各治一學的辦法，不但哲學與科學要分開，化學與物理也分了家。醫學以往是不分科的，現在則不但有內科外科之分，就是內外科之中又分為若干科了。農工文理各學院早已採取了分系的教育法，醫學院則還是追隨着外國的成規，不肯分系。惟一的理由，是人體是整個的，任何一部份的疾病都與全體有關；所以牙醫——口腔外科——也必須通曉全體的疾病。這似乎是很有道理，但這完全是注意於高深醫療人才的培植。實際有了較好的生理學與病理學的基礎，學生已經可以得到這種的概念。臨床的訓練，大可以分別輕重，酌予減少，而專加重某一主科的份量，以達到分系的目的，於訓練一部份的醫療專才之外，並盡量造就衛生行政及防疫等等社會所急需的醫事人才。這樣既可免得虛靡學生許多的光陰，畢業後亦不致有學非所用的弊病。

或者會有人說，醫學院分系招生，學生各專一科，豈不更不適用於中國目下的鄉村？誠然前往鄉縣工作的醫師，以全材為最佳，可是以往醫學院的畢業生，並不是全材，而且畢業以後很少有人肯到鄉村去服務。所以分系的目標在多培植公共衛生方面的專材。假若這般學生的來源，是由省縣保送投考，而公費或助學金亦由省縣供給，則畢業必須受「返鄉服務」的限制。省縣衛生事業的擴充，和中央對於地方衛生經費的補助，全視有無衛生工作的人員而定。逐步前進，衛生事業和醫學教育，取得密切的聯繫，因事而樹人。以後不致再有省縣找不到人，而醫科畢業生找不到工作的畸形狀態發現。至於鄉間的醫療工作自亦不可偏廢，然而不難解決。鄉間所需要的並不一定是全材的醫師，而是能用藥動刀，以治療幾種常見的疾病的技術員。這個問題容後當詳論之。

中國公共衛生應走一條新的路

陳志潛

公共衛生這個口號在中國已盛行了二十年，拿歷史眼光看來，二十年的時光並不算長，拿個人生命看來，二十年的時光眞不算短。無論從長或從短看，凡是一個口號或運動，經過了二十年的時光，似乎應當加以深刻的檢討。

二十年前，全國在北洋軍閥與各省割據狀態下，中央政府的力量異常薄弱，一切文化建設趨於守舊，科學教育與建設亦不外乎紙上談兵。國家對於人民健康的責任，可說沒有人注意。政府裏所有的衛生法規，都是關乎警察方面應當執行的命令，都偏重於街面清潔，垃圾處置的整理。

十七年，南京國民政府成立，衛生設部管理，當時社會人士都莫明其妙，都認爲中國政府採用歐美政治組織，並無國內輿論的要求。殊不知在南京衛生部成立前，北平協和醫學院在北平市已成立了第一衛生事務所，實驗公共衛生的理論，擴充醫學教育的內容。上海市也有衛生局的創設，北平天壇中央防疫處也有少數青年被派出國研究公共衛生。這一些小規模的實地工作與訓練，與南京國民政府設立衛生部多少有些關係，至於政治上的應付，當然也是一個重要因素。

提倡公共衛生的動機何在？北平協和醫學院教授蘭安生曾著專文指出吾國死亡率過高，能夠預防的疾病，每年的死亡數目亦大，故當時大家相信公共衛生可以預防疾病，減少死亡，因此可以減少社會經濟的損失，可以節省醫療實施的用費。最近我拜讀許多醫藥方面同志的論文，仍然以死亡率過高爲對象，可見死亡率在中國公共衛生運動上的影響，社會上也的確造成了一個減低死亡率的幻想。這個幻想使公共衛生這個口號增加了不少的力量。

在這個比較響亮的名詞號召下，中央衛生機關編製了許多新法令，使各省設立衛生機構。民國廿三年因爲定縣江寧各縣衛生試驗工作的報告，中央政府又公佈了地方衛生法令，想把縣衛生機構也成立起來。自民國廿年到卅年，十年中，我們只看見省縣機構的迅速增加，蓬蓬勃勃，可謂盛極一時。參加省縣工作的人們，也很多相信死亡率應當用衛生機構的力量去減低。但是死亡率減低的好處何在？死亡率如何可以減低？中央與地方政府都無暇加以思索。大家埋頭苦幹，誠然不錯，但是現在看來，那些埋頭苦幹，並沒有好大的意義。

民國卅年起，國家的金融情形一天比一天壞，大家的生活一天比一天苦，特別是公務人員的生活，維持不了最低的標準。中央因爲美國紅十字會，美國援華會，在醫藥上的幫助，盡量吸收外來的藥品材料。分發各省的時候，各省也拚命請領材料，供給各縣地方衛生機關。久而久之，中央與地方衛生機關均忙於收集與分配國外捐助的藥品與材料，沒有人考慮到這些藥品材料是否與人民死亡率有密切的關係。在最近四五年內，全國衛生機關除辦理一套「等因」「奉此」外，就忙於請領分配藥品材料，衛生機關主持人除忙於維持個人生活外，就集中注意使用捐來的藥品材料，以維持機關的生存。到了對外戰爭最後一兩年，根本談不到公共衛生事業，只是利用公共衛生機關來掩護私人行業與推銷外國藥品，以維持機關與個人的生存，那裏還有人談死亡率減低問題！公共衛生機關也希望病人增多以增加收入，眞是可笑！公共衛生這樣的變質，固非廿年前所能顧慮得到的，也不是許多從事公共衛生工作人們所希望實現的，這都是對外八年戰爭國家金融變化所逼成的形勢。許多素來就不同情公共衛生的朋友們以爲國內公共衛生機關的變質，表示公共衛生在中國做不通，這是大大的錯誤。中國十分需要公共衛生的實施的。只是變了質的公共衛生機構，實在無存在的價值。目前就是我們檢討過去的時期。我們趁着現在政府恢復衛生部的時機，應當另立新的政策與另訂實施辦法，萬萬不可怕改革。今日中國的公共衛生，已經到了日暮窮途，窮則變，變則通。我相信中央政府對於這樣政治內容的刷新，一定可以採納，否則我們不改革，他人必定會來替我們改革，我們不可再因循下去，以誤時機。

在未提出改革方針以前，我們應當根據過去二十年的經驗，把問題重新加以認識：

（一）生產率過高的重要——中國的愚窮弱由於生產率過高，而不是由於死亡率過高。要想人民健康改進，必須從人口分配與管制方面入手。中國幾千年來並無人口政策，既然以農立國，人口世代增加，耕種土地面積與方法並未改進，僧多粥少，焉得不窮，窮則無力求學，無心改良生活。故從大處看，中國生產率高到千分之三十以上，雖然死亡率在千分之二十五左右，人口增加已太快了！今天若是眞正把死亡率減低。恐怕人口的增加還要加快，那眞是更不得了。所以我認爲生產率的降低，比死亡率降低還要急迫，還爲重要！

（二）合理化政府預算的重要——公共衛生是一種建設，任何建設需要相當的時間。在這個時間裏，看不見建設的利益，做這樣建設的人員特別需要保障。在蘇聯初起實行衛生行政的時間，確定公共衛生人員能均享受優厚的待遇，與各種保險辦法的維護，故國家文官保障制度的成立，是政府辦理建設事業的起點。在政府保障公務人員辦法未確定前，最好不要大規模推廣公共衛生。同時就是說，中央在公共衛生建設政策上，應該先從保障工作人員生活開始，「又要馬兒跑得快，又要馬兒不吃草」，是自殺政策，絕對於事無濟　至於保障辦法需要經費，中國太窮，經費似乎沒有出路，我對這點的答復很簡單，就是「破壞與建設不能並存，只要政府對建設有信仰，總是會有錢的」　根據我在政府工作八年的經驗，我相信政府預算只求合理，不怕無錢，不合理的政府預算永久是關窮

（三）工程師與教師的重要——吾國公共衛生素以醫師爲主幹，是大大的錯誤，公共衛生是以民衆健康爲對象，健康的基本條件是生活環境的改善與保健智識的普遍，前者靠工程師，後者靠各級教師，醫師只是在疾病診斷上能有貢獻。全國醫學院有五十

僱，這些醫學院的教學醫院都是研究診斷方法推廣疾病治療的場所，無需乎公共衛生方面再去提倡。以後公共衛生事業應當建樹在工程師與各級教員身上，否則「掛羊頭賣狗肉」，公共衛生機關愈多，預算愈大，而民衆健康愈難有改進的希望。

（四）表證性的工作有永久存在的必要——公共衛生既是一種新的設施，在未推廣前，必須有大量人才的訓練，這些人才必須從實地生活改進中纔能陶冶出來。所以爲訓練人才，必須有表證中心，使受訓練者得到實地經驗。卽在推廣時期，表證中心因爲人才與經費的集中，所以有質的改進，在量的發展期中必須有質的刺激，才能使推廣工作有所依據。近年來公共衛生的退化，有一部份由於質的普遍低落。假如每省能集中力量維持一個質的中心，則今日的情形，也許會比現在好得多。所以我相信表證性的設施，在公共衛生政策上是一件永久重要的工作，尤其從中央提高標準的立場，不能不特別加以注意。

根據以上四項認識，我相信今後公共衛生的前途全靠我們改正過去政策上的錯誤，快快的確定以後努力的方針，我願意提出幾個簡單原則，請各位同志指教！

（一）中央衛生行政

（1.）用政治關係，促使政府預算逐漸合理化，使衛生經費在整個中央政府預算上至少佔到百分之十。

（2.）用政治關係促使衛生人員得到文官保障制度的待遇，至少應當辦到如稅務郵政人員的安定。

（3.）用法令的力量，使地方衛生事業，依據國家政策進行，不致於消耗無數金錢於慈善救濟工作。

（4.）用法令的力量，使衛生人員的訓練與衛生事業的產品逐漸合乎標準。

（六）省衛生行政

（1.）表證近代公共衛生的效能——最好以一縣爲範圍，特別注重生命統計，節制生育，環境改善與衛生教育。

（2.）訓練公共衛生幹部人員，如工程師衛生教師公共衛生護士與防疫醫師，以作推廣公共衛生事業的準備。推廣速度依訓練出來人員數目多寡，與各地方政府經費是否合理而定。

（3.）用補助經費的方式，鼓勵公共衛生生產事業，如疫苗與殺虫劑的製造，並使其標準化，不合標準者嚴格取締，不必與民爭利。

（4.）研究與防治地方疾病——地方疾病流行範圍大半超過一縣，省對各種流行地方病，必須集中人才財力，加以研究，並逐漸實施防治方法，以期根本解決。

（三）縣衛生行政

（1.）訓練小學教師，使其推廣近代衛生常識，並實施普通防病方法。

（2.）訓練家庭婦女，使其了解近代飲食配合預防疾病與節制生育方法，以增進家庭健康，減少疾病死亡的消耗。

（3.）訓練民間防病工作人員，如種痘員等，使其幫助鄉村裏地方流行疾病的剷除。

（4.）集中經費，改善環境，

歐美貴族式的衛生不適用於中國目下的農村

李入林口述
李鑌筆錄

現在中國一般窮苦農民生活的環境，和歐美農民生活的環境，完全不同。吃牛奶，抹黃油，呑鷄蛋，喝咖啡，是歐美農民的家常便飯。中國農民餐風飲露，忍飢受凍，不至死亡已覺萬幸。一頓飽飯尚不如城內闊家公子一塊洋糖值錢。幾件破衣，若放在城內的柏油路上，都無人去拾。幾間東倒西歪的破草房，尚不如城內闊人的馬棚值錢。他們有甚麽力量去講歐美貴族式的衛生？所以若用歐美貴族式的衛生方法，來勉強施之於中國痛苦的農民身上，當然是收效不易。見着一位人力車夫，在烈日炎光之下，氣喘喘汗流滿面，當然是不合乎衛生，若是你勸他慢慢行走，或另改他業

由縣城而鄉鎮由鄉鎮而家庭。

(5.)整理戶籍，以逐漸推廣生命統計。

以上三個階段的工作原則，在表面上看起來，似乎與二十年前公共衛生運動開始時間所提倡者大同小異，但事實上則相差頗遠。若與今日流行的公共衛生比較，則更有天淵之別，其不同之點，可歸納如次：

(一)過去的公共衛生，希望減低死亡率，今後的公共衛生要着重減低生產率。

(二)過去的公共衛生是無條件的推廣，今後的公共衛生，要在合理化政府預算下推廣。

(三)過去的公共衛生，偏重於機關的增添，今後的公共衛生要以中央與省合辦小規模表證為主。各縣工作，應以人才有無為準，萬不可再圖迅速的發展。

(四)過去的公共衛生，是以醫師護士為主幹，今後的公共衛生要以事業性質為準，在最近時期內，衛生工程師與教師居最重要的地位。

今後中國公共衛生非另闢途徑，不能有發展希望。我根本認為公共衛生不是醫學院的一科，大學可設公共衛生研究所，招收工程，教育，護理醫藥學院畢業生，加以理論與實習訓練，這才能養成一些眞正以社會健康為對象的工作人員，過去想借醫學與公共衛生的關係，用醫生來領導公共衛生運動，可以說已經失效。

我相信社會進化是整個的，而不是枝枝節節的，今日中國社會情形正在動盪，最後形態如何，誰也不敢說，公共衛生事業在今日社會情形下，只能從保守方面着想，以上所擬辦法，均就現實社會情形而提出比較守舊思想的建議，並非徹底推倒現有的辦法與設施。

但是就是這些比較保守的辦法，也需要當局最大的決心與魄力，沒有決心與魄力，政府預算根本就不會合理化，每年預算中都有公共衛生這一項，而全項數字做不成任何一件事，這絕對不是辦法。這樣做下去，中國公共衛生不會有前途。我所以相信中國公共衛生演變到今日，離開舊日標已經很遠，過去推廣機構辦理種種婦嬰衛生學校衛生與早期治療，均無成

，他一定說：你是拿窮人開玩笑。現在許多留學生，熱心改進國內一切事業。受過德國醫學教育的人們，要把德國衛生行在中國。受過美國醫學教育的人們，要把美國的衛生行在中國，……結果一樣也行不成。但我不是說外國法子不良，乃是不適於中國農村的環境。汽車火輪，是交通的利器，若是汽車行在崎嶇不平的羊腸小道上，火輪駛在淺水溝中，其速力當然不如牛車，舢板，然而這不是汽車火輪的過錯，乃是環境不適宜的緣故。康莊大道，汽車橫飛，其載重力量，當然百倍於牛車，我們就捨了牛車去用汽車。崎嶇不平的小路，就不必勉強捨了牛車強用汽車。所以從清末到北伐成功，二十餘年所辦的衛生事業，農村一點也未見着衛生的實惠。近年以來許多經驗豐富，眼光遠大的衛生專家都在研究設法，要把舶來品的科學醫術，盡力塗去洋化的彩色，變成固有的濟世活人的方式，去施行在中國廣大的農村。凡我醫界都當奮鬥犧牲，努力參加這種工作，中華民族復興的重大責任是在我們的肩上。

效，且因金融惡化而完全變質，不應該再繼續下去了！現在應該改革作風，根本上從頭做起，要政治上產生新的認識，新的看法，與新的計劃。中央省與縣三個階段配合起來，按步就班，以十年爲一期，不求速效，。二十年後吾人可以看見眞正公共衛生的結果，再不要像我們今天感覺到做了二十年，還是跟着教會醫院跑，有許多地方，甚至感覺到對教會醫院而望塵莫及，這眞使我們慚愧！這段歷史不可再重複了！

醫學教育是另外一回事，不在本文討論範圍內。每個醫學院應當有個第一流的醫院，以表證近代治療的效能，這是應該的。

如果國家整個經費制度改變，能夠實行「公醫」，則醫學教育最好與公共衛生合併辦理，用政府管制的力量，使各個公共衛生機關不致於因醫生的參加而變成品質低落的醫療場所，或大家爲病人收入而降低科學的標準。如果國家經濟制度不能改變，則最好採用幾個比較革新的原則，使公共衛生可以換一面目，前途或有一線的光明！

西瓜

木西

天氣炎熱，西瓜最受人歡迎。從營養學的觀點來看，西瓜的成份雖然一大部份是水，但是所含的營養材料種類很多，幾乎各類皆有。祇是數量不大 好在不吃西瓜則已，一吃就必不少。平常一個西瓜約有七八斤重，三四人分食，每人約吃二斤。這二斤西瓜裏除了百分之九十的水份以外，約有六十公分的糖，五公分的蛋白質，六十公絲（一千公絲爲一公分，五百公分爲一市斤）鈣質，一百公絲燐質，二公絲鐵質，和各種的維生素，特別是丙種維生素最多，足以供給一人一日的需要。

吃西瓜最要緊的是買整個的，帶回家來，現吃現切。先將瓜外用水洗淨，刀和棹案也要洗淨。祇要刀案乾淨，這是惟一可以多吃的水菓。街上攤販，切開零賣的，刀案難免不潔，又有已被蒼蠅餐抱的危險，吃了就許得傷寒，痢疾，或霍亂的。不可不愼。

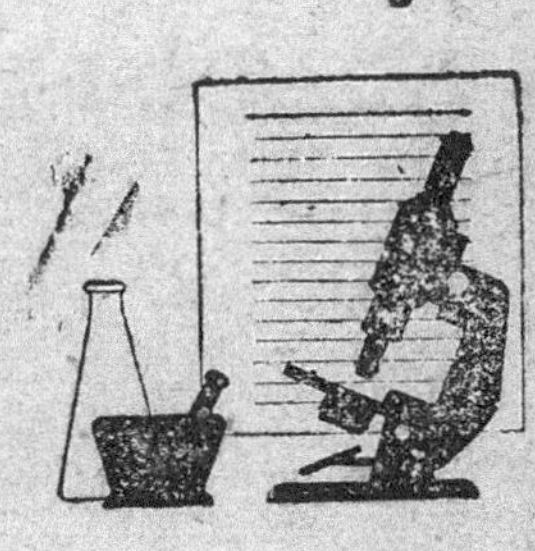

科學與醫學

馮傳漢

I 引言

一九四五年八月日本廣島，長崎二城市被原子彈炸毀，這事實不僅昭示給我們新武器摧毀力量的可怖，而且昭示給我們科學的探討又進入一個新階段。在一切全落伍的中國，正高唱科學救國的時候，站在發揚科學的精神，和闡明科學的意義的立場上，是值得我們把「科學與醫學」這個題目提出，引起大家的注意，思索和討論的。

首先，我們應當明確的分辨「醫學」和「醫師」這兩個名詞，醫學可以是科學的，而醫師則不能是科學的，科學不能支配整個人生，也不能完全支配一個醫師。一個醫師不獨需要科學的知識，至少還需要道德的修養，藝術的薰陶以及宗教的信仰。如果一個醫師只知道研究疾病，作手術，把病人看作帶病的物體，或是只爲金錢的報酬而行醫，他不過是俱備醫學知識和技巧的生物，不配稱爲醫師所以我們眼光要正大，倘有科學是不能教育出良好的醫師來的。

II 科學的進展里程碑

要前瞻必須先回顧，回顧以往的歷史和經驗，纔能明察未來應採的動向，這便是簡要的敍述科學和醫學進展程序的意義。

十三世紀以前已經有了科學，而醫學則落在巫師掌握之中。在希臘全盛時代，學理多數是由推論辯證得來。羅馬帝國與起時，教廷對於一切思想都加以束縛，凡不合乎聖經及教廷的意旨的，便被目爲邪道而加以排斥。著名物理及天文家加利力奧(Galileo)因擁護哥白尼(Copernicus)的地動說與傳統神學衝突而受體罰。文藝復興時期(1450-1500)英哲培根(Francis Bacon)首唱眞知識是由經驗得來，並創立歸納法(Induction)。同一時期的霍痕漢(Von Hohenheim)是一個德國隨軍醫師，在科學的建樹上雖無甚名聲，然而他的言論深值得我們注意。他說：『知識的來源僅有自己的觀察和體驗，書架上的書是爲蠹魚吃蝕的，惟有大自然纔是我所讀的書』。其後加利力奧(Galileo)不但響應培根(Bacon)和霍痕漢(Von Hohenheim)的立論，並且認爲精確的觀察，其結果皆可用數量表示出來。加利力奧，牛頓(Newton)和天文學家開普勒(Kepler)奠定了近代科學的基礎，十六世紀哈維氏(Williaim Harvey)發明了血液循環。他推翻了羅馬帝國時代名醫及解剖學家格蘭氏(Galen)的學說。格氏認爲血液循環全靠肝臟將消化了的食物持續製造及補給，但是哈維氏計算，假若格蘭的學說是對的，我們每天吃大象那樣多的食物也不夠，這是數學應用在生理學的開端，所以哈維氏被稱爲生物學界的加利力奥。從這時期起醫學便脫離了神巫的懷抱而步入科學化的途徑。近三百年來科學的發展更是突飛猛進，單就醫學來講，詹諾氏（Jenner）（1749—1823）發明了牛痘接種，這是免疫學的開始，巴斯德氏（Pasteur）（1822—1895）證明生物自然生成學說的荒謬，建立了醫學滅菌消毒的根基。發現結核病菌的寇赫氏（Koch）（1843—1910）最重要的貢獻是創立病原菌的證明方法。除了上述三氏對於醫學有劃時代的重要供獻之外，還有利斯特（Lord Lister）發明滅菌外科，模敦氏（Morton）應用醚作麻醉，威球氏（Virchow）在病理學的偉大工作。醫學不但是科學化了，而且成了科學的一枝。

今日我們應用科學界或醫學界先驅者的理論或發明，往往認爲是理所當然的，不知他們偉大的建樹，不僅是血汗和腦力的結晶，而且是思想革命的成功，我們應當謹記哥倫布的名言：『如果有人告訴你怎樣去作；世上就沒有難事了。』

III 科學的涵義及其境限

科學的定義很難下，主要的是我們需要知道科學研究的對象和方法。

科學根據觀察，研究事實，和他們彼此間的關係，這些事實就是自然界的一切現象，觀察研究所得的結果，用數量來表示出來。這觀察和研究是客觀的，不隨人的意志以爲轉移。科學對於起源的問題——像宇宙的原動力是什麼，人的生命究竟從何處而來？——是不過問的。

觀察是憑藉官感，實地感覺和體驗，我們官感裏最主要的是視覺聽覺，官感不足，我們有時利用器械來幫助。例如：我們看天體星球用望遠鏡，看微菌用顯微鏡，直接的方法觀察不到，可用間接的方法。例如：肢體的血運不能直接測定，可以用微血管顫動測定器來觀察微血管顫動的幅度，顫動的幅度大，表示肢體血運良好，反之就是不足。

觀察怎樣是客觀的呢？我們說長、短、或輕、重、或冷、熱，是沒有標準，沒有法比較的。一人看來是長，另一人看來是短，這樣隨人意志轉移是主觀的。爲要避免這錯誤和爭辨，就要出一個人爲的標準。有了標準，觀察和研究的結果，就可以用數量或若干單位來表示了。尺，英文叫 Foot 就是最初用脚的長短來作度量的標準。固然頭一個法碼和尺是人爲的標準，可是一經定有標準，長短就不能任意決定，三尺就是比二尺長，八斤就是比十斤輕，這樣觀察是客觀的，其結果可以分析和比較。

我們的觀察要很準確，雖然同樣的衡量。在科學學術研究上要比日常取用的精密多了，因爲相差千萬分之一耗，結論便完全不同，所謂差以毫厘失以千里。

有了觀察事實的結果，第二步就是整理，整理起來，我們就能比較和分析。未經整理的結果，有如一堆亂石，整理工作便是將亂石砌成房屋，這一步工作我們叫分類。由分類就可由宇宙裏雜亂無章的事物中尋出秩序和關係來，例如：Mendeleef 將九十二種原素按原子量排起來，就分出六大類，發現他們性質的改變是週期的。

兩個或兩組事實的前後關係叫作因果關係，例如：$2H_2O+O_2\longrightarrow 2H_2O$ 的化學公式中H+O便是因，H_2O便是果。但是，因果是一種關係，仍是宇宙的現象，不是解釋原因。科學所探討的主要是這種關係，却不過問 H+O 爲什麽出 H_2O？簡單的說，科學只研究「怎樣」而不追求「到底爲什麽」，這便是科學的境限。

IV 科學的方法在醫學上的運用

科學的方法有統計和實驗兩種，統計的方法是基于培根氏創立的歸納法——由許多個別觀察的結果或經驗而得一個總合的結論，這個結論假設在任何環境之下不改變，便成爲定律。下面用幾個實例來解釋：我們吃幾十個青的柿子，嚐出都是澀的，結論就是「青的柿子是澀的」。同樣我們作臨床研究，觀察幾千或幾百個急性闌尾炎病例，每例都有發燒，腹部右下部壓痛，白血球增高，我們便得一結論，「急性闌尾炎的主要病徵是發燒，腹部壓痛及白血球增高」。可是，統計的方法原則雖是這樣，却不是這樣簡單，也不是完全沒有缺點，因爲我們觀察常常不能窮盡（Exhaustive）。個別的觀察越多，結論纔能離眞理越近。反之，所得的結論就沒有統計的意義，或者根本就不能得到一個結論　再者，我們觀察一組事物偶有特殊或不同之處，設若個別觀察限于少數，很容易得到錯誤的結論，例如：青的柿子偶爾也有甜的，假如只吃幾個青柿子而碰巧這幾個青柿子多是甜的，我們便會得着一個錯誤的結論，「青的柿子是甜的」了。

還有一種方法是實驗，在實驗之前我們必須有一個工作的假定（Working Hypothesis）。這假定必須是合理的，簡單的或由數理的推論而得來的。從嚴格的科學的眼光來評論，這假定是屬於理性的知識（Rational Knowledge），在證實之前是不科學的。至於科學家或是一個醫師怎樣看出或想出這假定，科學不去追究牠，然而我們由此明瞭科學的偉大成就，不是堆積一些官感的經驗所能得來，而需經過內在的主觀的經驗批判作用，連索起來，達到一種明悟的境地，始能產出。牛頓早就推想出光是由多種色彩組織而成，後來他發明三稜鏡，將光線分成紅橙黃綠青藍紫七色而證實他的假定。馬士衞（Maxwell）用數理算出電磁場是由電磁力線組織而成，近代的無線電證實了他的理論。同樣的，原子彈證明了愛因斯坦氏計算所得物質與能力關係的公式 $E=MC^2$，Koch 氏從肺結核病人的痰裏尋出一種細菌。他假定這種細菌是病原菌。將這細菌接種在試驗動物身上，結果病變是和肺結核患者的一樣，這實驗就證實了他發現的細菌是肺結核的病原菌。

作實驗的時候，常常分作兩組，一組作爲對照（Control）例如：我們要證實盤尼西林（青黴菌素 Penicillin）的殺菌力，可作下列實驗，將含有溶血性葡萄狀菌的液體，分別注射到兩組動物的血液裏，一組注射盤尼西林，他一組則不注射，以作對照，如果注射盤尼西林的一組動物不得葡萄狀菌血中毒病，而他一組有此症狀，盤尼西林的滅菌力便證實了。

V 最近科學對於醫學之供獻及合作研究之重要性

自然科學彼此是連通的，所劃分的領域是人爲的，爲的是便于研究。化學的問題有時也應用物理方法法解決，例如試驗化學品的純度，我們要測定牠的物理性質，像融點及凝結點等，當樂琴（Roentgen）發明X光，居禮夫人發現鐳，都沒有夢想到他們的發現，今日在醫療和診斷上佔那樣重要的地位。D.D.T. 當初不過是化學試驗的副產品，今天却爲最有效的殺虫劑，所以我們不可以忽略了科學間的連通性，和相互依靠性。醫學的問題，廣義的說也是科學的問題，有時從一方向解決不了，往往由另一方向可以解決。

最近科學對於醫學之供獻，一種是器械藥料的新發明，另一種是對於人體基本組織和功能進一步的明瞭。

供獻中最重要的，多半屬於物理學的，由於電子顯微鏡（Electron Microscope）的發明（放大倍數遠超出普通顯微鏡），數種蛋白質的分子，染色體，及毒素(Enzyme)以及流行性感冒的毒素，都經直接觀察或攝影。高壓X光治療機器不過是物理學家試驗原子變性（Artificial transmutation of atoms）的附產品，這已有十年的歷史。最近有一很有希望的發展，便是應用高速度電子或是陰極光（High speed electron or cathode rays）來代替X光治療癌症。陰極光或X光在放射治療上原理是同一的，兩者都能在達到肌肉組織以後產生副產的電子，(Secondary electron）來擂擊周圍病態組織，然而陰極光在達到深部組織速度低減時纔產生副產電子，而表面正常組織不會受此種電子之擂擊而受損害。換言之，陰極光避免了傳統X光治療的弱點。由五百萬兆打高壓機產生的陰極光可以射入身體一英吋纔開始產生副產電子。

伊文思（Robley Evans）教授用 Cyclotron 製成有放射性能的（Radio active）物質，而開闢研究生理和治療很重要的新時期。例如：我們飲水需若干時後始能到達血液裏的問題以前無法解答，現在，如果加進一些有放射性能的鈉鹽在水裏，喝了以後我們在肢體上放一個測計表（gioger counter），當測計表指針擺動時，我們便知道有放射性能的鈉鹽已到血裏，也就是所喝的水已被吸收到血裏了。這種方法是應用有放射性的物質作追蹤劑（Tracer），同樣的應用有放射性能的鐵鹽來研究貧血症，也獲到許多珍貴的知識。

至於治療方面，有應用有放射性能的碘，來治療甲狀腺機能亢進病，用有放射性能的磷來治白血病，亦有相當成功。

自從科學進入原子時代，醫學研究不但獲到很大的幫助，而且從各種科學的供獻得着深刻的教訓，那便是此後孤立的醫學研究者不易有遠速的進展，醫師必須與其他科學家，特別是物理學，化學，生物學家合作，追隨着科學界的新發現新發明而盡量應用。推廣的說，不但明日的醫師應了解各主要科學的綱要，而研究其他科學的人，也當涉獵醫學，明瞭醫學對於其他科學的需要。這樣在掃除人類疾病，增進人類健康方面，纔能收得更大效果。

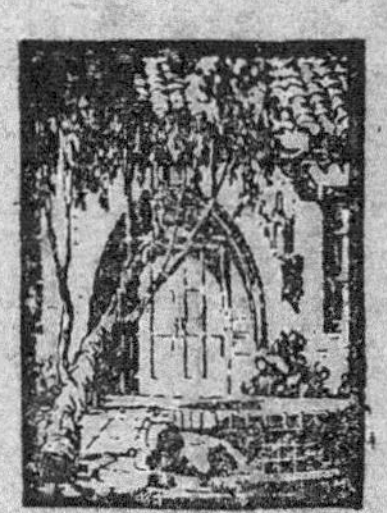

蘇聯高等醫學教育

△蘇聯高等教育部醫科大學司司長

醫學博士考却爾金的談話▽

霍應仁

『在蘇維埃的國家裏面，人和他的生命與健康是最可貴的資產，而醫生的職業，便是極受人尊重的職業之一。

『蘇聯政府對於人民的健康表示了很大的關心，十月革命以後，建立了幾千個醫院，診療所，研究所和其它的醫學機關。開設了許多的療養院，保育院，托兒所等等。

『醫院對居民的幫助，蘇聯每年都在加以改善，療養及豫防計劃每年都在擴大，患病的數目每年都減少着。一般的死亡率（根據戰爭以前的資料）同沙皇俄羅斯比較起來，減少了百分之四十以上，至於兒童的死亡率，則減少了二倍多。

『國家保健機關的工作規模，要求高級醫藥教育多多地培養出工作人員來。革命前就有的若干大學醫學院，當然不能保證保健機關，一日比一日更高的幹部需要。那一個時期，醫科大學生的數目沒有超過九千人，每年畢業的只有一千五百個醫生。全俄羅斯帝國的醫生的總數在兩萬人左右。他們之中的大多數是在俄國的中心區域工作，而各民族邊境之處的千萬居民，便沒有醫藥的幫助。例如在人口約百萬的達吉克斯坦，所有的醫生統共只有十三個，吉爾吉斯有十五個，亞美尼亞有五十七個。

『蘇維埃政權存在的這些年代，各民族共和國中的人民保健事業達到了很大的成功。現在居住在蘇聯任何部分的勞工們，保證都有醫藥設施。每個共和國裏面都有成百成千的有經驗的醫生，而國立醫院則有數萬個病床。愛國戰爭的前夜，醫生的總數是十五萬六千人，也就是說同革命以前相比，增加了八倍多。這一支醫生的部隊在和平時期建立整齊的蘇聯保健組織，戰時保證受傷的人得到熟練的幫助，保證前後方不受傳染病的侵犯。

『在蘇維埃政權的這些年中，高等醫科學校完全配合着社會主義建設的任務發展着，這說明了醫生數量上迅速的增長。

『愛國戰爭的前夜，國內算起來有七十二個醫學院，其中有十個是製藥的，十一個是口腔病學的。學生的數量超過了十萬人。戰前十年到十二年，醫學院造就了十二萬個受過高級醫學教育的人。

『同醫科學校數目的增加並行着，它們的物質基礎也豐富了。莫斯科與列寧格勒醫學院得到了新的學校建築和附屬醫院。有些開辦未久的醫科大學起初在很小的不適當的校址裏工作，後來都得到了非常漂亮，裝備很好的建築物，這些建築中有許多是根據最新的技術原理設置的。我們可以拿哈爾科夫的大學附屬醫院，塔什干，第佛里斯，斯大林那巴德，佛羅內茲，斯大林諾（頓巴斯）等處的醫學院建築來做例子。

『德國的侵略阻攖了高等醫科教育的向前發展，隨着蘇聯部分領土暫時的淪陷，高等醫科學校網少微縮小了些。然而，醫生的培養繼續按着相當強的速度進行。戰爭的四年之間，醫學院畢業了四萬五千多人。

『愛國戰爭對於蘇聯的高等醫科教育是一個嚴重的考試。爲了醫科大學，教授講師，及大學生們的榮譽，應當說明他們是十分成功地通過了這場考試。醫科學院巧妙地把自己直接的學科教育與科學的活動，很有實效的治療受傷者，保證部隊中的士兵軍官的最大的康復，保證前線的需要的必須的醫療方法等等巨大工作結合在一起。

『德國人使醫科大學受到重大的創傷。他們部分地或完全地破壞了斯大林格勒，第聶泊羅彼得羅夫斯克，羅斯托夫，基輔，佛羅內茲，哈爾科夫，攷德薩，以及其它各地的醫學院。在許多的大學裏面，德國人完全消滅了財產，刼去了圖書，設備等等。

『隨着蘇聯城市從德國佔領下的解放出來，許多的醫科大學回到了原來的地點，努力恢復被消滅的和被破壞的學院。

『整理敵人破壞了的學院中的學習過程是很艱難的。例如頓巴斯的斯大林醫學院的工作者們，便不得不在燒壞了的建築物的地下室中進行了一年的課程，這一年中，把重又作爲校址的建築物大加修繕。這些學院靠了蘇聯其它大學的先後幫助，已經得到了重要的設備。

『蘇聯人的團結一致和互相幫助的力量，特別鮮明地表現在斯大林格勒醫學院的重建上。這學院曾經因爲德國空軍的轟炸而淪爲平地，一度不存在了。由於蘇聯政府的協助，也由於蘇聯東部各區的醫學院——伊爾庫茨克，托木斯克，喀山，斯維德羅夫斯克，亞爾干日等醫學院的協助，斯大林格勒醫學院便在短期內重行恢復起來。

『醫學院的恢復過程在戰時就已開始，戰後還在繼續。現在蘇聯有七十四所醫學院在工作，其中受教育的有十二萬三千大學生。

『蘇聯的青年們對於高等醫學教育表示很大的興趣。他們愛好而且重視這一種最人道的職業，醫生的職業。每年有數千青年男女希望進醫科大學。蘇聯的醫學院對這些青年們敞開着大門。

『五年來醫學院畢業了十萬左右的學生，正在爲了蘇聯的人民健康和疾病機關的更進一步的改善其服務。』

談談同性愛

——別濫用心理病態學的名詞——

丁瓚

我一向忙於寫作通俗性的有關心理病態的文字，因爲在心理上有着病態傾向的人，會特別對這類的文字敏感，這類文字也更容易落到他們的眼前去。他們在看到這類文字時，或則從中投射自己的願望，或則找到依附自己病態現象的資料，這種漫無指導的投射與依附，往往有加深患者病態傾向的危險。曾經有一位受過大學教育的患者給我一封信，他說他在讀完我所著的「青年心理修養」以後，他發現他所患的心理病態，正是我所說的「分裂性的神經衰弱」，這使我十分驚異，「分裂性神經衰弱」這個名詞，找遍精神病學或當態心理學的書籍也不會找到，我自信不會糊塗到特創這末一個新的病名。從患者們這一種誤解看來，他們對於文字內容的其他誤解那就眞是不堪想像了。這種現象在性心理問題上，尤爲顯著。害人的藥商廣告，一知半解的醫學文章，爲了生意經，爲了迎合低級的色情與趣，往往誇張性心理的描寫，無形中正不知播散了多少的毒素。

一位女學校的老處女舍監，一次歇斯迭里式的激動着來告訴我：「哼！我們學校裏的女學生多半是心理上有病的，她們太不正常了。她們老是鬧同性愛，把我忙得喘不過氣來。每晚息燈以後，我還得到每一張床上去檢查，一不小心，她們又是兩個人睡到一張床上了。就是查房以後，她們也會偷偷摸摸的併床了。我不能整夜的站在她們房間裏，你得給我們治治這些精神病呢」！這就是濫用「同性愛」這個名詞的好例子。在這位舍監的口中說出這個名詞時，也許祇是因襲的用着一個普通名詞而已，至于這個名詞的含義，她自然不會了解，甚至不會去想一想的。她不會想到青年們可能在報章雜誌，乃至書籍上看到一些心理病態的論文，而那些論文也許正是誇張性心理病態的描寫的。青年們聽到她加上這樣的名詞，再看到那些帶有威脅性的描寫，是更容易加以投射依附來加深他們心理上的焦慮的。其實眞正說起同性愛，不單是指缺乏異性愛的興趣，並且在這等病態患者們有時甚至是異性愛無能的。嚴重一點的，這種病態的發生是源于體質上的變易，特別是與性格能有關的內分泌腺的失常，在這等個案中，非經醫藥的治療，是很難改正那些變態行爲的。至于由于心理病態的原因而發生的同性愛的變態行爲，診斷起來也是極爲困難的，例如水手，士兵乃至牢獄裏的犯人，很容易有同性愛的病態行爲，在有些記載和文學的描寫中，甚至認爲這些變態行爲在那些圈子裏是半公開的流行着而不以爲意的，因爲在那些環境裏，人們的性衝動，除掉同性愛的變態發洩而外，很少有其他滿足的方法，但是一旦那些環境的因素消除以後，他們會立刻恢復，也很願意恢復正常的性生活的，那末，這種所謂同性愛，就不能列在性心理病態的範疇裏面了。至於如那位女舍濫的描寫的情形，那就更談不上什麼同性愛了，因為在那種修道院式學校管理制度之下，女青年們得不到任何正當社交機會，而社會上到處是色情的渲染和刺激，或則是侮辱女性玩弄女性的風氣，於是懍於「人言可畏」或是所謂「潔身自好」的女青年們便祗有在同性間流轉着帶有性遊戲色彩的所謂「併床合舖」的行為了。這又談得到什麼精神病呢！

中國還是一個封建意識相當濃厚的國度，性教育在有些地方依然被視為違禁的字眼。青年們本來就得不着科學的性知識。但由於生活的成熟和環境裏的刺激，處處促發他們性意識的覺醒，在這種情形下，任何有關性心理病態的描寫，就不止是要顧慮到科學上的眞實性，並且在措辭方面，更要避免誇張和刺激的詞句。特別是在應用性心理病態的名詞時，更應當特別的審愼。我們不應該沿襲着過去用「精神病」或「神經病」來作為侮辱人家的名詞，因為在現在醫學科學上看來，「精神病」和「結核病」對於一個病人的價值估量，是並沒有行麼軒輊的。在性心理變態方面的這樣變遷是更為顯著的。在十八世紀以前的歐洲大陸上，有着同性愛行為的人是非燒死不可的，因為那是被認為對於神的一種褻瀆。在科學世紀裏，看法便完全不同了，找出病源再加以矯治，對於患者善良的人性是沒有什麼可以歧視的。

（上接第三十二面）

尹碩鵬先生 一，〇〇〇元
馬龍光先生 一〇，〇〇〇元
孫潤銜先生 一〇，〇〇〇元
程善紀先生 一〇，〇〇〇元
程淩雲先生 一，〇〇〇元
王菊英先生 一，〇〇〇元
許大儀先生 一，〇〇〇元
李鎮濤先生 一，〇〇〇元
馬金路先生 一，〇〇〇元
張秀豪先生 一，〇〇〇元
張芷江先生 一，〇〇〇元
常應庚先生 二〇，〇〇〇元
毛桐軒先生 一〇，〇〇〇元
蘇寶華先生 一〇，〇〇〇元
馬兆麟先生 一〇，〇〇〇元
牛英範先生 一〇，〇〇〇元
陳學偉先生 一〇，〇〇〇元
金孝忱先生 一〇，〇〇〇元
了瀫芳先生 一〇，〇〇〇元
宋成仁先生 一〇，〇〇〇元
容文照先生 三〇，〇〇〇元
武田信胤先生 一〇，〇〇〇元
楊祖拜先生 一〇，〇〇〇元
田友文先生 一〇，〇〇〇元
王俊麐先生 一〇，〇〇〇元
劉紹武先生 一〇，〇〇〇元
楊文泉先生 一〇，〇〇〇元
師綝璋先生 一〇，〇〇〇元
王麗生先生 一〇，〇〇〇元
共四四七，〇〇〇元
以上陸濟寰局長經募

尤濟華處長 一〇〇，〇〇〇元
査海琛先生 三〇，〇〇〇元
林玉英先生 二〇，〇〇〇元
楊培林先生 五〇，〇〇〇元
徐承幹先生 一〇，〇〇〇元
鄧超岑先生 三〇，〇〇〇元
林櫟城先生 三〇，〇〇〇元
吳筱如先生 二〇，〇〇〇元
鍾孝滄先生 二五，〇〇〇元
陳功瀹先生 二五，〇〇〇元
柯愷先生 二〇，〇〇〇元
杜鍾俊先生 二〇，〇〇〇元
王世馥先生 二〇，〇〇〇元
周浩先生 二〇，〇〇〇元
徐兆溶先生 二〇，〇〇〇元
廖代純先生 二〇，〇〇〇元
羅先降先生 二〇，〇〇〇元
李邦經先生 一〇，〇〇〇元
林公健先生 一〇，〇〇〇元
共五〇〇，〇〇〇元
以上尤濟華處長經募

吳烈忠醫師 五〇，〇〇〇元
張培倫醫師 三〇，〇〇〇元
丁守仁先生 五〇，〇〇〇元
莊靜一醫師 五〇，〇〇〇元
陳慶濤醫師 五〇，〇〇〇元
郁裁平先生 五〇，〇〇〇元
張鴻齊先生 五〇，〇〇〇元
張去疾醫師 二〇〇，〇〇〇元
陳鎮岩先生 一〇〇，〇〇〇元
郁知非醫師 一〇〇，〇〇〇元
共六三〇，〇〇〇元
以上陳寶書醫師經募

連前共計四，一三七，〇〇〇元

漫談闌尾炎

陳誠獻

闌尾炎（Appendicitis）是腹部外科醫師最常遇到的一種疾病。你可以隨便在什麼時候去參觀一個設備齊全的醫院，每次總可以看到幾個闌尾炎患者躺在病床上的。你若是問任何一位普通外科醫師，以那一種手術做得最多，回答一定是：「闌尾截除術」（Appendectomy）——就是根治闌尾炎的手術。

闌尾炎的歷史一定很古，而且是普及全世界的，可惜以前沒有詳細或正確的記載。在我國舊醫學名詞中有「痰腸痧」及「肚角癰」，按其所敍述的病情而論，也許所說的就是闌尾炎。不過痰腸痧是滿肚子痛，繼而死亡。大概最可能的原因是闌尾炎穿孔併發腹膜炎。肚角癰就是肚子右下角腫起來，以後破裂流膿，這又常是闌尾炎局部潰成膿腫的現象，如若不死，以後漸漸自癒的也有。不知道華陀先生對於這病有否做過什麼手術？

在外國，自從十九世紀的初葉馬克字耳氏（McBurney）開始記述肌肉分裂的手術法，創闌尾截除的記錄，且至十九世紀末葉費滋氏（Fitz）初次報告急性闌尾炎的病理後，對於這病的診斷與治療已步入科學化的境地了。如今我國受過科學訓練的醫師們對於這病的診斷和治療，也隨着時代漸漸的進步。就是一般稍有智識的民衆多知道闌尾炎要「開刀」的，可是仍有大半民衆忘了此病而害怕「開刀」，或竟不知求醫，亂投藥物，或被缺乏經驗的醫師所誤，以致喪失生命。因此作者來作一次漫談。

闌尾炎這個名詞，就是闌尾發生了炎症的意思。發炎就是在我國民間常說的「火」。如「火眼」，就是急性眼結膜炎，因為眼珠子發紅如火，並且很痛。又如「流火」就是急性淋巴管炎，因為上下肢的皮膚上可以看到細長而發紅如火的流線。這樣，闌尾炎也就可以在闌尾上發現了紅線樣的血管充血，甚致整個變紅如火，有的可以紅得發紫。這樣你可以懂得發炎了吧！然而闌尾又是什麼東西呢？請先看一看下面的圖畫就可以明白了。

闌尾位在腹部的右下方，是從盲腸上突出來的一根蚯蚓樣的腸管，正在迴腸與盲腸連續點的稍下方。盲腸（cecum）就是大腸的起端，往上與升結腸（大腸的次段）相連續。食物由口，胃而下，必經過小腸而入大腸。但有時也往闌尾管中去打一個轉。因為闌尾是生在盲腸上的，闌尾發炎可能波及盲腸的一部份，但是多半的闌尾炎是僅限於闌尾本身。只要截了闌尾，就可以治癒。所以為定名正確起見，最好不要再稱「闌尾炎」為「盲腸炎」。這已成為一個俗名，應當把它糾正過來。至於為什麼稱這根腸管為「闌尾」呢？「闌」就是向盡的意思，「闌尾」也就是小腸與大腸的盡頭的一根尾狀物。這個名詞是醫學辭彙上所正式採用的了。至於有人稱它為「蚓狀突起」或「蟲樣突起」，這不過是象徵它的形狀，也無不可。但是目前這兩個名詞不常用，而且叫起來沒有「闌尾」兩字來得簡潔。至於有人寫成「蘭尾」與原意頗有出入，恐怕是將「闌」字誤寫成「蘭」字了，最好加以更正。至於將「闌尾炎」叫做「盲腸炎」，那就張冠李戴了。

有一次一位闌尾炎患者向我說：『大夫！當初你說我的病是闌尾炎，要開刀。我以爲是好小的手術，所以立刻同意了！要是我早知道闌尾炎就是「盲腸炎」，那我一定不肯開刀的，我聽說割盲腸是很危險的，想不到這樣舒服！』我就告訴他闌尾與盲腸的區別，發炎的是闌尾，不是盲腸，所割除的也是闌尾，不是割盲腸，用不着害怕。

所以醫師們除了治病以外，應當灌輸民衆一些正確的醫學常識，決不要迎合錯誤的觀念去應用「盲腸炎」這個不正確的名詞，同時又講盲腸炎開刀是很大的手術，使患者心裏恐慌，而心想在治癒後可以使他人認爲你是一個非凡的醫師能做如此「大」的手術，也許在手術費上更可以多敲一點竹槓，這是不講醫德的事！

讀者要留意，決不要害怕作闌尾截除術，這不過是把這小小的闌尾割去而已。這闌尾，按作者所割下的觀察，最長不過是十四公分，最短的只有三公分，而最常見的是六公分至九公分（按美國解剖學上統計之長度是二一二十公分　平均是八・三公分）。把這一點小東西從肚中割出來又有什麽了不起！況且在施行手術時只要在背上打一針麻醉藥（脊髓麻醉法）

附圖：闌尾與盲腸的區別

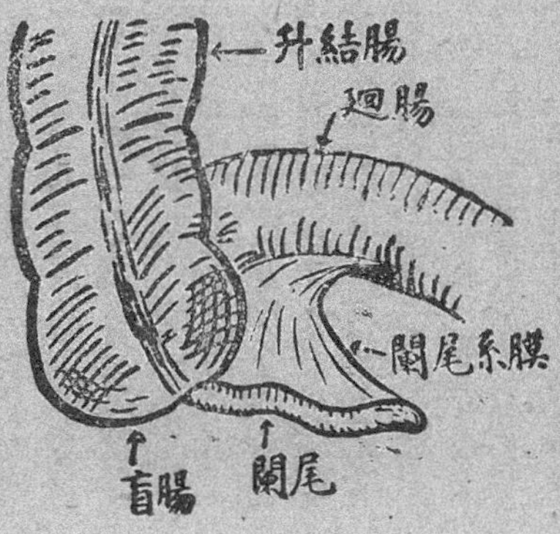

就，不會感覺疼痛了，而你的神志還是很清楚的，你不過感覺你的下半身完全麻木不由自主了。醫師的刀子割破了你的皮膚時，你不過是以爲醫師的手指在你的皮上劃有而已。有一次一位患者在我替他做完手術的時候才問我：『大夫！開始了沒有？』

又有人恐怕開刀後會死亡。這我勸你不必因噎廢食。雖然有人報告闌尾炎患者手術後的死亡率有百分之〇・二至百分之五，但是這多半是患者求醫的時候太遲了，很少是由於手術本身的錯誤。但是所要考慮的是：施行手術的醫院應當是有設備完善的手術室及有經驗而負責的外科醫師。

絕不可盲目自醫！以爲吃什麽藥可以治好的。磺胺類藥品（Sulfa drugs）及青黴菌素（Penicillin）也仍不能根治闌尾炎，除非是施行手術。在歐美到如今仍用手術治療，列入外科疾病，而不請內科醫師打針吃藥。這表示目前尚未發明一種能夠根治闌尾炎而可避免施行闌尾截除術的藥品。不過在手術後內服磺胺類藥品或注射青黴菌素是可以減少併發病而縮短住院日期的。如果在特殊情形之下，例如患者身體太弱，或當地無外科設備完善的醫院時，得在醫師的指導下施行保守療法，而且必要時仍須準備施行手術。

當腹部發生疼痛時，最好記住有闌尾炎的可能。雖然多半的闌尾炎遲早要在腹部右下方作痛，但是在早期卻可先有滿腹的疼痛，或先在胃上部或臍部開始疼痛。加上闌尾炎常有的惡心嘔吐或大便次數增多，常常誤以爲是急性胃炎或腸炎。遇到沒有經驗的醫師竟再給服一劑瀉鹽或打一針嗎啡止痛，這都是最危險的事情 因爲瀉藥可使腸子增加蠕動，致闌尾破裂穿孔，而將細菌及膿液波及滿腹，併發可怕的腹膜炎，危及生命！論到打嗎啡針止痛，在診斷未確定以前，可以延誤闌尾炎的診斷，以致疾病在暗中進行以至嚴重的階級 曾見過十幾例闌尾炎患者，被缺之經驗的醫師診斷爲急性胃腸炎的，甚至有服過瀉藥或注射過嗎啡的。這就是庸醫殺人的例子。所以作者誠懇地奉勸讀者，凡遇有腹痛時務必到良好的醫院去診斷，不可耽誤！若果是闌尾炎，就立刻遵醫囑施行手術，因爲手術越早，結果越好。至於闌尾炎的其他症狀如發冷發熱，排尿痛，大便秘結等是不一定在早期發現的，至於體格檢查與血液檢查在診斷上的要點是醫師應明瞭的事，要請醫師去診斷。

作者於兩個月前突然發生腹痛，特別是在右下方痛得厲害，沒有其他症狀，就立刻入醫院，經診斷係急性闌尾炎，當即施行闌尾截除術。當我被抬往手術室去的時候，我一點也不懼怕，心裏暗想：『外科醫師常常作闌尾截除術，今天可以親自嚐一下闌尾截除術的滋味，也是一個特殊的經驗和難得的機會！』約僅半個鐘點，手術就完成了。手術後第六天就拆了縫皮線，第八天就出院了。這是作者親身經歷的事實。所以只要有早期診斷和早期手術治療，並且隨時與醫師合作，是一點沒有危險的。

關於闌尾炎是什麼，及闌尾炎的症狀和治療已經談了不少，那麼究竟患闌尾炎的原因是什麼呢？這是許多患者常問的一個問題。大致說來，闌尾炎的原因，一半是由於闌尾發生阻塞，以致分泌物不能排出，加上腸內固有的大腸桿菌及鏈球菌或其他細菌趁火打刦，使闌尾發生炎症。使闌尾發生梗阻的是乾糞球，肥大的淋巴組織，異物和寄生虫。其他闌尾炎的原因一小部份是腸傳染和血傳染的細菌，波及闌尾而致發炎的，但還有一部份可能查不出原因。闌尾炎是不論人種，不論貧富，不論男女老幼，都有發生的可能。不過最多見於青年男子，而且身體強壯的人患闌尾炎的也不在少數。並且就因爲這不是傳染病，更談不到預防，而且不論春夏秋冬都可隨時發生

闌尾炎的發病率，因爲它不是傳染病，各國衛生當局都沒有統計的數字。不過因爲發病的可能性很多，發病率一定是很高的。尤其是此次抗戰以來，聽得患闌尾炎的似乎較戰前尤多。就以作者同胞十人中就有兩男三女經過闌尾截除術的，而且均是在最近五年內發生的。

最後摘錄幾位以外科手術治療闌尾炎的老前輩所說的話（在目前仍是金科玉律），以作本文的結論：

「內科醫師治療闌尾炎，外科醫師治癒闌尾炎」——Kummel.

「闌尾炎無內科療法。」——Poiri'er.

「手術之，勿待闌尾化膿！」—Pothecat.

「人不應死於闌尾炎！」——Dieulafoy.

「早期手術乃闌尾炎之理想療法。」——Von Eislsberg.

嬰兒需要合宜的飲食

朱亮

若是想兒童身體強壯，將來長得魁梧，必須從小注意使其得到合宜的飲食；所謂合宜，是包括食物的營養，烹調，和清潔及一切飲食習慣。兒童年齡越小，越應多加注意。剛出生的嬰兒，只能吃奶，以後漸漸長大，體內需要較多的營養了，除奶之外，必須再加餵一些食物，我們叫這些東西為輔助食品，意思是輔助「奶」來使嬰兒發育得再好一點。輔助食品並不是母乳不足喂哺嬰兒時才用，是每一個嬰兒都需要的。

嬰兒的胃之容量，和消化力都有限，腸子也十分嬌嫩，一旦吃得不合適則會發生嘔吐，腹瀉，瘦弱，多病，不但發育不好，且為一生的健康奠定了脆弱的根基！世界上最合宜於嬰兒消化的食物是母親的奶，含營養比較最全的也是母乳；雖然如此，母乳中的各種養料仍不是十全，常常缺少丙種維生素。嬰兒漸長，奶內各種養料逐漸不夠應用，到了十個月以後，母乳可供給的營養就很少了！此時最好完全不吃母乳，把胃裏的地方空出來吃些富含養料的東西。

凡是嬰兒沒吃過的東西，頭一次吃時，很容易引起腹瀉，腹瀉對嬰兒很不利，故須極力避免。所以在給嬰兒加吃新的食物時要注意下列各事：

(一)頭一次給嬰兒吃新的食物必須給的很少，以後漸漸加足至應得之量。普通的食物頭一次只可給一小茶匙，以後漸漸加多。如某食物每天應吃數次，則頭幾天只可給一次。

(二)每次只限加一樣新的食物，等吃慣後再另加一樣。

(三)凡新加的食物，必須製備簡單，不用任何作料，但與已吃慣的食物一起做是可以的。

(四)在嬰兒未吃慣一樣新的食物之先，必須注意其大便的情形，如有腹瀉現象，則應立即停止該項食物，等腹瀉好時再說。有時吃不慣一樣食物時，也可以使皮膚發生反應，若是見嬰兒的皮膚有發紅或出疹等現象，應注意近日是否吃了新的食物。

(五)母親給嬰兒吃新的食物時，切忌有怕其吃不慣或不肯吃的表情，只要實行先少給後漸增加之法，通常的嬰兒是能夠吃得慣的。只要大人在兒童面前不顯出焦急的樣子和批評食物的語氣，他(她)們只要肚子餓了，吃什麼都一樣！

下面是一張按嬰兒年齡增加輔助食品的表，表中每次量數一項是指明吃慣以後的數量。

嬰兒輔助食品增加表

(此表是為母乳充足之嬰兒合用，如母乳不足則次數與量數可酌量加增)

年齡＼食法＼食品類	魚肝油 每日時間	魚肝油 每次量數	水菓類 每日時間	水菓類 食品任選	水菓類 每次量數	蔬菜與根莖類 每日時間	蔬菜與根莖類 食品任選	蔬菜與根莖類 每次量數	蛋 每日時間	蛋 每次量數	米麵雜糧類 每日時間	米麵雜糧類 食品任選	米麵雜糧類 每次量數
兩星期	上午十時 下午二時	五滴											
三星期	仝上	一茶匙	上午八時 下午四時	橘子水 橙子水	一二湯匙	可代橘子水	白菜水 蕃茄水	一二湯匙					
三個月	仝上	仝上	仝上	仝上	二三湯匙	仝上	仝上	二三湯匙	下午二時	蛋黃半個			
四個月	仝上	一茶匙半	上午八時	橘子汁 橙子汁 檸檬汁 其他菓汁	一個	仝上	仝上	仝上	仝上	仝上	上午十時	稀粥	一二湯匙
五個月	仝上	仝上	仝上	仝上	仝上	上午十時	胡蘿蔔泥 菠菜泥 豌豆泥 馬苓薯泥	一二湯匙	仝上	蛋黃一個	仝上	仝上	二三湯匙
六個月	上午十時 下午一時	仝上	仝上	仝上	仝上	仝上	仝上	仝上	下午一時	仝上	上午十時 下午五時	厚粥 麥粉	半碗
七個月	仝上	仝上	仝上	仝上	仝上	仝上	切碎蔬菜 ②蒸烤根菜食物	仝上	仝上	仝上	仝上	仝上 掛麵 麵片	仝上
八個月	仝上	仝上	仝上	仝上	仝上	仝上	仝上	仝上	仝上	仝上	仝上	雜糧粥 麥片 仝上	仝上
九個月	仝上	仝上	上午六時	仝上 煮水菓 蒸水菓 ①易消化之水菓	一碗或一個	仝上	仝上	二三湯匙	上午六時	整個	仝上	仝上 爛飯	仝上
十個月	仝上	仝上	仝上	仝上	仝上	仝上	仝上	仝上	仝上	仝上	仝上	③仝上	仝上
十一個月	仝上	仝上	仝上	仝上	仝上	仝上	仝上	三四湯匙	上午六時 下午一時	仝上	仝上	仝上	一碗
十二個月	仝上	仝上	仝上	仝上	仝上	仝上	仝上	仝上	仝上	仝上	仝上	仝上	仝上

饅頭糕餅類 每日時間	饅頭糕餅類 食品任選	饅頭糕餅類 每量數	豆類 每週三次	豆類 食品任選	豆類 每次量數	肉類 每週四次	肉類 食品任選	肉類 每次量數	油類 每日時間	油類 食品任選	油類 每次量數	乳類 每日時間	乳類 每次量數	每日喂母乳時間
														[illegible]
														仝上
														[illegible]
														仝上
														仝上
上午六時 下午一時	饅頭乾	一片	下午五時	豆腐 豆漿	一二湯匙	飯時隨意	肉湯	半碗						六，一，八，
仝上	仝上	仝上	仝上	仝上	仝上	仝上	仝上	仝上	飯時	黃油 豬油	少許			仝上
仝上	仝上 餅乾	一二片	仝上	仝上	二三湯匙	下午五時	肝 血	一二湯匙	仝上	仝上	仝上	下午一時	一茶杯	晨六時 晚八時
仝上	仝上 糕餅等	仝上	仝上	仝上 豆製品	仝上	仝上	仝上	仝上	仝上	仝上	仝上	仝上	一碗	仝上
仝上	仝上	仝上	仝上	仝上	仝上	仝上	仝上	仝上	仝上	仝上	仝上	上午六時 下午八時	仝上	完全斷乳
仝上	仝上	仝上	仝上	仝上	三四湯匙	仝上	仝上 切碎肉類 肉鬆（少許）	二三湯匙	仝上	仝上 植物油	仝上	仝上	仝上	
仝上	仝上	仝上	仝上	仝上	仝上	仝上	仝上	仝上	仝上	仝上	仝上	仝上	仝上	

▲1 如香蕉，柿子，桃，蘋菓……等 ▲2 如馬鈴薯，白薯，芋頭……等，蒸熟或烤熟之。▲3 多選雜糧食品爲宜。

輔助食品之製備——

輔助食品之製備——在製備嬰兒食品時，最要緊是注意清潔。最好能認定一份食具專爲嬰兒自已用，每次用後要用開水燙洗，如能每天煮一次更好。最好能單有一個鍋專爲半歲以內的小嬰兒做東西吃，若不可能時，可用家中沒有油的鍋（如專爲煮飯用的鍋）。每次動手製備食物之前，先將手洗淨，然後將應用器概洗淨，最好能放在水中煮沸消毒（沸後經五分鐘至十分鐘即可）。如不方便煮，則用開水燙之亦可。食物製好後，要防備勿被蒼蠅撲落及塵土染汚。

（一）水菓類——很多水菓中富含丙種維生素，這是嬰兒很須要的東西。爲很小的嬰兒，只能把水菓內的汁擠出來，並須加水冲淡以後才能喂給他(她)吃。如三四個月的嬰兒，就可以不必用水冲淡。再大些的時候，可以吃煮過或蒸過的和易消化的水菓。

菓子水的製法——最好選用橘子，橙子和檸檬（這些東西都相當貴，可以用蕃茄汁和菜水代替）。

1. 將水菓用冷開水洗淨後橫切成兩半。
2. 將一半放在擠菓汁器（中有棱狀椎形凸起之碟子）上將汁擠出；如無擠菓汁器，可用手持菓皮外將汁擠出。
3. 如法擠另一半。
4. 菓汁加入等量之冷開水，則成菓子水，（不可將橘子橙子，或檸檬等之純汁設兩三個月內之嬰兒吃，因恐刺激其腸胃。）

煮水菓——將不易嚼爛之水菓（如梨，海棠，菠蘿等）切成小塊，加水煮軟，食時隨意加糖。

蒸水菓——將水菓皮與核除去，挖心，將冰糖少許放入空心處，盛在杯或碗內，置鍋中，碗外放水，蒸之。

（二）菜蔬與根莖類——這些食物中富含各種維生素是兒童生長必不可少的東西。爲很小的嬰兒最好用白菜做成水給他(她)吃，因他(她)最需要丙種維生素，而白菜中含得最多，價錢又比較便宜。四個月以後可以挑容易泥成糊漿的東西來做菜泥給他(她)吃，到半歲以後凡是切得很碎的菜和易消化的根莖類食物都可以吃了。

蕃茄水製法——選用較熟及外皮完整之蕃茄，1.洗淨用沸水燙之，然後放在碗內，2.用羹匙將蕃茄切碎壓擠茄汁，3.將蕃茄皮，子，和渣撈出，加入等量冷開水即成。

白菜水製法——只用菜葉，如無白菜，可用蘿蔔頭或纓。

菜泥製法——用菠菜葫蘿蔔或莧菜均可，1.將菜洗淨後切碎蒸熟。2.放在鐵紗籮或筲箕內，用匙壓擠，使力壓其鑽過籮者爲菜泥，餘剩渣滓不要。

碎菜粥——將菜洗淨切碎，等粥煮好後放入，煮五分鐘即可。

（三）鷄蛋——蛋黃之中含有鐵質和其他的很多養料，蛋白內只含有蛋白質而且不易消化。故給小嬰兒吃的時候，只給蛋黃，不給蛋白。要把蛋黃煮得很老，吃時用水或湯調成糊狀，這樣容易消化。等到嬰兒長大了些，可以吃整個蛋時，可以打碎放在粥和麵內，也可以蒸成蛋糕，隨便怎樣做，只是不要用很多油來煎炒。

（四）五穀雜糧類——這是一樣很

重要的食物，如母乳充足之嬰兒；在斷乳前可以補充一點了種維生素。在斷乳後，這是主要食品，母乳不足的嬰兒應該提早增加。

雜糧粥或糊——粗糧內含有乙種維生素，故應多選各種雜糧給嬰兒吃，如小米，紅米，麥與高粱等，都可以用來煮粥，不過注意多用時間煮爛。又如玉米粉，黃豆粉，麥粉等都可用來煮糊。煮時先將水煮沸，然後加雜糧粉入內，用筷子攪之使成糊漿。

混合粥或飯——將碎菜，肉，米，雞蛋，豆腐等任何食物加入粥或飯內混合之，此種食法對嬰兒最合宜。

（五）豆製品——各種豆類都有很多的養料，尤其是黃豆營養很多，如豆腐豆漿等都是黃豆做的。市上買的豆漿加水太多，沖得很淡，吃了和喝水差不多，很不適宜給嬰兒吃，最好能自已做或將豆粉炒了，加水冲成豆乳也很好。

豆漿製法——先將黃豆洗淨，加八倍水磨成漿，如磨大，磨一次不夠細，則多磨一二次煮熟即可食。

豆腐羹——將豆腐切碎放入少許開水內煮之。熟後，加入肉末，猪肝，猪血或碎菜等煮熟即成。

（六）肉類——肉類之中最好先給嬰兒猪肝吃，因猪肝容易消化而富於鐵質。切碎放在粥內，或在飯上蒸熟亦可。猪血或鷄血，肉也有很多鐵質，可以放在粥內或湯內或和豆腐一同煮也好　嬰兒大些時可吃各種肉類。

（七）油類——有一種加維生素之人造黃油，最好能給嬰兒擦在饅頭上，餅乾上，或用猪油放入粥或飯內，把植物油放在菜內均可。

（八）乳類——牛乳或羊乳都是對兒童生長有益的東西，若能每天給斷乳以後的嬰兒一磅，給兒童兩磅，則他們將來的健康必增進不少，可惜現在中國牛奶價值很貴，並不是每個兒童都能吃得起，就是吃得起的人，也很難得到純的牛奶，不是加了水，即是去了油，希望從事農業的高尚份子，注意這個問題，辦一些可靠的牛奶廠，專門供給兒童享受。

假如嬰兒得不到牛奶吃，只好延遲斷乳時間，給嬰兒多吃幾個月母乳，但至多不可遲過一週歲。

× × × × × ×

黃瓜

木西

鮮嫩的黃瓜，生吃時鬆脆可口。中國各地都有，價值公道。這是一種很平民化的食品。

黃瓜的營養成份內，含有重要的礦物質和多種的維生素。一百公分鮮黃瓜（只約一寸多的一小段，約合三市兩），含有半公分蛋白質，三十餘公絲鈣質，三十餘公絲燐質，一公絲鉄質，十五至五十國際單位甲種維生素，丙種維生素也很多，以外還有庚種維生素和乙一種維生素。所以平民大衆很可以利用鮮黃瓜，以增加食物中的丙種維生素，而代替價昂的水菓，同時也得到了許多重要的礦物質。

種子的胚胎部份，多半都含戊種維生素。但若經煮炒以後，就大部份都被破壞了。惟有鮮嫩黃瓜的子，亦嫩脆可食。這是黃瓜的特點，也是他的優點。

戊種維生素可以預防許多複雜的營養性疾病。在有黃瓜的季節，應當多利用他。

神經衰弱」？

魯君

時常聽到人問：「我是不是神經衰弱」？醫師們也往往把這個名詞加在病人的頭上。「神經衰弱」這一個名詞，實在有商榷的必要。顧名思義，這是說神經受了過份的勞累或是受了損傷，反應的機能微弱遲鈍了。許多的醫師眞是這樣的解釋，但是在生理學和心理學上，都沒有根據，因爲這些病人的神經，實際並沒有機質性的病變。

一般人所謂之「神經衰弱」，完全是由於心理上的失常，並不是器官的病變。神經本身是不會有衰弱的情形的。除非神經系統有了病變，神經細胞受到了破壞，纔發生神經病（不是精神病）。這些病人的神經，與其說是「衰弱」，倒不如說是「過敏」還恰當些。他們坐立不安，摸索衣服，口吃，戰慄，瞠目，面紅，心跳，呼吸快，聚肌，多汗，腹瀉等都是很普通的症狀。有這種情形的人們，也許自己知道，也許完全不自覺。這許多病人顯然患的是輕性精神病，都是由於情緒異常的結果，精神病學家稱之爲「焦慮反應」（Anxiety reaction）病人自己感覺着有侷促不安的緊張，在別人看來也是行動奇特。情緒異常是由於失望，恐懼或憂戚的結果。因着有某一種生理的，或心理的疾病亦可發生。這種病人，常是因爲對於一種假想的生理或心理的病態，發生了過份的焦慮。症狀是無窮的多，輕重不等，全看個人的體質如何，和他對於內在的，與外來的刺激，敏感到甚麼程度。有些人是被他自已的心搏動磨折着，有的是不能忍受忙亂的生活，或是繁鬧的環境。

這些患者的性格，時常在出生後不久就發現。形式隨年齡而異，但是在每一段時期內，都看得出來有異常的狀態，愛哭的嬰兒容易受驚駭。倔強愛抵抗的，後來會變爲怕羞，胆小而怯懦的，或是變爲喧囂，暴烈，而好破裂的性格。他們到了十幾歲時，就要發生行爲的問題，有禁閉自已的，謹愼而恬靜。有病態的說慌，逃學，或變爲惡棍。專靠勸說，不能改正這種性格的。適當的環境，正確的教育，可以暫時的變換過來。

在傳染病的恢復時期，有些人會有神經過敏的現象。小孩變得乖戾，睡眠不安，怎樣都不能使他滿足。若是成人，則吹毛求疵，好辯。譬如，一個患了結核病的人，一曉得有病，首先是驚駭萬分，及至體溫下降，咳嗽減少，食慾大進，體重增加，方有了新希望。但是，長時間的疾病，又可能變更他過去的品格與性氣。持強的人，可能變爲粗暴。或是變爲柔順。一個平靜的人，可能繼續不變，但他可能變爲謙卑的，或是騷擾麻煩，但屬少見。

一個人在工作，愛情，職業，或朋友方面受到挫折，可能惹起他暫時的嫌怨，絕望，與忿怒。對人對事都沒有了興趣，失眠，以及其他生理的變化。當最初的這一階段過去以後，困擾漸變模糊，反應也就消逝了。以性的性格又可恢復，從新再努力工作，及至有所成就，以往的不快，也就都摒除了。

疾病的分類增進了我們對於精神分析學的知識。單純的情緒不穩定，就可能發生精神過敏，或含有其他因素。焦慮狀態是最常見的一型。這與憂慮或恐懼相似。在心理變態中，這是最普通的，也沒有甚麼嚴重性。但是，發生得厲害的時候，或持久時，焦慮使人非常的苦惱。他能夠影響身體的健康。單純而容易治愈的焦慮狀態，因為疏忽放任的結果，可能使體重減輕，衰弱，貧血，以及發生疼痛等等的病狀。

許多人的性格，不足以適應失敗，當內心的困擾太甚的時候，情緒的反應就改變了，或者是投射到假設的病痛或殘疾上去，癱瘓不能行動，或是失明變成了瞎子，許多這種的病人禮佛拜神，或是施用催眠術以後，他們就又得到了痊癒。所以精神分析療法對於這種病人中的大多數，很有效力。

另外有一類患者具有一種固定的觀念，他們懷疑自已有了某一種疾病，或是懼怕某一些地方，不敢獨自出門，或是不敢作某一種動作，例如不敢開門。被神鬼所迷的就屬於這一種。這一種人很是痛苦，他們是在連續不斷的重複一些愚蠢的，危險的，或者可怕的思想與動作。這種病人多半具有內傾的性格，非常傾向於固定觀念，因而很不容易治癒。用較為健全的思想或行動，轉移病人的觀念，可以減除他許多煩惱。根據心理分析治癒的經驗，在「治療」的過程中，使他回憶發生固定觀念的事跡，可以補償或中和這些有關的思想與行動。但是，這是很不容易做到的，因為病人常是早已將最初的往事完全忘記了，雖是經多年的心理分析與解釋，原因仍是不明。無論如何，精神分析專家的協助，仍然可以使病人減輕病情。這些病人日常很是小心，身體上並沒有一點兒病。他們幾乎任何事都不能確定，但在煩擾之際，仍能作日常生活中的工作，並照料自已。

抽搐或習慣性的痙攣是隨意肌簡單的自動。通常都是頭或面部的肌肉。這是在模做對於一個強烈侮辱的反應動作，或是那些反應動作的殘餘，或者對於一個討厭的感覺或思想的抵償作用。正好像一般的習慣一樣，這是不自覺的。若以毅力屏除，並不困難。

所請「臆想病」，英文稱為Hypochondriacs。那原本是專指那些自以為他們腹的右上側有病的那些人說的。現在醫學上則將凡是懷疑自已身體上任何部份有病的，特別是腹部，都用這個名辭，意義是廣泛了。這裏邊也包括那些人，就是覺得有病的部位，時常在變換，從一個地方，又串到另外一個地方。這種人多半是在下意識裏隱藏着想引人注意的性格，但是並不自覺。

患精神病的，自然也可以神經過敏。這要特別的指明輕性精神變態與精神病是顯然不同的，他僅是精神病的一部份。兩者不能溶和或相併。他們的不同，正如喉痛之與肺炎。兩者不是遺傳的。不正常的性格，可能是遺傳的，但精神變態並不是這樣發生的。患輕性精神變態的人是可以任職的，並且在許多種職業上，擔有高尚的地位。至於真正的精神病與瘋狂的患者，就無此能力。神經過敏在輕性

◎兒童衛生故事◎ 瞎子的悲哀

趙琳

一個夏季的傍晚，太陽已經隱沒了，却照得天上的雲朵現出紅黃的彩色。悶熱的天氣還在發泄他的餘威。吳中吳相，兄妹倆個，同了三位鄰居的小朋友正在院子裏捉迷藏。吳中的姑媽從屋子裏走出來坐在簷下的竹床上乘涼。五個小孩子一齊圍攏了來請姑媽說故事。姑媽說：「說故事！說甚麼呢？說孔融分梨的故事吧！」吳相說：「這說過了。說個新的。」這時正巧大門外來了個叫化子，手裏拿着一根竹竿兒，一邊叫化，一邊用竹竿兒戳戳點點的摸進門來。原來是一個雙眼都瞎了的老太婆。女僕王媽端出一碗剩飯給了這瞎眼的化子。於是姑媽對孩子們說道：「好！今天我說一個瞎子的故事吧！」孩子們都拍手稱好。

「這是一件眞的事。那時我也祇有吳相這們高，我們是住在鄉間。對門一家姓李，也有一個八九歲的小女孩，名叫李明。我們時常在一塊兒玩耍。李明長得很美麗，又聰明。我們

精神變態裏是主要的煩惱，而在癲狂裏，或其他的心理失常的官能病，那是微不足道的。

神經過敏，情緒失掉平衡，有甚麼辦法呢？這與治療一般的病一樣，爲要謀得澈底的治瘉，必須除去病原。這時常是可能的，但是有時很難確定他的原因究竟何在。當搜尋這心靈上的創傷的時候，同時忠告病人，使他注意個人生理上的需要，如睡眠，營養，清潔等。並藉着工作，娛樂，或者運動，使他忘却了擾亂他的思想。

在過去的五十年，精神病學有三種主要的進步；一是催眠術，二是心理機構的分析解釋，三是「休克」治療法。這三種方法雖然所走的路線不同，都是用以解決心理現象的情緒因素與變態。自然藥物和理學的療法，也可以幫助治療，每一個病例各有各別的需要。一個輕型的焦慮反應患者，祇需要與醫師作簡單的討論，將有關的問題，予以適當的調整，就夠了。

神經過敏的豫後是難以預定的，普通，若是焦慮狀態爲主要的煩惱，如在輕性精神變態中，結果常是可以復原的。設若病人特別注意尋求正當的治療，痊瘉是很快的。有固定觀念的較爲困難，因爲病人頑固不化，不肯聽從精神分析專家的忠告。

以傳染病爲例，經過了很久的時間，民衆纔曉得瞭解預防的價值。要健康運動成功，必須大家全體合作。精神病的預防，也同樣的重要。家庭的方式，父母的態度，學校的教育，社會的環境，在在都與人類的精神變態有關，諧和的人間關係是心理衛生運動最主要的目標。他對於精神病的防制，要比結核病和梅毒的預防法更爲有效。所以大家必須努力扶持心理衛生運動，改善人間關係，尋求平衡，這樣行的結果，必能得到安慰與快樂，而絕不致於有神經過敏的毛病了。

一同到學校裏讀書，先生很喜歡他。可惜他的家裏太不懂得衛生。他的父母，哥哥，姊姊，都有眼病，眼邊紅紅的。據說李明的祖父，就有眼病，老的時候已經是看不見東西了。那時他的媽媽也祇能勉強看得見路。他們不曉得，這病是傳染的，一家人每天用一個臉盆洗臉，共用一塊手巾。漸漸的李明也就有了眼病。一連許多日子不見他去上學，聽說在家害眼，害得很利害。有一天我去看他，他摸着我的手大哭了起來，原來他兩個眼睛都長了一層白的東西，甚麼也看不見了！眞可憐！」

吳中忙問：「快到醫院去治！」

「孩子！鄉間那裏有醫院呢？」

「後來呢？」一個孩子焦急的問。

「他不能念書了。家裏又一天比一天的窮。後來聽說把他嫁給了一個鄉下人，但是婆家的人都欺負他。後來的事就不清楚了。」

「是不是沙眼，姑媽！老師說，沙眼是傳……」一個孩子還未說完，吳相搶着說道：「是！一定是沙眼。我用我自己的手巾和臉盆，從不許別人用我的！」

說癌

成就

譯自美國讀者文摘原著 Roscoe R. Spencer.

癌是體細胞中一叢不正常的細胞，它靠身體而活，却毫無益於身體，換言之，它是一束寄生的歹徒。它們爲什麼會這樣呢？

細胞是生命的根本單位，所謂生命祇存在於細胞本身。細菌是單細胞植物，原生動物是單細胞動物。你我以及每一個人都是由一個單細胞長成的。據胚胎學權威康納 Corner 博士說，當你是受精卵時的重量約爲一公分（Gram）的一萬萬七千萬份之一，到出世時，假如你是個七磅重的嬰兒，那你便增重十萬萬倍，約有二千萬萬個細胞，到成年時有$1,000,000^3$個細胞。在生長過程中有一些不可得知的智慧潛在我們的體內，它慢慢的把我們的細胞分離使成各個不同的集團，每個集團有它的特殊任務和工作，每個集團的結構和化學組成互不相同，但彼此又有密切的聯繫，成爲一個十分組織化的社會。

在大自然的事物裏沒有比它更奇特更神祕的了。但有些時候，這個智慧走出了正常的軌道。是什麼呢？這就是癌的恐怖之謎。

人類有歹徒是個病症，這般歹徒往往在社會情況不良時便產下種子。很多證據證明在不良環境之下癌細胞便會發生，並且侵害我們。去找出它們到底是怎樣的，在它們未殺死我們之前先把它們殺掉，這就是我們的戰爭！

在美國每三分鐘有一個人死於癌症，也就是每死八個人中有一個人死是這個病症。婦女在四十五歲至五十五歲的年齡中，每死四個人便有一個死於是。但却沒有一定的年齡算是安全的，兒童也免不了。一千七百萬美國人正走着這癌病的死運，除非反癌的戰爭是勝利了。他國的人，也是如此。

花費了二十萬萬金元去製造第一枚原子彈。美國軍隊，高級的物理學家，化學家和工業家和包括了十萬個工作人員共同策劃之下，終於得到收獲，完成了一件預言的工作。

用同樣的方法去探討癌的問題有什麼錯誤呢？沒有，祇不過解決癌的問題是與細胞有關，因為細胞是生命的單位，正如原子是物質的單位一樣。我們了解生命現象並不如一九四〇年時物理學家之了解物質那樣詳細。他們在工作之前已經知道許多關於原子的種種。我們除了知道細胞的內部結構是無限的比原子更複雜之外，至於它內部的化學上和行為方面却少得可憐。細胞含有一大堆複雜的有機化合物和上萬萬個原子。我們一點不知道這個生命單位的細胞到底導演着怎樣重要的角色！

什麼東西使細胞分裂和製造成特種的類型呢？體細胞怎樣知道到一定時期便停止伸長和繁殖呢？什麼機械作用管制着細胞的分化而成為各種不同的器官呢？癌細胞又有什麼辦法脫離身體的管制而生存呢？這些問題，我們已經找到一些影蹤了。

想像以為癌病是可以傳染的，並且是難於撲滅的。可是從沒有過一個患癌病的人傳給一個護士或醫生甚或其家人。至少，我知道一個醫生，他從病人的癌上收出一塊小的體素移植到他的皮膚上而毫無結果。曾經用過大量的兔子和老鼠做癌探討的實驗已有三十多年，却沒有些微線索證明癌是可以傳染。因此，我們便轉了念頭，去找尋癌的起原。

你一定聽說過不止多少次關於『癌的來原沒有人知道』這句話。其實並不盡然，看你說的是那一種的癌，和生長在那個器官而定。

皮膚長癌最常見於光滑皮膚和中等容貌的女人，黑面的女人則比較少。癌大多數生長在外露的部份；如手，臉部和頸部等處。皮膚長癌的死亡率在美國的奧格拉堪麻 Oklahoma, 得黑西斯 Taxes 和阿里桑納 Arizona 三州比之新英蘭 New England 要強二倍，因為那裏的氣候極其乾燥，那裏比新英蘭有雨雲的日子更少。至於水手和那些曝於風沙經年的也易患這個病。

在實驗室裏，把鼠曝晒在紫外光下每星期有幾小時的時間一直有四到五個月之久也可使鼠的皮膚長癌。皮膚癌可以很成功地在它沒有侵入內部之前治好，故它並不算是殺人之症，但得要病人及時去找尋良好的醫師。

另一方面說，腸胃消化道長癌足以致死，在美國每七分鐘便有一個人死於這個病。却沒有人知道在怎樣情景下惹起胃癌；或者與一定的食物和一定的飲料有關；或者是過量的某種一定的身體刺激素 Body hormone 刺激胃細胞的過度生長而致；或者是由於維他命的缺乏；也許是由於這些因素中任何二因素的組合和更超過於這些因素的組合而致，甚或完全不清楚。

在巴達維亞Batavia,新嘉坡 Singapore 和馬尼剌 Manila 最常見的癌病是肝癌，在美國患肝癌致死的却極少，祇百分之七。二者之不同或因飲料有別，但我們又不能說準對。

在實驗室，把一定量的Azo(化合物之含有二個氮原子及二個碳氫根基之人造染料——譯者、染料放入食料裏能使鼠吃了生肝癌，但同樣的食料對於兔子和鷄却沒有效應。有一種老鼠吃下一定的有機化合物如哥羅芳(Chloroform)和四氯化碳(Carbon tetrachloride)沒有什麽反響，而另一種老鼠吃下了則惹起肝癌。爲什麽呢？爲什麽這些食料經過二種老鼠的胃和腸壁都沒有影響却使肝臟長癌呢？生物化學家也沒法辨答。

現在已經明顯地知道癌的發生是多方面的，沒有二個癌是相同一致的。惹起癌的發生不是由於一個單獨的機械作用，直到現在事實上不可能去估量癌是否由於遺傳，刺激素或者是由於飲食所致。

我們有進步了嗎？有的，每年，很慢地在進步。對癌的智識得到一個重要的成功算是國立癌學院 National Cancer Institute. 就是把正常的細胞經培養後變成癌細胞的試驗成功。他們把正常的生活細胞培養在玻璃瓶子裏，給予人爲食料（鷄的胚胎液和馬的血清），同時給一種已經知道是從煤羔 Coal tar 提練出來的誘癌素 Cancer-inducing。經過幾個月後把這種細胞放回同種屬的動物的皮膚上癌便長出來　但它並不會在不同種屬的動物的皮膚上長出。這個實驗指出長癌是有它們個別種屬的選擇，也暗示出由正常細胞變成癌細胞能在其細胞本體內進行。從這個長癌的因果關係切實地證明了長癌與細菌和其他寄生物無關。

明尼蘇達大學 Univ. of Minesota 畢提納 Bittner 和格林 Green 博士相信他們常常在鼠的癌裏發現的一種是動物毒素，這個發現當然有它的重大意義。但這種鼠的動物毒素與人類的癌有沒有關連尚未證實。

立得 Little 博士做下的工作很不少，他認爲刺激素與身體內部某一種癌的發生有關，他把剛生下來的小鼠的性腺割去，使刺激素發生不平衡的狀態加快。結果是內分泌器官長癌。立得氏的觀察認爲體內某一種癌的發生與生長的機械作用有密切關係。

相反的，注射一種體內缺乏的刺激素使刺激素回復均衡狀態之後，癌便自然地萎縮。芝加哥大學 Univ. of Chicago 喀堅氏 Huggins 做過一個實驗注射雌性性刺激素可使雄性攝護腺的癌萎縮。

芝加哥癌學院 Tumor Institute, Chicago. 院長克特勒 Cutler 博士用一種叫做放射線集中治療法 Concentration radiotherapy. 即是用鐳 Radium 和X光抗癌法，這個方法有很大的進步。他醫治過二百多個患喉癌的人，成績非常滿意，但這個方法祇有受過長期訓練的技術人員和具有經驗的人才能應用。

紐約紀念醫院 Memorial Hospital, New york. 路特氏 Rhoads 醫生和他的工作人員發現患癌的病人的新陳代謝作用很不正常，勤勞的生物化學家已發現到如果胃長癌則肝和腎上腺也不正常，在血液裏醣的成份高，維他命甲 (Vitamin A) 和蛋白質 (Protein) 的成份低。這樣的發現很可以利用化學的方法控制胃癌的生長，但沒有人敢說用同樣的方法可以解決其他器官的長癌，因爲各體素的化學組成和其功能互有不同。

我們要勝利，就得有三個條件：經濟，人材和時間，這三個條件都充實了的話，我們的工作隨之順利，雖然事情是繁複的，但不是說不會成功。

墮胎

呂少儀

「恭喜你！是的，你是懷孕了。」醫師一面說：一面走過去洗手「好了，請下來吧！」

「大夫！我實在不能再有小孩子了，請您替我想想辦法吧！」江靜之從檢查台上下來，用一對祈求的眼望着醫生迫切的說。

「不能再有小孩子了？爲什麼？」

「因爲我的環境不容許我再有小孩子，我已經有了兩個，大的才三歲，小的將滿一歲。我丈夫最近又患了肺結核不能工作，一家四口就倚賴我生活，我是作外勤記者的，您看，懷孕和生產不都要影響我的工作嗎？」

「噢！是的，我很同情你，如果你在事前來同我商量，我可以告訴你怎樣避孕，但是已經懷了孕那就只好等他自然分娩了。」

「現在才不過兩個月，不是可以用手術取下來嗎？」

「啊！那不行，法律不許可，那是犯法的！」

「吃藥不可以嗎？」

「現在還沒有一種靠得住的藥！」

「奎寧不成嗎？」

「功效很少，少了沒有用，多了容易中毒，並且可能引起嚴重失血，千萬不要隨便使用。那是很危險的！」

靜之沉默了片刻，醫生拍一拍她的肩膀說：「我想你最好還是打消墮胎的念頭吧，那是很危險的！」

靜之覺得這位醫生很和氣，她把一個不怎樣好意思開的問題提出來。

「醫生有時候不是也作這種手術嗎？」她說出來了，又覺得有點冒失。

「是的，在不得已的情形下，我們也作這種手術；比如患了嚴重肺病，心臟病或腎臟病的人，懷孕能損害她的健康和生命，我們可以爲她作，但是這需要良好的設備，良好的技術和嚴密的消毒，馬虎不得！」

「但是，醫生，你不是說我患着貧血嗎？我的懷孕不只損害我自己的健康，並且可能危及四個人的生存啊！」

「嗳！你的話也許是對的，但是現在的法律限制醫生有這種權力爲人解決這樣的問題，而貧血是不需要打胎的，應該想辦法補血。」

這時候檢查室的門開了一條縫，一位護士探頭進來看了一看又退出去 靜之知道醫生忙，不好意思再躭擱下去，道了謝，帶着一顆沉重的心回到家裏。天已是旁晚時分，大的孩子桂〃迎着她，抱了腿，喊媽媽。她的丈夫顧剛半坐在床上寫東西。

「剛，你這兩天才好了一點，怎麼又坐起來了!?看累了又要發燒。」

「睡得太多，頭都昏沉沉的，我想稍微坐下不要緊吧？隨便寫一點東西，想寄給報館，並不覺得累。」

「好了，天已經黑了，不寫吧！」靜之溫存的把顧剛的紙筆拿開，並扶他睡下。

「媽媽！奶奶！」桂生舉着一隻空茶杯給靜之看，杯底沾着牛奶的殘汁。

「剛！你又把牛奶給桂生吃了？」

「啊！給她一點，半磅牛奶一次吃下去，胃裏總不舒服。」

「醫生囑咐你每天吃一磅，現在只有半磅你還分給孩子。」她看着顧剛蒼白沒有一點血色的臉，一陣心酸，眼濕潤了，趕快俯下身去給桂生整理衣服，避開了他的視線。

半夜，淋淋漓漓街外落着雨，顧剛時時發出一兩聲咳嗽。小的孩子渝生，今夜倒睡的挺甜的，沒有哭，但是靜之却展轉不能成寐；她不願意把這個麻煩問題讓顧剛知道，只有自己想法解決，讓懷孕繼續下去？那麼跟着來的大肚子，分娩以及哺乳都會妨礙工作。分娩時候的醫藥費，分娩時候其他三個人誰照料，另一個孩子所增加的負担都是嚴重的問題。這已頻崩潰的生活是再也勝不住再增加一個孩子的重量了。但是醫生說墮胎是危險的啊！可是醫生在不得已的時候也爲人墮胎啊！她又想到同事某某都打過胎，也並沒有發生危險，對了，她決定去請教某某。

經過某某的介紹，她終於找到了一位肯作手術的醫生，介紹人說他對於此道很有經驗。經過兩度接洽，他顯得很誠肯，很熱心。他說他很同情靜之的環境，他願意犧牲一點幫助他，手術只收半價，這半價手術費等於靜之半月薪津的收入。但實在說起來還的確不算貴。靜之盡力張羅了兩天，湊足了這個數目，在議定的一個晚上，靜之被帶到一個地方，那是一條小巷中的兩間小房。這樣的一個地方，這樣的一個時間，靜之心中有些怕。手術是用的局部麻藥，但靜之疼的咬着牙齒直流汗，她覺得經過了好長的一段痛苦，恐怖的時間，手術終於完了。她被扶起來，兩腿酸麻，全身疲軟，可是她立刻被送出來。在離開巷口不遠的地方，伴送的人爲她叫了一輛黃包車，頭昏昏的隨着車子顛簸，她覺得下身有一陣陣熱的血湧出來。她曉得不好，急忙叫車伕把她再拉回那條小巷，很困難的找到了那兩間小房，可是，門反鎖着，裏面沒有人。她再坐上車，她的頭暈的很，在她還沒有能想出怎樣辦以前，車子一擺，一陣金花在她眼前散開，一切都黑暗了，車子仍在不平的路上繼續顛簸前進。直等到一個警察攔住了那車伕。這時夜已經深了。

如果你覺得生的小孩子太多了，你可以在沒有懷孕的時候去請教一位婦產科的醫生，她可以告訴你怎樣避孕。如果你已經懷了孕，千萬不可嘗試墮胎的手術，那會帶給你和你的家庭可怕的不幸，你不要想有人作過這種手術，沒有出事，那她是僥倖，僥倖不是常有的。作者識於渝，寬仁醫院。

一九四七，六月。

本社鳴謝啟事

（續一卷四期二十五頁）

李紀武先生 二〇，〇〇〇元
章可均醫師 二〇，〇〇〇元
張東英先生 二〇，〇〇〇元
黃宗幹先生 二〇，〇〇〇元
錢瑞章先生 二〇，〇〇〇元
張正信先生 二〇，〇〇〇元
王留生醫師 二〇，〇〇〇元
于道榮醫師 二〇，〇〇〇元
潘惠生醫師 二〇，〇〇〇元
劉廣著先生 二〇，〇〇〇元
龔光郎先生 一〇，〇〇〇元
李廷秀先生 一〇，〇〇〇元
蘇功娴先生 一〇，〇〇〇元
王蓋臣先生 一〇，〇〇〇元
陳廷義先生 一〇，〇〇〇元
丁維川先生 一〇，〇〇〇元
王　漢先生 一〇，〇〇〇元
余德海先生 一〇，〇〇〇元
馬雲鵬先生 一〇，〇〇〇元
陳永鑫先生 一〇，〇〇〇元
嚴德連先生 一〇，〇〇〇元
武建國先生 一〇，〇〇〇元
蔡正杰先生 一〇，〇〇〇元
黃宗幹先生 一〇，〇〇〇元
[illegible]　鼎先生 一〇，〇〇〇元
張正位先生 一〇，〇〇〇元
朱在潤先生 一〇，〇〇〇元
夏立恭先生 一〇，〇〇〇元
劉英偉先生 一〇，〇〇〇元
蔡宇澄先生 一〇，〇〇〇元
共四〇〇，〇〇〇元
以上陳耀東先生經募

夏雅賓先生 一〇，〇〇〇元
張炳南先生 一〇，〇〇〇元
王錦章先生 一〇，〇〇〇元
邱品君先生 一〇，〇〇〇元
俞信泉先生 一〇，〇〇〇元
徐和記 一〇，〇〇〇元
劉　偉醫師 一〇，〇〇〇元
卜少清先生 二〇，〇〇〇元
趙孫氏 一〇，〇〇〇元
黃元甫先生 二〇，〇〇〇元
上海中山醫院 五〇〇，〇〇〇元
共六二〇，〇〇〇元
以上上海中山醫院經募

任一曾先生 一〇，〇〇〇元
程立鈞先生 一〇，〇〇〇元
傅近秋先生 一〇，〇〇〇元
劉意明先生 一〇，〇〇〇元
隨祖蔭先生 一〇，〇〇〇元
胡　鵬先生 一〇，〇〇〇其
洪範宇先生 一〇，〇〇〇元
吳　邦先生 一〇，〇〇〇元
黃達珊先生 一〇，〇〇〇元
劉遠伯先生 一〇，〇〇〇元
金滸鑑醫師 二〇，〇〇〇元
舒道降先生 一〇，〇〇〇元
謝推仁先生 一〇，〇〇〇元
余先中先生 一〇，〇〇〇元
共一五〇，〇〇〇元
以上金誦盤醫師經募

賀元英先生 一〇，〇〇〇元
李韻菊先生 一〇，〇〇〇元
史高珍先生 一〇，〇〇〇元
張毓德先生 一〇，〇〇〇元
曹鴻縉先生 一〇，〇〇〇元
謝維驅先生 一〇，〇〇〇元
于甄君先生 一〇，〇〇〇元
韓　均先生 一〇，〇〇〇元
楊世同先生 一〇，〇〇〇元
張繼周先生 一〇，〇〇〇元
張俊卿先生 一〇，〇〇〇元
共一一〇，〇〇〇元
以上張俊卿醫師經募

大義號 一〇，〇〇〇元
慶興銀號 一〇，〇〇〇元
蔣濤石先生 一〇，〇〇〇元
張萬降先生 一〇，〇〇〇元
馮致英先生 一〇，〇〇〇元
李蓮峰先生 一〇，〇〇〇元
天津市立第二醫院 一〇，〇〇〇元
梁寶平大夫 一〇，〇〇〇元
尚麟書大夫 一〇，〇〇〇元
凌爛明大夫 一〇，〇〇〇元
張學德大夫 一〇，〇〇〇元
余益珠女士 一〇，〇〇〇元
王者仁先生 五，〇〇〇元
郭世紱先生 五，〇〇〇元
王鴻烈先生 五，〇〇〇元
張毓滴先生 五，〇〇〇元
李楨田先生 五，〇〇〇元
王燒芳先生 五，〇〇〇元
湯言英先生 五，〇〇〇元
李念新先生 五，〇〇〇元
陳遐良先生 五，〇〇〇元
張英福先生 五，〇〇〇元
吳　迪先生 一〇，〇〇〇元
李先發先生 三，〇〇〇元
陳宜和先生 三，〇〇〇元
梅鳳貞先生 三，〇〇〇元
陳育芝先生 三，〇〇〇元
韓承錯先生 二，〇〇〇元
李仕容先生 二，〇〇〇元
李恩桐先生 二，〇〇〇元
韓拯華先生 一，〇〇〇元

（下接第十五面）

世界名醫傳

李濤

希波克拉底斯（Hippocrates 公元前五世紀與四世紀間）

人類是從神密時代進入了歷史的初期。古代東方的醫學文獻，正如他們的藝術，無名於世。在希臘我們首先要敍述的是那些確切生存於世的諸位大醫。

關於希臘醫學的起源吾人所知甚少。在古代必曾經過原始的時期，正如各種文化的起始一樣——無非是由宗教，魔術以及由經驗所得的思想和技術的混合物。直到了公元前第六世紀，研究自然的衝動始具雛形。人類因爲自覺心增長，對於世界現象發生疑問，因想發見其中調合之道。於是他們對於自然和自然界裏一份子的人類形成多種觀念。在蘇格拉底（Socrates）以前的諸哲學家中便有醫師。其中最著名的彼塔哥拉斯派（Pythagoreans）對於醫學問題頗感興趣。他們不止對於心靈而且對於身體都思求得一衛生之道，以便抵禦不良的勢力而保障人體的健康。在公元前第六世紀時便有多數著名醫師，而且成立了多數醫學校，例如在克羅頓（Croton），即彼塔哥拉斯氏所居之地；在西西里（Sicily）；在賽利尼（Cyrene）等地，還有在小亞細亞與多島海都設有醫學校，如羅玆島（Rhodes），特別是在奈達斯（Cnidus）與科斯（Cos）的醫學校最著名。大約在公元前460年希波克拉底斯氏即降生在科斯島上。他的名字是高出古代諸醫以上。到了現在幾乎成爲吾人理想醫生的象徵　假使稱譽醫生爲當時的希波克拉底斯可算是無上的光榮。

然而希波克拉底斯氏究竟爲誰呢？經吾人竭力探索仍是難解之謎。實在說起來，關於希波克拉底斯的生平吾人所知很少，甚或可說毫無。所能確知者祇是他生於公元前五世紀，他是一位名醫和醫術教師；更如前所說，他生於科斯島；而且他是一位挨斯叩雷彼會會員（Asklepiad），據說這個會是挨斯叩雷彼所首創的。關於他的事蹟我們所以能知道這一些，不能不歸功於柏拉圖對話中的數節，而且柏拉圖是他同時人中唯一提到他的名字的人。我們現在所知者倖此而已。無疑，我們所知道的希波克拉底斯氏，較荷馬的事爲多，然而我們所知道的眞是微乎其微。

希波克拉底斯氏的著作現存者還不少。雖然他的同時人未能詳道其生平，但是由他的著作裏，應可習知很多的事。不料此點又使吾人失望。所謂希波克拉底斯全書者，乃是多種著作的總彙。其中包括專篇，教科書，小冊，演說辭，撮要及筆記等。所討論之醫學問題範圍極其廣汎，如細加研究，則知其中論調頗不一致。常有極爲矛盾之處，且有互相批評的言論。所以我們決不能斷定此書出於一人之手。既然是由多人所寫的書，那一部分是眞正希波克拉底斯的著作呢？其中那一部分是眞蹟，我們已無從詳知。因爲文獻不足，自然無從判斷。然則爲什麼這部書仍然叫作希波克拉底斯全書呢？

欲解答此問題我們可採納現代權威作家挨得爾斯坦因（Ludwig Edelstein）的說法。原來是柏拉圖的時候以及其後亞理斯多德（Aristotle）的時候，希波克拉底斯不過是許多名醫中的一人。直到了希臘人建設亞力山大城並統治埃及的時候，他的名聲才特別顯揚出來。就是早期的亞力山大人也不過將他和普拉克塞哥瑞斯（Praxagoras）和克賴西巴斯（Chrysippus）並列爲三大名醫。然而經過數世紀以後，他的名聲隨着增大起來。所以後期的亞力山大人已經視他爲一亘古的名醫，第一位醫學著作家和全醫界最高的領袖。其後漸漸公認公元前第五世紀爲醫學最昌明的時期，總之希波克拉底斯在醫界的地位正如培利克利斯（Pericles）時代多數悲劇家，哲學家和歷史家中的荷馬。其後到了格蘭（Galen）時代，就是公元第二世紀的時候，希波克拉底斯氏已被尊爲理想的醫師，直到現在吾人對他的尊敬仍然沒有改變。

現在我們再就希波克拉底斯全書討論一下。他的地位在醫界似乎一天崇高一天，所以後來的學者，也愈以讀其著作爲重要。在亞力山大的大圖書館內收藏了許多古代文獻。公元前第五和第四世紀的多數無名氏的醫學書籍自然也在收藏之列。凡曾研究此種文獻者皆認爲有多處是希波克拉底斯的學說　到了公元前三世紀之末，便有了假定爲希波克拉底斯所著的全書存在了。關於此著作的眞實性，在那麼早的時期已經引起人的爭論。然而時代漸漸遙遠，讀者漸取寬容態度，認爲此書是希波克拉底斯所著者也一天一天多起來，到了最後所有在古典時代的無名氏醫學著作，便都視爲出自希波克拉底斯的手筆。

希波克拉底斯氏的同時人和稍後於他的人，知道他的生平很少，已如前述。但是到了他已成爲醫界的祖師的時代，實在有爲他作傳記的必要。因有種種軼事，例如公元二世紀挨腓薩斯人（Ephesus）索拉納斯（Soranus）所記載的，以及其後諸作家所纂述的，由這些故事中我們得知他是醫師赫拉克來提（Heraclides）的兒子，他的母親名叫腓納瑞德（Phenarete）他生於公元前460年。他的父親是他的啓蒙師，其後更就學於黑羅提加斯（Herodicus），詭辯家哥爾基阿斯（Gorgius）和哲學家提靡克利塔斯（Democritus）。他學成以後便作廣遠的旅行。由於夢的啓示而赴塞薩利。從此他遍遊希臘各地，並且他的醫術神妙使人驚嘆。有一次馬其頓王患病，他的醫生斷爲癆病。當請他與御醫攸利奉（Euryphon）會診，當斷定國王所患並非癆病，而是精神性神經病。哲學家提靡克利塔斯（Democritus）患瘋病，阿布提拉人（Abdera）請他去治療，結果遂被治癒，他更將那城的疫疾鏟除。那時雅典也有鼠疫流行。他到了那兒以後，看見鐵匠都不得病，於是想到火力必能剋制，乃令居民燃燒烟火以消滅這種傳染病。雅典人因爲感念他的功勞，特爲之立一鐵像，並刻文曰，「謹此紀念全居民之拯救者及恩人。」他曾爲雅典及阿哥斯（Argo.）的居民，並曾加入挨琉西斯（Eleusis）的秘密會。他的名聲遠播於波斯，並且衆王之王阿塔克瑟克西斯（Artaxerxes）欲聘他爲御醫。但是他愛國心切，辭而不就。晚年（據謂享壽104歲）死於塞薩利，葬於拉利薩（Larissa）與哥爾頓（Gyrton）

之間。在他的墳墓上有一蜂房，據說其中的蜜可治兒童的鵝口瘡。他有二子，一個叫塞薩勒斯（Thessalus），一個叫德樂根（Dracon），還有很多的弟子。

有些個軼事和傳說，無非表示希波克拉底斯為一大名醫，殊不足重視。實在說起來，關於他的生平我們是毫無所知。傳說與事實相合者，祇是他是一位大遊歷家一點而已。現在我們知道公元前第五世紀的醫生照例都是走方郎中。祇有少數醫生能安居在當日的大城中，由社會供給薪俸。其餘的都是游走江湖，隨地賣藝與一般手藝人相似。醫生如果有成，他的名譽便傳揚到各地，希波克拉底斯氏自然是其中的一位。他到處都受人歡迎，附近的病人都登門求治，所以門庭若市。

因為古人都不知道希波克拉底斯的生平，所以也就沒有真正的遺容留下來，雖然鑄於科斯島的錢幣，現在留有他的頭像，但是鑄幣的年月是在羅馬帝國時代，可見這個像貌未必本自他的遺容。

雖然希波克拉斯全書非出於一人之手，甚或沒有一行是他自己寫的，但是這書仍然有很大的價值。關於公元前第五世紀和第四世紀初年之希臘醫學的情況，這個書給我們一個很清晰的印象，而且告訴我們與希氏同時諸醫師的思想。

現在吾人試讀此全書，不難察知當日醫學的實施情況，醫療技術已極發達，已竟失去古代東方醫學之巫術的與宗教的成分，而根據觀察與經驗。多種疾病的症狀已能認出，並能確切的描寫。已知記載臨症病史，使醫師讀之得以明瞭隨時變化的症狀和此種改變對於病人的影響。當時並已知有數種症狀彼此有連帶關係，即現在吾人所謂之綜合症狀；綜合症狀的一再發現，漸漸習知病的象徵。但是這些病的象徵不能確切想像。疾病也不能視如實物，離開病人單獨存在。最要者還是病人各自的體質。

什麼是病，而且病緣何而生？對於這個問題有好些答案。有人說健康是一個平衡狀態。平衡紊亂便成為病。希波克拉底斯全書的諸位著者皆贊成此說。但是什麼東西保持身體內的平衡呢？有人說是人體內一種勢力，有人說是一種性質；如酸度，甜性，苦性等。也有人說是體液。人既是由精液生成，所以體液是人體重要成分。有人說有多種體液。有人則主張祇有兩種重要體液，即膽汁和粘液。更有人說有四種體液，兩兩成對，性質相反，即血液與黑膽汁相對，黃膽汁與粘液相對，此四者保持身體的平衡。假如這些體液有一種過多，或腐敗，則身體藉着自然力恢復其平衡。不良的液體經過體內熱力的作用有如煮沸，經煮沸之後，腐敗的物質，便由尿，糞，吐物或痰排出。此種四體液學說見於希波克拉底斯氏時代晚期的著作中。其後格蘭氏復光大此說，因之此後數百年的醫學中，皆信之不疑。

人體持續不斷的吸取空氣及養料以維持其生命。故希氏時代的醫師有人主張此二物在人體組成上及疾病形成上佔重要地位。此種意見便成為他種深奧學說的始點。

因為我們觀察的現像非常繁多，倘不假定一個學說，則一切無從下手。醫學也應有一種學說相維繫，否則教師便無法傳其衣鉢於徒弟。同例學說和實際，真理和經驗相調合，也就是學說出自實際，反過來說，便是學說能領導實際，於是產生了醫學眞理與實用。就性質來論，每一種學說都是哲學的。學說出自人類當時的思想和觀念，所以他能形成當代的文化。因此，蘇格拉底以前時代諸哲學家的理論，常見於希波克拉底斯的學說中。當時的醫學家憑實地觀察，運用概念和推考，打算解決健康和疾病的問題。當時欲解決此問題沒有其他方法可資利用，但是由這條道去進行，對於實用上，不能有若干幫助。

希波克拉底斯時代的醫生，在診病時，先檢查病人，竭力尋求各種症狀，然後決定其預後。也就是說他告訴病人將來的結果如何。病勢將來進行的程序，自然是病家所樂聞的，無待煩言，而且醫生藉着預言轉歸可以誇示其學問，並獲得病家的信任。至於現代醫生遇見病人先用診斷方法，以認識疾病，則不見於當時的醫術中。其次我們是根據診斷以施治，這也和那時相反。况且我們診治時所憑藉的無數觀察，多種經驗，統計上的證據等等，古代醫生是無從利用的。

那時自然治癒說甚爲風行。所以醫生的職務是增加病人的自然治癒力，使此能力不受挫折。最好的治法就是飲食療法，也就是調理飲食和營養的方法。食物是製造體液的原料，所以飲食方法很容易影響到各種體液。當時的醫生根據此理以施治，竟能深得飲食學之道，實在使我們佩服。

從飲食方法漸漸到演變成爲藥的治法。飲食治法的效力可藉着用藥而增強。例如調節飲食固有時可收瀉下之功，如無效，醫生便須用藥。這便是希波克拉底斯時代的醫生所用的治療方法。當時所用的藥物尚極有限，不過古代賢哲的植物學家所採集的數種植物藥罷了。

遇有飲食和藥物全不能治的病，便不得不求助於刀切和燒灼。那種體內不良液體如用人工方法開口放出，自然可以獲得治癒，此亦在古人理想之中。於是古代醫生便想出切開靜脈放出不良的血液的方法。又將一膿腫切開之後，或穿破膿胸患者的胸壁，於是閉積其中的膿液，便可循此人工孔道向外暢流。如無此人工孔道，便只有藉自然力破潰成孔，或永無破潰之日。而且古典時代的醫生，也必如吾人常遇到機械的損傷，如骨折，脫位和創傷等，須要外科技術隨時處理。因爲嬉戲發生飛災者，無疑也必常見，所以那時骨折或脫臼的外科都很發達，因此那時的外科著作中便有多處具有現代色彩。卽大手術亦曾施行，不過極爲少見。當時手術者必須遵守極端清潔法，可見其中含有若干防腐意味。

關於希氏的醫學，現在我們知道的，祇是如上所述。關於他，我們所能確知的，祇有他曾生存於世一點，然而他影響於後世的深遠，絕非其他醫生所能及。所以現在殊無探討彼爲何人之必要。最重要者，乃後人想像彼爲何如人耳。古人以他爲一理想醫師，具有醫學行爲最理想的完全人物，正如希氏誓言（Hippocratic Oath）中所說，醫生的生活和行醫是恬靜和聖潔。其後每一個時代對於希氏都有一新想像。凡是當世醫生所缺的才德，他們都想希氏莫不兼有之，於是他便成了永世師表，良心上的攻錯石，良醫的模範。他的尊嚴也就與日俱增。正如愷撒（Casear）爲訓練軍人的模範，和布盧塔斯（Brutus）爲永世刺殺暴君的英雄，而希氏亦必永爲萬代醫生的師表。

(○)本刊徵稿簡則(○)

一、本刊園地公開，歡迎各界投稿。

二、本刊旨在宣揚科學醫學。有關民衆衛生教育之稿，均所歡迎。

三、來稿文體不拘，惟務求通俗。文藝小品，漫畫，木刻，亦所歡迎。

四、文長以二至五千字爲適宜。長篇鉅製，請分成段落，以便分期連載。

五、來稿請用有格稿紙豎行謄寫清楚，並加標點符號。如有插圖，請用墨筆繪就，或附原照片。

六、譯稿請附原文，或註明出處。

七、本刊編輯對於稿件有删改權。

八、來稿均需註明眞姓名及住址，以便通訊。署名得由投稿人自定。

九、來稿一經刊載，即行致送筆潤每千字一萬至一萬五千元。圖畫，小品，格外從豐。

十、一稿二投，恕不致酬。

十一、未登之稿如欲退還，須先作聲明並附足郵費。

十二、來稿請寄南京新街口郵局信箱一〇六八號本社收。

丙寅醫學社 啓

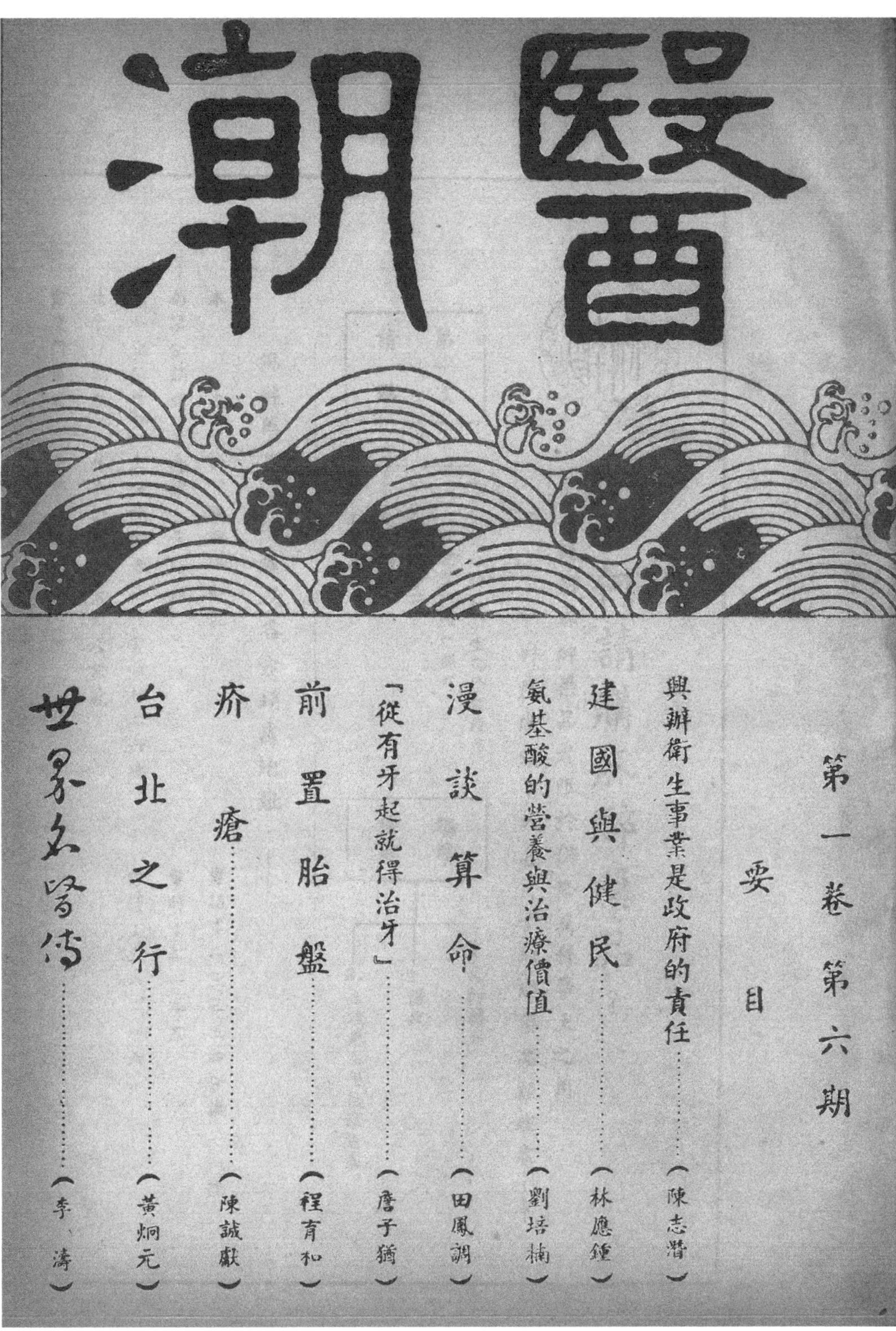

醫潮

第一卷第六期

要目

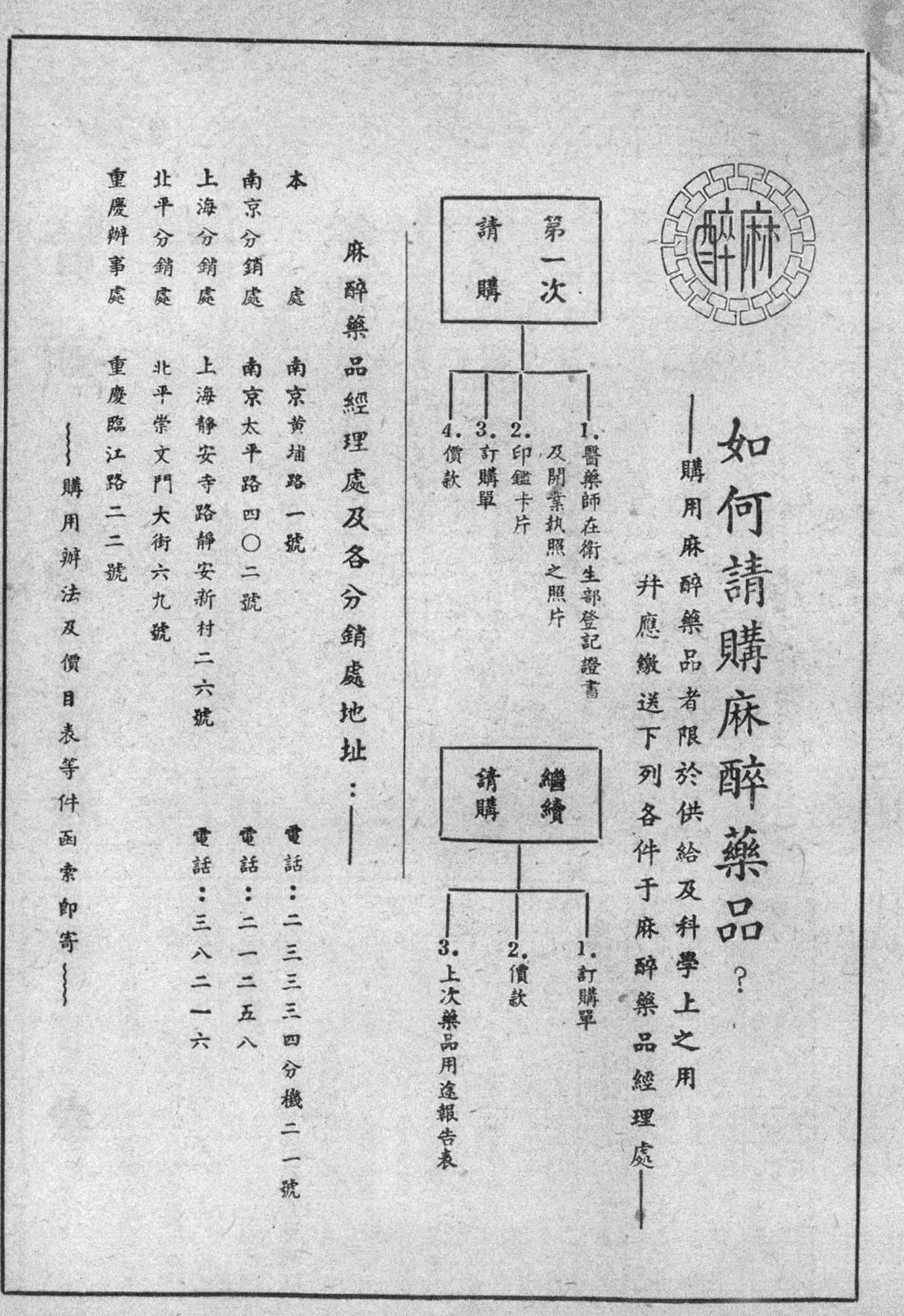
麻醉
如何請購麻醉藥品？
——購用麻醉藥品者限於供給及科學上之用
并應繳送下列各件于麻醉藥品經理處——
第一次請購
1. 醫藥師在衛生部登記證書及開業執照之照片
2. 印鑑卡片
3. 訂購單
4. 價款
繼續請購
1. 訂購單
2. 價款
3. 上次藥品用途報告表
麻醉藥品經理處及各分銷處地址：——
本處 南京黃埔路一號 電話：二三三四分機二一號
南京分銷處 南京太平路四〇二號 電話：二一二五八
上海分銷處 上海静安寺路静安新村二六號 電話：三八二一六
北平分銷處 北平崇文門大街六九號
重慶辦事處 重慶臨江路二二號
~~~購用辦法及價目表等件函索即寄~~~
~~~

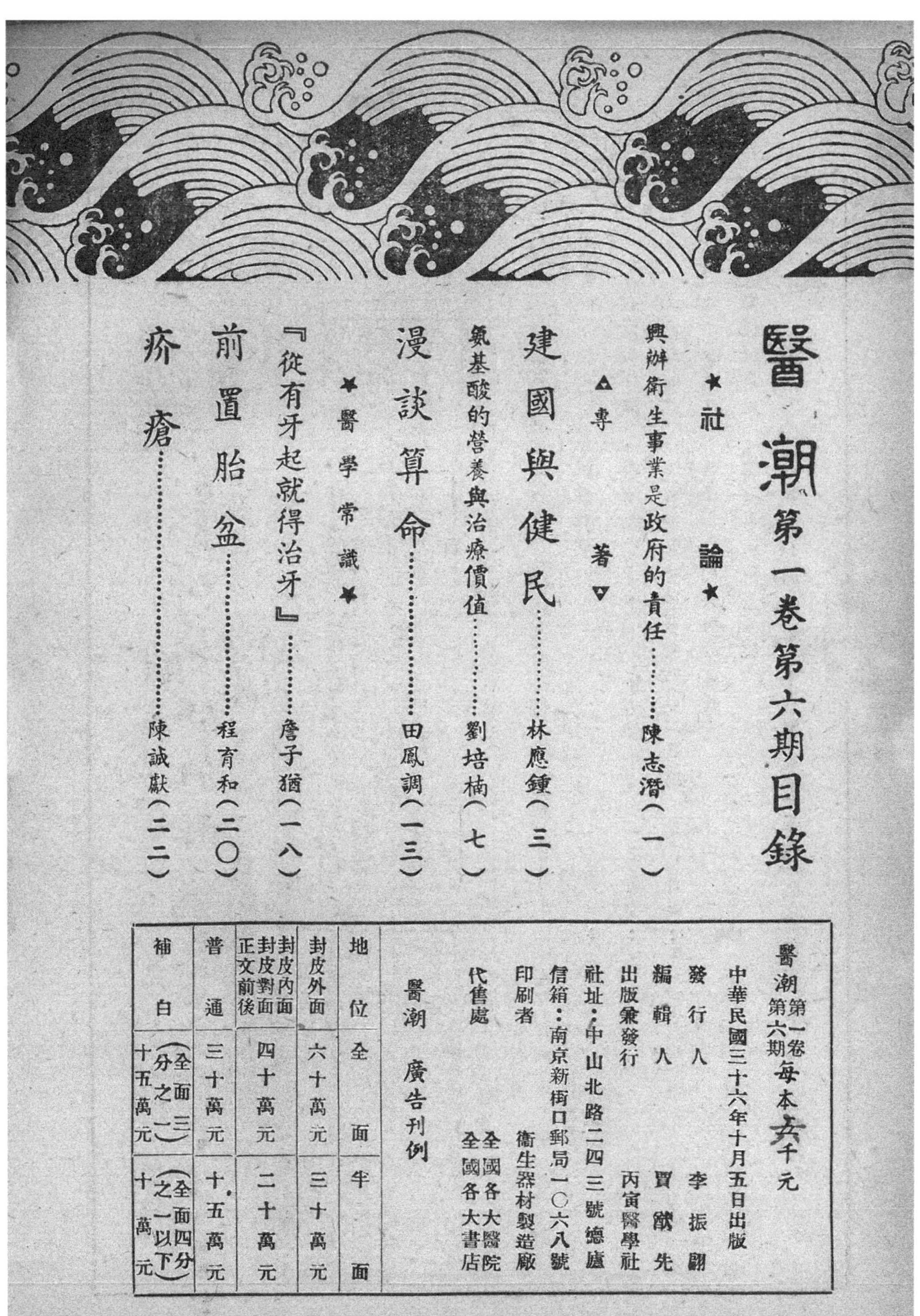

醫潮第一卷第六期目錄

★社論★

△專著▽

★醫學常識★

醫潮第一卷第六期每本五千元

中華民國三十六年十月五日出版

發行人　李振翩

編輯人　賈猷先

出版兼發行　丙寅醫學社

社址：中山北路二四三號德廬

信箱：南京新街口郵局一〇六八號

印刷者　衛生器材製造廠

代售處　全國各大醫院　全國各大書店

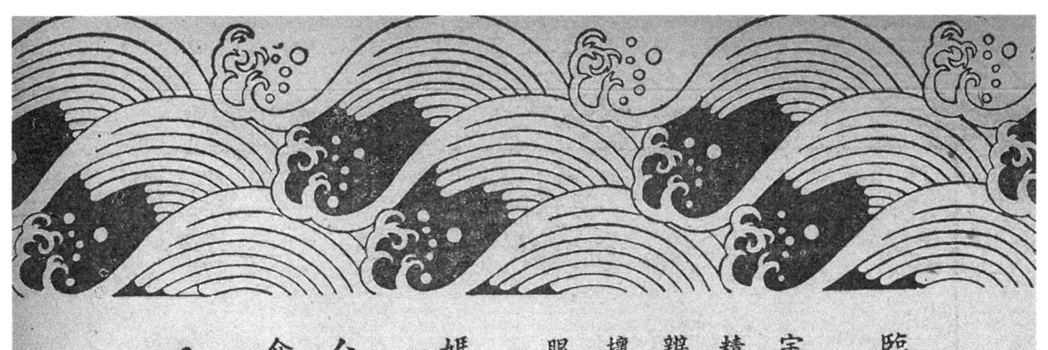

修訂基本定户優待辦法

茲以紙價工資與日俱增，本刊定價時受影響，波動甚鉅。爰特修訂基本定户優待辦法如左：

一。凡直接向本社長期定閱者為基本定户。自八月一日起，無論前後定户一律均按七折優待。新定户須補寄一二三期者，每本均按四千元七折計算。

二。基本定户先滙繳刊費五萬元，本社收到當即開户入册，按期儘先郵寄。款盡通知續滙。

三。平寄郵費免收。需航寄快遞或挂號者，費用定户自負。

四。基本定户得享受所有本社其他刊物之九折優待。

五。刊款請滙交南京新街口郵局信箱一〇六八號本社。不通滙兑地點，郵票代款，按加二計算。

丙寅醫學社 啟

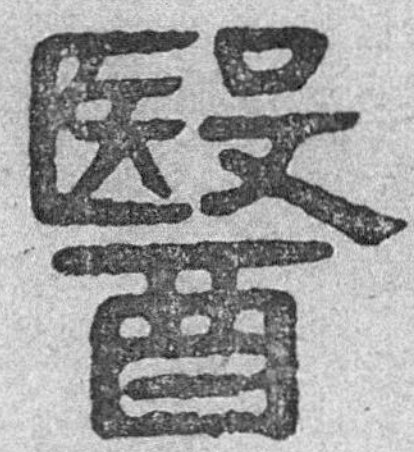

潮

興辦衛生事業是政府的責任

陳志潛

衛生事業範圍甚廣，在人類剛開化的時期，疾病原因完全不明，求神打鬼，也可說是衛生事業。中古時期，醫療經驗較豐，對症發藥，自是衛生事業的發靱。演化至於近代，則大而至於管制生死人數，以調節人口與物資之關係，小而至於改良廁所，安全處理糞便，以防治地方傳染病之流行，遠而至於優生改種，以促進人類品質之善良，近而至於檢查軍隊與兒童的體格，以減少團體生活之損失，無不屬於衛生事業。先進各國除大量投資於醫院建設外，更用各種器具如電影無線電圖畫等，以普及衛生常識，使民衆能與公私衛生事業機關充分合作，其用意之深，業務之繁，可以想見！

但是社會趨於守舊，一般人趨於懶惰，凡是新的措施，苦的動作，皆非一般人所能了解，所能同情，因此社會上的事業，無論用意如何美善，必定遇到阻礙。要打破阻礙，必須使用各種力量。各個國家的政府多能代表各國力量的集中點，以政府舉辦衛生事業，就是用政治的力量，減少社會一般人所發生的障礙，也就是增加衛生事業的效能！

在貧窮的國家，一個人的經濟力量極其有限。抗戰前筆者曾在河北省定縣作過社會調查，發現定縣人每人每年的平均收入只有國幣伍十元，其醫藥用費平均每人僅攤國幣三角。以三角國幣購置衛生技術設施，根本無從談起。以一千人所担負三〇〇元計，也做不了甚麽衛生事業。但是如果人口再加多計算，把定縣全縣四十萬人口都包括在內，則全縣衛生經費可增加到每年國幣一十二萬元之多。以此之數，當時可以收集少數專門人才，舉辦許多衛生業務　事實上，我們僅僅用了四萬元，就建立了預防與治療的基本機構，完成了全縣的衛生網，普及鄉村衛生教育，並推行衛生人才訓練。凡此種種，皆非一個人三角錢的力量所能舉辦，而全縣人口擔藥用費集中到總數三分之一的時候則事業已有基礎。如進一步集中到三分之二，或百分之九十以上，其事業發達的程度，可以預料得到。所以集中人民已經有了的經濟力量，實爲窮國家創設事業資本的有效途徑！但是這個途徑，絕非個人或私人團體可以走得通的。所以窮國家的政府，對於衛生事業，除排除障礙，必須集中經濟力量！

在中國這樣守舊與民智不開的社會，衛生事業只有靠政府力量去推行。若政府不願或不敢負責，我恐怕荊棘滿地，障礙重重，公共衛生事業在中國就難有希望！

本年六月國民政府頒佈鼓勵捐資與辦衛生事業條例，這是舊調重彈，姑無論其結果如何，筆者對於這個辦法根本有點懷疑。

在工業不發達的國家，私人舉辦的衛生事業，限於施送成藥，無須醫生診斷，這是我們今天應當提倡的衛生事業嗎？在歐美各工業發達的國家，每個新式醫院的建築設備，規模宏大，多是大資本家的捐獻，今天國內大資本家有幾位？除胡文虎君在首都捐資修建中央醫院外，其他向無顯著的表現，試問我們等到大資本家產生許多位後，才作衛生建設嗎？

資本家們對於國家的基本衛生問題，絕對不會發生興趣！他們對於一般貧苦大衆所受的痛苦，也不會盡力加以改善。特別在中國，就個人的經驗，愈有錢的人愈吝嗇，稍爲捐了幾個錢，就想得到最大的收穫，特別在自己名譽上的宣傳，與個人及其家庭所得的便利，處處都要顧慮，非常周到。所以今天中國衛生事業的關鍵問題，誠然在開發財源。而開源之道絕對是在國策方面澈底改革衛生事業上的方針，以集中人民現有的經濟力量。而不是把衛生事業看作一種慈善事業，可有可無，靠私人良心發現，採用施米施粥的方式，以求零碎與片面的改善，這是「費時間」「掉圈子」的辦法，在人口多而窮的國家裏是做不通的！

特別在今天金融尚未穩定的時期，法幣價值日趨低落，如以法幣固定數字爲準，縱有許多好事之徒，拿出幾百萬法幣，取得政府的獎勵，遍處都看見掛金質獎章的捐款人，而衛生事業必依然如故！

我國公共衛生事業二十年來因種種環境與人事的關係，年年變質。到今天，事實與理想相差幾千萬里。社會人士逐漸形成一種醫病即衛生的觀念，這是很錯誤的思想，很費力費錢的道路。如不使用政治力量與策略迅速加以改正，我恐中國公共衛生事業愈趨愈下。預防談不上，治療亦屬下乘。大衆顧不到，士紳亦不滿。全國衛生機構，就會爲世人所鄙棄。這會造成有史以來一件大失敗。因爲政府經費支絀，想用私人捐資辦法來補救，其結果縱然捐到些款子，亦是用來改良建築，粉刷門面，而內部人事無法改進，社會阻力仍然存在，於國家大計仍然無補。試問這樣的公共衛生，辦牠做什麼？應請當局下個決心，對全國發表一個衛生政策，使全國衛生事業有方針有魄力，再過十年，或可有新的表現！否則仰仗私人資力的鼻息，零零碎碎，力量不集中，事業無方針，恐怕公共衛生界的同志們只好嘆氣灰心，各人想各人的辦法：乾脆去做私人看病的謀生業務了。

全國公共衛生事業已到了一個總清算的日期！

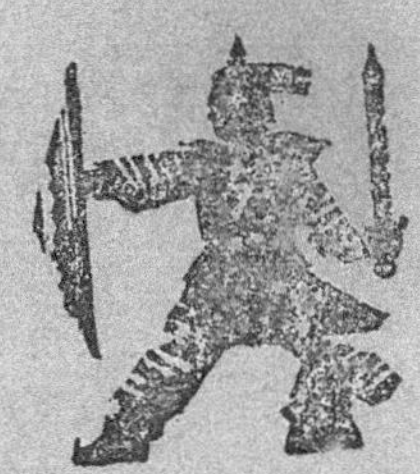

建國與健民

林應鍾

建國的問題很多，最重要的却是弱的問題。我們民族的最大敵人就是慢性的暗裏進行的疾病，數千年來不斷地摧毀我們民族的基礎，腐蝕我們民族的靈魂。每次大戰，戰場上死傷好多士兵，總有一個相當大的數目，使我們不能不加以嚴密的注意，比方這次抗戰的死傷共千餘萬人就是一個例。可是我們現在這裏提出一個問題，就是我國每年病死幾多人民？病倒了幾多人民？沒有患病的人民幾多？普通人對此則漠不關心、據吾人所知，就死於結核病俗稱肺癆病的民衆來說，戰前據李廷安先生的估計平均每十萬人中死四百人，以全國四萬萬人計算，那每年死於結核病的有一百六十萬人。以病十人死亡一人計算、那每年患結核病的有一千六百萬人。以病家醫療費平均每人每月二十五元（戰前國幣）計算，那每年共消耗四十萬萬元。以每病家生產收入平均每人每月五十元計算，就一年共收八十萬萬元，這八十萬萬元中有一半是用於治療費，那麽，一欠一消共八十萬萬元。何况關於死者喪葬費，病者不能工作的時間等等損失！國家又多了一千六百萬的病人！談到戰時呢，重慶中央醫院一九四一至一九四二年間，結核病人就診者共二三三四人，其中百分之三〇・六係學生及教員，百分之七九・六係二十五歲至三十九歲之青年，換句話說，這種病以青年患之者最多，尤其是學生和公務員。上述祇是從我國病例總面積的一個角度看去，至於另一角度呢？衞生署報告民國二十九至三十年總計患霍亂者有八一，六一三例，死一一，七四三例，其他傷寒痢疾、瘧疾、黑熱病、血絲虫病、猩紅熱、痲瘋、梅毒、天花、百日咳、斑疹傷寒、回歸熱、等等無論急性病與慢性病，傳染病與變性病等在我國都是充滿着。普通死亡率高出歐美諸國一倍多，嬰兒死亡率高出四倍，產婦死亡率高出三倍以上，結核病死亡率高出六倍。平均壽命表指示我國人之壽命爲三十年。我們祇談戰前結核一病每年已經有一千六百萬人，那麽，現在呢？又其他各種類病人又有幾多呢？戰時體格檢查，壯丁體格列甲等者不超過百分之八，學生體格有缺點者佔百分之九十，這兩個正負例證，雖然祇是發現在後方，可是大約估計，談得上身體健康者大約只是百分之十，（這還是以青年體力計算）。由此推算，全國民患病的有三萬萬六千萬，健康的只有四千萬人，（賴斗岩氏估計約有患者三萬萬）經過這次長期戰，或流離遷徙，營養失調，戰後患病者當然增加，而健康者當然減少。就算四千萬人，恐怕其中的智識份子也很少，而有高等智識的更少，這眞是可以謂之「東亞病夫」了！現在我們把這三萬萬六千萬病人計算計算，他們每年醫療費消耗若干？生產力損失幾多？這個數字恐怕不是我們所願聽的吧？這次抗日戰爭只是死了我們國民五百多萬人，傷一千幾百萬人，可是看看上面所說的則不健康者已有三萬萬六千萬人，佔全國國民百分之九十，這難道不是一個國家的慢性自殺的方式？人民的身體多病，影響精神不正常，缺乏生活力，缺乏工作力，愚貧私三者隨之而來了。這樣我們怎能建設國家？前途怎能發展？這個「弱」字眞是我們民族自古以來的最大而最恐怖的敵人！

我們要拿甚麼辦法來戰勝這個敵人呢？第一件大事就是要把國民體格改造。想改造國民體格，就先得提倡體育。社會上現在有一種不良現象就是體育運動是一種特殊階級的專利，是一種有閒娛樂，普通民衆是沒有機會參與的。

至於學校體育，表面看來，像是學生們的專利品，可是事實上我們去看看學校的課程表，由小學中學而大學，百分之八十以上的功課都是大腦神經系統的運動，只有百分之二十以下是軀幹系統運動。再看看學校的體育設備，除了些足以供給幾個職業運動員應用的工具以維持學校面子外，那有多些運動場？事實上一般學生和體育有着很遠的距離。運動設備，學校和學生都是不注意到的，所以多數學生的骨骼系統和肌肉系統都是弄到脆弱不堪。學生如此，學校以外的民衆就更不用說了，民衆整天是為生活驅迫，國家為他們設備的運動場，健身室有幾個？那談得到體育！更那談得到改造體格？我主張學校課程表應當改革，無論小學中學大學都是一樣；而且，這種改革是應當有革命性的。食古不化和食洋不化有什麼分別？糊裏糊塗強把人家的東西抄過來，害了自己還不知道！我們應當把運動大腦神經系統的課程緊縮淘汰，教科書和講義重編，取精棄粕，把運動軀幹系統的課程增多，體育的設備加強，目的是使人體的身心得到平衡的運動和發展，不要過度疲勞。另一方面政府應當多為民衆設備休憩林園，健身，運動場，并逐漸進行全民的經濟制度以減輕民衆對生活的負担，使有時間休息和從事體育。第二件大事是改進營養問題，我們國民的營養狀況怎樣？最好是把吳憲氏的話拿來作一個證據。吳氏說：『我國人之膳食與美國人之膳食比較則不同之點有三，按發熱量計算，中國人膳食中穀類佔十分之八，美國人膳食中則僅佔十分之三·四，此一也；美國人膳食中之蛋白質屬於動物者過半，中國膳食中僅十分之一，此二也；美國人多用牛乳及其製品，中國人則否，此三也。總而言之，中國人之膳食中總發熱量固有餘，而蛋白質則欠佳，抑且太低，故致長者柔弱，少者生長遲緩也。且外國人之吸收無機鹽如鈣鐵燐等甚多，故骨格高大。中國人每日吸收之鈣量遠不及美國人。日常吸收鈣量最高之河南人，每日鈣量亦僅〇·四七公分，與美國家庭之每日平均鈣量〇·七四公分比較，我國尙嫌不足，倘與美國兒童每日標準鈣量一公分比較，更形莫及矣。因蛋白質選擇之不當，無基鹽之不足，遂致全民族皆患營養不調，無論體格體力皆次於人。又外國人攝取各種維生素，故克調理生理機能，減少各種疾病，而中國人於膳食中亦缺此焉。』上面很明白的指出，我們國民膳食的缺點。我們政府對於此影響國民體力體格的膳食問題應採取如下措施：一方面開導與鼓勵人民採用富於蛋白質之蛋，乳，牛，羊肉，豆類等，富於鈣鐵燐質之植物如海帶，海藻，髮菜，芥菜，莧菜等，富於維生素之蕃茄，小白菜，菠菜，油菜，生菜等。另一方面則由政府創設國家農場及工廠生產各種營養物，以廉價供給社會食用。第三件大事是傳染病與非傳染病的撲滅和預防問題。疾病於我國可謂沒有一個地方沒有的，無論近海岸或者深入內陸，毒物、細菌、蚊、虫、蚤、蠅、蝨、鼠隨處爬着躲着。惹起的病種種式式都有，有散發性的，地方性的，流行性的，每年枉死於這些疾病的人數很大。對於這些疾病除治療以外更應當注意預防。假使環境衛生能夠改善的話，那麽，這些病源就已消滅了大半了。比方汚廢物的處理和消毒，建立衛生廁所，自來水，水井消毒，昆虫類撲滅等問題相當改善，加以提倡個人衛生，免疫接種注射，居住衛生，婦嬰衛生，學校衛生，工業衛生等，使民衆曉得衛生的利益和盡量利用衛生方法以保衛自己和團體，這樣不特減少死亡率，還可以減少發病率。在這裏，我提出一個特別注意的事情就是學校衛生和農村保健問題。國民百分之八十是農民，學生是國家的智識份子，國族的未來前途就是放在這聾人的身上。現在的學生們的環境太壞了，不但功課繁重，而且營養不足，假使我們現在還不把眼光放遠些，決心改造這兩件事，恐怕未來的禍害還不止於只受外族侵略而已。城市固然是人才政治經濟文化的繁榮地，可是人口最多的還算是鄉村，它是人才轉移和文化榮枯的樞紐。現在很少人注意到鄉村衛生問題。不特是鄉村，就是縣城的衛生也是簡陋的不像樣。民十八年上海高橋區，河北定縣算是我國鄉村衛生實驗的嚆矢。縣份醫藥經費不足，設備缺乏，工作人員缺乏興趣是最大麻煩。鄉村裏更談不到科學醫藥了。我們試想想全國共有鄉村多少？每天產幾多嬰孩？這些嬰孩的命運怎樣？在舊式產婆接生方法下，在不懂衛生常識的家庭裏，孕婦和產婦的結果怎樣？初生兒怎樣？所以鄉村保健裏的婦嬰衛生是我國公共衛生前途一大問題。我們如果要改造國民體質就應首先注意這些嫩芽的保養。

除了上面三大事情以外，還有兩個民族素質改造裏的根本問題，那就是精神衛生和優生問題。據四川省美籍麥醫師的估計，我國民衆患有精神病的人民約有三百餘萬人，這裏包括有低能，癡呆，偏執狂，癲癇種種特殊病例。精神病的原因很多，梅毒、發育障礙、熱性病、中毒、營養、環境等等都可造成，但是最重要的莫如遺傳。精神病的結果就是作奸犯科，不特不能夠做國家的良民反而爲害社會了。精神衛生便是治療和預防這些精神病的唯一方法，而優生就是精神衛生裏的最重要方式。關於優生觀念我國古時已有，好像春秋時代所謂同姓不婚，門當戶對，儒家重視五倫，都是和近代優生思想暗相符合。我們提倡優生，在消極方面，就是絕育和節育，絕育法即閹割法。美國印第安那州一九〇七年已經定有絕育法「凡州設各機關收容之人犯，經外科醫生三人之判斷，認爲身心均無法改善不適於生子女者，可施絕育法」，德國于一九三四年亦規定「患遺傳性不健全者可用外科手術制止其生育，因據醫學經驗此等人有遺傳其身心各種不健全與其子孫之重大可能性」。結果美國受閹割者有二萬零六十三人，德國第一年卽已有五萬六千二百四十四人。優生絕育法，經美德兩國推行，已經引起了全世界的注意，因爲遺傳不健全的人，所給社會的負担很大。至於節育，優生學認爲節育的價值在以節制生育爲工具而企圖達到改進人類的品質，換句話說是主張低劣品種者的節育，其品種優秀的人反應鼓勵他們多育，因爲觀察事實，知道低能劣種的生殖率較高，優秀份子的生殖率較低。優生的積極方面，目的在促進優秀份子的繁殖。想達到這目的有三種辦法：（一）指導適當擇配，使優良份子常與優良份子配合，以保存其優良品種。（二）促進優秀份子得按時結婚。（三）鼓勵優秀父母多育。這些只是三個原則，在實施方面却牽涉很多。舉凡政治、經濟、社會、教育、宗教等都有關係，所以必須有一整個計劃才能施行。簡略言之，卽是要建立一種優生道德標準，推進優生化教育，建設優生化政治與經濟制度，建立優生化婚姻制度，建立鞏固家庭制度，推行健全份子結婚補助金制度，征收獨身稅，推行生育補助金制度，治療精神病，斷絕劣種遺傳，產生和培植優秀份子等等。

我們不特要產生和培植民族優秀份子，我們還希望政府特別注意保障這些優秀份子身體中的中央神經系統。上面所說的精神病，雖然是事涉遺傳，可是其中還是一個有關中央神經系統的遺傳問題。遺傳問題是否將來能夠爲人工所控制，到現在尚無十分把握，可是人類的中央神經系統跟着時代向前進化，却是一個事實。這在神經解剖學心理學上都有充足的證據的，也許是因爲暗示，刺激，學習，經驗種種環境使她不斷進化而求其適應，原人時代的人類智慧和現代人類的智慧，正如石器時代之和原子時代，已經有大淵之別了。人的大腦裏面包含着很多中心體，這羣中心體司理着人體的智慧和運動種種表現。人類中央神經系統是人類生活和社會文化的最大發源處。假使我們像德國生理學家 Goly 氏那樣、把人類的大腦割除了，使人類身體入于癱瘓狀態，那麽，人類的生活和文明也會隨之而陷于癱瘓狀態了。時至今日，人類固然還不能夠以神經活動的技巧來控制着人類的中央神經系統的發育和改變其趨勢，相反的她却控制着人類的前途。任何國家任何民族，在世界的競爭場上，不像任何學生在學校裏考試一樣，誰的中央神經系統是健全而優越的，誰就會名列前茅，奪得錦標。

中華民族底前途到底是一幅美麗光明畫景還是黑漆一團？這是待我們自己來選擇的。我們要對歷史和時代負責，我們不能放棄歷史和時代賦予我們的任務！

氨基酸的營養與治療價值

中央衛生實驗院化學藥物組　劉培楠

蛋白質與其重要：

一切動物植物的體內，都含有一類特殊的物質，通稱蛋白質，是一種極複雜的化合物。在一百多年前，就已知道動物蛋白質和植物蛋白質的相似性，和牠們的重要性了；但是經過這許多歲月，我們還不能明白牠們整個的化學構造，所以對於牠們的性質也不能完全了解，因爲化學構造是決定化學性質的最基本條件，實際上兩者是一會事，化學性質是化學構造的表現而已。對於蛋白質的構造和性質我們都還不很明白，如此，對於蛋白質在動植物體內是如何造成？何以有特殊的生物性質？更是莫明其妙了。科學家們雖然想出了若干精確而巧妙的方法，也僅能了解蛋白質的一部分性質，僅能測出牠們局部的分子量。由分子量的數字，可以看出牠們分子的大小。蛋白質的局部分子量的數字，常在數萬單位以上(以氫原子的質量作一單位計)；這樣大的分子，自然是很複雜，同時不會很穩定的，所以祇要稍稍改變牠們的環境（譬如改變蛋白質溶液的酸性或鹼性），立刻就起變化（這稱爲變性（denaturation）），通常還不讓你察覺出來。所以我們現在所知道的一些性質，多少和原來蛋白質的性質有些區別了。蛋白質是不易對付的化合物，化學家們爲牠們絞盡了腦汁，明知非常困難，但又不能不和牠們接近，因爲牠們在一切生命現象中，關係異常重大。

沒有蛋白質，就沒有生命。試看生物體中那一個細胞中的細胞質(protoplasma)，不是蛋白質。蛋白質這名詞按希臘文原義，是「第一」的意思，就是說此類物質是位於首要的地位。構成一切動物的體素，如血液，腦髓，肌肉，皮膚，毛髮，指甲，以及各器官的主要成分，都是蛋白質。再以高等動物論，凡是指揮體內各種反應的酵素或稱酶(enzymes)，調節體內正常功能的內分泌素或稱激素(hormones)，防禦若干病的抗疫體(antibodies)，主宰形態，生理，心理等的遺傳因子(genes)等，何者不是蛋白質，或是蛋白質的變體。因爲新陳代謝的作用，動物的體內時刻有蛋白質的分解，所以食物中的蛋白質是身體的重要建築材料，不但供建築，還要供修補損傷之用。動物的膳食中，如果缺乏蛋白質，不久就會產生嚴重的病症，終至於死亡。

蛋白質的組成

我們要明白蛋白質何以如此重要，必先要知道牠們的組成。蛋白質的種類極多，分子很大，又是複雜易變，研究時操作很困難，前面已經說過了。若是用水解(hydrolysis)的方法，譬如用濃酸(鹽酸，硫酸)，或用酶(如存於胃腸液中的)和蛋白質發生作用，就可以將很大的蛋白質分子分解成爲比較簡單的小分子。由這些簡單的分子的構造和性質，我們便能理解到蛋白質的大概組成。這些物質，叫做氨基酸(amino acids)。氨基酸的發現，早在一八一〇年，到了一九〇一年霍柏金(F.G.Hopkins)教授由酪蛋白質(casein)中析出一種氨基酸，叫做色氨酸(tryptophane)，之後又發現了二十幾種氨基酸，都是由水解各種蛋白質而得到的。於是才知道一般蛋白質都是由這些氨基酸所結合而成；每一種蛋白質分子至少含有幾百個不同的氨基酸的分子，所以氨基酸是構成蛋白質的基石。

氨基酸的特性

氨基酸是怎樣的化合物呢？這個名詞看似簡單，可以說有含有氨基的脂肪酸，但是牠們的性質，則不單純。在有機化合物中，凡含有羧基(carboxyl group)的烴類(hydrocarbons)，都稱爲羧酸，(Carboxylic acids)，譬如醋酸，硬脂酸等都具有酸性，但不及無機性酸類，如鹽酸，硫酸，硝酸等的強烈。又凡含有酸基 (amino group) 的烴類，構成胺類(amines)，都具有鹼性，但不如氫氧化鈉，氫氧化鉀等的強烈。氨基酸的分子，兼有這兩種相反性質的羧基和氨基，所以牠們的酸性因有氨基的存在而減弱，同理，牠們的鹼性也因有羧基的存在而欠顯著，成爲雙性的化合物(amphoric compounds)。在一個氨基酸的分子中，若是羧基多於氨基，這個氨基酸便偏於酸性，反之氨基多於羧基，鹼性就比較顯著些。

氨基酸的縮合

一個氨基酸的氨基和另一個氨基酸的羧基結合起來，成爲一個雙縮氨酸(dipeptide)，如再和第三個氨基酸結合，便成三縮氨酸(tripeptide)，按此將許多氨基酸連結起來，就可得到類似蛋白質的多縮氨酸(polypeptide)。德國化學家伊密爾，費盧(Emil Fischer)氏曾合成一個多縮氨酸，含有十八個氨基酸；他的學生伊密爾，阿白特海爾(Emil Abderhalden)氏則用了十九個氨基酸合成了一種多縮氨酸。所用的方法，統稱爲綜合或合成(synthesis)，是很麻煩而費時的工作；但是在生物體中由氨基酸製成蛋白質却見得非常容易，祇要看細菌繁殖的速度，便知大概。細菌的生殖每二十分鐘一次，那便是說每二十分鐘能製成新細菌細胞中的蛋白質一次。不同的蛋白質是由不同種類和不同數量的氨基酸連合起來，每個氨基酸的排列的次序和結合的方法，都有一定的，於是便成爲某一種的蛋白質，若稍有差異，便成他種的蛋白質了。僅僅二十幾種的氨基酸這樣就可以組成很多的蛋白質，其他的因素還未計算在內哩。

氨基酸的製造

反之，一個多縮氨酸或蛋白質，經水解作用，可得到不同數量和不同種類的氨基酸：用濃酸促進水解，還需高溫和很長的時間才能完成，若是用生物的方法，即用酶來將之分解，那祇要攝氏計三十幾度的溫度，和較短的時間，就可達到目的，費用也比較用酸的方法省儉。由此方法所析出的氨基酸，經過提取精製，研究牠們的性質，知道牠的化學構造後，我們就可以人工方法來大量的製備，以得到廉價的氨基酸。這是利用較簡單而便宜的化合物行綜合而得到的，既省事價廉。又量多純潔。我們如能找到一種不值錢而來源很多的蛋白質，正含有一種豐富而又是我們所需要的氨基酸，那末用水解的方法，仍有牠的價值的。譬如在罐製魚廠裏的廢棄魚肉，含有大量阿金氨酸（arginine）；紡織廠用麵粉中的澱粉來漿棉紗，副產品麩筋中含有大量的麩氨酸（glutamic acid）。市上所售的味精調味粉，就是麩氨酸的單鈉鹽。

最近美國農業部和阿俄華（Iowa）州大學合作，用繁殖方法來增進玉蜀黍蛋白質中鬆氨酸(lysine)和色氨酸的含量。這個計劃將來的成就如何，現在不敢判斷，但可能性是有的。

氨基酸的功用

氨基酸有什麽用途呢？可以分爲兩點。第一方面氨基酸有營養的功用，第二方面氨基酸有治療的價值。

一、動物的身體內不斷的在起代謝作用，因蛋白質的分解，經常有氮素排出體外，所以不斷的需要體外的蛋白質來補充。食物中的蛋白質，到了胃腸中，經消化爲氨基酸而吸收到血液中，然後運送到各器官，作爲製造修補體素和激素的原料，一部分蛋白質在必要時氧化供給熱能。

蛋白質的品質有優劣之别。所謂優良的蛋白質，就是說這類蛋白質經動物由食物中攝取後，在體中使細胞具生長的力量，各器官都表現牠們的正常功用。劣等的蛋白質就非如此。普通按生理的觀點，可以將蛋白質分爲三類：（一）完全蛋白質……在適當的食品內，能單獨使動物循規生長的蛋白質，如牛乳中的酪蛋白質，卵蛋白質，和卵黃蛋白質，黃豆中的黃豆蛋白質等。（二）半全蛋白質……能單獨使動物生存，而不能使動物循規生長的蛋白質，如麥內麥膠蛋白質。（三）不全蛋白質……不能使動物單獨生存和循規生長的蛋白質如玉蜀黍蛋白質。

爲什麽蛋白質的品質有這樣的區别呢？這是因爲蛋白質中所含有的氨基酸種類和數量不同。在二十幾種氨基酸中，有十種對於動物的營養不可缺少，否則動物便不能循規生長，因之稱這十種氨基酸爲主要氨基酸（essential amino acids），計有阿金氨酸（arginine），白氨酸(leucine），異白氨酸（isoleucine），鬆氨酸（lysine）烷硫氨酸（methionine），組氨酸（histidine），色氨酸（tryptophane），氨基苯丙酸（Phenylalanine）纈草氨酸（valine），氨基羥基丁酸(threonine）。如果一蛋白質中所含的氨基酸僅是上述的一部分，或者含量很低，便成爲不全或半全的蛋白質。所以食品中所含的蛋白質種類多了，就能收互相補救的功效。

這並非說其他的氨基酸是不重要了。譬如甲狀腺氨酸（thyroxine），可以控制動物的代謝作用，如果缺少此物，便起嚴重的症狀。但是動物能夠用氨基苯丙酸（主要氨基酸之一）去製造甲狀腺氨酸。而這些所謂主要氨基酸則不能在體內製造，或是迅速的製造成功，同時又是身體內絕對所需要的，所以必須由食物中攝取。因此動物不能僅持少數幾種的蛋白質爲營養。中國舊說，吃肝補肝，吃腦補腦，是不無道理的。

用配合的氨基酸混合物代蛋白質，並非十全十美的。一個蛋白質的完全水解產物的營養價值，並不及原來蛋白質之佳。最近史柏林司(Sprince)和胡婁(Wolley)兩氏宣稱若干蛋白質在適當水解下能析出一種因素，叫做 Strepogenin，能增進氨基酸混合物的營養價值，這在小白鼠身上試驗，已得相當的結果了。

二、氨基酸的解毒作用……在動物體內，因物質代謝或細菌在腸內的作用，常產生動物所不需要而且有毒害的物質。這些毒物不能留在體內，動物能自動將之除去。這稱爲解毒作用(detoxication)。解毒作用所行的方法，其中之一，是利用氨基酸和毒物結合，成爲無毒性或毒性很低的化合物，而排出體外。參加這種作用的氨基酸有甘氨酸(glycine)，牛胱氨酸(cysteine)，麩氨酸，烷硫氨酸等。譬如苯甲酸(benzoic acid)常於有機化合物在體內分解或起腐敗時產生，可和甘氨酸結合，成馬尿酸(hippuric acid)而排出，此酸在馬尿中特多，所以有此稱謂。

三、氨基酸爲激素和維生素的原料……前面已經提到甲狀腺素可由氨基苯丙酸生成，氨基苯丙酸可稱爲甲狀腺氨酸的前身。再如酥氨酸(tyrosine)可成爲甲狀腺氨酸，又可以成副腎鹼(epinephrine)，這是昇高血壓的激素。組織氨基毒(histamine)和組氨酸有密切的關係，前者係由後者經生物的或化學的作用而產生。組織氨基毒是一個重要消化激素，可以刺激胃酸的分泌。我們相信醬油所以能促進食慾，即因大豆經水解，所析出的組氨酸，有一小部分成爲組織氨基毒之故。牛胱氨酸可能是維生素H（又稱 biotin）的前身，氨基丙酸(alanine)和龍鬚菜氨酸(aspartic acid)可變爲維生素B_3(又稱 pantothenic acid)。這些在人工製造維生素法中，用氨基酸爲原料，已獲得成功。

四、動物的消化器官若是發生障礙，如小腸阻塞，胃潰瘍，胃腸生瘤，或因長期饑餓而使消化器官失去功能，不能如常人的利用蛋白質時，若將乳蛋白質或卵蛋白質直接注射到這些病人的血液中，就會發生嚴重的反應　若是行長期的繼續輸血，耗費很大。要解決這個問題，最好的辦法，就是給予他們以純粹的氨基酸混合物，或是經預先分解的蛋白質（即蛋白質水解液），以減輕這些病人的消化工作，而增進他們的吸收。譬如以前在納粹集中營釋出的囚犯，和災區乏食的兒童，都患着嚴重的營養不良或經長期饑餓而生的病症，如立予豐富的食物，反而有害，必須用這種方法慢慢救治才行。近年曾試驗用大量的氨基酸醫治胃潰瘍，已得到相當的成績。組氨酸一向用作治療胃潰瘍及十二指腸潰瘍，現在用蛋白質的消化液或濃縮乾燥成粉狀，如施貴白廠(Squibb Co.)所出的「阿米今」(『Amigen』)，即是這類藥品。麩氨酸是一個偏於鹼性的氨基酸，能和鹽酸結合成氨氯化物，進入胃中後，鹽酸就和麩氨酸分離，這樣可以補充胃酸之不足。三十五年前伊密爾，阿白特海鄧氏就已用牛肉的水解液醫治一位十二歲誤飲一杯鹼水的小孩　他名叫康拉蓋奈(Konrad Gegner)，因食道潰爛收縮，以致食物不能下咽，阿白特海鄧氏就用牛肉的水解液從病人的直腸注入。經過兩星期這病人的確增加了些體重。

五、氨基酸用作其他病症上的治療的；有烷硫氨酸，曾用作治療在三硝基甲基（即T.N.T.炸藥）和四氯化碳工廠中毒的工人，又可用爲治療發炎性的肝病和黃膽病，這都已見諸報告了。在鼠類的膳食中缺乏阿金氨酸，能使鼠類的精虫出產量減低，所以阿金氨酸曾被建議作爲治療特殊性精虫過少症（idiopathic hypospermia），在若干病例中，確生有刺激精虫發生的反應。現在我們已知道精虫蛋白質實含有多量的阿金氨酸。又麩氨基酸是腦組織的一個重要成分，是在腦中起代謝的唯一氨基酸。麩筋中含麩氨基酸最多，經特殊漂白後的麵粉，拿來飼狗，會發生（Canine hysteria）的症狀。如用未經處理的麵粉，就無此現象。麩氨基酸又曾被用來治療癲癇性（epileptic）的兒童，經過六個月的治療，其中多數兒童已不再發病，並且他們的智力測驗，也很有進步。將來的研究如果有成績，那眞是天生白癡的福音。同時麵粉的營養方面，也有重要的貢獻，對於東方民族膳食的習慣，或許會產生重大的改良。

除了胃腸各種病症或障礙，而不能消化吸收攝入的蛋白質，還有燙傷和灼傷的病人，因不能消化足量的蛋白質來補充損失，和有些患蛋白質過敏症(protein allergy)的人，也可以用氨基酸或蛋白質水解液來補救或醫治。

由此我們可以想見若干普通病症如瘤癌，心臟病，高血壓症，不成問題的直接或間接的是和氨基酸有關。現在我們雖不敢遽下斷言，將來關於氨基酸的知識發達之後，對於這些病症的治療必可解决。

六、氨基酸和抗生性物質(antibiotics）有密切的關係，極其明顯。各種細菌不論對生物有害無害，都要氨基酸作牠們的營養品。雖然有的細菌能夠製造氨基酸，但多數細菌要靠外界的供給　在和細菌競爭生存(即爭奪營養品)時，某些微生物能夠產生所謂抗生性物質，以阻礙他種細菌的生長。這些物質中，有種叫做革蘭陽性抑制素（gramicidin），爲短小桿菌(Bacillus brevis)所產生，此素的分子就是由許多氨基酸所合成。

說到此處，我們要提一聲，在前面討論氨基酸的性質的時候，關於氨基酸的光的活性(optical activity）這一點沒有說到。就是同一種氨基酸，具有不同的光的活性，這種性質在一種儀器叫做偏極光計（polariscope）中，可以區別出來。牠們所含元素的種類和數目，以及化學性質，完全相同。但是牠們的溶液放在偏極光計中，能使本來不透光的光徑變爲透光，我們旋轉計上的旋盤，又再使之不透光，由旋盤所轉的度數，可以讀出這光的活性的度數。這兩個不同性質的氨基酸，一個須向右旋轉旋盤，才達到又不透光的程度，稱爲右旋性的；另一個須向左轉的，稱爲左旋性的。同一種的氨基酸有這個區別，完全是由於分子的一部分原子或原子集團位置的不同，這好比我們的左手和右手一般。沒有這種性質的，稱爲不活性（optical inactive)的化合物。現在我們爲簡單起見，不管旋左旋右和旋光度數的大小，我們祗要知道這些具有光的活性的化合物，有一個宛如右手的，稱牠爲d式的，有一個宛如左手的，稱牠爲l式的。

在蛋白質中所含的氨基酸，大部分或竟可說幾完全是l式的，d式的極少，幾乎不存在。這可見我們人類和高等動物祇能利用l式的氨基酸，而不需要d式的 由水解蛋白質所得的氨基酸，常常d式和l式同時存在。低等生物也是需要l式的氨基酸，若是給牠們d式的，牠們的生長速度就會減低。革蘭陽性抑制素分子中含有百分之四十五的d式氨基酸。再看青黴素（penicillin），在一九四五年十二月牠的祕密被公開發表之後，亦可見到牠亦無非是d式氨基酸所構成。現在我們已經有若干證據認爲d式氨基酸和抗生性物質的所以阻礙細菌的生長，是因這種形式的氨基酸能妨礙正常的酶的作用，（酶是僅能和l式氨基酸起作用）

七、氨基酸的防氧化作用……酥氨酸的化學構造和若干防氧化劑相似，所以可用作防止其他物質的氧化。因爲酥氨酸爲非油溶性，若將牠變爲酯，就能溶於水中，價既低廉，又無毒性，所以在食品工業上是個重要的防氧化劑。

八、氨基酸是贋鹼(alkaloids)的原料……英國化學家羅勃脫，羅賓遜(Robert Robinson)對於贋鹼化學很有研究，他曾證明若干贋鹼如金寧，嗎啡，毛果芸香鹼(pilocarpine)等，都是由氨基酸所生成。

自從一九三九年福施武(Foster)，宣海默(Schoenheimer)和立吞白(Rittenberg)等用氮的同位體(isotope)，原子量一五者，研究氮素（即蛋白質）的新陳代謝，到如今已有相當的成績。將來如果能將 基酸在動物體內作用的情形研究清楚，那氨基酸對於我們的用途更是重要而廣大了。

× × ×

參攷文獻

1. G.J. Mulder: J. Prakt. Chem. 16: 129, 1939
2. Bodansiky, An Introduction to Physiological Chemistry, 5th ed.
3. 吳憲：蛋白質之生理價值，科學第十一卷第八期（民十五年）
4. 吳憲 蛋白質之生物的性質：科學第二十卷第十期（民二十五年）
5. Sherwin and Harrow: Textbook of Biochemistry
6. American Scientific Monthly, No. 2, 1947
7. Proceeding of Nutrition Society, vol. 4, Nos. 3&4, 1946
8. Rosenberg: Vitamins
9. Paul Karrer: Organic Chemistry.

漫談算命

田鳳調

人生在世不論其時間的久暫，可說都有一段生命歷程，這段生命歷程就是他們的壽命。而且，因為各人先天稟賦與生後環境的不盡相同，直接間接影響了壽命的參差。壽命完全相同的人祇是少數的少數，果有之，也是偶然的巧合。那麼，照這樣講來，全世界以二十五億人口估計的話，各人壽命長短的推算麻是一件很難辦到的事。看，影響壽命長短的因子是夠多麼繁複啊！

聰明的人類，決不甘心承受自然的控制和神的支配以及所謂生意眼中算命者的擺弄。費盡了心血，把每人的生命現象耐性的記錄起來，最後應用科學方法加以整理分析，編出一張人口平均壽命表來。因而相傳千萬年間人壽的謎得到了合理的解決。

有了壽命表人壽保險家可據以計算保險費，研究人口者可據以測知一世代人口淨純增減，但壽命表主要的功用，還是供給公共衛生學家測驗其實施公共衛生以來效果的參攷。生命統計工作之最終目的也即在編製一張壽命表而已。

早在一六六九年海金斯（Christiaan Huygens）即開始試用數學中之機率定理。於人類之可享壽命上，及至十八世紀初葉，在英國降生了一位生命統計大師——法爾(William Farr)醫師，他開始具體的應用壽命表。他說過：『壽命表是一個觀察的工具，也可叫它為生命測定器，因為它明確的告訴了我們，已知環境裏，人類可能生存期間的長短。』近世芮德(Reed, L.J.)與麻瑞祿(Margaret Merrell)更將壽命表編製之方法發揚光大。

你能解答男人和女人壽命長短之差嗎？你能說出不同年齡人們之預期壽命嗎？黃人和白人的平均壽命的不同何以見得呢？前人和今人的可享壽命有何差別呢？未婚已婚人口的壽命又是怎樣呢？社會上各階層的壽命又有什麼不同呢？鄉間城市人壽分別又在那裏呢？要想答覆這許許多多的問題，不同的壽命表是需要的。

壽命表之編製是基於完整詳實的生命統計資料——如人口、死亡、出生、婚姻等。歐美各國每當戶口普查得到新資料時，即有新編壽命表出現。藉以比較同時異地，異地同時，或異地異時的壽命情形，從而論斷公共衛生推行的成績。

1. 壽命表的假設與解析

壽命表的立論是基於一種假定，設在同一時間內某地

表一　美國白人1930年人口壽命表

年齡	100,000活產嬰兒		特殊死亡率	100,000嬰兒每世代所活總年數		平均可享壽命
	尚存人數	死亡人數		所活年數	餘年之總和	
x到x+1	l_x	d_x	$1,000q_x$	L_x	T_x	$\mathring{e}_x$
(1)	(2)	(3)	(4)	(5)	(6)	(7)
0—1	100,000	5,616	56.16	95,573	6,084,230	60.84
1—2	94,381	883	9.36	93,862	5,988,657	63.45
2—3	93,501	458	4.90	93,258	5,894,795	63.05
3—4	93,043	319	3.43	92,878	5,801,537	62.35
4—5	92,724	268	2.89	92,585	5,708,659	61.57
⋮	⋮	⋮	⋮	⋮	⋮	⋮
95—96	624	204	326.92	522	1,388	2.22
100—101	57	27	473.68	44	84	1.47

出生了十萬個嬰兒，繼續記載彼等死亡情形，直到最後一人死去爲止。出生後頭一天死亡的人們說他有d_1個，那麼在第二天早上尚且活着的有：$l_1=100,000-d_1$

其第一天特殊死亡率應爲$q_1=\frac{d_1}{100,000}\cdot k$*

同理，在第三天早上活着的尚有：$l_2=(100,000-d_1)-d_2$

同時，第二天的死亡率爲$q_2=\frac{d_2}{100,000-d_1}\cdot k$

（*k爲計算死亡率時之一常數，受時間及所取之單位之限制。）

上面的假設，乃以「天」爲不可分離的單位，然於事實上，二十四小時仍由無數分秒以及更小的時間單位組合而成，而時刻均有死亡的發生，上述之抽象假定，目的在使讀者明瞭壽命表之梗概。若以一年爲不可分離的計算單位，其理也同。明白了這點，相信認識一張壽命表是無何困難吧！

2. 編製壽命表示例：

一九三〇年美國白人之平均可享壽命（$\mathring{e}_x=T_x/l_x$）由計算而得十足年齡一歲以下之嬰兒預期之壽命應有六〇·八四歲，未滿兩歲而已達一歲之幼兒爲六三·四五歲。（2），及（3）欄爲編製壽命表之主幹，其餘各欄都是由該兩欄推演而得者。

3. 初生兒可享壽命

由於近代醫學科學進步之速，公共衛生之實施及傳染病之防治均有良好成績；以致影響初生兒平均可享壽命之昇高。美國馬薩諸塞等兩州，一八五〇——一九二五年間，據調查計算之結果，此七五年間初生兒平均可享壽命約增二十歲；換言之，即每過三年半的樣子，初生兒平均可享壽命可增長一歲。雖然，此數字代表整個美國情形甚為牽強，可是表明逐年之有增長趨勢頗為明顯。

表二 美國初生兒可享壽命

州　　別	年份	初生兒可享壽命(歲)
馬薩諸塞及新漢密沙耳	1789	35
馬薩諸塞	1850	39
馬薩諸塞	18[illegible]0	43
馬薩諸塞	1910	51
貝州	1925	59

各國初生兒之可享壽命也迴不相同，今將幾個重要國家所得之數字比較如下：（見表三）

表三 各國初生兒之可享壽命（按性別分類）

國　別	日　期	初生時之可享壽命	
		男	女
新西蘭	1931	65,0	67,9
美　國	1929—31	59,3	62,8
英　國	1930—32	58,7	……
日　本	1921—25	42,1	43,2
中國南京	1935	39,7	38,0
中國鄉村	1929—31	34,8	34,6
印　度	1931	26,9	26,6

上列六國之比較，以新西蘭為最高，男嬰在初生時可期活到六十五歲，而女嬰有活六十八歲的希望，較之印度初生時之可享壽命實高約二·五倍，此中固受其他因子之影響，然新西蘭辦理公共衛生工作成績超著，實為增長人壽之主因也。

4. 各年齡人口可享壽之圖示：

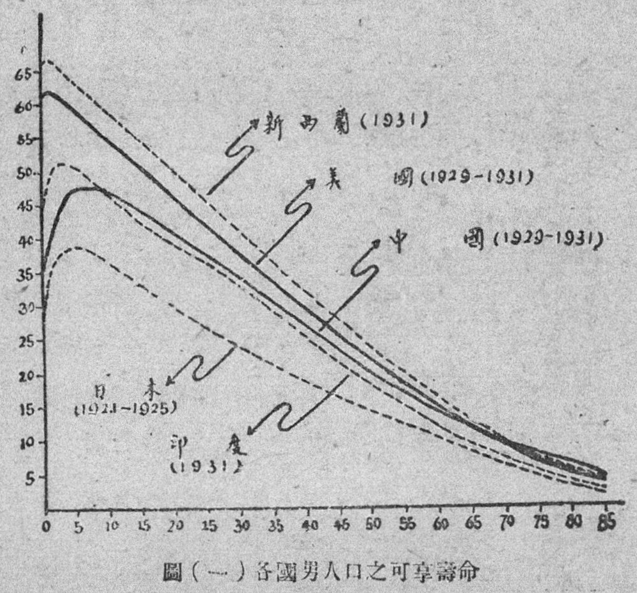

圖（一）各國男人口之可享壽命

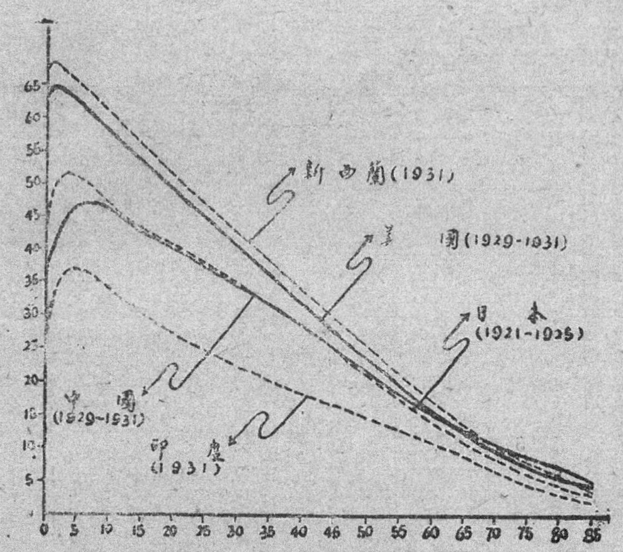

圖(二) 各國女人口之可享壽命

在三個東方的國家裏，其平均可享壽命之極大値均較新西蘭及美國爲低，此誠因幼兒死亡率殊高之故。在女人口可享壽命之比較圖內，十歲以後的中國人與日本人相差無幾，而於男人口中，中國竟超過了日本。

5. 不同社會階層下的初生兒可享壽命

表四 英國1930－32年男性初生兒可享壽命

(按社會階層而分類)

社會階層		初生兒可享壽命(歲)
I	專業人士	63,1
II	介乎I與III之間者	60,8
III	技術工人	60,0
IV	介乎III與V之間者	57,3
V	非技術工人	55,7
	農夫	63,0
	礦工	55,7
平均數		58,7

社會階層和教育程度有密切關係，專業人士多爲受過較高的教育，其對子女疾病之防治，常也豐富，初生兒死亡率降低，直接影響了可享壽命之加增。一般說來，約有六十三歲的可享壽命，而農場裏的農夫們因受自然環境諸有利條件之加惠以及遺傳的影響，其可享壽命與專業人士相若；非技術工人與礦工之初生兒可享壽命爲最低，僅可活五十六歲　不同社會階層裏的初生兒可享壽命之差，由此可以證明矣。

6. 介紹獨身者的消滅壽命表

我們都已曉得光棍們的壽命是短於已經結婚者，一般說來，同一年齡內若調查的數目相當多的時候，在其壽命上常呈現上述的差別。

消滅壽命表示出未婚人口由於死亡與結婚的關係在他們的生命歷程中，是怎樣的逃脫了所謂『Bachelor』和『Spinster』的階級，不管其由死亡抑或結婚；簡單的說，表五，一歲以下的男嬰，可期有二十五歲的壽命，逾此年齡非死即已結婚。此壽命表實揉合死亡率及結婚率爲一體計算而得者，對於未婚人口壽命之估計誠有很大之幫助。

表五 美國1940年未婚人口消滅壽命表比較

年齡	死亡或結婚前之所享壽命	
	男	女
0—	25,4	23,7
1—	25,8	23,7
2—	24,9	22,8
3—	24,0	21,9
4—	23,0	20.9
⋮	⋮	⋮
20—	8,0	7,6
21—	7,6	7,9
⋮	⋮	⋮
65—	11,4	13,5

7. 可享壽命計算值與觀測值之差之比較

在一八七六年英格蘭與威爾士壽命表中，其初生兒之可享壽命爲四一·四歲，而實際記載此羣男嬰之結果，其平均壽命爲四六，三歲，可享年齡增量四·九歲，實因醫學進步，注重營養以及推行公共衛生成績良好所致。死亡率因時間的軒輕而呈逐漸降低的趨勢，相對的一件事乃是人壽的增高。今以一八七六年衞生狀況爲推論準則，並設其在一九二六年以後之死亡率不變的話發生上述事實當屬意料中事。

上值爲觀測值
下值爲計算值
中間爲可享壽命之增量

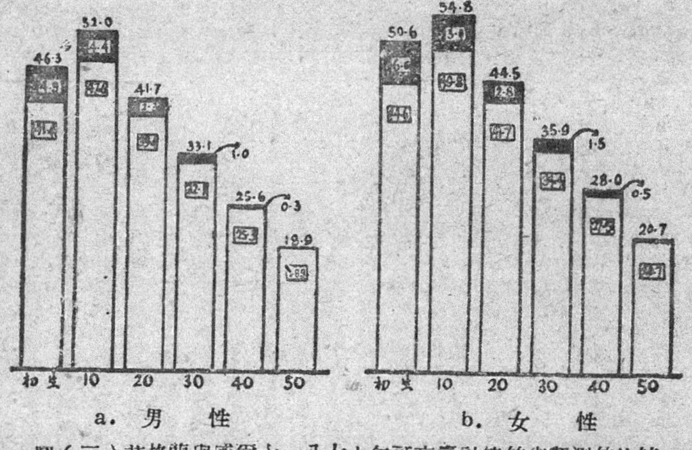

圖（三）英格蘭與威爾士一八七六年可享壽計算值與觀測值比較

『從有牙起就得治牙』

詹子猶

試問我們是否注意過自己牙齒的健康？自己的口腔內有沒有疾病？爲甚麽要注意？下面是這問題的答案。

人體攝取營養，是從食物得來，食物要進消化道，口腔是最初經過的途徑，卽是說口腔是消化的開端，是消化道的第一道門戶。它負有消化的重要任務，如咀嚼，混涎，吞嚥。咀嚼不良，則混涎不足，增加腸胃消化官能的負擔，影響消化不良。咀嚼是一種機械作用，負這種作用的主要工具是牙齒，再加上舌，唇，頰及咀嚼肌肉等的通力合作，才告完成。我們的一飲一食是最平常不過的事，但是我們對於這種每天必有，每天必做的動作，我們是否加過思考？無疑的，多少人是沒有注意，因爲這是很自然的事，用不着我們去加思想都會做。嬰兒初出世來，當他或她的媽媽把奶頭放進嬰兒的口裏時，很自然的就會吸吮，這是天賦的能力。那時他還沒有牙齒，純全依靠口部的唇，舌，頰，咽等處的肌肉動作來助成吸乳的工作。小孩一天天長大，身體攝取營養物的要求漸漸增加，到生後第六個月，下頷的兩個中門乳齒，最先出現，這表示母乳是不夠他身體的需要了，必定要另加其他的食物來滿足嬰孩的食慾，不然就會有營養不良的現象。乳齒連續出長，小孩漸漸會吃較硬的食物，卽不虞營養的匱之。到了兩歲，已有完整的二十個乳齒。一直要到六歲時，才有四個恆齒長出，卽第一恆臼齒，又名「六歲齒」；下頷的兩個中門乳齒也脫落了，隨之長出來的是兩個下頷中門齒，代替所脫落的乳齒。恆齒較乳齒要大，要結實些，可以說是小孩六歲以後，就得要有更完備的牙齒來完成他咀嚼的工作。假如小孩患牙病，吃飯打了折扣，營養不足，久之日漸瘦弱，精神不振，小孩的天眞活潑同時也打了折扣。當媽媽的人，都是關心自家小孩的健康的，看着別人的小孩身體好，自己的小孩身體羸弱，這是怎樣一回事？請醫生看病處方，吃藥打針。要知道吃藥打針是所以治療疾病的，不是主要的營養品，病因是牙病，就該注意到牙齒的病患。每每因爲一個牙齒上有小小的齲齒窩，咬着硬的食物，落進窩洞裏，受咀嚼的壓力壓在很敏感的象牙質上，發生痠痛，可以影響到食物的減少，或竟廢止。這樣繼續下去，小孩常常鬱鬱不樂，精神萎靡，愛哭愛鬧。何不早去請牙科醫師把它充塡起來，就可恢復他正常的咀嚼官能呢！小孩吃得飽了，就可平安無事，身體健康。這是最簡單不過的事情，祇怕不知道，就鬧出蹩扭來。窩洞一天天擴大，這一個牙齒壞了，那一個牙齒又壞，最終是滿口濫牙，無去治療。此時才求醫，牙科醫師也愛莫能助了。生膿腫痛，引起消化道的病患或消化不良，甚或引起齒槽骨髓炎，或膿毒血症，這情形更嚴重了。對他將來一生的健康，一生的事業，都是莫大的防礙，甚至對他的壽命長短，也發生甚大的影響。小孩的乳齒不好，成長後恆齒也受其影響，譬如說一個乳齒壞了，或是積膿腫脹，不得已而被拔除，後果怎樣呢？阻礙恆齒的生出，因為一個恆齒在未長出前，假如缺少乳齒的激動，就可不按正常的時期生出，或生長遲緩，被其他的恆齒長出，佔據其應有的部位，結果是恆齒難生，或長出後位置不正常，咀嚼作用減少，牙齒的排列不整齊，面容改變。許多人為患牙病的結果，牙齒的排列，亂七八糟，說話時露出牙齒，非常難看，尤其是女孩子感覺着難堪，雖是可以到牙科診療室裏去矯正，不過很費事。

小孩到十二歲時，乳齒完全脫落，恆齒逐漸長出。十四歲到十五歲的一段期間，牙齒很受身體營養的影響，也是患齲齒的百分率（百分之七十五到八十）最高的期間。我記得看過一個十五歲的男孩，在二十八個牙齒上，有五十九個窩洞，打破十年來口腔診斷的最高紀錄，幾乎每個牙齒上都有窩洞，多至三四個，平均每個牙齒上有兩個以上的齲齒腔，這種紀錄雖然不多，卻是有。假如再不加以充填，那就「危乎殆哉」了！洞隙加深，齒髓受染，牙根尖積膿，以致「不可救藥」，這對咀嚼的障礙，營養的減少，關係何等重要！歐美人的牙齒，因種族及食物的關係，也壞得特別利害。往往一張開口，可以看出大半數的牙齒都是經過治療的。這裏鑲塊金，那裏填一塊銀，或是戴上一付假牙。我看過一個加拿大女人，口裏的牙齒祇有兩個是完整，而未曾施以充填的，這也可以看出他們對牙齒的重視、對牙病常識的充份。每每他們來告訴你他所求治的目的，與臨症口腔檢查的結果，差不多少。過去國人一向不注意牙病，以為「牙痛不成病」。現時有最少部份人，對科學醫學的知識，日漸豐富，漸漸能了解健康牙齒的可貴而加以注意，循例一年檢查一次，以求有病早治，這是可喜的事實。醫得早，容易治療，自己少受痛苦，牙科醫士不費力。這話幾乎是「老生常談」了，然而在現今吃飯穿衣都大成問題的民生經濟狀況下，大多數的人都是挨一天過一天，存着「得過且過」的心理。挨到最後的結果，祇有加深病患，加深痛苦，加重經濟的支出，愈難治，愈對經濟不合算，這是無容置疑的。如早治一牙，只費一小時的醫療工作，不幸而挨到窩洞加深，齒髓行將洞穿的時候，就需得有數次的治療，費上一個很長的時間，才能施以適當填補。更不幸而齒髓腐爛，齒根尖有病患而被拔，則拔牙後的嵌鑲工作，需時之多，則不可言喻了。所以我肯定的說：『從有牙起，就得治牙。』這不是說有牙就有牙病，乃是說有牙就得注意有無牙病，早檢查口腔，有病患早治療。可是國人之能得治療牙病的，究竟有多少呢？我們一看我國現時所有的牙科醫師，不過四百人，就很明瞭，牙醫師之在我國，似乎是一種點綴品，能做得出多少事情來。說了多少年的公醫制度，祇是在說。牙醫公醫制度，不過才在起頭說，它的呼聲是有驚人的微弱。　要到何年何月實現，這不敢說。首先要問牙醫人數有多少？要從何處着手？自然，照疾病預防的觀點來講，「上工治未病」。牙醫的情形就有點兩樣，欲求牙齒的「未病」，亦得要有一套治療工作在先，不然就說不上「未病」。所以在實行牙醫公醫制度之先，希望能及時努力，多造公共衞生牙醫師及其輔佐人才，才能趕快治療「未病」的牙齒。

前置胎盤

程育和

婦人懷孕生產，是一個生理的現象；有的眞是容易，使你覺得正似瓜熟蒂落。就是沒有現代產科學的學識與技術，這些正常的產婦會很安全的自己渡過這一關，但有時病理的現象發生了，却又使你覺得懷孕生產是多們樣的危險！假如醫生或助產士沒有豐富的學識經驗與技術，病人鮮有不喪失生命的！有些病理現象，事先顯有預兆並且可以預防，有些却在事前並沒有先兆而又不能預防的。有時來得非常突然，可能似迅雷之不及掩耳，或者如洪流奔放，使產家及醫生都覺得一切已頻危殆，祇有盡最大的努力，以期有一線的希望。如果情形是屬於有先兆而可能預防者，當然在產前檢查時，醫生可詳爲指導預防的方法，以期能避免發生危險；但是若遇到事先無預兆而不能預防的那種情形，則一旦事情發生了，產家就難免歸罪於醫生們了，雖然通情達理的產家，也不是絕對沒有的。學醫的人是應有科學頭腦的，應當根據事實，不怕麻煩的分析解釋，因爲那是眞理，而眞理是有求諒解之必要的；若謂醫師是在掩蔽眞相，那是在抹煞事實藐視眞理。

C是一位沈着的青年醫師，有一天很晚的纔得安歇。次日清早他的同屋W醫師叫醒了他，還是睡眼惺忪。『怎麽？C，昨天睡的很晚了麽？我都不曉得你是甚麽時候囘來的？』『咳！很晚了。費了力，還嘔了氣！』

『怎麽囘事？』C一邊起身一邊說道！『我們 做產科醫生的，眞是要忍耐第一！在昨天上午來了一個產科急症。病人是一位中年產婦，懷孕八個月。自昨天早晨九時起，忽然陰道有中等度之流血，並無腹痛。據云胎動在來院一小時前已告停止，經檢查發見一般情況尙佳。胎兒先露部份甚高，胎心消失。肛門檢查，子宮口未開放，間接可觸到似有胎盤組織之存在。當即診斷爲前置胎盤，我們便作隨時應付大量出血之準備，及同時使胎兒依我們認爲最合本例的安全方法及早娩出。我們所採取的方法，是刺破羊膜，施用衞力氏鉗術 Willets forceps（即鉗住胎兒之頭皮使其緊壓出血處）及少量而屢次之腦下垂體後葉素注射以催生。從午後一時起一直維持那衞力氏鉗子，等到夜晚十一時後，孩子才下來，眞是出了多少汗！一切總算是平安的過來了。』

W醫生聽到C醫生一氣呵成的一席談，一方面同情C的辛苦，另一方面似乎對於這個病例的報導還想多知道一些的說，『眞不是開玩笑的，昨天的輸血人，一定是等急了，家屬也多在嗎？我們醫生對於等待與焦急，當然不能算得甚麽的。』

『是呀，病人的丈夫眞是急壞了，時時在產房的門縫裏窺視着大人的情形有變化沒有，以及醫生臉部的表情。結果還算不錯，孩子生了，產後並無過量的出血，等我們一起料理完畢，已是夜半時分了！』C用很愉快的語調訴說昨夜的情景，可是接着她似乎有些神色沮喪的說：

『W醫生啊，你說我們處理這病人有無錯誤？病人的丈夫可說我們有過失呢！不在乎處理，而在於診斷。他說：『產婦來貴院查過好幾次，都說沒有甚麼，這下居然有這嚴重的情形發生，醫生是不無責任啊！』

『你向他解釋了沒有？那真是太冤了。前置胎盤，我們那裏預料得到！』W以慰藉的口氣說。

我當然是多方解釋了，可是他們那能由衷的原諒我們呢。對於這病人，我們的措置，確是無可指摘的。』

這是一個真實的故事，在今日之中國，當一個現代的科學醫師，負有雙重的使命：一是治病，一是宣揚科學醫學，推廣醫藥衛生的常識，使其發揮最大的力量，欲求達到這第二個目標，方法多端，而在日常與病家接觸時，若能借機解釋誤會，闡述病理，至少也能收得一部份的效果。反之，如果是怕麻煩，拒人於千里之外，不肯對病家多說一句話，那末對推行科學醫學不但沒有裨益，或者還會形成一個重大的障礙，根據這一點信念與熱忱，筆者對於這前置胎盤的事先診斷一節，願為略加申說。

按前置胎盤之原因，學者尚無定論，總之它是胎盤——俗稱衣包——生長在子宮下端近宮口地方的一種情形。前置胎盤之種類不一，依胎盤與子宮口之距離及關係而定；如宮口全部為胎盤所蓋住者，稱之為完全性之前置胎盤；如僅宮口之一部份為胎盤所蓋住者，則謂之不完全之前置胎盤。其他尚有邊緣性及胎盤下植 Low Implantation 等種類，舉凡各種之前置胎盤，其典型之主要症狀，即為無痛性之子宮出血，滴點式，或有時初起即為大量之流血。胎兒先露部份，往往不能如常下降。其他在臨床方面，無任何症狀，可引以為特徵，俾得事先預防。某夫人因係歷產，故先露部份之不銜接，不足為奇。及其有第一次之無痛性出血而就醫，醫師能立即想到前置胎盤之可能，在診斷上，可謂絲毫無貽誤可言。

當然，我們必須明瞭病家不是全懂得醫理的。這種誤會的解釋是必要的，因為杯弓蛇影，傳聞之誤，足以影響醫師們工作情緒尚小，而使民眾對科學醫學之認識與信仰發生疑難是大。在從事科學產科的工作人員，真不僅是要忍耐第一，還是要機警迅速。譬如見到晚期懷孕——指有孕及七、八、九月時——而有滴點式或大量之出血時，必須謹慎從事，將問題之各方面推敲周到，因為如果病人患的是前置胎盤，那使是懷孕期中的一個大暗礁。我們——包括醫生，病人和病人的家屬——若沒有準備，所謂準備，即指認識當前的問題，並準備着各種應變的處置，那病人和寄託在她身體裏的小生命，鮮有不遭厄運的。

衛生曲

獻先

——商調梧葉兒——

金雞叫，愛景光。紅日照西牆。清晨好，早起床。早出房。空氣新鮮，身體強。（每日早起）

× × ×

酸蝕齒，菌入身。心肾病之因。刷牙齒，昏與晨，務須勤。污物絕然不許存。（早晚刷牙）

× × ×

疥瘡

陳誠獻

——「疥瘡是一種傳染病，病原是疥蟲，蟲有雌雄。雌蟲鑽入皮下產卵，故甚癢。根治甚易，惟須澈底。」——

我國患疥瘡的人雖然很多，可是知道為什麼會患疥瘡的人却很少。作者每逢遇到患疥瘡的人一定要問他知不知道疥瘡的病原。可是能知道這是因為一種寄生虫所引起的人不到百分之五。而最常有回答都說是血中有毒。並且要求打「九一四」。這更是應該加以糾正的。

疥瘡的定名是早就有的　說文：「疥，搔也。」喆林：「疥急於搔，因謂之搔。」四川土語稱疥為搔瘡。英文名 Scables 原於拉丁語。就是搔抓的意思。英國俗稱 itch ，就是癢的意思。這都是因為疥瘡很癢，癢了想搔，故有此名。其實這个疥瘡的名字倒是非常普及，很少有人不知道的了。

關於疥瘡的歷史，我國記載最早。如：周禮天官疾醫：「夏時有痒疥疾。」禮記月令：「仲冬行春令，民多疥癘。」至於載於醫書中的要推隋代巢元方（公曆五六一年）的巢氏病源為最早。他已經說出疥瘡有虫，並說疥瘡能夠傳染。見巢氏病源侯論卷三十五疥侯：「濕疥者，小瘡，皮薄常有汁出，並皆有虫。人往往以針頭挑得，狀如水瘑虫」。又卷五十疥侯：「漸染生，至於身體。」又云：「小兒多因乳養之人病疥而染着小兒也。」

在外國的記載很遲。始於十五世紀。說疥有虫，則更晚。一七八六年德國醫學家 Wichmann 才說疥瘡是疥虫所致。比巢元方氏之記載遲一千二百餘年。至一八五七年，英國醫師 Wilson 氏用畜體實驗方法證明疥瘡確為疥虫所致，這才有了科學的根據。

關於疥虫的形態及生活史的研究却好像全是外國人的事。疥瘡在我國雖然發現得很早，談到研究却沒有多大成就。在記載中似乎只有清代的一位近視限光稍為作了一點研究。清鈕琇（康熙時人）觚賸：「曹溪金孟常短視，離物寸許即糢糊不辨，近則能察毫末，人有疥者輒為搜取其疥內虫。云：疥虫有雌雄；雄虫。頷下有鬚，種種可數。亦有老少，少者色白，但其口稍黑耳。」

至一七五八年有瑞典生物學家 Lennaeus 氏開始替疥虫定了一個學名叫 Acarus scabiei 。因為疥虫是有八隻脚的，所以它和蜘蛛是同姓 Acarus 。屬於昆蟲的八足類。又因為疥蟲是疥瘡(Scabies)的病源，所以它的名字叫 Scabiei 。大概說起來，疥蟲的形態是與蜘蛛相彷的。可是只有針尖那麼大，肉眼看起來只不過是一個很小的灰點子。有雌雄之分。雌的長約十分之四公毫，寬約十分之三公毫。雄的比雌的小，只有雌的一半多一點大。當一個已經懷孕的雌疥蟲爬到了一個人身上，它就在人身上較薄嫩的表皮內掘一個線形的隧道略與皮面平行，只有一個進口，由於它的分泌物及人體組織的反應，這進口就成爲一個很小的水泡，由此即在皮內開掘它的房間——隧道。短的只有幾公毫，長的可達幾公分；有直的，也有彎曲的。它就沿途產卵，至隧道的終點就住那裏。因此在隧道的終點也發生一個小水泡。假如你細看去在水泡中有一個小灰點子，這就是疥蟲。若將這小灰點用針挑出來用放大鏡觀察的確是一個疥蟲的話，那麽對於診斷是萬無一失的了。至於隧道却不這麽容易看出來。不過因爲其中有卵及雌疥蟲的排泄物時，略顯一點棕灰色。偶而也有非常顯明的，在兩個小水泡之間。

一個雌疥蟲每天產卵一至四個，一共可產出十個至五十個。雌疥蟲產完了所有的卵，多半即行死亡，而以隧道的終點作爲它自己的坟墓。疥蟲卵是橢圓形的，長約百分之十五公毫，寬約十分之一公毫。疥蟲卵經過三至八天就孵出小幼蟲(larvae)，形態大致與成蟲相似，只是祇有三對脚。這些小幼蟲各自從母親的房間裏爬出來，又鑽入皮內，各自形成一個小水泡。兩三天以後，小幼蟲就變成有八隻脚的大幼蟲(nymph)。大幼蟲又各自去開掘它們的房間——隧道，約在四至六天內經過兩次脫皮，就變成有雌雄性別的疥蟲了。雌蟲的數目約占三分之二。雄疥蟲與雌疥蟲爬至人體

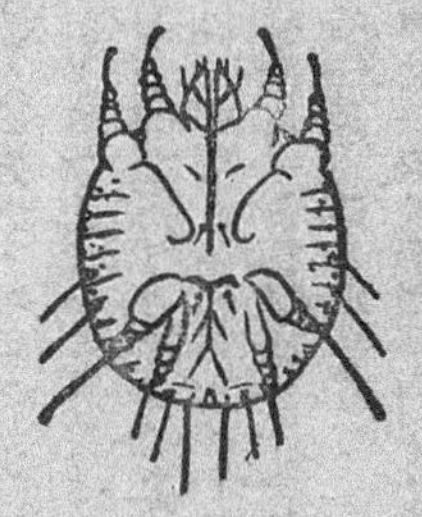
雄疥蟲（腹面放大圖）

雌疥蟲（背面放大圖）

皮膚的表面上實行它們的性生活——交配。雄疥蟲不掘隧道，也不進雌疥蟲所掘的房間——隧道裏去 多半是藏身於人體表皮淺層的死細胞下，在完成交配的任務以後很短的時間內就

醫聞拔萃

宇宙線與癌的關係

朱亮威

宇宙線是不斷射擊我們身體的一種光線。根據美國 Figge 博士的學說，這種光線可能是生癌的原因。他相信宇宙線可使體內某種化學物質發生變化，而成所謂感應素 (Sensitizer)，致令組織細胞無紀律的繁殖而成癌。他用 Methyl Cholanthrene——一種可致癌的物質——注射白鼠，注射後，一組放在上面有鉛板的籠內，另一組則放在沒有鉛板的籠內。在鉛板下面的白鼠，因反折作用，所受的宇宙線特別多。結果是雖然所有注射的白鼠都生癌，但是放在有鉛板籠內的白鼠，癌的發生比較早得多，平均比較早發三個星期。Figge 氏又指出在地球的赤道，宇宙線最少，距離赤道愈遠則宇宙線愈多。據統計：近赤道的居民患癌的較少，在赤道之南或北，距離愈遠患 的愈多。這個

死亡了。而雌疥蟲在交配懷孕以後，又去作開掘隧道及產卵的工作。當卵產完以後，它也就壽終正寢了。留下了它的下一代繼續種族的繁殖。大概每四星期可以產生一代。理論上，一對疥蟲結成夫婦以後，在六個月以內，它們的後嗣可以有幾百萬！

這樣，一個人皮膚上寄生了那麽多的疥蟲，你若不留意，竟和他一起睡或其他密切的接觸，那麽只要有一對疥蟲爬上你的皮膚，在你的皮膚上結了婚；或者一個已經有孕的雌疥蟲爬上你的皮膚掘了一個隧道，它就在你的身上有了根據地，你就得了疥瘡。所以在目前經濟困難人家，往往是床挨着床，甚至人挨着人睡、這種情形實在不少：難民，士兵，犯人，學生，窮公教人員……假使在這種集團或家庭中有一個人從外面傳染到疥瘡，這就很容易傳佈了！

所以要預防疥瘡，第一要有錢，使每人都有一個床位，而且床與床有相當的距離。至少在一個寢室擁擠的環境中，如發現有疥瘡患者，應當嚴格隔離而立刻治療。再者，個人方面要常洗澡換衣，注意清潔不要與患疥瘡的人接觸。也不可用不清潔的公用毛巾或宿店的被褥。一旦發現了有發疥瘡的小水泡，特別在暖和的被窩裏癢得更甚，而小水泡是生在指間，腕關節肘關節的屈面，乳房部，腋下，腹部，生殖器部，股內側，臀部等處的，要想到是有疥瘡的可能，立刻去請醫師診治。若是澈底治療是可以根治的。不要迷信打針。沒有打針可以治疥瘡的道理。你明白了疥瘡是一種皮膚的寄生蟲病，你注意的地方是應當在皮膚上及那些能到處爬走的疥蟲。你要清除蝨子，知道洗澡換衣，並且將衣服煮過。你想疥蟲也是會到處爬的，應當怎樣對付？還有疥蟲比蝨子更厲害的是它們還在皮內掘了隧道，躲在內面。因此還得用殺蟲的藥用力擦進每一個隧道裏去，使躲在隧道裏的疥蟲一個也活不了。

殺滅疥蟲的藥雖然很多，但是效力確實而且較爲經濟而容易買到的，還算是硫磺油膏。這方法在我國唐甄權於其所著之藥性本草中已有「生硫磺主治疥癬」之記載。不過硫磺藥味很難聞。安息香苯（Benzyl benzoate）是一種較新的殺疥蟲藥，比硫磺

現象似乎與他的學說相符合。

精神食糧

許多人相信科學家總有一天會發明一種能增加智慧的藥劑。美國哥崙比亞大學Zimmermann Burgmeister 及 Putnam 三氏發現麩氨基酸（Glutamic Acid）對智慧有良好的影響。麩氨基酸是蛋白質的成分，牠是神經組織所能代謝的唯一氨基酸。試飼白鼠以麩氨基酸，經過相當時間，白鼠學習走迷宮和其他白鼠比較，只需一半的時間。他們更進一步用六十九個低能兒童做試驗，每日給麩氨基酸十二公分，摻在食物內吃，因爲麩氨基酸是酸而粘的，很不好吃。用量也不能過多，過多則受試兒童極不安靜。試驗結果是吃麩氨基酸的比較未受試驗前，做事敏捷而努力，解決問題的能力也改善。一週年後，受試者的智商（I. Q.）增加十一分，比正常兒童進步大一倍。但有一點須注意的，吃麩氨基酸的如中途停服，他的智慧可能立即大大減退。麩氨基酸對正常兒童及成人的智慧是否有同樣的功效，則有待將來的研究。

乾淨並且不會發生皮膚的反應。不過價值昂貴且不易獲得。爲普及起見，作者仍將硫磺油膏介紹給大衆的患者。其濃度是凡幼孩婦女皮膚較嫩的用百分之五，凡強壯男子皮膚粗厚的用百分之十至十五。其詳細治療過程如下：

第一夜：(一)熱水洗澡，多用肥皂，務將全身用力擦洗，如有刷子將所有隧道刷破更好。

(二)浴畢擦乾後將所備之硫磺油膏用力塗擦全身，患處可稍多擦。但盡可能不要擦到臉上去。

(三)更換內衣被單、褥單、枕套，並和衣就寢。

(四)已更換之內衣被褥單枕套等均須用開水煮洗。用水煮十分鐘。

第二至第五夜：每夜不洗澡僅每晚重新擦藥膏一次。

第六日：晨起後用熱水洗澡並更換內衣及被褥單枕套等並用水煮之。

如按此法治療一遍而未能痊癒時，當隔五日再按法治療一遍。只要做得徹底，痊癒是有把握的。

用硫磺油膏偶而能引起皮膚炎，所以一定要注意濃度。凡擦了兩三天後，雖然疥瘡有見好的趨勢而皮膚反而更癢的時候，就有皮膚炎的可能，當停止用硫磺而請醫師診治，改用別的藥。

最後還有一點要注意的。疥瘡雖癢，千萬不要去搔。否則容易轉變成各種爛瘡，痛苦萬分。對於小孩子最好把兩隻手包住或帶無指的手套。免得他去搔癢。指甲要剪乾淨，手要常洗乾淨。這樣手指乾淨了，萬一入睡後不知不覺中去搔疥瘡，也不會染上多少細菌。

有疥瘡的人更不應該和別人睡在一起，或用公用的毛巾或被褥，以免傳染他人。這是病人「積德」的事。應當趕快治好！非但本人有益而且也可減少一個傳染的來源。

衛生曲

獻先

——商調梧葉兒——

出恭後，用飯前，
洗手莫遲延。
骯髒物，指上粘，口中塡。
便宜藥不如水廉。
（飯前洗手）

三餐飯，按定時。
菜米肉同吃。
維生素，盡在茲。戒零食。
水菓可吃他幾隻。
（定時三餐）

辨認嬰兒新法

在醫院的產科病房，嬰兒出生後，通常在黑烟薰過的紙上留下足印，以防萬一混亂時，可以辨認。但歷時不久，足印每易變成模糊難以分辨，而且過了一個多月以後，嬰兒的足印與剛生下來時所留的，已有很大的差異。拿來作辨別的根據已無大用處。Hyman. 醫師最近提倡用嬰兒的血型，以爲辨認的幫助。血型通常雖然只有四種，但加上各種亞型，P凝集素的有無，及十種 Rh·Hr 血型的連合，可得三百六十種不同的血型。從每個新生嬰兒的臍帶，抽取少許血液檢查判定血型，萬一混亂需要分辨時，可再抽血對驗，如此則百無一失。

壞疽新療法

因週圍血管收縮及血栓形成所引起之循環障礙，組織壞死乃其結果之一，常常發生於腿部，須施行肢幹割除術。近來有人注射組織氨基酸(Histidine)，及阿司卡比酸鈉 (Sodium Ascorbate) 以治療十一個腿部壞疽

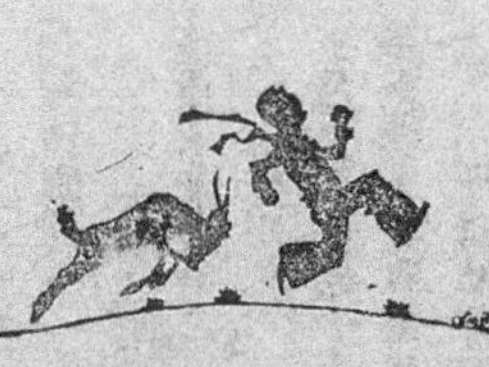

臨危要鎮靜

憶譯（Kearney原著）

——在目前羣集場所如劇院，飯館，舞廳以及夜總會內所應注意之數點——

當倫敦空襲警報發出後，有個女子急急忙忙連跑帶滾地跌入防空洞，因此在洞內梯子邊起了一個騷動，有個膽怯者嚇得銳聲號叫。洞內避難者以爲洞已被炸塌，因此拚命往外擠，洞外羣衆則仍向裏擁，兩方面相遇於梯旁，在這種紊亂情形之下，一百七十人無辜被踐踏而死。

在密歇根（Michigan）地方Calumet大廈的二樓會議室內，正開着福利會的當兒，一女子昏厥，她的朋友就很急地喊拿水來，某頭腦簡單的人竟誤傳爲失火。立時之間整個羣衆擁向一隻狹小的梯子及獨一無二的太平門。當時有的是跌倒了，在後面的人們都逃上屋頂。結果並非失火，然而七十一人就此死於非命。

在奧克拉荷馬（Oklahoma）地方，某學校的一間房間裏，佈置就緒預備開慶祝聖誕節遊藝會，所有窗戶都掛滿了寶星銀牌之類，祇留一扇門作爲進出口。聖誕老人出場了，不知怎的一支蠟燭突然間燃着了他的鬍鬚。頃刻之間秩序大亂，聖誕樹被推倒了。大家瘋狂似的蜂擁到門口，死三十六人。

『無論在任何地方，一個擁擠的羣集所內，突然之震驚不時都可以發生的！』這時你需要鎮靜。

在波士頓（Boston）椰子林慘案發生後還不到兩年Hartford馬戲團發生了一次巨災。大災之後羣衆知所警戒，可是日久頑生，於是第二次的災禍又起。

假使你懷疑的話，不妨請到我國

，不施手術而變痊癒。注射後不久，痛覺完全消失，並有局部溫熱感覺表示那部份的血液循環已漸次復原。組織氨基酸是一種氨基酸（Amino Acid），阿司卡比酸即維生素C。相信藥理作用，是由於組織氨基酸在體內與阿司卡比酸發生化學變化，而產生組織毒素（Histamine），後者有強大放弛血管的工用，所以能使通過血管的血流增加。利用這個原理治療其他因循環障礙而引起的病，也可有優良的結果。

眼庫(Eye Bank)

自從角膜移植術成功以來，最少有一千五百人因受此手術而不致失明。從前施行移植時，要用從新死屍體割下來的角膜。現時已能將角膜保留相當時間，以備隨時應用。紐約保存目力協會即有眼庫之設立。在那兒他們研究保存眼睛的方法，決定因患其他疾病割下來的眼睛是否合用，及病人的眼是否適宜於移植術等問題。利用家兔來研究改進移植的手術，使這個保護目的方法，將來定有進一步的發展。

（指美國）任何城市裏人煙稠密的活動電影院、夜總會，士兵酒排間以及舞廳去巡視一下。不久以前我曾嘗試着跨進紐約一家大百老匯(Broadway)電影院，使我不勝驚奇，在走廊，側門外之梯上及通路均擠滿了觀衆。預備幾千已得座位的觀衆用的，僅有一條六呎長之小道作爲出口。在這種情況之下，設若有個酩酊醉漢喊聲『失火！』其結果眞不堪設想。

我離開了這電影院，走進一家飯館，當我用膳畢，前廳已擠滿了人，致使我在走上街道前，無法穿上大衣。後來我發覺這飯館的狹窄的進出口的門都是向裏開的。如此擁擠的場合足可以產生第二次椰子林慘案！

假使像紐約這種大城市裏，法律是完善的，檢查是嚴格的，尚且有如此情形存在，那末其他無人注意的，沒有人數限制的公共場所又將怎麼辦呢？

不錯，有好幾所大廈是『禦火的』。但你我都不是擠不死的。雖然失火是可以引起突然之震驚，但並非必須有火方能引起突然之震驚。在波爾的摩爾（Baltimore）地方一個失火的空謠曾斷送四十條性命。

在你頭腦清靜的時候，不妨細默想如何應付危急。一旦你被擠入一堆人叢裏，而當時很難找得出路時，再開始思索已經太遲了。請牢記下列數條，日後也許可以作爲防身之法：

（一）在公共場所必須先認定距離最近之第二出口的方向。一般人往常都奔向進口處大門。所以你有此先見之明方可免於非命。在芝加哥的Iroquois歌劇院雖有近乎一打的太平門以防不測，但所用者僅三處，故曾有五百七十五人死亡。

（二）假使有一個風潮發生，不必馬上離座，且先靜待數秒鐘，然後明察當時情景——出事地點以及羣衆所趨之方向——再見機行事。

（三）有些時候當災禍發生後立即有一個思想清晰健全，說話有服人的聲音的人出來鎭定人心，那末事情就不致於過分嚴重。這種辦法雖然並非每次成功，但至少可說有嘗試的價值。有一次露意西安娜（Louisiana）電影院，在放映時失火，經理就出來很鎭靜地請求觀衆依照次序離去——這次未釀大禍。同屋樓上是舞廳，當時有幾人嗅到煙味後接着驚叫，結果二十五人死於茫無目的地驚逃。

（四）假使你盼望能從一個煙霧迷漫的地方逃出，那末必須蹲踞而前。匍匐而行並不適合，因爲當氣體正燃時是向上昇，還有大部份則凝聚而下降。所以最宜於呼吸範圍普通是離地面約三呎高的一層。

（五）千萬不要急於去拿不放在手頭邊的大衣及其他零星物件。假使已逃出出事地點，千萬不要再走回去！往往有許多人因了種種不必須的原因回進正在燃着的房屋，如此葬身火窖的不在少數。

每人可協助防止各種能引起驚慌的環境，祇要密切注意一切違反『自存』常規的事情，如其你對於這種事情的觀察與我一樣的話，你會很容易地發現各種彰明的危險，例如過度的擁擠，被阻礙或閂住的出口，塞滿了傢具與觀衆的通路，在這種情形之下你得趕快設法通知管理處，同時馬上把當地情況報告救火會，切勿猶豫！你自己的生命可能是在危險中！

（原文載 Reader's Digest, Dec. 1944.）

媽媽經

—嬰兒生活史—

管葆真

根據理論和經驗，我要寫點關於育嬰的方法提供給有子女的父母們作參攷。我們常聽到父母們說我們小時如何如何，可惜寶貴的童年毫無記錄。又有許多青年喜歡記日記，但是從初生到自己能執筆的一段發育變化最多的時期反而無史可攷。因此：現代父母對嬰兒除管教養衞以外，應當記載他們的生活史了。

十幾年來，我致導婦女育兒法時，總講到這個問題，直到我自己有一個可愛的兒子，我就實行爲他寫生活史，從他初生到現在已有二年多了，每一年的生活記在一個本子內，現在已開始第三册了。

有的父母說沒有功夫，還有的父母有始無終，我認爲中斷的原因多是不應記法，漸漸感到不過如此而失掉興趣。其實旣不要流水賬式的按日記載着吃喝拉撒睡；亦不要像寫文章那樣緊張，排好時間和預備好環境，只要寫的通順清楚，語調不防輕鬆幽默點就可以。每次可以略述一件事，也可以詳述一個動作或表情。

玆將本人爲兒子所記的生活史大綱寫在下面：（一）嬰兒生前及生時情形與家庭狀況，親友對孩子所寫的信，均剪貼或抄於本中，以示親切。

（二）記述當時國內外大事及社會情形，例如物價及社會一般情形。小兒初生不久，適逢抗戰勝利，他的生活史中有『生得其時』之祝語。

（三）生活特寫，沐浴及哺乳等日常生活均可描述，也可請親友寫一段，作爲穿插。

（四）環境描述，我曾按比例尺畫出他所處的臥室及傢具放置處所與陳設。

（五）健康發育記錄及醫藥情形，他的身長體重表及檢查劵我都替他保存，並詳細記載着乳牙長出及肌肉動作之發育的日期。

（六）像片存貼可穿插在生活史中，也可另貼一本。另記錄贈送親友的，我寫的標題是：『建民的英姿印在每個人的腦海中！』

（七）收禮的登記，寫明贈與者，關係，物品及其價值。

（八）替他記賬，可知物價升降又可統計着一個孩子倒底用多少錢。

（九）收集，我替他收集郵票或有趣的書報。

（十）結論了他每次滿週歲時，在生活史中作一結束，總結發育至如何程度，病若干次，及一般狀況。

我有時很忙，沒有功夫寫在他的生活史中，就把要點寫在紙上，等有功夫再騰抄，我願集成十册，送給他作爲十歲生日的禮物。

× × ×

台北之行

黄炯元

在這裏報道一點台灣的衛生事業，根據一個月的觀察，台省的衛生基礎相當的好，希望大家多多注意這美麗的海島。

一個五月的晚上，約有九點多鐘，剛忙完了中華醫學會大會的工作，在H主任辦公室裏會見了一位中年的紳士，那便是久已聞名的Y教授，新近由北平趕來出席大會，馬上就要去台灣主持衛政。Y教授銜着牛津式的煙斗，我和H主任抽着紙烟，滿屋裏清烟繚繞，窗外蟲聲和蛙鼓打破了寂寞的周遭，是一個沉靜淒清的初夏之夜。

經過約計兩小時的談判，因感於這位新處長的熱誠，和H主任歷年來的提攜指導，我定了台北之行，條件是爲期一月。於是馬上去C院長家裏商談借用的問題，同時還請示很多的計劃。在一間精緻的會客室裏，我們決定了很多人事問題和施政計劃，準備明天就上征途，辭出時已是一時許了。出門只見滿天星斗，四周靜悄悄地，人們都已進入甜蜜的睡鄉，汽車以加速前進，把懷着不同心的我們送回寓所。

南翔之夜

翌日下午三時，驕陽烈烈，天氣相當的熱，火車像一條長蛇載着我沉重的心情和滿懷的離緒，緩緩地離開下關，直向上海奔去。初夏的江南非常美麗，原野裏一片深綠，還夾着紫，紅，黃，白，各色的草花。我倆看看野景，談談時局，把離愁消去了不少。車過崐山時已是晚十一時，不知那裏傳來的消息說前面的鐵軌拆去了，今晚火車不能到上海，旅客一時紛擾起來，有的不相信，說是謠言，有的在駡國家，駡內亂，有的在說學生運動不該擾亂交通，火車速度漸漸緩慢下來，『嗤』的一聲，車子停住了。窗外可以看到的只是幾盞慘淡的電燈，和幾間破舊不堪的平屋，月台的柱子上寫着南翔站的字樣，四下裏一片暗黑，看不見行人，看不見田野，已是夜深的時節。鐵路被鐵路局自動拆毀的消息漸漸證實。旅客們再度紛擾起來，大家憤慨之餘，發出了不同的議論，駡聲振耳，『內戰一天不停，社會一天不得安定，政府不上軌道，火車也不上軌道』，臨座的一位老年旅客在發不平之鳴。時間一秒一分的過去，一看錶已是一點鐘了，路局裏還是沒有消息。站長在不停的打電話：『我們應該負責，你們知道旅客在這深夜裏沒吃沒睡，實在太辛苦了，請快派汽車來送他們到上海吧！』站長室外面人羣擠着不散，等吧！等吧！終不見有汽車來。一部份倦了的旅客在車座上打盹，也有發出鼾聲的，窗外的紛擾與車內的沉靜適成對比。忽然上來一羣榮譽軍人，大聲報告說他們親眼看見有六千名左右的學生，沿鐵路線步行前來，說要來搶我們的列車開往南京請願，一時大家從睡夢中驚醒，沒命的把行李向窗外拋出。包圍站長室的人羣也囘到車上來搶行李，眞是人聲鼎沸。我們也就在這紛亂中把行李抬到站台的角落，怕的是萬一這些行李會隨請願團運返南京，豈不糟糕！人聲漸漸的靜下來，一部份人仍去包圍站長室。火車啊！却靜靜的躺着沒動，也不見學生前來。囘到車上看看，每個榮譽軍人躺着一條長椅，呼呼的睡，原來他們因車上太擠，沒法睡下，才想出這仙人跳的辦法來趕走一些旅客，使他們有安睡的位置，眞令人哭笑不得。人類眞是最聰明的動物，這生存競爭的方式是何等巧妙呀！我倆既失了地盤，就在站旁的田野踱來踱去，侃侃而談，從個人的遭遇談到將來的前途，不覺露濕衣襟，不覺東方之既白。天一亮，就撥了個四〇〇〇〇號的電話，叫一輛祥生汽車到了上海。

台灣一月

在上海住了二三天，各方招待頻繁，連洋人華德生（Watson）博士也請起客來，我初次嘗到官場的滋味。五月十七日的清晨，我們搭中航機飛往台北，即日上午十二時到達，在機場歡迎的有各醫學衛生機關的首長，衛生處的高級職員，不下七八十人。與歡迎者一一握手寒暄後即上車直駛台北的一個大酒家去出席『洗塵』宴會。沿途看看清潔閑靜的街道，兩旁樹木青葱，夾着日本式的木屋，使人有安詳的感覺，是一個十足日本式的都市，台灣眞是『中國的夏威夷啊！』

見過了主席和秘書長，請示了『機宜』，我們就開始接收工作，即日開始辦公。在這段時間各方活動頻繁，衛生處的會客室變成候診室，Y處長比中央醫院看門診的大夫還要忙碌。且說我在台灣工作一月，對於該省衛生醫藥界的情形以至於風俗人情略知一二，在這裏我願意報道一點台灣的衛生事業。根據一月來的觀察，台灣的衛生基礎相當的好，台省的民風純潔無瑕，希望大衆的眼光多多注意這美麗的海島。

台灣的衛生機構相當龐大，省級的有十二個省立醫院，一個衛生試驗所。其他傳染病院，痲瘋病院，肺病療養院，精神病院等，應有盡有。縣市級的有衛生院，縣市立醫院及鄉村保健所等。單就台北一地而言，市立醫院就有八個之多。台北省立醫院的建築與規模都不在南京中央醫院之下。如果不談『質』只說『量』的話，台灣科學醫學的普及已不成問題，已經可以夠得上文明國家的標準了。只是光復一年以後，百舉盡廢，經費支絀得可憐。各衛生機關的首長都成爲無米之炊的巧婦。雖然他們的努力精神可嘉，但有的地方限於金錢，不能做到，內容使不堪聞問了。台灣的醫生告訴我說，就目前的情形而論，較之日人時代已退步得多了。聽了這話令人無限傷懷。回顧國內烽煙處處，人民都在饑餓和死亡線上掙扎，衛生事業當然談不到。但剛剛光復一年的台灣，我們連維持原狀都辦不到，眞是慚愧異常。想起那破爛失修，只憑一二人在維持一塊牌子的少數衛生機構，不禁落下傷心之淚。

關於公共衛生機構，省級的只有一個類似衛生事務所的保健館。各縣市的衛生院是新成立的。他們的工作還是看病。台省擁有三千餘的正式醫師，多是東京帝大，慶應，或台北帝大等老牌醫科大學畢業。資格相當的好，但是大多還是懷着醫生是『看病』的主見，只對於開業相當有興趣。也有少數的在提倡公共衛生，但少數究竟是少數。公共衛生在台灣只可以說還在萌芽時代。最近Y處長想舉辦一個公共衛生人員訓練所，兩個教學區，希望訓練出一批公共衛生人員和灌輸一般醫生的公共衛生智識。如果這個計劃成功，五年後便大有可觀了。

在台一月期中，很高興的事是有一機會去參觀台大醫學院，牠的前身便是帝大醫科，巍峨的建築，擁有八百病床的醫院使人羨慕，只是大戰期中毀壞很多，還是遲遲未能修復。各『教室』（Department）的設備，經過一度接收，也打了個很大的折扣。最奇怪的大家還是聽先生用日語講課，學生們還是寫日文筆記，一如日人統治時代。有一次我在台大參加擁有兩千會員的台灣醫學會，每人演講都用日語。我聽了半天，不懂半句。會長還很客氣的要我講幾句話。我想我既然不能說日語，他們也不能聽國語，何必多此一舉呢？只有婉辭了之。收復失地在收復人心，收復人心首重教育。台灣淪陷了五十年，受盡了日本殘酷奴化教育。現在光復已快兩年了，我們還能蕭規曹隨的踏着日人的教育計劃前進嗎？我們可以說講中國話學生聽不懂嗎？一個個的問號在我眼前跳舞。

談談台灣的中醫問題吧。台灣的中醫原來是不成問題的。到光復那天爲止，全省的中醫只有六人，都已是白髮斑斑，行將就木的年紀。據說日人的方法是只許老中醫開業，不許訓練新中醫。經過五十年的時光，老的死了，新的沒訓練出來，這問題可說已經解決了。光復以後，這個『國粹』也復興起來。在台省衛生處時，有一人拿着中央國醫館××館長委令的台灣分館館長來找我談中醫開業許可證的問題，弄得我啼笑皆非。我對醫學的主張無所謂中西而只有新舊之別。打開醫學史看，文藝復興以前的醫學不是和現在的所謂『中醫』一樣嗎？現在已是二十世紀末葉，我們爲什麽要拿十六世紀以前的醫學來代替呢？

歸程

借用一月的時間已過，接二連三的『挽留餐』（日人的風俗），『吃了這頓飯一定要回來。』只是頻添了我的離緒。隨行那天全處的技術人員送出大門，般殷話別，我不覺心想不知那裏來的福份，在出差一月期中會交上了一羣這樣多情的青年朋友呢？

飛機降落龍華機場已是傍晚時分，在上海過宿一宵，翌晨即驅車去北站，到站時票已賣空，乃以重金購得黑市票一張回京。一路歸心似箭，竟忘了車上的悶熱，念『夕陽古道，只有歸時好』之句，深深體會到其中的滋味。

介紹「心身醫學」雜誌

（Psychosomatic Medicine）

二月刊美國心身問題研究協會主編

「心身醫學」固然還可以算是一個較新的名詞，而這種概念却不能夠算是太新。研究醫學史的人，可以找出些證據來。遠在 Hippocrates 時代，已經注意到在某些病中，情緒作用有很密切的關係。至於強調情緒的重要性，當推一百年前 Nasse 的 Jocabi 的先為倡導，以後再有 Beaumont, Pavlov 和 Cannon 等人之研究，為此立下根基；近十年來，Flanders Dunbar 和 Edward Weiss 二氏更在這方面有所闡揚。他們的「情緒與身體變化」及「心身醫學」二大著作，重新促起了醫學界對此問題的注意，為「心身醫學」開了一條新路。

抗戰幾年，由於與外界的隔絕，這方面的文獻，國內很少見到。現在比較好一點，新書源源而來，我們可以從醫學及心理學書報中，看到這種趨向。如果要找有系統的報導。美國的「心身醫學」二月刊是值得推薦的。這刊物由美國心身問題研究協會主編，名譽會長 A. Meyer 和會長 E. Weiss ，對於醫學界，是挺熟悉的名字。

關於這雜誌，編者自己的話說：「本刊發行旨趣，是在鼓勵各種研究，以促進人們對於機體整個性的認識。心身醫學，在醫學以及有關的科學中。已經迅速地取得了重要的位置；傳統的心身二元分立的觀念，在新的醫學思潮中，漸不存在，不過仍不曾完全消滅而已。近十年來，心身問題，心理生理學，心理生物學這一類文獻，有顯著的增加：它們的重要性也與日俱增。都是在極力矯正生理和心理分立的現象。我們主要的目的，不祇是要找一個名詞，以說明機體之整個性；也不是要在一元，二元，多元這些理論上作哲學式的討論，而是要在臨床應診方面，找出適宜的方法，解決一切實際的問題。」

「以前有些人以為醫生在臨床時注意到病人的心理狀態。祇是應診時的藝術；和科學的醫學是相對的……這種看法，仍然有保持二者分立的趨向。」事實上病人是一個整體，「病」與「人」根本就不能分開，心理狀態和生理情況是息息相關的。「僅是了解了病，針對着去治，不一定會有滿意的效果。」「所謂心身醫學，並不是在醫學中新加一科，與內科外科平行；而是可以應用到各科各方面的一種基本態度。」從診斷到治療，醫師們得注意情緒因素的存在，以及各種病症在心理上的基礎。

這刊物的內容，多半是實際觀察，實驗以及臨床研究的結果，編者在選擇時，很為注意：那些「僅有心理病態方面資料而缺少有關的生理紀錄的著作，或是與心身醫學基本觀念的研究，均不予接受。」他們主張在任何情形之下，二者並重，無所偏廢，因為這兩個本來就不能分開，機體原有其整個性。

這雜誌每年一卷，今年已是第九卷了，這表示別人對這問題已有九年以上的積極的研究，我們自己呢？中國的醫師們，未必就肯落後於人吧！

（堅厚）

世界名醫傳

李濤

黑羅非拉斯（約公元前300年）和挨拉西斯特拉塔斯（約公元前260年）（Herophilus and Erasistratus）

西方人皆知亞力山大王曾征服世界。當時波斯帝國已經四分五裂。巴比倫和埃及帝國的盛世也成過去的事。亞力山大軍隊曾東下印度達到了旁遮普（Punjab）。凡是他到過的地方，他都將希臘語言、藝術、文化等灌輸給當地。但是他除了灌輸希臘文化外，還吸取他族的文明。不同的文化相遇以後，始而衝突，繼而融洽。所以希臘的文化也被東方文化，事業和思想等所攙雜，充實和紊亂。

亞力山大王不幸早卒於公元前323年，時僅三十二歲。死後其帝國也隨着四分五裂，然其餘威則依然存在。各地總督雖皆獨立，然各在所居之地繼續傳播希臘文化的工作，例如馬其頓（Macedonia）俾西尼阿（Bithynia），和柏加馬斯（Pergamus）敍利亞（Syria）等地，此外便是埃及。

亞力山大王曾於死前十年來征埃及，當地之人奉之如救世之主。他當在地中海岸尼羅河口三角洲的西端建立一城市，並以自己之名名之。後此城為世界文化中心者凡數百年。此城為希臘人王埃及時的首都。曾建有一天文臺和一圖書館；圖書館中搜藏所有希臘各種文獻。數千年來，埃及即以出產一種草紙著名。這種紙是古時書寫用最好的工具，所以此後亞力山大里亞城遂變成書業和著書的中心。四方多才多能之士，皆應召來朝。當時埃及士（Ptolemies）威權甚大，對於延攬賢士，無所用其顧慮。

在應聘之衆賢士中有二醫師，即黑羅非拉斯和挨拉西斯特拉塔斯，他們的著作頗值注意。影響所及，以前屬於技藝一類的醫學，竟能變為眞正科學，即醫學專門知識的總匯。簡言之，醫學理論已較前為重要。以前讀書人皆能了解希波克拉底斯氏的著作，但是自從他們二人以後，醫學文獻漸趨專門化，一般文人已無力了解之。醫學知識的範圍從此也逐年增加。更因為與東方接觸，得以知道各種新病的現象和新的治療法。

關於黑羅非拉斯的生平，我們知道的很少，祇知道他於公元前四世紀的最後三十年內；誕生於俾西尼阿的卡爾西同（Chalcedon），學醫於名師普拉薩哥拉斯（Praxagoras of Cos），以醫師和教師聞名於亞力山大里亞。現代解剖學名辭中還有他的名字存在，便是在枕骨凹陷內多數靜脈竇總匯處，現在稱為竇匯（Torcular Heraphili）。他確為當世有能名的解剖家，曾著三卷解剖學，在古時很被推重。以前的解剖家主要記載下等動物的解剖學，他始詳記人類臟器的構造，並隨時與動物的臟器相比較。他是否曾系統的解剖人體，我們已不能確知，但是當時醫生曾行罪犯活人解剖一事，則確係多年的誤傳。不過埃及自古便實行一種乾化人體的方法，其中第一步便是除去內臟，所以那時的醫生有很多的機會看見人體內臟的構造。

我們由殘存的黑羅非拉斯的解剖著作中，可見他是一位精心觀察家。對於眼、腦膜、和生殖器的描寫極為詳盡。十二指腸也是由他命名。然而他的最大發見，還得推神經本性的認出。以前亞理斯多德不能辨別神經和肌腱，所以希臘字的"Neuron"是混指兩者而言，但是黑氏已經知道腦是神經的中樞，而且知道周圍神經是感覺器官。

關於醫學學理和技術，黑氏也不能越出當日的範圍。他也信仰當時盛行的液體病理學說，並且對於希波克拉底斯氏的著作多所評論。他認為人的生命，由四種能力統治，便是營養，溫暖，感覺和思想。

他認為當時所行的傳統診法，須更進一步。豫後的判斷應根據症狀。因此對於症狀應詳加檢查，並明白解釋。最重要的症狀中，首推脈搏，黑氏對於脈搏立下深奧的學說。什麼是脈搏主要的現象呢？首為節律，也如同音樂中的節律。所以欲研究脈搏須得先明白音樂的學理。黑氏研究時，便採取此種途徑，關於此事他頗受亞理斯多德的學生阿利斯托克塞那（Arisloxenus of Tarealum）的音樂理論所影響，阿氏是當時有名的哲學家和音樂家。脈學因為循此路進行，漸成為一種玄奧理論，非專門樂師不能參透其中奧妙。因此其學說一現即逝，結果後人目之為詭辯與繁瑣。

他說健康是一種可寶貴之物。在他所著飲食學中曾說道：『人無健康則智慧與技術，體力與財富皆歸無用。』所以醫生應竭力想法維持並恢復病人健康。醫學最重經驗，但是能利用的醫學技巧則有一定限度。所以說：『良醫能識別疾病的能治與不能治。』

什麼是主要的治療方法呢？第一為飲食法，其次為藥物。醫生開方用藥，視同神功，因此黑氏直稱用藥為『神手』，並且對於所有疾病皆授以方藥。

當時醫學尚未進步，外科和產科還不能各自獨立，此等學術皆操之於一人之手，故黑氏對於此等簡單外科，產科和內科皆感興趣。他曾著產科學一部流行甚廣，並極可貴。現時助產事業主要操諸婦女之手，遇有重病始就教於醫師，故最重要者為對助產婦應有可靠的教育。下述軼事足以表示黑氏與助產技術關係的重要。據說雅典古時沒有助產婦，當時習慣禁止婦女作任何治療事業。然而此時有一具高尚思想的婦人名阿哥俄底斯（Agnodice），目睹當時生產的痛苦，亟思設法援助，於是女扮男裝，習助產於黑氏的門下。如此終能學得若干助產技術，救了多數產婦，當時醫生因懷嫉妒，便到阿利俄巴格（Areopagus）那裏去告訴，然而那些女病人（多數是雅典人）都幫助她，終被釋放。但是這種愚妄的法律仍舊有效。

雅典在黑氏時代以前，確已有了助產婦，此無待言。此軼事最重要之點，乃是表示黑氏是一位精明的解剖家和一位著名的產科家。

直至耶穌降生以後，多數醫生尚遵崇黑氏為大師。

第二位亞力山大理亞的名醫是挨拉西斯特拉塔斯氏，他繼赫於黑氏後的下個世紀中。因為他二人在世的年代差不多，又在同一個城裏行醫，而且同是學派的創始人，所以在歷史上往往並稱。但是他們的醫學學理則極不同。

挨氏出自醫家。其舅父為一醫生；他的父親克利俄布羅塔斯(Cleombrotus)大約是敍利亞王塞琉卡斯（Seleucus I Nicator）的御醫。在公元前第四世紀的末年，他生於塞斯島（Ceos）的優力斯（Iulis）。在安提俄克（Antioch）長大成人。少年時，卽立志學醫，於是按照當日習尙赴雅典求學。爲亞里斯多德的女婿美特柔多拉斯（Metrodorus）之弟子；更有人謂其曾就學於亞氏高足西俄夫拉斯塔斯（Theophrastus）。因此他與裴力培特學派（Peripatetic School）相近，更通提摩克利塔斯（Democritus）哲學，對於他的思想影響很大。此後他從雅典更到科斯島，就學於普拉克塞哥瑞斯（Praxagoris）學派。但是影響於他的醫學思想最大的人，是從奈達斯到亞力山大理亞行醫的醫師克賴西巴斯（Chrysippus）。

上面所說的黑羅非拉斯氏不過拾希氏的衣鉢更略爲光大，別無新建樹，但是挨拉西斯特拉塔斯氏則曾學醫於多種學派，終能另樹新幟。

然而埃氏亦如黑氏爲一自然學者。曾謂：『自然爲一大藝術家，創造生物，使百骸俱備，各司其用。』所以認爲應該硏究自然之道。他曾解剖動物並幾種人體器官，又曾著兩種解剖學　由現存的殘篇內，我們可以知道他對於心和心瓣膜，上氣道和會厭，肝和膽管，以及腦等都有詳盡的描述。他說神經不止司感覺，而且掌管隨意性衝動以及運動。所以他辨出神經有兩種，卽感覺神經和運動神經。

他更說人的全身由三種導管環繞，便是靜脈，動脈和神經　由他們纏繞成爲器官，正如棉花可　紡成綫。然而器官的基礎部分爲原子。原子爲不可變者，遇温暖遂活潑。原子之周圍有空隙具有吸引力。此力可自靜脈內吸取血液；自動脈內吸出氣體，自神經內吸收精氣，當時認爲動脈內不含血，祇是傳導空氣，更因呼吸而新舊相替。至於動脈大出血時，乃是因爲動脈內的空氣流出後，吸引臨近靜脈內的血而來。

挨氏在檢驗屍體時，發見各種器官可因疾病而發生特殊的變化。例如因水腫死的人，他的肝臟堅硬如石。反之，因爲蛇咬而死的人他的肝，和大腸，膽囊都軟化。所以由器官改變上言，疾病顯然是一種局部現象。此點我們由檢查有病器官可以證明。可見疾病的原因非由於廣泛的液體腐敗。然則疾病究竟因何而生呢，取何種機轉呢？

挨氏曾著一書討論疾病的原因　他說生物是由三種管纏結而成，各管的情况良好和機能正常，始能得到健康。最重要的一種疾病程序便是充血，就是含血和營養質的脈管擴大。於是靜脈擴張並破裂。血液因之進入動脈管堵塞其道路，結果氣體便被阻滯不能暢流。氣體淤滯遂生炎症。動脈遂發生劇烈搏動，繼以發熱。

特殊疾病，則隨特殊部位或器官的充血而定。隨着地位不同，於是吾人乃有肺炎，胸膜炎，癲癇，胃病，肝病或脾病等名稱。

因爲充血是疾病的直接原因，所以醫生應該尋求足以致充血的遠因，而且有效的治療也全仗着除去這種原發的病因。此外治法應該因人而異；挨氏反對使用劇烈治法。

他說對於所有病人一概施用放血術，殊屬非是，抵制充血最好的方法，便是要看是否需要食用少量的營養，換句話說，便是節食療法。如從節食的男女身上吸出血液，便能引起極度衰弱，必致延遲治癒。所以飲食療法應居首要。輔以理學的療法如蒸氣浴，運動，敷藥和摩擦等。他也應用藥物，但是不若黑羅非拉斯氏所用之廣泛，尚有多例用手術療法。

然而預防法較治療法尤爲重要。所謂防病勝於治療，正如聰明的舵工必思躲避颶風，不肯使船冒顛波的危險。名醫治病採用的方法也是一樣。挨氏因此寫了兩部衛生書。

挨氏是一位改革家。他捨棄當時流行的液體病理學說。他是一位唯物論家，從機械論點研究疾病，他不偉剖解人體，並應用解剖學的觀察到病理學上去。在奈逵斯的那些先生已經立下此種學說的根基，他便循序漸近，因之對於病理學使主張局部說，就是疾病的解剖學觀念，更進一步對於疾病抱有一種本體觀念。因此他所著的書多本是關於某種疾病或某類病的專論。例如他曾著有熱病，腹病，痲痹，痛風和水腫等專書。然而希臘醫學所採取的途徑已定，挨氏的主張自在摒棄之列。其後希波克拉底斯派巨子格蘭氏對於此偉大的亞力山大理亞醫師攻擊不遺餘力，致使其說湮沒無聞。

關於挨氏現有多種傳說，其中有一軼事記述他的敏慧觀察。據說敘利亞王塞琉卡斯的兒子安泰俄卡斯（Antiochus）忽患重病，羣醫束手，因求診於挨氏。正當他切脈的時候，妙齡之王妃斯特累尼斯（Stratonice）入室。他忽覺病人的脈搏變快，兩頰赧然發紅，因斷定王子之病，由精神失常所致，也就是愛戀此妙齡的王妃的原故。病原旣明，自有治法可求。塞琉卡斯氏因愛子心切，遂將斯特累尼斯賜配其子，不久太子的病也就全癒。

以上傳說如確有其事，按年代來說，此醫師必非挨氏，當爲其父克利俄姆布羅塔斯氏（普利尼氏主張此說）。因克氏之名無聞於世，日久遂附會其事於介子之身。然而此事純屬無稽之談，乃是傳遍東方各地的一種故事，在西方亦嘗引爲美談。

更有一種傳說，他曾獻給得爾淮（Dalphi）的阿波羅廟一副鉛製齒鉗，由此可知當時的醫生已能拔去鬆動的牙齒。

他於老年退休於薩摩斯（Samos），得一不治之病，安然逝去。臨終曾謂：『我已爲國服務，死而無憾。』他曾設立一醫學校，存在於世五百餘年。

（○）本刊徵稿簡則（○）

一、本刊園地公開，歡迎各界投稿。

二、本刊旨在宣揚科學醫學。有關民衆衛生教育之稿，均所歡迎。

三、來稿文體不拘，惟務求通俗。文藝小品，漫畫，木刻，亦所歡迎。

四、文長以二至五千字爲適宜。長篇鉅製，請分成段落，以便分期連載。

五、來稿請用有格稿紙豎行謄寫清楚，並加標點符號。如有插圖，請用墨筆繪就，或附原照片。

六、譯稿請附原文，或註明出處。

七、本刊編輯對於稿件有刪改權。

八、來稿均需註明眞姓名及住址，以便通訊。署名得由投稿人自定。

九、來稿一經刊載，卽行致送筆潤每千字一萬至一萬五千元。圖畫，小品，格外從豐。

十、一稿二投，恕不致酬。

十一、未登之稿如欲退還，須先作聲明並附足郵費。

十二、來稿請寄南京新街口郵局信箱一〇六八號本社收

丙寅醫學社 啓

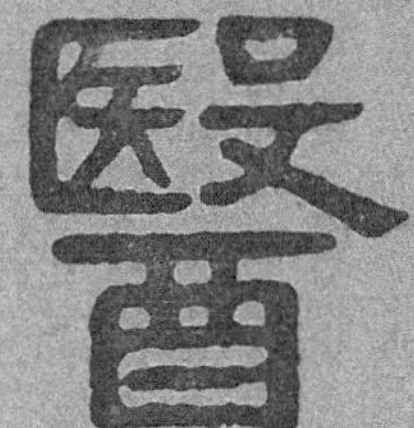

醫潮

向司法界進一言

編者

近幾個月來，南京一地，就接連着發生了幾件有關醫事的訴訟。從演化的觀點來看，這未嘗不是一種好現象，因爲至少這證明了人民對於醫事的設施有了不滿的表示，雖然有多數是出於無理取鬧 有了需要，纔有設施；有了不滿，纔有改善。有些淺見者流，倖災樂禍，就以這些糾紛做爲口實，來攻擊科學的醫學。這又證明了我們這個時代的社會人士，是如何的卑鄙不堪！

最不幸的，南京市立醫院闌尾炎患者一某因腰椎麻醉，發生休克身死一案，地方法院竟判主治醫師錢明熙以一年又六月之有期徒刑。本社連接各地同道同情呼籲，積稿盈尺，並促編者仗義執言 本社同仁素以尊重司法獨立的精神互矢，錢案上訴未結以前，不願多所論列。除擇少數來稿之平和公正者，於本期披露外，謹就一般法醫問題，對國內的司法界，略攄管見，至望關心醫藥人士不吝指正。

刑法內的業務過失是泛指一般的業務，而不幸在近世代裏，隨着資本主義的演化，「醫」竟成了一種職業。科學的醫學，是一種純粹的學術。相信世界是向上進化的，總有一日，醫者們會從「業」的惡制度裏超脫出來，恢復了學術的本位。這個日期也許很遠，那自然需要醫者們本身的醒覺，和一致的努力與奮鬥。就是在「業」的圈子裏，醫的職業，究與一般的職業不同，不可一概而論。常言「醫有割股之心」，實在任何一位正式的醫師，沒有不希望經他醫治的病人能得到霍然的痊癒。這種以救人爲職志的出發點，理應有法律的保障和輿論的同情。法律不外乎人情。無心之過，意外之失，失固然是失，過則未必。衡情測理，不應一概加以懲罰。某名教授，爲世界第一流名醫，學術經驗舉世敬仰。一日診治一腫瘤患者，在學理上固有血管瘤之可能，然依其經驗則斷完絕非血管瘤，於是決定割治。臨行手術以前，這位教授將他的診斷理由和證據，條分縷析的詳細講解給他的學生們聽，但一刀下去，鮮血噴出！正是血管瘤。這是無法收拾的。他只有嗒然若喪的擲刀而去，聽憑助手們怎樣服侍這位片刻即將永遠休息的患者了。人身是一件奇妙奧祕的活體，比複雜的機器還要玄奧。變化多端，高深莫測。科學醫學雖是已經上了軌道，且有一日千里的進步，但是若將醫學家們的「知」與「不知」，或臨症醫師們的「能」與「不能」，作一比較，那是一與無窮之比。一般的大醫學家，或許不肯承認自己所知道的太少，但必然承認不知道的實在太多。以這有限的些微知能，來處理千變萬化的病態，焉能不日日時時的感到手足無措？所以若依據醫 們的知能而論，那今日的醫者，可以說是無不一「庸」！然而他們何嘗全「庸」！祇是世界上渾渾噩噩，庸人自擾而已。

一般的人實在是苛求了醫師，過於迷信了醫藥。總以為有一病必有一藥。治療無效，必是未遇名醫，藥不對症。因而悼亡的詞章裏，總免不了「庸醫誤我」的濫調。重傷的病人，一進了醫院，若再死亡，不是醫師延誤了時間，就是治療得不當。尤其若是經醫師扎過一針，那就更要大放厥辭了。不是說「一針送命」就是「手到命除」，於是庸醫殺人的官司就此開始。

醫師們用的急救藥劑，不外強心，興奮或止痛，鎮靜等劑，原沒有甚麼了不得的功效，不過是盡盡人事，更不至於致人於死。這與中國舊醫所用的草根樹皮差不多，僅是五十步與百步而已，經多年的試驗，雖是治不了病，却也送不了命。至於扎針，更不過是皮上扎了一根刺。常見中醫針灸先生將五六寸長，不消毒的針刺入病人的腹部，並不致死。所謂「一針送命」一類的讕語，祇是一般無知識的人們自形其愚而已。

早期治療在任何病症裏是很值得重視的，但是除了少數的例外，在多數的病症裏，數十分鐘的延擱，不至於影響治療的結果。實際病人未到醫院之前，不到嚴重萬分，常是不肯就醫，而且是先求仙方，再試祕藥，請最出名的中醫憑過脈，吃了幾劑草藥不成功，請西醫扎針也無效，最後病入膏肓，奄奄一息了，這纔想到醫院。這時掛急症號，急如星火的催請醫師。其實期前已不知延誤了許久！有效的治療期間，早已失去。假如有延誤的過失，這過失是在病家！估在人道的立場，檢查官是應對病家提起公訴的。不容這眞正的罪犯消遙法外。

要知道醫師們也是人，並不是活神仙。「著手回春」，「起死回生」都不過是讚譽醫者的空話而已。痊癒是生物的本能，是大自然的妙用。醫師沒有治癒的能力，那完全是大自然的功勞 二千年前的希臘醫聖希波格拉底斯氏早就坦白的說明了這一點：「大自然纔能治癒，醫師不過是協助自然，除去痊癒的障礙而已。」幾曾見那位外科名醫能將兩塊死猪肉縫合在一起，使他們長在一塊兒？道理很是簡單明瞭；癒合的背後必須有生物的生活機能。然而很少有人，包括大多數的醫師在內，能明瞭而接受這種簡單的道理。許多的醫師自己誇耀說：「某某的病是我給他治好了」。這都是貪天之功。

不可迷信醫師，也不可迷信醫院。不久以前，報載南京市立醫院曾有一小兒患者，經一位開業醫師診治 認為病象險惡，囑送醫院。入院未久即行病故。病家認為有被醫院延誤的情形，因而成訟。某開業醫師既已證明病勢嚴重，顯然是其病可以致死。何以見得進了醫院就必能有救？若病果可治，某開業醫師應能處理，以醫師不肯處理之重症，責醫院以必救，這眞是強人所難了。一般人或以爲醫院的設備必然好些。實則也不過是診斷方式較詳，治療辦法較多，但仍須病者具有 活的機能，對於奄奄一息的重症患者 常是無能爲力的。

談到設備，國人應當感到慚愧，因爲我們沒有一個合格的醫院。若說這是政府的責任，那也就是個個國民的責任。七零八落的房子，七拼八湊的器械，護士不足，醫師不夠。以南京中央醫院來說，晚間七至九時是病室裏最忙的時間，普通病室裏只有兩位護士，照護六七十個病床，一位助理住院醫師除了負責六七十位病人以外，還有門診的醫務，並輪流值日處理急症。在這種繁忙的情形下，他們的工作效率再強，也難得做到好處。國內各公立醫院裏的情形，多是大同小異。這般青年的醫護人員是在掙扎着爲國家服務。全體的民衆應當寄與無上的同情，法律更當與以合理的保障。這裏邊沒有庸醫，祇有未成名的醫師，或有將畢業而還在實習的醫學生，但是他們是分層負責的，在各病室有高級的主治醫師監督指揮。非例定的特殊診療方法，都須得主治醫師的同意，而初始更必由住院醫師在旁指導。在較好的公立醫院裏，主治醫師也不是可以倖進的。他至少受過正式的醫學校的培育，和多年的臨床經驗。有一些公立醫院裏，設備太差，經費奇少，請不到高明的醫師，不得不降格以求。但也決不會是「曾開業五年，着有聲譽者」，毫無學歷就可以倖進。固然我國的教育行政，還沒有進入正軌，應予取締的野鷄醫學院校還是不少，然而那般醫家是志在發財，決不到公立醫院去做窮公務員的。

京市以及國內許多的公立醫院，急需要充實和改善，是無可諱言的。這需要經濟的力量，是納稅者應負的責任。在國人沒有盡到這份責任以前，可以說沒有向醫師求全責備的權利！尤望司法界對於這一點與以愼重的攷慮。巧婦難爲無米之炊。在目前一般公立醫院的情形下，強要醫師們做無米爲炊的巧婦，未免不當。

專就學術來說，醫學家所不知道的問題雖然甚多，但是我們却不能抹煞醫學家的地位。百年來的進步，突飛猛進，研習醫學的早已就不得不分科專攻一門。精於心臟的遇有腸胃的問題，則不得不請教專攻腸胃的專家，那已不是內科與外科之分，所可比擬的了。我國法官，每以醫學外行身份，專憑一己之見判斷有關醫藥問題的是非，殊不自量。實則就是法醫學者遇有特殊問題，也須徵詢專家的意見，以爲評判的根據。法貴平正，不平則鳴。這一點也極望司法界予以注意。

站在學術的立場上，還有一點應請國人注意提倡的，就是身後的檢驗。因爲病理的變化多端，生前的診斷難免不周，甚而錯誤，惟有藉身後檢驗纔可以發覺，以求糾正。並且也可藉以增加病理的知識，啓發新的見解。在法醫學上這也是一種重要的根據。實在司法界應當有「未經身後病理檢驗的醫事訴訟不予受理」的主

下接第九面第三欄

為南京市立醫院刀案呼冤

裘景舟

南京市立醫院外科錢明熙醫師，爲患者刁永泰割治急性闌尾炎，患者因腰髓麻醉休克致命，經其關係人（張鎮瀛）控告於首都地方法院，提起公訴，且被刑庭以過失殺人，判處有期徒形一年又六月。聞判後，該院全體醫師，立即有所表示，（詳敬告全國醫師及社會人士書）。接着上海市立醫師公會，也發表了一篇義正詞嚴的宣言（見九月十三日大公報、申報）。

讀過這兩篇宣言所舉的各點，我們可以明白錢醫師的不是庸醫過失殺人而犢遭寃抑，凡在同道，未有不同深憤慨的。

一個西醫的所謂「庸醫」，他不能進入國家設立的這些大醫院裏。他們究竟是怎樣的一種「庸醫」呢（？）——初高中的學程不必說，醫學院六年畢業後，初到大醫院裏，還祇能做實習生（Interne），經過二年，纔能做助理住院醫師（Assistant resident），再過三年至五年，纔能做正式住院醫師或住院總醫師（Chief resident），年資再好，纔能做主治醫師（Visitting）和各科主任（Chief）。所以像錢明熙醫師那樣能夠在南京市立醫院外科，爲闌尾炎手術執刀，非有相當的資歷和年資技術，是不會輕易被延攬，被付託的。目前正式醫學院校畢業的正式醫師，少說總有二萬人。我想這二萬個正式醫師的父母、兄弟、姊妹、親戚、朋友、一定會承認我的這句話，應該沒有錯吧！

科學醫學的進步，使得學習醫學的醫師，除了方藥以外，有須視病情而應用到注射，手術及其他種種療法。本着科學的信念，醫師們還得要繼續使用下去 不用說「急性闌 炎」那樣的險症，我們要當機立斷，見義勇爲；就是很小很普通的一種外科疾患，譬如病人的身體某部，患了膿腫，曾經外科中醫穿破，上過藥綫，可是遷延多日，形成瘻孔，一直流膿淌水，這情形是相當多的，爲求速愈，必須將創口擴大，以暢其流。如得病家同意，也要開刀。開刀的時候，應先行麻醉術，或是局部，或是全身，於是在割開皮的當兒，便可毫無痛苦了。故自有麻醉術發明以後，眞是給病人的恩深如海，迥非中醫的原始醫療可比。

本來人之怕痛，無分男女老幼。譬如說一個病有兩種醫法：一種是可望速愈而必須割治，一種是經過緩慢而祇須服藥，如令病人選擇，則病人的心理，類多因循取後者，而乏勇氣試前者。這也可說是今天很多民衆，缺乏之常識，還願請求中醫診治的原因之一。又像婦產科病人，因爲怕羞的心理，很多不願上醫院去接受檢查和醫治，而情願請一位祖傳內婦方脈的中醫先生去診脈，也是同樣的道理。割治而有麻醉藥可以免痛，割治之後而又可以速愈，則又是今天好多民衆之所以願意到醫院裏來的原因。

但如碰到特異質的病人，那也照樣可以發生危險。所以在今後我們未能放棄這種療法以前，出險的事情，仍將不斷發生。這本來不應成爲問題的，但是因人民缺乏醫藥的常識，往往引起糾紛。可嘆幾十年的教育，不知教育了民衆一些什麼！加上世風日壞，人心日惡，不管你怎樣，先告你一狀再說。告不准，無所謂，告得准，那就棺材本錢，贍養費，都要從你這裏有個着落。無情無義，所謂「過失殺人」四字，給人運用起來，眞也巧妙無窮 譬如說：一個病人已瀕於死的前夕，如果你動一動惻隱之心，盡一盡人事之念，一針之後，死了，他會說你打針死了的——過失殺人。如果你認爲囘生無術，不允注射，則一旦死了，他又會說你貽誤病機，死於不肯打針——也是過失殺人。在這種時候，我們做醫師的，眞是進退兩難 訴之於公論，輿論沒有個皂白。靠法律的保障，法律再沒有個曲直。這成了一個什麼樣的社會？成了一個什麼樣的國家！

本案被首都地方法院判處徒刑，眞是不勝遺憾。就錢醫師個人來說：本案發生於三月間至七月間宣判，在此期內，錢醫師所受精神上的打擊和損失，卽使有一千個另外的病人經他診治而癒的衷心感謝，也已不能抵償其什一，何况在經濟上，像我們這一羣薪水階級的苦公務員，單靠固定有限的收入，來養活一家，已經是十分艱苦，十分委屈，那堪再忍受此意外訴訟的負担！

還有使我們痛心疾首的一樁最不幸的舉動，就是官方一得控告，不管你對與不對，先把你提將官裏去再說。等到你事情弄得淸楚，業已寃哉枉也的吃了大大的眼前虧了（參看中華健康雜誌第八卷第六期；爲醫師被辱而呼籲）因此我們要擁護「寃獄賠償」運動。假如醫師並無過失，也就有權可以問病家追還名譽上和經濟上的損失，除登報道歉，償還全部訴訟費以外，應治以誣控反坐的罪名。

擱稿至此，聞錢醫師已正式上訴。如果上訴仍難昭雪，則此後我們做醫師的（不限於西醫如此，中醫亦然），人人自危，也就人人學乖，遇到病勢稍重的病人，儘可以用『另請高明』的官話，來個山陰 管，會稽不收，讓他團團轉的等死挨活，豈不善哉，善哉！還用講什麼「民族健康」的大道理！

三六，九，廿五。

寫於奉化溪口武嶺醫院

醫潮 第一卷第七期 每本六千元

中華民國三十六年十一月五日出版

發行人 李振翩

編輯人 賈獻先

出版兼發行 丙寅醫學社

社址：中山北路二四三號德廬

信箱：南京新街口郵局一〇六八號

印刷者 衛生器材製造廠

代售處 全國各大醫院 全國各大書店

南京市立醫院全體醫師為刁案敬告全國醫師及社會人士書

敬啓者：本院外科錢明熙醫師，因爲患者刁永泰割治急性闌尾炎，患者因腰髓痲醉，休克致命，竟被首都地方法院認爲醫師過失殺人，而判處有期徒刑一年又六月。此種不合理之判決，同人等深爲不服。特將經過情形陳述如下：緣本年三月十九日下午四時，有患者刁永泰掛急診號求醫，經錢醫師診斷確定爲急性闌尾炎，囑以必須手術治療，經患者及其關係人簽字。適是時病床全滿，無法收容，經錢醫師煞費苦心，讓出空床一只，而予收容，乃於當晚八時餘施行手術，手術前曾詳細檢查身體（見病歷）並無不宜應用腰髓痲醉之處，乃決定應用此項痲醉，（Procaine）除醫師五人洗手外，尚有一人專司注意病人血壓脈搏，……………乃即行手術，及待腹膜切開探視闌尾已粗硬紅腫全成發炎狀態，正擬切出之時，忽發現患者血壓驟降，脈搏淺表，乃急行各種強心劑注射及人工呼吸，不久病人即心臟呼吸均停止，而瞳孔散大。爲符合診斷起見，乃將闌尾切出…………日即有首都地方法院檢察官，偕法醫來院驗屍，並於三月二十五日下午開偵察庭。而法醫鑑定書認爲確係急性闌尾炎，痲藥並無過量，死亡原因由於患者，對該藥之敏感性，而休克致命。而檢察官不根據法醫之鑑定書，竟以過失殺人罪提起公訴，而刑庭復於七月二十五日判處徒刑一年又六月。此種判決，全不以醫學爲根據，仝人等認爲判決不當而不能緘默，特臚陳理由如下：

（一）檢察官提起公訴全憑主觀之想像，缺乏醫學之立場，蓋檢察官提起公訴之理由云「如謂對病人體質檢查已告明確可信則顯有用藥過量之過失，如謂用藥分量適當爲可信，則被告對於病人體質顯有尚未檢查明確之過失」。查該日所用痲藥爲 6% Procaine 1.5c.c. 即 90mg 實爲成人之中等量，且法醫檢定書亦云痲藥未過量，檢察官所云痲醉過量，根據何在！至於身體檢查於手術前確詳細施行，毫無疏忽（病歷證明），而法院鑑定亦認爲痲藥過敏性反應休克而死，患者體格並無禁忌應用此項痲藥之報告，則檢察官提起公訴之兩點理由全屬彼個人之主觀見解，並未參考法醫及其他醫學機關意見。以此而提起公訴，則錯誤不能避免。並檢察官認爲身體檢查未明確，則可於驗屍之時，詳加驗查，並可行屍體解剖以求確實，不應草率而妄加罪名。如此提起公訴，實爲同人等所不滿而不服也。

（二）至於過失殺人在法律上之意義指「應注意而未注意，應預防而未預防稱之」。而本案中錢醫師對該患者身體先有詳細之檢查，以便發現有無禁用腰髓痲醉之處，故病人之身體及血液小便均有詳細之驗查，（可有病歷爲憑）且手術進行時，有專司注意病人之情況。及至血壓下降至104/mmHg時即行痲黃素注射，此足見應注意之事，應預防之事，盡皆做到，則過失殺人之罪實無法成立。

（三）刑庭之判決，毫無理由，查犯罪必須有事實。

醫師犯過失必須有醫學上證據。此種根據必由於法醫之鑑定及醫學專家之評定，此案詢問期中，地方法院曾函中央大學醫學院及鼓樓醫院，關於腰髓麻醉之疑問，而該兩院一致認爲腰髓麻醉發生休克致命，實爲不可避免之事，而本院亦曾以此種問題詢問南京市醫師公會及中華醫學會南京分會，亦承答相同。而首都地方法院推事既不根據法醫鑑定，又不根據各醫學機關之解答，即判處被告一年又六月之有期徒刑，而其判決書中理由主要爲「當時張鎮瀛在院守望，比詢及吳姓醫師云，有心臟病，被告於本院審理中，亦承認不諱，而上項麻醉藥劑尤爲心臟病者所不宜」。查此點全非事實。「比詢及吳姓醫師云：有心臟病。」此句僅憑告訴人口頭之言，豈竟可作爲法律上之根據？法院如認此點爲判決之根據，應將吳姓醫師傳訊，詢問究竟，現僅憑告訴人一面之辭作爲根據，至於被告對刁永泰之身體檢查，並無心臟病之發現，亦無心臟病之記載，（詳見病歷及麻醉記錄。病歷中有二位醫師之檢查記錄可查，原文存法院）。且被告於偵察庭後曾由院代遞申請書內，詳載患者心肺腎神經均健全，且於辯論終結日，錢醫師曾申辯兩點云：刁永泰確無心臟病、若原告認有心臟病可疑，可行屍體解剖將心臟作病理檢查。現疑死者有心臟病，有何根據？且告訴人（即張鎮瀛）云患者服務五年中身體健康毫無疾病，此亦可證明患者無心臟病，如有心臟病定有心悸腿腫之症候，不可担任旅館茶房之工作（刁永泰爲一旅館茶房）且歷次口供被告均否認死者有心臟病，今法院云患者有心臟病，實無根據，且與事實不符。今地方法院曲解事實，不辨是非，深非同人等所能明瞭也。

（四）腰髓麻醉發生休克，乃對麻醉藥有特殊過敏反應而發生，此種事件發生約爲千分之一—五之間，中外醫學書籍均有此記載，抑且中外醫院均有此事件發生，而首都地方法院竟不予承認，蔑視醫學原理實爲駭聞！

由於以上四點同人等對於此次錢醫師被判徒刑，不但深爲詫異，莫明原由，抑且羣情惶惶，深覺醫師在法律毫無保障。蓋吾同人在院工作晝夜不息，載勞載勤，原以服務人羣爲職志。茹苦含辛，莫不以病人幸福爲前提。如此處境之下，若再不得法律之保障，則誰願任此重職！試問意外之事件何處無之？蓋目今醫學尚未到盡善盡美之地，醫師救人有志，然危亡險症挽回無術，惟捫心自問已盡最大努力，可以問心無愧。請問法官憑何根據，妄加罪名？以此種醫學上尚無挽救辦法之死亡，即算作醫師之過失，今後尚有何人敢爲公服務，敢作醫師之職業？同人等今日在院均可有意外事件之發生，換言之，均有被判處徒刑之機會，則人人自危杌阢不安。且聞告訴人竟附帶民訴，索取巨款，此等行爲，足以窺告訴人控訴被告過失殺人之本意，實爲人道及常情上所不容。醫師爲人手術，盡心盡力以赴，汗雨所不計，其愈也醫師不但無一毛之得，間或寢食均廢。醫治無救，反以醫師爲罪，天下竟有如此不公之事！想吾國醫學尚在發靱時期，亟須栽培。今若對醫師如此摧殘，則中國醫學前途更不堪想像。同人等激於義憤，爲中國醫學前途計，不能不據理力爭。務求弄清事實，明瞭是非，非至全案昭雪誓不甘休，願一致爲後盾，同爲聲援，特此陳書伏祈

警察是幸此上

南京市立醫院全體醫師同啓

上海市醫師公會對南京市立醫院刁案之宣言

（上略）乃近一年中，醫病糾紛之事件竟紛至沓來，哲者寒心，識者側目。今不幸而此事發生於國際觀瞻之首都，國家領導之院市，國庫設置之機構，國校出身之醫師，更不幸而爲地方法院判處徒刑，是不啻自毀教育之譽，自塞醫學之途，自損法律之嚴，自暴政治之弱，實不可謂非我醫界法界之一大損失，一大恥辱也。本公會鑒於案情出入之重大，吾醫界今後之困難，尤關科學前途之隆替，國際地位之浮沉，不憚四處採集材料，日夜相互推敲，歸納結果，對此事件之醫學及法律觀點，厥有數端：

（一）凡執法之識，最重證據，尤關醫病糾紛案件，極應注意者四點：即醫之診治，藥之種量，病之緩急，體之個性。對於前三點注意與否，有病歷等物證可徵。若後一點，則當今醫學尚無前知之法，故剖檢其屍體即爲鐵般之物證。

（二）心臟病似爲本案件罪犯構成之癥結。然所謂心臟病，有官能性與器質性之分。官能性心臟病除休克外，極少致命。器質性心臟病，症象不一，一經剖檢，物證自明。唯官能性者，雖檢無徵，故病人因休克而致命，各國均不罪醫師。

（三）心臟病問題　據本案中法庭記錄及判決書，根據原告張鑄瀛詢及吳姓醫師，僅有姓而無名，且未票傳到庭作證　在法理有姓而無名者不能視爲一種證人。其輾轉傳來之語，亦統不能視爲證言。憑空拉砌，既與直接訊問之原則有違，何得引爲判罪之基礎。

（四）法醫及專家之檢定書與報告，原爲解除法官無證之困難。在法庭解決刑事案件上極重要，又極有利。茲讀判決書，併稱「業經本京鼓樓醫院及醫師公會函復可稽」是並不足爲證明死者有心臟病之根據，而只能爲如有心臟病應考慮施行麻醉之注意（但南京醫師公會並無此項解答）。

（五）法醫之檢定報告　萬一法官有不滿或疑問時，極應另再指定或委託其他法醫或學術團體，重加檢定。此爲法庭通常之順序。今既認法醫之檢定爲未滿，自應別求佐證，以明被告之是否有責任。設不別事搜集證據，依法祇能爲有利于被告之判斷。犯罪事實應依證據認定，如無證據即不成立犯罪事實。

（六）據調查報告法庭記錄發見錯誤多處，如錢醫師疏忽診查死者有無心臟病，及 Novocain 用量等之誤記。然此等事實皆有醫院病歷可稽。又法庭記錄實際並不朗讀，亦未交被告閱看，而當庭命令被告簽字又在另一空白紙上。此種事實，要爲共見而公認。故筆錄上顯然錯載而不近情理之用藥量數字，當然應加更正。即其他陳述，自當准由當事人依照事實，加以改正，免致供詞與紀錄得相反或殊異之結果，而強使被告認可。茲更就醫學觀點總述之：

（一）急性闌尾（盲腸）炎原屬危症，盡人知之。今吾醫知其不可爲而爲之，乃科學醫之信條，科學醫之本分，亦卽仁術，亦卽大無畏精神。決不如舊醫之輕言「另請高明」等語。然處此社會，轉不免招從井救人之譏。

（二）急性闌尾炎臨不得不割治之危機，病家應有一種覺悟，不割必死，與其徒斃不如死裏求生。故結果不良，不可驚爲意外，歸罪醫家。

（三）Novocain（美名Procain）乃現代麻醉藥中最進步最安全之品，如必需麻醉，舍此何求？

（四）無論患有心臟病，或其他嚴重合併症，而必需用麻醉時，惟Novocain爲最適用最安全。此爲世界公認之事實。

（五）人體與體外物質接觸時，饒有微妙神祕之關係。普通最明顯而易解者，例如飲酒。甲體小如拳而能傾百壺，乙腰大十圍，反醉于一盞。然絕無人能於事前預測而知之。Novocain雖在現代爲麻醉藥中之翹楚，但據Goodman, Gilman 1945及John S. Lundy 1945並Zintal 1946諸歐美名家之報告，謂具有特異質之病人，常遭意外之死亡。

（六）腹腔手術而應用脊髓麻醉，爲近代麻醉學中最進步之法。最近雖亦有主張可用局部麻醉，而施行者，然其例不多，其果未定。

（七）現今醫藥治療成績原則上，居百分之八十以上者，認爲滿意。從未有收獲百分之百者，事實均可證明。

（八）市立醫院爲官立機關。政府因信其人，而委其主院。信其人而委其主治，自應平心靜氣，由種種方面，而加以調查推究。被告有利或不利各點，均應加以注意。今觀本案殊有以庸醫目之之失，結果殆直接不滿市立醫院，不啻間接不滿政府也。

（九）錢明熙醫師爲西北大學出身，有相當學力，相當經歷。今謂其治病不當、而不搜集確有應注意或能注意而不注意、質諸錢醫師，亦無合理合情合法之答復之的確證據，而貿然入之以罪。直接不信任錢醫師，不啻間接不信任國家醫育也。

（十）世界各國凡有關學術事件，必決之學術機關。因之法庭有指定專才出庭作證之權。專才亦負應召出庭作證之義務。醫學尤關人體微妙，決非意想所能一窺其底蘊，必根據事實，始得證明。關涉學術專門案件，自非經專家，以該專門學術團體加以詳晰之鑑定，決不能輕率判斷。至本案之吳醫，是否有不負責任之言詞，依法不應採信。（下略）

上接第三面

張。卽以南京市立醫院的刁案爲例，患者有無心臟病，是地院裁判的關鍵之一，但是卽無身後檢驗的根據，則殊難令人心服。至於患心臟病者可否施以麻醉劑，雖爲另一問題，自亦不得一概而論。心病種類，病勢輕重，皆爲施用麻醉劑前必須考慮的問題。若患者故後曾經病理解剖，詳爲檢驗，一切疑問，可望迎刃而解。非但醫者可以增加識見，法律上亦少困難。是以身後檢驗一事，亟宜立法強迫執行，法醫專家，須於此中求進一步。十五世紀之醫學知識與司法行政均不適用於廿世紀。用十五世紀之司法以繩廿世紀之醫師，尤爲不可。國際門戶大開，中國人已是不能不在這世界的舞臺上扮演一個角色。不能妝生，也得扮末，怎能專去小丑，供人的嬉笑！謹向司法界進一言！

醫學進步的重要因素

吳在東

『中國從事科學，已有近百年的歷史，因為各種障礙，醫學進步得很慢，其最大的阻力，就是病理解剖難以實行。

人死了變成屍，屍是已經失去了生命的東西。牠本身無知覺，正如一把木柴，或一塊石頭。無論如何愛惜，屍體終歸腐爛。何不任科學家利用，造福現代與後世？』

四年前，福建省立醫學院的解剖科，因爲沒有教學材料，在義地裏採取了一些死人骨頭。當地人就大興風波，鬧到法庭。郭沫若先生因而有所感觸，發表了一篇『死人拖着活人』的文章，指出一般民衆的無知，阻撓醫學的進步。接着又有谷鏡汧先生的響應，說明了屍體解剖的重要性。可是這二位先生的苦口婆心沒有多少人理會。在抗戰時期的民衆，或關心衣食問題，或忙於投機取巧，那裏有閒工夫來管屍體解剖的重要不重要？當時筆者本想替郭谷二先生搖旗吶喊，但事不可爲，心就冷下來了 現在本刊編者要我寫這篇文章。我最初的反應是：生民塗炭一如四年以前，當前的迫切問題還是衣食住，一切建設無從做起，有何可談？但望拋磚能引玉。大家多注意屍體解剖的問題，亦許數年後能有一個屍體解剖運動。這是一個祈禱。

屍體解剖，在先進的歐美各國已經普遍化了。只有在中國才成問題。不但一般民衆反對，所謂有識之士，政府大員（他們應該是革命先鋒，因爲他們自命是革命的）亦不能贊助。其故何在？民衆（包括智識份子與政府大員）之缺乏了解與迷信，爲一原因；但最主要的阻力爲活人愛死人的感傷情緒 Sentimentalism。請先將此點加以說明：

人死了變成屍。屍是已經失去了生命的東西 牠本身無知覺，正如一把木柴或一塊石頭。你對牠三跪九叩，或把牠放在火葬爐裏，對於牠是一樣的空虛。死人對於活人，可說是撒手西去，一切皆了。但活着的親友對於死者，不能一別就了；爲着這生前和他朝夕共處，或時相過從的親友死去而悲痛，恨不得死者能夠復活；他對於死者生前的情感變成對屍體之極度非理性之愛護。明知屍體必須腐爛，最後只剩枯骨，還得衣以綢錦，安置於高價棺木之內。從理性方面來說，這是一件蠢事，但在情感上已經成爲習俗了。

我們所不能了解的：有人對於活着的人漠不相干，甚或驅之於死地，但對於死屍則盡保護之責。譬如在大都市成千成百的乞丐沒人管，任他餓凍至死，死後就有慈善機關送棺材。在醫院中常有無依無靠的病人，平日無人探望，若不幸身故，親友忽然出現，棺材亦備。一個求知心切的醫生，偶在屍內取出少許病理組織，從事研究，卽被控於法庭，被報紙作惡意之宣傳。這種種情形，使人不禁有：『對活人何其薄，對死人何其厚』之感。

活人對於死人的情感因素，是未能利用屍體以求醫學進步的大障礙，這就是郭沫若先生所說的「死人拖着活人」的意思。但事實上死人無知，不要拖活人，而是活人硬要抱着死人的悲劇。

現在我得說明屍體解剖是什麼一回事，和牠有什麼重要性，值得我們嘵嘵不休。

屍體解剖可分二種：（一）普通解剖。其對象是沒有病的或暴卒的屍體。解剖目的在於研究人體的構造與機能。每塊肌肉，每根神經，每條血管，每個內臟，都得仔細的考量，剖解研究。醫學生第一年的主要工作，就是屍體解剖。正如學修理汽車的，學修理鐘表的必須通曉各項機件。但是人體的機構比最複雜的機器還要複雜奧妙。人體是一個小世界，有無窮的眞理在藏着。（二）病理解剖。這種解剖的對象是病死的屍。其目的在探索病者之死因，與其所經過之病程，幫助臨床醫生證實或推翻他的臨床診斷，及發見臨床醫生無法診斷的病症。此種解剖多半由病理專家主持，解剖完後，常要採取少許有病組織，在顯微鏡下或用化學方法去再加研究。並將所得之結果會同臨床醫生再加以檢討。因此醫學得以進步。Siegerist（舉世聞名的醫學史家）說：『一個國家醫學進步的程度，可以用屍體解剖的數字作指數』。這句話毫無過分渲染。在歐美國家的醫院中，屍體解剖的數字與病人的死亡數字，約爲一百與九十以上之比。換句話說，在十個死人之中，至少有九個屍體可以備解剖研究。一般而言，病人死後廿四小時內，家屬若不提出反對，醫生卽可施行屍體解剖。奧京維也納之中央醫院更有一條規定的法律：凡在醫院死亡的，無論爲誰必須施行屍體解剖。讀者無疑的聽說過德奧或英美醫學之昌明，現在可以知道其中的原由了。中國從事科學已有近百年的歷史，因爲各種障礙，醫學進步很慢，其最大的阻力，就是病理解剖難以實行。以南京中央醫院來說，病理剖驗和病人死亡數目的比例爲一百與五至六之比。卽在一百個死亡中，只有五個可施行解剖。這不怪醫生，只怪同胞們太愛惜死人了！

除了上述的醫學教育與促進臨床醫學的進步外，屍體解剖的普遍化還有其他的重要性：（一）可以得到精確的死亡統計及主要死因，因此可以採取適當的保健或衞生措施。這就是說，從衞生行政方面看，屍體解剖普遍以後，對於民族健康將有很大的貢獻。（二）在學術獨立的觀點上，可以有中國人自己的人體學。我們現在所用的解剖學，是根據於白種人身體寫出來的，白人的身體構造，雖與中國人大致相同，但不無小異，尤以內臟的大小重量以及各種疾病率，有明顯之差別。我們因未有本國的人體學，和病理學，一向是以白人的種種標準作爲標準！假若我們有了自己的標準，在臨床應用上，當有準確的指導，在比較人類學與比較病理學方面，亦將有貢獻。這一點，我特別請教育部與學術界注意。

屍體解剖的重要性，已如上述。現在我要敬告讀者和全國同胞們：科學的醫學（或稱西醫）有今日的成就，全藉最近數百年歐洲醫學者的努力研究。他們利用了千百萬的屍體尋求病理之眞諦。結果醫學相當的昌明了。在西方文藝復興時代，意大利是醫學中心。後來這中心移到荷蘭，不久又移到法國。法國在十九世紀之前四十年，醫學極盛一時。但醫神忽移宮於維也納，不久又安居在德國，一直停留了七十餘年。現在美國與蘇聯皆蒙醫神的青睞。她亦曾到過日本，但從未來到中國。我們作何感想？現在中國名爲五強之一，其實一切未能獨立。欲做強國的國民，就得走上進步的路。一切有利於進步建設的事業，都得破除成見與習俗，以促其實現。屍體解剖是利用廢物以建設醫學的一件事，於民族有利，於世界有利。對於死因完全明白了，家屬亦不會和醫生胡鬧，傷他們自己的腦筋　無論如何愛惜，屍體終歸腐爛。何不任科學家加以利用，造福現代與後世？何況病理解剖多半只限於內臟的檢驗，毫不殘傷屍體的外形？內臟取出，可用藥水保存。

其次作者要向政府大員們呼籲。中國樣樣落後，諸公諒已關心。凡有促進科學文化，改善民生的種種事業，都應提倡，都應實行。陳志潛先生在前期本刊曾指出：「衞生事業是政府的責任」，一點亦不錯。其實一切興革的事業，都要諸公出力，才有辦法。因此我們請求政府用革命的精神制出一個進步的，便利醫生剖屍研究的法律，把開倒車的遺害民族的「現行屍體解剖法」一筆勾消，無論如何，不要和有志上進的醫生爲難，使他灰心。屍體解剖不是好玩的事，不上進與無學識的醫生根本對於此道不感興趣。用盡方法採取病理材料的人，是好學，求眞的科學家，政府應獎勵，應該幫助

新聞界記者先生們，亦請在宣揚文化督促社會進步的立場，對於醫生在科學上的努力，加以扶持，引導民衆向前進，不要向後轉。

各醫學院各醫院的主管先生們也請注意，病理解剖室常常在不雅與污穢的環境裏，房子每常太小，設備常常不夠，有的醫院連一個解剖室都沒有，這是被環境征服或本身對於屍體解剖不加重視的象徵。我們必得改變作風。屍體解剖室裏應如外科手術室一樣的能吸引學生和醫生。室外必須有使人愉快的環境。這種設施不但對於屍體的親屬有好影響，對於來習病理的醫生們亦是一個使他們欣然來學的條件。屍體解剖普遍化的工作，除了要求民衆同情外，先要盡其在我。

最後有一點建議供獻與行政當局以作本文的結束。在我們這種愚昧落後的社會裏，應當以政治的力量推進醫學的研究，強迫身後的病理檢驗爲其中重要的一門。先擇定幾個大的城市逐漸推行。凡遇死亡都須經過病理解剖，始得裝殮抬埋。在市政下還未能設置適當檢驗機構，或是缺乏此項病理專家時，不妨委託醫學教育機關代辦。至低的限度，醫學院校的附屬醫院和各地國立中央醫院的患者，身故後，必須經過身後的病理檢驗，以謀中國醫學的發展。這種辦法的起初，必然遭遇愚昧的反對，但行之既久，也就司空見慣，不以爲意了。爲了中國的醫學着想，希望開明的當局，善用政治的力量。

同位體在蛋白質代謝研究上的新成就（上）

中央衛生實驗院
化學藥物組　劉培楠

引言

動物體內的代謝（metabolism），是包涵着許多連串的化學反應。生命的繼續，就賴有這些化學反應，猶如機器的齒輪一般，一個挨一個，不能有一個損壞，否則一切便停頓了。凡是學習生物科學的人，沒有不知道代謝是動物生理上一個基本，最重要，而又是最難了解的問題。動物的食物，宛如機器內動力的源泉，是不能缺少的，要繼續不斷的供應，代謝作用才能繼續進行。但是食物的營養成分，在動物體內所起的許多連串的化學變化，就不像機器裏面作用的簡單；究是經循什麼步驟，直到現在還不明瞭，因爲現今還沒有方法，可以由體內提出代謝的中間產物（intermediate products）來證明這些化學變化。

自從 Hevesy 氏（1923）利用同位體（isotope）來研究生物上的問題以來，就有許多學者隨着作了各種試驗，被採用的同位體的種類也很多。這些同位體在此處稱爲標示劑（labelling agent）。就是用一種同位體的元素，加到一個代謝物（metabolite）的分子上去，然後考查這個帶着特殊標記的化合物，在動物體內起變化後，留下了什麼痕跡，造成了什麼產物而排出；於是就可以按所得的結果，慢慢推敲出這些化學變化是循的什麼步驟。按目前情形看來，代謝的神祕難以久持了，已經漸漸顯露出一條解決的途徑。

本文所敍，僅就蛋白質的代謝，經用同位體氮，炭，硫作標示劑作研究而得的結果。

什麼叫做同位體？

講到同位體，不能不先提一提原子的構造。按元素的原子，都是由相等數目的質子（proton）和電子（electron）所構成。質子和大約半數的電子都聚集在原子的最內部，這個集體，稱爲原子核（atomic nucleus）。因爲質子帶有陽電荷（positive electric charge），電子帶有陰電荷（數量是相等的，都是 1.59×10^{-19} 庫倫（coulomb）的電量，兩者能相吸；以原子核這個集體而言，陽電荷多過陰電荷，所以原子核就呈顯陽性，這樣就可以吸住核以外的電子（稱爲行星電子（planetary electrons）。電子的質量很小，所以一個元素原子的質量，就全行集中在原子核裏的質子身上，所有的質子的重量，相當於原子量（atomic weight）。按照新的見解，一個質子能和一個電子結合成一個不帶電荷的中子（neutron），於是原子核便成爲質子和中子的集體，例如氮原子的核是14個質子和七個電子所組成，又可看作七個質子和七個中子所組成。

所謂行星電子在原子核外一層一層的排列起來（稱爲電子殼層(electronic shell)或軌道(orbit)），每殼層上容納電子的數目是一定的，最外殼層上的電子數目，最少是一個，最多八個。每一個元素原子的性質，就依最外殼層電子多少而决定，例如氮的行星電子總共是七個，接近原子核的第一殼層容納兩個，第二殼層有五個，這五個電子，稱爲價電子(valence electrons)。每個元素在週期表(periodic table)上佔一定的位子，就是依價電子的數目多少爲斷，凡是價電子數目相同而原子量不同的元素，都屬於同族。

行星電子的總數，成爲原子排列的序數，叫做原子序(atomic number)，原子序的數字愈大，表示核外的行星電子數目愈多，亦即核內質子和中子的數目愈大。

現在如果有個元素的原子，牠的原子核中的質子或中子的數目小有改變（原子量小有改變），但核外的行星電子數目不變（原子序不變），這個變後的原子，化學性質仍和原來的相同（在週期表上和原來的佔同位），這個元素便稱爲同位體。例如由放射性元素（就是能夠自動將原子核裂解，放射出甲、乙、丙、等射線的元素）鈾，鉎，所得的最後產物，都是原子序相同的鉛，但是原子量稍有差異，由鈾所得的爲206.1(Richards氏)，由鉎所得的爲208.4(Soddy氏)，通常的鉛爲207.21，這幾種同位體本身沒有放射性，稱爲穩定同位體 stable isotopes)。再如用液態氫逐漸揮發而分餾，使普通的氫氣先行蒸發，重氫（deuterium）就留在後面(Urey氏)。重氫的原子量比較普通的氫要重一倍，重氫是普通氫的穩定同位體。

若是一個元素的原子核，經人工的方法，將牠撞裂，亦可得到和上面所說相似的結果。譬如硫原子用中子來撞擊，硫原子核破裂後，能捉住這個中子，同時放出一個氫原子，硫原子變成有放射性的磷原子：

$$S^{32}_{16} + N^{1}_{0} \rightarrow P^{32}_{15} + H^{1}_{1}$$

符號上角的數字，表示原子量，下角的數字，表示原子序。這放射性的磷（P^{32}_{15}）和普通的磷 P^{31}_{15} 是同位體。因爲 P^{32}_{15} 的原子核中含有一個額外的中子，所以不安定，才有放射性 這稱爲放射性同位體(radioactive isotopes)

應用同位體研究代謝的方法

以往研究動物的代謝，大致從分析餵飼動物的食物和排泄物的成分入手，以所得的結果來推測代謝的過程，這究竟不能算是十分確實的證明。現在我們如果在 飼動物的食物上，做了標記，那麼此物的變化過程，就不難察出了。(一)所用的標記，如果是一種元素的隱定同位體，來替代某化合物中的該元素，這種化合物的分子，和正常的分子是毫無區別的，猶如在一城市的廣大人口中混有一個漢奸，是不易被辨認出來的。Schoenheimer 和 Rittenberg兩氏(1939)曾經察出在空氣和含氮的無機，有機化合物中，都含有原子量15的氮，(N^{15})，達 0.36 %。動物和植物的細胞經常和牠相遇，沒法能辨別何者是 N^{14}，何者是N^{15}，所以我們如製備一種化合物，增高其中的N^{15}濃度，動物喫下去後，在生理方面，不會發生什麽異樣的。再看重氫和普通氫的質量，相差竟達一倍之多，可是在體內作用起來，也是極少分別的。在另一方面看重氮和重氫，存留在身體的什麽組織內，在身體裏停留多少時間，在排泄物中連接在什麽化合物的分子上，我們都可以設法檢查出來。所用的方法很多，如利用質量上的區別，應用高速度離心器，擴散速率的不同，化學互易作用的不同，蒸氣壓力的不同等，將重氮和普通氮，重氫和普通氫分開。關於這些方法，本文不擬詳細敍述，現在祇約略舉一二種簡單的方法解釋一下。

重氫的測定，可以將化合物分解成水份，然後拿這水行反覆的電解（Lewis氏，1933），所得的重氫和普通氫的混合物，再用擴散法分離。

兩種不同原子量的氣體混合物，可以用擴散法去分開（Urey氏，1941）。在一容器的兩端，使有溫度的差異，於是在較熱的部分，就聚有較多而原子量較小的氣體，較重的氣體，便聚在較冷的部分。這個方法可以應用到凡是能成氣體的元素，例如碳，氧，氮，硫，氫等。

測定穩定同位體，最好的方法，是用質量光譜（mass spectrographo）法（Nier氏，1940）例如由一種氨基酸（amino acid）分解而析出的氮，放入真空中，用電子將之擊為離子，於是被一電磁場所吸引，經過一小隙，射入一個磁場裏，在其中旋繞，因有質量上的差異，旋繞的半徑也有差別，到達目標的部分也不同，在目標各部分所得的電流，便能表示不同離子數目的多少，由此不同電流量的比數，可以計出兩種同位體氮的比例。碳，氧，硫，氫等亦可用同法分析。

應用穩定同位體的量，不能過少，否則檢驗用的儀器便不能察出來，大約比數不能比這1:30000更少。

（二）所用的同位體，如果是有放射性的，施用的方法，和上面所述的相似。但是檢驗和測定的方法就不同了。這裏可以利用放射性來檢查牠的存在和測定他的含量，所用的儀器有計數管（particle counter）游離室（ionization chamber），和驗電器（electroscope）等（這些儀器的構造和原理，本文從略），因為這些儀器是非常的靈敏，同時用多量的放射同位體，對於動物身體有礙，所以我們祇要用很少量的放射性同位體便可以了。譬如應用放射性磷的量，在下列比例中 P^{31}.，P^{32}，不能超過 100,000:1（Loofbourow氏，1940）。

（下期續完）

傷風的研究

陳立予

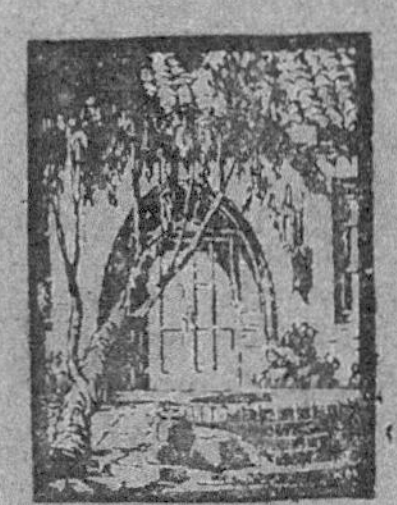

自從Dochez氏及其同人尋求傷風原因的研究開始後，直到今日已經有十年的歷史、充分證實傳染性傷風的病原是一種過濾性毒；而且是存在傷風患者的鼻腔和咽喉內、用其洗滌物來接種人類或猩猩，在大部分均可發生真實性疾病。後來雖有該過濾性物體能培育於雞胚胎組織的報告，現在對於這種觀察看來是不無懷疑的。此後因爲流行性感冒病原確實發現後，研究傷風的工作被影響掩蔽住了。從那時起，感冒的研究是順利有把握地繼續前進，而傷風方面的研究則愈來愈被忽視，甚至遺忘掉了，其原因顯然是研究感冒有大量動物及簡易方法可用，而傷風過濾毒還沒有可以感受的小動物。因此最近英國醫學研究會用人來作試驗，招得一班自願受試的人，他們和其他人們要完全隔離——除了穿隔離衣帶口罩每天巡視一次的醫師和護士以外——隔離期間是十天。在隔離起始三天以後就用試驗物給他們由鼻腔接種，其後有關傷風病徵的所有情況，一概小心地記錄下來。

現今已有很多大學生和其他人們願意來充當志願受試驗的人，其中有的在一年中已服務過二次，滿期時又來申請第三次，還有許多踴躍登記到本年年底的。志願受試者住的地方沒有什麼優點可以報道，在一個荒野寒冷的山頂上，那屋子雖還寬敞溫暖，設備却是平凡而簡單的。他們二人一組，在住的周圍地方可以散步，有大量書報供給他們自由閱讀；並且每一組有一具收音機一架電話給他們享受和使用，這點點的舒適，無疑的在參加一種重要科學試驗的意義上，該把這種奇異型式的生活來獲得人們愜意的。

每二星期有十二組志願受試者經由各種不同液體的接種，其中二組用已知傷風過濾毒接種，二組用普通肉湯作爲對照，這些成分不同的液體，從事接種工作的人們是完全不知道的，因此不可有成見偏心來預定結果。除上述四組對照外，其餘八組各接種未知試驗物，因爲確實能誘致傷風的強力過濾液在全體接種者中間大約僅含半數，而且每次祇有八組用未知液接種，因此雖然試驗機構已艱辛組成，而工作推進仍弛緩，但現今主要目的是要發現另外更容易而適宜的辦法來替代這既繁雜而又不合實用的方法。依Andrewes氏指出，在各種方法中間最有希望的是用發育的雞蛋來繁殖。因爲接種雞蛋有四種不同的途徑，其發育期的不一樣亦可影響結果；還有，用這方法已試驗過六十種不同的過濾毒了，四分之三是獲得成功地繁殖的，因此有很好理由希望這最簡便的手續可以適用的；並且在二十位志願受試者用正常蛋內液體接種只一例顯示傷風，三例可疑感應。

現在關於活動性過濾毒性質的許多基本知識，已經獲得了。譬如在Harrow地方有一次用二十名感染流行性傷風男孩的分泌物合在一起，而稽貯於冰箱，用作各種試驗，所得結果如下：（一）該分泌物的濾過液在-76°C下冷藏可保持活力達四個月以上。（二）在-10°C可保持一個月，在+4°C可保持三天。因此該種濾過液是能用普通冰箱來替代封裝二氧化碳雪作爲運輸用的了。（三）稀釋對於活動力的影響還未確定，而其濃縮物亦未獲得。（四）用有規[illegible]濾膜，分子的大小已被確定。約等於流行性感冒過濾毒。（五）接種傷風濾過液後的潛伏期常常是二天有時一天，三天，或更多天。病徵全部很輕，大概因爲沒有合併症的可能。一件有興趣的而不易解說的發見，是獲得由接種受試者在天然傷風之後，其由人工接種而得到的陽性結果，對間隔期間長短是無關的，希望這不是傷風過濾毒有許多抗原性不同的種族的表示。

這研究工作進行的情況，雖然太緩慢，大多數研究家正有興味地在注視着它的發展。至少我們可以知道，一個醫學上平凡而難決的問題，現在有多數專家們已開始迎頭趕上去，有條有理地來處置解決它了。無疑的，他們勇往直前的動機，是並沒有想到要得到什麼很快的結果，況且照過去流行性感冒工作上的明示，就是病原毒得到證明，對於預防和治療並不一定有益。也沒有人預先能知道最後發現的場所是在免疫學上，化學治療學上，或純粹衛生學方面，但是最少由於化學的及其他方法的實驗室空氣消毒的工作，也在遷到同一研究室集中進行。空氣衛生的方法，在呼吸傳染的效果上說，是很實際的步驟，這一步工作可能成爲很有價值的，研究傷風的副產品。

（Brit.Med.J. 1:627,1947）

本社鳴謝啟事

（續第一卷五期第十五頁）

熊鑑祥先生 李柏森先生 王紹榮先生 李耕田醫師 李朝樞先生 艾幼和先生 周養浩夫人 共九十三萬元 趙良勛先生 李卓英先生 唐培根先生 以上各捐五千元 沈秀璋先生 徐洵平先生 以上各捐五萬元

十萬元 五萬元 王鍾山先生 譚蘊濤醫師 陳之傑先生 楊雲堡先生 三萬元 （劉震華醫師捐募） 梅文象先生 賀洵先生 洪士元先生 傅學洵先生 王成林先生

劉琴秋先生 陳巨祿先生 黨士英先生 吳企帆先生 李國章先生 許叔榮先生 黃伯瑛先生 合捐一萬五千元 陳璟先生 陶國泰先生 共十萬零五千元 杜玉河先生 姜吉甫先生

五萬元 郭紹彬先生 湯玉周先生 楊伯涵先生 劉佩久先生 錢文英先生 五萬元 解志賢先生 黃兆開先生 （程玉麐院長捐募） 陳阿貴先生 房化之先生

許正卿先生 王常和先生 孔慶祥先生 以上各捐一萬元 嚴銑先生 朱鶴聲先生 鮑寶珠先生 劉宗模先生 李孟輝先生 伍正誼先生 馬鳳堯先生 謝子亮先生

十萬元 何施氏 任紹錦先生 葉宗有先生 以上各捐二萬元 一萬元 黃貫先生 黃黯芳先生 馬泰先生 孫少林先生 張百川先生

姚以德先生 陶鉄樵先生 郭內侖先生 林子賢先生 周國棟先生 翁重之先生 陳學詩先生 韓茂源先生 藍景廬先生

五萬元 彭新民先生 劉清云先生 阮爲瑛先生 五萬元 耿成祥先生 譚誠先生 于振聲生先

（下接封底裏面）

冬天的季候病——凍瘡

羅嵩翰

秋深了！風在無情地刮着，草原上發出刺耳的聲音，砂石隨着北風翻滾，樹葉到處飄零，愛喧躁的雀兒，躲得連影兒也不見。那路上的行人，有的攏著袖子，有的縮著頭頸，好像畏懼那兇猛的寒風。這都是象徵着秋天已快過完，嚴寒的冬季，緊跟着就要到來。

在天氣忽然變冷的時候，最易使人受凍，尤其是手指、脚趾、鼻尖、和耳殼等部分，更易受凍 可是，人們往往狃於「寧過三冬，別過一夏」一句老話的傳統觀念，容易因疏忽了保溫，得到意外的疾病——凍瘡，意外的不舒適，違反了比較「寧願」過活的願望。

然則，凍瘡是怎樣起的？

分析「凍瘡」的原因，我們可以歸納兩點來說：第一點，是血液循環太弱，即所謂「內因」。第二點，是寒冷傷害了局部的組織，即所謂「外因」。

凍瘡初起的特徵是：「疼痛」，「搔癢」，「紅腫」，和「灼熱」，倘由冷處跑至熱處，將使患處痛癢得更加利害，非常惱人。若是在凍瘡初期，處置失當，就會發生水泡。水泡破潰了，流出黃色或血色的液體，甚至皮膚腐爛，形成淺的潰瘍。若潰瘍生在脚跟或足趾等處，可因腫脹疼痛，使人寸步難行 所以，希望大家勿以「皮膚小病」而疏忽，還是及早預防為妙。尤其曾患過凍瘡的，以後容易再犯，應當早期防備。

預防法的第一要諦：是在先要消除其「內因」和「外因」。這裏有幾個常識，可以幫助大家去預防凍瘡，分條列述於下：

（一）在天氣還不十分冷的時候，每天晚上可用熱水泡脚。洗後就用力摩擦，使皮膚發熱，再立即揩乾，擦上撲粉。

（二）面孔及耳、鼻等處，每次洗滌過後，應拿一條乾毛巾擦擦，使它生熱、柔軟，並加速血液的循環，不使一點水濕留在面孔上，這可避免受凍。自然；避免冷風吹襲，攝取滋養的食物（如富含脂肪、蛋白和維生素的食物），多事運動，還是抵抗凍瘡的先決條件。

（三）穿的鞋子大小或襪子太緊，這都是能阻礙血液流行，造成凍瘡的原因。所以，鞋襪必須寬鬆舒適，並須時常調換，保持乾燥和潔淨。綁襪帶子也不要太緊。倘遇天雨和涉水不慎，把鞋襪弄濕了，就該立刻更換，不可躭擱。

（四）最近流行的玻璃襪子和玻璃皮鞋，都是有損無益，以不穿為上策，絲襪子也要趁早收藏起來。冬天脚上應穿毛襪，出外時兩手戴上手套。鞋子也要輕暖，毡或絨製的，自然比棉製的好。

（五）晚上睡着了，不要以為把頭

縮在被窩裏面，就夠暖和了，下肢蓋得太單薄，依然是抵不住寒冷的。

（六）不要以爲圍爐烤火，是避免受凍的妙法，也許一天烤了八小時火，僅僅上得一回廁所，或溜得一趟街，回來就喊傷風了，或脚趾凍瘡了。這因爲室內和室外的溫度，通常是相差很遠，而大多數人身上穿了衣服，在房子裏走進走出，却內外如一，沒有什麼兩樣的。在室內，室溫不免要高些，一到了外面，沒有尖風便罷，萬一天時不好，尖風如割，自然很容易受凍。所以，我們要防免受凍，就該當心寒暖，非時常審察室內外氣溫的變遷，養成加穿衣服，或是脫去一部分衣服的習慣，以便調節體溫不可。

（七）假如手指或脚趾，不幸而凍得紅腫了，那麼，千萬不要馬上就把它接近火盆或熱水；因爲受凍部位的皮膚，不能應付這種急變，將要發生潰爛的情形。最穩妥的辦法，是先用冷水輕輕地摩擦，使它生熱後，再接近熱暖的環境。

患過凍瘡的人，都覺得這一病頑固而惱人；其實，假如早期處置得當，也有好得很快的。這裏有幾個簡單的療法，可幫助大家去處理凍瘡，茲分述於下：

（一）假使已經發現了被凍的現象，則除了努力保持溫暖以外，更需耐心處置。每日用冷水和熱水輪流浸洗數次。若是皮膚已經變色的，就應注意清潔，以防染毒。

（二）受凍的部位，有時會癢，會痛，也會發熱的。此時可用棉花蘸些碘酒搽搽。若是把一份碘酒，一份松節油和八份酒精配合起來，以處置初期的凍瘡，那更妙了。不過這種配合劑在用的時候，還要振動搖勻。

（三）凍瘡初期如果處置失當，就會長成水泡，水泡潰破，就會腐爛。這時候，必須馬上用無菌的敷料，把它保護起來。如果一時找不到敷料，也得注意不要讓生水弄到凍瘡上面，或用不潔淨的東西去包紮它。藥物以一份石炭酸，二份樟腦和二十五份凡士林配合而成的軟膏，很合用，硼酸軟膏也可應付得來。

（四）對於經時很久，頑強不愈的凍瘡，若用電流治療，有時可以有效；用乾熱法或紫外線照射也好。

（上接第二十一面）

金萍又問：「那麼像張銓，我們應當怎樣照應呢？」

「這是一個很好的問題，關於張銓，以後我要和體育主任談，他不能走天橋，他不能翻鐵打，他不能游泳，因爲怕他一旦發作了，會摔死或淹死的。假使你們去參觀工廠，可要讓他隔離機器遠一些，不要讓機器給他絞了進去，在街上要特別照應他，不要讓汽車撞了，還有，你們不要和他開玩笑，有病的人，是最需要同情的……」。林醫生說到這裏，下課鈴聲響了，有的人忙着將書本擺進抽斗，有的人忙着在抽斗內摸皮球。

「好！下課罷！不過你們還有什麼問題？」

「可是！林醫師你還忘了注意一點！」劉元秀笑着說。

「那一點呢？」林醫生睜大了眼睛。

「你忘了叫張老師不要再敲我們的頭！」

全班都笑了，林醫生也笑了。林醫生說：「這個不算！這個不算！不過我可以叫他改打手心。」

生理衛生的一課

·偉·

我們學校的生理衛生課，一直由王老師講解，王老師從前是學體育的，所以他講的也離不開體育，不是跳遠需要四頭肌和縫匠肌，便是游泳需要胸闊肌，全班的同學，對於這些肌呀，骨呀，神經呀，都感覺頭痛。自從王老師請假回家，請了他的好友林醫生代課以後，生理衛生課變成很有趣味的課了，特別是今天的一堂講解，是我們自有這門功課以來，最精彩的一堂。

事情是這樣的。當我們正在聽林醫生解釋消化的生理時，坐在我的左邊的張銓，忽然叫了一聲，那叫聲很怪，有些像小狗，又有些兒像老鼠，我正在想張銓爲什麽在教室裏面開玩笑呢？誰知待我把頭轉過去，張銓已經倒在地板上了。

林醫生很快的跑下講台，同學們也離開了各自的座位，大家都擠上去看，究是怎麽一回事。張銓仰臥在地上，眼珠朝上翻，眼白上的血管脹的通紅，好像他要殺人似的，他的手與脚全在抽搐，嘴裏冒着白沫，白沫裏混了鮮紅的血。

「張銓在喫檳榔呢，看他吐出檳榔汁呀！」王福生在打趣，他是我們級裏有名頑皮學生。

林醫生瞪了王福生一眼，他說：「當家人在苦難中的時候，我們不應當袖手旁觀，尤其不應當將人家的痛苦，作自己的快樂，你們都學過急救了。現在病人就在眼前，你們想怎麽辦！」

大家都沒有作聲，祇見林醫生拿着一枝黑筆，用自己的手帕，纏在墨筆上，做成一個布棒。林醫生看着大家，笑着說：「你們的急救，都不能及格了。」

「可是，林醫生！你以前沒有講過這個病！」說這話的是劉元秀，我們都說她最會撒嬌。林醫生點點頭說道：

「不錯，今天我們可以讀到活的書本，你們看見張銓的嘴裏流血嗎？因爲他失去了知覺，自己咬破了自己的舌頭，碰了這種情形，我們應當做一個布棒，趕快塞到她的牙縫中間，免得再咬着了舌頭。」

林醫師一邊說着，一邊將他剛做好的布棒，插入張銓的牙縫，他隨又抬起頭來，問我們：

「張銓的嘴唇有什麽特別嗎？」

「發紫！」大家異口同聲的回答。

「爲什麽呢？」

「因爲呼吸困難」。

「不錯！那麽有什麽急救的法子嗎？」

這個問題提出後，很久沒有人作聲，林醫生的眼光掃射着每一個同學，最後看着金萍。

「你是班上的衛生幹事，你當知道一些？」

金萍回答道：「將他的領帶解開，將他的扭子鬆了，必要時行人工呼吸！」

「金萍說的不錯，我們照他的辦！」林醫師給張銓解衣，這時張銓的抽搐已經過去，他閉了雙眼在睡覺，我們能聽到他的輕微的鼻息。

「現在可以叫校役進來，送張銓

到衞生室去，你們中間找一個人跟了去，其餘繼續聽講。」

馬上便有好幾個人舉手，願意送張銓，這幾個人都是平日不太喜歡念書的。

林醫生回到講台上，叫舉手的同學都站了。「你們護送他去的人，必須對於病情很熟悉，那麼你們可以供給醫生一些材料，不然跟去毫無用處，我現在問你們幾個問題，看你們能不能答覆？」

林醫生的第一個問題是：

「張銓從前犯過這種病嗎？」沒有人答覆。

林醫生的第二個問題是：

「他有沒有在運動時傷了頭，比如一個棒球飛來正打在他的頭上！」

王福生急忙答道，「不過有一次他在課堂上睡着了，張老師在他的頭上着實敲了兩下。」全班同學都笑了，林醫生也笑了，林醫生說：

「這個不算，不過你們平日運動時，一定不要傷人家的頭，頭部受了傷，可以發生抽搐。」

林醫生又問：「張銓開始抽搐時，是兩邊一齊起呢？還是一邊先抽呢？因爲這一點很重要，從抽的地點，醫生可以追溯到，大腦皮質上那一點受了傷，假使全城的電燈全黑了，毛病多半出在總廠，假使是你的一家電燈黑了，你不會怪電燈廠，你一定先去看看自家的保險盒，這兩件事的理由是大致相同的。」

林醫生還問了好幾個問題，沒有一個人能答覆，因爲我們都沒有仔細觀察他的全部發作。

「張銓究竟是害的什麼病呢？」金萍大聲的問。

「他害的是羊癇瘋，他的表現是抽搐，發生抽搐的原因很多，但也有找不出原因的，大腦皮質是知覺及運動的最高中樞，如果他受了任何機械的或化學的損害，人便會失去知覺而抽搐起來……」

林醫生話還沒有說完，王福生忽從座位上大聲叫道：「林醫生！劉元秀說女子有了小孩也害這個病的！」

劉元秀臉脹的通紅，忙起來聲辯：「林醫生！我並沒有說錯，我的嫂嫂便是這麼死的！」

林醫生點點頭：「不錯！有時女子懷了小孩會發生抽搐，這裏面的原因現在還鬧不清，大概是懷孕時有一種毒素，在血中循環，使大腦皮質受了損害，於是發生抽搐。」

金萍忙問道：「我的小弟弟，還不到一歲，有一次發燒，抽的很厲害，是不是懷孕時的毒素，還留在他的身上呢？」

林醫生回答道：「金萍的想法是不錯的，可是事實上完全不是這樣，小孩子的抽搐很平常，因爲小孩子的大腦，皮質很敏感，稍有一些不舒服便要發生抽搐，發燒時可以抽，消化不良時可以抽，拉肚子時也可以抽。這與劉元秀的嫂子的病，完全沒有關係。」

「假使我們遇見這種情形，怎麼辦呢？」金萍問。

「我不是做給你們看了嗎？防止病人咬舌頭，防止病人呼吸窒息，要是他是睡在床上防止他從床上滾下來，關於他的發作，應該仔細觀察，報告醫生，使他們容易診斷，這種病的治法，因原因而不同，所以你們不要亂喫藥。比方，有的抽搐，必須開刀纔能好，喫藥有什麼用呢？」

（下接第十九面）

媽々經

一天生活的十件事

管蓀真

一日工作完畢，母親們到了晚上，除去結束和計劃家務外，同時也要想到她的小寶寶。下面所列的十件事，今天做到了沒有？關於每件事我日後再要細談，這次爲着便於記憶，不過是提綱罷了

一、清潔和皮膚的保護；現在已經深秋，小孩面部及手特別注意。指甲要洗淨後並塗油。雖然冷天不能每天洗澡，也要天天洗下部和脚。每週至少換衣二次。牙一長出就要先用棉花棍繠洗。

二、哺乳和飲食；一歲以上的小孩，需要補充其他食品。選擇食品要有營養價值，並要經濟。增加新食物的技巧和鼓勵小兒克服不喜食之物品，再再要母親注意！

三、哭是幼兒運動的一種方式，不必焦慮，又是幼童示威和威脅的一種手段，家人也不必屈服。先要查出原因，停止幼童的哭。轉移他的目標頗能收效。

四、母親們對於小兒每日所吃的東西很記得，但對於有無大使多不注意。其實每日不但要注意解便的時間，還要看看解出糞便的樣子，和解時有無困難的情形。如糞使大乾或太稀，應當想想吃了和喝了什麼？

五、睡眠是否安寧。睡之姿勢通常是仰臥或側臥，有時小兒易受驚嚇，訓練伏臥頗有效果，並可防後頭睡扁，睡眠次數與時間雖按年齡有別，但總要有定時。

六、玩是運動之一種，能鍛鍊身體，又有教育的意思，和啓發智識。玩的方式和玩物也要按年齡而異。現在玩具價昂，家中廢物均可改變爲玩具。玩是小孩生活的一部份。

七、日光及空氣：因爲天冷把小孩收在屋內生活，怕出外傷風，都是不對的。調節衣着，使小兒習慣在日光和空氣的環境中生活。在秋陽裏，從露出手脚漸擴大範圍露出腿臂都是有益。頭要置在陰影處。有風時，要蓋上薄毯。常給小孩水喝。

八、運動：四肢肌肉運動最早。年齡漸增，母親可以幫助其他部份的運動。運動時最好在戶外，但不可免強小孩提早坐起或行走。

九、訓練：凡以上各種生活均可與以訓練，由淺入深；從短時期漸漸增加時間；由一部份擴展至全體。例如：遵守時間養成良好習慣，既可以使母親計劃她的工作，又可使母子均得健康的生活。

十、記生活史：前文已述及記嬰兒生活之大綱，除爲兒童利益外，並可供給母親他日教養此兒及他兒之參致。

世界名醫傳

赫拉克來提（Heraclides of Tarentum）約公元前75年

李 濤

黑羅非拉斯氏和挨拉西斯特拉塔斯氏究竟誰是誰非呢？兩氏門徒爭辯不已，互相攻擊，各本師語，吹毛求疵，而且謂言強辯，竭力主張自己一派的學說。

此種辯論究竟有什麼意義？醫生主要的任務爲何？當然是治病。我們要再問治病究竟需要那些學說麼？無疑是用不着。造化玄奧，不能盡明，此點由哲學家和醫師同不一致可以證明。然而爲什麼都信仰希波克拉底斯氏而不信黑羅非拉斯？又爲什麼厚此薄彼呢？兩派學說固皆能言之成理，聽之不疑，且皆想解決治療問題。如果哲學眞能有功於醫師，則哲學家必爲最大的醫生。然而哲學家雖能巧言妙論，但不明醫術。而且醫術隨地不同。習醫的人應該按照羅馬的種種規矩，或埃及的，或高盧（Gaul）的種種規矩去實行才行。如果各地方的病由同一影響所致，自然也可用同樣的藥來治。又如果直接病因已經明白，便易求得如何治法。但是病因常不明，所以最好應該按照確切研究的結果去治。醫術也與他種技術一樣，經驗是成功的要着。老農良工是由實地經驗來的，而不是空談學理所能濟事。各醫生對於生理的和病理的意見儘可不同，但是都能治好很多病人。這是爲什麼呢？因爲他們的治法根據經驗，並不根據學理，所以說醫術生自經驗。

黑羅非拉斯氏和挨拉西斯特拉塔斯氏都是大解剖家，但是人體構造的知識對於醫生有什麼用呢？第一我們得先問活人的臟器是否和被解剖的死人臟器相同。縱然相同，治病也用不着知道各臟器的構造。最與醫生治病有關的是實地經驗而不是學說。簡單來說病得用藥來治，而不是吹大話可以好的

古時注重經驗的醫生很多，皆自稱爲經驗派，最著名的便是塔楞塔姆的赫拉克來提氏（Heraclides of Tarentum）。這派的理論創始於黑羅非拉斯的學生非力那斯（Philinus of Cos）。約在公元前250年至公元前第一世紀，黑氏學派的門人赫拉克來提氏始立下經驗學派的理論。當時懷疑論正盛行於醫學界。治療學將成爲純粹科學。時人羣相致力研究人的本性和病的性質 空論和臆說甚爲風行，但是經驗的和定量的自然科學，當時尚無穩定基礎；又因人類尚不明專心研究之道，妄想囊括一切知識，結果他們的思想不免流入空虛。於是經驗派乘時而起，正如羊水一流，胎兒立出，大勢所趨自易爲力，因之當時各種自然律的解釋，便全被擯棄。實地經驗派反對理論，要求與學說派相抗衡，用醫生的職責來警戒。此種爭議，嗷嗷不休。然而醫學究竟是科學，或者是技術呢？豈是最終不過是一種技藝而已呢？希波克拉底斯的門徒固然是藝人，然而敬重那些兼通哲學的醫師如神聖一般。他們

以爲藝術和科學，學理和實地經驗，須要兩兩相稱，缺一不可。這正是他們偉大的貢獻。反之，黑羅非拉斯氏和挨拉西斯特拉塔斯氏，一位是重經驗，一位是重學理，所以都失之於偏。

主張經驗論的人並未成立一學派，也沒有規定一種重要學理，讓自己那一派的醫師奉行。這派不過代表醫學上一種趨勢，他們所致的是治病方法。赫拉克來提氏也像那些前輩，只將關於經驗的方法，寫了一大部著作。他說：『醫學以經驗爲基礎；每個醫師的學識主要是仰賴自己的經驗』。又說：『人生壽命很短，個人所能得的經驗有限，所以醫生應該採取傳下來的那些其他醫生的經驗』。不論那一派開業醫生，自己由觀察都能得到經驗。凡是好方法不問出自何派都應採取。所以經驗派都是汎讀歷代文獻，而赫拉克來提也曾註釋過希波克拉底斯的著作。

然而開業醫生常常遇到若干特別的病例，毫無前例可援，這時惟有用類推的方法。所以在治療一種不明病時，首先便想到應用那些曾用於相似病，而且有效的藥品。選擇治法時，或就患病部位相似，或據藥物性質相近，以決定施用。這正是得到新經驗最好的方法。也是經驗派所採取的途徑，他們的學理雖與前輩的意見極不相同，但是仍然習讀那些前輩著作。

我們由經驗派的顯明務實態度，可知他們主要是注意醫學的實際部分。他們對於症候學尤其是對於治療學貢獻很大。其中治療學永遠是偏重經驗，也就是經驗派特別致力的一方面。赫拉克來提氏曾就內科治法寫了一部書，更就外科治法寫了一部，又以問答體寫了一部飲食學，稱爲Symposium。現在他的遺著有五部藥物學。我們由那些斷簡殘篇，可以知道他是一位頭腦清醒的醫師，聰明的思想家，而且是經驗學富，博學多聞，和善於評論古人的人。

關於他的生平，我們可說是一無所知，正如對於其他經驗派的人一樣。他們大概都是平凡的人，專心致力於醫務，他們認爲醫生應該是寡言，不鶩名，埋頭作事的人。由此可知這些醫 全是極其端莊，而且實事求是。其中有一位竟坦然直說他是藉行醫以謀生。這派的人都是懷疑論者，他們的著作僅僅是輯錄多數經驗，不能表出作者的性格。赫氏是此派的例外，乃是因爲他越出經驗派以外的原故。

經驗派無疑是增廣了多數古代醫學知識。公元前三世紀藥理學進步很快，大部是經驗派工作的結果。羅馬帝國時代的諸位藥理學家全都引用經驗派的著作，卽格蘭氏也不能例外。

這派的人很注意外科和產科以及內科；在公元前第一世紀有一位經驗派阿波羅尼阿(Apollonius of Citium)曾註解希波克拉底斯氏的關節篇，並加入若干插圖，這些圖直到現在還存在，由此圖解法中我們可以看出他用字有求簡潔的意思。

× × × ×

阿克雷派阿提(Asclepiades of Prusa)

公元前第一世紀

在我們討論古代醫學中，從此章起又另入一新天地。

最老的學派希波克拉底斯派的醫生，已竟散佈到希臘領域的四周；意大利南部，西西里，北非，愛琴羣島和小亞細亞等地。在雅典有代俄克利斯氏，在亞力山大理亞出名的有黑羅非拉斯和挨拉西斯特拉塔斯。亞力山大理亞的醫學以後似乎由經驗派代之而起。

其後羅馬成爲醫術中心。從此醫學的發達，與羅馬共和國和羅馬帝國的首都，都有連帶關係。此時羅馬已成爲西方的大都市，文物盛極一時，凡是有才能的人，和欲創大事業的人，都不免要到羅馬一顯身手，醫學和他種事業是一樣，在羅馬都有無窮的機會。結果如何呢？

羅馬的醫學在起初也是原始的醫學，正如其他各地的原始醫學，雜有宗教和巫術的思想，兼有若干經驗。凡是發熱的人都向熱病女神去禱告，懷孕的婦人要向琉喜那神(Lucina 或是卡門大神(Carmenta)去獻祭。雖然羅馬在共和時代醫學仍然很原始，但對於疼痛，咳嗽，腹瀉，都有本地專用的藥物。認爲白菜是最有價值的藥。關於創傷治療已有若干知識，骨折亦知用夾板固定。此外如治療無效，便乞靈於符咒，借護身符以避邪者，尤爲常見。富人有多數奴隸時，奴隸中常有會一人精神醫術。這種奴隸居家很有用，所以身價也很貴。

經過多年以後，希臘被征服，遂有多數希臘人到羅馬去。羅馬人才漸漸曉得希臘文化的優美 雖然那時的人大致都認爲希臘文化足以使民族衰弱，羅馬人不應該學，但是久住雅典的羅馬人不知不覺都受了希臘文化的熏染。多數希臘的醫生也都到那裏懸壺 據文獻所載，到那裏去的第一位醫生是培羅波尼薩斯 (Peloponnesus) 的阿卡多加氏（Archagathos），時候是在公元前219年，他是公民，不是奴隸，治病的知識較比當時羅馬人強。他以外科聞名，羅馬人很推重他，給他設置診所，並且許他入籍爲羅馬市民，以免他有回鄉之意。他是一位大胆的手術家，也曾僥倖一時；以後漸漸傲慢起來，輕於動刀，常常失敗，終有劊子手的綽號。我們須知到羅馬去的希臘醫生很多，他不過是其中的一個，而且到羅馬去的不只內，外科醫生，還有多數助產婦，按摩師和江湖醫生 但就全部論，凡是新來的人都被當地的人歧視，直到俾西尼阿的阿克雷派阿提氏（Asclepiades of Bithynia），希臘醫學始在羅馬立下穩固的根基。

他是個富於冒險性的人，曾習哲學和醫學於希臘，或也曾在亞力山大理亞學習，並曾在各地行醫。他曾漫遊各地，公元前一世紀的初年到了羅馬。最初他在那裏充演說家，未曾以醫問世。當地的人不喜外國醫生，但是需要演說家。凡是欲在政治舞台立足的人，或是欲充律師的人，都需要言詞鋒利，能以說服他人。阿克雷派阿提是一位辯士，所以初到羅馬時以教人演說爲業。

有很多學生去到他的詞令學校肄業。等他博得大衆信仰時，他便露出醫師的本來面目。他的雄辯對於行醫也有很大幫助。他善於自吹法螺，以治療安全，敏捷和愉快（To Cure safely, swiftly and Pleasantly）相號召。他說如果沒有兩三種能治百病的藥，便是庸醫。他自己便有這種百效藥，然而不像時人所用的劇烈的吐瀉藥，他用禁食，節慾，按摩，自動和被動性運動等法以治病。

不久他就走了醫生成名的好運，便是有一次 喪卑經過，眼看已將屍體放在積薪之上，持火把的人也要燃那些薪柴了。正在這緊要關頭，阿克雷派阿提氏將屍體拖下來，又給他治活了，原來這個人並沒有眞死。

這種有奇績的人自然有很多病人登門求治。他簡直像一位天使，不是一位尋常的醫生了！於是名門望族爭先延聘，病家皆奉如上賓，他的名譽不僅振動了羅馬，而且傳遍了其他各地。蓬塔斯王（Pontas）密斯利得提斯(Mithridates）打算請他爲御醫，但他辭謝了，僅僅回贈了幾種著作。

阿克雷派阿提氏是一位著述等身的作家。據我們所知，他所著的書有二十多種，他不是一個庸醫，也不屬於經驗派。他尊崇經驗，但同時認爲醫學須有一種學說以領導治療。造化之功，可由研求以明瞭其玄妙，更由疾病的特性能發見良藥。前人所述誠然免不了錯誤。希波克拉底斯氏的治法，直是殺人的刀。挨拉西斯特拉塔斯的治法最近乎實際，但是他的學理却是錯誤百出。

阿克雷派阿提氏是一位哲學家，他曾學習蓬提加(Heraclides Ponticus)的原子論，伊壁鳩魯（Epicurus'）的認識論，斯多學派(Stoics）的格言，其後他自已終能創立一學派。

他主張生物是由多數不相連的原子組成，這些原子有相引相拒的能力，在運動時發生交互衝突。原子之間稱爲細孔。身體康健與否要看這種原子的多寡，形狀，和大小以及運動有無次序。還有細孔的大小適當與否，也很重要。如果原子停止與細孔閉塞，便生疾病。生物體內自然也有體液和精氣，如果這種[illegible]液和精氣發生障礙，無疑也可生病。但是疾病的主要原因還是原子。

治療要義是要知道『以毒攻毒』的原則。當原子運動停止時，應設法使其運行，因爲疾病起於機械作用，所以機械療法最爲重要。他所用的療法主要是物理療法，應用治病的自然力中有熱，冷和日光 也曾用水療法，飲水和水外敷，各種沐浴，還有按摩以及自動和被動的運動等。此等治法常與節制飲食合用，更著一文討論各種酒的治療效用。

阿克雷派阿提氏誠然是一位名醫和秉性剛毅的人。他的著作還存有多數斷簡殘篇，由此可知他是按着自己的學說走，不肯因襲前人 對於精神紊亂症特別注意。

他在羅馬行醫所以能夠那樣成功不難明瞭，正因爲他的學說合乎羅馬人的脾味；就是簡單明瞭。他的哲學思想頗和羅馬人的意見，他又能將此思想應用到醫學上。因爲他的工作成績，希臘醫生的名譽也提高了。這些醫生都很能幹。羅馬也實在需要他們。眞可稱爲內科或外科名家。當時戰爭連綿，外科家尤其時勢所趨。到了公元前46年，凱撒大帝（Julius Caesar）下詔給羅馬城內有自由的希臘醫師以羅馬國籍。這是一種特殊恩典，因爲那時外國人皆毫無民權的原故。以後奥古斯都大帝（Augustus）更封他的御醫謨薩（Musa）爲爵士。從此羅馬的醫生在社會上才有高尚的地位。

假使醫生有了病，當時的人常嘲笑着說：『醫生給你自己治一回吧』！據說阿克雷派阿提曾說若他患了病，便不再稱醫生。結果他在老年時從樓梯跌傷身死，可算沒患病，而死於飛災了。

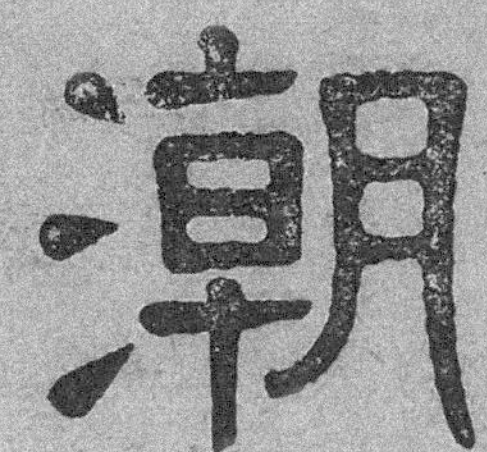

衛生事業的演變

編者

人常說歷史是一面鏡子，換言之他是一部最好的參攷書，藉着過去的得失，可以指引將來的動向。從人類有記載起始，就可以發現各地不同的民族都努力於配合當地的環境，儘量謀求生活的康樂。古埃及、印度、希伯來各民族在往古的時代，有許多歷史傳記中，摻雜着各種有關生活的戒條或方式。在希臘羅馬的時代，公共衛生事業更實際的開過燦爛之花。黑暗時代的歐洲，教會當權，追求天國，鄙棄人世。空氣、陽光，以及個人的清潔，都在賤視之列。舊有的上下水道，也都毀壞失修不予應用了。癩瘋流行各地，鼠疫一再的光臨到歐洲，以致十四世紀一個時期，就因鼠疫死亡了二千五百萬人。牛津大學的學生死亡三分之二，英國人民死亡四分之一至二分之一。人們却誣賴這是猶太人在飲食裏下了毒，或說是上帝降的罰。

根據十九世紀中葉的記載，美國紐約城的生活情形也還是黑漆一團。各家廚房的殘渣穢土都是傾倒在街上，臭氣四溢。許多的貧戶是住在地窖子裏，在雨水多的季節裏，從地板縫裏向上冒水。有些屋子比隣家的廁所地勢還低，以致有屎尿從牆壁滲漏過來。兩個星期的調查，發現城內有天花病人一千二百例，斑疹傷寒二千例。這種調查正是開始意識到公共衛生的重要性。十九世紀的中葉，纔是現代公共衛生事業的萌芽時代。不幸初期公共衛生僅具有環境衛生的雛形。最受到注意的工作是掃街，將垃圾由城裏運送到城外。

整潔是一種美德，僅能除去少數的疾病。一八九八年古巴的Havana城，因為黃熱病流行甚烈，遂請了一位市政專家來，結果街市的清潔是做到了家，可是黃熱病依然猖獗如故，這位專家也染了黃熱病死去！後來有幾位美國的軍醫證明了黃熱病是由蚊子傳染的，撲滅了蚊子，纔制止了這種病的流行。這昭告於世界，要抑制

（下接第五面）

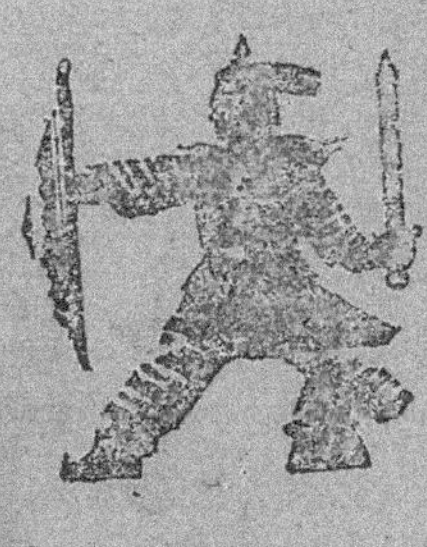

且慢貪天之功

猷先

世界上有人類，雖然已經有了幾十萬年，但人類有歷史，還不到一萬年。至於說到文化，自然數字更要小得多了！人類有科學則不過是幾百年以內的事。醫藥的發達更祇是一百年以內的事。所以若仔細的估量估量人類的文明，眞是渺小得不足道，無怪乎關於人類本身的生、老、病、死等問題，竟是充滿了「迷信」與「誤解」。這不祇於目不識丁的鄉愚是如此，就是各級的知識階級亦莫不然，甚而就是以醫爲業的博士先生，有些也是執迷不悟，在自己畫地爲牢的小圈子裏打轉轉。

目前的人，常以「廿世紀」來誇耀人類的文明，但是在遇到關於生與死的許多問題時，大多數的人，還是像二千年前一樣，不向醫學家去請教，而是到廟裏去拜神（雖然有些是改建了禮拜堂），或是依照着他個別的信仰，求助於成藥或單方。在醫學校裏，也時時的可以聽到，老教授們用莊肅的態度訓誨他們的學生說：「先要爭取病人的信仰！」

「信仰」在醫藥裏，或許將是一個永恆而不可估計的力。他給與一些人以莫大的安慰，也爲許多人開了一個逃避現實的門。另外一些人也就利用人類的這種弱點，實行誘騙的技倆，來解決他們自家的生活。「江湖醫生」是其中的千百種之一。在人類的迷信未能破除以前，江湖醫生是不容易絕跡的。任憑科學進步得怎樣快，科學精神祇是限於極少數的人，於是科學的新發明，反倒成了「騙子」的利器。所以醫學上的新發明，沒有一樣不被醫賊和藥匪們所利用。醫學上有了分泌腺，於是有人用移置性腺返老還童來騙人；有了維生素，於是就有人造出各式各樣騙人的維生素，甚而有些名爲維生素的藥品，實在沒有一點維生素。現在將是原子時代了，不久就必有許多原子能的假藥，在廣告上大吹大擂的來騙人了。廣告是醫賊和藥匪的喉舌，用長期滲透的工夫，利用人類的愚昧，誘入他的圈套。所以雖然他們百分之九十的收益是花在廣告費上，但是那是必須的，絕不能省，因爲沒有了廣告，就沒有了主顧。

科學醫學在今日的美國可稱最盛，但是尊以調整脊椎統治百病的 Chiropractor 在美國就有三萬名，而他種的江湖醫生還有很多；賣假醫的在美國更是甲於天下。這些人都是靠着美國老百姓的迷信和愚昧，養活着他們，使他們活得舒服而發財。這就是中國江湖人所謂「沒有君子，不養藝人。」

不管傷風感冒，不管是白喉，闌尾炎，也不管是胃潰瘍，腦出血，一概用調整脊椎的觀點來治療，稍有知識的人，多數都不能相信，但是許多美國老百姓，根據他們的信仰，知其然而不知其所以然的，十分的相信他們的病是被調醫脊椎者治好了，於是他們很熱誠的向雜誌的編者，向報館的記者，報告他們的經驗。聾子會聽見，瞎子會看見，玄奧而神秘的故事，層出不窮。許多神妙難測的傳說，追究起來，常是傳謂之誤，也有許多是當事者在故弄玄虛，藉作宣傳，但也有不少的事實是眞實的。希司忒利阿性（協識脫離，Hysteria）的精神變態，耳聾或眼瞎，是可能在某種情形下復原的。百分之七十的機質病是可以靠着「自然」（Nature）而痊癒的。「天無言」。「大自然」是從來不爲自己辯護的，從不與人爭功，但是這般江湖流氓却得貪天之功以爲己「利」。「上天有好生之德」，他們實在是靠天吃飯，實在是天養人！

普通一般住在醫院裏的病人，攏統的說起來，約有十分之一得的是不治之症，雖有上等的醫師，細心診治，也難免死亡。十分之六的病人，祇要有適當的生活條件，無需醫藥的調治，却會自行痊癒，因爲活的生物，具有「自愈」的本能。其餘十分之二的病人，經醫師細心的診治和護士們妥善的護理，可以得到痊愈，否則難免病勢變惡，以至有不治的危險。醫師和護士的責任就在這些病人身上。

記得周禮天官有一節論醫的話說：十失一者爲上醫：……十失四者爲下醫。鄭康成註謂五已半數，不治亦可自愈，是貪天之功也。（大意如是）。可見我國的古人也早已見到了這一點。

醫學的鼻祖希波哥拉底氏（Hippocrates），在他的遺著中，一再告誡我們：『治愈是「大自然」的責任，醫師不過是做個助手，除去可能的障礙！』實在，放膿、消毒、對正了已折的骨端，指導病人服藥或休息；這都不過是幫助「大自然」除去痊愈的障礙而已，醫師們何嘗能治愈患者？

常聽見醫界同道誇示於儕輩：「某人得了肺炎是我給他治好的！」「某人中風是我給他看好的！」這都是貪天之功！幾曾見「刀口藥」能使兩片死猪肉愈合在一起？最現代的，最科學的外科手術，是將創口對正，密切縫合，不敷任何藥物在中間。活的生物，自能愈合，而且是儘可能的囘復到原來的狀態。

人的身體，不但構造的非常奇妙，最神秘的是他的生存機能。整個的身體，從皮膚以至於骨骼，各個細胞，都有保健抗病的能力；遇有傷害或疾病，身體總是盡量施展修補的機能，囘復正常，或是撲滅病毒，保持健康。尤其當我們生活在一種惡劣的環境裏的時候，我們身體的各部，幾乎是日日時時的與病魔對抗。小孩子初學用刀，時常的割破了指頭，但出血會自己停止，小傷口也常是自己痊愈。許多的人覺得不舒適，病了，但不知不覺的就好了。然而有很多的人總以爲有病就非吃藥打針不可，否則就不會痊愈。這些人中有些自有一種信仰，也常是各有自家的經驗良方。於是有人相信吃梨吃藕可以治愈癆病，也有的相信黃蓍、黨參可以治愈腎臟炎，有人相信虎骨酒能治筋骨麻木、半身不遂，比「活絡丹」好。東莊的巫婆，仙方萬應萬靈，比本村某郎中的藥方，靈驗得多。這在鄉間更是常聽得到的。一位青年在夏秋之交得了一種發熱的病，請醫診治，日日服藥，臥床四十餘日，始漸復原。這顯明得是腸熱症（傷寒），病程須滿始能自愈。但是病家和患者，却十二分的感激那位醫生，認為在病中所服的那四十幾劑苦藥是救命的仙丹。那位醫生也就毫不猶疑的逢人誇耀：「某某的公子，四十日的一場熱病，是我給治好的。」但是「天無言」，「大自然」從不為自己辯護，更不與人爭功。

抗戰的初期，筆者流浪到了貴陽，濫竽在醫學教育界裏。廿八年的年底，為了避免空襲，遷居在離城三里的山坡上。每隔一日要起早進城去，領導學生升旗。一天起得過早了，走到城門附近天還是黑的，馬路是上坡，兩旁低窪。馬路的邊上有一個被雨水冲灘了的缺口。日間的行人走到那裏，本可以邁步而過。這一天筆者走到那裏，因為天還是黑的，恰巧路燈也壞了，祇見眼前黑漆漆一塊，等到想起那是一個深坑的一刹那，脚已邁了下去收不回來了。就這樣跌入一個井樣的深溝裏，前胸正跌在溝沿上。當時爬了上來，未覺到那裏受傷，就仍舊進城工作。但在當天的上午發覺胸部右側第五六肋骨的地方有點疼痛。下午仍然不好，就去請一位專門外科的同事診察一遍。這位專家是筆者的同學，是國內很知名的一位外科醫師。他看過之後說：「不要緊。肋骨並未傷，過幾天會好的。」接着他又像對一個平常的病人解釋的樣子說：「也不必吃藥，也不必擦藥。」

但是這點痛竟糾纏了三十幾天的功夫，動轉非常不靈。臥下或坐起的動作，都使疼痛加重。過了足有一個多月纔完全痊愈。在這期間，既未吃藥也未敷藥。

在這件經驗不久之後，一天得有機會聽政府一位大員向醫學生訓話。訓話的中間提到了一位楊老頭子的故事。據說事實是這樣的，我們的領袖在雙十二蒙難的一次，腰部跌傷。返京後經過許多有名的西醫診治，照X光，烤電，均不見效。後來經人介紹了一位姓楊的鄉下老頭兒，會武術，能按摩，經過若干日的按摩以後，領袖的腰痛就漸漸的好了。楊老頭子之名大噪　求醫者甚衆，車水馬龍，門庭若市。可惜這位鄉下老頭兒，一步升天，驕矜自滿起來。非重金不肯出診。以後不久，就無人問津了。

記得那位大員特意提出楊老頭子的故事為例有兩個意義：一是中國民間埋沒着不少的醫術。學醫的人應該發揚光大。二是學醫的人應以仁濟為懷。不過筆者在聽到這件故事的時候，不由得就想到自己跌在坑裏，胸痛一月，不藥自愈的經驗上去！

一個窮教授，清早走黑路，跌痛了一塊，這在平凡的大衆中間應當是常見的事。閃了腰，扭了脚，是個個人都有的經驗。以中國之大，醫藥之缺乏，能有幾個人請得起醫生，吃得起藥？更有幾個人能有照X光或烤電的享受呢？但是閃腰扭脚並不全是終身不治之症，而反之是幾乎全能痊愈。有人吃草藥，有人靠仙方，有人求神拜佛，有人請西醫找郎中。但大數的平民，為了窮困，為了生活，却是聽其自然。吃藥的說藥好；服香灰的說菩薩靈驗；請醫生的說醫生高明；請楊老頭子按摩的，也就歸功於楊老頭子。實則全是貪天之功！人是生物，具有生存的機能。有了傷，生存的機能就來修補。有了病毒的侵擾，他就努力的抵抗。幼小年輕的，環境良好的，生活機能旺盛，傷處就愈合得快。年老體弱的，環境惡劣的，傷處就愈合得慢。

一般人多是過於迷信醫藥，有了病就恨不得立時一把抓了去。今天到這個醫院試試，明天又到那個醫院試試。一個城市裏，若有十個醫院，就走遍了十個醫院，若有二十個醫院就試遍了二十個醫院。有錢的人更是如此，今日請中醫先生，吃了一劑藥無效，又去請西醫先生打針，換來換去，等到病程完了，最後必有一位幸運的先生，承受了「大自然」的功績！所以一個鄉愚，像楊老頭子也就可以紅極一時。不過幸運是不會久長的。無怪他曇花一現的就風流雲散了。

有順有逆，有幸就有不幸，幸運的可以貪天之功，不幸的也會受天之禍，平白的觸了霉頭。有些病根本是不治之症，而病家總是希望僥倖於萬一。病人死在那個醫生的手上，「庸醫殺人」的罪名就會輕輕的落在那個醫生的頭上。好像是病若不治就永不會好，也永不會壞，病死了則又必是醫藥錯誤！這十足的表現了人類的愚昧。

不過，事實告訴我們，多數的病人，病了根本不去就醫，而是憑自己的信仰，用自己的方法來醫治。也有許多人是渾渾噩噩聽其自然。他們並不是信任「自然」，而是疏忽無知。天助自助者，醫是不可缺的，然而醫師的責任與能事，乃是限於順應「自然」，協助「自然」，為「自然」掃除痊愈的障礙而已。施行治療是醫師的責任，能否痊愈則是「自然」的妙用。醫師有自誇能「治愈」的，都是在貪天之功！百分之九十的病人，都具有自愈的希望。所以不要迷信醫藥。醫藥的指導與協助是應當接受的，而你自己的生存機能，是更值得重視的。

（上接第一面）

某種病必須先瞭然於該病的來蹤去跡。於是二十世紀初葉的公共衛生，因着細菌學說的發展就轉上了細菌學的路。有了清潔的飲水，一個城市的傷寒痢疾都於不知不覺中消聲匿跡了。撲滅了蚊蟲，瘧疾黃熱病也都不見了，但是許多由人與人傳染的病卻難於見效。這必須市民們具有預防的意識與切實的合作。良好的習性，健康的體格，需要從幼兒，甚而從嬰兒的時期，就開始訓練培植。有問題的兒童，多半是因為父母們有問題。夫婦中間的失調，多是因為婚姻的不當。因而公共衛生事業實深與整個的人生都有牽連。於是近些年來，自然而然的已經走上了衛生教育的一條路。

因為民衆的合作，結核病在許多先進的國家裏，已經大見減少。民衆若有了科學的知識，文明世界裏極流行的花柳病也不難撲滅。傳染性的疾病減少之後，退化性的疾病勢必要受到更多的注意。那就更需要在衛生教育方面來努力了。

公共衛生的目標不但是要促進人類的健康，延長人類的壽命，還要增加人類服務的效能。這是無止境的。最後必須做到醫學普遍化，使每個人都有了實用的科學的健康知識。

我國的衛生事業也有了差不多三十年的歷史，一切尚在幼稚試辦的時期中。此後應走的方向，不難預定。前車之轍，後車之鑑。他人所繞的許多灣灣，我們不當再重複，應即早定方針，迎頭趕上。

× × ×

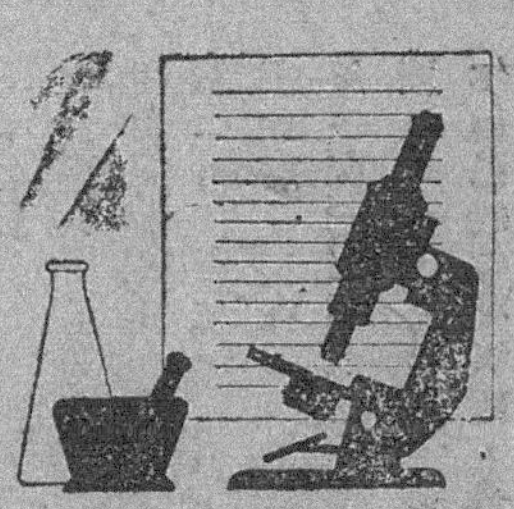

同位體在蛋白質代謝研究上新的貢獻（下）

蛋白質代謝利用同位體研究的結果

劉培楠

（1）蛋白質是由許多氨基酸構成的；氨基酸的主要特徵，便是在牠們的分子都含有氨基。在氨基上的氮是很安定的，即使在高温，亦不和其他含氮的化合物的氮（例如氨氣）起互易作用。所以在氨基上如有重氮，不必顧慮這重氮有損失的可能。

用重氮N^{15}製成銨鹽，再用這銨鹽綜合成氨基酸，將這有標記的氨基酸和着足量的蛋白質去飼白鼠。然後分析牠組織和排泄物中的N^{15}量，結果發現大部分的N^{15}並不在尿中的脲（urea）分子上，而存留在組織的蛋白質中（這和以前Folin氏的見解不合），在血清蛋白質，小腸粘膜，腎，脾，肝中含量最高，就是在平常認為最不活動的組織如腱中，亦能檢出有N^{15}的存在。大約三分之二留在肌肉中。

再進一步研究。我們找到N^{15}不但祇在餵飼的那種氨基酸分子上，並且跑到別的氨基酸分子上去，祇有蘇氨基酸（lysine）是例外。例如用有標記的白氨基酸（leucine）去飼動物，則不但在組織蛋白質的白氨基酸分子上可以找到N^{15}，並且在甘氨基酸（glycine），胍基氨基酸（arginine），酥氨基酸（tyrosine），尤其是琥纈苯氨基酸及麩氨基酸（aspartic acid）（glutamic acid）等的分子上可以找到。這顯示食物中任何氨基酸的氮能夠迅速很容易的轉移到其他的氨基酸分子上去，大約是經過移氮作用（transamination）而成，（一個氨基酸失去氨基，成相當的酮酸keto-acid），這酮酸又能自其他氨基酸上取得氨基），所以食物中蛋白質的某氨基酸，可以換置組織中的同一種氨基酸。這就是說組織蛋白質上的縮氨基酸鏈（peptide bond）能開放以放出某氨基酸和換入同種的氨基酸。這不但在食物中蛋白質很豐富的情形下是如此，就在不活動的組織中，如皮膚，毛髮和腱等，亦有這種作用發生。

由上面所述的結果看來，組織中的蛋白質並非是靜止的狀態，而是經常不斷的變動。組織蛋白質的繼續放出和換入氨基酸，不但取之於食物中蛋白質的氨基酸，並取之於其他組織蛋白質；放出氨基酸到其他組織或供氧化等，亦是同樣的情形。這些氨基酸並互相移贈氨基，參加生成肌酸(creatine)的循環，和生成脲的胍基氨基酸循環，所以在組織中的含氮化合物成爲代謝的總匯，無法辨別何者是來自食物，何者來自組織的了。這樣就產生Schoenheimer氏的動的氮的不衡(dynamic equilibrium of nitrogen)觀。

Schoenheimer 氏的新觀念和Folin氏的舊觀念是相抵觸的。Folin氏的觀念，認爲動物的代謝分內外兩部份(endogeneous和exogeneous)。內部代謝指組織內的代謝，外部代謝指動物吸收食物後的代謝，兩者各不相關(除非組織上有缺損，才由食物中成分抽去補償)。組織一經長成，便不變換了。現在自從Schoenheimer氏的實驗發表後，Folin氏的觀念，就無意義了。

(2)上面所說的，僅是氨基在體內移換的情形。現在如果在一個氨基酸分子上的氨基，換入重氮，又在碳鏈上換入重氫，用來試驗，又得一個新的結果。譬如用含有重氮和重氫的白氨基酸(I)餵飼老鼠，白氨基酸可以放出氨基到別的氨基酸上去，而成相當的酮酸(II)，這酮酸又能取得一個氨基，成爲白氨酸。這就是說這些氨基酸和相當的酮酸間，能起可逆的氮的移換。

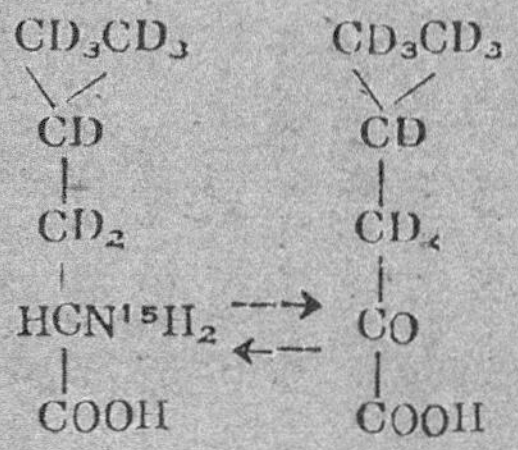

$$\begin{array}{c} CD_3\ CD_3 \\ \diagdown\ \diagup \\ CD \\ | \\ CD_2 \\ | \\ HCN^{15}H_2 \\ | \\ COOH \\ \text{(I)} \end{array} \quad \begin{array}{c} \dashrightarrow \\ \dashleftarrow \end{array} \quad \begin{array}{c} CD_3\ CD_3 \\ \diagdown\ \diagup \\ CD \\ | \\ CD_2 \\ | \\ CO \\ | \\ COOH \\ \text{(II)} \end{array}$$

但是鬆氨基酸是個唯一的例外。我們用含重氮和重氫的鬆氨基酸(III)作同樣的試驗，氨基固然可以移換到別的氨基酸上去，但是別的氨基則不能移到這失去氨基的鬆氨基酸上來。並且在組織蛋白質的鬆氨基酸分子上亦找不到有 N^{15}，無論所餵飼的是何種氨基酸。這表示鬆氨基酸不能和牠相當的酮酸起可逆的氮的移換，所以在食物中既不能被替代又不可缺之(Weissman和Schoenheimer.(1941)兩氏)。以上是用同位體研究氨基酸，發現有這兩大類不同的特徵。

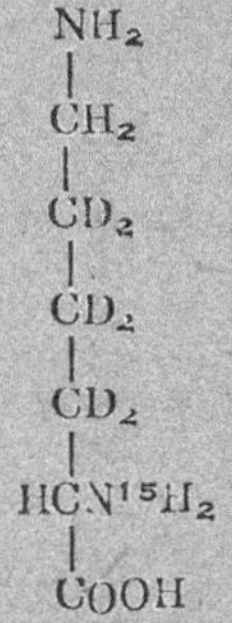

$$\begin{array}{c} NH_2 \\ | \\ CH_2 \\ | \\ CD_2 \\ | \\ CD_2 \\ | \\ CD_2 \\ | \\ HCN^{15}H_2 \\ | \\ COOH \\ \text{(III)} \end{array}$$

鬆氨基酸既然有這種特性，牠本身就可以被利用在蛋白質分子上做標記，Finl, Enns, Kimball, Silberstein, Bale, Wadden, Whipple(1944)諸氏曾經在ε位氨基含N^{15}的鬆氨基酸(IV)，注射到狗的身體內，等此狗的血漿蛋白質中含N^{15}量到達相當高時，抽取注射到別的狗血中，發現在二十四小時內，有50%有標記的血漿蛋白質由血液中移出，在六日之內有75%移去。這個結果表示血漿蛋白質是經常的和身體內蛋白質總庫，起迅速的互易。

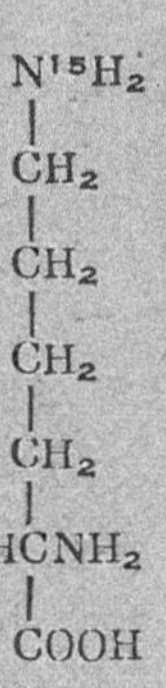

$$\begin{array}{c} N^{15}H_2 \\ | \\ CH_2 \\ | \\ CH_2 \\ | \\ CH_2 \\ | \\ CH_2 \\ | \\ HCNH_2 \\ | \\ COOH \\ \text{(IV)} \end{array}$$

(3)關於烷硫氨基酸(methionine)的代謝，也有新的發現。過去認爲烷硫氨基酸在組織裏可以變成胱氨基酸(cystine)，現在利用碳和硫的同位體來研究這個問題，發現胱氨基酸的硫是來源於烷硫氨基酸，而胱氨基酸的碳鏈，卻來源於絲氨基酸(serine)。

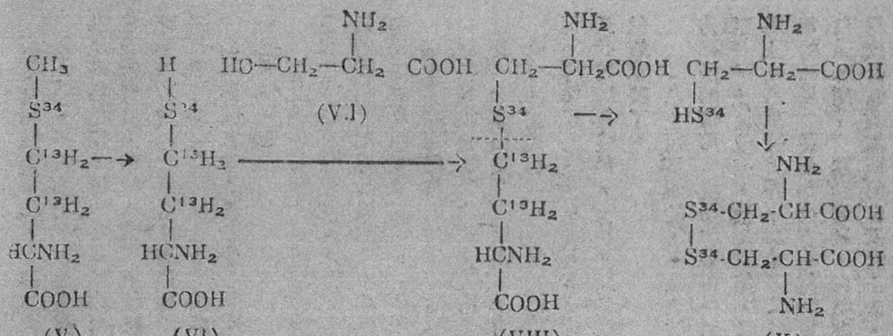

$$\underset{(V)}{CH_3-S^{34}-C^{13}H_2-C^{13}H_2-HCNH_2-COOH} \longrightarrow \underset{(VI)}{H-S^{34}-C^{13}H_2-C^{13}H_2-HCNH_2-COOH}$$

$$\underset{(VII)}{HO-CH_2-CH_2(NH_2)\ COOH}$$

$$\longrightarrow \underset{(VIII)}{CH_2(-S^{34}-C^{13}H_2-C^{13}H_2-HCNH_2-COOH)-CH_2(NH_2)COOH} \longrightarrow HS^{34}-CH_2-CH_2(NH_2)-COOH$$

$$\downarrow$$

$$\underset{(X)}{S^{34}\cdot CH_2\cdot CH(NH_2)\cdot COOH \;|\; S^{34}\cdot CH_2\cdot CH(NH_2)\cdot COOH}$$

因為用含N^{15}的絲氨基酸餵飼白鼠在她的組織蛋白質的胱氨基酸中，找到高量的N^{15}（Stette 1942）。用同源半胱氨基酸（homocysteine）和絲氨基酸的混合物作同樣試驗，這個混合物在鼠的肝中變成半胱氨基酸（cysteine），如不用絲氨基酸加入，那半胱氨基酸在肝中的量就很少（Binkley 和 Du Vigneaud（1942）兩氏）由這看來胱氨基酸的生成，和絲氨基酸和烷硫氨基酸都有關，因為同源半胱氨基酸是由烷硫氨基酸變來的。這個變化的過程，是先從烷硫氨基酸（V）變成同源半胱氨基酸（IV），和絲氨基酸（VII）合成 cystathionine（VIII）此中間物分解得半胱氨基酸，兩分子的半胱氨基酸再綜合成胱氨基酸。這個代謝的步驟，曾經用含S^{34}和C^{13}的烷硫氨基酸餵飼白鼠試驗證明了，在老鼠的毛裏找到S^{34}，但沒有C^{13}的痕跡（Du Vigneaud, Kilmer, Rachele 和 Cohn（1944）諸氏。）

總觀以上用同位體研究蛋白質代謝的結果，這個隱祕終有暴露的一天，那時對於人們營養和疾病的貢獻，是如何的重大啊！

醫潮 第一卷第八期 每本六千元

中華民國三十六年十二月五日出版

發行人 李振翩

編輯人 賈獻先

出版兼發行 丙寅醫學社

社址：中山北路二四三號德廬

信箱：南京新街口郵局一〇六八號

印刷者 衛生器材製造廠

代售處 全國各大醫院 全國各大書店

霍亂疫苗是怎樣製造的

軍醫學校 血清疫苗製造研究所 蔡宏道

講到霍亂或虎烈拉，知道這病症的人確已不少。因為牠來得那麼凶猛，症狀是上吐下瀉的那樣典型，每年都差不多在一定的季節發生，而且又好侵犯貧苦階級的人民。在本刊第一卷第四期中，楊濟時博士亦曾寫過一篇關於霍亂的文章，提供了許多可貴的實際防治經驗。

霍亂疫苗對於霍亂的預防自有其不可泯滅的功蹟，尤其在中國這種自來水供給不普遍，下水道設施沒有完成的情況下，消極的預防注射更是不可缺少。抗戰的八九年中，各地雖時有霍亂流行，但在軍隊中却還沒有發生過一次霍亂流行，這亦不能不歸功於強迫預防注射之成功。筆者曾參與實際疫苗製造工作多年，現在將霍亂疫苗的製造方法與應用，通俗的敘述於後。到底霍亂疫苗是什麼東西，牠是怎樣做成的？

霍亂疫苗是用霍亂細菌做成的。那末霍亂細菌又究竟是怎樣的一種東西呢？霍亂菌是致霍亂病的細菌，她是一種很小用肉眼看不到的微生物，要在高倍顯微鏡下才能看見其形態。身體常常帶一點弧形，所以也稱為霍亂弧菌。在新鮮的標本中可見其游動甚快，好像魚游於水中一樣，所以能夠游動是靠她尾端的一根鞭毛。

霍亂是霍亂細菌所致的，這樣一個鉄的事實是在一八八三年由德國細菌學大家郭霍氏所發現，那時他正在埃及印度一帶調查猖獗的霍亂流行。不過在當時一般人都不相信霍亂是由這微小的細菌所致。正和現在中國的情形差不多，說霍亂是受了什麼邪或是中了什麼痧。關於霍亂的病原問題現在當然是沒有再爭辯的必要了。

霍亂疫苗既由霍亂細菌所做成，所以首先得選擇霍亂菌種。關於這點我們是無須求諸舶來品，我們國內有很多的材料哩！往往外國的學者要到中國的產地來收集這些所謂名貴的菌種呢！霍亂菌在分類上可以分為好多種，但其致病性與免疫性都差不多。我們製造疫苗即採用國內流行的菌種，因為比較的新鮮，所以毒力也強，而且也適合應用。在疫苗製造中，良好菌種的選擇與其毒力的保存確是最重要的關鍵。

有了良好的菌種，第二步即是如何的將牠的子孫大量繁殖起來供作疫苗用。細菌和人一樣需要營養，吃得好一點也長得好一些。牠的主要食料是牛肉湯和鹽，假如要做成固體的食料，就得在牛肉湯中再加入適量的洋菜（瓊脂又名寒天）做成牛肉湯糕（學名稱為「牛肉湯瓊脂培養基」）。在適宜的溫度下，霍亂菌就可在這牛肉湯中或牛肉糕上面生長繁殖得很好。

在平時這種食料的取得是不成問題的，但在抗戰八年中製造疫苗的人却爲此問題而大傷腦筋。洋菜差不多誰都知道是東洋貨，但很少有人知道牠是如何製成，牠是從一種海藻中提鍊出來的。在戰前青島也曾少量出產過，但抗戰一發生，洋菜的來源卽完全斷絕。日本是洋菜出產最多的國家，英美亦是仰給于她，所以在這一方面，英美各國對我們亦是愛莫能助的 我們曾爲此問題做了很多的研究，但始終沒有找到一種可資實用的洋菜代替品。惟一的辦法卽是四面八方零零星星的用高價向各處南貨店收購一些剩的洋菜，並且用過一次後再用清水漂淨，接二連三的繼續應用，這樣總算渡過了難關。

講到牛肉湯雖然是道地國產，但在製造時大量應用，其消耗也實在可觀，爲了此問題所中向近敏，張菁二醫師曾作了不少的系統研究工作，終於發現細菌不一定要吃葷，有適當的蔬菜也同樣可以長得很好，因而製備一種『黃豆芽浸液培養基』，經過了長時間的縝密研究，知道霍亂細菌在黃豆芽湯中生長的情形决不比牛肉湯差，一切特性方面亦沒有什麼改變。但黃豆芽湯比牛肉湯是便宜多了，而且製備手續方面亦方便得多。關於這種黃豆芽浸液培養基，向張兩醫師已早寫就一篇論文登載於中華醫學雜誌中。當然沒有這種種科學研究的根據，我們是不會輕易改變原有成法的。

製造霍亂疫苗普通我們都採用固體培養基，卽將適量之牛肉湯或黃豆芽湯，洋菜及鹽等放於一玻璃培養瓶中，加以棉花塞，置於高壓蒸氣下消毒滅菌。消毒後趁瓶中培養基尚未冷却凝固前，卽將瓶平置於檯面，使培養基在瓶內凝固成一大培養平面。待完全冷却凝固後，卽可將已預備之霍亂菌種接種於培養基上面。在接種後肉眼並看不到什麼痕跡，但將此瓶置於攝氏三十七度之溫箱中，經一晚之孵育後，種入之細菌卽大量繁殖，用肉眼便可看到培養基面長有白膜一層，我們稱牠爲細菌的集落，在這種集落中卽含有千千萬萬數不清的細菌。此時我們卽可將這生長的菌膜收集下來供疫苗製造用。收集時可用一特製的玻璃刮棒將菌膜刮下再稀釋於生理鹽水中，或直接注入適量之鹽水於瓶內將菌膜冲下再收集之。當然一切的手續，無論接種或收集都在極其嚴格的無菌情況下操作，否則跑進一個雜菌進去卽可將一批疫苗都弄壞。

如此收集得的菌液都很濃，而且含的是活的霍亂菌，下一步手續是將活的霍亂菌個個殺死。殺死的方法很多，而且也簡單，但是我們不能採取過份劇烈的方法，否則細菌本身破壞過多而喪失其免疫性能 頂好的辦法是剛剛將細菌殺死，而對牠的本身破壞甚小。常用的方法是將菌液浸於攝氏五十六至五十八度溫水槽中一小時，利用熱力將牠們殺死。霍亂菌對於溫度的抵抗力是不大的。細菌 死後次一步的工作卽是用消毒生理鹽水將濃菌液稀釋至一定濃度 目前我們所應用的都是濃縮的霍亂疫苗，卽每公攝疫苗中含霍亂菌六十億或八十億。如何數細菌的數目當然又是一種特別的技巧，可利用比濁法，由其混濁程度推算出細菌數。但亦可如數紅白血球一樣，直接在高倍顯微鏡下數細菌之數目。

做成的霍亂疫苗中除含有一定濃度的死霍亂細菌外，還含有千分之五的石炭酸作爲保存劑之用（卽每一千公攝疫苗中含有五公攝純潔的濃石炭酸）。

不成問題的，疫苗做成後在發出應用之前，還得經過許多嚴格的鑑定手續，務使其一切合於規定標準，例如其免疫能必須確實，無活菌或其他雜菌存在，細菌數目恰當以及保存劑分量適合等。

最後再來談談關於霍亂疫苗應用時應注意之點及注射後發生之反應。霍亂疫苗是一種生物製品，所以平時應保存於冷暗處。如保存適當，有効期約爲十八個月左右。因爲疫苗中所含有的是死的細菌，所以亦不一定像牛痘苗那樣，非保存於冰箱中不可（牛痘苗中所含的是活濾過性毒如一旦死去卽毫無作用）。

霍亂疫苗外觀成乳白色，這是因爲有成千萬的死霍亂細菌混懸於生理鹽水中的緣故。正因爲疫苗是混懸液，所以擱置較久大部份菌體都可能積沉在瓶底，應用前必須將疫苗澈底搖勻方可注射。

霍亂疫苗是用來預防霍亂的，對於治療霍亂則毫無用處。所以必須預先注射。經注射一次後其免疫有效期間約爲半年至一年，因此在霍亂流行的地帶，每年應該重新注射一次，以資確實預防。霍亂疫苗在免疫上講是一種『抗體原』，注射人體後可刺激人體組織使產生一種相當的『抗體』來對付這『抗體原』。這種『抗體』就是我們人體免疫力量的一種，下次如再遇到相同的『抗體原』（卽霍亂細菌）侵入時，此身體中已具有的『抗體』卽可將其消滅，這也是一般預防注射的基本原理。不過這種免疫力的產生是相對的，並不是說經過預防注射後，就可以天不怕地不怕的胡吃胡喝了。在身體一般抵抗力減低時，免疫力亦會隨之減弱的。何況雖有相當強的免疫力，若遇到了一大批霍亂菌的侵入，亦可能抵擋不住的。正好像打仗一樣，雖已築有相當堅強的防禦工事，但如敵人傾巢來犯，工事亦可能被打垮的。

注射時一切注射用具與注射部位皆需嚴格消毒，通常注射於上臂外側三角肌下組織疏鬆處。祇要是正常健康的人都可受注射。霍亂多流行於夏秋間，所以在每年初夏時注射最爲相宜。如應用濃縮每公撮含菌六十億或八十億的疫苗，則每次注射一公撮，共注射一或二次卽可。

常常有人問到關於疫苗過了失效期是否可以注射的問題。其實疫苗瓶上所載的失效期是一個相當抽象的日期。主要的還是要看平日保管得是否適當。而且所謂失效，亦是指其免疫性能慢慢減退，並非說到了某一日期而突然失效毫無用處。假如需要注射而手頭僅有一瓶過期不太久的疫苗，那末仍是可以注射，因爲並無害處，何況注射總比不注射要好些。

預防注射後，注射局部暫時紅腫，發熱，也可能頭痛全身發燒而感不適，這是疫苗注射後常有的現象而不必多慮。每個人對於這種現象的反應也頗不一致，有的人毫不在乎照常作息，但亦有人需要在床上睡一二天也不定。反應的大小與身體的免疫力亦沒有什麼聯帶的關係。爲了減輕反應起見，在注射後暫時不可飲酒與劇烈運動，以免反應加重。最適當的注射時間是在星期六的下午，那末星期日可以安心的休息一天。

筆者附註：傷寒疫苗的製造與應用，原則上與霍亂疫苗相同。

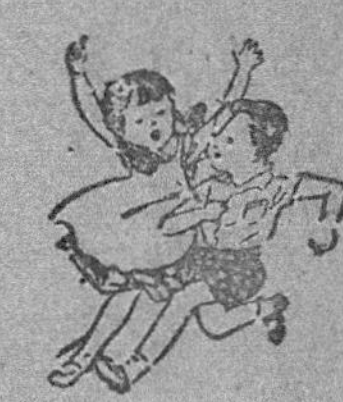

牙病的防治（上）

△兒童保健的第一課▽

△預防齲齒與牙周組織病▽

詹子猶

內經素問說：「聖人不治已病治未病」。金匱玉函說：「上工治未病」。這話移用在牙醫學上講，就是「有牙病應早治療」。米西根大學 Sinai 教授論公共衛生，曾有一段解說，大意謂「公共衛生是應用科學醫學的智能，阻遏傳播疾病之潛在的原因」。卽是說：與其病而後治，不如使其不病，要達到不病的鵠的，我們要應用科學醫學的方法，尋覓致病原因之所在而防預之。牙病每爲身體其他疾病的潛在原因，如齒槽膿溢爲關節炎，血壓過高的病因；齒根尖膿腫。爲骨髓炎，膿毒血病之病因，爲屢見不鮮之例。牙病之爲病灶傳染，約佔百分之七十以上，若不是事先防預，爲患已深，卽一發而不可收拾。近年牙醫事業發達，牙病預防學爲牙醫學者所重視，預防牙病乃是牙醫的上乘工作，病而後治已非上工了。

牙病之爲害人類最廣的，當推齲齒及牙周組織病，沒有患過牙痛的人是有，牙齒及其鄰近組織沒有病患的就很難得。試觀美國的統計，兒童患齲齒者，約佔百分之九十，其疾病率之高，可以想見。我國人之患齲齒者，尙無確切之統計數字，但據估計齲齒疾病率雖不及美國人之高，也不會少多少。因爲齲齒的爲患，不像其他的傳染病，如霍亂，傷寒等，動輒可致人的生命危殆，故不爲我們所注意。多數人的牙醫常識，不夠充份，牙病防治機構很少，卽有也偏重在治療工作方面，因此不能收到早期診斷，早期治療的功效。尤其是孕婦，應該一月檢查一次，假如孕婦的口腔不健全，胎兒受其影響，等到嬰兒出世，有了牙齒的時候，形態不正常，排列不整齊，齒質的結構不堅固，牙周組織的抵抗弱，有牙齒就患牙病，這是多麼不幸的結局！多數兒童，齲齒爲患已深，方去就醫，卽是有所謂最新最進步的治療方法，并有所謂技術最高明的牙科醫師，也束手無策。有的牙周病患非常嚴重，以致脫落或拔除，更是將來成人後牙病的根源。我國成人之有健全齒齦的，幾乎是百不獲一。茲就齲齒及牙周組織病的簡易防治方法，略述如次，以爲關心口腔衛生者的參考，這對下一代的國家主人翁—兒童的口腔保健，是具有深遠的意義及重大的責任的。

齲齒的預防

一、氟能防止齲齒。過去僅知道飲水內如含有過多的氟化物，則易罹斑點牙釉質。經近十五年的研究，才知道氟對齲齒有最大的預防效力。美國各州均先後以法定方法，加氟於自來水內，以預防齲齒。又據Bibby. Knutson

諸氏的報告，用千分之一的氟化鈉，直接塗在齒冠的表面上，每年三至五次，也可得相同的預防效果。Bibby 氏又主張用氟化鈉作成漱口劑，以預防齲齒，也有相當的成功。Branson 氏報告動物的骨質內，含有豐富的氟，如將動物骨質，作成丸劑服用，亦可預防齲齒。普通的食物，如米，麥，玉蜀黍，蔬菜，茶葉等內，亦含有氟，不過不多。我國有自來水的城市雖然不多，如衛生當局，能夠參照他人之例，把 加進飲水內，當可收到同樣功效。小城市小村鎮，沒有自來水的設備，不防採用直接塗敷的方法，比較經濟，而且有效；或是將氟化物加入牙膏內，應用起來，更為方便。氟最易與牙釉質起親和力，一經吸收，甚難除去，故應用時，不可不加注意，假如應用不當，或飲水內所含 量超過百萬分之一，均可罹斑點牙釉質。天然的飲水內，因附近有含氟的礦石，經過雨水的沖刷，流到水源裏，所含的氟，每每超量。如河南，河北交界有幾個縣份，西康的西昌，會理等處，水內含有超量之氟，經飲用後，特別是在十四歲以前小孩的牙齒，牙釉質吸收氟質最易，染上黃色的花紋，即是「斑點牙釉質」。這雖然是減少了患齲齒的機會，但於美觀上確有損害，所以在應用氟時，應當注意不使所含氟量過多或過少，過少無效，過多即患斑點牙釉質。

二、營養的重要。 我們日常的食物內，應當配合有適量的鈣，磷，和豐富的維生素，對牙齒有關而最要緊的是維生素丁，對孕婦及兒童，更屬重要。牙釉質本身，所含鈣鹽類幾乎佔百分之九十七，所剩餘百分之三的有機質內，也有其淋巴循環，能吸收由齒髓經過象牙質小管而來的營養物質。如營養適當而平衡，自然可以防止齲齒的發生。飲食物中如牛乳，豆漿，雞蛋，蔬菜，水菓，糙米及魚肝油等，都富含鈣，磷及維生素丁，是極有益於口腔衞生的食物，可預防齲齒的為患，抵抗細菌的滋生力。

三、要有定期的口腔檢查。 牙齒已經齲蝕，決不能自愈，這與人體任何其他組織的有自行愈合力的不同；並且齲齒的病狀不顯着，患者每多不察，聽其蔓延，直至於不知不覺之間，毀蝕及於象牙質，而達到齒髓，齒髓受染，或致齒髓壞死，在齒根尖處造成膿腫，為害頗大，結果是局部潰濫，或成病灶傳染。故我們應當有一定期口腔檢查，每年最好是有一二次，如查出牙體本身，稍有損壞，即行填補，則可防止齲齒的擴大進行。

四、糖的為害牙齒。 小孩食糖過多，可減少對其他食物如蔬菜，水菓等的食慾，即是減少了吃能防止齲齒的營養食物。當糖質留存於口腔內，可培養口腔內嗜酸性細菌。此種嗜酸性桿菌，所產生的酸，作用於糖而釀成乳酸，腐蝕齒質，加速牙體的齲蝕進行，故小孩食糖，應該減少。固然，這并不是說絕對不可吃糖，但吃糖不宜過多，即不致影響對其他有營養價值物質的食慾；能夠食糖後漱口，清潔口腔，使糖質不殘存於口腔內更好。嗜酸性桿菌缺乏養料，減殺其滋生力；乳酸的釀成，亦因原料的缺少而減低，則對牙齒無所防害了。

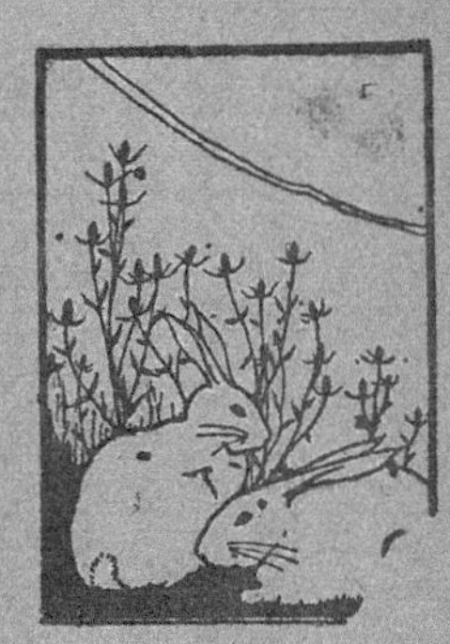

我「戰勝了傷寒」

綠萍

這是八年前的往事了，那正是抗戰的初期。家鄉瀰漫着戰火，我和幾位同班的同學，輾轉的流浪到大後方。經過許多的周折，我考入了一個國立的中學。那時我是一個高中二年級的學生，插班很是困難。

不幸入學未久，我就病了。一天到晚昏沉沉的，最使我焦急的是不想東西吃。同桌吃飯的同學們，一個個狼吞虎嚥，吃得非常之香。那時的物價還未大漲，每餐有兩樣葷菜，可是我都不能下嚥。我不知道這是怎麽回事！有人說：「你怕是病了。到醫院去看看吧。」

這樣的支持了一個星期，不但沒有起色，反而漸漸加重了；下午晚間，特別難過，頭痛發熱，疲懶無力，眞的病了。在級任先生王老師的堅決主持下，將我送進了當地的一個醫院。

那是一個大廟改建的醫院，房屋高大。我所住的一個病室，正是大殿，裏邊約有三十幾個病牀，大部份都有病人睡着。穿白衣服的護士，不斷來往的忙着，一會兒試體溫表，一會兒給藥。

第一位來看我的李大夫，是高高的個子，瘦削的面龐，濃眉細目，帶着很近視的白邊眼鏡。他的聲容笑貌，這許多年來，時常映上我的眼簾。他的態度溫和，體貼入微，給我的印象非常之深。他是我所最敬佩的人中的第一個。

李大夫先同我談話，問我病痛的情形，幼年的歷史，流浪的經過，日常的生活，家庭的狀況，父母兄妹的健康許多的問題，於是他檢查我的全體。最後我問他：我得的這是甚麽病？他說：『怕是傷寒』。哎呀！這是多們可怕的事！初中時的同學，我知道的至少有兩位是患傷寒而死的！

這是傳染病。我是怎樣被染的？李大夫認爲我在入學考試的那一天，因爲天熱口渴，曾喝過兩杯酸梅湯，很可能裏邊滲了生水，也許就是傳染的起源。在我左邊床上躺着的病人，年齡和我相倣，得的也是傷寒，住院已經五日，也曾是渴過酸梅湯的。

入院已後，我的病勢有增無減，發熱很高，一天到晚，頭痛腦脹，有時咳嗽，有時腹痛，眞是痛苦萬分。曾流過幾次鼻血，但不甚多。舌苔很厚，舌乾口燥，飲食無味。醫院裏的飯食雖多是湯湯水水的東西，藕粉，豆漿，挂麵，稀飯之類，花樣不少，究竟變換不多，無論甚麽總是難於下嚥。

除了李大夫之外，還有兩三位大夫來看我的病。惟有李大夫是早晚必來，有時一天來看三四次。這時我已被判定了是傷寒。身上出過小紅點，一批退去，又出一批，用手一按，色即退去，鬆手以後，又漸漸紅起。李大夫時常從我的耳垂取血檢查，據說我的白血球每一竓祇有四千多。他也常摸我的肚子，說我的脾也脹大了。據說這都是傷寒的特徵。後來從我的糞內，小便內，和血內，都培養出了傷寒桿菌。我的病確是傷寒了。

起始我很是駭怕，這不啻是宣佈了我的死刑。但是温和的李大夫，笑着安慰我，叫我不要焦急。他說這病雖是厲害，每百個病人倒有九十個能好。他說：「你的病情還算很輕，並不嚴重。祇要你能與我和護士們合作，很有痊愈的希望」。他說話的時候是那們懇摯親切，使我感激得流出淚來。

他囑咐我多多喝水，越多越好。不想喝，要勉強喝。若一次不能多喝，分多次喝。一回喝一兩口，五分鐘十分鐘就喝一回。他說水是最好的藥，不要忽視了這平凡的水，健康的人需要他，病人更是需要。

他囑咐我要勉強吃飯。他說飯是最好的補劑；發熱最能耗損病人的體力，必須加以滋補。傷寒須經過四個星期以上的發熱期，若是初期飲食不進，營養太差，身體受了過份的消耗，瘦弱不堪，到了最後無力抵抗病毒，結果自是不堪設想。所以必須在初期就注意營養，保待體力，以備與病菌作長期的戰爭。因此你要拿定主意，爲要得勝，必須多進飲食。你不要想這是吃飯，當作是吃藥，不想吃也得把他吃下去。

他說醫院所爲你預備的飲食，量並不多，但內容力求營養。每二小時吃一次，每次的東西，務必要全吃下去。記住這是藥。凡是容易消化的東西，現時都可以吃得。不當吃的東西，自然不應當給你，但是經手的工人，或助理人員，有時難免弄錯。這是不應當有的事，護士們也應當特別的注意，爲防備萬一起見，你應當知道，可以吃些甚麼，甚麼不能吃。

他說：凡沒有渣滓的東西都可吃，牛奶蛋雞，也都可以吃。他說雞蛋要吃熟的，但不能用油炸；水煮的可以，最好是蒸成糕。肉湯，肉末可以吃，青菜水菓不能吃。大米乾飯，饅頭以及粗糧都不能吃。他說：你若想吃乾的，情形許可時，我可以給你點餅乾，或是烤黃的饅頭片，因爲烤過的，經過了一番熱的變化，容易消化；又因爲是乾的，必是嚼碎了纔能嚥得下。他說：現在你是不想吃這些東西的，但是等你快要好的時候，食慾恢復了，任何東西你都想吃，而且是一天的壞餓。他說：「我要預先囑告你那時要忍耐！吃壞了東西，這病會復發的」。他說病了很久以後，身體已經衰弱，若再復發，可就危險了！他說：「總之，現在你不想吃，爲了保持體力，必須勉強吃；將來快好的時候想吃了，却也不能隨便的吃」。

他說傷寒的危險是併發症，腸出血與腸穿孔。這病雖是一種全身的傳染病，但主要的病變是在小腸的下段，那裏的淋巴組織特別多些，聚合成結。傷寒桿菌侵入之後，因而成爲潰瘍。若損傷了血管，則有出血，潰爛過深，可以使腸壁洞穿，發生腹膜炎，所以腸出血和腸穿孔後的腹膜炎是傷寒的主要死亡原因。節制飲食和臥床靜養是預防這兩種併發症的主要辦法。

他又說不可以有便祕，也不能用過於厲害的瀉劑。在床上臥着大便，起初是一定感覺不便，這需要耐心的訓練，絕對不可坐起來，更不能下地。熱退兩星期以後，纔可以逐漸的慢慢增加活動。下床過早，也可以引起復發，或是其他的毛病。

我祇有唯唯。我將水與飯都當苦藥吃。勉強下嚥。曾有三次醬色的大便，據說是腸子出血，但不甚重。住院二十天後，體溫漸漸下降，幸而沒有腸穿孔。在漸漸恢復的時期中，果然我的胃口大開，時時覺餓，但又不准多吃，眞是痛苦之極。幸有李大夫時時囑告，不可功虧一簣。總算盼到了熱退多日，纔增加了飲食的質量，不久也就痊癒出院了。

在我右邊的床上，是一位十四五歲的小孩，得的也是傷寒，入院比我還早。他的母親時常來探視他。他的病勢不重，既未有腸出血，也未有腸穿孔，但是在熱退已後不久就又復發了。我出院時他還發熱很高，病的很是嚴重；有人說他的母親常偷偷的帶東西給他吃，不知是否卽是復發的原因。我祇知道他曾喫醬黃瓜一類的鹹菜，被護士看見，遭受了禁止。他的結果如何，我出了院就不曉得了。

左邊床上的那位青年，結果是悲慘的。他的家境很好，家中人口也多。上有祖父，一位很固執的老先生。他不相信醫院，更瞧不起這般年青的西醫。從他的談話中，可以知道他是信仰中醫的。這位青年的病很重，醫院裏就發出了病危的通知給他的家裏，於是我的左邊一天到晚的紛亂起來。親屬們顯然是分做了兩派——中醫派與西醫派。有的主張接囘家去請中醫看，有的主張仍留在院裏。老家長是屬於前者，自然佔有優勢的勝利。但是李大夫很誠懇的勸說：「病太重了，搬動起來，容易發生危險」。於是老先生也猶疑了。

第二天，有一位長指甲的老者被伴了來，他先看那位病人的舌苔，又診了雙手的脈。我心中明白了，這是一位中醫 我很注意的聽他們的談話，但是聲音很小，祇斷斷續續的聽見幾個字。『……濕溫……不要緊。……開個方吃兩劑……試試吧。……』

晚間我從朦朧中醒來，聽得左邊有人催促那位病人吃些甚麽，同時我鼻孔中也嗅到了草藥的氣息。二三日後，一天忽然護士們將我左邊這位病人移了出去，說他腸子內出血很多，危險至極。後來聽說他又有了腸穿孔，經外科醫師救治無效，與世長辭了。這與那晚的草藥有無關係？直到今天，在我心裏還是一個謎！

當我出院的一天到了，我是多們興奮啊！有兩位同學來接我，辦淸了一切的手續，當我臨走的時候，向所見到的醫師和護士們道出了謝意。李大夫特別的恭賀我說：「你戰勝了傷寒」。八年來我時常囘味這一句道賀的話，我是戰勝了傷寒，但是全靠了醫師們的協助，尤其是那些位護士們辛勤的服侍。

在醫院裏六個星期的調養，使我瞭解了醫護工作的神聖偉大！滿屋子的病者個個愁眉苦臉，無處不是呻吟，日日與病痛爲伍，與死亡鬥爭，好像世界上再沒有比這種環境更苦腦的了。病人都是過敏的，很容易發皮氣，怨言很多，但是醫生護士們總是泰然處之，與以安慰。

有些沉重的病人，昏迷得不省人事，弄得滿床糞便，護士們帶了口罩，穿上了隔離衣，手上帶了皮手套，耐性與病人拭淨了全身，更換了被單。她們極注意清潔，但不厭煩污穢，她們爲我們這些傷寒病人作事以前，理床，擦澡，洗肛，或是喂飯，總是先穿好了隔離衣。工作完畢，必然要洗手。據說這是隔離手續，免得將病傳染與人。

抗戰以前我是曾經注射霍亂傷寒的預防針的。爲甚麼注射過仍然得傷寒？對於這個問題我也曾問過李大夫，據說注射疫苗以後，不過可有二年左右的預防時效，應當每二年注射一次，霍亂須每年注射一次。若是受染特重，仍難免生病。但是總然得病，多比較輕微。所以我這次的病不算太重，得以痊癒，也大半靠了以往曾注射傷寒的預防針。

八年來每有機會，我時常向同學同事們宣傳預防疫苗的功效，聲述我戰勝了傷寒的經驗。有傳染病在國內流行，這是國家民族的羞恥，希望國人同心合力的撲滅他。

修訂基本定戶優待辦法

茲以紙價工資與日俱增，本刊定價時受影響，波動甚鉅。爰特修訂基本定戶優待辦法如左：

一。凡直接向本社長期定閱者為基本定戶。自八月一日起，無論前後定戶一律均按七折優待。新定戶須補寄一二三期者，每本均按四千元七折計算。

二。基本定戶先匯繳刊費五萬元。本社收到當即開戶入册，按期儘先郵寄。款盡通知續匯。

三。平寄郵費免收。需航寄，快遞或掛號者，費用定戶自負。

四。刊款請匯交南京新街口郵局信箱一〇六八號本社。不通匯兌地點，郵票代款，按加二計算。

五。本社印有定閱單，函索即寄。凡為本刊介紹定戶滿十份以上者，贈閱本刊六期（半年），滿二十份以上者，贈閱十二期（全年）。

六。定戶姓名住址，務請用正楷墨筆書寫，以免模糊誤寄。

丙寅醫學社 啟

花柳病一夕談

黃秀霞譯

花柳病是很可怕的疾病，許多人似乎懂得，而實際並不清楚，因為許多人僅知道它們是可卑鄙的疾病，遂因而不願在大庭廣衆之中去談論，或公開的向人請教。這樣自然很難明白它們的底細，甚而患病之後，亦頗覺得有凝體面而怯於求醫。這種情況，適足以加強了梅毒的猖獗，容許了淋病的蔓延！而加增了社會更多的痛苦。還是讓我們揭穿了它們的內幕，而從人間把它們除掉罷！（譯者）

（一）梅毒

問：甚麽是梅毒？

答：梅毒是一個很危險的疾病，很普通，得這病的人很多。梅毒是由于一種很小的微生物所致，這微生物可以由人傳染與人。

問：為甚麽是危險的呢？

答：因為梅毒是傳染病，因為梅毒常是由母親傳給孩子，因為若不注意治療，則可致流產，胎兒死亡，得心臟病，動脈病，中風，眼瞎，耳聾，腦髓變軟，神經錯亂，及其他許多嚴重而痛苦的病，且其致人於死亡的數目亦較其他傳染病為多。

問：怎麽就會得了梅毒呢？

答：由于微生物進入他或她的體內而得。性交是最尋常的傳染途徑，有時由于同有梅毒的人接吻，也有時由于用梅毒病人用過的茶杯、煙斗、及其他物件。患梅毒的孕婦能將這病傳染給她尚未產生的胎兒。

問：梅毒先有甚麽病狀呢？

答：微生物侵入人體以後，一—八星期在侵入處生一瘡口，叫做「下疳」，有時這瘡口很小，或是在很隱密的地方（尤其婦人），則常不理會，再過幾個星期，「下疳」消失留下一個疤痕，這時微生物已進入血流，而被帶到身體各部分，它們遂在各處開始它們的損害工作。如果病人在發現「下疳」的時候不去快治，將要延長患病的時期，並且其傷口及「下疳」都有很強的傳染力。

問：當「下疳」消失了的時候梅毒不就好了嗎？

答：沒有！微生物在體內。

問：這病是怎麽進行呢？

答：若不治療，當「下疳」消失幾個星期以後，常在皮膚上發現疱疹，在口及喉部有傷口，淋巴腺腫脹。也時常有頭痛、發燒、骨頭痛、脫頭髮、掉眼眉等病狀。有時這些病狀鬧的很凶，但是即或不治它們也能消失，不過，微生物仍然是在體內！若是未經治療的，微生物則常損害心臟、血管、腦髓、神經、肝、骨骼、眼睛、以及身體其他任何部分，使身體有很大的痛苦，並且若干年後，還可以發生心臟病、癱瘓、神經錯亂等。

問：梅毒可以治好嗎？

答：可以。當初顯病狀的時候就用合適的治法，每星期至少治一次，常需用相當長的工夫。大多數好了的病人，是在得病的最初幾個星期，就開始治療的。合適的治法不僅能減弱梅毒的傳染力，並且即或是患病很久的人也可令他的病轉好。到一位眞正的大夫那裏去治，信任他，並連續的遵守治病時的注意及當守的規條，便能痊癒。

問：大夫都用甚麼樣的治法呢？

答：有許多不同的治法各個人不相同，但是也有個相同的律條：就是不外乎用『九一四』及『鉍』的製劑或『汞』的製劑，治療前都是先要作一個詳細的全身檢查，和各種試驗，以精確診斷這病人是否眞有梅毒。以後在治療進行期間，仍要時常作定期的查驗。治法常是包含注射「九一四」至少二十針，「鉍」製劑或「汞」製劑至少四十針，以後的治法再按病人進步的情況而定。最近也有用盤尼西林的（Penicillin）。並可以連續注射，以縮短治療的時間。

問：病人自己能治嗎？

答：絕對不能。只有很可靠的內科醫師知道怎樣治這病。別信任那些走江湖的醫盜，也別聽專爲營利而賣藥的藥商的宣傳，他們是祇管騙你的錢不管治你的病的。你當到衞生機關去見正式醫師，他能告訴你。

倘你不幸染了梅毒則請遵照下列規條：

1. 在醫師告訴你可停止治療前且莫停止治療。

2. 禁止性交，直到醫師告訴你已無危險之後。

3. 勿與任何人接吻，免得你將病傳染給他。

4. 盥洗用具務要與人分用。

5. 獨宿。

6. 在家用飯時，你的杯盤食俱，務要用開水完全燙過，勿到公共食堂去吃飯，除非你知道他們確實煮燙他們的杯盤食俱。

7. 凡與接觸過的東西，如牙刷、烟斗、羹匙、筷子、杯子等絕不可給人用，自己也不用別人的東西。

8. 不可吸煙，直到醫師認爲可以的時候。

9. 不可飲酒。

10 將一切與傷口接觸過的敷料燒燬。若你發現有破口的瘡傷，粘膜損傷，「下疳」及痔等與其他病狀，要去告訴醫師。

11 注意你全身的健康，避免受風等，及其他傳染病。

12 若你不能繼續受治療時，要和醫師說明，他可以幫助你或介紹你到一個可靠的醫院或診療所去。

（二）淋病

問：甚麼是淋病？

答：淋病是生殖器官的一個傳染病，俗謂之「白濁」或「下淋」等。和梅毒並不是一個病。淋病由于「淋病雙球菌」這種微生物所致的。在顯微鏡下檢查病人小便裏所流出的膿液很容易找到。這也是由不正當的性交所傳染的，所以一個人可能在同時有淋病也有梅毒，但是，淋病絕不會變成了梅毒，梅毒也絕不會漸漸變成了淋病的。

問：爲甚麼患淋病的人很多呢？

答：1. 因爲許多得淋病的人在他（她）們還有這傳染病的時候，竟自以爲已經好了，遂不在意而把這病又傳佈給人。

2. 因爲有許多的人當她（他）們還有這病的時候，與人發生性的關係，遂把這病傳佈給人。

3. 因爲他（她）們不去就醫，而自己試行治療，竟或到走江湖的野大夫那裏去求治。

問：淋病全是由性交傳染的麼？

答：最普通的是由於同患淋病的人性交而得，其次如用被淋病病人的膿汁所染污了的馬桶、手巾等、或者與病人同床而宿，均可能被傳染。

問：淋病先顯甚麽病象？

答：被傳染後數日，在生殖器或泌尿器常有發癢、發燒等發炎現象，以後不久即有膿汁自發炎器官流出。

問：爲甚麽淋病是很可怕的？

答：在男子方得病的時候很疼痛，若這時候還不在意，淋菌便可長期的破壞主要的淋巴腺，而致重病，關節腫脹，及其他嚴重的病狀；這將需要較長期的治療。若是染到了整個生殖系統，便不能再生育子女了。

在婦女初得病並不很痛，她常是甚麽也沒有理會到。但是若不管它，很容易傳佈到內生殖器官，這就很難治了，有時爲造成將來實行重大手術的原因。淋病常致婦人不能生育。

在初生嬰兒特別要緊的是眼睛。如果胎兒經過產道時淋菌進入了眼睛，便可使眼發炎而致失明，這是初生兒失明主要的一個原因。每個孩子出生時應用硝酸銀溶液滴眼，使不染淋病及其他眼病。

問：淋病能治好嗎？

答：能！若當剛發現病狀的時候就到一位眞正的醫師那裏去治，平常幾天就可治好，如果當初不在意，或者病人落於走江湖的醫盜手中，或者病人到專爲營利的藥房去買了藥，自己治療，或者病人不遵守醫師的指導，治療則需多費時日，而結果是病人多受長時間的痛苦。

問：甚麽是淋病的合適治法？

答：一位可信靠的醫師，對各個病人，依他所見到的不同病情而施以不同的治法。有時醫師將治法的一部分教給病人在家裏治療，但是有的治法需要特別器械，而只能在醫院的門診才能作。自然，只有醫師是安然處決用何種治法的惟一的人。常常檢查身體並作膿液及尿的種種實驗室檢查，也是治療中的一部分工作。

問：當膿液停止的時候，這人便痊癒了嗎？

答：不能說一定痊癒了，這時這病可能仍在淋巴腺及生殖器官內，這樣的病人還能傳染別人。

若你不幸患了淋病，請遵守下列規條：

1. 在一個醫師的治療之下，直到他告訴你已痊癒的時候。
2. 若你不能繼續治療時也要告訴他必可以幫助你，或將你託付給一處可靠的衛生所。
3. 當醫師尚未告訴你已痊癒前，禁止性交，否則不僅是傳染這病給別人，你自己的病也要因而惡轉。
4. 獨宿一室。
5. 當你的手接觸過生殖器，或被排液所傳污了的中衣，繃帶的時候，務要用肥皂水將手洗淨，否則便是你願將淋病傳到你的眼睛。記住！淋病能使眼睛失明！
6. 要燒燬所有被染污了的繃帶與敷料。
7. 用你自己的盥洗用俱，不要讓任人用你的，也不要用別人私有的盥洗用俱，及灌洗陰道的傢俱。
8. 勿飲酒，它們常使病情變壞，刺激性或酸性飲食亦然。
9. 得病後的第一星期在床上休息，可助治療。
10 不可過於疲勞及過於用力，那都會使你的病情加重。
11 兩餐中間要飲足量的水，去見醫師以前三小時勿排尿。
12 你要與醫師眞誠合作。

媽媽經

——清潔——

管蓀真

洗澡是使小兒清潔的一件大事。在冬日時常不能給小兒洗澡，或者因爲設備不週；或者是怕小兒受凉。假如每天不能洗澡，也應當擦身和洗臂部及脚。每星期全身必要洗一次澡。

澡盆要獨自用最好，放在不怕潑水的地方，所以母親不必計較潑濕了地板或弄髒了地毯，更不要禁止小兒拍水，或玩肥皂。水的溫度以從華氏88°—100°爲適宜，就是用手腕感到溫熱即可。小兒漸長，水溫可漸減，約冷熱水各一壺。室溫要溫暖，避穿堂風。最好用室之一角，兩邊有牆，第三邊用椅遮着，椅背上置要換的乾淨衣服；椅上置油，肥皂粉等。第四邊放椅或櫈以供，母親坐着給小兒洗澡，澡盆放在中央。肥皂要鹹性少的，故不可用洗衣肥皂。粉用搖撒的。用粉撲不易保持清潔。棉棍及棉球在家庭中可用蒸籠消毒或煮後放在一有蓋磁缸中備用。地下放脚盆或報紙爲接汚衣，衣襪，尿布等。玩具用輭木塞皮球及其他能浮之物。夏日小兒可在澡盆內玩耍，當然盆要大，水須深。既可使小兒在盆內伸展四肢運動，又可使其與水接近，但不必勉強。

洗澡的手續：佈置好環境及用品備齊。同時將小床被褥散開透空氣。幼兒最好在早餐後一小時洗澡，能行走的小兒，母親又要外出辦公，可以把洗澡時間改在睡前，可由父親幫助。繫上皮圍裙或油布上蓋一大毛巾。母親洗淨雙手，坐穩，雙膝併齊將小兒置膝上，兩膝不可分開，以免背部失却支托。如小兒太長，可用一小櫈支托小兒雙足，使其有倚靠，不致因恐懼下次怕洗澡。先解尿布，如需試表，即先試之，然後置便盆於膝間，扶小兒坐上，雙手托臂，使兒倚母胸前，三個月即可訓練，久之即可收效。脫衣服時，如衣前未開，可自上向下脫，如小兒較大必自上脫時可訓練小兒閉緊雙目，自後頭先脫再延至前面脫出。蓋一毯。洗眼用棉球自內角向外洗，棉棍蘸油輕洗鼻孔，較長可訓練自拭鼻孔不可向內推，若鼻糞乾而多。先滴油藉噴嚏可擦乾。用棉棍洗外耳及耳後，不可洗耳道，更不可用耳挖。面部不必用肥皂，洗後擦乾塗油。先放冷水再加熱水於澡盆內，以免先放熱水將盆底燙熱，以致受燙傷。試好水溫。先洗兒頭，擦乾。再使小兒枕母左臂，其左腋由母左手支托，右手握雙足先放水內，再臂部，再上身。初洗時間二三分鐘即可。前面洗畢將兒轉置於母右臂，以便洗背及臂部，速放膝上用毛巾擦乾，并撒粉助乾。生殖器用油棉棍輕塗。如需要時剪淨指趾甲，洗後泡輭易剪。繫好尿布，女孩多墊布放臂下；男孩多放於上部，但不可壓生殖器。再穿衣時用手自袖內助兒手穿衣。洗澡後給溫水飲，即放於床上休息。

應注意之點：

1.各物必備齊。2.盡力勿使受寒。3.少翻動只准一次。4.勿恐嚇或強迫，可用玩具引導之。5.萬一小兒滑跌，也不可大驚小怪，應引

接下面第三欄

美國護士教育概況

朱亮

美國有好幾種程度不同的護士，各有不同的名稱，今分述如下：

註册護士(Registered nurse)—是在護士學校三年畢業的，這些護士中程度亦不一樣，至少須在高中畢業，才能進入護士學校；但也有大學畢業已得到學位再學護士的。在受訓期中完全一樣待遇，但畢業後僱用機關按其入護士學校以前的程度，給與不同待遇。

受訓護士(Trained nurse)—是由各衛生機關或小醫院各視其須要而訓練，多係學徒性質，編於一方面的經驗，訓練期間規定為兩年。

實用護士(Practical nurse)—美國有專為訓練這種人員的學校，設備很好，訓練一年。在訓練期中亦包括學理和病房實習，不過限制做普通和簡單護理工作，連皮下注射都不能做。畢業後多被僱用在家庭中照管病人。

戰時護士(Cadet nurse)—程度和訓練與註册護士完全一樣，只是屬於政府的。入學時須填志願書，應許畢業後為國家服務相當年限。受訓時享受公費待遇。畢業後與註册護士受同等待遇。在戰後美國已停止此項訓練了。

公共衛生護士(Public health nurse)—在美國所有公共衛生護士訓練都由各大學辦理，在大學內上課，派往合作衛生機關實習。註册護士可有投考資格。訓練九個月，但分兩期：第一期四個月，第二期五個月，可以兩期不連續受訓。念完第一期後即可做公共衛生護理工作。過些時等稍有積蓄再繼續念第二期。

美國一般人都很有研究精神，好學亦好授，所以在各衛生機關都很注意護士的進修問題。有所謂職員教育(Staff Education)的組織，普通多是每月聚集一次，一同討論學術問題。每有新的醫學知識必提出介紹。公共衛生護理是比較新的學術，護士界的前輩在學生時代沒有學過，而現在已佔據了各護校及醫院護士部的重要地位。為着要給這般人機會，得點公共衛生護理學識，或說使她們認識公共衛生護理，故在有些醫院與護校內，自校長與護士主任起，直到監察員止，每人須去參觀(observe)家庭訪視一天，這些人都是年紀很大，地位很高的人，但每個人都到時候穿了整齊制服，按時到辦公室來，會同家庭訪視護士一同出發，十分鄭重其事的，一點不輕忽。這種學習的精神，十分可敬佩！

現在美國護士教育之中，又注意專門人才訓練，提倡最力的是物理治療和精神衛生兩種護士專門人才。公共衛生護士中如有人對物理治療有特殊興趣者，可由機關供給受訓，同時照常領薪，畢業後須服務本機關兩年。

接上面

逗他發笑，轉移其注意力，不可立刻抱起。6.面部勿塗化裝品或捲曲女孩頭髮。7.訓練小孩食前玩後洗手，並不要因怕髒不准在外玩耍。8.較長小兒訓練他漱口及喉，漸使學刷牙，小兒均喜漱喉之聲音，母親並用手按摩牙齦。

世界名醫傳

李濤

蘇拉那斯 Soranus of Ephesus 公元第二世紀

性情剛毅和見解特出如阿克雷派阿提氏，自然不免影響到醫學的發展，並不免自成學派。阿氏有一位信徒名叫西密生（Themison of naodicea），多年他卽嚴尊師訓。到阿氏死後，他年歲日增，始另闢新徑。他覺得阿氏的說法既無系統，又不簡要，所以他想如能想出簡單方法，必能有益於開業的醫生。

治療法中什麼是先决問題呢？不是病因，而是病型。就是由數種一般表現可以認出的病狀。他認爲基礎病型只有三種：第一是緊張型，患者的體內細孔減小。第二是弛緩型，患者的細孔擴大。第三是混合型，患者身體某部的細孔減小，而他部則擴大。

假使皮膚乾燥，分泌減少，有高熱，就稱他作緊張型。假使病狀與上述者相反便算弛緩型。治療惟一的目的便是在緊張型，設法鬆弛那些病人身體的細孔。反之在弛緩型，設法使細孔縮緊。用什麼方法達到這種目的呢？西密生氏也是用他老師阿克雷派阿提的飲食療法，和物理療法。然而用這些方法時，有兩點應該注意：第一是治療時注意病在那一期，第二注意病是急性或緩性。他說慢性病并非（如一般人所信的）都是急性病取了慢性經過的結果，因爲有很多種病原來就是慢性。

醫學由這種學說歸納成極簡單的方式。一種原則既定，治病方法也隨之成立，而且都是極易習知的。這一學派的人在羅馬很多，自稱爲方式派（Methodisers）。然而由於他們的學說太簡單，有造成多數庸醫的趨向。方式派有一人名塞薩勒（Thessalus of Tralles）生於尼羅（Nero）大帝時代，聲言在六個月內便可將普通人訓練成醫師。他是利提阿地方（Lydian）織工的兒子。到了羅馬便與一般藝人爲伍，如鐵匠，鞋匠，油匠等。常常帶這種人去看病，不久這些人也都號稱醫生了。至於那些曾受過優良教育的醫生反被詆爲假醫生，或被斥爲蠢物（Thessatus Jackasses）。塞薩勒氏眞是荒謬絕倫；甚至宣稱在他以前的醫學著作全是讕說，直斥希波克拉底斯爲一說謊者。自稱眞正的治療技術始自他—塞薩勒。他的著作很多，一部分關於飲食學，一部分關於外科，都已失傳。但知皆曾獻於尼羅大帝。他爲求死後的光榮，自己預在墓碑上題了『醫生的戰勝者』幾個字。

格蘭氏譏他爲『全知』。全知雖是他的弱點，但必是一位聰明人。他雖然是一方式派的人，但曾將這派學說發揚光大，特別是關於慢性病的治法。他將治法分成兩階段，他知道慢性病人的身體組織，變化很大，所以治療的目的是要使器官恢復健康。但是多數病人因爲久病，而致身體虛弱，受不了劇烈的治法，不能希望立時生效，此時惟有先強壯他的身體。所以第一用復元法（Circulus Resumptivus）；就是現在所說的補劑或強壯劑，主要是用飲食法，也用他種物理療法。等到用此法體力相當復原以後，便開始用特效法；就是一種變質法（Circulus Metasyncriticus）。欲達到此目的有多種方法可用，有的是飲食法使滋養物按序改變，有的用峻瀉劑，繼用一種強烈刺激劑。更有用變換空氣方法者，以希望身體的營養進行，藉此能可完全改變。

讀者至此便不難想到此種改換空氣法的時代化。現在遇到結核病人，還將他送到山上去療養，也是應用此原理。

假使方式派內不產主一位富有醫學經驗的哲人，採取這派的原理，樹立下穩固的科學基礎，並且較前人眼光遠大，則方式派必早已烟消雲散無人復知。這位哲人便是以弗所的蘇拉那斯（Soranus of Ephesus）。他是方式派中最聞名的人。他有好多地方與這派未受教育的祖師塞薩勒氏相反。蘇拉那斯氏曾在亞力山大理亞受過完全教育；不僅是醫生，而且是哲學家和文法家，又是關於靈魂的長篇著作家。塞薩勒氏很輕視古代醫生，他則敬重他們。不論那一派的著作，他都要習知他們那些經驗。他曾爲古代名醫的生平和學說寫了十卷書。關於希波克拉底斯的事尤其絲毫不遺。他博採前人留下的醫學知識，除了塞薩勒氏以外，當時的作家大約都是如此。然而蘇拉那斯對於前人的著作採擇謹嚴，確乎高出一般人以上。

關於他的生平，我們知道的是他在亞力山大理亞修習完畢以後，便到羅馬去行醫。正是公元二世紀的初年，特累簡和黑德利安時代（Trajan and Hadrian）。此外所知無幾，但是因爲他的著作留存到現在的還很多，其中有的是希臘文，有的是拉丁譯文，所以我們知道他的事較比當時其他醫生的事還算多呢。他的著作簡單，清晰，動人，且不舞文弄墨。

蘇拉那斯氏是一位方式派信徒，上邊已經說過，他的書便發揚光大這派的學說。他所說的疾病的基本各型（Communities）也宗方式派　他曾篇輯一部特殊病理學和治療學，其中按照方式派的說法將急性病和慢性病分別論述。此項著作曾爲第五或第六世紀名醫奧利略（Caelius Aurelanius）譯成拉丁文，現該譯文尚存，因爲其中敘述方式派如何研討和醫治各種疾病，所以成爲醫史學家的寶庫。

據方式派的意見；解剖學對於行醫的人沒有什麼用。蘇拉那斯也堅持此種意見，不減於他人，然而他曾說天天視察，觸摩，和聽聞人體的醫生，不能不對人體構造機能發生興趣。解剖學雖或無用，事實上也真無用，但對於科學醫師也有裝飾的價值。他曾用了很大力量篇輯一部專家常用的解剖和生理學名詞的定義，和字源，這也不是因爲需要這種知識才寫，乃是因爲興趣所至而寫的

對於病因學的態度也是如此，醫生無需明瞭病源，但是病因學爲引起研討的因素，而病因學的論據又能補充人們對於疾病的知識。他爲補充所編的特殊病理學與治療學，又編纂了一部病因學。他是方式派中棱棱者，不顧這派的教義，添上了科學研究的精神，更越出以行醫直接需要爲務的範圍而廣加研究。

除上述關於學理的著作外，他更寫了若干指導實際行

醫的書，就是衛生學，藥理學，外科實用手册，附圖的繃帶學手册，此圖仍保存於第九世紀的稿本內。由此種圖可知現在所用的繃帶法古時已經知道了；或者我們可說現代所用的繃帶法是沿襲古時的成法。繃帶法第一要義便是需要固定，能達到此目的之最簡法就是最好的方法。由蘇拉那斯書中的圖畫，可知古代外科家已經發見多種最簡單和最佳的繃帶法了。

然而蘇拉那斯氏最享盛名的著作還得推那一部產婦科教科書。他嘗被推爲希臘羅馬時代最有才能的婦科家，此大部存在的婦科書無疑是很好，但是因爲他不是婦科專家，所以似乎當時還有比他爲優的婦科家。我們知道他精於內科。關於外科著作雖然已不存在，但似乎也曾以外科問世。我們想在蘇拉那斯氏的前後，必定有很著名的婦科家，可惜彼等的著作皆已湮滅無聞了。

如果篇幅允許的話；我們詳細說一說蘇拉那斯的婦科學，一定很有趣味。因爲如此便可窺知發達到頂點的古典派婦科學的概況。可惜在此只能極簡單的說一下。這部書首先述說精巧的助產士。如習這種職業，身心兩方面需要那種條件呢？她必須有高尚天賦，尤其是需要有好性格。此書其餘的部分討論助產婦的實際工作。此項分爲兩部：一部是生理衛生，一部是病理治療。首先述說女生殖器的構造，其次機能，月經，受胎和妊娠。然後記述生產的生理和助產婦的助理事項，繼以產婦和新生兒的護理事項。生理部分至此結束。至於病理部分是敍述疾病的情形，這些病的治療是按照飲食法，外科法和藥物法敍述。這本書內容的範圍，實在可驚。又曾記有一種窺器共檢查陰道局部之用。警告開業醫生對於生產不得妄行干涉，但是遇到難產的例，產科手術很重要。在頭產式和臀產式也曾行過轉胎術，遇到沒有辦法的難產則行碎胎術，以救產母的性命。自然蘇拉那斯氏的書也不是沒有錯誤。例如他以爲生產時，恥骨在聯合部分離，以便胎頭產出（這種說法直到了近世還有人信）。

這本書附有插圖，有些圖仍然存在。其中有子宮和小兒位置圖。

關於精液的性質和生殖法，他也有簡短的論文，很像這本婦科學的附錄。他更用問答體爲他的書作一提要；他的助產舉要曾用拉丁文翻譯並有插圖，中世紀時仍然通用。

蘇拉那斯氏正表現方式學派的鼎盛時代，在古希臘羅馬的文化已竟開始退化時，此派竟得開燦爛之花直到了中世紀的初葉。

致讀者

醫潮自創刊到本期，整整是八個月了。在這期間適逢紙價飛躍，印工郵費也增漲了幾次。社方的一切困難，自在讀者的意料中。有許多位從未謀面的讀者，自動的在刊費之外解囊相助。這種寶貴的同情，給與了同人們無上的鼓舞。

爲了顧全大多數讀者的經濟力量，實在不願將刊費提得特高。所以自第七期起不得不將篇幅酌減以求節約。自第二卷一期（三十七年一月（　）號）起，希望能改用正楷字，改變版式，增加字數，以求充實。將來事實許可時，再擴充篇幅。

從許多的來函中，得知讀者們對於醫潮是非常的關心。對於牠的內容，行銷，封面，廣告等等的問題，都有良好的建議。本社組織未臻周密，編輯發行工作人員甚少，全靠社員公餘義務服務，不克一一作覆，至以爲歉。

本刊最大的困難是定戶未多。八個月來，本刊的銷路已經遍及全國，東北、西康、都有定戶，然而總數尚未足兩千。這離最初萬戶的希望，相差得太遠了。況且現時半數的定戶是與醫界有關的人士，醫潮的編輯是側重在通俗化。最希望他能深入民間，廣佈下醫藥衛生的種子。那是本社同人刊行醫潮最初的願望　我們的能力有限，敢請愛好本刊的衆多讀者與我們同工。

無疑凡是本刊的讀者，都對於醫藥衛生問題，寄有極高的興趣。請勿自密，而推己及人。健康是人生最切要的問題。沒有健康就沒有了一切。科學的醫學知識又是尋求健康的惟一利器。請將醫潮介紹給自己所親愛的戚友。聖誕節到了，又快過年了，醫潮是很好的一種節禮，有甚麽禮品又比健康的知識更爲寶貴呢？

最近曾接到由貴州一個荒僻縣份的來函定閱本刊，據說是在一個垃圾箱的旁邊發現了一本破碎不全的醫潮，讀之不忍釋手。像這樣渴望着得些健康知識的人，一定很多　問題是他們在那裏？怎樣使醫潮達到他們的手裏？

本社印有定閱單，十張訂爲一本。凡本刊讀者願爲介紹定戶者，函索卽寄。一次介紹滿十位定戶者，由本社贈閱醫潮半年（六期），藉表謝意。不用訂閱單，開列定戶姓名及詳細住址（務請楷書以免錯誤），每戶匯繳定款五萬元亦可。本社收到後當卽分別開戶入册，按期寄書，並掣寄收據，以昭信守。

集二千位讀者的力量，一定能與本社以極大的助力。投鞭斷流，集腋成裘。我們謹以至誠，引領而望？

丙寅醫學社全體同人敬啓

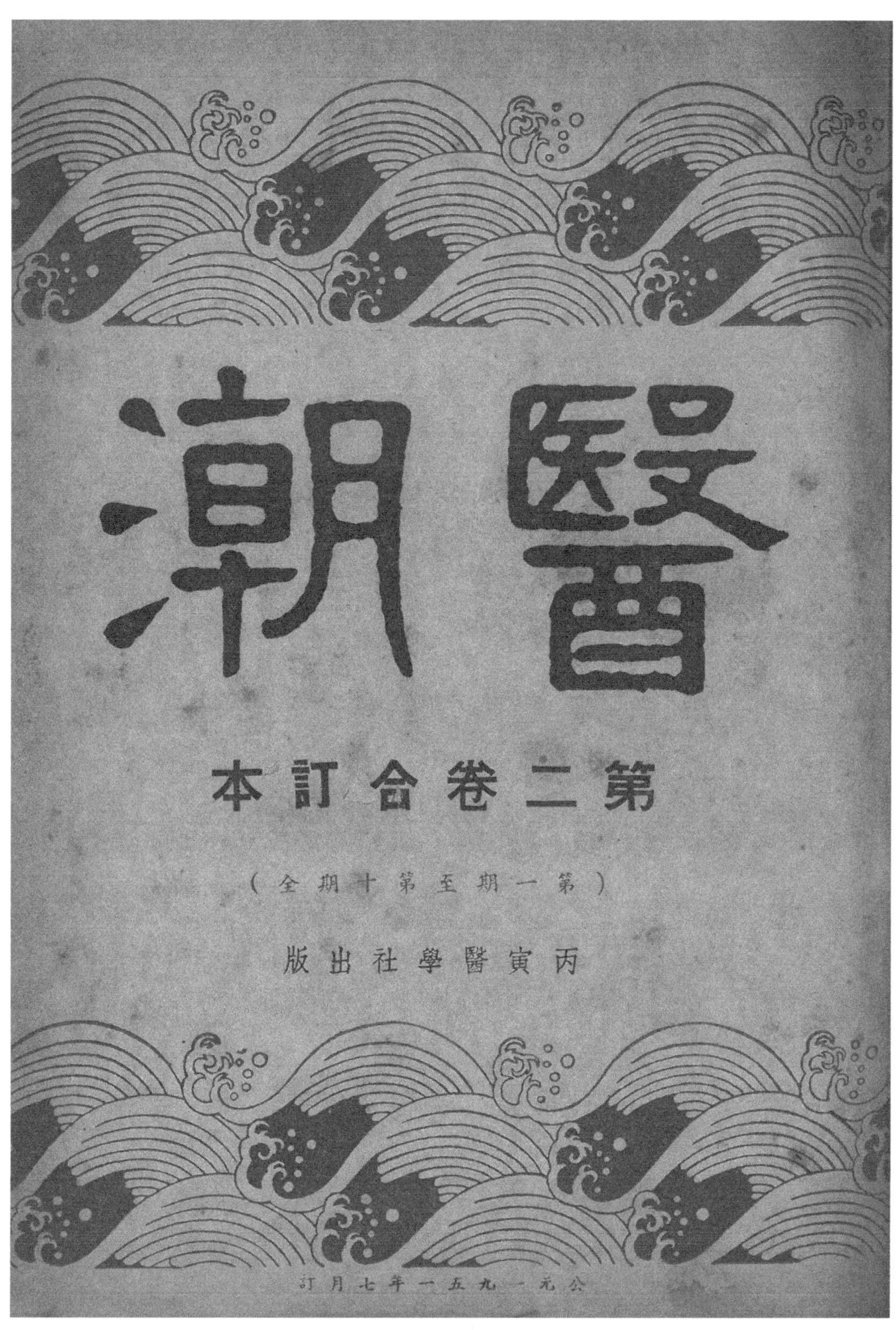
醫潮
第二卷合訂本
（第一期至第十期全）
丙寅醫學社出版
公元一九五一年七月訂

醫潮

第二卷一至十期(全)目錄

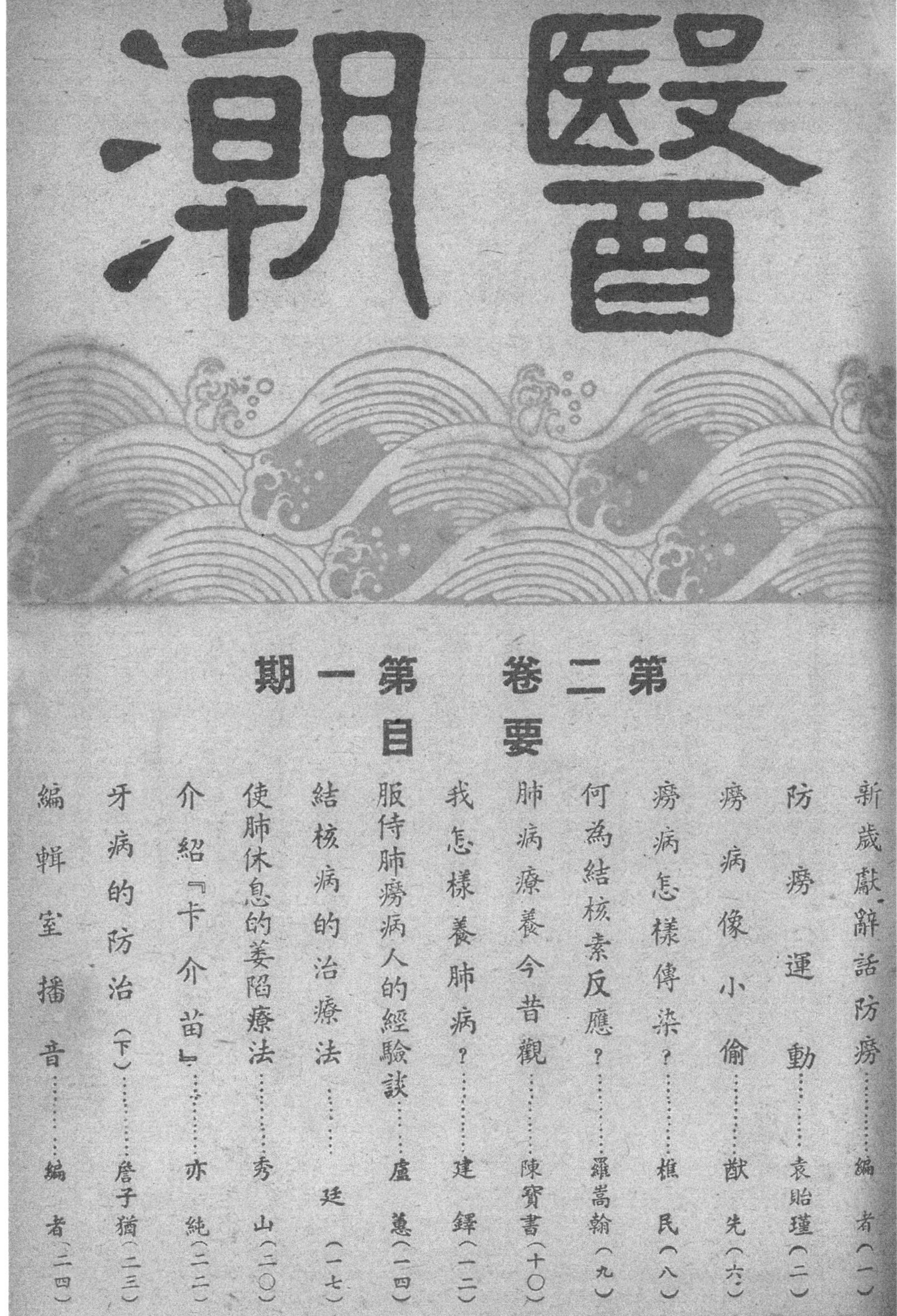

醫潮

第二卷 第一期

要目

化學療法新進步

「蘇斐屈隆」

'SULPHETRONE'

Tetrasodium 4:4'-Bis-(γ-Phenylpropylamino)
Diphenylsulphone-a:γ:a':γ-Tetrasulphonate

「蘇斐屈隆」(a derivative of diaminodiphenyl-Sulphone)由威來金研究實驗室悉心研究而成對抗動物之肺結核有高度化學療效至於治療人類肺結核用本品作臨牀之試驗現雖尚在進行過程中惟據最近經驗指示對於數種肺結核確有良好之效應而於早期浸潤性損害尤具特效

「蘇斐屈隆」須在具有測驗血液中本藥之含量及血液計算之完善實驗設備時方可施用

寶威大藥行

(英國倫敦威氏基金股份有限公司)

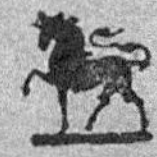

中國獨家經理　志霖有限公司

BURROUGHS WELLCOME & CO. (Prop. The Wellcome Foundation Ltd.) LONDON & SHANGHAI

Sole Agent in China: T. L. WOO & SON, LTD., 18 CHUNG SHAN ROAD. E. I. SHANGHAI　P. O. BOX 1180

醫潮

新歲獻辭談防癆

編者

民國三十六年匆匆的逝去，三十七年又開始了。西諺有云：「時光若潮水，從不稍候人」。日月蹉跎，人生幾何？光陰過得越快，更令人感覺到人生使命的重大，和健康的重要。民初以來，國家迭經戰亂，建設事業，遲遲不進。衛生事業關係全民的健康，為一切建設之母，而迄未脫離草創時期。大人先生們的目光，始終是集中在「掃街」上，將「清潔」當作了衛生事業的全貌。年終歲首，興念及此，倍感悽惶！

近來接到幾份賀年片，粘貼着防癆章，在悽惶中帶來了光明，使筆者感受到異常的興奮與快慰。我國的社會確實是在進步，開始發揮他偉大的潛伏力。政治是遲鈍的，更常是處在被動的地位。歐美各國的衛生建設之所以能有今日的繁盛，也多是基於民衆中間寓有許多先覺者的倡導。近來我國平、津、京、滬、各地的防癆協會，紛紛成立，實在是件極可慶幸的事。

各種的傳染病，在我國是普遍的流行，其中結核病不失為是最嚴重的一個。有效的防制必須有多數民衆的合作。「知難行易」，所以欲取得民衆的合作，端賴於衛生教育工作的成功。健康的知識普遍的深入到民間的時候，舉一反三，許多傳染病的預防問題都可以迎刃而解了。所以一個民間組織，若肯將難於防制的結核病作為對象，百折不撓的努力推進，而能稍有成就，對於其他傳染病的防制，必將大有裨益，就是對整個國家的衛生水準，亦必將提高。

最令人感覺興奮的是我們的最高衛生當局，也在積極的倡導防癆工作。衛生部除於三十四年就成立了全國防癆設計委員會，並先後於平京兩地成立了結核病防治院。對於其他各地方的防癆結構，也是極力的協助。在這種官民雙方的推動中，防癆事業的前途是極其光明的。

本社同仁鑑於防癆工作的重要，未敢後人，特在這三十七年開始的二卷一期醫潮內，多選登了幾篇有關結核病的文字，稍盡醫界天職。但以篇幅關係，所載有限，此後當再陸續披露。

本刊的讀者中，不乏臨床醫師，至望能鎔防癆工作於治療工作之中。務必要將休養的療法，隔離的原則，教導患者。切不可迎合愚人的心理，濫用藥劑，徒然消耗患者的金錢。尤須注意提高設備，施用合理的診斷，搜尋早期的患者，俾得早期治療。一方面可以使這些初期的患者，不失去痊癒的機會，另一方面，這是惟一減少重性患者的方法，免其傳播。防癆是全國個個國民應盡的職責，醫護人員尤其要作中堅，作前驅。

一年之計在於春，在這新年的歲首，特提出這極有意義的防癆問題，希望全國一致的努力。

謹此 恭賀新禧 並祝健康

防癆運動

衛生部防癆設計委員會主任委員南京結核病防治院院長 袁貽瑾

一　引言

我國通常所稱之癆病即結核病，此病之病原為一種桿菌，一八八二年德人柯霍氏(Koch)所發見。由是結核病學及其防治方法日益進步。昔日此病在歐美各國為死亡之首要原因，今日死亡率已見大減，而傳染之程度亦隨之降低。近年因各國政府與人民團體通力合作，普遍推行防治工作，功效尤著。數十年後歐美公共衛生完善之國家，結核病之傳染，可望滅絕。我國結核病仍極普遍，急須切實推進防癆運動，以挽救千百萬人之生命。國內防癆設備素感缺乏，抗戰以前，少數之人力與物力，幾全部用於病人之治療，至於預防工作，近數年來始見端緒。民國卅四年，衛生署設置防癆設計委員會，規劃全國防癆事宜，協助各地方設立防癆機構，推進防癆工作。本年五月，衛生署改組成立衛生部，繼續進行，不遺餘力，以求更大之成效。茲以防癆事業頗為國人所關切，特將我國結核病實際情況，與防癆運動之過去現在及將來，簡要敘述如次：

二　我國結核病之嚴重情形

(一)我國結核病人死亡之估計　我國結核病之死亡人數，尚無全國性統計，惟就以往北平上海等地局部之調查研究結果，估計其死亡率，為每十萬人每年死亡二百至三百人，按我國人口計算，則每年死於此病者達一百餘萬人，實為我國疾病死亡最重要原因。

世界各國，如丹麥、澳洲、荷蘭、美國等邦，均為結核病流行最低的國家，其死亡率均在五十人以下。根據美國之統計，一九一〇年美國結核病之死亡率每十萬人為一五三人，一九四五年降低至四十人。依照上述死亡率之比較，我國則高出五、六倍之多，且較美國前四十年之數字亦高約二倍。

(二)我國結核病患者人數　我國每年患結核病之人數，亦無統計可作依據。按通常結核病每死亡一人即有患者十人計算，則我國患病率應為百分之二至三，以全國人口計算，則每年患結核病之人數，約為一千數百萬人。

根據戰前北平結核病院門診部之統計，經X光透視檢查，發現有活動性肺結核者，

醫潮　第二卷第一期　每本壹萬元
中華民國三十七年一月五日出版
發行人　李振翩
編輯人　賈猷先
出版兼發行　丙寅醫學社
社址：中山北路二四三號德廬
信箱：南京新街口郵局一〇六八號
印刷者　衛生器材製造廠
代售處　全國各大醫院　全國各大書店

中學十八歲至廿一歲男生為百分之六・一，廿歲至廿二歲女生，為百分之三・八；大學男生為百分之六・三，女生為百分之三・五，飯館侍役為百分之五・八，澡堂工友為百分之一〇・六，理髮匠為百分之一九・二。

抗戰期間，中央衛生實驗院在重慶舉辦X光透視檢查所得之結果，大學及專科學校男生為百分之八・二，女生為百分之四・七；中學及職業學校學生為百分之四・四；公務員及公役為百分之一〇・〇，工廠職員為百分之一二・三。

依上述統計，可見我國患者之普遍與抗戰期間結核病患病率之增加。

(三)我國結核病感染率與年齡之關係　我國結核病之感染情形，據戰前北平之統計，經結核菌素試驗而呈陽性反應者（表示曾受結核病之感染並非已患結核病者），五歲為百分之三〇，十歲為百分之六〇，十五歲為百分之八五，廿歲為百分之九五。由此觀之，我國成年人，幾無人免於感染。反觀美國最近之報告，美國大學生結核菌素試驗呈陽性反應者，已減低至百分之卅，較之我國情況，不可同日而語。

上述我國結核病為害之嚴重情形，由於傳染之普遍，患病者之衆多，死亡率之過高，而病者死者又以青年壯年為最多，非特個人致罹夭亡，亦為整個國家民族健康上與經濟上莫大之損害。

三　肺結核病之特性

(一)肺結核病最為普遍　人體內部幾無處不可感染結核病。肺部、大腸、淋巴腺、骨節、皮膚、腦膜、腎等為常見發病之器官，其中以肺結核病佔最多數。據美國一九四五年之統計，肺結核病之死亡人數佔結核病百分之九二，其他結核病為百分之八。我國人民生活習慣不良，一般衛生狀況惡劣，肺以外之結核病，雖較美國為多，但據國內統計，肺結核病仍佔結核病總數百分之八十以上，而其他結核病亦多由肺結核傳染蔓延，故防癆必須以肺結核病為主要對象。

(二)病人之痰為傳染之來源　結核菌由呼吸傳入肺部，侵襲肺組織，孳生繁殖。同時人體發生抵抗作用，就其感染部份生長一種纖維組織，形成結核，是為結核病與結核菌名詞之由來。若人體對於結核菌所發生之免疫力強大，則結核漸變成石粒，肺部即告痊癒。否則腐蝕擴大，傳染他處，不可收拾，終致病者於死亡。當腐蝕進行之時，結核可因之破裂，病菌藉病人咳嗽，直接傳染他人，或因痰吐地上，乾後隨塵土飛揚空中，病菌得再由呼吸而傳播，此乃肺結核病通常傳染之途徑。

(三)發病及傳播之因素　據流行病學專家研究之結果，幼時曾感染結核菌者，常於青年或壯年時期，突然發病，且易加劇。故肺結核病患者以青年，壯年人為最多，死亡率亦最高，即在今日結核病已見減少之國家，仍屬人民夭亡之主要原因。再肺結核病由呼吸傳染，凡與病人接觸密切者，如子、女、妻子同屋居住，或同室工作者，最易感染。病人痰中帶有病菌者，最為危險。此外貧窮、擁擠、過度疲勞、膳食不良、及其他生活惡劣等情境，亦為此病易於傳播之重要原因。

(四)早期患者鮮有症狀　肺結核病為慢性傳染病，早期鮮有症狀，故患者甚少自知有病而求診治。迨病症顯明，病勢已重，多成不治之症。如感口味不佳，消化失常，食量減少，體重減輕，易感疲乏，間有微熱咳嗽，或痰中帶血等現象，則病症或已進行至第二期或第三期之階段。故早期肺結核病如用普通方法不易診斷。

四　現代結核病防治之方法

自柯霍氏發現結核菌以來，迄今六十餘年，結核病防治之有顯著進步，並非由於免疫疫苗之施用，或特效藥物之發明，其防治原則實不外避免傳染與早期診斷。不過近年關於預防及診治之學識，較之昔日更為精確，而其運用之途徑與方法，尤為周密，且能普及。茲將最近結核病防治方法之要點，略舉如左：

(一)病例尋覓與早期診斷　一般結核病人自知有病而求診治者，十人中僅有一人屬於早期，其他九人之病症，已至二期或三期程度，治療深感困難，大半不免於死亡。是以今日結核病防治方法最重要者，為病例尋覓與早期診斷。近年歐美各國，以結核菌素及X光檢查成千累萬之外表健康者，發現若干患結核病者，其中百分之七十以上則屬早期，並不感覺任何不適，且不能以普通方法診斷之。故欲積極施行早期診斷，必須用結核菌素，及X光普遍檢查外表無病之人，尤以青年與結核病接觸密切者，及結核病易於傳播場所之人羣為檢查主要對象。

(二)開放性病人之隔離　不染結核菌，決不能患結核病。是以避免傳染為預防此病之根本方法。曩昔成人無不受傳染者，蓋誤信杜絕傳染為不可能之事。近數十年來，美國管理牲畜之結核病，先對牲畜施行結核菌素試驗，凡是陽性反應者，不論有無病狀，盡殺而焚之。所以今日美國牲畜之結核病，幾乎絕跡。上項辦法，自不適用於人類，然

套曲　詠癆病

猷先

【仙呂點絳唇】有病名癆；殺人億兆。齊聲討，戮力同剿。誓將妖魔掃。

【混江龍】擒拿首要；認清癆菌病根苗。身軀兒玲瓏嬌小；性格兒毒刻奸刁。寄寓膿痰甘逐臭，側身涎點順風飄。燎原火種僅一星，殺人病菌知多少？一口痰癆蟲萬萬，慣把人招。

【油葫蘆】初感疲乏顏面槁，漸漸身瘦削；晚間發熱口唇焦，夜來流汗名曰盜。嬰兒昏昏睡人事不省病毒侵腦；青年一聲聲咳嗽咯血肺已糟。有的眼癆，雙目眇；有的腸癆腹瀉疼如絞；脊骨癆，背如橋。

【天下樂】切戒遲疑早治療，機會勿輕拋；輕時易收效。決心療養終能好。抱達觀，任自然，放寬心，百慮消。要緊的記明白一個字兒『早』。

【後庭花】臥床靜靜熬。休息能退燒。雞蛋牛羊奶，飲食注意調。不計晨宵，開窗通氣，還有那陽光最能減癆。

【賺煞尾】亂求醫，好比投羅鳥。庸醫騙人登廣告，起死回生是吹大砲，要你把金錢送入他的腰包。草根樹皮用不着，天賜靈藥勿需鈔。飽食休息多睡覺。一俟那身體康健了，病魔自然逃。這纔是向康莊大路一條。

其原則，則可借鏡。是以嚴格隔離開放性之病人（即痰、糞、膿、或其他排洩物經檢查證明內含結核菌者）為防止傳染最有效之方法；美國早已採用，成績卓著。昔日所建之療養院，其目的原為病人養痾，今日實成為結核病人隔離之住所。近年美國結核病之傳染大減，其主要原因亦即在此。

（三）患者之治療與復元　肺結核病之醫治，向以長期休養為主，避免肺臟增加活動，俾漸痊癒。近來施用人工氣胸，甚為普遍，受染肺部得以絕對休息，原則上雖與病人休息相同，而效果則大異。兼之近年用X光遍查外表健康之人，查出患者大皆早期，人工氣胸療治更為適宜，需時頗短，實為治療此病之妥善方法。此外胸腔外科術，近來有空前之進步，患肺結核者，因割治而痊癒日益增多。今日患者診治之機會與全癒之可能，實非昔比。

病人雖經治療，而尚須常期之休養，或因不能完全恢復病前之體力，必須改業。為適應此種需要，歐美多有設立病人復元場所，訓練適宜之職業，俾於復元後，可以自謀生活。

（四）BCG之預防接種　一九〇八年法人卡邁（Calmette）與古林（Guerin）兩氏，發明無毒性之結核菌，簡稱之為BCG，注入皮下，人體可以發生免疫力。後因德人誤用毒性之結核菌，以作預接種，受種兒童，不幸致死。因是BCG之施用，大受影響。近十餘年來，又復試用，證明BCG為無害而可產生免疫力之疫苗。尤以丹麥施用成績最為顯著。BCG製造較為經濟易於施用，結核病傳染普遍之國家，最為適用。

（五）病者家屬之護助　凡衛生設施完善而財力充裕之國家，患傳染病者，其診治之費用，大部由政府負擔，一面可以減輕病者之不幸與負累，一面非如此則不能絕對隔離傳染病人，而防止該病之傳播。上項原則，近年應用更為廣泛，不但對於結核病之診治費用由政府負擔，即病人家屬之護助，均認為應盡之職責。蓋患病者之家屬，與結核病接觸最密切，最易感染，按期檢查，實為必要。此外因病者不能工作，家屬贍養，無法維持，政府給予協助，俾病者安心醫治，而家中生活不至無着。然此事當非財政困難之國家，所可辦到。

（六）衛生教導　提倡防癆，衛生教導甚為緊要。關於結核病之病原，傳染來源與途徑，流行嚴重情形，以及如何預防等等，皆為人人應有之常識，必須採用各種方法，普

下接第十六面

癆病就是結核病

木西

多年來中國人稱一種病為「癆病」，病人消瘦衰弱是一個特徵，有些病人並有咯血咳嗽，因而認為是由於勞傷所致，所以稱為癆病。古時的西洋人也觀察到了這一點，於是有「Comsumption」的病名，意思就是「消耗」。但是原因不明。根本談不到診斷與治療。一百五十年前有人發現了這病的進行中，有「結核」的形成，於是稱之為結核病。直到六十六年前德國科學家郭霍氏（Koch，1882）發現了結核桿菌，經謹慎的實驗，證明那是結核病的病原。

這種細菌，非用顯微鏡放大是看不見的，無怪乎平常人難於相信。但是在科學家的手裏，不但在顯微鏡下可以清清楚楚的看見，並且可以培養他，使他們繁殖，注射在動物內，使動物得了結核病，最後又可以在動物有病的組織裏再發見他們。

結核桿菌不祇一種，我們知道的除了人型的桿菌，有牛型的，有禽型的，和魚，蛙，蜥蜴等型。所以牛，豬和雞都可以得結核病。人若吃了未經煮熟過的牛奶或是吃了有病的肉，也可以被染。

結核桿菌喜歡住在陰暗溫暖的地方，若是曝曬在太陽光下，不久就死亡淨盡。熱能將他們很快的殺死，所以要撲滅他們，最好是用開水煮或是用火燒。

他們一旦侵入了人的身體，那裏既陰暗又溫暖，又有充足的食料，極適合於結核桿菌生活的條件，於是他們就很快的繁殖起來，在短時間內就達到千千萬萬的數目。在人體裏不但破壞組織，並且生出毒質，所以為害甚烈，致人於死。

癆病像小偷

猷先

癆病常是偷偷的在侵害人。有人把癆病比做『小偷兒』，那真是再恰當不過的了。一個小偷總是乘人不防備的時候動手。所以一般老練的主婦或家長，總是時刻的注意防備，不將貴重輕便的東西，放在外面。出入注意門戶；晚間僕人們睡下以後，自己還要習慣的親自檢查一遍門窗。被偷的那些家庭，多半是疏於防範，鎖上了門，却忘記了關好窗；或是明知竹籬攔不住小偷進來，却存了一個僥倖的心理，夜裏仍將未乾的衣服晾在院子裏。在家庭是疏忽，在小偷兒却是機會。小偷兒們時時在尋找這種機會。癆病也是如此。普通一提到癆病，人們就想到『肺癆病』，因為得肺癆病的相當多，結果也最慘，他給與人們的印象最為深刻。癆病是不限於肺的。曾有一位內科教授在上課的時候，問他的學生道：『癆病生在那裏』，當然第一個回答是『肺』，有的說『腸』，有的說『骨』。這位教授總以為不滿足，一直的問下去。這一小時的問答，往復的追問：『癆病生在那裏』？急得全班的醫學生，都在搜索枯腸。他們把全身的解剖名辭，幾乎都說盡了，却得不到老師的一個『是』字。後來在臨下課的時候，教授纔說：『癆病可以生在人身的任何地方。』我有一位朋友是這一班的學生之一。作者與他同事相處的短短二年中，曾聽到他述說這一課的故事，至少在五次以上。這寶貴的一課，給與了每個學生對於癆病的深切認識，終身不會模糊。長期咳嗽的，咯血的，至少半數以上是因為肺癆病。慢性的下痢，有許多是因有腸癆。頸部的淋巴腺腫大俗稱瘰癧的，破了口，長年流膿，多日不收口，俗稱為鼠瘡，那都是淋巴腺的癆病。眼睛失明的，可能是癆病。骨頭，關節，皮膚以及人身任何的臟器都有被癆病侵害的可能。除了毛髮和指甲以外，癆病可以侵害人身的任何地方。就是毛髮和指甲也會間接受到他的影響。因着上邊的這個課堂的故事，使我想起二十多年以前，在作醫學生的時候，一位教授諄諄的提醒我們說：『若是發現了一個怪異的病變，而診斷不明時，不要忘了癆病和梅毒』。這與『癆病可以生在人身的任何地方』那句格言，正是互相媲美的。好個貪婪的小偷！竟是無處不偷，無物不偷！父母們，家長們！怎可不時刻的防備！

一次霍亂的流行，可以死亡幾千人，但那僅是幾年纔遭遇了一次。癆病却是一年到頭的威脅着我們，永遠不肯容人類安寧。中國現時每年有一千六百萬人受着肺癆病的磨折——僅僅是肺癆病一樣。這些人中每年有十分之一——一百六十萬——註定了死亡。這些人中，又多數都是青年人。這是多麼嚴重的問題呢？民國三十五年聖誕節的晚上，三架飛機在上海失事，死亡七十餘人。這不幸的悲劇，震動了每個人的心弦！可能避免的死，引起了全國的悲忿，乃至全世界文明人類的同情。但是這僅是偶然的一次意外。然而從專是因肺癆死亡的人數算起來，那萬惡的癆病，他每一日偷去我們同胞四千多條的生命！合每一小時一百八十個人死亡，這又是多麼悽慘的事呢？每小時一百八十人死亡：一時又一時，一日又一日，一年又一年，恐怕最近的二十年以至三十年以內，在我們沒有將這個小偷肅清以前，每年要有一百六十萬人寃枉的死去，而同時有十倍以上的人失去了他們的健康，呻吟在病榻上。這些死亡與病痛的招致，都是因為我們未能像防備小偷那樣謹慎小心的去防癆。這是人類自己的疏忽。

癆病是傳染病。病原是一種活的菌。最多的來源，是在有肺癆病人的痰裏，和有腸癆病人的大便裏。有鼠瘡一類的病人的膿，也可能有這種癆病菌。他的身體很小，桿形，肉眼是看不見的。針頭大的一星兒痰裏，就可能有幾千個。他們抵抗冷熱的力量相當強大。在陰暗潮濕的地方，可以生存很久。他們怎樣侵入人的身體呢？最普通最厲害的是與有肺癆病的人長期同居，直接而屢屢的將病人噴出來的含有極多癆病菌的痰吸進肺裏去。隨地吐痰是一種很壞的習慣。有痰的塵土可以傳染走路的人，乃至在地上爬着玩的小孩子。癆病人的碗筷，用具，公用的杯子，以及被癆病人的痰•膿•大便，所沾污的食品和用具，都可能直接或間接進入他人的口內。

小偷兒鑽進了竹籬，未必進得去屋子。嘸已經吸進肺裏的菌，可能又被咳出去。進胃裏的，可能被胃酸殺滅。就是已經進入到組織內，人身的白血球，好比看家的衛士，都市的警察，也能把他們消除。假如這幾道防綫都被他衝破了，這時他們已經不是小偷，而是明火執杖的強盜，他們就升堂入室為所欲為了。但是『大自然』付與人類和一切的生物以種種自衛的本能，最後的防線雖然被衝破，並不立即屈服。身體的許多種細胞，都奮不顧身的，共同抵禦外寇。他們在敵人的四週，密密的佈置防線，嚴密包圍，不容蔓延。這個包圍圈兒的形成，在醫學上名為『結核』也就是癆病特有的病理現象，所以又稱癆病為『結核病』。癆菌就稱為『結核桿菌』。這很像現代戰術中的『堅壁清野』。包圍成功，日子久了，內中的敵人和戰區中殘餘的軍民就都同歸於盡，全都滅亡了。再經過一個相當的時期，結核經過化石的變化，就變成一塊堅硬的石塊，形成了完全無害的一點遺跡。這是最好的結果。得終其天年的人，在身後檢驗時，幾乎百分之百都顯有化石的遺跡，表示他們是曾經打過勝仗的。也就是說，少有人在一生的過程中，能免得了癆菌的侵襲。

打敗仗的又怎樣呢？今日呻吟床褥的癆病患者，那自然都是結核桿菌的俘虜！他們因為受染過重，或是結核桿菌的毒力過強，不但前方的幾道防線都被衝破，強敵深入腹地之後，堅壁清野的包圍戰術也不能發揮得完全。有時包圍圈兒已然形成，但不堅實。因着生活壓迫，環境不良；或是疲勞過度，休息不足；或是懷孕乳嬰，營養缺乏；或是不喜運動，身體柔弱；或是大病失調，體力虧損；乃至種種的原因，使自衛的力量減弱，致使行將就擒的敵寇又突出了包圍圈兒。若能第二次，第三次，包圍成功，予以個個擊破，勝利仍是屬於人類。最怕一蹶不振，前功盡棄，一任強敵猖獗蔓延。那就不僅是心腹之患，必將有亡國滅種的悲慘結果。

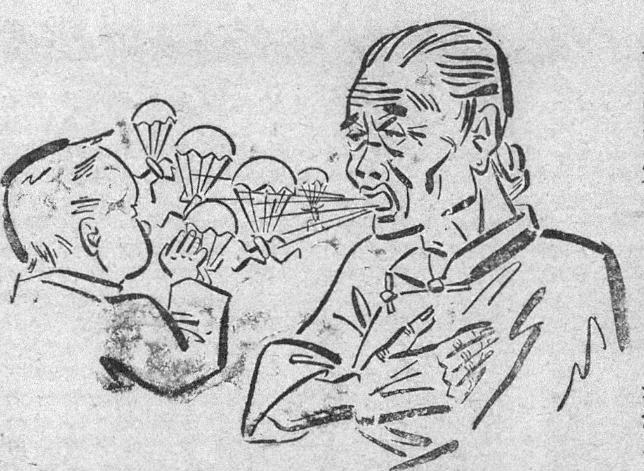

「最普通最厲害的傳染方法是與有肺癆病的長期同居」

小偷可以肅清，強盜也可以消滅。要緊的是必須先發制人，有備始可無患。衛國與防身同是一樣的道理。防癆運動雖是都市社會的集體工作，但是『家』正是社會的組織單位。所有做父母的都當肩負起防癆的責任，習慣成自然的時刻留心，正像防備小偷兒一樣。不要給他 一點機會。

清潔第一；勤洗滌，勤灑掃。廁所，院子，廚房，臥室，要保持得與客廳一樣乾淨。污穢是小偷兒容易藏身的地方。要養成全家的人愛潔的癖好。下人們衣服住所的清潔程度，要提高到與家人平等的地位，因為他們是你這一家的一份子，是共同生活的。他們的污穢，必定影響全家的健康。廚子奶媽若有肺癆病，一定要傳染給你家裏的人，尤其是你所寶貝的小孩子。所以選擇工人的時候，不要專靠你個人的眼睛。請醫師檢查他們的全體，包括用X光透視他們的肺部。那狡猾的小偷，有時會逃脫了醫師的檢查，但是不容易逃脫X光的搜索。不要接待任何有癆病的親友住在你的家裏。不但是咳嗽吐血的，就是貧血羸弱的，慢性下痢的，有流膿的瘡口的，甚至任何怪異的奇症，都有癆病的可能。小偷會同他一齊進入你的家。那是悲劇的開幕。假如那是你的直系親屬，不可能拒絕的話，記着：隔離—給他一間單開的屋子，獨居分食。碗筷，衣着，都要分開另行煑洗。那小偷是怕開水的。特別注意保護小孩子們，絕對不要他們與病人接近。

近代的戰爭，是閃擊性的不宣而戰。小偷兒們更從來是乘虛而入。自衛的防線必須加強，時刻警備。規律的生活，合理的習慣，是衛生的要道。每日應有一小時適宜的戶外運動。空氣和陽光都是身體所必需的養料。飲食有節；營養充足。孕婦和乳母需要特殊的營養，務請醫師指導。成年人需要有每日八小時的睡眠，幼童十至十二小時。充足的休息對於健康的維持，與運動是同等的重要。憂慮是健康的敵人。訓練自己和你的孩子，面對現實，迅速解決當前的問題。心身愉快，纔是健康的表現，健康是自衛的第一道防線。

在你不知不覺之間，癆病也許已經進入了你的家。小偷們總是在天色昏暗的時候，悄悄摸進來。令你防不勝防。所以你不要大意，每年規定一個日期，搜索全家。就是按期每年請醫師檢查體格一次，全工人孩子，全要檢查。X光的透視是不可少的。初得癆病的時候，可能沒有一點兒症狀，極不易自己覺察。最普通的初期症狀是疲乏的感覺，無原因的疲乏。清晨一起來就覺得疲乏，這必有原故。也許就是結核桿菌在作祟。或是覺得消化不好，不想東西吃，跟着體重也漸漸的減輕了。這也是一個警告。久咳不癒是空襲情報的第一個紅球。傷風的咳嗽不應當超過一週。十天半月以上的咳嗽，需要請醫師詳細檢查。咯血的那是空襲警報的兩個紅球了。這些警告不一定那一個在先，也不一定全有。要緊的是不可疏忽大意。警報的意義是通知你敵機已經入境了。能在這時發現，短期的休養，加強了包圍清剿的戰爭。最後勝利是很有把握的。若等到自己覺出有病的時候，症狀已很顯着，那已是體力戰敗，敵寇猖獗的表示。十個這樣的病人，有八個是註定了要慘敗的。

癆病怎樣傳染？

樵民

沒有人願意得癆病，但是許多人在不知不覺中被染了。若要想預防這病，祇須澈底的做到兩件事；一是不容結核桿菌侵入你的身體，二是保持身體康健，足以殺死結核桿菌。這兩個原則說來很簡單，實行起來却是非常複雜，必須時時刻刻切實的按照合理的衛生條規來生活。

既然知道癆病是一種傳染病，根源是由有癆病的人所散佈出來的一種很小的，肉眼所看不見的，許許多多的細菌，就不難想像得到怎樣纔可以阻止他們的散佈。第一，這些癆菌是從有癆病的人身體內來的。病人是個總根。例如癆病人說話的時候，所噴出來的涎點，咳嗽時所吐出的痰，他摸過嘴的手指，瘡口所流出的膿，他用過的衣、被、手巾、牙刷、喝水的杯，吃飯的碗筷，以及任何經他摸過用過的東西，裏邊都可能有很多很多的癆菌。所以病人是傳染的根源，若與病人接近，極容易被染。第二，接近病人的人，尤其是服侍病人的，若是不小心，就必有很多的機會將癆菌帶到飯裏或水裏，使自己和多人被染。

病人，特別是那些還不曉得自己有癆病的，不管是在家裏或在大街上，隨地吐痰。那是一件最危險的惡習慣。一口痰裏，可以含有天文數字的癆菌，沾在行路的人的鞋底上帶回家去。小孩子在地上爬着玩，於是被染。痰乾了，癆菌混在灰塵裏，可以被風吹到各處，落在食物上，或是被人直接吸到肺裏去。

蒼蠅喜歡逐臭，到處亂飛，若是落在癆病人所排泄的膿或痰的上面又飛到別人的食物上去，他們的腿脚上就可以帶給你千千萬萬的癆菌，讓你得病。

此外直接間接傳染癆病的途徑還有許多。時刻的小心預防是惟一的秘訣。在病人自身尤其要抱定「己所不欲，勿施於人」的名訓，謹慎個人的行動，不要將體內的癆菌散佈與人。

一個人無論有無癆病，都須改正隨地吐痰的惡習慣。違警法裏應當加入禁止隨地吐痰一條，以補教育的不足。在牆角處解小便，祇是不雅，有礙觀瞻，沒有甚麼了不得的害處。若是在路上吐一口痰，這也許會輾轉着使千百人傳染了癆病，害了許多的性命，破了許多的家庭。

無論你曾否與患癆病的人接近，每年要請正式的醫師檢查一次身體，包括用X光透視肺部。這樣若是有病，可以早期發現。癆病祇有在初期的時候治療，纔有必能痊癒的機會。

最後，清潔是一種美德，特別是手。飯前務須洗手。這樣可以避免了許多的接觸傳染病，肺癆是其中之一。除非在將洗淨了手之後，不用手摸臉。這是最重要的一種衛生習慣。

何為結核素反應？

羅嵩翰

許多有結核病的人，在早期沒有一點症狀。等到自覺症狀顯著了，多半已是病勢很重，失去了早期治療的機會。所以要早期治療，必須能早期診斷，早期診斷的方法中，以結核菌素的反應測驗，最為靈敏。

凡是受過結核菌侵害的人，他的體內，自然是有過結核菌的毒素，全身的細胞對於這種毒素，就有了一種敏感。若第二次又有這種毒素進來，就起發炎的反應。所以若是將一點點已知的結核菌素注射在一個人的皮膚層內（非皮下），三日後假若在注射的地方發生紅腫的反應（陽性），就表示這人受過結核桿菌的侵犯，否則沒有反應（陰性），就表示沒有受過結核桿菌的侵犯。所以在幼兒時期呈陰性反應的居多。年齡漸大，受染的可能愈多，陰性反應於是隨着年齡的增加，漸漸減少。過了二十歲，幾乎百分之百的人，都呈陽性的反應了。因此結核菌素測驗祇能應用於幼兒，對於成年人沒有甚麼意義。

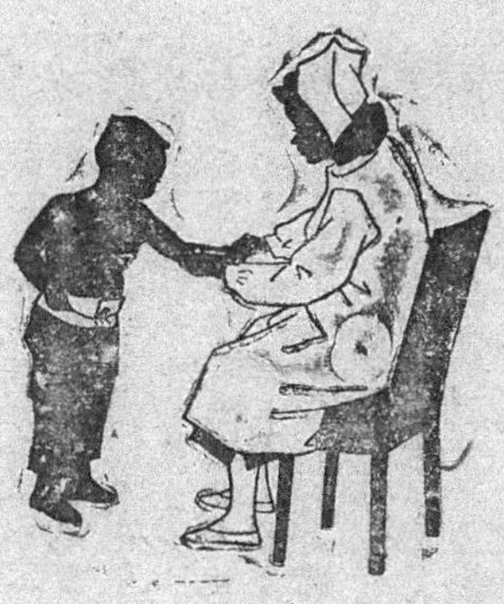

茲將結核菌素液的稀釋，注射，以及紀錄反應的普通方法略述如下，以供參考。

皮內注射試驗法或稱滿氏(Manto ix)試驗法：此法頗靈敏，又極準確，現為大多數醫院所通用。試驗的材料可用舊結核菌素或純製蛋白質轉化物。

舊結核菌素液的各種溶液，可依下列的方法配製：

(甲)一•〇公撮標準舊結核菌素加九•〇公撮稀釋液，（含有〇•二五%石炭酸之生理食鹽水）。

(乙)一•〇公撮甲液加九•〇公撮稀釋液。

(丙)一•〇公撮乙液加九•〇公撮稀釋液。

(丁)一•〇公撮丙液加九•〇公撮稀釋液。

(戊)一•〇公撮丁液加九•〇公撮稀釋液。

此最後所得之戊液，每〇•一公撮內計含結核菌素〇•〇〇一公絲。

用舊結核菌素時，第一次試驗的劑量為丁液〇•一公撮，若是結果為陰性，則再用乙液〇•一公撮（內含菌素一•〇公絲），複試一下。凡受一•〇公絲菌素而結果仍為陰性的，大概可作無結核病的證明。遇有可疑的病例，有時可用一至五公絲的結核菌素，作最後的試驗。凡遇新近染有結核病嫌疑的兒童，第一次試驗的劑量宜用戊液〇•一公撮內含菌素〇•〇〇一公絲。

用純製蛋白質轉化物時，第一次試驗的劑量為〇•〇〇〇二公絲（即每一公撮含有〇•〇〇〇二公絲的轉化物，注射〇•一公撮）。如結果為陰性，第二次的試驗為〇•〇〇五公絲（即每公撮含有〇•〇五公絲的轉化物，注射〇•一公撮）。

注射的部位，普通都是在前臂的屈面。注意注射在真皮內，（不是皮下），使成小白皰。於四十八至七十二小時後，檢查試驗的結果，幷記錄如下：

十號：表示紅部及硬部的直徑五至九公釐。

廿號：表示紅部及硬部的直徑十至十九公釐。

卅號：表示紅部及硬部的直徑二十公釐或較大。

卌號：反應的表現為成皰，壞死，淋巴管炎或一般症狀。

陰性：卽無顯著反應；紅部及硬部的直徑不及五公釐。微有紅色而不硬的，亦認為陰性。

此外有一種比較老的測驗方法，名為Von Pirquet氏皮膚測法。這是用舊結核素二•五公撮，加含5%石炭酸之甘油二•五公撮，與生理食鹽水五公撮。將此液一滴，點於前臂的屈面。在點了結核素的皮膚輕輕划破，以將將有血滲出為度。三日內紅腫，是為陽性。

陰性反應的意義，在診斷上最有價值，表示沒有受過結核桿菌的侵犯。陽性反應祇表示已有結核桿菌侵犯過，却不能決定是否有結核病。反應的強弱，並無關於受染的輕重，和有否活動性的結核病。不過新受染的或有活動性的結核病的，常是反應很強。病漸愈，反應也漸減弱。反應強也沒有抵抗力高的意義。與病人時常接觸，而有陰性反應的，表示具有很強的自然免疫力。但在不曾與病人接觸過的，陰性反應不足以證明自然免疫力的存在，祇表示還沒有被結核菌侵害過。

肺病療養今昔觀

陳寶書

二十年前，當筆者尚在醫學肄業之時，醫界對於肺結核病患者，指示療養，總不外強調下列三點：卽空氣，休息與營養是也。那時的見解，以為這三點是鼎足而三，缺一不可；沒有其他因素再比這三點重要了。並且這三者之中，空氣似乎佔了第一把交椅。嗣後不久，筆者亦患是症，按着公式受到治療。

那時的北平西郊，有一所很負時譽的療養院，專門收容結核病患者。小小的病院，總額不過六七十張病床，但是名聞遐邇，遠道前往求治者，頗不乏人。要想進院，不是一樁容易的事情，必須經過嚴格驗查，認為有痊癒希望者，方能在候補名單上，寫上姓名，然後遇有空缺，按次進院。有的病人等上一二個月，方能進院。

一進病院，病人都充滿了極大的希望，都以為西山的空氣，可以使他們的病肺痊癒。殊不知事實與心願大都相違，而他們的希望，往往與在院療養的時期，成反比例。有的病人，養了半載一年，毫無進展，有的病人，經過長時間的療養，非特未能見好，反而病勢仍在進展。這並不是一樁值得驚奇的事情。因為現在我們知道：「凡自覺或自知有病而求診治者，十人中僅有一人屬於早期，其他九人之病症，已經至二期或三期程度，治療深感困難，大半不免於死亡」(見「防癆運動」)

在同一時期同一住所養病的人，內中有一位比較最談得上，因而對他印像最深。他是一個家境清寒的青年，而小半工半讀的方式，在上海讀法科的。當他發覺有二期肺結核的時候，一半由於醫師的勸告，一半因為震於北平西山療養之名，一心一意要到北平養病。由於親友的資助，總算勉強成行。目的是達到了，但進院不到半年，有限的金錢，早已用完；此後的休養，就不得不靠親友的繼續接濟了。這可並不像他意想中那麼容易。於是向東寫信，向西求救，無非想借幾個錢，來繼續維持療養院的生活。讀者試想，這樣的心緒，對於他的病，是絕對不會有利的，雖然身處在一個優良的環境。他整天的日子，有一大部份是消磨在憂慮，憤忿，焦急，以及不寧的狀態中。直等到他所盼望的信或是錢寄來為止。這種心緒，影響他的一切，特別是他的食慾以及睡眠，因此影響他的病。空氣所給與他微小的好處，抵消不了由心緒不寧所引起的惡果；躺在床上，所節省的體力，比不上浪費的精力(Psychic energy)；豐富的營養，不能使他增加體重。經過了約兩年的「神經戰」，他的肺病仍舊毫無進步，雖然他沒有死於此病。

在療養院裏，這類病人，不在少數，類都各人有各人難言之隱，雖然並不是個個為了經濟問題；有的為了家庭問題之複雜，有的被戀愛問題所纏擾。祇有極少數

讓有病的肺休息

英

四肢有了病，人都知道休息，肺有了病一樣需要休息。肺是呼吸的器官，人不能不呼吸，所以若要肺休息，却不是一件容易事。醫生有許多方法可以使肺減少活動，或是使一邊的完全停止不動。應該用那一種方法，全要看病人的情形來定。

最簡單的一種方法是讓病人睡在有病的一側。有時醫生叫病人將有病的一邊，睡在一個比較硬的枕頭上。初起祇是幾分鐘，後來漸漸延長，直到一日廿四小時的廿個鐘頭，完全臥在這一側。這樣使身體的重量壓在有病的一側，減少病肺的活動，藉以獲得休息，促進痊癒。

還有一種方法是用膠布緊緊的將病側的胸黏着，呼吸時這一側的擴張就大大的減少了，這樣使這一邊的肺少工作。呼吸時胸部疼痛的，醫生也常用這種方法。

對於初期的輕微患者，近些年來，醫生常用「人工氣胸」的方法治療。這是用一個空管的針，分幾次將空氣慢慢的注入胸腔，漸漸的將肺壓癟，使他完全休息。空氣在胸腔內，漸漸的被吸收，日漸減少，所以必須陸續的補充，完全痊癒以後，停止注射空氣，肺仍能擴張起來，恢復舊日的工作。

呼吸時，橫膈膜有上下移動的動作，這是呼吸動作的一部份。有時醫生將管制膈膜動作的膈神經捻傷或割斷，使病側的橫膈膜停止不動，也是使肺減少活動的一法。

的病人，能超脫一切煩惱，安心靜養。這是最幸運的一羣，亦是比較最有希望痊癒的人。患了二三期肺病的人，假使受到同樣的治療，而其中祇有一小部份能夠痊癒，恐怕這就是最重要的決定因素。

十九世紀的中葉，由於Virchow氏的提倡，病理學自器官病理更進而至於研究細胞病理。他說病是由於異常刺激所引起的細胞反應。他的學說，對於醫學界的影響是很大的。由於這種的傳統觀念醫界認為凡是疾病，都有組織學方面的病理基礎。診完了一個病人，醫師下意識地會想到這個病人的病理所在，以及病理進展的程度。因為注意力集中在病，往往忽略了整個的病人。這是一種很普遍亦是很不幸的錯誤。

最近由於「身心醫學」的提倡，醫界漸漸了解以前的錯誤，就是測量病理而忽略了整個的病人。良醫治病，非特要治病，更要緊的是治療病人。我們通常說：醫學非但是一種科學，並且是一種藝術；這藝術有無的關鍵，恐怕就是要看醫師是否能了解，處置以及治療整個病人了。對於某一病人的良藥，對於第二個同樣疾病的患者，可能變了毒藥；某一時期對於某一病人的靈藥，過了一個時期，可能變了毒藥。這正說明了一個病人的人，絕對不能單靠組織病理來處置的。

由於生理學家Pavlov及Cannon等之種種動物試驗，證明了心理作用影響到生理。不過這種研究的結果，沒有積極的搬到臨床方面，做臨診方面的研究。普通一個醫師，很少能下意識地顧到病人的心理狀態，對於所訴病狀的影響及成份。往往寫了長篇的病歷，而沒有搔着癢處。因為病家不肯輕易將情緒方面的隱痛，輕易宣示出來；除非醫師以誠懇的態度，巧妙的問句，扣着了他的心絃。這種例子，在Weiss & English所著的「身心醫學」裏（Psychosomatic Medicine），多到不可計數。近十年來，由於Weiss等之積極提倡，醫界對於這個較新的名詞，漸感興趣，開始重溫舊課。其實「身心醫學」這個名詞，亦是多餘的。身與心根本是不能分離的，生理和心理是不能分立的。生理的異常足以影響到心理，情緒的狀態能促使生理變化。所有的醫學，根本就是「身心醫學」。

這種新的認識，引起了一切治療價值的重新估計。情緒足以影響循環系統，血壓，分泌，腸胃系統，過敏症甚而至於泌尿系，呼吸系，是我們現在所熟知的事情。肺病的治療亦不能例外。我國古醫書裏，關於治療此病，都偏重於心的方面修養。雖然知其然而不知其所以然，要之亦是一種積久觀察的結果。科學醫學先進的國家，對於肺病治療的重心，亦覺得有重行分佈的必要。現今多數專家的意見，認為一個新的三鼎足，應為：休息，營養，以及寧靜的心緒（情緒）。這寧靜心緒的培養，顯然是很不容易做到的，特別是對於重病患者。這是一個長期抗戰：要有計劃，來解決一切問題，其中最緊要的就是經濟問題，要用理智來克服情感。這樣一個病人，當他痊癒的時候，我相信他業經利用他的病，來培養了一個較完善的人格。這個改造了的人格，對於維持健康，以及適應環境，是比較有把握的。

這並不是說環境（包括空氣）對於肺病是沒有關係的，不過說明空氣是已被排擠到次要地位罷了。

肺病療養院

春

專療養癆病的醫院稱為肺病療養院。應當備有X光和其他的治療設備。應當有專任的醫師和護士。否則若是病人得不到特殊治療設備的方便，又沒有醫師護士的指導與護理，那就滿可以在家裏調養，用不着到一個名不符實的肺病療養院裏去。

病人住在療養院裏，除了為得到適當的治療以外，主要的是學習怎樣養病。醫師對肺癆病人說：「你需要休息」。怎樣休息？這不是幾句話可以說得明白的，非得實地的去實習一番不可。不工作，不跑路，不是完全的休息。肺癆病的「休息療法」是要肺休息，因為病在肺內。但是肺不能完全停止工作，怎樣使肺的呼吸工作減少到最少限度的，最好是到療養院裏去學習。療養院裏的病人，不用咳嗽而能吐痰，除非你親眼看見，你不會相信的。

病人可以學習怎樣不將這可厭的病傳染給家裏的親人；可以學習怎樣教導同病的人，得到痊癒；最要緊的，可以學習如何調整自己的生活，計劃出院以後，在家裏自己療養的方法。所以住療養院就等於留學一樣，學習自療的方法。因為這病不是二三個月可以好的；療養的時間，需要以年來計，而且常是需要將此後一切的生活方式完全改變。

有些療養院裏教病人學習各種的技藝，例如編織，塑像，雕刻，以及速記，簿記等。一方面使他們在漫長的恢復期中，不感寂寞，另一方面，使一部份的患者，在痊癒後可以轉業。

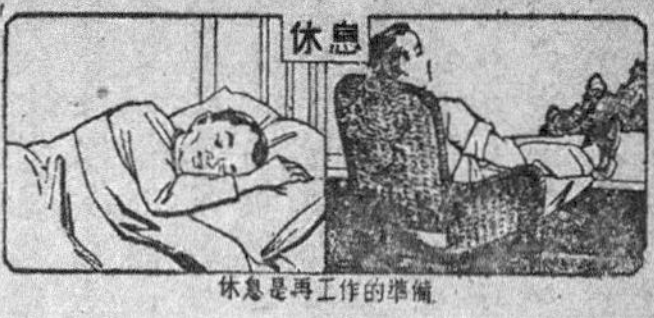

我怎樣養肺病

建鐸

休息是再工作的準備

肺病，誰都知道是一種非常可怕而又沒有特效藥品治療的危險疾病。一經染患，我們的軀體，就好像是被虫蟻蛀蝕過的房屋，外表雖看不出什麼病況，可是骨子裏面，確再也經不起風雨震撼了。必須早期療養，以謀補救。若是稍微粗忽大意，躭延日久，就很容易接近死亡！

如果你能聽從醫生的話，耐心休養，叫這間房子被蛀過的棟樑，不再擴大腐蝕的範圍，再加以治療的扶助，這間雖已腐蝕的房子，也不是輕易就會落了架的。我曾親眼看見過多多少少患肺癆病痊愈的人，也曾看見過恣情縱慾的笨漢，在短短三個月裏就成了入「墓」之賓。

三年前在重慶時，我自己曾患染過肺病。從發現到再能恢復工作，其間的慘痛經歷，頗有值得介紹給一般的同病者作為參攷的。不過限於篇幅，祇能選擇幾點個人認為重要的寫在下面：

注意肺病的預兆

肺病的感染，在我回想起來，是有預兆的；至少我個人的經驗是如此。我記得我在肺病發現之初，最是容易傷風咳嗽。天氣少微有點變化雖然是小心又小心，注意又注意，但是在不知不覺中就感冒了，馬上口腔上部發癢，不久喉間發緊，立刻傷風咳嗽。

這種傷風咳嗽，起初是受天氣變化的影響，後來就是洗澡，或換一換內衣，也會咳嗽起來，而且一次比一次咳嗽的時間加多加長，由一兩聲變為無數聲，由一兩天的咳，演進成為六七天的激烈的劇咳。最初止在白天，咳嗽厲害時，睡下來可以好些。到後來就是睡着了，也會將你嗆醒，隨着一聲不斷一聲的咳嗽不止。喉裂音劈，總像是喉嚨間有吐不盡的痰絲痰塊，想把他咳出來才不妨礙呼吸。

「久咳成癆」這句成語。的確是多年的經驗之談。

其次是久咳之後，胸腔內，從喉頭向下至胸骨盡端，內中有一垂直的癢痛腺路。脅骨之間，也偶爾發生一兩下像針刺般極輕微，極短暫的刺痛。如果你緊接着就用手去摸，按在這裏好像不在這裏而是在另外的地處，總叫你找不到真正的方位。有時候也有下述的情形，右脅全部或是左脅全部，最好用手按緊，搖蕩一下才好。

我記得每天早晨起床不久，并沒有勞作，就感覺疲乏不堪。人也慢慢消瘦，兩眼下陷，眼皮現出青紫色的黑圈。後來並覺下午發燒，夜出盜汗，那時我覺得不對了，於是趕快就醫，果然查出有病。當心以上所舉，你就是不咯血，沒有預感，也應當趕快去醫院檢查，很可能就是肺癆病初期的病象。

不要諱疾忌醫

人們的慣性，總好無病呻吟，但是真正到了病入膏肓，反而是諱莫如深；正好像沒有女朋友時，最愛逢人談說戀愛，等到確有其人之時，卻悶轉騰挪避而不講，是一樣的道理。何況人們都知道，肺癆病是由於結核桿菌的侵襲而來，會傳染給人的呢!?

由於人們畏懼這種病，由於人們隱諱害有這種病，大家都諱疾忌醫，不肯早期求醫診治，勉強撐持，硬裝健康。而暗地裏卻去買些止嗽的成藥吞服；所以很容易把病躭誤，把病蔓延傳染給人。這種情形，非但自誤，實亦害人。切記，病了須早求醫診治。

要聽醫生的誥誡

經過X光透視，照像，醫生可以確斷你是否肺病。你應當聽信醫生的誥誡，馬上停止吸烟飲酒，甚至連胡椒辣椒這一類有刺激性的食物，也不再食用。停止勞動，即刻休息；盡量的多多睡眠。飲食要注意營養，但不是天天大魚大肉的來亂嚼。吃的也不可過飽，以致消化不良。要知道，欲速則不達，胖子決不是一口吃成的。不過人胖了，可以表示健康有了進步。可以抵抗疾病，對於病人，也是一種極大的安慰；可幷不是胖了肺病一定就會痊癒。

醫生如果說：「你休養三個月後再來檢查。」你也不可以太興奮，以為你的病況輕微，不足介意。回家之後，照舊作不必要的應酬，吸烟飲酒打牌看戲，非等到形削骨立，咯血喘痰，才再去求醫。到那時，可已是晚了。

肺痨病菌的繁殖速率，是相當驚人的。而且在一個針尖大小的面積以內，就有成千累萬的桿菌，多得會使人為之咋舌。不過有沒有親眼目覩這種病害進行情况罷了。假若你能看得見這些病菌，在你的軀體裏，不停止的咬啃，刨剜你的肺臟、你還自己不認為危險可怕？那簡直是等於戕賊自殺，拿着自己的生命當作兒戲。

反之，若醫生說你病況已經嚴重到了第三期，幷且肺部已有空洞，那你也大可不必驚惶失措，意志沮喪。我願意奉告各位病者，都應當把自己的病，看做十分嚴重，可是在嚴重之中決不惶亂，立志要與病魔搏鬥，拚一個你死我活，看一看倒底誰勝誰敗。

要有勇氣有信心將病養好

人類都有求生慾，很少願意死亡的。既然患染了無藥可治的痨病，但是又不想死，就應當有勇氣，有信心，堅忍來養息。

十年前我有一件奇遇，那是一個深秋，天氣已冷，因為大家都快要離開了故都，所以有幾個同學，冒寒相邀去逛八大嶺。一行人正在沿着曲曲折折的萬里長城向前行進，不意從一個高峻山嶺的城垜口裏，突然發出談話的聲音。細細的一分辨，幾個男子當中還摻雜着尖銳的女聲在內，大家不禁驚愕止步。

也許是垜中人聽到走路人聲音，談話戛然而止探頭窺視，在互查沒有甚麼特異以後，等我們再走近時些，才看清城垜中布置得很清潔，像似一個家庭，桌儿盌盞無不齊全，床上面睡着鬚髮很長的一位男子，其他的幾個男女，好像是僕役。

經我們訪問，才知道睡着的人，是一位養肺病的。他是經過醫生宣告無法救治的病人，決心摒棄一切到這高山來養沉疴。他動也不動的平睡在床上，這樣已有兩年之久。飲食便溺，全憑僕役。居然死馬當活馬治，快要好了。請看這位病人，是具有多大的忍耐心，決斷力，和勇氣！

當我發現自己有了肺病時，不覺想起那幕奇遇，所以自己警惕着自己，要拿萬里長城上人作榜樣，有勇氣信心將病養好。

八個整月睡在醫院病床上，就像老僧入定，決不肯輕易動一動手足，或將身軀轉側。我有一位同病者，他實在熬受不過這種寂寞，一會兒爬起來坐坐，一會兒拿扇子搧搧。不是喝水看報，就是洗臉搓身。不住的反側翻騰。他以為不作工，不讀書，便是休養了。每次他去檢查回來，都是愁眉苦臉，醫生來查病房，也向他特別警告。

不動的人，雖然脊背臀部睡得覺痛，可是不久以後，醫生來告訴他，「你可以起立了。」又告訴他，「你可以出院了。」那位好動的先生，却早已長眠地下。

要學懶學饞

人非有了勞動才想休息，有了困倦才想睡眠。喝思飲，飢思食，這是極自然的道理。你要是養病，無異將生活顛倒反常，要是不用一番克制忍耐的功夫，是很難做到有充足的睡眠及良好的食慾的。你必須設法自行安排睡眠及飲食表，遵奉不亂，叫睡神和飢餓常時光臨。

這種練習，比諸求學，先進幼稚園而後大學畢業，絕不是一日之功。由勉強慢慢成為習慣，你要忍耐練習，訓練得饞懶活像一頭猪。茶來張口，飯來叫人喂，那時候你就是不想胖，自會腦滿腸肥，病況進度如何，大可置諸腦後，給他個不聞不問。

要一切達觀決不生氣

我記得家鄉裏，有句成語，「饞當廚子懶出家」，可見饞與懶，不必學習，天底下自有其人，至於達觀決不生氣，才是比較難以學煉，這完全要看你個人的修養如何了。同病者：請你記住一句話，我不急燥，我不動火。

服侍肺癆病人的經驗談

盧蕙

「不經一事，不長一智」。一件事情若是你沒有做過，卒然臨頭，雖然不一定叫你手忙脚亂，但也必要消費你許多思想與時間。家裏的孩子，突然得了一種傳染病，在沒有經驗的年青主婦，真是一件頭痛的事。

「病了怎麼辦？」是多數人家無法解決的問題。這不單是經濟的問題，實在還有知識與技術的問題。病了就求醫吃藥，這是最直覺的辦法了。但是到那裏去求醫？請那一種的醫生？這就很難決定。許多人是落在江湖醫生的圈套裏，傷了財還誤了命。有時藥是吃了許多病却沒能治好。

有許多的病，日程是短的。七天八天轉眼過去，不能好就死，問題也就解決了。長期的慢性病，像肺癆病，短着數月，長的有三年五年的，困難可就多了。醫院不收，療養院沒有空床，或是限於經濟的力量，不得不在家裏療養，作主婦的就不可不具有充足的知識來應付這種的局面了。

下邊是我在二年中服侍肺癆病的女兒，所得到的一些經驗。大多數是根據醫師和護士們的熱心指導。

傳染的故事

我的娟娟，那年是十五歲了，初中就要畢業，一天放學回來，畏寒發熱，胸側覺痛，微有咳嗽。那時她的父親正巧因公去滬，祖父犯了腰痛，行動不便。我看她病勢很重，祇可用「病了就求醫吃藥」的老辦法，自己帶她到醫院裏去看病。

結果醫師的診斷是肋膜炎，收她住了院。在醫院裏放過一次胸水，發熱也就漸漸的退去，但是咳嗽仍然不好。入院第三個星期，醫師讓出院回家調養，並且說娟娟的病已經證明了是肺癆病。痰裏有癆病菌，愛克斯光照像發現左右的肺部都有病，至少需要臥床休息六個月。我的焦急情形，那是筆墨所不能形容的。幸虧那位醫師很同情我，親自寫信通知衛生事務所的大夫和護士給我必要的協助。

娟娟出院以前的頭兩天，衛生事務所的一位朱護士來到我的家裏，教給我怎樣服侍一位肺癆病的病人。從她的談話裏，我發現她極注意要找出娟娟得病的來源。她說：「癆病是傳染的，一定有一個來源。家裏有咳嗽吐血的人麼？」我就詳細將家裏的大大小小都介紹給她。我們夫婦是很健康的，娟娟的弟弟十歲，妹妹六歲，也都活潑強壯。爺爺雖是有腰疼的老毛病，每年要犯二三次，但是並不咳嗽吐血。我的婆母已經故去多年。女工人是在本家多年了，也沒有病。所以在我的家裏我沒有肺癆病。醫生檢查了我們全家的大大小小。結果都沒有病。娟娟的病究竟是那裏得來的？我也是非常的納悶。

後來聽朱護士說，原來娟娟的病是從學校裏得來的。衛生事務所的醫生為了娟娟是那個學校的學生，就去檢查全班所有的學生，恐怕還有患癆病的。結果發現級任教員有很重的肺癆病，全班四十幾個學生，除了娟娟之外，已經有十五人被染。

選擇一間屋子

娟娟未回家之先，我第一件事是得給她專預備一間屋子。因為醫生說，她會傳染家裏的人，必須自己單住一間屋子，隔離起來，祇許服侍她的人進去。她要一個人住在這間屋子裏幾個月的工夫，我必須給她一間合適的，光亮，向陽，又要安靜，可以讓她多睡。

家中的房間不多，三個孩子原都睡在一間套間裏。舊式的房子，南面全是紙窗，向陽也很光亮。於是將一切的箱籠都移出去，祇留一張床，一個衣櫃和一張小桌。兩個小的孩子都搬到爺爺的屋子去住。娟娟出院的一天，朱護士特意趕來照顧，見了這間新佈置的病室連聲說好。我說：「太小了一點」。她笑着說：「小點好，容易收拾乾淨。一床一櫃一桌，就這樣簡單最好」。她建議用兩個麵口袋，縫一個大口袋掛在門後，預備裝髒衣服被單，以便一總拿出去煮洗。放一個字紙簍在床邊的椅子下，預備盛吐痰的紙，以便一總拿出去焚化。窗子糊上冷布，加上可以捲上捲下的紙簾，以便隨時開窗通氣。由東牆到西牆，繫一條繩子，正在窗與床之間，離地六尺多高，繩子上掛一被單，當作圍屛用，不使風直吹病人。這些建議都是非常之實用。

保護家裏的人

將肺癆病人留在家裏調養，怎樣保護家裏別的人不要被染，真是一件極重要的事。朱護士將隔離的方法再三的教導我。要我記明白病人是傳染的根源。不要將病室內眼睛所看不見的癆菌帶出去，沾染了家人的飲食，或是用別的方法於無意中送入了家人的口內。小孩子最怕傳染，絕對不許他們走近病人的房門口。

依據朱護士的指示，我用舊布做了幾個口罩。又用舊大褂，去了大襟，放肥了袖子和腰身，改做了兩件隔離衣。領口改在前面，頸後一個鈕，由前向後穿。她教我將隔離衣面向外裏對裏疊，挂在房門內，洗手盆放在一旁。她說：「你切記着，每次進這個門，要帶口罩，穿隔離衣，為得是保護你自己和家裏所有的人，免得被染。不要怕麻煩。記牢！這衣服的外面是髒的，內面是淨的。注意保持內面的清潔，因為內面要挨着你身上的衣服。穿時不要摸外面。做完了事，先洗手再脫這衣服，脫時也不要摸外面。面向外疊；仍挂原處，並再洗一次手」。

實在每次進娟娟的屋子，要穿衣脫衣，真是麻煩。但日久以後，成了習慣，穿脫的方法也熟練了，也就不再感覺困難。

我每次進門，先有一個準備，想好要做甚麼？將一切東西都先預備好。出來以前也是如此，就避免了出出入入的麻煩。

娟娟吃飯的碗筷是特備的一份，專為她用，每次用後，用開水煮過。她的衣服，單子，手巾等也都是先用水淋二十分鐘再洗。並且不與家人的衣物混在一起。

朱護士時常來看她，教她咳嗽時用手帕掩着口鼻。痰吐在紙上，放在紙簍裏，每天焚化一次。並且教她練習不咳，使痰自己上來。果然二三月後，咳嗽減少了許多，嗓子有痰時，輕輕一咳也就出來了。

飲食的調理

調養癆病，若休息是第一件要緊的治法，那末營養就無疑是第二件。讓身體強壯起來，以與癆菌對抗。油與肉要多些，但是青菜，水菓，雜糧也不可缺。肉，菜，米，麵，都有的混合食物，纔稱得上是營養豐富。做法要多，時常變換。吃飯本來是人生的一種享受。養癆病的人終日無事，更要使吃飯成為最快樂可享受的事。不但烹調的花樣要多，也須注意滋味可口，進一步並注意到盤碗食具的潔淨美觀。要處處引起病人的愛好，增加她的食慾。起初娟娟的胃口很是不好，後來經醫生指導，日夜的敞開窗子，多給她新鮮的空氣，漸漸的也就能吃了。

娟娟吃飯，是有一定的時間，從不改變。一次也不讓她吃得過多，總是適可而止。每天兩個雞蛋，二三兩肉，若遇吃雞或魚，就多給她一點。三餐之外，另加一磅牛奶，分兩次吃。後來因為牛奶太貴了就改用豆漿。

病人的舒適

朱護士囑咐我要時時注意娟娟的舒適。床要舖得厚些，枕頭是很軟的。被頭褥單每星期至少換洗兩次。褥單拉平，不要有褶縐壓在身下。病人不應多翻動，免得抵消了休息的原意，但也不宜臥在一種姿式下太久。所以進到屋子裏去必幫助她翻翻身，改動一下。有時在腿下墊個枕頭，使膝關節屈着。腳下常放一個舊式的硬枕頭，將被支起，使兩腳不受壓，不踏空。

每天早晚給她洗手洗臉一次。睡前用酒精搓搓背。夏天時並搓些撲粉。朱護士教我給她擦澡，作熟了也並不煩難。關好窗子，床邊上墊上大手巾或被單。預備好溫水和肥皂。四肢胸腹腰背分段的擦拭。先將病人蓋好，祇露出要洗的部位，一段一段的由上向下順序擦拭。這樣擦拭以後，病人會感覺得鬆快舒適。

頭髮最好剪短，或是分左右梳成兩條辮子。洗髮時讓病人仰臥，頭下放一木板，微向外斜，下接水盆。先用肥皂揉搓，再用水洗淨，最後用乾手巾擦乾。

為了使病人在床上解手，必須購備床上用的便盆，決不可省，最好是搪磁的，容易洗刷。家中不便消毒，每日用開水冲洗一次卽可。冬日應用時，可先倒入熱水少許，使之溫暖。

恢復期中的活動

娟娟在家養病四五個月以後，一切都有進步，咳嗽很少，痰也少得多了。也不再發熱，胃口也好了。胖了許多，面部也顯得豐腴。醫生給她驗痰查肺以後，也說進步得很快，很順利。同時她的精神也活潑多了。

希望引出了妄想。娟娟恨不得卽刻起來上學去，但是醫生說：「還早！還早！」

醫生准許她漸漸增加一點活動。先是在床上坐幾分鐘，後來坐着吃飯，再後自己下地大小便。醫生囑咐倘若晚間體溫超過三十七度半，則次日必須停止一切活動。娟娟很幸運，休養滿了六個月她已經可以在椅子上坐一小時了。一日大部份的時間還是平臥在床上。但在床上，她可以織毛線，看報紙，溫習功課。這時她早已不咳，痰也沒了。醫生准許免除了隔離。每日上午，爺爺給她講解國文或歷史一小時。晚間爸爸幫她溫習代數幾何。工作減除了許多寂寞，增加了她的勇氣與希望。

我執筆寫這篇小文時，娟娟養病已經快滿十九個月了。她已經可以隨意起坐，但是醫生還不許她過於勞動。她還在恢復期中，不算完全痊愈。醫生說，明年春天或者可以復學了。

敬告讀者

娟娟是幸運的，治療得早，而且遇到了好醫生和好護士。外子和我是十二萬分的感激他們，但當我表示謝意的時候，他們却說：「我們不過是就所知道的告訴你，幫忙，却難得家屬能合作，能實行。這是很難得的。娟娟的病能順利的痊愈，這完全是你這位慈母的功勞！」是真的麼？我却不敢自信，但我確是捐棄了許多一己的成見，努力遵從了醫生和護士的指導。

朱護士一再的慫恿我將這一己的經驗公佈給醫潮的讀者。拉雜的寫來，難盡我所欲言的十之一二。最後願鄭重的敬告讀者，這是我實際的經歷，是實有其事的。更請勿以辭害意，不要輕輕的讀通。

上接第五面

遍宣傳，使人人均有確切之認識。患病者對於結核病，應有深刻之了解，如何就治，如何隔離，如何消毒，均應熟習，以免傳染其家屬及他人。再設立全國及地方防癆協會，倡導防癆運動，促進人民與政府之合作，推動防癆工作，各國已有先例，貢獻極大，而於一般公共衛生之進展，影響亦非淺鮮。

五　我國最近防癆之概況

我國結核病防治之設施，素感缺乏，而少數之設備及專門人才，亦多用於治療。如北平，上海等大都市之療養院，或醫院中之肺癆科，其對象均為醫治病人，對於預防方面，甚少顧及。我國百萬人口之都市，如以南京為例，患肺結核病者，約計二三萬人，其中嚴重病人當在五六千人以上，而南京公私醫院總計病牀尚不及二千張，全數用於嚴重肺結核病人療養，當不可能，然亦不敷甚多。且此種辦法，未能顧及大多數早期患者，殊非解决結核病問題之道。我國今日防癆之方針，必須著重預防，而從病例尋覓，早期診治，BCG預防接種入手。玆將近年我國新法防治之嘗試，略述如次：

(一)北平結核病之防治　民國廿四年，北平結核病院董事會與北平協和醫學院合作，設立該院門診部，舉辦病例尋覓，早期診治，注重學生及病者之家屬與接觸密切者之檢查，一方面推行防治工作，一方面為醫學生及公共衛生人員實習場所，施行十有餘年，成績卓著。在日軍侵佔北平之時期，經費全賴社會熱心人士之支持。該門診部成立之前，原擬設立結核病院，以供病者住院施行外科治療之用。當時因胸腔外科主持醫師返美，乃由協和醫學院公共衛生科建議改變方針，設立門診部，以作結核病防治之中心，注重預防。此種意見頗得北平結核病院董事會之贊同，現衛生部長為當時兩合作機關之董事長，熱心擘劃，創設我國此類結核病防治之機構。

民國卅四年冬，抗戰勝利後，衛生署長赴平視察，對於北平結核病院門診部之成績，及工作人員之服務精神，深為讚許，決定將敵偽在先農壇所設立之傳染病院改設衛生署北平結核病防治院，並撥原定南京結核病防治院之預算，以充北平結核病防治院之經費。北平結核病防治工作，得以加強，以冀成為結核病防治人員之訓練中心。該院最近已由行總撥發小型透視攝影X光機以便應用。

(二)重慶結核病之防治　我國經長期之抗戰，結核病患病人數劇增。防癆工作，實屬急需。中央衛生實驗院於卅三年在該院沙磁衛生實驗區內，設置結核病門診部，舉辦學生、勞工、公務員及其家屬X光透視檢查。所用X光機，係由軍醫署撥借，門診部由美國醫藥助華會捐貲建築。歷時一年餘，曾檢查約三萬人，發現病者二千人以上，施行早期診治，又在沙坪壩某大學就原有學生宿舍一所改修，以作學生病者隔離療養之用。際此物力艱難之時，此種簡易辦法尚能適應需要，頗堪注意。勝利還都時期，中央衛生

結核病的治療法

廷

肺結核的治療，多年來還是沒有特效藥。醫學界公認的最好方法，依然是應用已久的「休息療法」。營養需要好，但不要強迫病人吃得太多，務要適可而止，注意消化的能力。再加上不需化費的陽光空氣。晒太陽已經被摒棄了，除非有特殊的情形，經專科的醫師，妥加指導。外科療法，例如人工氣胸，挫傷膈神經，或是割除幾段肋骨——胸廓成形術——等等，也不外是要有病的肺休息的意思。

。……鏈黴素……。

鏈黴素祇對於初次新得的結核病有效，更需連續施用，總量相當的大，費用很高。有自覺症狀的病人，多屬於慢性，早已超過鏈黴素可以奏效的時期，不要忘想施用鏈黴素治療，徒費有用的金錢。日本人在台灣所研究的「使他肺安定」還在國人的繼續研究中。

用重金屬的化合物，例如金，和銅，治療肺結核，早已成為過去的事。用鈣製劑，那是多年的老辦法了。現在還是有很多的醫師，將各種的鈣製劑注射在病人的血內。有的是迷信鈣多了可以促進病人的病處鈣化，有的是應付病人，「病了須吃藥」的要求，有的是為敲竹槓。病人的食物裏，每日若有一磅牛奶，再加上些青菜，像薺菜，小白菜之類，可以有足用的鈣，用不着吃藥。否則吃些石膏點的豆

實驗院即將門診部器材及該院歌樂山房舍全部，撥交重慶市衛生局，設立重慶結核病防治院，繼續進行防治工作。

（三）南京結核病之防治　中央衛生實驗院與南京市衛生局合作，在下江考棚衛生中心區，設立南京結核病防治所，已於三十六年二月開始工作，五月裝置行總撥發之小型透視攝影X光機，舉辦團體檢查。七月衛生部南京結核病防治院成立，南京之結核病防治工作即由此三機構合作進行，並配合全國防癆計劃，辦理防癆人員之訓練。

（四）上海結核病之防治　上海本年成立上海防癆聯合會。該會與國立上海醫學院合作，設立上海肺病中心診所，業已開始工作。現正配裝行總撥發之小型透視攝影X光機，以資推進。上海防癆聯合會最近舉辦擴大宣傳，募集基金，辦理防癆工作。將來亦冀成為防癆人員訓練之中心。

（五）天津結核病之防治　天津公立結核病防治院於三十六年八月成立，就原有醫院改設。房屋建築，頗為適用。該院經費，皆由天津熱心防癆人士捐助。目前行總撥發小型透視攝影機業已運到，不久可以開始團體檢查。

（六）各地之防癆協會　防癆工作原為地方事業，一面由政府倡導，一面必須地方人士集中力量？組織協會，協助進行，始可宏其效果。我國已往如北平，上海等地亦嘗成立防癆協會，辦理防癆宣傳，頗有成效。目前正在推行全國防癆運動，注重預防，必須全國熱心防癆人士協同進行。近來各地成立防癆協會，或組織防癆聯合會者，有平津、上海、成都、重慶、南京、青島等地。

六　全國防癆計劃與實施

衛生署於民國卅四年設立防癆設計委員會，當時尚在抗戰時期，各地結核病猖獗，為配合戰時之需要，推動後方結核病防治事宜。勝利以後，該會曾擬具計劃，協助各主要都市，如平、京、滬、穗、蓉、漢等地設立結核病防治中心，並商請美國紅十字會捐助設備，該會已同意對於平、津、京、滬四地防癆器材予以協助，大部份物資業已配撥。該會又與聯總接洽，除原請療養院病牀設備以外，增購小型透視攝影X光機若干，並得聯總中國辦事處醫務主任贊同，上項器材均已運到，且較原請數額為多。實為我國防癆工作上極大之幫助。卅五年防癆設計委員會增聘委員至二十一人，並指定五人為常務委員，負責籌劃，積極進行，卅六年由世界衛生組織過渡委員會派遣防癆專家來華，協助我國結核病調查及防治工作，並資送結核病工作人員出國進修。上述各種活動，均由防癆設計委員會主持進行。玆將該會全國防癆計劃及實施進展，分述如次：

（一）倡設防治中心與分配防癆物資　該會利用聯總運華之小型透視攝影X光機，協助主要城市成立結核病防治中心，推進病例尋覓，早期診治，注重預防工作，此種設施最為合理而經濟，在我國防癆工作舉辦之際，亟應設立。

腐。石膏正是鈣化物，所以豆腐裏含鈣很多。咯血的患者，偶有因提高體内的鈣量得使咯血停止的，效力並不確定。不應當對於鈣抱過高的希望。鈣是身體所必需的礦質之一，不可缺乏，但對於肺結核本身，沒有了不起的療效。多吃固然無害，但大部份不被吸收，注射在血内，三小時也就排洩出去了。

……魚肝油……

魚肝油素來是被奉為治結核病的神品。理由也是，因為裏邊含有維生素丁，可以幫助病人多利用鈣質。若是能吃，不怕腥氣，自無不可。假若因為服了魚肝油，影響了食慾，那就大可不必。至於出高價買精製的魚肝油丸或維生素丁的，在正發育的兒童，或有此必要，在成年人實在是虛靡。究竟服魚肝油有無好處呢？好處是有。因為他是油，可以增加熱力，補助營養。但在不缺乏維生素丁的情形下，儘可吃些好吃的牛油，或豬羊牛肉。頗不必花錢找罪受。魚肝油内也富於維生素甲。這倒也是結核病人所需要的。結核病人常是缺乏維生甲與丙，比正常康健的人的需要高出了許多倍，勢非正常的飲食所能供給。所以除了應當多吃肉類，動物脂肪和青菜及生水菓之外，有時仍有施用精製的維生素甲和丙的必要。所以烹調的方法，務要合理。油不可煉得過久，否則不但破壞了其中的維生素並且要發生反作用。所以煎炸的東西不能吃。肉要炒得鮮嫩，青菜更當如此。煑菜要將湯先煑好，菜最後下鍋，蓋嚴，煑三分鐘就吃，以免多損失其中的維生素。而且吃菜也要喝湯。

我國大城市業已成立結核病防治中心者，計有北平、南京、上海、天津、重慶等地。最近冀可成立中心者有廣州、成都、長沙、青島、台北、甯波等地。此外如漢口、昆明、杭州、福州、南昌、蘭州、西安等地亦擬協助成立此類中心。以上共十八處已由防癆設計委員會商請行總撥發小型透視攝影X光機，其中平、京、津、滬四地業已領訖。除上述大都市外，其他較小城市亦冀能成立結核病防治中心。正由該會與行總洽商請撥可作透視照相用之X光機若干，以資分配。

再行總可撥病牀二千餘張，為充實主要都市結核病防治院設備。此項病牀將分配於北平、上海、南京、天津、廣州、漢口、長沙、青島等地。

(二)籌劃製造BCG疫苗　該會計劃利用各地結核病防治中心或其他衛生機構，推行BCG疫苗接種，普遍施用。關於此項疫苗之製造，已於最近由世界衛生組織派遣醫師三人前赴丹麥，專習BCG之製造，鑑定，與應用方法。將來從事大量製造，以便此項預防工作得以早日開始。

(三)訓練防癆人才　我國醫事人才缺乏，而防癆專門人員更屬寥寥。目前已設置及將來設立之結核病防治中心為數頗多，需人殷切，自不待言。故訓練工作為該會主要計劃之一。在南京、上海、北平、廣州、成都等大城市，所設立之結核病防治中心，冀能分區辦理訓練工作。受訓人員以醫師、護士、X光技術員為主，充實其防癆知識與技能，俾可濟用。三十六年七月，該會與中央衛生實驗院合作舉辦防癆人員講習班，由世界衛生組織防癆專家主講，受訓時間共為二週，聽講人員共十餘人，均由各地選派人員參加。第二班決定在北平結核病防治中心舉辦。凡曾派員參加訓練之中心，該會現正派X光及結核病防治專家前往指導裝置小型透視攝影X光機，並予以實地訓練。此外曾訓練放射科技術人員共計三十餘人。再為防癆技術人才之深造，將陸續選派醫師出國進修。

以上均為衛生部防癆設計委員會推行防癆工作之主要計劃及目前進行情形。該會更鑑於我國結核病各項統計之缺乏，正謀各地結核病調查方法標準化，以便集中資料，加以研究，俾為我國防癆工作之參考。

七　總結

(一)我國結核病普遍流行，為疾病死亡之首要原因，估計每年死亡人數在一百萬人以上，患病人數約計一千數百萬人。幼童之感染率甚高，至成年幾無人免於感染，且病者，死者又以青年，壯年為最多，使國家民族遭受莫大之損害。

(二)結核病以肺結核病為最普遍，在我國約佔結核病總數百分之八十以上。肺結核病人之痰為傳染來源。發病多在青年與壯年時期，凡密切接觸、貧窮、擁擠、過度疲勞、膳食不良、生活惡劣等等，均為傳播之重要因素。肺結核病為慢性傳染病，早期患者鮮顯症狀，迨至發覺之時，病勢已重。以上均為肺結核病之特性。

在特殊的情形下，醫師常是要斟酌施用特殊的治法。例如結核桿菌侵犯到骨頭，淋巴腺，腸，耳，喉頭等處，施用日光療法，很有幫助。預先醫師要斟酌病人的情況，體溫，季候等等的問題。

晒太陽

晒太陽必須有醫師的指導，包括，在何時間，如何晒法，以及份量等等。最重要的是注意病人的反應。晒太陽不能隔着玻璃或衣服。要晒的部份必須直接露在太陽光下。先晒一小塊，時間也很短，以後慢慢擴展面積，增長時間。在多雲沒有太陽的時候，醫師有時用紫外線（太陽燈）來代替。

頸部淋巴腺的結核病，俗稱為瘰癧。若用愛克司光照射治療，有時效力很好。普通愛克司光多是專為診斷用的，力量不大。為治療用，時間須長，電力須大。這是一種危險的器械，必須由專家來使用。

結核素

有些結核病，例如皮膚結核，可以用結核素治療。份劑的大小，必須由專門的醫師，依照病人的情況，個別斟酌。

骨頭裏也可能得結核病，雖不像肺結核那們嚴重，但容易使患者成為殘廢。若是發現得早，醫師第一步先將有病的部份完全刮去。利用石膏繃帶將受傷的骨頭固定，不讓他活動，容其長好。用石膏固定時，必須包括病骨上下的兩個關節，纔可生效。在休養的時期中，醫師或者會採取晒太陽或照太陽燈的治法。這時正用得着魚肝油，利用其中的維生素丁，促進新骨的鈣化。

無論對於那一種的結核病，休息，營養的食品，和新鮮的空氣，都是必要的。並且需要早期治療。

（三）結核病之防治，日益進步，現代有效之辦法為病例尋覓與早期診治，開放性病人之隔離，BCG之預防接種，病者家屬之護助，防病知識之普及等項；均為防治措施上之重要工作。

（四）我國過去結核病防治設施甚為缺乏，少數設備及人才亦多用於治療，而鮮顧及預防。民國廿四年，北平結核病院門診部創設，注重早期診治與預防，抗戰時期，中央衛生實驗院在重慶沙磁衛生實驗區設立門診部，辦理防治工作，均著成績。勝利後，南京、上海、天津等地相繼設立結核病防治之新機構。平津、上海、南京、成都、重慶、青島等地防痨協會均告成立，展開防痨運動。

（五）衛生部防痨設計委員會制定全國防痨計劃，倡設各地結核病防治，南京、樣中上海、北平、天津、重慶等地業已成立，此外尚有十三個都市，亦冀於短期內設立同心機構。並已商行總撥發聯總運華之小型透視攝影X光機，為各中心舉辦團體檢查。此外較小之城市，亦正商請行總撥發X光機，以作防治之用。籌劃製造BCG疫苗，以供普遍施用。訓練防痨人才，在國內進行醫師、護士、X光技術人員之訓練，已舉行防痨講習班及放射科技術人員訓練班，並選派醫師出國進修。此外正籌劃結核病統計標準化，進行研究，以作我國防痨工作之參考。

介紹南京結核病防治所工作近況

公共衛生護士前往病者家庭訪視，調查傳染來源，探詢接觸者，以期尋出早期患者，而收早期診斷，早期治療之效。

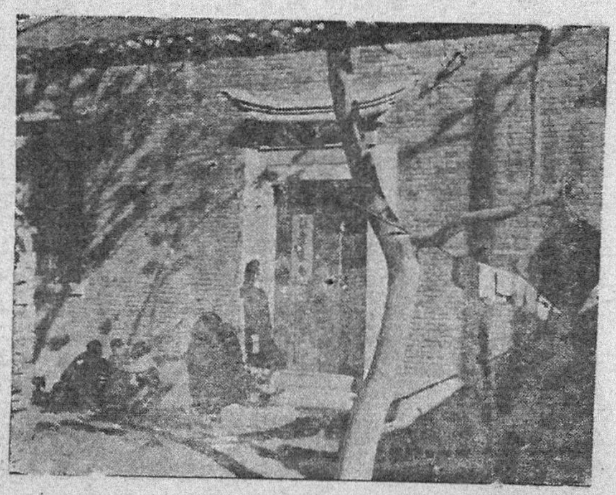

使肺休息的萎陷療法

秀山

肺結核病人躺在床上休息，當然是一種好方法，但是無論如何，不能使肺部完全不動。就是在熟睡時，肺部仍然是要呼吸的。於是有時施行膈神經壓斷術，就是把頸部一支神經暫時壓傷，使其失去作用，那麽，橫膈膜（在胸部與腹部之間的一個隔斷）向上升高，呼吸時停止不動，使肺部的活動減少，肺自然更容易休息了。

另外一種方法是把空氣打進肺與胸腔之間，壓縮有病的肺，使其減少活動，增加休息的機會。這種方法叫做人工氣胸術。手術很簡單方便，沒有什麽痛苦。半邊肺被壓縮得完全停止活動，由對邊的肺代替全部呼吸作用，使那有病的肺有完全休息的機會，有許多人是被這種方法治好了。

若是這兩種手術都不適於應用時，則另一種較大的手術必在醫師的考慮之列，那就是把肋骨截除幾根，使胸腔下沉，壓縮肺部。這種手術叫胸廓成形術。

前兩種手術簡單易行，特詳細介紹於後。供給肺癆病患者做參考，若遇醫師建議施行這種手術時，可以知道這種手術是怎樣的性質。

（甲）膈神經壓斷術：

手術實施：手術部位的皮膚先用水與肥皂洗淨。應用含有腎上腺素之〇・五%諾科卡因溶液五至十公撮，注入胸鎖乳突肌下段外方至鎖骨附近處，作為局部麻醉。割口約長二吋，在鎖骨上方吋許而與之平行。將皮膚，皮下脂肪及其下的頸闊肌逐層切開。切開頸肌膜的淺層，幷將其剝開。覓出胸鎖乳突肌的外緣後，把牽開器放置其下，又將它向中央翻轉。這就造成了解剖的三角的中央境界，而膈神經就將於這裏面覓得。在較深的平面上可覓出肩胛舌骨肌，就將此肌向上翻轉，作為上述三角的側緣，其下緣即為鎖骨。在此三角的中央，可以見到頸的脂肪層，醫師用鈍的解剖剪口，小心穿入，特別小心避免傷及那些橫跨頸部的動靜脈。再用牽開器將位於此三角深層之前斜角肌露出。另用一個鈍的及彎曲的牽開器，將位於胸鎖乳突肌之下的頸動脈鞘及其包含的構造翻轉。（參閱圖一）

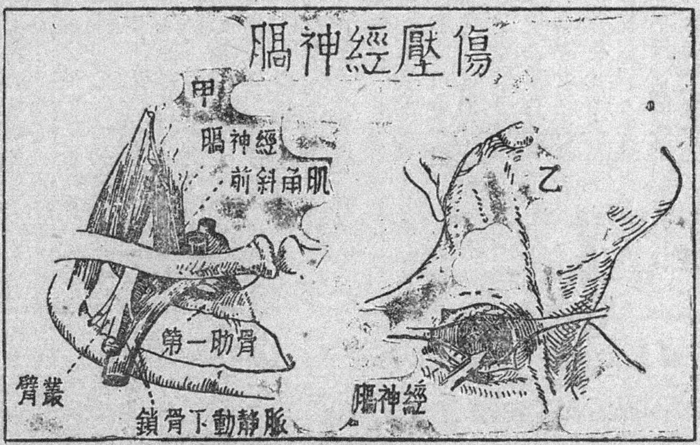

膈神經係自外上方向內下方斜過前斜角肌，於注射一%諾科卡因溶液後，將長約半公分的神經挾出，并把它壓傷。這時病人自覺肩頭疼痛及橫膈膜攣縮。有時醫師用一根細絲綫，把膈神經輕輕地結紮。

手術後，可施X光透視，觀察膈的動作。倘若膈膜不顯麻痺，則需再施手術。如此，三至五個月後，膈功用仍可恢復正常。若需較長時期之膈神經麻痺，可於膈功用恢復時，再行壓傷。也有時為造成永久的結果，醫師就將膈神經截除一段。

適應症：膈神經壓斷術或單行，或作其他手術的附術。對於原發性產纖性及初期纖維性型肺結核，此術頗為有用。病人的胸膜與膈膜粘連時，此術可作為人工氣胸術的附術。對於咯血甚劇者，施以此術，可因肺組織的鬆弛，血卽停止。此術又可用於胸廓成形術之先，以試驗健全肺究能担負另加工作至如何程度。此外，在病變限於肺下葉或大部分在肺下葉的，此術最為有用。

（乙）人工氣胸術

人工氣胸術所以發生功效的理由有四：（1）肺組織受壓縮，不作呼吸的運動得以安靜休息。（2）靜脈血鬱滯於病灶，足以防止結核菌的繁殖，而助長結締織的增生。（3）淋巴液的瀦溜，足以減少毒素的吸收。（4）壓縮空洞，防止咯血，且可促使病變治愈。

準備：醫師先將穿刺針和橡皮管消毒，並注意氣體的清潔。穿刺部位先用酒精及碘酒充分消毒。一般無須麻醉：必要時可用一%諾科卡因液行局部麻醉。在施術時，患者呼吸須安靜。

方法：（1）病人的位置；取仰臥位或偃臥位（如圖二），以墊枕使穿刺部位抬高，幷將該側的手臂上舉，則肋間隙擴大，便於穿刺。（2）穿刺部位：通常在中腋窩綫第五肋間隙，若此部已有粘連時，可擇其他部位，（前腋窩綫第四至第六肋間隙，或後外側第七至第九肋間隙，或肩胛綫第八至第十肋間隙。（3）穿刺；取連有檢壓計的套針，沿肋骨的上緣，垂直刺入胸壁，至胸膜即有抵抗感覺，刺入三至六公分，抵抗消失。醫師知針已在胸膜腔内，於是拔出導絲，即觀察檢壓計。（4）檢壓：針在胸膜腔内應呈二至十粍水柱負壓（通常為四至八粍），隨呼氣上下四粍。（5）送氣；醫師確知針在胸膜腔以後，即將氣體（濾過空氣）緩緩送入。送氣的分量，視病人的年齡，體格，性別，病變的程度和範圍，或有無粘連而定。通常一次注入二百五十至三百

公撮。每次送氣的間隔日期，視其吸收緩急而不同，普通第一次與第二次隔三至四日，再經六七日行第三次，第三次以後的間隔為七至十日。此後每月一二次，一年後每月一次，幷須時常用X光透視，觀察肺萎縮及氣體吸收的程度。

結果：在精選的病案，結果很好。治療期限約為一二年。若胸膜粘連，則不能行此療法。若一次注入的氣體過多，可使病人發生休克。

適應症：（1）單側肺結核，靜養數星期後，依然發熱的，或於起床或運動後，再現活動性病徵的。（2）連續咯血的。（3）選擇兩側肺結核，主要在一側有活動性的。（4）急性肺炎或枝氣管肺炎性結核之在一側的。（5）一側早期肺窩及一側早期肺浸潤。

禁忌：（1）廣闊的兩側肺結核，有氣連或心臟病的。（2）用一般療法，已有治癒趨向的。（3）患腸結核，喉頭結核，腎臟結核，重症糖尿病或重症腎臟炎的。（4）患側胸膜的體壁層與內臟層有廣泛性粘連的。（5）年老患者，月經期內或施術後引起咯血的。

程道州先生為一代名醫，宅心仁厚，施捨貧病。嘗自題門聯云：

『但願人皆健，何妨我獨貧。』

大公無我，字字迫人，今之業醫者讀之，亦有愧色否？（魁）

介紹「卡介苗」

亦純

「卡介苗」就是B.C.G.的譯名。這裏的B字是西文字細菌的首一字母：C是Calmette，G是Guerin兩個人名的首一字母。所以BCG原是卡介兩氏菌種的簡寫。這是結核桿菌的減弱種，毒力甚小，用為抗結核病自動免疫的疫苗。

霍亂傷寒都有疫苗。注射了霍亂傷寒的預防針，可以預防傷寒霍亂，這是大家都知道的。現在癆病也可以用疫苗預防，就是注射卡介苗。這種疫苗與霍亂或傷寒的疫苗，非但原料不同，製法也不一樣。醫潮第一卷第八期裏，有霍亂疫苗是怎樣製成的一文。蔡宏道先生已經將霍亂疫苗的製法說得很明白。霍亂傷寒的疫苗內的霍亂傷寒桿菌是死的，這卡介苗內的結核桿菌則是活的。這是這兩種疫苗最大的不同點。

用活的菌種做疫苗，並不是從卡介苗開始。六七十年以前，在細菌學初發軔的時期，細菌學說的鼻祖巴斯德氏就用活的菌體減弱了他的毒力製成了疫苗，如雞霍亂疫苗，狂犬病疫苗。遠在巴氏以前英國醫師冉納氏就用接種牛痘的方法預防天花，那正是用不毒的活疫苗以預防毒力強大的天花病。

卡介苗的發明祇有二十幾年的歷史，但在許多的國家裏，已經普遍的施用，營救了千萬的人得以避免結核病的痛苦。我國業已派遣專家出國研究，準備大量的製造。現時上海巴斯德研究院已有出品供各醫院應用、並直接為慈善機關兒童集團接種。已接種的人數已達六千以上，結果甚為滿意。

卡介苗的應用不像牛痘苗那樣方便。第一他是活菌，保藏不易，若是死了就失去了免疫的效能。普通祇能在製成後十日內應用，所以遠地運輸頗不容易。第二除了初生的嬰兒，可以用口服的方法以外，年長的兒童和成年人應用時，必須用注射的方法。常有時在注射的部位，發生化膿，雖無大礙，究感不滿。近年來施用卡介苗免疫的方法屢經改進，但還沒有達到最完美的地步。

初生十日以內的嬰兒，還沒有被結核菌侵染的機會，可以不必做測驗，就施用卡介苗免疫。並可以用最原始的口服法，於初生後第四、六，八日或五，七，九日，清晨和溫乳喂以卡介苗一〇〇毦(mgm)。嬰兒的腸粘膜滲透性較大，效果甚佳，也沒有不良的反應。在年長的兒童，效果不一，應改用他法。

已往皮下注射的方法，很容易化膿，現已不用。一九三四年以後，各國醫學家多用皮內注射法。普通用量為〇・一毦。化膿的發生，大為減少。

一九三九年有人發明用括種法，如種牛痘老法一樣，點四滴稀釋的卡介苗（一公撮含五毦卡介苗）於臂上，用消過毒的針括劃四下，每劃長約一・五公分。免疫的效果與皮內注射法一樣的好，而沒有化膿的弊害。局部的反應，稍有紅腫，日久微遺線形疤痕。同年並有人用刺種法，一如接種牛痘的多壓法。法用薄紙吸有稀釋的卡介苗（一公撮含五毦），貼於兒臂，用針輕刺四十處（分散開，嬰兒二十處）。此法反應輕微，不遺疤痕。所生免疫功效，並不下於前述任何方法，可稱簡便可靠。

接種前應先作結核素反應測驗，（初生嬰兒除外）。呈陽性反應的，已有結核桿菌侵染，無須接種。呈陰性反應的，始行接種。接種後二月始能發生效力，再作結核素測驗，若陰性變為陽性，表示接種成功，否則仍須再種。以後應每年測驗一次，若復變為陰性，可再接種。

牙病的防治（下）

詹子猶

★牙週組織病的預防★

一、營養對牙周組織的健康。　牙周組織，即齒齦，牙周膜與齒槽骨。假如有了病害，牙齒逐漸失去其依附於齒槽骨纖維組織—牙周膜或牙根骨膜，—以致動搖而脫落。這是我國人所患最多牙病，特別是中年人及老年人，如能加以適當的攝護，自可免除。食物內所含的鈣，磷及維生素丙，均為預防牙周組織病的重要物質，蔬菜水菓所含的維生素丙，大都豐富，我們所需要的量幷不多，只要有機會吃，即可除去此一缺點。我國人對吃水菓雖然不甚講求，然吃蔬菜的機會特別多，不患維生素丙的缺乏。但須注意的是維生素丙經過高溫，即行毀壞，吃生的蔬菜，又多招致蛔蟲，鈎蟲等寄生蟲的危害人體。若欲求得維生素丙的不被毀壞，吃水菓比較妥當。吃上一個生蕃茄，其營養價值也就不錯了。鈣磷的攝取。不單對牙周組織有益，同時與牙齒及骨質，均有密切關係，可謂一舉兩得。

二、口部要保持清潔。　平常我們吃粗糙及富有纖維質的食物，可將齒面洗淨，也能鍜練咀嚼能力，使牙周組織獲得豐富的血循環，則齒齦顏色淡紅，齒齦組織強靱而健壯。蔬菜水菓所含的纖維質就豐富，應該多食，這是天然潔牙強齦的方法。有的人咀嚼時，習慣的祇用一側的牙齒，致他側失去咀嚼官能，未用的一側，齒齦不健全，齒面堆積牙結石很厚，實為不智之舉。我們必定要兩側同時倂用，方可達到健全牙周組織的目的。日常生活中的刷牙，是清潔牙齒的人工方法。牙刷的功能，除能清潔牙齒的外表之外，尚有揉揑齒齦的作用。使齒齦能得到最好的血循環，而促其健康。牙刷的式樣要適合，最好是兩排毛，每排只有六束，柄稍彎曲，每束毛的間隔約〇•三公分。刷牙的方法是將牙刷的毛束，放在齒齦上，向齒冠方面轉動：上面的牙齒，由上向下刷；下面的牙齒方向相反，由下向上刷，前後裏外，均應用相同的方法。如是不但齒齦有被揉揑的機會，增進其血液循環，使其健康，而且牙齒的鄰近面，都可刷得非常清潔，同時牙齒的咀嚼面，也得要刷淨。

三、潔牙防病術，又名牙結石刮除術。　牙齒周圍的牙結石，係一種多孔質，易於藏匿細菌，刺激齒齦發炎，使牙周組織及齒槽骨萎縮，終則牙齒動搖脫落。此種牙結石，平常我們用牙刷不易刷掉，非經治療，運用器械，不能除去。牙結石除去後，牙齒表面光滑，不易積垢，同時也促進齒齦的健康。這種手術太費時間，幷且不僅是祇將牙冠表面的牙結石刮除，即算盡其能事，更應注意在齒齦及齒面之間，有一很淺的袋，名叫齒齦縫，縫不深，若只刮去牙齒表面的牙結石，齒齦縫內的仍然殘存，為害之大，較甚於不刮除，每多經過不熟練或不澈底的刮除之後，反轉增加齒齦病患者，即在於此。因為殘剩的牙結石，以器械的搔刮而存在很多凹凸不平的粗糙面，更易刺激齒齦發炎。在過去很多人用藥水，如像洗牙立白藥水之類，塗敷於牙齒表面上，牙結石立時除去，潔白異常。這種所謂藥水，大都是強酸類溶液，自然能夠很痛快的就溶解去了牙結石，但也能將牙釉質本身的鈣鹽，除去一部份，齒齦也受劇烈的腐蝕作用。結果是牙釉質表面的鈣質被除去後，所剩餘的有機質，吸收由食物內而來的色質，因此牙齒變黑。齒齦因刺激過甚，則致退縮，這真是欲益反損。若是齒齦縫過深要割除，咬合不正常要調整，咬合面，塞食物要設法防止，有損患或缺少的牙齒要恢復起來，方能得到口腔正常健康的官能。

四、牙粉或牙膏的選擇。　牙粉牙膏的功用，皆為協助牙刷以清潔牙齒，無防止牙病的任何功能。以質細而少含刺激藥品者為佳，如太粗，久用後可傷害牙釉質；如所含刺激藥品太多，則傷害口內的輭組織。牙膏內所加的芳香質，不過是能引起我們對牙膏的舒適感罷了。最經濟的牙粉，可用三份蘇打與一份極細白食鹽的配合物。用牙粉與牙膏比較，自然以牙膏為佳。

口腔是人體的一部份，如身體不健康，則口腔的健康亦受其影響：反之，口腔不健全，亦可妨礙身體的健康。所以欲防治牙病，除講求口腔衛生外，如日光，空氣，睡眠，休息，運動，營養及衛生習慣，均須注意。

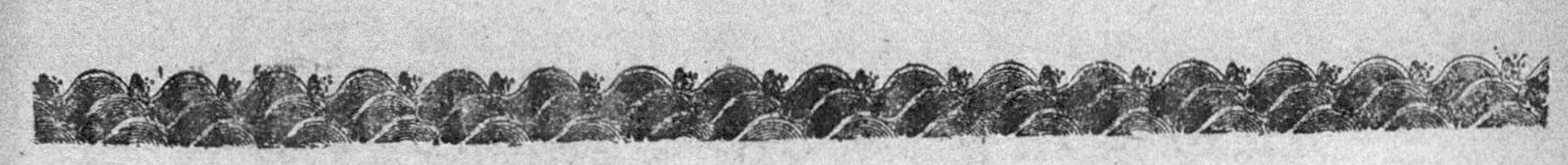

編輯室播音

本社十二月初間的社員例會，曾費去相當長的時間檢討已往的得失，並為三十七年度的醫潮，制定了編輯的方針。簡略說來，第二卷的各期醫潮，有一個中心的問題，就是以宣揚撲滅各種傳染病的知識為第一項目標。以此這第二卷的第一期，就選定了結核病為中心，因為這種病在我國流行之廣，殺人之多，無疑是一個最重要的問題。但編完一看，這顯然的成了一個防癆專刊，許多其他的稿件均被抽調下來，可是限於篇幅，還有許多有關結核病的好稿未能排入，許多應當說的防癆知識還沒能說出。出專刊並不是我們規定中心的原意，為了顧全多數讀者的趣味，中心問題之外，應當不忽視了其他雋永的材料；務使本刊成為醫藥常識的綜合報導。

所以在第一項中心目標之外，還有第二項中心，就是衛生知識的介紹，小之如體溫表的用法，小傷的處理，家庭藥箱的製備，大至如衛生習慣的訓練，生理病理的辨別，食品的選擇等等，自然這要看我們的稿源如何了。

已往我們收到的稿件很多，但多係鴻文巨著，不合本刊常識通俗的旨趣。本刊園地絕對公開，惟請以簡淺通俗為限。稿長希不超過三千五百字。一經登載當以本刊為酬。因編排關係，刊出期數不能預定。插圖請用墨色繪畫，藍墨水及鉛筆畫均不能製版。如僅係設計。請加註詳細說明，本室當倩畫家代繪。

二三期本室擬有一期以精神神經病之防治為中心目標，敬請各地專家賜稿。尤望已癒患者或家屬報告一己之實地經驗及處理辦法。各地精神病防治院之介紹亦所歡迎。

我們所最切望的一種文章，始終未能多見，盼望護理界的姊妹努力供給，就是護理技術的通俗知識。家裏有了病人，怎樣照顧他？如何使他舒適？例如本期盧蕙女士的「服侍肺癆病人的經驗談」。編者初次讀到這篇文章，深以為是一位護士寫的，但據介紹者說，作者確不是護士，而是一位主婦，現居北平。盧女士所談的幾點，非常切要而實用，值得細讀牢記。家庭中有肺癆患者，卽可參攷實行。此外還有許多許多實用的護理技術，是一般主婦們所應當知道的，並可應用在家庭的日常生活裏。所以非常之希望護理界的同道能奮起與我們同工，多多將你們所知道的知識，傳授給醫潮的讀者。

這裏也有希望讀者注意的幾點。生物是複雜的，所以醫學是一種艱深的科學，通俗化是極端困難的工作。沒有解剖生理的知識做背景，讀起來是要感覺到渺茫。許多讀過醫學畢了業的醫師，祇因根底稍差，還是難免常有誤解。一般的通俗醫藥刊物上，常是不免有笑話，何況是從未入過醫學院大門的門外漢。根據讀者來函請為解答所看不明白的問題，編者的經驗以為讀者們對於所謂看不懂的地方應當細心的重讀幾遍，並且要前後互相參證。這樣至少可以弄清楚了大半的疑團。

這個刊物的目的是希望將醫藥衛生大衆化。定戶出了相當高的代價，本社同仁又賠上了金錢與時間，讀過之後，請不要輕於毀壞，務請轉寄給你的親友，輾轉傳閱，將這健康的知識推廣到國內的各地。

醫潮第一卷第一二期，現已售盡。如有讀者願意割愛，請寄還本社，可以與二卷一期起以後各期交換一冊。稍有缺損，亦所不妨。

中央衛生實驗院衛生器材製造廠

模型部出品

女性內臟解剖活用模型	麻疹模型
男性內臟解剖活用模型	猩紅熱模型
耳之構造解剖活用模型	壞血病模型
口腔與喉頭解剖活用模型	淋眼
皮膚放大模型	砂眼
單胎姙娠模型	麻瘋
女性骨盤模型	腦部神精血管模型
天花模型	心臟模型
梅毒第一期	營養模型
梅毒第二期	* 牙齒發育之程序
梅毒第三期	眼球模型

本廠出品病理、衛生、生理解剖等模型，所用材料現用紙質構成，攜帶輕便堅固耐用。
（有*記號者係臘質製）

圖書出品

視力測驗表	婦嬰衛生學
防盲掛圖	簡易產科學
霍亂傷寒痢疾傳染的途徑	婦嬰衛生綱要
病人食譜	新法接生的好處
斑疹傷寒防治概要	產前檢查的重要
肺癆病須知	三卷衛生畫報

印刷部承印

中西書籍
衛生表格
五彩商標
票據帳册

模型之一：
女性內臟活用解剖模型

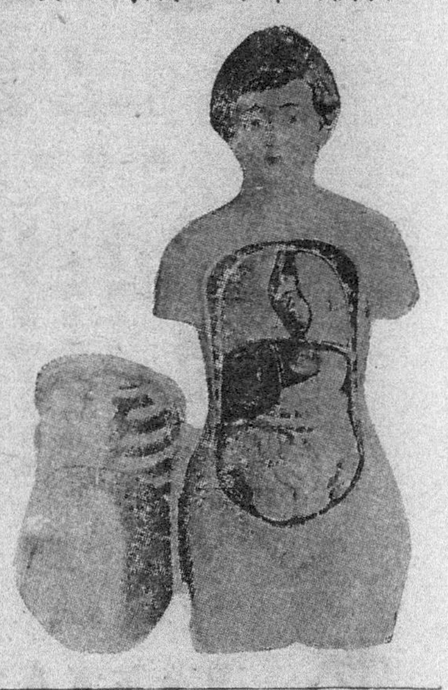

附註：如蒙賜顧定價克己另有價目表函索即寄

廠址：南京黃埔路一號

「本妥司登」為黑熱病之化學療法

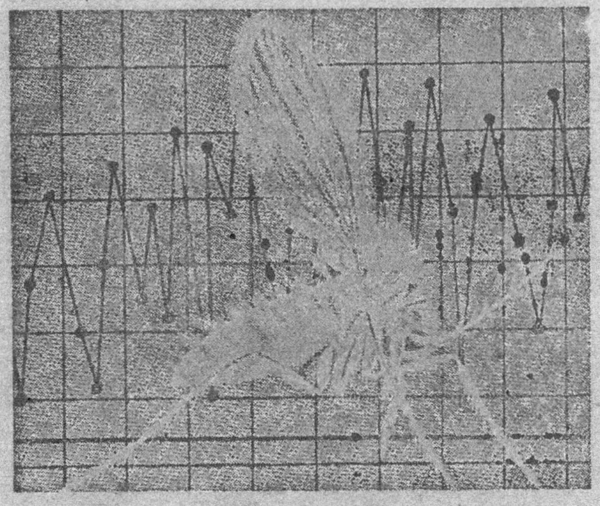

「本妥司登」

'PENTOSTAM' Brand

Injection of Sodium Stibogluconate

葡萄糖酸銻鈉注射劑

「本妥司登」在其穩定之溶液中，含有百分之十之五價銻，以毒性輕微稱著。本品為療治黑熱病之最有效良藥，以六公撮劑量供六日注射，大多數黑熱病患者，可獲醫愈。

「本妥司登」因注射時所需之劑量微少，故用於靜脈或肌肉注射，均無不宜。因此，本品用於療治兒童尤為適合。

「本妥司登」牌
葡萄糖酸銻鈉注射劑
橡皮蓋瓶裝
每瓶一百公撮

寶威大藥行

（英國倫敦威氏基金股份有限公司）

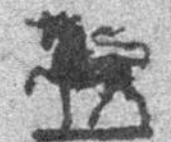

中國獨家經理　志霖有限公司

BURROUGHS WELLCOME & CO. (Prop. The Wellcome Foundation Ltd.) LONDON & SHANGHAI

Sale Agent in China: T. L. WOO & SON, LTD., 18 CHUNG SHAN ROAD. E. 1. SHANGHAI　P. O. BOX 1150

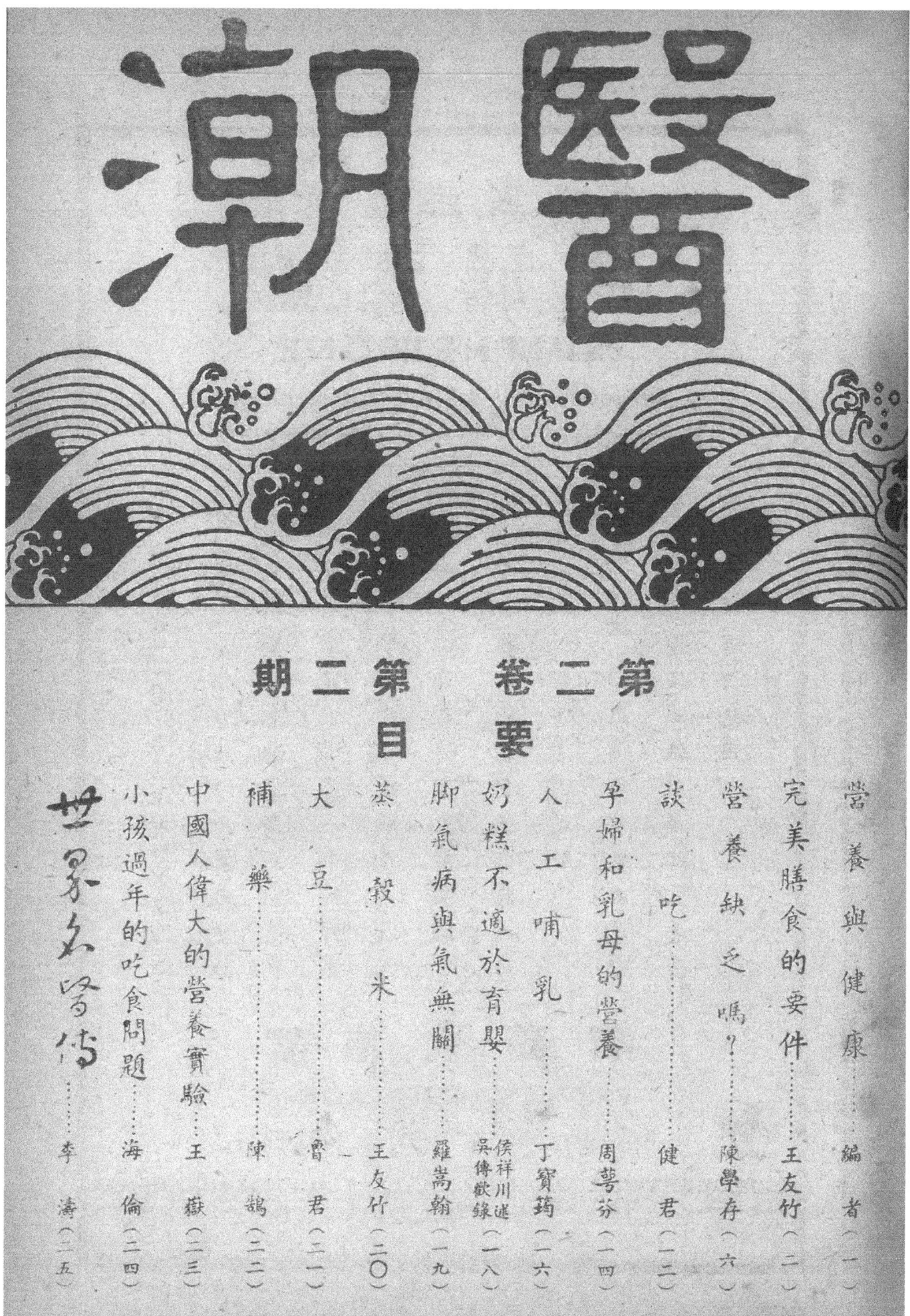

醫潮

第二卷第二期

目要

化學療法新進步

「蘇斐屈隆」

'SULPHETRONE'

Tetrasodium 4:4'-Bis-(γ-Phenylpropylamino) Diphenylsulphone-a:γ:a':γ-Tetrasulphonate

「蘇斐屈隆」(a derivative of diaminodiphenyl-Sulphone)由威來金研究實驗室悉心研究而成對抗動物之肺結核有高度化學療效至於治療人類肺結核用本品作臨牀之試驗現雖尚在進行過程中惟據最近經驗指示對於數種肺結核確有良好之效應而於早期浸潤性損害尤具特效

「蘇斐屈隆」須在具有測驗血液中本藥之含量及血液計算之完善實驗設備時方可施用

寶威大藥行

(英國倫敦威康氏基金股份有限公司)

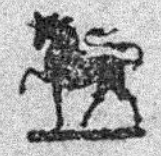

中國獨家經理　志霖有限公司

BURROUGHS WELLCOME & CO. (Prop. The Wellcome Foundation Ltd.) LONDON & SHANGHAI

Sole Agent in China: T. L. WOO & SON, LTD., 13 CHUNG SHAN ROAD. E. 1. SHANGHAI P. O. BOX 1180

醫潮

營養與健康

孫老

血肉的身體，全靠飲食的營養，來維持牠的生存。胎兒從一個單細胞繁殖發育，是靠了母親供給營養的材料。嬰兒初生以後，仍是不停的生長，則是靠了母親的乳汁。成人發育完成之後，全體的細胞仍是在滋生繁殖，出陳佈新。許多的組織，有一定的壽命，時時需要有新舊的交替。工作活動也對於組織時有損害傷殘，必須隨時修整補充。所以這構造的原料，是一時不可或缺的。體溫的熱源，工作的能力，都是出於飲食的營養材料。人類以及一般無論高下的動物，生來就有「食」的本性。這正是生存的基本條件！為了生存纔有思飲思食的本能，絕不是徒飽口腹而已。然而饑餓是與人類並存的，自有人類就有飢饉。從上古到現今，飢餓是在時時的襲擊我們！

怎樣得到足用而適當的食物？這是全世界的整個問題，也是個個人的切身問題。經濟因子固然有關，知識因子更為重要。許多中上之家，在經濟能力方面，本應有足食的享受，但昧於習尚，往往違背了飲食的原意，以致於營養不足。例如務求米白，將米中的優良成份，棄諸糠秕，做了喂豬的材料，終至人瘦豬肥！反而再去求醫吃藥。傷財受罪，完全是咎由自取。類似的愚昧情形，罄竹難書。所以營養不足，實際是不以貧民為限的，豪門富戶當中，亦所常見。有些人一談到營養就聯想到經濟問題上去，那是不無錯誤的！除非赤貧無物可食，一般農民的平凡膳食，祇須配製得當，極易使其適合營養。（本期各文多能顧及經濟價值，請讀者詳細閱讀，不贅述）。豆製食品，如千張，豆腐，其營養價值實優於魚翅，燕窩。絕非虛語。

營養不良，則體質不健，正好像一座偷工減料的房子，是以爛磚碎瓦用泥堆起來的，萬萬敵不住風吹雨打。傳染病往往乘虛而入，侵犯營養不良抵抗力薄弱的人。因而無論是為了防病，或是治病，營養的改進，總是佔了首要的地位。實際人類飲食，決不以不病為滿足。能生存固然可貴，更進一步，不但活着而且要能服務，能很有效力的工作。這纔不白白的虛生一世！換句話說：『我們需要得到健康，要健康的活着，服務國家，造福人羣』。

工程師要建築一所高大堅固的房子，必然選用鋼骨水泥。選材周密，設計精確，纔可以成功。健康正是如此。從胎兒的時期起始，就須特別注意營養的充份。嬰兒幼童以及青年時期，均在發育階段，飲食營養，稍有疏虞，往往遺害一生。等到牆倒房坍的時候，再思挽救，雖可勉強支持一時，但東倒西歪，總難有完美的結果。充足的營養是健康的基石，是工作能力的來源。生理靠他調節，健康也靠他來維持。天付人類以飢食渴飲的本能。專憑這種本能，應付營養的需要，可以說是大致不差。不過歷史悠久的民族中間，往往有祖宗遺留下來許多荒謬的傳說和怪誕的迷信，深深的印入了一般人的心裏，形成固執的習尚。這對於整個民族健康的影響之火　是難於估計的。這種情形在我們這老大的中國尤其普遍。改革糾正，是需要費上相當的力氣與時間。有心人應即早些動員了。

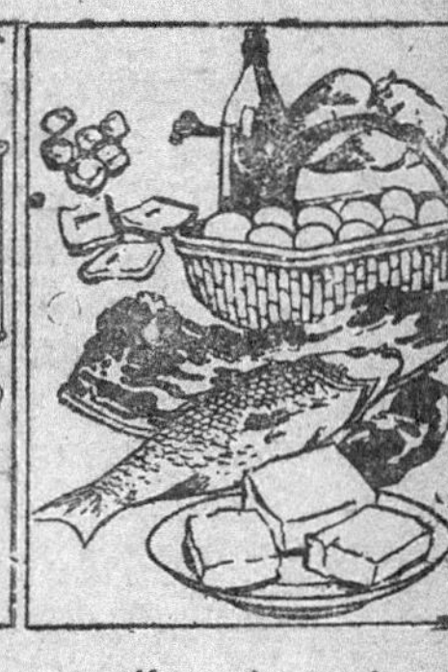

蛋白質

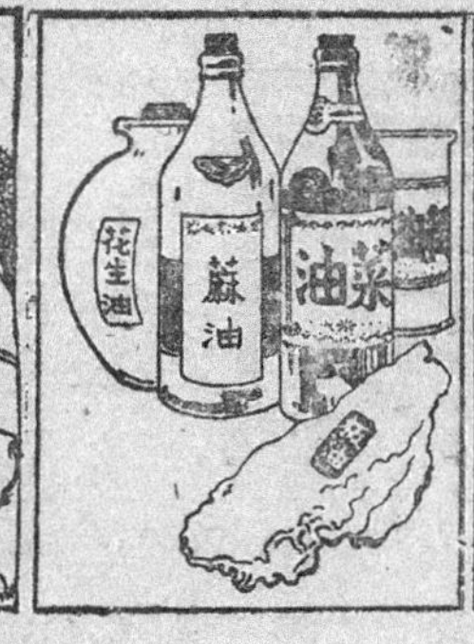

脂肪

醣

礦物質

完美膳食的要件

王友作

要建立一個第一等強盛的國家，先要有完全健康的國民。國民的健康如何，就要看他們的飲食怎樣了。所以有人說：「由國民的膳食可以斷定一個國家的地位」。這話一點也不錯。

食物的定義是可吃的混合食料，足以維持身體內各種物質平衡。完美的膳食所含有的各種營養素，一定要能夠與身體所消耗的保持平衡，而稍有餘裕。一定要如此，身體才能維持健康生長和繁殖，工作效率才能增高。若膳食供給的一部份營養素不足，天長日久，人體便會發生營養缺乏病。如缺少了甲種維生素，便得夜盲症，乾眼炎，抵抗疾病侵襲的能力也變弱。缺少了鈣，骨骼和牙齒便會生長不良，骨骼變形易折，牙齒易生齲齒；所以現代醫學最注重預防醫學，預防醫學又首重膳食的調節。熱量不足，或某類食物缺少，或是食物中的某些營養素不平衡，都能發生營養不良的結果。

營養不良因程度輕重可以大別分為三期：第一期為不飽和期，血液，和組織中的一種或數種營養成分比常值為低，除用生物化學方法能檢查出來，別無症狀，人自己不能覺察，其實已在飢餓狀態。缺乏時間較久，就進到第二期，隱性缺乏病期。這時，仍無顯明病狀表現，或有亦甚模糊，但較前期缺乏更甚，大有一觸即發之勢。缺乏時期稍長或程度稍重，就變為第三期，這時臨床上已有顯著的病狀可查。

堅固的建築物，所需用的建築材料，都有一定的種類和數量。如果偷工減料的拚湊，則這建築物的壽命一定不會長久。人的膳食若不適宜，短時間內雖然看不出什麼大害，日子久了，也必會感覺痛苦萬狀的。

人吃的食物不夠，固能生營養缺乏病，或營養不良；若太多，非但是浪費，且更增加身體內部的工作。一旦超過了身體的担負，也會生病，如肥胖病，酮尿病，蛋白尿等。

讀者想要知道完美膳食配合的條件和理由的，諒來很多；茲錄其要點十一條，以供參考：

一、熱能　人對於熱量的需要，固隨身體的大小，性別，職業和一些別的因子而不同，一般說來，做輕工作的，成年男子每人每日約需二四〇〇到三〇〇〇卡，女子約需二〇〇〇到二五〇〇卡。從各人的身長或體重可以約略算得自己每日所需要的熱量。即身長的吋數乘三五卡或體重的公斤數乘四〇卡。譬如本人體重為六十公斤，乘四〇卡，則每日需要為二四〇〇卡，又本人身高為六十八吋乘三五卡，則為二三八〇卡。這些熱量的來源，是由脂肪和醣類供給。（假如脂肪和醣類的供給斷絕，體內的醣和脂肪又被消耗到相當程度，蛋白質也可供給一部份的熱量，這樣：人便消瘦了）。脂肪和醣的需

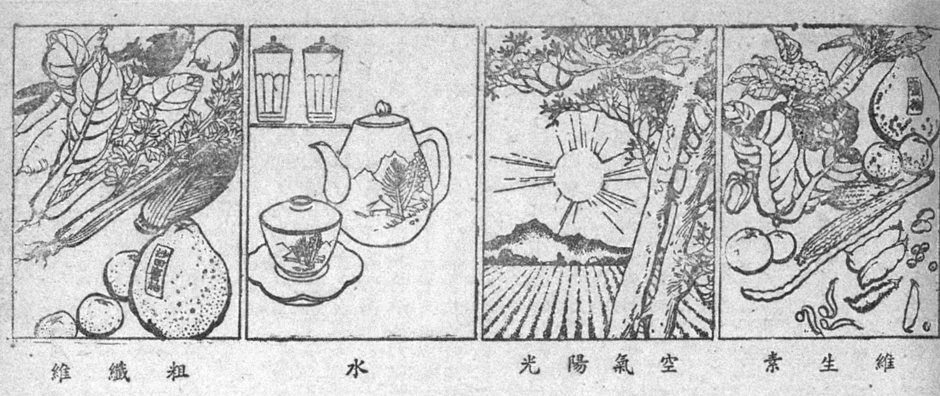

維生素　空氣陽光　水　粗纖維

要量，下面再談到。

二、蛋白質　蛋白質是構成人體組織的主要成分，或生長的重要原料。成人對於它的需要量，每公斤體重每日約為一公分，平均每人約需六〇公分。完美的膳食中蛋白質所能發生的熱量應佔總熱量的百分之十到十五。上段提到本人體重六〇公斤，每日需熱量二四〇〇卡，其中應有十分之一，卽二四〇卡，來自蛋白質；每公分蛋白質可以產生熱量四卡，用四來除二四〇，洽為六〇公分，所以說：每公斤體重每日約需蛋白質一公分。

這個數字，還是指着優良蛋白質或混合動植物性蛋白質各半說的；如果像國人一般所吃的蛋白質，幾全為植物蛋白質，為避免蛋白質中的有效成分氨基酸，的種類不全或數量不足而影響蛋白質的品質過劣起見，需要量應較前增加百分之五十，卽每公斤體重每日需要一•五公分，五十五公斤體重的人，每天需要八〇公分，六〇公斤重的人需要九〇公分。

每日所吃蛋白質的量，無論如何不能低於上述各量的三分之二；否則，身體必日形消瘦，面呈菜色而有水腫等蛋白質缺乏病的現象發生。像荒年災區的難民和求食的乞丐們，有上述現象的極為普遍，就是頂好的證明。

若為嬰兒，幼兒，或青年，因為除了維持身體氮的平衡而外，尚需要供給生長；還有孕婦和乳母，除了維持自身的氮平衡，亦須供繪胎兒或嬰兒身體生長所需要的蛋白質，所以這些人每日所需要的蛋白質當較正常成人多二至四倍，視生長的快慢而定。蛋白質的通常分配應為：三分之一的蛋白質屬於植物性而三分之二屬於動物性。可是實際上，若動物性植物性蛋白質各半，對於營養已很安全，而且對於經濟也較便宜。

三、脂肪　每人每日需要脂肪五〇到一二〇公分，約合每公斤體重一到二公分。它所能發生的熱量應佔總熱量的百分之二十五到四十五。

脂肪的主要功能為供給身體熱能的來源，組織細胞的成分，潤滑和保護組織，在消化道裏還可以幫助脂溶性的營養素，如甲、丁、等維生素的被吸收。還有它量的多少又可以影響食慾的增減。

四、醣　醣是代表舊但不甚合理的名詞「碳水化合物」。人對於它的需要量，每公斤體重約為四到五公分，或共約三〇〇到四〇〇公分。它所生的熱量應為總熱量的百分之四十到五十。

醣為熱能的最經濟來源。主要的醣為澱粉，穀類及其產品，如飯，饅頭，和糖菓等。

五、無機質　各種無機質的重要性都相等。膳食裏只要蛋白質量足，硫卽無問題。鈉和氯都超過需要量。植物裏的鉀量也高。惟有鈣和鐵最易缺乏，故須特別顧及。成人每日鈣的需要量為〇•八公分，鐵為十二公絲。

六、維生素　維生素若缺少了，一般都是降低身體對於傳染病的抵抗力，和發生維生素缺乏病的臨床症狀。完善的膳食可以供給各種維生素的需要，只有丁種維生素例外。

1.甲種維生素，在乳類食品，色彩深的水菓和蔬菜，肝，卵黃，魚中都有豐富的含量。如果每天的膳食含有牛奶一磅，黃油一份，綠葉青菜及水菓一份，蛋白質食物，如鷄蛋，肝，深色魚類一份，則可供給每天甲種維生素的需要量五〇〇〇國際單位。

2.乙族維生素　乙族維生素很複雜，它所包括的維生素很多。現在為簡便起見，特合併敍述。肝，全粒穀食，牛乳，糖漿，和酵母中的乙族維生素都不少。蔬菜，水菓和乾果中含有乙族中各種的維生素亦相當的多。每天的膳食如有牛奶一磅，全粒麥食或穀類食物一份，葉菜一份，和肉食（特别是肝）一份，則乙族維生素的供給都夠用了。

3.丙種維生素，在枸櫞類（柑橘屬）水菓中特多。國內山野中有一玫瑰科屬的菓子，叫做刺梨的，丙種維生素含量更多，每天每人只要吃二三公分，丙種維生素就夠用了。一個橘子或半個橙子差不多也可以夠用。白菜，菜花，草莓等都是最好的來源，多數新鮮蔬菜，水菓。黄瓜和西瓜也都很好。可能時應當多吃生的。

4.丁種維生素的天然來源很少。因為陽光可以使皮膚自造丁種維生素，常受陽光照射的人，這種維生素就不會缺少。在生長時期的人，尤以在缺少陽光的季節，須用商品補充。所以魚肝油應該包括在小兒的膳食內，不能算作藥物。

5.戊種維生素在天然產品中很是豐富。植物油，麥胚，全粒穀類，和牛奶及其產品都是好的來源。

6.子種（K）維生素祇在脂肪吸收不正常時或肝臟作用不正常以致此種維生素被破壞時，才有缺乏之虞。如膳食中含有大量的綠葉蔬菜，子種維生素的缺乏也祇有在上述的病理情況下才發生。

中國成人每日維生素的需要量，約如下列各數：

甲族維生素		五〇〇〇國際單位
乙族維生素	乙一種維生素（硫氨素）	一·五—二公絲
	乙二種維生素（核酸黃素）	二·二—三公絲
	菸鹼酸氨	一五—二〇公絲
丙種維生素（抗壞血病）		四〇—七五公絲

七、水　水在良好營養中也有很重要的地位。身體裏面的水有三項來源：第一，飲料，如水，茶，咖啡，菓子水和他種液體飲料；第二，食物的組成，如牛奶有百分之八十七是水，水菓和綠葉蔬菜有百分之七十五到九十，穀類有百分之十等；第三，代謝作用的水，為食物在身體內經過氧化分解所生成的水。普通每天所喝的水至少應有一〇〇〇公撮。

八、膳食的體積　膳食的體積或粗質為腸的正常活動所不可少的。所以完美的膳食

醫潮　第二卷第二期　每本壹萬元

中華民國三十七年二月五日出版

發行人　李振翩

編輯人　賈獻先

出版兼發行　丙寅醫學社

社址：中山北路二四三號德廬

信箱：南京新街口郵局一〇六八號

印刷者　衛生器材製造廠

代售處　全國各大醫院　全國各大書店

應該有大量的水菓和蔬菜。這些食物的纖維在人體內不易被消化而以粗質自腸道排出體外。人們膳食中需要此種粗質究需多少，當視個人生理情形而定。

九、酸鹼平衡　一部分食物中的無機質經代謝作用後生成酸性鹽，或產生酸性尿，另一部分則產生鹼性鹽。因此，食物可以分為成酸食物和成鹼食物兩種。一種食物中當然可以含有成酸和成鹼兩種鹽的可能，要以較多的而定。成酸食物如：肉類，魚類，卵類，和穀類食物；成鹼食物有：乳類，蔬菜和水菓（杏，李等則否）；此外還有中性食物如：脂肪，糖和澱粉。正常的膳食必為中性或微鹼性。有機酸之如橘類中的枸橼酸，和代謝後生成的酸不同，不可混為一談，因為有機酸經過代謝作用即被氧化而酸性也就失去了。

十、食物特應性　有些人對於某種食物不喜歡吃或者不能吃：前者是意念的問題，這種不良的習慣應該慢慢的用心理方法改正過來；後者是食物過敏性的問題，這些人吃了某類食物，雖是極普遍的，如魚，蝦，小米，香蕉等等，身體也會發生特別的疾病反應，如腹瀉，胃不舒服，以及各種皮疹等不良現象。所以膳食中應當避免能引起特應性的食物。假如這特異性的食物是營養的必需成分，應當用有同等營養價值的另一種食物替代它。

十一、其他　如膳食的誘力—色，香，味，和價格等問題，也很重要。還有一般吃的習慣，衛生習慣，物理環境，和心理反應等，如果不正常，都可抹煞適宜膳食的許多利益的，也應當注意。最後，關於食物種類的選擇和烹調方法的應用，應該以種類多，方法多，而能有最多的營養素為原則。

至於究竟怎樣纔可以滿足以上的必需條件，作者根據各國在世界糧食會議的提案，再加以計算的結果，認為每人每天的完美膳食應該如下分配：

名稱	公分	或兩（約數）
穀類	三〇〇	一〇
蔬菜類		
根莖（包括薯芋等）	二〇〇	六
葉菜	二五〇	八
豆類	三〇	一
乾菓類	三〇	一
水菓	一〇〇	三
卵類	四〇	一（個）
油類	三〇	一

寫到這裏，一翻日曆，預料本期出版，恰當農曆新年時期，這篇東西就算作者供獻給讀者的一份禮物吧。

基本定戶優待辦法

茲以紙價工資與日俱增，波動甚鉅，本刊定價時受影響，爰特修訂基本定戶優待辦法如左：

一　凡直接向本社長期定閱者為基本定戶，按七折優待。

二　基本定戶自二卷起定閱者，請先匯刊費八萬元。本社收到當即開戶入冊，按期儘先郵寄。款盡通知續匯。

三　一卷各期存書無多，自三十七年一月一日起，零售每本，均按九千元。基本定戶七折優待。

四　平寄郵費免收，需航寄，快遞或掛號者，費用由定戶自負。

五　刊款請匯交南京新街口郵局信箱一〇六八號本社。不通匯兌地點，郵票代款，按加二計算。

六　凡為本社介紹定戶滿十份以上者，贈閱本刊六期（半年），滿廿份以上者，贈閱本刊十二期（全年）。

七　定戶姓名住址，務請用墨筆正楷書寫，以免模糊誤寄。

丙寅醫學社啓

營養缺乏嗎？

——介紹幾種營養缺乏病——

陳學存

許多人都在担憂着自身營養的缺乏。尤其在此物價飛漲，生活艱難的時期，膳食素質隨之變劣的情况下，營養缺乏的問題，實甚普遍又最嚴重。因此，筆者認為普通營養缺乏病的初期症候，與簡單的治療及預防方法，大家都有認識的必要。希望有此種病者能得早期治療，以免輕微的營養缺乏病繼續進展，而成嚴重不治的疾病；更希望無此種病者，可以時刻預防。

（一）營養性水腫

本病有多種名稱，如飢餓性水瘇，戰爭期水腫，監獄中水腫，饑荒性水腫，流行性水腫等是。顧名思意，可以知道本病乃流行於荒年，兵災，或監獄中，總之，飢餓乃本病之主因。由歷史的記載，每次戰爭，不論其係内爭或外戰，在被災區中，本病總是流行的。就最近的史料而言，這一次的世界大戰期中，西歐被封鎖的國家，與長期抗戰的中國，本病均極流行。尤其在中國的淪陷區中，因其受敵人之壓迫，食物受嚴格的統制，老百性均在饑餓綫上掙扎，雖無明確的統計，但本病之流行，則極為普遍。抗戰勝利後，由日軍俘虜營中所釋放出來之中國及盟國士兵，十有八九皆患有此病。

本病發生之原因，乃由於長期飢餓，飲食中缺乏蛋白質的結果。患者的血清蛋白質減至常度以下，其中最易減少的，是白蛋白，球蛋白所受的影響尚少。由於血清蛋白質之減少，血液之滲透壓亦隨之下降，遂有水腫之現象發生。

本病之症狀，為水腫，其程度可輕可重。輕者僅下肢微腫，重者可至全身浮腫。此外則有易倦，無力，憂戚，貧血，多尿，心悸亢進，新陳代謝減低，不耐寒冷等症狀。

治療以補足蛋白質為主。但最主要者為靜卧休息。據最近研究所得之結果，若患者蛋白質缺乏，使之休息靜卧，則水腫之發生較勞動時發生為慢；即已生之水腫，僅僅休養，不加增膳食中之蛋白質，水腫亦可消失。故知休養靜卧，實治療本病最重要之方法。若患者特别嚴重，則可施行靜脈注射血漿或輸血，見効甚速。若係普通程度，則以食餌療法為宜。食餌療法，以攝食富含蛋白質之食物為重要。（參閱第一表）

通常我們有一種錯誤的觀念，以為富含蛋白質的食物，乃專指鷄蛋或肉類，其實植物性食物中之豆腐，油皮，大豆，花生，麵筋等，其同重量的蛋白質含量，反較蛋肉的

第一表

幾種食物中之蛋白質含量

植物	公分/每百公分含量	動物	公分/每百公分含量
油皮	47.68	干貝	61.80
黃豆	40.50	魷魚	61.30
蠶豆(乾)	29.44	雞肉	23.30
落花生	24.68	小黃魚	18.80
綠豆	22.97	牛肉	17.70
麵筋	20.29	田鷄	15.92
麥麩	17.15	青蝦	15.02
細糠	13.82	田螺	12.24
白麵粉	10.52	鷄蛋	11.78
二號白米	6.48	猪肉	9.45

第二表　幾種食物中之甲種維生素或葉紅質含量

植物	葉紅質公絲/每百公分含量	動物	甲種維生素國際單位/每百公分含量
草頭	4.0—40.0	牛肝	12,700—41,800
胡蘿蔔	2.0—13.2	猪肝	12,600—36,700
莧菜	2.5—11.1	鷄蛋黃	8,800
白薯	2.6—8.3	甲魚油	1,280
蘿蔔菜(乾)	24.0	鯉魚	1,020
		骨髓	800
洋葱	6.0	鰻鱺	600—7,930
芥菜	3.0	牡蠣	420
菠菜	2.6	水牛乳	140—180
大黑豆	1.0	鮮牛肉	133—220
白菜	0.3—0.9		

蛋白質高得多。普通成年人體重一公斤（二市斤為一公斤），每天所需要的蛋白質是一公分（五百公分等於一市斤）。

（二）甲種維生素缺乏之病

本病又名乾眼病，因為缺乏甲種維生素之最普遍病狀，即乾眼病與夜盲。夜盲常見於年齡較大之兒童及成人。在我國甚為普遍，尤其在此物價高漲時期，一般平民食物中缺乏脂肪質，更易發生。遠在西歷紀元前一千五百年，歐洲已有關於應用猪肝加入食物中作為治療夜盲的記載。再如俄國以往農人於復活節有禁食之舉，故多有患夜盲者，可食肝及魚肝油治療。我國古醫書中亦有夜盲之紀載，本草綱目中有多種藥可治夜盲，經後人試驗，已證明其中有九種確含甲種維生素。民間亦多知服食肝臟以治療之。

甲種維生素缺乏，上皮組織發生損害，首受影響的是視網膜上的感光性神經末梢，即桿狀體及錐狀體是，其中尤其以桿狀體的功能減退最為顯著。因視紫質被陽光漂白而不能復原，致使患者失去正常之黑暗適應力而演成夜盲現象。

眼之角膜亦為上皮組織。甲種維生素缺乏時，眼之結合膜與角膜之表皮細胞層，具有特殊之變乾趨向，若扯開眼瞼至二三分鐘之久，則結合膜與角膜表面，逐漸失其正常光澤，而蓋上一層白膜如薄霧。同時眼球結膜失其正常彈力，若向左右轉動，則可見有與角膜同心向之縐紋發生。角膜感覺亦減退，若用毛髮觸碰，無痛覺亦無反射作用。若缺乏過甚，則眼部變化可達顯著不治境地。初期表徵是淚腺及各副淚腺之分泌減少，甚至消失。結合膜及角膜因失却淚水之滋潤，而起角質變化，以至乾燥，故有眼乾燥症之名，甚者致生出血，生膿，角膜潰瘍，甚至盲目，此即所謂角膜溶化症。

甲種維生素缺乏既損害上皮組織，故在皮膚方面，亦有表徵。始則乾燥，脫屑，漸形粗糙，毛囊硬化成為皮膚角質變性，狀若蟾皮，即俗名之所謂『蟾皮症』。

治療之最主要原則乃早期診斷，在眼角膜未破壞前使之恢復正常。若至角膜溶化期始行治療，則失明之結果仍難挽救。通常早期治療可用食餌療法，若病勢劇烈，則用甲種維生素劑注射，以期早收痊效，如胃腸無障礙，可口服魚肝油精或甲種維生素製劑。眼之局部療法，除應多次熱敷外，可用魚肝油精滴眼，每小時一次。甲種維生素之服量通常在二萬至四萬單位，實施濃縮維生素治療後，往往在廿四小時內，所有各種症狀如夜盲和乾眼等即告消失。但皮膚角化則須較長時期方能告癒。食餌療法，應攝食富含甲種維生素之食物，如第二表所載。綠葉或黃色植物乃甲種維生素的重要來源；乳類，蛋類，肝類乃動物方面之重要來源。炊煑不易破壞之。

第三表

幾種食物中之乙1種維生素含量

動物	公絲/每百公分含量	植物	公絲/每白公分含量
瘦猪肉	1.40	細糠	1.10
猪腰	0.68	整麥	0.45
火腿（煑過）	0.45	黃豆（乾）	0.24
牛肝	0.30	菜花	0.22
鷄蛋黃（煑過）	0.28	栗子	0.18
牛肉	0.12	草頭（苜蓿）	0.18
羊肉	0.12	菠菜	0.14
鮸魚	0.08	捲心菜	0.12
青蝦（煑過）	0.06	白蘿蔔	0.12
蛋白（煑過）	稍許	黃豆芽	0.03

第四表

含有核酸黃素之物品

植物	公絲/每百公分含量	動物	公絲/每百公分含量
乾酵母	12.4	猪肝	3.5
釀酒酵母	1.5	牛肝	1.5
印度穇子	1.2	魚·卵	1.0
落花生	0.32	沙定魚	0.51
江豆	0,30	牡蠣（蠔子）	0.46
番茄	0.24	鷄蛋白	0.45
甜白薯	0.22	牛心	0.35
黃豆	3.16	瘦猪肉	0.24
莧菜	0.16	青蝦	0.16

（三）乙一種維生素缺乏之病

脚氣病為營養缺乏病最初被發現而經詳細研究者。在以米為主要食物之國家，如中國，日本，印度，荷印，菲律賓及馬來羣島等地，常有本病之流行，尤以喜食生穀白米者（經多次碾磨之細白米）最易得之。其主要原因乃由於食物中缺乏乙一種維生素；其特徵為複性周圍神經炎，水腫及心臟衰弱等症狀。

本病發作有急性慢性之分。小兒患者，多為急性；成人患者，多為慢性。前者多係驟然發作，尿量減少，大便祕結，身體硬感，全身發紺，病孩常有特殊之號哭，體力特顯衰弱，脈搏頻而不規則，下肢水腫，多突然死亡。若予以適當治療，則可迅速復原。至於成人之發作，多係緩慢。患者初感倦怠，全身發痒，消化不良，肌肉酸痛，尤以小腿之腓腸肌有觸痛等症狀。此外尚可併發神經系統之變性，腸胃系統之障礙如腹瀉等，水腫與漿液滲出，或心臟擴張等症狀。若病變僅限於周圍神經，則稱之為『乾性脚氣病』，若心臟症候特別明顯時，則稱之為『暴發性脚氣病』，若主徵為水腫與漿液滲出時，則稱之為『濕性脚氣病』。在慢性病例中，神經方面之變化，最初為四肢麻木感，下肢無力，四肢之深反射（通常多以膝反射為代表），初感過敏，後呈遲鈍，終則消失。

治療以食餌療法為主攝取富含乙一種維生素之食物，如第三表所載。若患者病勢嚴重，而有心臟代償機能減退象徵時，則宜用乙一種維生素行靜脈注射，使其迅速見效。間有需要放血以消除靜脈充血及心脈擴張者。此種患者須絕對靜臥，少進水汁，如此六至十二小時內，病狀即見進步。以後可改用口服。食餌方面，除多攝取富含乙一種維生素食物外，亦應多食富含蛋白質，鑛質及其他各種維生素的食品為宜。

（四）核酸黃素缺乏病

核酸黃素又稱庚種維生素，它為生長發育所不可缺者，亦與呼吸及酵素系統有關。在英國稱之為乙二種維生素，在美國稱之為庚種維生素，現今均稱其化學名曰核酸黃素。本病不論男女老少均可發生，春季最多，夏季則漸退。

其主要特徵為口角炎及唇炎。在我國甚為普遍，俗語多稱之曰『爛嘴角』。口角粘膜變白而肥厚並有橫裂，間或糜爛。唇則有唇蝕，唇裂以致鮮肉露出，上面蓋有痂皮；唇粘膜更呈不正常之赤紅光澤。尚有一種特殊之症狀為皮脂溢出性皮炎，好發於患者之鼻與唇間之凹處，即所謂鼻唇窩，間或見於眼部周圍，耳後及耳下等部位，形狀因毛囊充塞皮脂，故極似鯊魚皮，舌呈洋紅色，常於舌面發生裂隙。眼症狀依候祥川博士之觀察，角膜周圍充血為普通症狀。其他最普通症狀乃結合膜炎，次為羞明，目眩，再次漸進而為起泡，角膜血管增生，角膜溷濁，角膜潰瘍，瞼緣炎，最後為虹膜炎。

治療為多食富含核酸黃素之食物，如第四表所記載。若病勢頗劇，可吞服核酸黃素

第五表
幾種食物中之菸鹼酸含量

名稱	公絲/每百公分含量	名稱	公絲/每百公分含量
豬肝	26.4	黃粱	1.4
細糠	8.8	莧菜	1.4
整麥	5.3	大豆	1.2
牛肉	5.3	白麵粉	1.1
螃蟹	2.6	白米	0.9
綠豆	2.5	白米（煮過）	0.5
大麥	2.5	鷄蛋	0.3

第六表
幾種食物中之丙種維生素含量

名稱	公絲/每百公分含量	名稱	公絲/每百公分含量
柿辣椒	2.75	蜜橘汁（汕頭）	0.46
小長辣椒	2.07	菜花	0.42
柚汁	1.23	羊肝	0.41
草頭	1.43	豌豆苗	0.40
綠莧菜	1.09	小白菜	0.40
芥菜葉	0.81	菠菜	0.34
廣橘汁	0.58	韮菜	0.33
青菜	0.51	高粱	0.29
美橘汁	0.51	豬肝	0.29
鷄毛菜	0.50	白薯	0.25

片劑三至五公絲能見效。如用注射，祇需二至三公絲。如病勢沉重，則最初兩天應每日施用十五至二十公絲，以後每日用三至五公絲，至痊癒為止。核酸黃素不易被熱破壞，但長久見光易受損失，又爽時容易被水浸出，故飲食之湯汁切不可棄却。

（五）菸鹼酸缺乏病

本病又名癩皮病及陪拉格拉病，後者乃英名 Pellagra 之譯音。因食物中長期缺乏菸鹼酸，致使皮膚，消化道及神經系受影響而起病變。本病易成慢性，遇春季易於再發。兩性及各年齡均可發生。

前驅症狀甚慢，故患者不易發覺之。早期症狀為無力，尤以下肢為甚。胃口不佳，體重減輕，精神與個性多有改變。故本病之早期多被誤診為神經衰弱症。皮膚病變多為對稱性的發生，可見於身體之任何部位，但好發於易受刺激的所在，如手，腕，足，肘，頸，乳，膝等處。患部與健康皮膚的交界，截然分明。此病多在受日光曝晒後發生，始似日灼，漸變粗糙鱗屑而角化，呈棕赤色，並可形成大小水泡。患部中心逐漸脫屑，下層皮膚更質硬而色紫。消化系症狀在早期有舌炎及口腔炎。初起在舌尖或舌邊緣有紅腫，繼之有潰瘍發生，潰瘍面有厚而色灰之膜及穢物蓋於其上。舌之感覺多遲鈍，口腔頰粘膜，唇粘膜及齒齦亦同樣被侵害。舌，咽，食道及胃常有灼感，尤其於吞食酸熱之食物時更劇。流涎，惡心，嘔吐等症狀可於早期發生，但常見於晚期。糞便可硬可輭或為流質，但均有惡臭。神經系統方面，有失眠，頭痛，目暈，肌肉萎弱，手足及身體均有兩側性之灼感等症狀。

治療應多食富含菸鹼酸之食物，如第五表中所載。患者若病勢沉重，每日須服於鹼酸或菸鹼酸胺一千公絲，靜脈注射則每次十五公絲，每日注射五次。普通患者每次口服五十公絲，每日六次即可見效。普通正常男子每日祇需要菸鹼酸十八公絲。

（六）丙種維生素缺乏病

本病又名壞血病或血瘟病。因食物中長期缺乏丙種維生素，致使細胞間失其粘黏作用，因此血管壁薄弱易於出血。本病特徵為齒齦鬆腫，皮下及粘膜出血及貧血等。初起時體弱，蒼白，漸呈貧血。齒齦在早期為鬆輭，後漸呈腫脹易出血，口臭，牙齒疏鬆易脫落。口，鼻，眼結合膜及其他粘膜亦易出血，但少有吐血與咯血之現象發生。皮下，肌肉，骨膜下，更易因挫傷而溢血。至於深部出血，則患部之皮膚呈紅熱觸痛，且壓下放鬆後留有凹痕。早期出血多見於毛囊周圍，尤其下腿外側為甚。足踝周圍多有水腫且患者貧血甚劇。

治療應多吃富含丙種維生素之食物，如第六表中所載。但患者病勢嚴重而有出血

第七表　幾種食物中鈣質含量

動物	公分/每百公分含量	植物	公分/每百公公含量
田螺	1.357	海紫菜	0.912
白米蝦	0.855	鹹黑豆	0.784
白米蝦（鹹）	0.829	海髮菜	0.767
		千張	0.733
開洋	0.577	紅莧菜	0.464
蝦子	0.244	花生仁	0.395
乾牡蠣	0.254		
黃蛤蜊	0.275	油炸青莧菜	0.320
白蛤蜊	0.154	油皮	0.319
蛋黃	0.134	豆付	0.273
鮮牛奶	0.122	油黃豆	0.230
豬血	0.069	太古菜	0.241
鴿肉	0.096	小白菜	0.141

第八表　幾種食物中鐵質含量

動物	公分/每百公分含量	植物	公分/每百公分含量
蛤蜊	0.0471	紫菜（海）	0.1832
乾牡蠣	0.0424		
雞肝	0.0370	髮菜（海）	0.1206
蟶	0:0227		
豬血	0.0150	金冬菜	0.0377
鴨肫（乾）	0.0156	乾芥菜	0.0262
		黃花菜	0.0243
螃蟹	0.0130	薺菜	0.0242
鴨血	0.0118	紅莧菜	0.0235
蚌	0.0118	大黑豆	0.0174
豬腰	0.0071	油豆付	0.0174
蛋黃	0.0070	雪裏紅	0.0166
牛豬肝	0.0062	黃豆	0.0102

時，應注射丙種維生素，迅速止血，然後改用口服。普通病人每日卅至五十公絲，連服一週卽可全癒；沉重患者，起初三日應服三百至五百公絲為宜。丙種維生素極易受日光，空氣，熱和鹼之作用而減失其功效，尤以有銅質存在時為甚，故食水果與蔬菜應以新鮮為原則。烹飪時應將蔬菜先洗後切，切後卽煮，煮時應將鍋蓋嚴，不用銅鍋，更不宜加鹼，煮後卽食並盡食其湯，如此丙種維生素始不至有過量損失之虞。

（七）丁種維生素缺乏病

本病又名軟骨或戱佝僂病。因食物中長期缺乏丁種維生素，以致鈣與燐酸鹽代謝作用失常。本病之發作緩慢，春冬二季，病狀容易加劇，多見於小兒之第二週歲。病孩體呈虛胖，肌肉鬆軟，心神不安，出牙遲延，常見小兒雖已十二足月而尚未生牙者；病孩之坐立能力均較遲延，且有盜汗等症狀。病孩易患氣管枝炎，甚至肺炎，腹瀉甚至抽搐者。在體檢時，可見其頭大而方常伴有，前囟開放，前頭突起，鷄胸，肋軟骨呈念珠串形，骨骺增大，長骨變形，故常見下腿彎曲呈弓形，有內弓外弓之狀。足掌不能並立，有「內八」「外八」之稱。肝大而下垂，腹部膨脹，有壼腹之稱。

治療本病最經濟之方法乃每日施行日光浴數分鐘，因人類皮膚有一種化合物，受日光中紫外綫照射後卽變成丁種維生素。普通玻璃有阻止紫外綫透過之能力，故不可在室內行日光浴，必須使日光直接晒及皮膚方可有效。用太陽燈施行日光浴療法亦可。除日光外，並須多食含鈣之食物，如第七表中所列者。如在得不到日光的地方或季節，像多霧之地，應多食用丁種維生素製品如照射之麥角醇，魚肝油及酵母粉等。食物中以牛奶，人造奶油，穀類，蛋黃，魚蛤等含量較多。

（八）戊種維生素缺乏病

缺乏戊種維生素，在動物實驗中證明確有許多病變，但在人體實驗中，尚無絕對明顯之病症發生。動物若長期缺乏戊種維生素，卽發生肌肉之營養不良，雄性之睪丸萎縮，精虫不動等現象，而雌性於輕度時有胎兒早死，流產現象，嚴重時則完全不育。現在學者都相信戊種維生素對於治療習慣性流產與原發性纖維質炎都有良好之效果。富含戊種維生素之食物如牛奶，蛋黃，瘦肉，魚，麥胚油，芹菜，菠菜，荸薺，豌豆，花生，糖漿，玉米，小麥及其他全穀類等。

（九）子種維生索缺乏病

子種維生素（卽所謂K種維生素）缺乏，使血中之凝血酵素原減少，血之凝結機

的每日需要量

核酸黃素 公絲	菸鹼酸 公絲	丙種維生素 公絲	丁種維生素 國際單位	鈣質 公分	鐵質 公絲
2.7	18	75	400—800	0.8	22
2.2	15	70	400—800	0.8	12
2.5	18	100	400—800	1.5	15
3.0	23	150	400—800	2.0	15
0.6	4	30	400—800	1.0	6
0.9	6	35	400—800	1.0	7
1.2	8	50	400—800	1.0	8
1.5	10	60	400—800	1.0	10
1.8	12	75	400—800	1.2	12
2.0	14	80	400—800	1.3	15
1.8	12	80	400—800	1.0	15
2.4	16	90	400—800	1.4	15
3.0	20	100	400—800	1.4	15

能發生障礙，血之出血期正常而凝血期增長，故患者有出血性之素質。本病易發於黃疸病及其種腸胃病患者與初生兒。症狀分為潛伏性與自發性二種，前者多見於明顯之外傷部位，創口易流血，甚至刷牙時亦流血。皮膚雖經輕刺，即有血腫發生；自發性者則最易見於初生兒，特發性脂肪下痢患者，阻塞性黃疸病及實質性肝病患者。其症狀為在背部，大腿及其他易受壓力之部位有大塊血腫發生，更有關節血腫，嘔血，鼻衄，血尿，便血，月經過多，視網膜出血等現象發生。病嬰則更有臍血不止，腦出血等症候。

治療，嚴重患者則須用子種維生素注射或口服。黃疸病或胃腸病患者於手術前應先注射子種維生素。食物中富含子種維生素者如豬肝，蛋黃，芝蔴，苜蓿，白菜，菠菜，草頭，細蘿蔔，油菜等，

（十）碘鐵鈣燐等缺乏之病

缺乏碘可生單純性甲狀腺腫大，俗稱「鵝喉」或「大頸子」，多見於高原地帶或食井鹽之區，如滇，黔，川，陜，桂，鄂，西康等省，皆有本病流行，其發生原因，即因食物中缺乏碘素所致。通常碘之來源大部由於食鹽，故在食鹽中缺碘又無其他補充碘之機會時，即易得此病。其症狀則因甲狀腺腫大之程度而異，若過大以至壓迫後面器官，如壓迫氣管，即呼吸困難，壓迫食道，則吞嚥障礙，壓迫喉管致發音嘶啞，壓迫神經有瞳孔擴大等症狀。治療則應多食富含碘之食物如海藻，海菜，海帶，髮菜，紫菜，海魚及海水鹽或加碘食鹽等。若請醫師指導服用藥用碘劑，則效力更大。成人每日約需碘〇．〇一四公絲。

鈣燐缺乏之病與丁種維生素缺乏之病相同，已如前述，茲不再贅。

鐵缺乏時則得貧血病或曰「血虧病」。因紅血球中之血紅蛋白質之生成，非鐵不可，故鐵為營養所不可缺乏者。

鐵缺乏病之主要症狀為貧血，此種貧血又稱為營養性貧血，或慢性小赤血球性貧血等。本病常與胃酸缺乏症併發，多見於中年婦女。其發病之原因乃由身體缺鐵質致使正常的赤血球發育過程感受障礙，故檢血時所見之紅血球均細小。症狀發作緩慢，可歷數年之久，但亦可在懷妊或小病之後，迅速發生。主要症狀為倦怠，呼吸短促，心悸亢進，消化不良等。婦女之月經過多較無月經為多見。患者面容蒼白而帶淡黃色，皮膚乾燥，舌紅赤而光滑但不疼痛，手足指甲易碎，時有凹陷如匙形，體質多係衰弱。治療，多食含鐵之食物。如第八表所載。若病勢嚴重時，則須輸血治療。

關於不同年齡之各種營養素之每日需要量，特列第九表，以資參攷。

本文所列之第一二三四五六表係採自侯祥川博士所發表於中華醫學雜誌第廿九卷第三期中之論文，第九表係參攷中華營養促進叢刊第二號。本文經侯祥川博士及王友竹先生校正，特此誌謝。

第九表　各種營養素

		熱量 卡	蛋白質 公分	甲種維生素 國際單位	乙1維生素 公絲
成年男人（體重六十公斤）	中量勞力	3,000	60	5,000	1.8
成年女人（體重五十五公斤）	中量勞力	2,500	55	5,000	1.5
	妊（後半期）	2,500	85	6,000	1.8
	授乳期	3,000	110	8,000	2.3
兒童（出生至十二歲）	不足一歲	100	4	1,500	0.4
	一至三歲	1,200	40	2,000	0.6
	四至六歲	1,600	50	2,500	0.8
	六至九歲	2,000	60	3,500	1.0
	十至十二歲	2,500	70	4,500	1.2
女	十三至十五歲	2,800	80	5,000	1.4
	十六至二十歲	2,400	75	5,000	1.2
男	十三至十五歲	3,200	85	5,000	1.6
	十六至二十歲	3,800	100	6,000	2.0

評吃

健民

色、香、味、養、

我國歷史悠久，對於「吃」具有深長的攷究。熟食亦是原始時代的中國人所發明的。一般人講究「吃」的機會特別多，初一、十五要吃，過年過節要吃，做生日要吃，紅白喜事要吃，活動工作要吃，生意成交要吃，給死去了多年的人做陰壽，活着的人還要大吃，如今民主競選，手裏拿着一張選票的人，更有大吃特吃的機會。……吃的東西，除山珍海味外，如猴腦髓、熊掌、火燒烏、猫、蛇、烏龜、老鼠、麻雀、竹根、樹皮、……很多都是外國人沒有吃過的東西。吃的方法，如生吃，涼拌、炒、煎、蒸、炙、燉、燻、烤、……五花八門不勝枚舉。至於吃的味道，則有酸、甜、苦、辣、鹹、五味俱全；此外，還有南味、北味、川味、閩味、……各地味道不同，是道地的就越好。不過中國人講究吃，終其極，不過是在色、香、味、三個字上用盡功夫，享盡「口福」。如陶穀清異錄所謂：「珍蔬妙饌價重品貴，以通神佳手臨之，落盤舉甌，有味外之味，香外之香者無乃是耶」？

古書上關於吃的著作和記載很多，如周禮、爾雅、山海經、其次，如呂覽、淮南子、漢書藝文志及扁鵲傳。吃的專書，如神農食經、神農食禁、湯液經方黃帝雜飲食忌、陳士良之食性本草，忽思慧之飲膳正要……等、這些著作，對於食物的狀態，烹調的方法，食忌及食療說得頗為詳盡。至於食物的營養價值，及因缺乏某種食物而患某種疾病的知識，則付闕如。用近代營養科學的尺度來衡量，吃食的色、香、味、有刺激消化液分泌增加食慾的功用，也正是科學營養學所要求的。不過這一部份與吃食的營養價值，及營養對於人體健康的關係比起來，則又顯得次要了。亦即是說，注意吃食的「養」，應該是最重要的最基本的。因此，在一般人口頭語常說的色、香、味、三個字的後面再加上一個「養」字，變成色、香、味、養。

吃的量與質

三年前，聽一位解剖學教授作學術演講；他說，根據他解剖許多屍體的統計，他發現中國人的胃臟平均要比歐美人大，腸子平均也要比歐美人長。他的解釋是由於中國人多食植物性食物，歐美人多食動物性食物。因為多食植物性食物，營養成分不夠身體上的需要，越不夠就越吃得多，這是胃腸要大要長的原因。因此，他主張中國人應吃混合膳食，盡可能的多吃動物性食物。歐美人民，每餐吃得很少，一次正餐的食量，尚不及中國人隨便吃一次點心的。但是「質」卻非常好，這所謂好，是指營養的價值高，與營養的配合適宜。似乎不像中國人所說「吃得好」，是指吃了可口的食物，或價昂的食物。根據國內許多營養學者的調查研究，一般人民最顯著最普遍的營養的缺點，是熱量不足，蛋白質不足，及各種維生素的缺乏。至於有錢的人，吃的很講究，吃的東西也很貴重。如白米、白麵、鷄、鴨、魚、肉、魚翅、海參、燕窩……吃的量也不似一般平民那樣大，但是由於不明食物營養的價值與配合，所吃的東西有些是營養過多，流於浪費，或因過多而引起身體的

營養

一 黃豆蛋白最豐富，製品可口又滋補。

二 魚翅，燕窩，秪是價錢貴，不如豆腐，千張質料美。

三 糙米，粗麵，營養好，花生，大豆，質料高。

四 糙米多含維生素，還有礦質更豐富。

五 混合雜糧易消化，養力又比細米大。

六 淘米不宜用力搓，水洗次數更忌多。

七 燜飯蒸飯摻雜糧，大豆紅薯同時嚐。

八 蒸飯米湯作飲料，燜飯更比蒸飯好。

病變。有些是因為偏重某些食物，另外又缺乏了某些重要的食物，更或因烹調失當將某些食物內重要的營養成份破壞了。例如喜歡吃白米白麵的人常是脚氣病的患者，吃脂肪過多的食品，易患肥胖病，又如魚翅，不過是一種膠質蛋白，是一種不完全的蛋白，遠不及牛乳或鷄蛋的營養價值，實在不是什麼「珍品」「補品」。總之，光吃的量多，不過是把胃塞滿完事，重要的，是注意吃的質。

吃的改良

「民食以為天」，的確，生活上沒有什麼比「吃」更重要的了。俗話：「開門七件事，柴，米，油，鹽，醬，醋，茶，」七件事合起來一件事，為的是「吃」。「吃」，不僅是表示人還活着，更表現生命的進展。因為左右人類健康的因素有三，一是遺傳，即人種遺傳素質之良否。二是衛生，即人類對於預防疾病增進健康究能努力至何程度。三是營養，即吃的東西與身體是否有益或有害。營養學上有所謂「保護食物」的，係指食物不僅能保證其不缺少某種主要成分，且必具有增加抵抗疾病之能力。足見「吃」與衛生的關係是如何的密切，給予健康的影響又是如何的大。同時人類雖受遺傳的限制，但是後天如能注意健康的生活和習慣，及注意吃的營養，亦可發長內部之機能，獲得優越之健康。隨着近代生物學遺傳學的進展，已證實環境確能影響遺傳因基。如體質之遺傳後代，就是一個有力的證明。「吃」的問題關係於個人機體及民族後代的健康，實不容忽視。

中國人「吃」的不合理，已如前述，為飲食之豐嗇適分，或者說營養之不足或過量。但欲改良中國人的「吃」，很自然的會涉及到四個重要課題；一是社會經濟。二是民食資源。三是營養調查與研究。四是營養教育。社會經濟的榮枯與人民生活程度的高低，自然是息息相關。至於民食資源，中國地大物博出產豐富，要吃啥有啥，照理不成問題；頻年戰亂與飢荒的造因，似乎沒有理由說是「人口過剩」而「搶飯吃」而「火拼」，的。說到營養的調查與研究，這工作很重要，如確切指出營養不合理的所在，改良營養的方法以及訂立合於中國國民營養的標準等。以往有許多專家學者對此貢過很大的力，今後祇是「擴展」與「普及」的問題。至於營養教育的實施，應當是學校教育及一切教育的根本。老天既賦予我們一個「飢而食」的本能，我們怎好糊里糊塗吃一輩子；一個受了高級教育的成年人，不知道怎樣「吃」才是合理？那豈不是天大的笑話！今後在學校各級教育中應加入營養方面的教材社會教育中也應列營養教育為一個重要的項目；讓大家知道各種食物的營養價值，食物的配合，食物的烹調，食物的儲藏與管理，以及各種年齡階段的適宜飲食，特別是病人，嬰兒，孕婦的適宜膳食。一些民間不科學的吃的痼習和吃的禁忌，要想法予以轉移或除掉。更重要的是教育人民有一種「應變」的本領，譬如說，戰爭給我們帶來了「吃飯難」和「飢饉」，我們既不能逃避現實，就要設法挽救，例如動物性食物吃不起，我們可以少吃或者用營養價值高的植物性食物來代替；開源的方法如推廣牧畜，種植雜糧及蔬菜等都比「節流」或「等着餓死」要高明得多。當然，「吃」是一個久遠的問題，改良的工作也是任重而道遠，不過我們從講究「吃」慢慢的吃得合理些應該不是一件太難的事。

標語

九　青菜蘿蔔都是好食物，礦質既多又有維生素。

十　青菜應當洗了切，切卽炒，鍋蓋嚴，莫煑老。

十一　吃菜菜湯也要喝，燒菜不可用銅鍋。

十二　多見日光人舒服，皮膚自造維生素。

十三　常吃動物骨，肝，血，多得蛋白碘，鈣，鐵。

十四　烹調多用植物油，既合營養又可口。

十五　「吃零食」必然妨礙正餐，「打牙祭」等於「一曝十寒」。

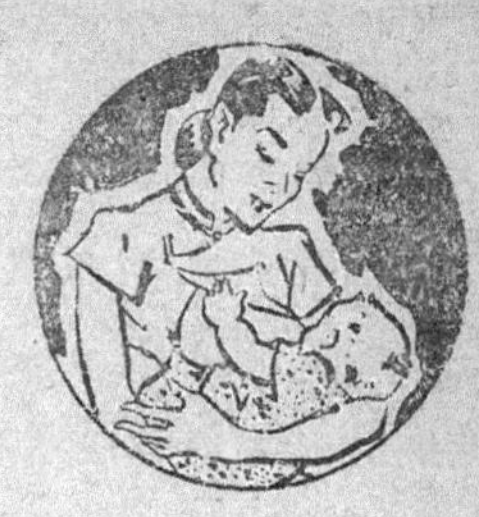

孕婦和乳母的營養

周學芬

近年科學昌明，從化學生物學的研究，知道了營養問題關係民族健康至為重要。據近些年的研究，人類的發育，全靠營養，並且要從胚胎期就注意起，纔可以達到盡善盡美的結果，一生健康的百分之九十九靠胚胎期，這已經用各種方法來證明了。

營養既然關係人類健康與發育，所以孕婦的營養是十分重要的。她一個人的需要之外，還要供給胎兒生長發育，理由非常明顯，胎兒不能得到養料，根本不能發育。物質不滅是自然界的定律，一定要有物質來換取物質，譬如種菜種粮食，除土地之外必須有雨水和肥料的灌溉。在嬰兒產生之後全靠乳質來飼育，所以嬰兒孕婦乳婦的營養需要，比其他的人重要得多！在第二次世界大戰之後，被救濟的人們之中，孕婦，乳婦，和嬰兒有優先權，也就是這個道理。按照生理學研究，婦女在生殖期內的新陳代謝率也要比平時高出百分之二十五，營養的需要量自然也要增加。

按照美國 Cincinnati 大學有關營養的研究，由動物實驗，知道若飼已孕白鼠以缺乏各種不同的維生素的食物，所產生的小鼠，即發現不同畸形。如果在早期給以充分之乙族維生素，即可以避免畸形。如在孕後十四日之內（早期）給以核酸黃素（乙$_2$種維生素），可絕對保證不生怪胎。由動物而推論到人類亦是同一情形。母體本身營養不足，質和量都欠缺，維持個人生活都不夠，那有餘質來顧及胎兒呢！生怪胎，流產，是理所當然的。量的充足，至少人都知道，是吃飽為原則。質的方面，是必須加以研究的。任何人都應當有精確的營養觀念，怎樣適合各人的經濟購買力，和地方的出產量，而得到充足的營養，並不是一件很難解決的問題。幸而營養充足的東西，不一定都是價值昂貴的，便宜東西，也有極富於營養的，所以有錢的人吃盡美味食品，但不一定比窮人健康！

孕婦的飲食，最需要含有足用而完善的蛋白質。除了供給孕婦個人的日常消耗之外，特別是還需供給胎兒的發育，特別是在孕期的四五月以後。蛋白質的缺乏常引起水腫。孕期的血中毒症和子癇多發生於冬季和寒冷的區域，而得這些病的又多是貧苦的婦女。這就是因為她們的營養不足，特別是缺乏蛋白質的原故。

蛋白質的構造相當複雜，其中含有多種的氨基酸。來源不同的蛋白質營養價值大有分別，其主要原因，在於所含的氨基酸完善與否。有些氨基酸，可以由他種的改造，有些則非由食物供給不可。動物性的蛋白質大致都是完善的，含有

買維生素到菜市去

油葫蘆

蝶戀花三闋（依中華新韻）

夜晚失明不見路。口角發炎；兩手紅皴膚。心跳腿胖（讀平聲）難舉步。醫師謂缺維生素。醫院歸來疑滿腹。名列天干，甲乙兼丁戊。妙藥寶藏傳自祖？靈丹秘笈知何處！

× × ×

借問西鄰賢主婦；須向何方，購此希奇物？我欲整裝東走滬，外洋藥廠知無數。遙指街頭青菜綠，瓜果紅黃，米麥雜糧粟，各有保生維命素，天公備就多充足。

× × ×

莫進奸商成藥舖，廣告宣傳，儘是迷人術。都道瓜甜誰道苦，葫蘆盛水裝仙露。堪恨庸醫如蠹蠹，廉恥淪亡，誶

各種主要的氨基酸。植物性的則多不完善，其中常是缺乏重要的氨基酸。動物性蛋白質的最好來源是瘦肉和蛋類。動物的內臟，特別是肝，非但蛋白質充足，各種維生素的含量也甚高。

植物性蛋白質多是含在子粒的外表部份，所以黑麵糙米的含量比較高。至於豆類食品乃是植物蛋白質的大本營。黃豆（或稱大豆）內的蛋白質不但量高，成份也甚完善，故豆漿的營養價值幾與牛奶相等。為了經濟，應多吃豆製食品。

維生素的性質和重要，本刊另有專文討論，不再贅述。這裏只提出他們對孕婦的關係。孕婦和乳母都需要較一般成人為多的甲種維生素。乙種維生素和丙種維生素都有大量的需要，而且必須日常供給，因為不能在身體內蓄積。丙種維生素與利用鐵質製造血球內的紅色素有密切的關係。丁種維生素則是調節鈣與燐的代謝所不可少的。丙丁兩種維生素又與牙的形成有重要的關係。

懷孕初期的嘔吐是很平常的事，嘔吐常是伴發乙$_1$種維生素的缺乏。這種維生素的缺乏每致孕婦的食慾減退，使她吃得越少，這樣食慾不佳，又加上嘔吐，就形成一個惡循環，以致營養不良。為補救這種的情形，第一件要緊的事，是給與大量的乙$_1$種維生素，或是各種的維生素，那就更好。

到了孕期的最後幾個月，胎兒生長得很快，需要大量的鈣燐，和鐵。鈣與燐是構造骨骼和牙齒的原料，若是孕婦的飲食裏不能供應得充足，就需要由孕婦本身的骨骼和牙齒裏來取用。許多婦女在懷孕時容易有壞牙，那就是因為飲食裏鈣與燐不足的緣故。

鐵的需要量很大，這不祇於是供孕婦與胎兒製造血色素之用，胎兒的肝臟內還要儲積相當量的鐵質，以供產生後的幾個月之用。嬰兒初生的頭幾個月內，血液漸次的繼續增加，需要大量的鐵質。但母乳內含鐵甚少，所以天公就很巧妙的先在嬰兒的肝臟內儲蓄下備用。

嬰兒生出之後，他所需要的營養，仍然是取之母親，祇不過是改變了方式而已。母乳是最適合於嬰兒的食品，能生奶的一定要自己哺乳。母親生奶所需要的材料，都得取之於每日的飲食，所以乳母的飲食，要比不生奶的婦女多些。特別是鈣燐，和蛋白質，這都是嬰兒發育生長所必需的原料。各種的維生素也很需要，每日都需要有充份的供應。乳母的營養不足，非但奶水不足，嬰兒不能發育得正常，母親本身就要消瘦，損害了健康。

懷孕的後段幾個月和哺乳的期間，每日的食品裏必需有下列的各種食品以為基本的飲食：

一、一個鷄蛋。
二、一樣肉食，（豬牛或羊的瘦肉，或鷄魚肉）。
三、糙米稀飯（雜合麵或蒸穀米亦好）。
四、黑麵饅首（雜合麵亦可）。
五、魚肝油（不能多見陽光時）。
六、每週吃一次豬肝。
七、豆漿三四杯（牛奶最好）。
八、多吃青菜水菓。

其他的食物，可以隨意加入，但不可以代替了上列的各種。無論肉，青菜，或穀米，最好時常變換，不但可以增進口味，藉着配合的調劑可以容易得到所需要的原料。

騙貪無度。營養不談專論素，半瓶不滿腥臊醋。

編者按：黃昏時，兩目失明，伸手不見五指，謂之夜盲。是飲食品中甲種維生素不足所致，多食猪肝即愈。莧菜，綠辣椒，胡蘿蔔等含之亦多。口角裂隙發炎，兒童冬日每易患此，是缺乏乙族維生素中之核酸黃素，亦稱庚種維生素。應加食猪肝。豌豆及花生米內亦有相當含量。兩手皮膚發炎，現對稱性皮膚粗皴，並變為紫褐色，是為陪拉格拉症，乃缺乏乙族維生素中之菸鹼酸。肉類、猪牛肝、花生米中富含此素。膝腱反應消失，為脚氣病之先趨表徵，重者兩腿水腫心跳，是缺乏乙種維生素之故。素日應多食糙米黑麵。米糠麥麩中含量最富。黃豆花生米及肉食品中亦含之甚夥。日常配製飯食，應注意營養成份。非特殊情形無須服用精製之維生素。成藥多宣傳過火，且有明言內含某種維生素若干，而實則一素不素者。一般醫師亦多崇尚時髦，處方中動輒「維生素」「荷爾蒙」，殊非節約之道。油公此詞，初視之不無矯枉過正之嫌，實為切中時弊之論。讀者切勿以其為游戲文字而忽之。

人工哺乳

丁寶錡

哺育嬰兒是母親的神聖義務。每位母親都希望她的嬰兒長得健，生得美，進得快。嬰兒—一個年齡不足一歲的嬰兒，終日除了睡外，便是吃。吃得不夠，睡得不足便要啼哭。許多母親，因為自身的健康或職務的關係，不能親自授乳，這是件憾事。人工哺乳是用人為的方法，將合人乳最相似的食品喂養嬰兒。下面是人工哺乳在一歲以內的嬰兒，所當知道的一些事。

工具的準備

一、奶瓶—奶瓶是盛代乳品的容器。它的功用正如母親的乳房，所以母親對奶瓶的選擇，當注意。為了清潔易於洗刷並消毒（煮沸）起見，當選擇瓶口大並角度少的才好。市上所賣的，種類不一。有的奶瓶，二端有口，有的奶瓶，一端有一大口或小口。為了熱奶方便，選用一端有口的好。至少預備六隻奶瓶，每次用一隻。奶瓶用完後須洗淨放在鍋內煮沸消毒，消了毒的才可再用。

二、奶頭—一般所用的為橡皮奶頭。頂端有孔，可容奶流出。買奶頭時，當注意奶頭不可過軟；奶頭的孔不可太大或太小，奶頭頸勿過長。須經得起煮燙。奶頭至小預備六隻。

三、刷子，鍋，量杯，杯子，匙等，都當消過毒才可用。每次消過毒後，放在清潔的地方，用消過毒的紗布遮起，以便下次再用。

哺乳的技術

一、哺乳時間—體重不足六磅或身體過弱的嬰兒，可每三小時哺乳一次。體重在六磅以上的嬰兒當四小時哺乳一次。不論每三小時或每四小時哺乳一次，都當自早上六時起至晚上十時止，使母親有休息的時間。

三小時哺乳一次—早六時，十時，十二時，三時，晚六時，晚十時。

四小時哺乳一次—早六時，十時，二時，晚六時，晚十時。

到了規定哺奶時間，嬰兒如果還沒醒，當把他弄醒。每次哺奶時間不得超過二十分鐘。

二、哺奶前的準備—不論以牛奶，奶粉，淡乳，煉乳或豆漿作代乳品前，都當煮沸。奶瓶，奶頭也必須消過毒才可用。母親先將手洗乾淨。如果母親傷風咳嗽，當於接近嬰兒之前，帶上口罩，免得把病菌傳染給嬰兒。將代乳品依配量調好後，替嬰兒換塊乾尿布，奶的溫度要以肘部試之，不覺燙便可喂給嬰兒。

三、奶頭的孔—奶頭的孔不可太大或太小，應當適中，太大使奶流得過快，嬰兒吞不及，太小使嬰兒疲倦並把空氣吸入。每分鐘內如果能滴出十六滴奶的奶頭便合乎理想。

四、拍空氣—每次哺乳前後，當將嬰兒抱於肩上，輕輕拍他的背，使胃中的空氣吐出。如果胃中存有吸進的空氣，容易患腹痛。飲過水或水菓汁後，也當拍。

調製的比例

一、牛奶—市上所售的鮮牛奶，必須煮沸十分鐘後才可用。可將一天內所須哺的牛奶，依比例加水和糖，煮沸後倒入各奶瓶內，放在陰冷處，哺乳時，用熱水溫之。

每磅體重須哺二•五兩混合奶（牛奶，水和糖）

每磅體重須一•七五兩牛奶。一個體重八磅的嬰兒，他每日須哺二十兩混合奶，公式如下：

廿四小時內　八磅體重×二。五兩混合奶：二十兩混合奶。

八磅體重×一•七五兩牛奶：十四兩牛奶（二式相減）得六兩水。

八磅體重×一茶匙糖：八茶匙糖。

二、奶粉—一標準兩的奶粉加一兩水便等於一兩牛奶。然後再依上面牛奶的配法調製成混合奶。

奶粉的調製並不困難。將一日所需的奶粉用標準兩量在一消過毒的杯中，加少許溫開水，用匙調勻。沒有調勻的奶粉使嬰兒吃後不容易消化，同時也不容易由奶頭流出。

三、罐頭裝淡奶—罐頭打開後，當即刻倒入一消過毒的瓶內保存之。十兩淡奶加二十兩水，加三平餐匙糖，可以為十五磅體重以內嬰兒的食品。嬰兒每磅體重需要以上混合比例二·五兩的。

四、罐頭裝甜奶（煉乳）——打開後也當立即倒入一玻璃瓶內，放在一陰冷處，以便應用。

每磅體重須二茶匙煉乳加二·五兩水。

五、豆漿——在不得以的情形下，亦可採用豆漿為代乳品。豆漿內缺少鈣質，所以採用豆漿為代乳品時，其中必須加鈣。藥店賣的鈣粉或製牙刷柄的骨粉都可。此外豆漿內尚須加鹽，好將豆漿內的蛋白質沉澱，加澱粉並糖，以補充豆漿在營養上的不足。豆漿的製法不困難，自己磨的豆漿要比由市上買的乾淨並純得多。一兩黃豆加水八兩，放在磨子上磨成糊狀後，用紗布過濾出來的薄質便是豆漿。哺前必須煮沸一個半小時，等到豆漿冷却後，一千公升的豆漿，須加一克的鹽，三克的鈣，六十克的糖，二十克的澱粉。加了這些東西後，豆漿的營養才和牛的營養相似。母親們可以以一磅體重哺二·五兩豆漿試之。如果嬰兒體重逐漸增加，大便好，沒有什麽病狀，便可照常哺。此外還得補充水菓汁並魚肝油。

副食的補充

哺代乳品時，須同時哺橘汁或蕃茄汁並魚肝油外，尚須補充鷄蛋黃，青菜水，青菜泥，穀物等。每次添新食物時，一次只添一種，最初分量要少。如果嬰兒不肯吃或吐出時，就不要勉強，到第二天同一時候再喂給他吃，耐心的作下去，不久就會習慣的。

一足月大的嬰兒，可於哺乳間加橘汁或蕃茄汁，哺乳前喂一小匙清魚肝油，一日二次。

二足月大的嬰兒，可於哺乳間，以青菜水代替白開水，其中不必加鹽或糖。青菜水的煮法是先將水煮沸，然後將洗淨切碎的青菜加入，蓋蓋煮十五分鐘後，捨菜取水喂給嬰兒。最初少，慢慢加多。

三足月大的嬰兒可於上午十時及下午六時哺乳前，喂給四分之一的硬蛋黃。將煮硬的蛋黃攪爛後，和以米湯或奶調之，用小匙或加入奶中喂給嬰兒。如果食後一切正常，一星期後，增為半個蛋黃，直增至全蛋黃止。

四足月大的嬰兒可於哺乳前加一小匙蒸熟的米粉。

五足月大的嬰兒可吃青菜泥，如白菜泥。將菜煮爛，用匙自紗罩壓出之菜質便是菜泥。

六足月大的嬰兒可於米粉內加少許麥粉調之。直至各為一半時止。煮熟的水菓也可喂給嬰兒。

七足月大的嬰兒可吃烤硬的麵包或餅干，以助其牙齒之生長。

八足月大的嬰兒可以吃骨頭湯，不太油的肉湯並洋芋泥。

一歲大的嬰兒已可吃稀飯，掛麵，青菜，肉，肝，水菓等食品了。

人工哺乳的嬰兒，其死亡率要十倍大於哺母乳者。所以母親們對沒有母乳吃的嬰兒，要特別注意到他的營養，依着規律將該吃的食品慢慢增多使嬰兒能得到所需要的營養，想每位母親必樂意如此作吧！

醫聞拾萃

催乳維生素

埃及開羅大學 Shahat 博士從胡蘆芭油提鍊出一種有催乳功效的維生素，暫稱（H）因素。這個維生素可溶解於脂肪，也相當耐熱，不易氧化。Shahat氏在去年國際化學會議中，報告臨床應用的結果：有 350 個乳母，每日口服0.125公厘，有345人見效，乳量增加1.6至9倍。授乳期開始時服之最易生效。不但乳量增加，乳質也變佳，脂肪及維生素含量均增多。

× × ×

番茄素（Tomatin）

許多抗生物質（antibiotics）對細菌有抑制效力，但對黴菌則功效至微。番茄素是從番茄提鍊出來的抗生物質，有抑制黴菌的功效。在試管內對各種癬菌，如髮癬菌，表皮癬菌，頭癬菌等，以及能致內科疾患之黴菌都很有效，但是對可致膿腫之放射菌（Actinomyces）則無效。這種番茄素還沒有在臨床上應用，因為未能精鍊出純淨的物質，粗製的番茄素毒性頗大。

奶糕不適於育嬰

侯祥川述
吳傳歡錄

奶糕在我國嬰兒食品中已經有了悠久的歷史，一般人卻都忽視了科學的根據，僅僅因着嬰兒目前的肥胖，就認奶糕是育嬰的無上妙品，而沒有注意到這裏潛伏着日後必致迸發的各種營養缺乏病。因為奶糕普通是用白米粉做成的，雖然他的碳水化合物易為嬰兒所吸收利用，產生熱能，又有助於高脂肪食，的消化，且不若其他米穀類之易於引起嬰兒之過敏現象，但是其他的營養成份的質及量皆感不足。倘嬰兒專食此種奶糕，必因其所含蛋白質的質量欠缺而使發育受到阻礙。因其缺乏鐵質可能發生貧血。因其缺乏鈣質可能發生軟骨病。因其缺乏甲，乙，及丙三種維生素可能引起乾眼病，腳氣病，及壞血病等等。又因日吃大量碳水化合物，乙種維生素之需要增加，腳氣病症更容易發生。間接因維生素不足，及蛋白質之質量不佳，可使一般抵抗力日漸降低，因而易患傳染病。故如採用奶糕育嬰，必要有他物輔助，補充上述各種營養素之不足。

補充的方法可分二方面：

（甲）奶糕本身的改良——

一、添加雜糧粉——我國南北二方人民體質之所以有北強於南之現象，乃由於北方人民多數採用雜糧之故。由此顯著之差別，可知雜糧在營養價值上之重要。實驗上也證明有雜糧的混合物，其被消化利用的程度，比單純食物更高。吃未添加雜糧奶糕之嬰兒，正如食白米之南方人一樣。為補充嬰兒奶糕中礦物質及乙族維生素與蛋白質起見，應該摻入雜糧中最有價值的黃豆，以補上述之不足。如果把黃豆先經焙烤，或用小火炒過，除其特殊氣味，再磨成粉末，適量加入，收此效。

二、骨粉的重要——嬰兒時代為人類生長發育最旺盛的時期。如果沒有足量之鈣質，其骨骼即呈畸形，牙齒之發育亦欠健全。普通可用乳酸鈣加以補充，但為經濟起見，可採用骨粉。先將牛骨蒸煮去油，乾燥後，磨成細末，篩過即可供用。如是不僅可以增加鈣質，同時亦補償磷質的不足，以助長鈣質的功用。

三、酵母的補充——酵母最重要的功用為供給乙族各種維生素和礦物質。

四、雞蛋粉的補充——大量製造之雞蛋粉，由噴霧法製乾，其價較廉，可供足量之動物性蛋白質，及甲，丁二種維生素與鐵質。

嬰兒用此改良之奶糕尚須不時添食鮮水菓汁，或青菜汁，以補丙種維生素之不足。

（乙）奶糕以外的補充——奶糕並非絕對不宜於嬰兒採食。如果予以其他適當食物的補充，奶糕仍不失為一可用的育嬰品。其方去即於適當時間，根據各種營養素之需要情形，加添各種補食品，其種類如下：

一、菜泥——選擇丙種維生素含量較高之蔬菜如豌豆苗，青菜苔，薺菜，菠菜等洗淨切細，以少量水煮之，稍稍調味，於餵奶糕時同時給予嬰兒，除補充甲，乙，及丙種維生素與礦物質之不足外，並可增加其食慾。

二、雞蛋——可將雞蛋整個煮熟，再去皮，將蛋黃搗碎，加入食鹽少許餵之。起初只用蛋黃，蛋白部分漸次加入。雞蛋可以供給蛋白質，脂肪，鐵質及甲與丁種維生素。

三、豆漿——理由見前雜糧項。可與雞蛋同時給予，時間可在奶糕與菜泥之後二小時。

四、酵母——可調於菜泥或雞蛋中一併取食。

五、太陽——如果天氣晴朗無風，每日可使小兒經太陽照射數分鐘至半小時即足，以防丁種維生素不足。

六、動物血——為富鐵質和蛋白質之良好食品，價廉且易消化。稍蒸待熟即可食之。

七、可能時添加新鮮水菓或果汁，以增加丙種維生素及礦物質，並可加魚肝油，以增加甲丁二種維生素。

如果缺奶的母親們，能夠如法泡製去餵你們的小寶寶，不但可以看見他目前的肥胖，同時還給他奠下了健康國民的基礎。正是對國家民族的一大供獻。

脚氣病與氣無關

羅嵩翰

成人每日的乙一維生素需要量，約為一・二至二公絲，嬰兒約為〇・三至〇・六公絲。人體對於乙一維生素貯蓄量很少，倘食物內停止供給，則體內的貯蓄量，易於一週內消竭，而發生缺乏症。

「脚氣」病就是由於缺乏乙一維生素而起，多發生於食米的區域，我國南部，日本及印度等地，常有發生。有些人誤認脚氣病與氣候有關，甚致把脚趾間濕癢的「香港脚」，因其別名『脚氣』，就誤與脚氣病混為一談，更是大錯。據生物化學專家們的報告：昔年有很多的印度人曾因偏吃白米飯，而得麻痺，皮憊，浮腫，心悸等症狀，後來，政府替他們改良了食物，就預防了這種病症。

吾國哺乳的嬰兒因患脚氣病而夭折的頗多。嬰兒患此病的原因，乃係乳母先患此病，其乳汁缺乏乙一維生素所致。

脚氣病有急慢性的分別，嬰孩患的多屬急性，成人患的多屬慢性。就這病的主要症狀，臨床上可分為三類；但各類不是顯然有別，而常互有推移，或合併發生的。(1)神經型：病人覺得下肢疲憊，沉重，腓腸肌緊張而有壓痛，次則下肢及足背的知覺發生異常，漸有不能行走的現象。肌肉麻痺，脛骨前面顯輕度浮腫，心悸。重者上肢亦可發生同樣麻痺，而麻痺的肌肉發生萎縮，顯手下垂及足尖下垂的現象。此型的經過約為三個月至一年。(2)心臟型：起病急促，心悸，胸悶，呼吸迫促，咳嗽，惡心，嘔吐，心臟擴張而鬆弛，尿量減少。重者可於數日內因心臟麻痺致死。如果症狀緩和，則常併發神經性症狀，而心臟衰弱的症狀，大多於短時內可愈；惟神經的變化，必須經過長期的治療，方可恢復。(3)神經性併發全身水腫；此型多見於患傳染病後，因乙一維生素消耗過多而續發；雖有水腫，但心臟無變化。

個人預防此病極易，祇須改良膳食習慣，攝取富含乙一維生素的食物，則缺乏之症狀自易避免。若為大眾預防此病，則非從改良米糧下手不可。抗戰期間，內地民眾因政府提倡糙米及雜糧，患脚氣症者甚少。勝利後，因糙米政策不易推行，故仍須由食米改良下手。數年來經各國學者的研究，已得兩種白米，均能供給足量乙一維生素與少數礦質。第一種為蒸穀米；係將帶殼之穀，經浸蒸後，使維生素由糠層滲透入米粒，而分佈於米粒的裏面，然後乾燥碾成白米。若處置得法，則全穀所含維生素的百分之七十，能保留於蒸穀之內。如果施用這樣蒸穀米的方法，以蒸帶殼的麥類，就可改良以麥類為主要食物的民眾營養，而增進北方同胞的健康。生穀白米經過淘洗後，損失其乙一維生素的三分之二，經過炊煮後，又損失其剩餘的乙一維生素的半數。可是蒸穀米經過淘洗和炊煮的總損失，比較很輕微，仍舊可保留其乙一維生素十分之七八。據 Aγκroy 氏等試驗，未炊的米每公斤至少須含乙一維生素約一・四至一・七公絲，方能預防因缺少乙一維生素而起的嚴重病症—脚氣病。蒸穀米含有乙一維生素的量，超過這最少需要。所以蒸穀米雖碾至很白，仍舊能預防脚氣病，使人保持健康。第二種為加料米；係按加料麵粉的辦法，將乙一維生素，於鹼酸及鉄質加入白米，再用一種膠質，將此類維生素固封於米粒外面，使於淘洗時不致逸失。

關於脚氣症的治療；過去亦曾採用乙一維生素含量特高的食物，但奏效很慢。今則種種純粹或濃縮的乙一維生素製劑，已大量製出，奏效確速，故可視為脚氣病的特效藥物。此種維生素製劑不僅可以內服，亦能注射。對於輕症，每日可用乙一維生素又名鹽酸硫氨十公絲，分數次內服；重症患者，每日可用二十至五十公絲，一律以內服為原則。對於急性病例如嬰兒脚氣病，妊婦惡性嘔吐，脚氣性心衰等，宜作肌肉或皮下注射，每次用十至二十公絲，一日可給一二次。俟症狀減輕，應即改用內服法。至於靜脈注射既無必要，且亦不妥。治療嬰兒脚氣病，應因時用乙一維生素治其授乳的母親或乳媼。除應用乙一維生素純品外，此種病例的飲食應加改良，並加服乾酵母粉，每日五至十公分，以補充乙屬他種維生素的不足。

蒸穀米

王友竹

許多地方的人以大米的主要的食物。大米内含量最多的是醣，可以供作熱能的來源，但裏邊也含有相當量的蛋白質，而且是完美的。優良營養所需要的一些氨基酸，他裏邊都有。礦物質的含量，如鈣，燐，鉄，都很低，這是一個缺點。正如一般的穀類，大米内沒有丙種維生素，然而甲，乙一，乙二，及戊種維生素都齊備，特別是乙一和戊種維生素。不過這些維生素是存在米粒外面的胚芽及米皮内，碾磨時容易落入糠裏。所以米碾得越白，維生素的含量就越低。吃白米的人容易得脚氣病，就是因為缺乏了乙一種維生素的緣故，其次淘洗時用力揉搓，洗去了所有的米糠；或是蒸煮過久，都使乙一種維生素遭受損失。

糙米比白米合乎營養。一般説來，白米除了含醣較多以外，其他的營養成份，都不如糙米高。這也就是提倡吃糙米的理由，但是一般人都嫌糙米粗，狃於習慣，不易下嚥。折衷的辦法，最好吃五分的或七分的白米，無論如何不可用過白的細米。不可淘洗過甚，並且最好是吃燜飯，不要抛掉米湯。用米湯做飲料也是很好的辦法。

糙米有他的缺點，就是不易消化，這也是事實，不過不是一件重大的問題。因為糙米不受人歡迎，白米又在碾磨淘洗的時候，容易損失了其中的維生素，尤其是乙一種維生素，於是有蒸穀米的產生。蒸製的方法普通是先將穀置於金屬或三合土製的桶内，用冷水或熱水浸泡，次將水放出，移米穀於蒸籠中，加熱至蒸汽由籠頂冒出約數分鐘，待穀殼綳裂即成。晾乾後再碾。

經過浸泡及加熱，米的胚芽及米皮内之乙一種維生素，可滲透入於米的内胚中。以後再碾磨時，米之外皮雖去，而内胚中仍可留有乙一種維生素，這是蒸穀的優點。

浸泡過久，或換水次數過多，可以損失一部份的維生素。依美國農部的研究，認為溫度在攝氏六〇—七〇度時，祇須浸泡十二小時即可，同時所用水量以僅足使穀粒膨脹為度，以避免水溶性維生素的損失。在浸泡時若加酸少許，不但可以除去浸漬時所生的怪味，並可使乙一種維生素得以穩固，如是並可避免因更換浸水的損失。

蒸穀米，穀殼已裂，碾磨容易，且米粒變硬，碾磨時，胚芽不易斷碎，又因米粒堅硬，蟲不易蛀，便於保藏。其米粒雖硬，但再經煮燜時，極易成飯，既省時間又省火力，且味有奇香。

以往印度患脚氣病者甚多，自推行蒸穀米後，已有優良結果。我國江浙長興一帶，久有蒸穀米製售，惟惜未能普遍。

菠菜和冬筍

侯祥川述 李澤英錄

菠菜和冬筍是我國兩種很普通的食物，味道鮮美，很多人都很是喜歡吃，牠們的營養價值卻甚值得注意：

菠菜在以往大家都認為是很富于營養價值的食物，因為其中含有多量的甲種，乙種及丙種維生素與鈣。這些都是人體營養素的重要成份。可是根據近來的化學分析結果，菠菜含有大量的草酸。草酸能與食物中的鈣發生化學作用，便鈣成為不能受人體吸收之草酸鈣，尤其是我國人普通膳食中的鈣已患不足，若是再加吃菠菜，那麼鈣就更要不足，容易引起軟骨病或神經過敏的毛病了。

據最近的化學分析，發現冬筍亦含草酸極多，所以多食冬筍亦可礙及鈣的吸收。同時冬筍的維生素及他種礦質的含量亦低，所以冬筍可說是不合乎營養的食物，應當減少食用。

菠菜固有其他好的營養素，而冬筍味道鮮美，有人愛吃。那麼在食用這種食物時，應多吃含鈣質多的食物，以供給大量的鈣質，俾一部份與草酸化合，仍有剩餘的鈣質，足夠供人體利用。除乳類外，大白菜，小白菜，冬瓜，韭菜，百合，毛豆，皆屬富於鈣的食物。

大豆

—價值低廉—
—營養豐富—

魯君

中國人每天不能得到半磅牛奶，二個雞蛋，大豆便成了價廉物美，營養豐富的一種重要營養品。達官貴人食之，不以為奢。販夫走卒取之，不以為賤。這種平民化的食物，不但在中國人的生活上站重要地位，而且營養價值極高。

現在，有許多人營養不良，希望能對此引起注意，並予以實際的利用。關於大豆的營養價值，可分蛋白質，脂肪，礦物質，維生素各項討論：

（一）蛋百質：大豆含有百分之四十左右的蛋白質，主要的是 Glycinin，質地非常好，是一種「完全的蛋白質」，可以滿足動物生長的需要。牠的營養價值，雖仍不及動物性蛋白優良，然若與雞蛋混合食用時，可具有特優的營養價值，而高於單獨的任何一種動物蛋白質。大豆粉與小麥麵混合食用，對於蛋白質的供應，極為完備。大豆粉對糖尿病人與風濕病人，更有特殊的價值。

（二）脂肪：脂肪為人類生長不可缺少的東西，又為產生能力的物質，並可增進食慾。動物脂肪當然為最佳的一種，植物性脂肪，比較試驗結果，促進和維持動物生長的作用，以大豆油為最佳。惟煉時不可過久。

（三）礦物質：大豆中鈣，磷，鉄三種原素的含量，均較其他農作物所有的為豐富，其所含鉄素，易被動物吸收利用。

（四）維生素：經多數化學家分析，認定大豆中含有相當量的乙族維生素，甲種維生素則視品種不同而有差異，並有丁種維生素及子種維生素。

把大豆製成很細緻均勻的豆乳，然後蒸發移去水分，使成豆粉，再混以蛋粉，乳酸鈣等礦物質，可成為很好的奶粉代用品。豆乳也可以濃縮成為「煉乳」，在蒸濃時加入糖和磷酸氫鈣，得到的「煉乳」和牛奶製品外觀相同，多方西作代用品。豆乳中的蛋白質經過凝固沉澱後，可能發酵製成植物性「乳酪」Cheese，成為很易消化的蛋白質食料。中國各地都有的豆腐滷也很好。

磨細的豆粉與適量的粉麵混合，可以用來製做各種餅乾，麵包，糕餅，蛋糕等類的點心。

通常使大豆中的蛋白質與脂肪凝固，作成豆腐，再製成豆腐乾，千張，干絲之類的食物，多種方式供給食用，實在是很好的辦法。豆漿可當作飲料，也可作嬰兒的代乳劑，不但富有營養，且可防止嬰兒腹瀉，和其他腸胃疾病，沒有牛乳而利用豆漿，也可使兒童有正常的生長與健康。

我國國民生活低下，營養不良，為極普遍的現象。要改良國民營養，促進民族健康，應重視大豆的營養價值，盡可能尋求各種方式，利用自己的產物，滿足自己的需要。全國人民對於這種價廉，取易，而營養豐富的大豆，充作日常的飲食品，需要加強。國內遍地皆產大豆，若食不離豆，我們民族的營養問題，恐怕不再像現在這樣嚴重了罷！

番茄

誼

番茄又名西紅柿，俗稱洋柿子，稱謂上冠以『番』「西」「洋」等字，寓有「舶來」的意思。據說番茄發源於祕魯，在十六世紀時西班牙和葡萄牙人從南美洲帶到歐洲，之後逐漸傳到歐洲諸國。推想傳到中國的年數還不很久，到現在為止，中國人吃番茄還不普遍。近年來，生吃番茄的風氣漸盛，這是很好的現象。

番茄是一種很有價值的食品，因為它含有多種的維生素，如甲、乙及丙，特別是丙種維生素含量最豐富。吃一個生番茄，足可供給一人一日所需的丙種維生素了。至於含礦質如磷、鈣、鉀、鎂、硫等也很高，這些營養素都是很重要的。據最近的研究，證明番茄對於痛風病，慢性腎臟病均有益。因此，維生素丸的常年顧客們，不妨多吃點便宜的番茄，既省錢，又好吃，實在值得大家普遍採食和推廣種植。

補藥

陳鵠

親愛的讀者！當你感覺精神不大好，或是身體欠強的時候，你常是會想到這是營養不足了罷？怎麽辦呢？你工作太忙，家務事也很多，沒有工夫到醫院去，檢查檢查身體，請教請教醫生，追究一個根由。你也許想這算不了病，何必找麻煩！但是你究竟不大放心。怎麼辦呢？好，補一補罷。在街頭巷尾，報章雜誌上，你看見過許多『補藥』的廣告。他們早就在向你招手，但沒有得到你的青睞。從父母們的傳說，親友們的介紹，你早已聽到各種補品的大名。以往你雖然沒有吃過人參粥，但在甜食店裏叫一客銀耳羹吃吃的時候，你却很自滿的覺得自己是在吃補品了！你若真曾那樣想，那真是一個儍瓜。假若你是日日喝人參湯的闊老，那你就是一個寃大頭。

月亮是外國的好，吃了人參（今日中國的人參幾乎全是外國貨）銀耳，結果不過如此，於是有些人向外國找補藥。你不這樣想還好，你這個想頭一來，甚麼『好生力』『多種維他命丸』，『維他賜保命』，『肝精』，『荷爾蒙』，一齊都湧入了你的腦海。洋藥商每年化費了千萬億的廣告費，焉能沒有代價呢？許多中學生不曉得誰是王安石，誰是胡政之，但是少有不知道『維他賜命』的！這就不得不感謝藥商廣告教育潛入之深，不得不佩服藥商廣告宣傳威力之大。這筆教育宣傳費却也一定可觀，無疑要比我國全年的教育經費高出幾倍。纔能有這樣的好成績。但是這筆代價絕不是洋藥商們自出，乃是取之於買藥的中國人！所以假若你是用了五萬元買的一瓶『多種維他命丸』，你至少是出了四萬五千元的學費，作為教你，誘你，恐嚇你，催促你，去買這瓶藥丸的費用。若是你嫌『學費』二字不大合適的話，就稱之為『藥商廣告飛眼費』，也許恰當些，不過太囉嗦了。

乾脆一句話，站在營養學的觀點上說，祇有適當的飲食纔是最上的補品。選擇的得當，配合的合適，烹調的得法，飲食能供給你足用的營養材料。捨開飲食，另求補品，那是緣木求魚！

許多數千年來被國人所崇拜的『補品』，已被現代營養化學家們無情的揭去了他們的假面具，用科學的方法，證明了它們並沒有甚麼特殊的營養價值。西洋補藥，雖是披着科學的外套，祇能騙騙儍子，不過中國的儍子是太多了。上海某大藥廠出品了一種維生素製劑，經化驗結果，一點維生素也沒有。其他舶來品，也不過是以五十步笑百步，所謂天下烏鴉一般黑。外國強盜會利用科學武器，比明火執杖的中國強盜更要厲害些。

朋友！你需要補品嗎？熟讀這期的醫潮以後，到菜市買去。給國家節省一點外匯！

幾種食品分析的百分比

木西

食品	蛋白質	脂肪	醣	鈣	燐	鉄
銀耳	六·六〇	三·一二	六八·〇一	〇·六四三	〇·二五〇	〇·三〇四
木耳	九·四二	一·一八	六五·三七	〇·二一〇	〇·二一〇	〇·一〇一三
魚翅（乾）	八三·五三	〇·二八	〇·二〇	〇·一四六	〇·一九四	〇·〇一五二
燕窩（乾）	四九·八五	〇	三〇·五五	〇·四二九	〇·〇三〇	〇·〇〇四九
海參（泡過的）	二一·四五	〇·二七	一·三七	〇·一一八	〇·〇二二	〇·〇〇一四

從這張表來看，蛋白質的含量，銀耳並不比木耳強，鈣雖多些，但不是一個好來源。魚翅的蛋白質雖多，但多是膠質，遠不如海參的蛋白質完善。海參蛋白質的生理價值，也不過是中等的，因為不能全部被消化利用。燕窩的前身是小魚，自然遠不如新鮮的魚肉好。燕窩魚翅銀耳的名貴，完全是迷信，在科學上是毫無根據的。

中國人偉大的營養實驗

王·嶽·

中國是農村社會的國家，牠一直是在進行一個最大規模和最長時間的營養實驗，雖然這個實驗是在無意中進行的。正因為是在無意中進行，所以有其特殊的價值。這實驗並不是在一間實驗室裏，也並不是用幾頭白鼠或少數幾個人做實驗動物，而是在整個的中國鄉村中各個角落，用幾千萬人民為受試者，這實驗的期間不是幾星期，而是幾百年幾千年了。

中國的膳食，五穀類佔了百份之八十八，蔬菜類佔百份之五，脂肪類佔百份之四，肉類和蛋類佔百份之三，糖和其他澱粉質並乳類的成份則微乎其微。這些數字，說明了中國的膳食，幾乎是植物性的；如其中肉，魚，蛋只佔食料中一小部份，如上面所說只佔百份之三，有些營養專家的調查，還不及此數。乳類和由乳類而製成的食物，只不及千份之一。

中國的素食，缺乏了兩項營養素，一為鈣質，一為蛋白質。鈣對於骨骼之發育和生長，甚有關係。中國各地每人所食鈣質之量，只是近于維持健康之最低數量，如果和西方標準比較，實在差得多了，我們知道多量的鈣質，是由乳類供給的。

蛋白質這種營養素，其重要性除了量的問題外，還有質的問題。質比量還重要。中國人膳食中，所用之蛋白質，只有百份之五取自動物性（肉類，蛋類，乳類），其餘百份之九十五則取自植物性的食物（如穀類豆類），按植物性蛋白質有很多短處；例如牠在消化器官中，不易被消化，其營養價值亦不很高。從純粹量的方面說來，我們若專從植物中攝取蛋白質，就必須多吃纔能夠得到所需要的營養素。如果一天需要從肉類乳類和菜蔬所混雜的食料中，得到六十克的蛋白質，那末從素食的食料中，必須有八十克的蛋白質纔夠用。

照以上的事實和理論，我們中國的膳食問題，相當的嚴重。但中國生存了四千多年，在沒有天災人禍的時候，中國人的膳食，並不像外國營養專家所估計的那末底，當然中國膳食的營養，不合標準極需改進，但中國人民（非營養專家，而是中國農民）在幾千年來，無形中解決了他們一部份的營養問題。

從中國農民無意中的實驗，得到一個很有興趣的結果；這一個獨立的發現，就是混合數種穀類製成一種雜糧的「饅頭」或「窩頭」；比單用一種穀類所製成的好。在北方，雜合麵可以在各處見到。各地就其不同的作物情形，而有不同的雜合麵。每一個區域中，農民都吃雜合麵。實驗室的試驗，證明雜合麵的營養價值，高于單純的一種穀類。特別在蛋白質方面，雜合麵的蛋白質比較易于消化，易于吸收。

為着經濟關係，乳類在中國，沒有變成一個主要食料。因為以穀類飼養牛後，變成牛乳，供為人的食料，是一種「能一的損失；不如人直接以穀類為食料經濟些。這是很明顯的事。假如人能夠直接以穀類變成人自己的勞動力，那末牛就不過是一個消耗的媒介。同樣的，用農業作物變成牛肉，然後做人的食料，也是一種損失。據動物農業學者計算，假如將一個單位的田地，所產的作物，飼養家畜，猪肉的產量，要比牛肉的產量多一倍。這個事實和中國養猪的人比養牛的人多，或吃猪肉比吃牛肉的人多，是很有關係。還有人說，製造饅頭所用的燃料，比製造麵包的省，中國北方多年來吃饅頭而不做麵包，或者也是為着經濟的關係。

中國的素食，有其特殊好處。素食中有很多維生素，這維生素是在最近幾十年，中纔發現的。素食中炭水化合物的粗糙物，對于腸胃收縮是很有幫助。正如上面所說素食最大的缺欠是蛋白質不足，但是中國農民多食黃豆。豆腐、豆漿等是極平民化的食品。這至少解決了蛋白質缺乏的一部份。據實驗室的證明，黃豆在膳食中的營養價值很高。其中蛋白質的含量不但很高，而且質料很高，甚為完善，幾乎和牛乳所含的蛋白質相差不多。

所以我們可以結論說，中國的膳食問題，經過了千百年的實驗，在經濟和實際上，都得到了一部份的解決。但我們還需要改進，在合乎中國農村經濟情形下，求得最合理的粮食，中國農民的實驗，誠足為國內營養專家們的借鑑。

小孩過年的吃食問題

海倫

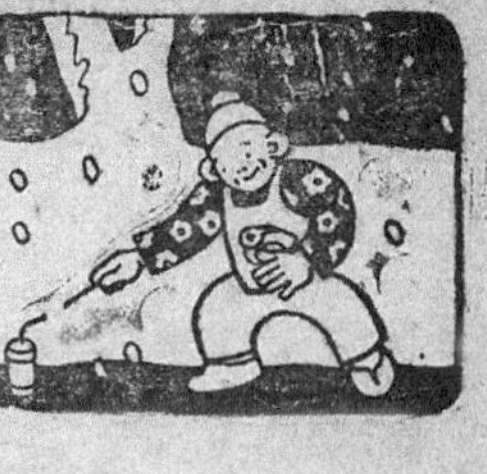

農歷新年在即，大家小戶多少是要預備幾種葷菜的。最普通的葷菜是猪肉，牠的烹調方法很多，容易與他種蔬菜配合，而且都是很受歡迎的。此種現象當然很好，作者用不着再加什麼解說。關於小孩吃肉問題，願貢獻一點意見。經驗告訴我們，有些小孩子不愛吃猪肉，還有些小孩子最善歡吃猪肉，幾乎是離了肉不想吃飯，這是有道理的，因為肉內含有一種提精(extractives，)待烹煑之後卽發出一種誘人的香氣，引得人饞涎欲滴，可促進食慾幫助消化；但對於兩歲以下的小孩子，要當心一點。一歲以內的小孩子最好少吃肉；可是也應讓他們習慣肉的味道。嬰兒於八九個月時，可以開始食肉，如牛羊的瘦肉，鷄肉，和猪肝等。第一次只可給一茶匙，每次也只可給一種，以少量的肉，而且切得很細，加一點生菜葉和生鷄蛋蒸熟，或下入麵片、麵條內或菜稀飯內均可。給一次之後，要隔些時看看有無食物的特別反應發生，如無反應再逐漸增加。至一歲終了時，每次可吃一兩肉，每週二三次卽足。然此限制，在過年的時候，各家庭都要預備一些肉類食品。平時，普通家庭內不容易有太多的肉給小孩子吃，而在過年的時候，大人會覺得平常供給孩子們吃的肉太少了，此時就隨他們吃多少，讓孩子們解解饞。小孩子是不會也不懂得節制自己的，於是難免大吃特吃。有的小孩子吃得過多，傷了胃口，以後再也不想吃肉了。有的隔幾年或十幾年不能吃猪肉，甚至有人一生不能吃肥肉，這種現像當然是不好的習慣。所以對於幼小的兒童吃肉問題，大人務要盡心負責管理指導，不要有太過或不及的現象。動物性食物，易於消化，蛋白質之品質優良，動物肝臟中各種維生素之含量又為任何種植物所不及，動物之乳及蛋富於各種維生素，乳且為最優之鈣質來源。凡完善的膳食之配合均應動植物食物各半。配合完美之雜食容易，但配合完美之素食則極難。所以管理幼童飲食宜特加注意勿養成兒童過於喜歡單吃某一種葷菜，可能形成身體過胖或發生腎病，而影響少吃其他蔬菜，實在無益。所以養成兒童愛食各種蔬菜的習慣更為重要，不可忽略！

過年的時候還有一件熱鬧事：卽大多數的人家都要預備幾樣糖果，一面為家人自用，一面為招待客人。一般的風俗，在過年的時候，不願客人空嘴出門，有的人家買些糖菓，有的是自己製備的—如用麥芽糖做些花生糖、芝麻糖、炒米糖、或酥糖等等。小孩子們看見家裏預備了糖菓，就一天到晚不住嘴的吃。為父母的亦就隨便他們吃。每當客人來了，小孩子又想要糖，就哼哼撒嬌；大人覺得在客人前面不好意思拒絕，不得已就放任些。如此一日數次，造成孩子們不想吃飯的原因。有的吃壞了肚子或吃病了，甚至有些孩子因過年時吃慣了糖菓就時常麻煩父母要買糖吃，糖吃多了是敗胃的，使人覺得飽了因而影響胃口，少吃營養價值較高的一些食物，或營養上必需的一些食物。日子久了易呈營養不良狀態或致營養缺乏病。特別是那些驕生慣養的孩子們一要吃糖菓，大人便順着孩子的性情。這樣不但在營養上不適宜，就是按兒童教育方面說，亦不相宜。普通人都知道小孩子吃糖多了，對於牙齒不好，原因是吃過了糖不能立刻刷牙嗽口，有些糖汁存留在齒縫中會發酵生酸，酸液浸蝕牙齒之瓷面。牙齒不健康，可危害身體的健康，不可不注意！

糖菓本身是有益於人的，所以本篇的目的，不在禁止人吃糖菓，而量要適中。小孩子和大人一樣，清晨或飯前不可吃糖菓。早上最好飲點溫開水，或吃點柑橘屬的水菓都可開胃。糖菓可於飯後食之，每天吃三塊卽可以。小孩子若是不吃糖菓，亦决無防礙，只要米麵和雜粮吃得夠多。

過年時尚有其他零食，如花生瓜子紅棗柿餅等，這些食物都是富含營養素的食物。小孩子或大人每天吃一點於健康是有益的。大人應注意勿任憑小孩子吃得太多，因消化失了一定的規律，可以損害健康的。

世界名醫傳

李濤

格蘭（Galen of Pergamum）（公元120—199）

後人評論格蘭氏意見紛歧，像這樣毀譽不一，求之古代名醫尚無其匹。在他生時雖然醫業發達，也不過是當時名醫之一。中世紀時奉他的著作有如法典，所以尊重他為一代大師，甚至認為只有亞里斯多德能與他比肩。其後文藝復興時代，對於他便有責難，甚至加以誹謗。到了現在還有人繼續反對他，因為有好多醫史家評論他是一位虛偽預言家，在另一方面尊敬希波克拉底斯氏是一位真正預言家。因為此種毀譽的爭辯，使我們現在關於他的人格和學術，難下定評。

假如教師向學生講論希波克拉底斯的著作，全班必皆洗耳敬聽。反之，如果討論格蘭氏的著作，便可引起劇烈的反對。讀他的著作者常自然而然的發生反感，而且不能保持謙虛的態度。為什麼希波克拉底斯氏和格蘭的外貌能這樣不同呢？在此我們先說一說格蘭氏為誰。

在阿達來得（Attalides）的古都柏加馬斯（Pergamum），也就是近來德國考古家發掘寶藏的地方，在第二世紀有一位工程師名叫尼肯（Nicon）。他是一位讀書人，對於哲學，算學和自然科學都有根底。性情平易，正直，高尚，且平和。家境也很好。假若沒有怨偶，他一定很快樂。他的夫人性情暴燥，甚至咬傷婢女，終日勃谿，對待丈夫驕悍的樣子比桑西彼（Xanthippe）對待蘇格拉底還利害。在公元129年的夏天，這兩位終日勃谿的夫婦生了一個兒子。尼肯氏給他起個名字叫格蘭，因為希臘字Galenos是安靜的意思，表示海水靜止，無波無浪的景況。大概尼肯氏為悍妻所苦，才特意取這個名字以表示內心的志願。

他是一位聰明活潑的少年，老父尼肯對他督責教誨，不遺餘力。入柏加馬斯的哲學院得以習知各種哲學系統。但是他不以此為滿足。在十八歲時，尼肯氏做了一夢，說是勸他教兒子當醫生。在那時人很重視夢，所以與他學醫很有影響。當時的人正醉心於贖罪的事。像懷疑派戲劇作家阿氏（Aristophanes）戲弄醫神阿斯叩雷彼的舉動已不復存在。柏加馬斯建有很著名的醫神廟。神方治癒的奇蹟日有所聞，甚至格蘭的晚年也有在醫神廟被治癒的事。

柏加馬斯市除了神廟的祭司掌管治病外，還有通常行醫的醫生；例如著作解剖學和註解希波克拉底斯全集的薩提拉斯氏（Styrus），還有斯特拉叩尼加斯（Straconicus），挨斯瑞（Aeschrion）等。格蘭氏曾從他們學習，見聞很多。學生時代初次接觸的若干病人，常使人終身不忘。所以格蘭氏在數十年後常常回憶到他少年的觀察，於是決心做一名醫。他終日學習，繼之以夜，不肯少休，甚至積勞成病。醫生的經驗，當然以自己患病時所得的為最真切，所以格蘭氏於患病時觀察自己的症狀極其正確。

格蘭氏二十歲那年他的慈父便與世長辭。從此他便不能老住在柏加馬斯了。他也追踪前代名醫，漫遊各地，參觀各地民風，並學習各種奇異疾病和新的治法。從公元148到公元157凡九年的工夫，他都在外遊學。先到斯麥那（Smyrna）習醫於彼羅普斯（Pelops）和其他名醫的門下。其後便到希臘本土並在科林斯（Corinth）住了些時。但是他的目的地是埃及，因為那時亞力山大理亞有著名的大學，也是古代研究解剖學最出名的所在，而且格蘭氏對於解剖學最感興趣。自然這時的亞力山大理亞已不是古代的亞力山大理亞了。距離黑羅非拉斯和挨及西斯特拉塔斯的時代已經五百來年。病人的臟器已不復能得到，有志學習解剖的人只能剖解下等動物。然而亞力山大理亞在那時仍然是研究骨學的最好地方。而且從各方面說起來，埃及還是一個最好的國家。

在公元157年的夏天，格蘭氏返回故鄉。這時柏加馬斯每年一度的夏令角鬥大會將要開始，各事已行齋備，惟短少一位外科醫師。主持此事的祭司長便派他充任。角鬥開始以後，有多人受傷，他便給這些人醫治，徼幸全都治癒了。於是他的名聲大振，遂連任此職達三年之久。

現在他在故鄉已經有了名望，忙碌異常。角鬥場的醫生不僅治外科病，而且需要指導角鬥員去練習。因此他有很多機會研究飲食學的學說和實用。還有很多專找他醫治的病人，富貴的人也都登門求治。稍有餘暇便研究哲學，並從事著作，他的鄉隣很羨慕尼肯氏有這樣好兒子。

在公元161年任職期滿，從此遂不為公務所束縛，於是便大胆到當世名都羅馬去行醫。他由特羅阿斯（Troas）上船取道雷姆諾斯（Lemonos）到帖撒羅尼迦（Thessolonica），由此更前進，直到162年歲首的一日才到了羅馬。一個人初到了大都市不免心驚胆戰，正不知自己這樣陌生的人將要受到什麼待遇？說到羅馬在那時真是人文薈萃，商賈雲集。專就醫生說，本地人外方人無一不有，不論身體那一部或者那一種病，都有專家。還有各學派的代表，甚至江湖醫生，劊子手和殺人庸醫，也都全備。真是形形色色無所不包。他們因為業務競爭的原故，難免彼此詆毀傾軋，凡是有利於業務，能拿得出來的武器，都得使一使。格蘭氏自然也得用力戰上一場，使盡各種手段。恰巧這時哲學家安託奈那斯（Marcus Auralius Antoninus）繼承了王位，這樣人至少能辨別誰是哲學家，誰是騙子，所以格蘭氏的才學方不致被埋沒。

格蘭雖然居住羅馬，但是羅馬人似乎毫未覺察。當時的羅馬有很多亞洲希臘人能說會道。偶然添上一個也不覺得什麼希奇，只歎坐在屋裏也沒有用，必須到外邊去結交才行，於是遍訪居住羅馬的同鄉。也是他的幸運來臨，此時有一位很有名的同鄉歐德謨（Eudemus），年事已長，信仰培利派台梯派哲學（Peripatetic School of Philosophy），交遊很廣，一天忽患了四日熱，便請當時羅馬的名醫來診治，自然不是這位後進格蘭了。但是屢治不効，而且病勢日重一日，奄奄一息了。忽然想起他的同鄉尼肯的兒子少年格蘭曾與他談論過哲學，也精於醫，於是便約請這位少年來診視。經他檢查並預言此病的轉歸，結果病勢一一照他所說的進行，而且病人服了藥以後竟得痊癒。當這位名人患病時有很多人來探病，也因此會晤了這位初出茅廬的醫生。而歐得謨又極力為他宣揚，稱頌他所斷定的預言恰如出諸神口。歐德謨病好了以後很感激為他治癒的醫生，幾乎不知道怎樣稱讚他才好。

格蘭從此一步登天，一般人皆以得到此新醫師治療為榮。而且他確是一位能手，很知道如何保持和鞏固自己的令名。他又聰明謹慎，洞達人情，也常大吹大擂一陣。關於這點我們不能加以深責，我們要知道他行醫時的羅馬已經不是公元前五世紀的羅馬，而是帝國的首都，天下名醫咸來獻技，處此情況他也不得不略用手段了。

格蘭氏雖然一舉成名，但也經過很多風波，這是有事實可以證明的。當代多數名醫對他都很不滿意，而且很嫉妒他，竭力想破壞他的名譽。格蘭究竟是誰呢？他又屬於那一個醫學宗派呢？實在說起那一派他都不喜歡，假使說醫學大師的話只有宗奉醫聖希波克拉底斯氏。在講演時和在傳單上往往對於敵派竭力攻擊，辯論不休，可見他母親所遺傳的怒血已在他内心中激盪起來了！

他的業務很順利，有錢有勢的病人都來求診，總督菩伊塔斯（Flavius Baethus）的夫人患婦科病，經他治癒，贈給他四百金，並聘他為家庭侍醫。菩伊塔斯氏很喜歡醫學問題，常聽格蘭氏的講演。尤其嗜好解剖學，而格蘭氏對於解剖學又是拿手好戲。所以特建一解剖室以便示教下等動物的解剖。菩伊塔斯氏很被感動，並願意將他所示教者記錄下來，於是顧了一位速記員逐字逐句都加以記載。格蘭氏所著的解剖學有幾部便是這樣編纂的。

當時的權要有好幾位贊助他；一位是皇叔巴巴拉斯（Civica Barbarus），一位是安託奈那斯的女婿塞維拉斯（Claudius Severus）。他既然認識這些權貴，要在朝庭裏得一顯職一定不難，果然能當一次御醫，仇人也就不敢再反對他了，所以這兩位大臣便打算舉他到皇上安託奈那斯那裏去。

不料這位有志的格蘭氏年方三十七歲，並且正在最得意的時候，竟出乎意外的謝絕兩位薦舉人的盛意。匆匆將家事勾當清楚，束裝返里了。取道卡姆班涅（Campagna），路經布隆丟新半島（Brundnsium）然後乘船到希臘，卒於公元166年回到了故鄉柏加馬斯。

他在羅馬僅任了四年，短時間裏這位客卿的醫務地位便迅速的增高起來。等到將要榮任最高位置時，竟悄然離去。這是為什麼呢？

關於過去的正確理由似乎永不可解，向來的說法都說那年疫癘流行甚烈，由東方漸漸傳佈到意大利。因為記載不詳，流行的病究竟是腺型鼠疫，天花，或是斑疹傷寒，現在還不能斷言，但是確知因此次疫癘死了無數的人。格蘭氏是不因為怕傳染而逃避呢？假使不錯的話，他回到小亞細亞豈不是迎上前去？他真是因為怕傳染麽？也許他覺得這樣的兇病流行最好還是回故鄉居住，也許另有他種原因，但是我們還不知道。

他回到了柏加馬斯以後，照舊行醫。他的事業便如此終了麽？羅馬僅此一夢便和他無緣了麽？他能否長居省城，當一位名醫，大腹便便，老死牖下呢？當然他不能如此呀！他的名聲已竟振動了全羅馬市。在他走後朝庭中仍懷念他。假使需要一位良醫，自然得聘請他。有一天聘使來到柏加馬斯請他到意大利去。不久他便應徵前往。在168—169年的冬天便在阿揆雷雅（Aquileia）朝內任職。在他到的時候正是疫症又流行的時候。兩位皇帝奧利略和維拉斯（Marcus Aurelius and Verus）都向南行逃避到羅馬。途中維拉斯便傳染了病而死亡。

格蘭氏仍然居住在阿揆雷雅。皇帝又召他前往。當時蠻人侵犯羅馬北疆。奧利略大帝便與師抵禦馬科曼奈族(Marcomanni)。格蘭氏乃從征塞北。自然醫生可以從那裏得到若干新經驗，還可剖解已殺戮蠻人屍體。就另一方面言，這個戰事或者繼續若干年，對於他的研究是一個最大的防害。這時皇太子科摩達斯(Commodus)需要一位侍醫。他乃向皇帝陳說如果派他到羅馬去必能勝任愉快。

從此格蘭氏便在那裏任事三十年，直到了死。在這時期裏，他行醫，寫作，講演，教授醫術，辯論以度歲月。奧利略大帝在180年逝世，抵抗馬科曼奈族的戰爭仍然進行。科摩達斯大帝繼位以後，經過十二年被人謀害而死。其後柏提那克斯（Pertinax），朱利安(Didius Qulianus)，塞維拉斯（Aeptimius Serverus)相繼當皇帝。但是格蘭氏則一直繼續當御醫。當時皇帝怕中毒，所以御醫的責任是配解毒藥，每天照例給皇帝吃。偶然請他去診病。

在192年他的圖書館被焚，誠然是一件最不幸的事。他的著作一大部有副本，也有若干是孤本。於是他又重寫這焚失的孤本，有的就永遠損失了！到了199年，他年七十，逝世。

格蘭氏是一位著作等身的學者。他的著作兼及醫學各科和哲學的各門。雖然他的多種著作已經遺失，然而存在的還有多卷。

為什麼他能影響後人這樣大呢？就他的著作的質或量來說，全不能解答這個問題。

我們知道格蘭氏並不屬於任何派別。是屬於折衷派。他從所有醫學著作裏選出自己所好的部分。毫無忌憚的抄襲前人的著作，在當時抄襲是作家的風氣。他不僅著書，而且隨自己所好的摘錄羣書。他如經驗派，重視經驗；也如主義派，主張有健全的學說作為意見和行醫的基礎。但是就一般論他是希波克拉底斯派。常常引證希氏的話。希氏是創始的人。格蘭是為希氏建築基礎的人。此時去希氏昌盛的時代已六百年。在這幾個世紀裏已發明若干學術。格蘭氏想他應該將現有的若干新知加以系統記載，製成公式，使行醫的人免去捉摸無定的苦，並且遇事可有健全的指導。

在希聖的著作裏，包有極相反的學說。格蘭氏兼容並包，例如性質說，四體液說，靈氣說，物理說等。自希聖以來，醫學上最革新的是內臟知識的進步。此點必須建立一個系統。格蘭氏的一生皆想成立那樣一個組織系統，在他每一種著作裏皆有一種不同主張。可惜他未能完成一種一致的系統。他的著作沒有一種能全書一致的主張一種系統。然而他的書記述極有條理，使中世紀的人極易將格蘭氏書裏的原理，誤為格蘭氏系統，例如常見的四體液說和性質說等。

格氏支持希氏派作家的意見，但是帶有自己的色彩。他在老年時曾寫道：『我直到了老年一直行醫，不論治療或預後從無大錯。也如多數名醫一樣。凡欲成為名醫者，不能藉著詞令，只要信奉我所熱心研究的便夠了』。這真是一種預言！格氏的信徒以後便輕於捨棄自行研究的任務，迷信格氏為無可訾議的大師了。

混亂時期來臨，科學停頓。格蘭氏死後的四五世紀內，不論創作的醫師，或發明的研究家，在醫學史上皆無足稱道。在羅馬境內仍有若干良醫。雖有醫書問世，但不出抄襲範圍，且多抄襲格蘭氏的書。當時的人熱心宗教問題不復顧及醫學。基督徒的新信仰如怒浪匈濤，用筆戰，用鐵戰，用血肉戰，終能戰勝一切，尊為國教。至於醫術的情況，下章再說。

此時條頓人侵犯羅馬的西北邊境。到了第四世紀的末年，忽然爆發。終使世界變色。於是移民的時代開始，當羅馬國滅亡的時候，東方有一個國家興起，那便是回教國家了。

「本妥司登」為黑熱病之化學療法

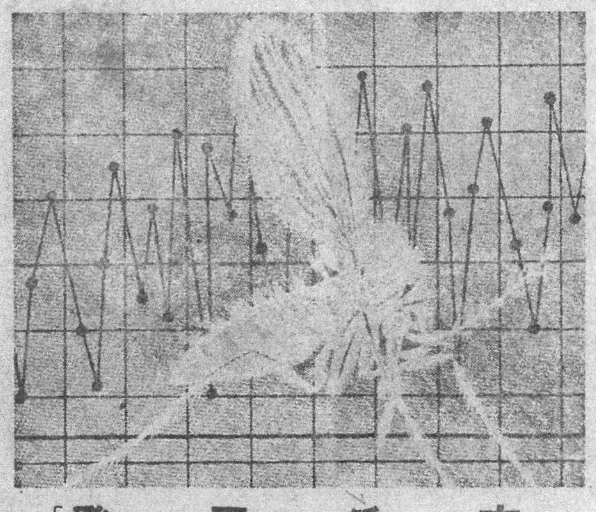

「本妥司登」

'PENTOSTAM' Brand

Injection of Sodium Stibogluconate

葡萄糖酸銻鈉注射劑

「本妥司登」係其穩定之溶液中，含有百分之十之五價銻，以毒性輕微稱著。本品為療治黑熱病之最有效良藥，以六公撮劑量供六日注射，大多數黑熱病患者，可獲醫愈。

「本妥司登」因注射時所需之劑量微少，故用於靜脈或肌肉注射，均無不宜。因此，本品用於療治兒童尤為適合。

「本妥司登」牌
葡萄糖酸銻鈉注射劑

橡皮蓋瓶裝
每瓶一百公撮

寶威大藥行

（英國倫敦威氏基金股份有限公司）

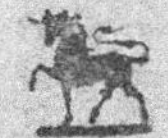

中國獨家經理　志霖有限公司

BURROUGHS WELLCOME & CO. (Prop. The Wellcome Foundation Ltd.) LONDON & SHANGHAI

Sole Agent in China: T. L. WOO & SON, LTD., 18 CHUNG SHAN ROAD. E. 1. SHANGHAI P. O. BOX 1150

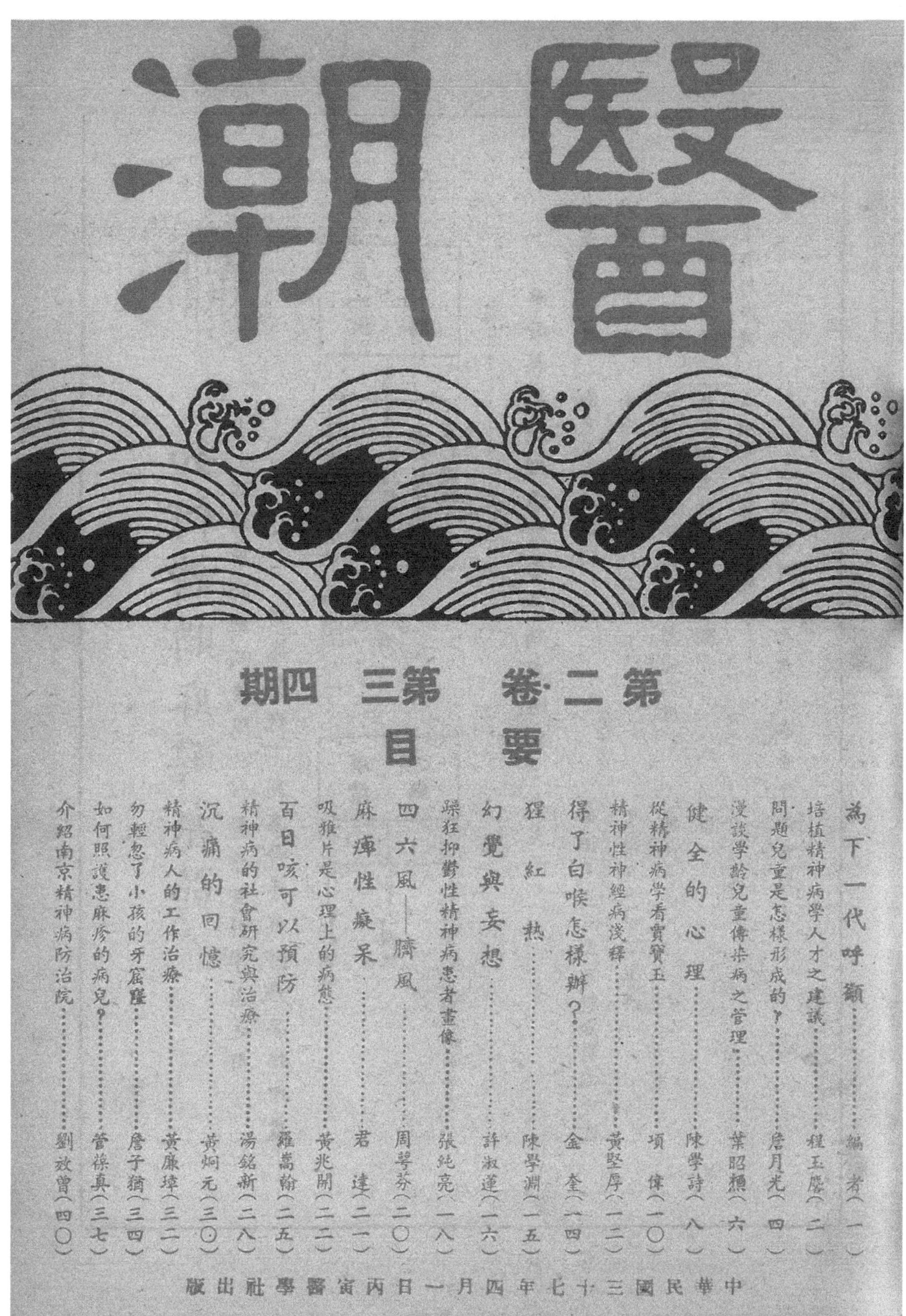

醫潮

第二卷·第三四期

要目

中華民國三十七年四月一日丙寅醫學社出版

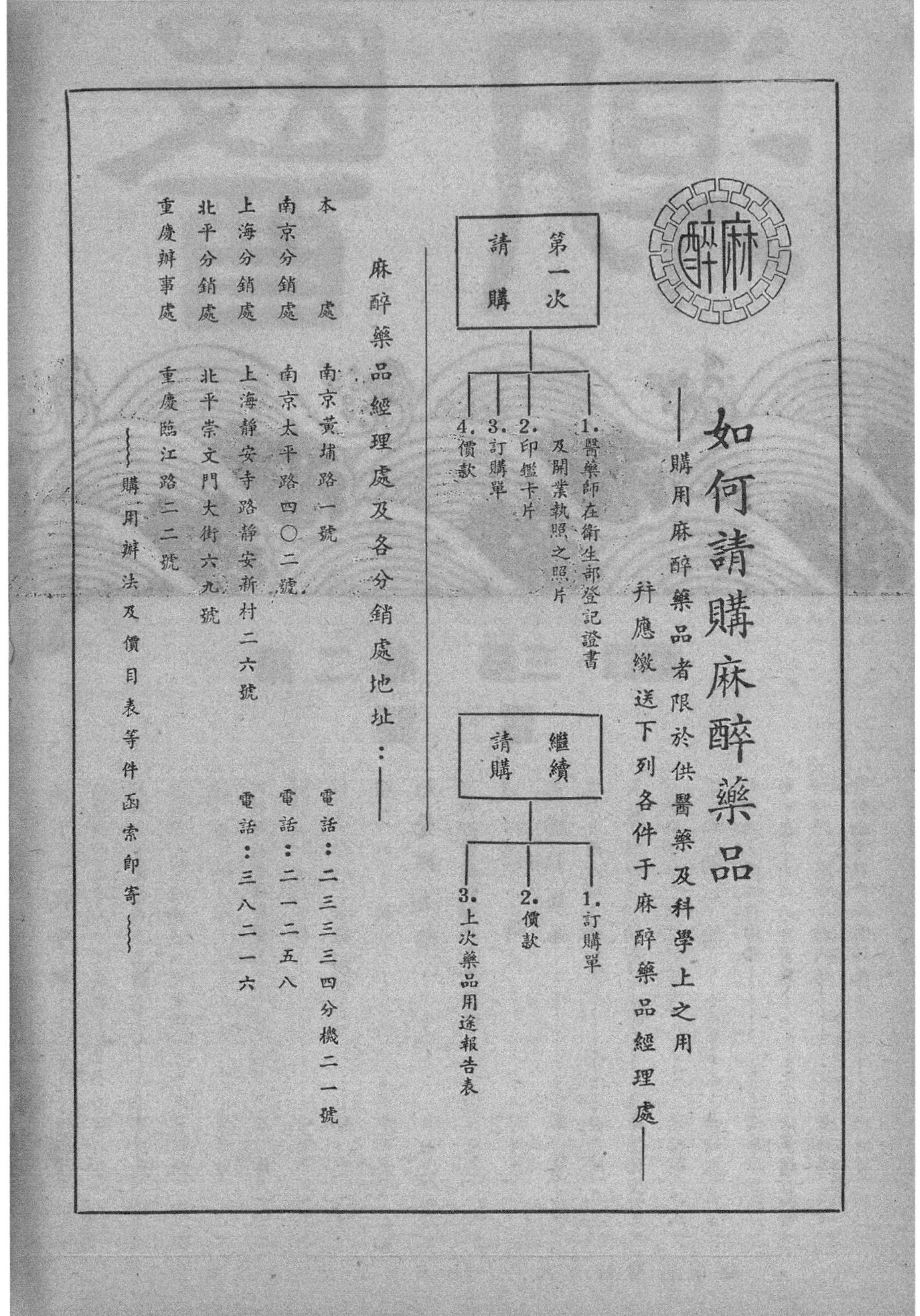

麻醉
如何請購麻醉藥品
——購用麻醉藥品者限於供醫藥及科學上之用
幷應繳送下列各件于麻醉藥品經理處——
第一次請購
1.醫藥師在衛生部登記證書及開業執照之照片
2.印鑑卡片
3.訂購單
4.價款
繼續請購
1.訂購單
2.價款
3.上次藥品用途報告表
麻醉藥品經理處及各分銷處地址：——
本處　南京黃埔路一號　電話：二三三三四分機二一號
南京分銷處　南京太平路四〇二號　電話：二一二五八
上海分銷處　上海靜安寺路靜安新村二六號　電話：三八二一六
北平分銷處　北平崇文門大街六九號
重慶辦事處　重慶臨江路二二號
~~~購用辦法及價目表等件函索卽寄~~~
~~~

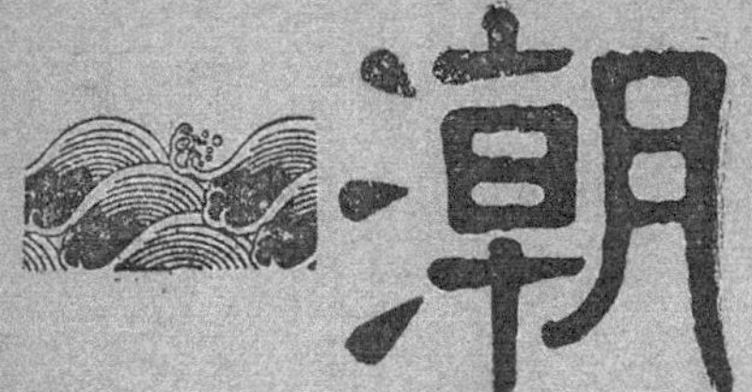
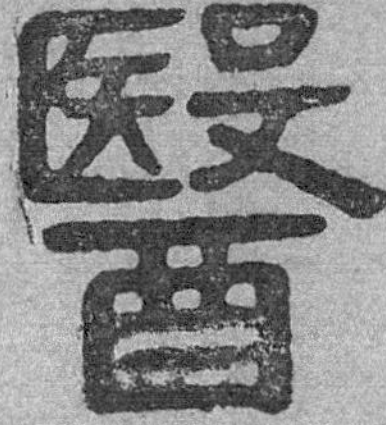
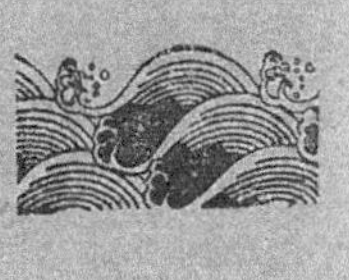

醫潮

為下一代呼籲

孫君

在這烽火連天的世界變亂中，最無辜的是兒童，受損失最大的也是兒童。據可靠的估計，全世界的人口中，每六個人內，就有一個需要救濟的兒童，所以救濟兒童的呼聲，最近已經引起各國的注意，成立了世界性的組織。這可以想見這種問題的嚴重與急迫。

戰爭不是天災，而是人為的。變亂也不是天災，而是人為的。追根究底，都是由於人與人之間的關係不能協調，所結成的惡果。小之如弟兄中的傾軋，夫妻間的反目，也無一不是這人間關係在作祟。一個家庭裏有了一個精神錯亂的人，可以攪擾得四隣不安，何況現今世界上大多數的人都多少有點精神變態，社會裏焉得不亂，國際間那得不爭呢？

人類的精神變態與遺傳無大關係，瘋子不是天生來的，而多半是幼小的時代，心靈上受了創傷。溺愛和冷待，過猶不及，都是形成問題兒童的直接原因。健全的心理，完美的人格，需要由兒童幼小的時期，就與以適當的培植。自然父母的責任，尤重於教育。現一代的父母，無疑都是遍體創痍，身無完膚，亟應勵自警惕，切不可再將曾經身受的苦痛，施諸子女。為了下一代的福利，為了世界永久的和平，今日的人類應當個自檢討，互相砥礪。粗暴，懦弱，傲慢，妒忌等等的不良習性，都不外是精神的變態。重行教育自己，須要下最大的決心。但最低的限度，也須具自知之明，瞭解個人的缺欠所在，改正自然較易了。

父母是子女的楷模，耳濡目染，兒童們是時時在仿效父母，所以家庭中的環境和教育對於兒童的影響最大最深。問題兒童，多是因為父母有問題所造成的。精神病學專家每一個精神病的患者，在內心的深處，都有一段痛心的家庭歷史。精神病學專家說：「精神病就是逃避現實」。他們之所以沒有面對現實的勇氣，沒有解決現實的能力，也就是在幼小的時期沒有受到適當的培植與訓練。問題誠然是很複雜的，不僅包括社會與家庭的因素，而且還有教育，經濟，以及習俗種種的關係在內，但是為了改進社會，安定世界，必須從根本上謀求補救不可，實實不容再忽視了。

追隨列強之後，早已有兒童節的設置，提示了這民族幼苗的重要性。重視兒童的運動已經普遍到全國的各大都市，這是一個好現象，而且每年到了這個節日，各地慶祝，都少不了注重兒童健康一項。不過健康需要包括身心兩方面，纔算得全備。祇有身體的強壯，而心理不健全，仍是一個殘廢人。身體不健康的，至多不過是成為社會的消耗者，而心理不正常的，却有時會成為社會中的蟊賊。搖撼了國家的安寧，破壞了世界的和平。

兒童傳染病在國內的流行，已經引起了社會人士的注意預防，但精神病的預防可能，還未能週知，心理衛生在我國更是一個生疏的名辭。現在欣逢醫潮出刊後的第一個兒童節，本社同仁特意選定精神病和兒童傳染病為本期的中心問題，意義是很明顯的。除將這册醫潮奉獻給全國的小朋友以外，並為這下一代主人翁發出這低微的呼籲。籲求全國無論有無子女的成年男女，注視這悲慘的現實。這是上一代的人貽誤了現代。我們萬萬不可再貽誤了下一代！

培植精神病學人才之建議

程玉麐

精神病學這個名詞，在我國一般醫學界中仍是很陌生。有些人以為精神病學是一種多餘的學問。有些醫院祇將精神病科當作點綴品。這並不是因為我國人對精神病的抵抗力特別強，或者因為我國人對精神病的原因比外國少，以致精神病的患者也少。實在是因為我國人對精神病沒有深切的認識，因此見不到問題的嚴重。換言之就是國內的精神病學人才太缺乏。

精神病的問題，在各國都是普遍地存在。其實自有人類歷史以來，自從有了人與人間的關係以後，精神病已是人類的一種威脅。這次戰後的社會混亂情形，無疑是更引起很多的精神病患者，而且這社會混亂的本身，就是直接由於人們心理不健全。一個普通的傳染病人，在他的患病期間，是住在醫院裏，除了他自己對社會不能有貢獻外，他不過是增加了醫師們及護士們的工作。但有着輕度精神病的患者，或者有病態心理的人，他們在社會上照常負責各項工作，他們的病態心理，表現於日常生活中而形成了人與人間的反常關係。他們對社會不特無貢獻，且增加社會問題的複雜性和嚴重性。

關於精神病的流行情形，在國內尚無統計，這裏祇略舉幾個外國方面的數字以作參攷。全美國各醫院一共有病床一百二十萬張，其中半數（六十萬張）是精神病床。平均每萬人有精神病床四十餘張。在美國，有百分之十的美國人，在他們的生命過程中會因患精神病而致影響工作效率，其中半數（佔全人口百分之五）因患精神病而住院。在波蘭，平均每萬人有精神病床七張。從這裏可以看出精神病問題的嚴重性。我國精神病人數目因無統計，若用美國數字估計，則四萬萬五千萬人口中應有一百八十萬張精神病床。若按波蘭數字估計，則全國最少亦應有精神病床三十一萬五千張。但據衛生部三十六年度調查（附表一），全國各醫院一共有病床四九，七三一張。其中精神病床祇有八九五張（附表二），佔總數百分之一．二。這與外國的數目比較相去甚遠。據作者所見，我國精神病人並不少於外國，祇因精神病學人材缺乏，故病者無法發現。重精神病患者，則任其自生自滅。輕度的精神病患者，則分佈在社會各階層而助長社會的混亂。為着針對需要，作者在這裏提出一個關於培植精神病學人材的管見。

在目前我們可能做到的，是利用原有的精神病院與各所在地的醫學院合作分担這種工作。現據已知道的精神病院與所在地的醫學院列舉如左：

南京：醫學院——國立中央大學醫學院。
精神病醫院——衛生部南京精神病防治院。

上海：醫學院——國立上海醫學院，震旦大學醫學院，及其他。
精神病醫院——閘行普慈醫院，上海紅十字會醫院。

（附表一）公私立醫院所數病床數暨醫事人員調查表

衛生部三十六年度醫院調查已收到之報告統計

	院數	床數	醫事人員數					
			醫師	護士	助產士	藥劑師生	檢驗員	助理員
中央直屬醫院	7	1654	336	454	19	27	34	126
省市立醫院	182	12547	1517	2274	393	382	218	1139
縣(市)衛生所(院)	1378	9558	2446	3413	1575	278	974	1634
公立醫院	89	6440	644	949	179	172	106	473
教會醫院	152	12157	752	1613	199	220	228	1038
私立醫院	436	7375	1023	1344	344	130	356	591
合計	2244	49731	6718	10047	2709	1209	1916	5001

成都：醫學院——私立華西協合大學醫學院。
精神病醫院——四聖祠醫院。

北平：醫學院——私立北平協和醫學院，國立北京大學醫學院
精神病醫院——北平市立精神病療養院。

廣州：醫學院——中山大學醫學院，嶺南大學醫學院。
精神病醫院——廣州市立精神病院。

就上列各醫學院，每週加精神病學二小時，所有教授均由各該地精神病院學識富豐之醫師兼任。其合作辦法，一如各醫學院之附屬實習醫院。

其次是訓練精神病學之專門人材。訓練專門人材，暫時須借助於外國。其辦法可就各醫學院學生中選成績較優者兩名，於畢業後留院服務兩年，予以學習機會，然後由各該醫校保送出國深造兩年。出國費用由教育部及衛生部共同負責。學成回國後，由衛生部指定地點工作。

現在外國深造者，計有三十六年度中英庚款公費生二名，出國期限三年。三十六年度考選自費出國者一名。三十七年度國防部及衛生部南京精神病防治院各派送一名，出國期限一年，一共五名。倘若三年後，上述五醫學院能各保送二名出國深造，則五年後將共有十五名學成回國。此十五名專門人材可分配於國內各醫學院及各中央醫院。現在各都市中有中央醫院者為南京，天津，重慶，廣州，蘭州五處。五年後各中央醫院將可設神經精神病科，並可與各中央醫院所在地之醫學院合作以培植精神病學人材。如天津之中央醫院可與河北省立醫學院合作，重慶之中央醫院可與重慶大學醫學院合作，蘭州之中央醫院可與蘭州大學醫學院合作。

這僅是一個粗淺的計劃，實行時未免有相當困難。精神病是有地方性的，一個異地的醫師很難了解精神病患者之思想及其對各事物之反應，除非他在該地曾有較長時期之居留。因此較為理想的辦法是在國內設立一所訓練精神病學人材的中心，招收國內各地醫學院畢業生中對精神病學有興趣者，予以兩年學習機會，然後擇其成績最優者，由該訓練中心及各原醫校派送出國深造兩年。回國後可按其地區分發各中央醫院工作。這樣便可集中訓練及選擇人材，且可減少工作上之困難。

以上所述，不過是一種建議。尚望國人有所指正。

（附表二）國內現有之精神病床

醫院名稱	所在地	病床數目
北平市立精神病療養院	北平	200
閔行普慈醫院	上海	300
廣州市立精神病院	廣州	300
衛生部南京精神病防治院	南京	50
上海紅十字會醫院	上海	25
成都四聖祠醫院	成都	20
共計		895

精神病學是醫學的一部份

編者

魏氏（Edward Weiss）在所著「心身醫學」的自序裏提到，二十年以前，當他出了病理學的大門進入臨症不久的時候，他遇到了一位年青的女病人，患着原因不明的頭痛。利用病理的學識和科學的精神，他做盡了檢查和實驗，但是找不出這頭痛的原因。一次腰椎穿刺使病勢反而加重了。除了厲害的頭痛以外，又加上了腰痛，和腸胃的症狀。這位病人臥在床上，足足的有九個月不能下地。最後，病人的家屬不能再忍耐了，於是決定另請了一位老醫師。這位老醫師原是他們的家庭醫師，病人在兒童時就是由這位醫師照顧着的。他曉得這位青年的科學家所忽略的一點。原來病人的哥哥，也就是這一家之長，有了一位女友。二人頗有結婚的可能。這位妹妹不贊成他們結婚，但是又無法反對。他的病就是反抗這婚姻的幼稚表示。病因經說明，他於是霍然瘥癒了。這極有價值的一課，提示了這位青年的醫師，單單學得病理的知識，是不夠做一位醫師的。

兒童有了問題，往往是因為父母或家庭方面有問題。有問題的父母，往往是因為婚姻的結合有問題。父母們先要解決自身的問題，兒童的問題也就迎刃而解了。

問題兒童是怎樣形成的

詹月光

兒童時期，常有一些行為上的問題，如挑拒食物，反抗，膽小，常哭泣，咬手指甲，說謊，過於孤獨不合羣，暴發脾氣，溺床（三歲後）兄弟姊妹間忌恨，性的行為，固執，偷竊——等等。一般兒童大概都曾經有過幾樣，假使父母應付沒有錯誤，大多會自己漸漸好起來，父母們亦許認為是輕微的問題，但如父母的態度不當，應付不得宜時，更促其發展，很可能成為較嚴重的問題兒童。

問題兒童是怎樣形成的？一般的說法，問題兒童起源於家庭，學校，社會，但是影響最大的還是家庭同父母，尤其是幼兒期，兒童所接受的一切暗示和指導，差不多完全得自父母；在入學以前，兒童主要的生活環境是家庭，接觸最多的是父母，所以家庭情境的變移同父母是最容易製造出有問題的兒童。

家庭情境對兒童性格的發展為什麼有極密切的關係呢？像一個家庭中有不道德的行為，兒童會因模仿而學壞，或因家庭的不名譽，自小染上自卑的情感；像家庭的不和睦或親子間情感的破裂，很容易養成兒童的好鬬，暴發脾氣，破口罵人等行為，影響兒童心理上適應的困難。再像父母不全或父母一方亡故，常易造成兒童流浪行為。這些都是受家庭情境的影響。此外，兒童在家庭中的地位，和所處的關係，也是影響兒童人格的發展的，像私生子，養女，養子或前妻前夫所生的子女，他們在歧視和不合理的待遇下，最容易造成疑忌，沉思，沮喪，自卑等性格。

一個十二歲的男孩，犯偷竊行為，小時候只是偷東西吃，大起來就常常偷錢，有一次因為偷了客人皮包裏的九萬元錢，他的母親很着急的跑到我們這兒來。某一天，我們專為調查這個問題，到他的家裏拜訪了一次。他家住在大洋房的二樓上，陳設富麗，一望而知家庭經濟情形很不壞。父親是個高級軍官，大學畢業的，母親是個中年婦人，亦受過中等教育。這小孩還有三個姊姊一個哥哥都已經上中學，家裏有男女傭人，生活舒適。我們會懷疑這樣一個家庭，他的孩子怎麼會犯偷竊行為呢？

醫潮 第二卷第三，四期合刊 每本陸萬元
中華民國三十七年四月一日出版
發行人 李振翩
編輯人 賈献先
出版兼發行 丙寅醫學社
社址：中山北路二四三號德廬
信箱：南京新街口郵局一〇六八號
印刷者 衛生器材製造廠
代售處 全國各大醫院 全國各大書店

「……繁榮却是表面的，我是在酸痛中支持這個家。我的丈夫很少在家同居，他轉換一個工作據點，就有一個臨時的家，臨時的太太。這個孩子就是我丈夫的某一個姘婦生的。當初以為是他的親生子就送回家來養。後來發現這孩子像另外一個男子的模樣，我的丈夫就開始厭惡這孩子了，偶爾回家來，總是對他冷冷淡淡的……」

孩子的母親在極偈促不安的情境下，吐露出家庭的一段秘密。從這裏，我們就可以知道這孩子在家庭中是怎樣的一個處境，沒有地位，沒有愛；更有許多姊姊哥哥是他忌恨的對象，因此他表現偷竊行為來補償他的缺憾，來引起父母們的注意，來反抗親生姊姊哥哥們的卑視。我們明白了他的家庭情形，對他所犯的行為問題就不驚異了。

美滿的婚姻，才有美滿的家庭，不安定的婚姻生活就會造成不安定的家庭，這對在家庭中成長起來的兒童的影響是太大了。我知道有一對夫妻常常吵架，每次吵架後，父親就跑出去打牌娛樂，母親總是悶着氣坐在家中，無處發洩，常會拿孩子來打罵，以後這孩子看到父母吵架，她先哭叫不止。可憐這孩子幼稚的心靈上，很早就染上懼怕、憂慮、自卑、膽怯種種不正常的心理。在這種矛盾與不安的環境中，發生各種行為上的問題，亦是自然的事。父母們不要以為吵架小事何足道，影響你的孩子亦是不淺啊！

兒童的行為性格是在日日發達的。兒童時期雖不是精神病十足發作的時期，却是變態行為孕育醞釀的重要階段。一個青年，因為小時沒有父母的愛，長大後心理變態，行為異常，且看他自己自述的一節：

「……父母的婚姻生活是不滿意的，父親在事業上沒有成就。終年在外謀生，一年只有十幾天在家。母親是個自私自利，多疑，缺乏感情的人。對我有些地方表現冷淡，有時好像有利害的衝突。在管教上是一味發洩她自己的脾氣。我常自己這樣想，一個孕育在像冰窖一樣的母親懷抱中的孩子，要比一個根本失去母親的孩子的遭遇更悲慘。先生！我就在不是培育而是慢性摧殘的母親的懷抱中，長成一個缺乏熱情，沉默寡言，而帶有自卑感的內傾性格的神經過敏者……」

這個青年今年已經二十二歲了，據說，他小時候很怕見生人。見了生人，便不知道怎樣說話，有時甚至感覺不安，亦非常孤獨。在學校中與老師同學接觸，都會手脚無措。他母親對他這種不良行為傾向，不但不予糾正，相反的是一味責備。現在這青年心理變態已經相當利害。他怕在人羣中走，走到街上，亦像置身在毒蛇猛獸羣中一樣的警戒着，時時會有不安全的感覺。有時脾氣變得非常暴躁，一件極小的事情，也會激起無名的憤怒。很顯明的，這青年已快到精神失常的狀態了。

二十世紀是被稱為發見兒童的時代。人們的眼光從『崇敬長老』移一部份到『注意兒童。』真的，下一代人的幸福是要這一代的人去培養的，每一個為父母的都應作兒童園地的忠實園丁。

基本定戶優待辦法

茲以紙價工資與日俱進，波動甚鉅，本刊定價時受影響，爰特修訂基本定戶優特辦法如左：

一　凡直接向本社長期定閱者為基本定戶，按七折優待。

二　基本定戶自二卷起定閱者，請先匯刊費二十萬元。本社收到當即開戶入冊，按期儘先郵寄。款盡通知續匯。

三　以前各期存書無多，自三十七年四月一日起，零售每本，均按三萬元。基本定戶七折優待。

四　平寄郵費免收，需航寄，快遞或掛號者，費用由定戶自負。

五　刊款請匯交南京新街口郵局信箱一〇六八號本社。不過匯兌地點，郵票代款，按加二計算。

六　本刊印有定閱單，函索即寄。凡為本刊介紹定戶滿十份以上者，贈閱本刊六期（半年），滿廿份以上者，贈閱十二期（全年）。

七　定戶姓名住址，務請用墨筆正楷書寫，以免模糊誤寄。

丙寅醫學社啓

漫談學齡兒童傳染病之管理

葉昭標

學校教育不僅是智識的灌輸，健康教育，尤其在小學應當是主要科目，教他們怎樣健康的活着。這是個個教員的職責，不能推給醫師和護士。這裏所說的傳染病管理不過是健康教育裏的一節而已

——編者識

在兒童時期，最易感染傳染病，尤以學齡兒童，終日聚集在人數衆多之學校中，如校方稍不注意或管理不善，隨時有蔓延之危險。三十三年十一月間，重慶沙坪壩某校，流行傷寒。感染傷寒病者，有一百八十餘人之多，因不治而死者，亦有十數人。沙坪壩學校林立，相互毗鄰，一旦傳染播散，則不堪設想。當時各學校屬行飲水消毒，並施行一般傳染病管理方法，不到一月，即行撲滅，而其他各校，亦未遭波及。由此足證，學校若能重視傳染病管理，可減少傳染病之傳播。故幼稚園，小學，以及中學的教員都當對於學齡兒童中常見之傳染病，具備充足之常識，負起保衛全校學生之責任。玆將一般處理方法簡述於後：

如何發現兒童傳染病

傳染病之初期症狀，多為發熱，頭痛，精神不振等。如兒童家長，稍為疏忽，兒童仍然至校上課，混集於兒童羣中，此種情形，實甚危險。因一校中兒童衆多，單靠一二醫護人員決難發現此種有初期傳染病症狀之兒童。欲發現此種兒童，必須由學校教師，衛生隊長和護士隨時注意，互相連絡，方可收效。

學齡兒童，天真活潑，跳跳跑跑，在課外時，決不應靜坐教室中。學校教師，如發現精神萎靡之兒童，應即報告醫護人員診視，以確定其是否感染傳染病。若無醫護人員，則應遣送回家，並通知其家長注意。

依衛生教育之原則，學校學生或社會民衆，必須予以組織訓練，始可收事半功倍之效，以補工作人員之不足。法於學校中，挑選中高年級中較為精幹之學生，組織學校衛生隊，予以簡單衛生訓練，以資協助學校衛生工作。衛生隊組織為每校成立一總隊，下設三大隊，每大隊下設二中隊，每中隊下設若干分隊，每學生八至十二人為一分隊。担任隊長者應隨時注意其隊員之身體康健情形，如發現隊員中有疾病發生，即引導至衛生室治療，藉以發現兒童傳染病。

幼稚園及小學學生，在每日上課前，應全體施行晨間檢查，其目的除養成兒童

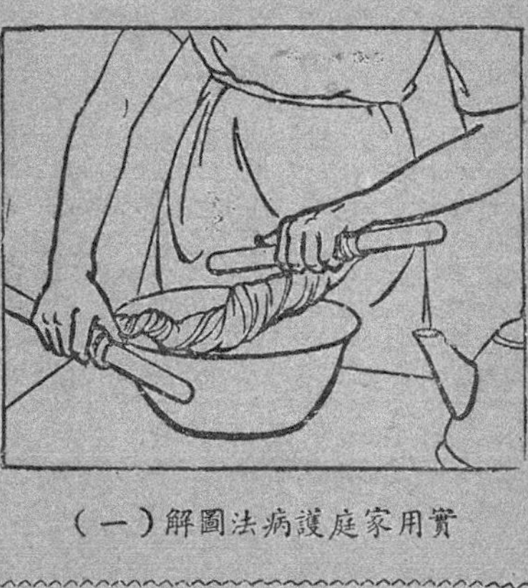

（說明）皮膚發炎，或生瘡癤，施行熱敷，將手巾浸入極熱之水，擰乾，乘熱敷在患處。擰時，先將手巾裹以較大布巾，兩端纏於木棍或匙柄上，以免燙手。

實用家庭護病法圖解（一）

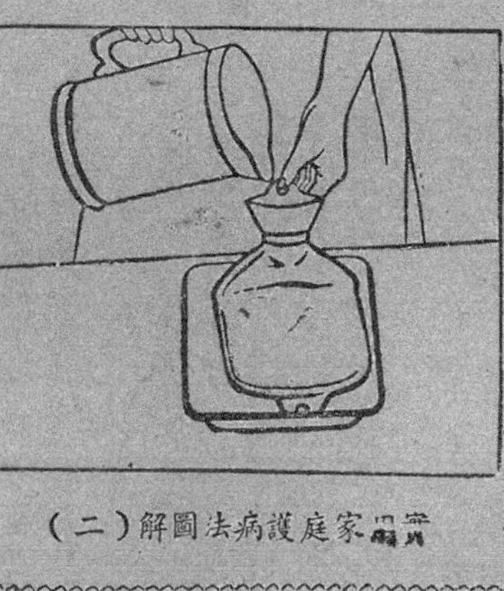

（說明）灌熱水袋時，內中不可有氣，可以保暖較久。灌時將水袋放平，將氣壓出，灌完塞緊後，再行提起。內中既無空氣，又不致於灌水時燙手。

實用家庭護病法圖解（二）

良好衛生習慣外，並可發現傳染病初期症狀。晨間檢查時，如發現眼紅，流淚，喉痛或皮膚發疹之兒童，應即報告醫護人員，予以詳細檢查。

除以上述方法，儘量檢出學校中之兒童傳染病外，醫護人員及全體教員，亦應隨時隨地注意。

發現傳染病後應如何管理

一、確定診斷：發現上述病人後，應由醫護人員，詳細檢查，而確定其是否係患傳染病。對於可疑之患者，即應通知其家長，促其注意就醫。

二、報告：診斷確定後，如係法定傳染病，應填寫衛生機關規定之法定傳染病報告片，於十二小時內，報告當地衛生機關。

三、隔離：兒童患傳染病，經確定診斷後，應通知其家長，立即送醫院隔離，以免散佈。

四、拒絕入校：患傳染病初癒兒童，因體內往往仍帶有病原菌，未過傳染時期入校，仍有傳染可能。為避免蔓延校內，應拒絕來校。又與患傳染病人之同居兒童或曾與傳染病人接觸之兒童，雖未發生症狀，因有發生傳染病之可能，亦應拒絕其來校上課。至於拒絕來校時間，視其所患傳染病而定。（拒絕學生入校期間表見本刊封底外面）

五、檢疫：傳染病流行時，學校當局應施行防疫檢驗。如發現流行性腦膜炎或白喉，則全體學生，應嚴格檢驗。由每一學生之喉部，採取標本，施以檢查，俾能早期發現，而免傳染。再如寄宿學校學生發生傷寒痢疾等腸胃傳染病時，除學校飲水施行檢驗外，其校中廚房廚役，應施大便檢驗，檢查其大便中，有否傷寒痢疾等細菌，如發覺後，亦應立即予以隔離。

六、暫停上課：學校中兒童，如發生白喉，猩紅熱，流行性腦脊髓膜炎等呼吸系傳染病，其病人雖經隔離，而仍有其他兒童，接連不斷發生者，此種情形，必有流行趨勢，學校當局，應暫停上課，以疏散兒童，以免更多發生，其停課時間，視該項傳染病之潛伏期而定。均以該病之最長潛伏期為限。

七、家庭訪視：學校護士，發現兒童患傳染病，除將病人隔離外，應即赴兒童家庭，作拜訪工作。其目的：

1. 指示病人糞便，及其他排泄物，衣服，用具等消毒之方法，并改良其環境衛生之情況。

2. 灌輸衛生常識，傳染病防疫方法及病人療養方法。須竭力設法解釋表明，並予以示範。

八、預防接種：學校全體兒童，應施行預防接種，以期產生免疫力，預防傳染病。惟必須請醫護人員妥為施行，特別應注意注射之時間。

以上所述各點，倘學校當局，能按照施行，不但可望減少兒童傳染病之發生，若經多數學校施行，且能使整個國家之死亡率減低，平均人壽增加。兒童為國家將來之主人翁，學校為教育之發源地。近則影響家庭，遠可改良社會。學校衛生之推行，實國家前途所利賴也。

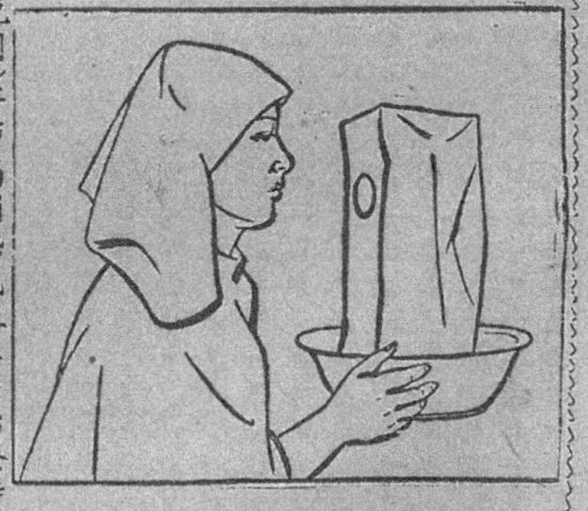

實用家庭護病法圖解（三）

（說明）醫師囑用熱氣吸入法治療時，為成人可用大紙口袋，罩於開水盆內，將袋側預挖一洞。其高低適對病人口鼻。口鼻置於洞內呼吸。

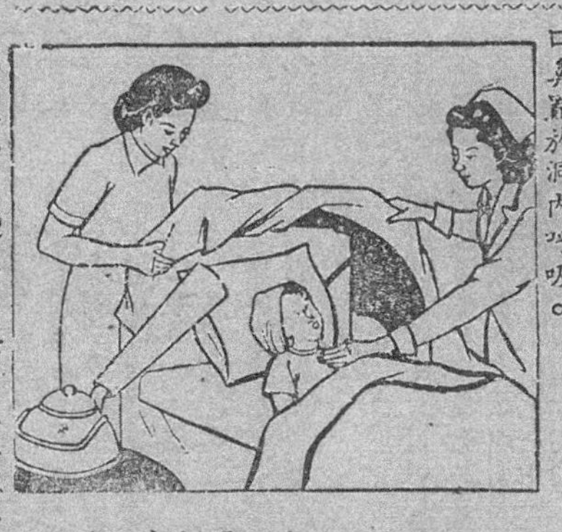

實用家庭護病法圖解（四）

（說明）為小兒可撐一傘，上罩被單，做成帳幕形，火爐置床側，上坐開水壺。用報紙捲成一筒套於壺嘴，向上伸入幕內高處，勿直對兒面以免燙傷。

健全的心理

陳學詩

生存是人類與生俱來的本能要求，人類自從胚胎開始，由一個單細胞起始分裂時起，生存的要求即緊隨着這新生命，直到他走完了他底人生旅途。維護生存的因素固然有很多方面，而健康為生存最具體的保障，因此人們支付了巨大的代價以求健康。可惜的是健康的知識還沒有在廣泛的人羣中散播下種子，人們只是依據了一些由數千年的文化傳下來的古老習慣，在岐途縱橫中，盲目的探索，大部份的人對於健康二字的意義還沒有完全瞭解，大都認為體壯、力強、健飯、耐睡就是健康的表示了。這種觀念固然沒有大錯，但只是健康的一部份，整個的健康應包括心理健康在內。在美國所有病院的床位數字上。至少有一半是為治療因心理不健康而致病的患者，這表示心理的疾病同身體的疾病在數量上至少相等，而實際上還以前者為多。所以我們應該分出對於健康的注意的一半，放在心理的健康上面。身體的健康和心理的健康要兩者并重。

心理衛生的範圍頗廣，觸及各方面。本文僅就個人心理衛生貢獻幾點意見。在個人的心理修養方面或有若干幫助。人自呱呱墮地後，環境給他的痛苦遠勝於快樂。大部份本能的慾望常不能達到目的，而與環境勢力相衝突，因此內心的苦惱也與日俱增；但人類須要生存，必須解決這些衝突，使心理走向健康的道路，以愉快的性情對付環境中的種種問題。我們姑就以下的幾點來討論：

(一)宗教信仰　此處并非傳教。關於宗教之意義為何，非本文所及，但宗教能給人一種安全感(Sense of Security)，在心理衛生上有相當的價值。人生在世，即與家庭環境緊緊連繫。在家庭中，一切都覺得有保障，溫暖的空氣使他感覺若干問題都能自然解決，毋須憂慮。但人總須自立，不能終生受家庭的保護。脫離家庭後，在茫茫人海中，世態炎涼，於是自己的保障感受到威脅，一葉扁舟，無所依靠。此時如有宗教信仰，可以感到自己又有了保障，若干問題可以藉宗教信仰來解決。例如在人與人之接觸中受到委曲時，氣憤填胸，終日不樂，有信仰的即可以上帝的意思作解釋，感到安慰。患病時，信仰也可以給他許多安慰。

(二)與趣與癖好　在工作之餘，娛樂能幫助調節生活的單調和疲勞。人之精力必須有一合宜的出路，若單以工作為出路，則其活動的範圍僅限於一方面，單調而容易疲勞，故須培養各種娛樂和與趣，愈廣泛愈好。使身心獲得調節後，對於工作的效力，也可以加增。娛樂有兩方面，一是主動的娛樂，即自己參加娛樂的事，例如音樂，遊覽山水，釣魚，游泳，集郵，運動，打球，橋戲等等。一是被動的娛樂，自己并沒有參加娛樂之事，僅在一旁觀賞，例如看電影，看人運動，聽無線電，讀小說等。主動的娛樂比被動的娛樂更有意義。

(三)職業　合式的職業使一個人的生活感覺有意義，主要的是認為自己的職業能夠寄託個人的願望，由此職業達到個人的志願。這種成功并非意味到在社會上有極大的建樹，不一定是客觀的，只要自己認為成功就好了。一個拉洋車的妻子，她的願望就是能讓她的一羣孩子吃飽，這樣就是她的成功。倘若職業不合式，認為不足寄託其志願，則前途茫茫，漸漸失却生活的興趣，進入悲觀的境地。

(四)面對現實　人生的道路鋪滿着荊棘，到處是困難，到處是痛苦。困難的事是人人感到頭痛的。遇到困難的事而逃避，決非善策，困難一旦加上了頭，就永遠跟着你。而且困難往往是心靈上的，唯有心靈上的痛苦無從躲開。遇到一件不痛快的事而躲到別處去以後，痛苦在記憶中依舊存在。精神病的原因，簡單一句話，即是逃避現實。所以遇到問題宜力謀解決，不管如何困難，在解決之後即覺心地坦然，不在記憶中嚙噬你的心靈了。

(五)思及他人　當你被痛苦襲擊的時候，不要光是看到自己的痛苦，想到別人也在受着同樣的痛苦，於是自己的痛苦也就不覺其為痛苦了。助人為快樂之本，在心理衛生的立場上是極有價值的金科玉律。幫助別人，自己會得到很大的愉快。

（六）不委過於人　遇到任何失敗或困難，把失敗的原因加在別人身上，這是一種最壞的習慣。委過於人的結果，常反而引起自己的不安。如常用此方式，可以成為精神病。有時委過於自己的身體，在不能達到自己的志願，或自己工作不如別人時，把過失放在自己身體上，認為身體有某項缺陷，體力不足，所以在事業上不能成功，這是焦慮反應（俗稱神經衰弱症）的一個原因。

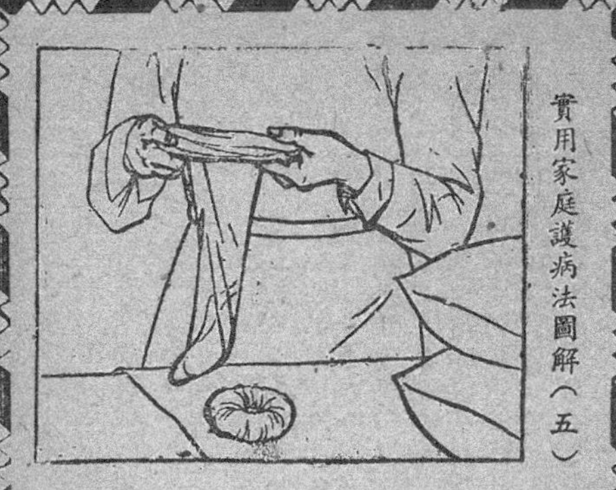

實用家庭護病法圖解（五）

（說明）久病患者，因臥床過久，有骨尖處，往往覺痛，甚至發生褥瘡。應時常協助病人翻身，注意褥單保持平滑潔淨。遇有骨尖疼痛發紅時，可用舊襪洗淨捲成環形，墊在痛處。

（七）不縈念自己的失敗　在社會環境中，失敗和挫折是時常會降臨到每個人的身上。倘若遇到一件失敗的事，自己感到失了面子，放在心上老是丟不開，思慮又思慮，愈思慮愈煩惱。反之，如果對失敗的看法改變一下，向失敗去學習，研究失敗的原因，以後就可以不再犯此錯誤，西諺謂：失敗是成功之母，失敗會給你經驗，這經驗可補償失敗的損失。

（八）克服自私心　人生來就是自私的，在幼年時以自己為中心，以達到自己的慾望為目標，不顧及他人的存在。專顧滿足自己的慾望，必要同環境發生衝突。這衝突須要解決，所以必須顧到現實，把自私心克制一點，配合環境。否則自己的慾望無止境，而這慾望又常不能滿足，痛苦也就愈深。

（九）避免孤僻　人是社會的一份子，絕不可能脫離社會而單獨生存，必須合羣互助。人與人之往來，參加團體活動為生活的必要條件，這樣可以接近現實，瞭解現實。如果不願與人來往，專以自己的影子為伴，而腦子是不會停止工作的，那麼憑着主觀，腦子裏充滿了超越現實的想像，就必然沉入白日夢中。在現實中不能滿足的慾望，在白日夢中都能滿足，於是漸漸不自覺地生活在白日夢中了。這結果將使你把白日夢當着真實的情景，使你進入精神病態。

（十）服從與反抗　這兩個極端的行為，在幼年時宜特加注意。有許多兒童非常服從，平日少言語，不參加遊戲，在小學中名列第一，品行甲等。家長和教師都認為是標準兒童，將來大有作為。實際則完全相反。這種完全順從環境的性格，一點沒有反抗，將來長大後也是這樣，隨遇而安，沒有進取心，沒有人生目標，結果便可以在精神病院中找到他。極端的反抗也是病態的性格，專門侵犯他人，人說是，他偏說否，總與人相反，這也是精神病的一個原因。所以完全不受環境的左右固然不好，全不受環境的批評也是不對。合理的服從應該服從，須要反抗的時候應該反抗，但不宜趨於極端。

此外關於性的問題，在心理衛生上占很重要的地位，此處限於篇幅關係，不能詳細涉及。主要的是在幼年時代，就須要灌輸兒童正確的性知識，使他明瞭性是人類很自然的行為，免得在性的歪曲範疇中去盲目探索。到七八歲時就應該把性愛的對象從父母身上轉移到外界去，避免同性戀愛，到青春發動期以後，就應該以異性為愛的對象，異性愛才是成熟的正常的性行為。

以上所舉，不過是個人心理衛生方面主要的幾點。如果能做到這幾點，心理大致可以稱為健康，不致發生什麼問題。遇到困難，可以有能力去解決，不致進入歧途，并且能意識到人生真切的意義，快樂也隨時跟隨着你了！

> 現在的社會裏，正充滿了賈寶玉林黛玉，心理不健全的人。可嘆沒有那們多的精神病學專家，與以適當的分析治療，這真是一件極嚴重的問題。精神與肉體，本是分不開的，以往的醫學，却忽視了其更重要的一面。
>
> ——編者

從精神病學看賈寶玉

項偉

從念中學時起，一直愛讀紅樓夢。年來朝夕搞精神病，對於賈寶玉這个人物的興趣更濃；因為我想從中國的說部中，挑出一些角色來，作為精神病學上若干觀念的例證；對於心理衛生的宣傳，當不無裨益。其實這種念頭並不新鮮，潘光旦先生早已從中國的歷史中，找到很多患同性戀的病例，而且發現馮小青是一个患影戀者；其考證之週詳，殊堪欽佩。不過當潘先生提到伶人而兼作相公的方俊官時，嘗謂：『讀者到此，會很容易聯想到紅樓夢裏的柳湘蓮，於一次堂會演劇之後，被薛氏公子錯認為相公一流，妄思染指，不過這是說部人物，不足為憑』。實則精神病學家，以說部人物作例證者很多；佛洛德的子母戀，即從沙佛克里斯的阿狄普斯上取材；名性學家克拉夫脫乎將性虐狂謂之沙德現象；又將被虐狂謂之馬瑣克現象，也是從沙德與馬瑣克兩人的小說中取例；身心醫學權威魏思，講述強迫性人格時，亦拿罍俄的孫星淚中的那個警長為例，好萊塢的卻爾斯勞頓即因飾該警長而博佳譽；以莎士比亞為榮的英國人，講授精神病學，幾無不引述莎翁的馬克白夫人。所以問題不在『說部人物不足為憑』，而是前面的人物全不是本國的，不為衆所週知。潘先生提出的馮小青雖是中國人，卻沒有多少人知道她。馮小青的墓靠着西湖，杭州人知道馮小青是一位姨太太的，其常識已夠豐富；當地人尚且如此，遑論外地人？這又使我想到丁瓚先生，他論神經衰弱時，曾以世說新語中的人物為例；為此還將馮友蘭先生的『論風流』批判了一番，其中是非姑且不談，祇可惜所引用的人物，仍遠欠通俗。試想王勃的滕王閣序，中學生都能背幾句吧！可是能記住『阮籍猖狂，豈效窮途之哭』這個典故的怕很少了，遑論世說新語！

我們看紅樓夢，不僅是家喻戶曉，牠還有幾個特色；牠是一部彌足珍貴的社會個案史；賈寶玉的心理發展，井然有序的記載着，先有幻遊太虛境的色情夢，於是夢遺，於是偷試雲雨情，再便是與秦鍾發生同性戀，甚至還害着雕像戀。最有趣的是，曹雪芹給賈寶玉的出生寫了一段神話，用精神分析的眼光看，這個神話包含不少意義，現在我們來逐一研究。

據說當日女媧煉石補天，煉就了三百幾十塊，但在補天時，獨剩下一塊不曾用，這一塊既『無才補天，』便『幻形入世』成了賈寶玉。這在曹雪芹自己，也認為是無稽之談，可是我們如讀過佛洛德精神分析引論，尤其是其中論象徵的部份，我們便可知道無稽之談中，象徵了不少的東西。試想倒了半邊天，天上自然出現了一個大洞，而洞是子宮的象徵。要將這洞修好有兩個法子，拿煉就的石塊來填補，或者拿石塊來堆成長柱，將倒了的半邊天撐起來。如是填補，填補這動詞便象徵了性，而且將石塊從地上拿到天上，『違反了地心吸力，高舉直豎』，正合了佛洛德給所有男性生殖器象徵物所下的特性，若是將石塊堆成柱子，其象徵的意義更不待言了。那麼不管補天的方式如何『無才補天』祇象徵了一件事，那便是『陽萎』。

我們知道曹雪芹的家原極富有，他家一直管理江南織造廠，但到曹雪芹時，家境一日不如一日，這一來使曹雪芹在六朝金粉的金陵的生活，大受限制，可能因阮囊羞澀，遭受了不少白眼，逐漸使他感到落伍，於是他不得不在『奈何天，傷懷日，寂寥時，試遣愚衷，演下這悲金掉玉的紅樓夢』。這原是由自卑而起的代償作用，與司馬遷所謂：『乃如左丘無目，孫子斷足，終不可用，退而論書策以舒其憤，思垂空文以自見』，原無二致。這裏面的舒其憤的『憤』，卽是落伍之感，又名自卑感。自卑感的最高表現為陽萎，牠和怕閹割的意結又緊緊地相連，在論書策以舒其憤時，自卑感要想通過意識的檢查，祇有化裝而出，於是從曹雪芹的筆尖，流出了煉石補天的神話。

這個陽萎的意結，始終站在幕後控制曹雪芹的思想，使他的筆出不了陽萎的範圍。在第七囘中，曹雪芹寫賈寶玉與秦鐘相見，寶玉自思：『……我雖比他富貴，但綾錦紗羅，也不過裹了我這枯株朽木，美酒羊羔，也不過填了我這糞窟泥溝，富貴二字，不曾遭我人荼毒了』。我們知道枯株朽木是不能高舉直豎的，這象徵着陽萎，是寶玉的自卑，也卽是曹雪芹的自卑。非僅如此，陽萎這意結，註定了紅樓夢的結局；為什麽賈林不能成功？為什麽賈薛也不能成功，這因為林黛玉不該姓林，薛寶釵不該姓薛，林與薛均犯了陽萎的諱。第五囘中警幻仙曲演紅樓夢，曾有兩句歌詞是：

『空對着山中高士晶瑩雪，終不忘世外仙姝寂寞林』。

雪可以往天上飛，林可以往天上長，全都可以高舉直豎，自然犯了陽萎的諱。有了潛意識如此作祟，所以曹雪芹無法將賈林寫成天作之合，也無法將賈薛寫成花好月圓。

我們知道林黛玉是愛哭的，原來頑石既無才補天，便到處遊玩，後見一株絳珠草長得可愛，便每日用水灌她。絳珠草既幻形入世成了林黛玉，為了酬答昔日灌溉之恩，林黛玉給寶玉不知還了多少眼淚，這是一個極富詩意的故事。何以曹雪芹會有此靈感呢？這又要向潛意識中找答案了。

如追溯到遠古時代，當農業社會與畜牧社會剛開始時，無論禾稼牲畜或婦女的生產，對於男子都是極重要的事，但禾稼並不常常豐收，交合也並不常常產子，於是人類借助於魔法，以冀獲得心願的結果。他們以為人類繁殖可使田土肥沃，反之田土肥沃亦可使人類繁殖，這種魔法叫交感魔法。舉法提 Robert Briffault 在他的『文化中的性的成份』中便有如下記載：『阿耳及利亞的農民，反對一切加在他們婦女身上的性的束縛，因為他們相信性道德的施行，有礙他們的農作的。雅典的下種節也曾相當的保存了繁殖魔術原來的性質，當舉行下種節時，他們的婦女手裏擎着男性生殖器的代表物，口中唸着淫詞』。這原是人類的幼稚思想，可是每個民族都曾經過，而且這種經歷還遺傳到我們的潛意識中，待機出現。現在頑石因為陽萎而無才補天，潛意識馬上活動，似乎在說：『你已不能生殖了，為什麽不用交感魔法呢？你要是使草開花結實，你的生殖力也可以恢復過來』。有了潛意識的耳提面命，曹雪芹便不知不覺的寫出了神瑛侍者灌溉絳珠草的神話，而他自己還祇以為是為後日黛玉還淚伏筆。

以上是一種觀點，為了大家或以為說部人物不足為憑，我想拿我親自觀察的一個病例，提出來互相說明。當我軍反攻滇緬路時，雲南方面的部隊的給養，幾乎全賴飛機投擲。有一天我們野戰醫院收了一個從投擲場抬來的輜重兵，他的腿給飛機上投下的米袋擲傷了。大家都很奇怪，米袋全是隨降落傘緩緩下降，一個人儘有時間躲避，怎會被擲中呢？我當日懷疑這士兵一定是在做白日夢，忘了照應自己，後來給他分析，知道他是常犯手淫的，但每次手淫後又極後悔，這天他承認看飛機看呆了，為什麽呢？因為飛機是違反地心吸力的，正是舉陽的像徵，呆呆地看着飛機，卽等於夢見飛機，藉着飛機的翱翔，平日被抑制的性衝動，得以發洩。潛意識以將計就計的方式，大肆活躍，此時自無暇顧及米袋自天外飛來了。

上面祇是一個士兵的夢，已夠曲折了。賈寶玉被目為『聖之情者也』。其夢當更複雜。我認為幻遊太虛境，是一個極過於發揮精神分析學的夢，其中衝突之烈，待我們逐步分析，便可了然。

賈寶玉蹈入太虛幻境，便見一副對聯：

『厚地高天，堪嘆古今情不盡，癡男怨女，可憐風月債難酬』。

寶玉便想道：『原來如此，不知何為古今之情，何為風月之債，從今倒要領略領略』。所謂『倒要領略領略』，實代表平日的性衝動，躍躍欲試，幾將脫穎而出。可是這是可恥的，非意識所能忍受，因此幻遊太虛境的夢，轉成幾個仙女大罵寶玉是『濁物』。性衝動雖然被罵，並不甘示弱，牠似乎說：『好罷！你不讓我們出面，我們化裝好了』。於是幻遊太虛境

下接第二十六面

「精神性神經病」淺釋

黃堅厚

好些疾病，沒有生理上的基礎，而常是情緒擾亂的結果。對這些病症，施用直接處理，常無多大效用；因為藥物的力量不能影響到病的根源。它們需要的是心理治療。

一個人在樹林子裏走，忽然看見一條大蛇，吃了一驚，心頭砰砰跳個不住；好像是那視覺上的印象，引起了生理上的變化一樣。那麼我們是否可以說那蛇在視網膜上留下的影子，影響了心臟的跳動呢？不：我們在畫報上，電影裏，動物園中常看見蛇，通常却是無動於中：所以這種變化，不祇是蛇的影像所造成，而是我們對於蛇所懷的恐怖心理，轉而引起的結果。簡捷地說：是我們的感覺（Feeling），使心臟的跳動速度，產生了變化。

照這樣說，像是極簡單，但實際上一種刺戟（如蛇）引起一種反應（心跳加速），在神經聯絡上，還要兜幾個圈子。大腦皮質是思想活動的中樞，神經衝動是由大腦皮質傳至視丘下部，再經過交感神經系統的聯絡轉至內臟；那些引起情緒變化的神經衝動，也是如此藉交感神經以至身體各部分，並且能引起它們的活動，這就是通常說的心理作用，影響生理狀態。

上述的事實，正說明了精神性神經病（Psychoneurosis）的兩種性質：精神性神經病的第一個特性，是病人的症狀，沒有生理上的基礎。無論物理，化學或是其他方面的檢查，都找不到病的根源，因為這些病原是基於情緒活動而產生，器官與組織，原就沒有毛病。精神性神經病的第二個特性，乃是病人的毛病特別多，從頭痛、耳鳴、眼花、心跳、一直到腰酸、背脹、四肢無力……全可出現在一個人身上。每每要說上半天，才能背完。從生理上說，沒有一個器官的疾病，會影響得如此廣泛。而交感神經却能把情緒活動的影響帶到身體的各部分去。好些病人常在找醫生時，用紙寫下自己的症狀，因為他實在記不清那麼多的毛病。

然而這些病人常是失望而歸，醫生不但沒有給方子，而且多半說他們沒有病。醫生們這樣說並沒有錯，可是「沒有病」並不代表「假裝」或「做作」，更不是說「想像」的病。可惜一般醫生們都太忙，不能給每個人作詳細的解釋，結果是使病人把錢送給那些說他們有病的醫生那兒去。

情緒活動是人人皆有的，照上面那樣說，豈不是每人都會因此而弄出些生理上的毛病？這却不然；固然無論何人皆有喜怒哀樂的變化，但一般言之，均為時甚暫；激烈的情緒，通常更少延長。所以雖也會引起一些變化，但在一陣暴風雨之後，又立即恢復到平靜的狀態，不會有多大影響。而且即令那一刻兒身體上稍有不適，也會被當時的情緒活動所掩蓋，而不易為人注意或重視。

但在精神性神經病的患者，情形就有些兩樣；他們在情緒上常有一種延久的不安狀態，或是恐懼，或是憤恨，或是憂急；長時期陷在緊張與焦慮的情況中，因之生理上所受的影響，也隨之延長，而趨於嚴重。更因為這類患者的性格傾向，多屬內向型；對外界事物興趣較低，經常把注意集中於自己身上，如是身體上一點點小毛病，也易引起注意，甚至於不安，這樣形成了循環作用，轉又增加生理上的症候。

「曾有位二十左右的病人，患劇烈頭痛：先後在幾個醫院裏檢查，又照過X光，均無所發現。他家在山東，音信斷絕，求學全靠公費維持，病前半年，在高中畢業，準備投考大學。他在班上成績很好，同學都認為他是一定會考上的。七月大學招考，他在先一年十一月裏就開始準備，每日看書直到深夜，這樣弄了一星期，就病倒了，什麼事也不能作。」

本來考試是會使人緊張一點，對於這位患者，意義更大，他是非考上不可的，因為大家都覺得他應該考上。而且他單考上還不夠，一定要取得公費名額。因此他特別重視它，唯恐失敗。離考試還有八個月，就拚命用功，心理上的緊急情況，可以想見，結果是書沒有準備好，病却先來了。不知的人或要以為這是用腦過度，說不定還要替他冠上「神經衰弱」的帽子。其實這就是精神性神經病的一例。

有些時候，病人重要的毛病，不在生理方面，除却失眠或易於疲勞之外，身體上沒有顯明的不適。毛病的重心，却在心理上的激動不寧的現象上。比如注意不能集中，記憶力減退，焦燥不寧，有種不知如何是好的感覺。

「一位精明能幹的公務員，在某機關任職三年之後，升到科長的位置，可是升官帶給他的不是高興，而是脾氣壞了，與人相處還不如以前容易，工作中表現忙亂，作事的興趣也大大降低，怕和人交談，甚至有怕自己瘋狂的感覺。經過分析，知道病人是自修學成的，沒有學士或碩士的頭銜，雖然在工作上表現優異的成績，心理上總免不了有不如人之感。在升任科長之後，自卑情感更強，生怕下屬看不起他，更怕工作上出毛病，惹人輕視。這樣形成他的焦慮與不安。」

由此我們可以看出焦慮（Anxiety）與精神性神經病的關係。不過心理分析者的看法，還不止此，焦慮固然是造成精神性神經病的原因，而反過來，精神性神經病的症候，也就是患者解除焦慮的手段與方法。驟然看來，這話似乎不近情理，其實是有理由的，人的行為最高原則，就是適應。換言之，乃是要順應社會的要求，滿足個體生理及心理的需要。有些學者甚至應用「迫力」這個名辭，認為一切活動，就是為要解除外來或內在的「迫力」。兒童如此，成人亦如此，正常的人如此，心理上不健全的人也正如此。通常以為病態心理者的行為是「狂」「亂」「不規則」或「無意義」，事實上不然。變態行為也有其目的，也有其意義，並不全出於偶然。精神性神經病患者的症候，常就是其解決問題之途徑，不過其所取的方法與途徑與一般人兩樣而已。

前面所述那位患者的頭痛，可用來作為說明：他覺得自己非考上不可，否則就會失去以往優越的聲譽和同學們對自己的敬重。然而考試是誰也沒有絕對把握的事。要不失敗，自然祇有用功；而最保險最安全的方法，乃是「不考」，「不考」的人永不會失敗，可是憑空不去應考，又過於自暴自棄。為「自我」所不許，結果是頭痛來了。頭痛使他不能工作，不能看書；迫使他休息。「我現在祇有先把病醫好再說，考試也只好暫時不管它了」！

戰爭製造了不少的精神性神經病，很多兵士病倒了。其中有不少是基於「愛國」與「愛己」兩種衝動相抵觸的結果。為保全自己，就不要上戰場：然而逃避又為人所不齒，還會使父母妻子連同蒙羞，既不願作懦夫，就造成了焦慮狀態，最後病了，病却解決了這個難題。

上面的兩個例子，看來尚覺簡單、容易瞭解，但在大多數的病案裏，心理機構（Psychological mechanism）（按即相當於通俗所謂心理作用）常較曲折而複雜。病者或是有潛在的罪惡感，把身體上或其他方面的苦痛與磨折，看成應有的懲罰，以清除內心的歉咎。「我已得了應該受的處分了！」自己會心安些，有時病人是藉自己的疾病當作譴責他人的工具。我們常聽見婆婆對媳婦說：「你這麼瘦，別人還當我不給好的你吃呢！」但我們是否也曾注意還有的媳婦却偏要做出受委屈的可憐虫像，讓別人說婆婆不好？病人也會應用這種苦肉計式的心理。有此症候是幫助了患者規避了某種情境：如某患者因有病而離羣獨居，潛意識中乃藉此與人離開，以避免引起相較之下的卑遜情感。有些症狀是幫助了患者得到了所需要的東西：「因為我病了，家人都優待我，特別在吃的方面，」……這樣錯綜的情形，舉不勝舉，其中好些還經過「偽裝」作用，或是應用了「象徵」的意義（Symbolism），更增加了它的複雜性，而不易了解。

對於這些焦慮以及症候的真正意義，病人是不自覺的，因為那些都是在潛意識的領域中，表面上不易察見。心理學者常要花很多時間去研究，分析，以期發現那些症候後面的意義，再施行心理上的治療。對症候施行直接處理，常沒有多大效果，藥石的效力，不能影響到病的根源。而且在病的真正原因沒有除去以前，即令一種症候暫時消失，它還可以再現；或是有別的症候代之而生，是治不勝治的。

得了白喉怎樣辦？

金　奎

舊小說裏某種飛簷走壁的江洋大盜，於殺人刼財之餘，決不會忘記在粉牆上描下來一種標誌，一朵梅花，或是一個蝴蝶兒；意即俺好漢行不改姓坐不更名，看你有何本領對付我的意思。威脅着成千萬兒童的惡魔—白喉，竟也有此作風；但須張開那屈服於魔掌下孩子們的嘴巴看看，就可清楚地瞧見那裏畫着一隻醜惡的白蛾子，驕傲地停在咽喉要道上，讓做父母的大吃一驚！四世紀中的希伯來人，也已深知此君的厲害；一見到白蛾子，就決不敢怠慢，高吹號角，警告衆人！其餘的瘟病，反被認為無須大驚小怪，非有第三個病例的出現，是輕易不去吹響號角的。

這惡魔有點怕熱，多出現在冬末春初的時候，也專愛找寒帶和溫帶中可愛的小天使們，城裏面的尤其倒霉！自古以來，除了非洲以外，他的陰影曾不斷地襲擊着整個地球上溫暖的家庭，造成功一次次的悲慘紀錄。

然而，自從十九世紀末年德國一位稱做鮑林的大夫從馬身上製造出來抵抗白喉的武器時開始，加上各國科學家們努力的多種成就，我們已可「有此榮幸」地告訴諸位：白喉的孳運業告衰微！瞧見白蛾子標記的時候，誰也不必大驚小怪。可憐的母親們問我：「孩子得了白喉，怎樣辦？」回答是肯定的，帶着充份的把握：「請安心！有辦法！」

首先，應該決定一下那畫在喉嚨口的醜惡標記，是否真正的白喉？真正白喉作灰白色，牢黏不易揭下，且係髒臭異常的整整一片或兩片，但我們知道：得白喉的小弟妹會發熱，而且因了白膜下延，在氣管內長成一層筒狀假膜的關係，致假膜部份脫離，膿液增加，管壁腫脹，或起攣縮時，也會有呼吸急迫，面孔青紫等窒息症狀；所以一旦查覺發熱和窒息兩種明顯的信號時，切不可過於大意；因為這惡魔慣使促狹伎倆，會把白蛾子畫在鼻道後或是喉管裏，讓做父母的摸不清頭腦，而致措手不及。

其次，不幸證實了確係白喉時，（那白蛾子標記裏藏着無數特有的鼓槌子細菌，亦即這惡魔的原身）！就該把孩子送進醫院，請大夫替他或她注射鮑林大夫所發明的抵抗武器，術語叫做抗白喉血清。要緊的是武器必須足量，而且應在頭一兩天內早時輸入，才能避免毒素潛入體內的危險。大約十天光景，就可欣見那惡魔倖倖然的退却了。

第三，不管打針的早晚，或是復元的迅速與遲緩，你必須忍耐地服從大夫的指揮；讓受難的孩子在醫院內至少安靜地睡着休息三個禮拜，再慢慢地讓他或她練習輕易的起坐或游戲！因為這惡魔的毒素暗暗的侵害了孩子的心肌。曾經有許多位父母，因了太姑息的緣故，偷偷地扶起患者在床上耍一會兒，竟招致來因心肌退化衰弱而起的驟死，豈非慘事？

第四，厲害的白喉患者，頸部組織可能腫脹成牛象般模樣，窒息症狀既早且險，尤該立即送到醫院，請大夫嵌上臨時的人工通氣管，手續簡便，可以在短時間內，把愛兒愛女從鬼門關那城門洞裏搶救出來！！否則就不堪想像了！

第五，近代醫學端重預防，我們也已早有了預防這一江洋大盜的法則。首先：產母從胎盤裏賜給嬰兒們足夠六個月到九個月用的抵抗武器，這在剛做母親的聽來，一定甚合口胃！九個月以後呢？可以預先打白喉預防針，讓小天使們體內自動地產生出來抵抗的武器；（需時約二月）打一次預防針，至少可有六年的安全期，何樂而不為乎？最好的一種，術語叫做明礬沉澱類毒素，打下去後排泄甚慢，所以製造武器的機會也就比較地多，除了業已蒙白蛾子光顧過的小弟妹們，已儲備着足夠終身應用的武器外，所有的孩子們都該接受預防注射這造福健康的洗禮：九個月的嬰兒，就應注射，以保康寧；一年後，再注射一次，到入學年齡再補充注射一次，大致可以保險。

第六，白蛾子標記到處發現時，其他的健康孩子們仍應馬上注射預防針：有人主張全體打小量的抗毒血清，但使被動地儲藏點現成的武器，快是來得快些，而且也還能維持三個星期左右的效果；祇是萬一不幸，業已有鼓槌子細菌潛入時，則在用血清治病的當兒，可能對於血清有嚴重性敏感反應的危險。

第七，和得白喉的小弟妹一起玩耍過的小朋友，不但應打預

猩紅熱

陳學淵

猩紅熱為一種急性傳染病，兒童愈小，愈易感染，患者年齡愈大，則死亡率愈少。五十年前，英倫以此為最可怕之流行病，今則治療預防諸法，日臻完備，不特死亡數已減至百分之二，而病勢亦逐漸減輕。我國春冬二季，此病到處流行，尤以北方為甚。

猩紅熱之病原菌，為猩紅熱溶血性鏈球菌，存於患猩紅熱病人之鼻、咽喉及呼吸器之分泌物中，藉他說話，咳嗽時之噴液，以及病人的唾液所染污之用具，衣物等傳染。此病之傳染性極強，但脫屑之皮膚並不傳染。

猩紅熱病原菌侵入人體後，經過二至七日之潛伏期，發育滋生，產生兩種毒素；一為菌內毒素，損害咽喉局部，一為菌外毒素，順血液循環全身，由於兩種毒素之侵害，致局部咽喉疼痛，週身寒熱出疹，使患者發生猩紅熱的種種症狀。

猩紅熱早期常見之病狀，為突然發冷發熱，頭痛，喉痛，和嘔吐。體溫可升至華氏一百零二度至一百零四度，嬰兒或幼兒，可能抽風。喉紅，甚至浮腫，病重者，扁桃腺上有白色液滲出，此為扁桃腺發炎，自身一種滲液，切勿誤認為白喉。但白喉與猩紅熱併發，亦有可能。嘔吐，為猩紅熱常見之病狀，對於診斷，甚為重要。

得病二十四小時內，頸部發出紅疹，四十八小時內，散佈全身。疹子均勻，鮮紅，呈斑點狀，並不突起，按之消失，釋手復現。皮膚普遍發紅，按之，可使紅暈暫退，歷時十餘秒，仍漸回復。面部無疹，臉色潮紅，惟口圍發白。上顎咽部亦顯有點疹，且出現早於皮疹，可為早期診斷之助。頸部淋巴腺漲大。

發病後五至七日，病人若能渡過危險期，則紅疹消失，開始脫皮，初脫皮屑，繼之整塊脫皮，最末脫盡者為手掌足心，四至六星期內可以脫完，而恢復原狀。

病初舌有灰白苔，疹出三四日後，舌苔脫去，顯出紅色舌刺紅腫而大，名「楊梅樣舌」，此種楊梅樣舌之發現，對於病勢之輕重，及每次猩紅熱之流行，而各有不同。

猩紅熱在復原期內，最普通之併發症，為急性腎炎，頸部淋巴腺炎。關節炎，則在急性進行期內發生。對於心臟之損傷，為心肌炎，其症狀為發熱後，脈細而不勻，體力恢復極慢。患者百分之十二可得中耳炎，可進而釀成乳突炎。肺炎為猩紅熱少見之併發病。

異常型猩紅熱，其症狀極為複雜，於嬰兒及兒童尤甚。重者疹尚未發，在二十四小時至四十八小時內，便可致死。有種出血性疹，從口，鼻，及肛門流血。尚有咽峽炎性者，喉內之症狀極重。猩紅熱之輕者，喉部之症狀並不沉重，或始終不覺喉痛，並不發熱，且有無疹不脫皮者。有時病狀甚輕，雖然出疹，體溫僅在九十九度至一百度，此類兒童，自

下接第十八面

防針，也還該有被看管起來檢查的義務，以免業已潛伏着鼓槌子細菌的少數孩子，藉着空氣中泡沫的傳播，過病給第三批無辜的小天使們！看管到超過平均潛伏天數以後，若仍沒可疑的症狀，就可釋放出來。為了大家，而犧牲短期的自由，自亦是新公民應盡的責任！

最後，被看管的一羣中，許還藏匿着一種惡魔附身的第五縱隊；惡魔從已得過白喉，終身儲有武器的人羣裏，找到了這批寶貝；把他們的喉嚨口當作了鼓槌子儲藏庫，使之不自覺地替牠終年做那散播槌子的嘍囉勾當！若不細加集體調查，就連福爾摩斯也無識破這陰險的遁身術！我們把這種人叫做不自覺的帶菌者。鼓槌庫一經發現，並確定其活動性後，（有的槌子雖未死亡，却並無活動能力）就該斬草除根，強迫他們割除那對為害的扁桃！（白蛾子通常愛棲息在喉頭兩個狀似扁桃的腺成肉球上面，亦即是槌子們的巢穴）以免他們無意中的犯罪作孽，而撥除主人翁們那頭頂上的陰霾！

幻覺與妄想

許淑蓮

四周無人，却聽見有人在説話，明明無物，却見神見鬼，實在無臭無味，却聞到某種氣息，根本沒有一點東西，却覺得有個虫兒在身上爬動；這種沒有客觀刺激的存在而產生知覺，在精神病學上，稱為幻覺（Hallucination）。幻覺有聽、視、嗅、味、許多種，而以聽的幻覺為最常見。

一個普通人，認定自己是皇帝或大總統，自己的妻子明明是忠實的，却硬說她有外遇，實在沒有人對他怎樣，却以為人家總在設法謀害他。這種沒有合理事實根據的偏執思想或是錯誤的判斷，在精神病學上稱為妄想（Delusion）。

從上面簡單的說明，很容易看出這種知覺或思想是不正常的。很多精神病人（尤其是精神分裂症病人）的一切行為却完全為這種不正常的知覺或思想所控制着。因為聽見有人罵他，於是反唇大罵，以為妻子有了外遇，於是毒打虐待，這是許多精神病人的情況。

幻覺和妄想，和其他任何現象一樣，是不會無端發生的。牠的發生，所發生的形式，它們的內容，以及所表的意義，都與患者的整個人格有密切關係。為使這事實有清楚而具體的說明，且舉一實例如下：

一個卅一歲已婚的女性，因為感覺有人要逮捕她，丈夫要告發她，謀害她；故由其家人送入醫院。進院後表面語言動作，皆如常人，很願和人談話。她說她不是現在父母的女兒，而是一個已經死去十年的弟弟的蠶養媳。母親在冰淇淋裏放了孔雀胆，想毒死病人，却使弟弟誤食致死。但病人又以為弟弟後來被人救活，化身為A君，在重慶時曾常和她來往。最近一個月來病人常常「聽見」A君對她說：「你不要急，我就來救你」，有兩次因為「聽見」他說××有飛機來接她去，病人竟跑到飛機場去過，她說她準備和A君結婚。

據社會工作的調查，在家庭方面，患者為長女，有三弟一妹，家境尚佳，父母感情亦尚好。大弟小患者兩歲。據說為人很聰明誠懇，剛毅勇敢，思想也與患者一樣是所謂急進的。曾和患者同在一中學念書，感情甚好。家中諸人也都很愛他，十年前的一個暑假染上傷寒，因為沒有及時治療，不治而死。另外，一弟一妹，感情亦尚融洽。但據患者自己說，母親是很重男輕女的。

在性格方面，患者是一個倔強，好動，極熱情，過分慷慨（如將自己的衣物都分送給他人等），好空想，對現實不滿，自以為思想很前進的人。

關於婚姻方面，患者現在的丈夫是十多年前的鄰居，彼此由戀愛而訂婚，後以抗戰，病人隨家去後方就學。在大學時曾與一同學戀愛，而以「意見不合」而分離。後又與一軍人因相愛而同居。患者曾將其弟弟的衣服與此軍人，又使他閱讀弟弟的日記，希望他能像她弟弟一樣。但此軍人後來因事他調，竟一去不返。至於A君，乃患者另一友人，曾常來訪患者，談論思想等問題，患者對之甚表欽服。患者因想未婚夫在淪陷區思想太腐化，而對方也以為患者思想太過激，致通訊之間，意見常有不合，A君曾對此事加以忠告，以為思想不同，結合難有幸福。但後來因為家中催促，仍然結婚，婚後卽發覺兩人性格南轅北轍，患者是重理想，而過分熱情慷慨，其夫則為一重實際，習於世故，且思想保守的人。同時以她的不善處理家務和過去的歷史，婆婆表示不滿，免不了有些閒言冷語；適值時局變化，一般所謂進步

正常人也有幻覺和妄想，許多人都在做白日夢，用虛構的空中樓閣滿足個人的願望。然而許多偉大事業與發明，常是這樣肇始的。但若完全脫離現實，生活在夢的世界裏，那就是病態了。精神病就是逃避現實。

——編者

人士多有戒懼，再加上同事故意開玩笑：「喂，你小心啊！」於是病狀開始。

從以上的病案，我們看到這病人有一種被人迫害的感覺，而有以為自己是母親的童養媳以及弟弟是母親誤毒死，A君是弟弟的化身的妄想。同時有很多次「聽到」A君說話的幻覺，由他的家庭婚姻等背景來說，我們知道他對自己家庭不大滿意，婚姻更增加她的煩惱。不成問題的，他希望能離開這不愉快的環境。因為婚姻生活的不滿，不由得不想起當初曾勸阻過她而為所欽服的A君來，於是她聽到A君來接她去××結婚，到理想的地方和理想的人結婚。而患者從小心目中的理想人物，却是他的弟弟，而對於已死的大弟印象最深，其選擇對象，很有以其弟為模。舊的情緒，因新的刺戟而引起，理想的偶像合而為一，於是A君亦是弟弟的化身。但是一個人怎麽能和自己的胞弟結合呢？而且母親為什麽喜歡他不喜歡她呢？病人自思：「那麽我一定不是女兒而是童養媳了！」「童養媳」可以解釋母親的偏愛，更可保持她和弟弟的連絡。因為是婆媳關係，母親才會恨她，甚至拿孔雀胆來毒她（孔雀胆是話劇名，病人甚喜話劇），而弟弟却是已死的，該是他誤吃了。這很像是病人認為母親就擱弟弟的病，因而潛意識中有怨恨的情緒。當然，她是希望弟弟復活的，弟弟化身為A，她又是童養媳，於是可以和他同去××，離開這一切苦難，去幸福地結婚了。她又須要去××，她已是一個激烈分子，自然就會遭受逮捕，到了這時，精神病正式被人發現。

這是一個比較明白，心理機構較為簡單的例子。由以上的分析，可以清楚地見到幻覺和妄想的由來和牠們的作用。到理想的地方和理想的人結合，明明是他的希望，在現實裏不能達到的一種空想。而所謂理想的人物却勾起他潛意識裏，兒時對弟弟的情結來——她喜歡弟弟，她希望她是弟弟的養媳婦，而不是姐姐，她怨恨母親就擱了弟弟的病，於是認為弟弟「祇是被母親誤毒致死」。後來那種被迫害的妄想更明白地是她自己思想的外射，她以為別人也知道她要到××去了。簡單地說，幻覺與妄想都是精神病人，用來滿足自己在現實世界裏不能滿足的空想和解除自己潛意識裏衝突和願望的一種特殊方法。普通精神病人所表現的都常經過一種精巧複雜的偽裝，或用一種象徵的方式表達出來，讓你看不出它的本來面目。這些化裝步驟或是移置，或是凝縮，或是外射作用（把自己的願望加到別人身上），或是合理化作用（用好聽的社會較能接受的理由解釋其所不贊許的慾望或行為），因之我們就必須綜合病人的個人發展及其整個家庭社會的背景參照病人所表現的幻覺，妄想及其他行為徵象，詳細研究，方能明白牠的意義。

其實，我們常人也有時會發生幻覺和妄想的。也常以為聽到他的脚步聲音，這自然一種過度期望的表現。在戰時空襲緊張期間，人們憑空也常聽到了警報汽笛聲，這種幻覺正是我們以為警報會來的一種恐懼思想的外射。暗示也可以產生幻覺和妄想。如果當時有人對你說：「你聽，放警報了！」你便好像聽到汽笛聲。同樣的，如果有人（尤其是一個你所信仰的人）對你說：「你各方面都好，簡直是天才！」多聽幾次，你很可能有時真以為你是天才了。希特勒，拿破崙和其他許多偉大人物在他們最初誇耀他們將來的偉大成就時，不成問題，人家都會說他是妄想。俗諺說：「以小人之心度君子之腹」君子小人雖很難定標準，而「以己之心，度人之腹」確是人們常有的一種心理機構。所以自己在外面胡鬧而緊瞞着妻子的男人，常懼怕，防備，甚至以為妻子也會有外遇。如果這種思想不去和事實印證，而聽其發展，便成為一種妄想了。

雖然常人也有時發生幻覺和妄想，但其內容的固定性和性質的嚴重性與精神病人所發生的却大不相同。常人是生活在現實中的，即使因為偶然要滿足一種願望，而一時有某種幻覺或妄想，但因現實就在面前，當時印證，常時明白；所以這種幻覺或妄想只是暫時的，不穩定的，不會影響到整個的行為和生活。而精神病人却不然了，他們雖然生存，都是生活在自己的世界裏，一任那潛意識的慾念，不可能滿足的幻想，通過幻覺和妄想的形式，衝躍而出。因此精神病人的幻覺和妄想存在的時間較長，也較有系統，而能影響控制他們整個的行為。所以常態與變態之分別重點就在體認現實和脫離現實上。現實或者是煩悶的，但逃避並不能解決問題，我們，原子時代的人類，應當知道怎樣去認清現實，合理的解決各種問題，避免精神上的疾病！

（上接第十五面）

身雖輕，但能傳染他人，於學校管理方面，極宜注意。

猩紅熱易與痲疹相混，惟其發作極為急烈，突發高熱，嘔吐，及喉痛，為其特殊症狀。點疹發現之後，可用「去色現真」之現象以試驗之，亦稱「轉白試驗」，法用十分之一公撮恢復期患者之血清，或猩紅熱抗毒素，注入皮疹最顯著之處，十八小時後，注射之處，退色轉白，可斷定為猩紅熱。異常之輕性猩紅熱，雖其病狀極輕，如曾與患猩紅熱者接觸，或家中有人患猩紅熱，應確定為猩紅熱病。

猩紅熱之傳染性既強，而死亡率又高，故患者應早予隔離，而加以適當之治療。隔離以送傳染病醫院為最佳。其隔離期為三至四星期，如有併發症，如耳部流膿，扁桃腺紅腫，或頸部淋巴腺潰爛而流膿者，須繼續隔離至潰瘍痊愈為止，以免傳染他人。

用抗猩紅熱血清，以治療猩紅熱頗有價值，但未必人人有効，因為製造血清時所用之菌種，或未必與病人的病原菌適合。是否須用血清應由醫師決定，但以早用為有効，可減輕病狀，使病人感覺愉快，若

躁狂抑鬱性精神病患者畫像

張純亮

他們也是生活在現實的世界裏，同樣的也面臨着人世間的陰險與醜惡；可是真奇怪，那些令人咀咒的一件件一樁樁都似乎東風馬耳與他們毫不相關的。他們整天在興奮愉快之中。閃動着兩隻亮晶晶的眸子，笑逐顏開，得意揚揚。說話像似一條洪流，翻騰着湧汹着；談鋒非常敏鋭，充滿着機智和詼諧。手脚從朝忙到晚，沒有絲毫的倦容；他們的精力有如『江上的清風，山間的明月』『取之不盡，用之不竭。』他們的自信力都很強，抱負都很高。大多專斷獨行，非常拗執。總企圖伸出希特拉一樣的手臂，把別人當成奴才去鞭策驅使。

如果把顏色更塗濃了些，那就愈發光怪離奇了。兩眼滴溜溜的東掉西轉，注意力全然不能集中。思想有如行雲流水，一瞬息間可以變化萬千。嘴巴滔滔一片，不過盡是東扯西拉胡說八道；你要想從他那些話語中弄出一點意義來，真是戞戞乎難矣哉。他一面嘴在講，一面手在演；有時可以使你笑破肚皮。他對周遭的環境有着濃厚的興趣，可是難得久長的。他一切都隨便到了極點，真是放浪形骸，百無禁忌。

有些人的精神竟全部錯亂了。蓬頭散髮，囚首垢面。口裏盡是些腥風血雨。馬不停蹄的表演着他獨特暴戾的行徑：狂妄的笑着，放聲的唱着，手舞足蹈，把衣被撕成一條條，把用具碎成一片片，少飲食，不睡眠。在一般人的腦海中，他構成了一幅真正瘋狂的畫圖。

上面所談的那副行狀，那張嘴臉，就是躁狂病。按着病情的輕重，我們把他劃分成第一段的輕躁狂，第二段的急性躁狂，和第三段的烈性躁狂。

有了光天化日的白晝，也有月暗星昏的黑夜；踏過了新椰婆娑的熱帶，我們就要進入冰雪荒寒的北極了。

這些人們同樣的也有着兩隻雪亮的眼睛，可是不幸的他們總躲藏在黑色眼鏡的背後。在他們看來，天上是佈滿了烏雲，世界是一片灰色。他們的面孔是嚴肅板滯陰沉的。眉頭緊緊鎖起，二目黯然無光。思路是阻滯了。手脚懶於移動。膽怯怯的對一切都喪失了自信和自恃。

對於環境的一切，他們都感到木然無味。不想與他人為伍，把自己遠遠的隔離開來。兩眼死釘着地下。悶坐終日不發一語，頭腦空空一無所有；或是常時嘆息，兩眼滾着淚珠兒。整個心靈，被自卑罪惡的感覺狠命咬住，在他想來，唯有一死才能把他豁然解脫。

坐在床上僵呆不動，活像一個泥塑的菩薩；不講話，不飲食，也不排洩。

上面所說的就是抑鬱病。初是輕的，次是急性，最後是木僵性的。

躁狂與抑鬱病一眼望去是黑白分明，各走極端的。可是臨床的經驗告訴我們，這兩種病常是相接起伏互相揮映的；

待皮疹已退之後，則鮮有功效，對於併發之膿毒症完全無用。凡體溫高於一百零三度之單純性猩紅熱，或中毒症狀極重者，宜給以血清。愈早愈佳，最好用於病發二十四小時內。普通為肌肉注射，十至三十公撮，一次注射，足敷單純性猩紅熱之用。病重者可用至六十至一百二十公撮。猩紅熱顯中毒現象者，靜脈注射，結果亦屬滿意，惟必須預先測知患者是否對於馬血清顯過敏反應，並應將血清用百分之五葡萄糖，或生理鹽水冲淡徐徐注入靜脈。

用磺胺類藥物，對於猩紅熱之初期，並未有滿意之結果，惟用於併發病時，確屬有効。

用少量猩紅熱溶血性鏈球菌毒素，注射於皮內，可測知人體對於猩紅熱之感染性，此即狄克氏測驗法。雖狄克氏測驗顯陰性反應，偶亦有患猩紅熱者，然此項測驗法為試驗猩紅熱感染性最佳之一法，則已為世界所公認。

關於猩紅熱之預防接種法，雖有相當價值，但與理想免疫注射劑之標準相差尚遠，且其反應過劇，故尚未能普遍施用。

躁狂與抑鬱實在是一個病症的兩面表現。有時二者也可以只有一個顯示出來。

在躁狂抑鬱病中，病人對於一切事物皆糢糢糊糊，混沌不清。如果讓一個躁狂者，閱讀一段書，幾分鐘後再問他，他只能文離破碎的答上幾句，甚至於茫茫然不知所對。這是因為他心思散亂，神志恍惚，不能專心致志的去閱讀的關係。在抑鬱病中，他浸沉在自己的抑鬱情緒裏，現實的外界無法引起他的注意；所以便『視而不見，聽而不聞，食而不知其味了。』他們判斷與估量事物的能力也大為減低了。躁狂者不能度德量力，一味的自吹法螺，趾高氣揚，自鳴得意，把宇宙人世的一切，都看得微不足道，輕而易舉。抑鬱者不能慎思明辨，一味的自責自怨，輕賤人生，把一切都看成罪惡，把所有罪惡都一肩挑起來。在劇烈的病情下，妄想與幻覺把他們糾纏不已；敵敵友友，神神鬼鬼；他們的行動由此也就深難預知了。

躁狂抑鬱病的原因，現在還不大能明白。遺傳與特種體型在有些病人上是有關係的，可是在另外的病人則不然。心理上的問題可以促致疾病的爆發，並不能構成疾病的主因。最近的研究似乎指明：這種人格上的顯明突變是有生理上之基礎的；腦部血液循環加快，腦細胞可得到大量的氧氣，活力增強，於是躁狂的諸般症狀油然而生；如果生理作用與上相反，一幅抑鬱畫圖就此慘然掛出了；這個研究還正在進行，所以在目前，還難成為定論。

躁狂抑鬱病不治也會自己好的，普通說來，他可從三個月延長到六個月之久。在患病期間，普通的護理是異常重要的。注意他的飲食排洩，用物理方法或藥物使他安靜下來，不使他精力消耗殆盡。預防他自己殘傷或毀損他人。Cardiazol及電的休克治療，對抑鬱病頗有奇效，然對躁狂病則不免令人失望。在抑鬱病期，病人悲觀萬分，我們必須盡可能的在他的內心深處給他以支持的力量；常常和他友善的接近，鼓勵勸勉保證他能安全的渡過這個苦難。用作業治療的方法使躁狂者得有處發洩，抑鬱病者能與外界連在一起。病好之後，必須覓得適當環境居住，適當工作以安其身心，如此第二次的再發可能為之延緩或完全阻止。

猩紅熱與青黴素

（杜）

用青黴素治療猩紅熱，已有良好結果的報告。用法是用青黴素二萬五千單位，注射於肌肉內。每三小時一次，共注射五天。若用二萬單位，每六小時一次。結果亦一樣的美滿。

用猩紅熱抗毒素治療猩紅熱，效果遠不如青黴素。用青黴素時，發見併發症的，如中耳炎，關節炎等，祇有百分之十，用抗毒素時，則有百分之四十四。恢復期中的病人，喉咽所得之陽性細菌培養結果，用抗毒素治療者為百分之八十五，用青黴素治療者僅有百分之十。故猩紅熱帶菌人，可用青黴素治療。

輕微的患者，若祇用治標療法，據報告，有百分之二十六發生併發症，較用青黴素治療者多四倍。喉咽細菌培養結果，百分之八十二為陽性，較用青黴素者多八倍。

四六風——臍風

周萼芬

四六風是新生兒的病，小孩子出生後四天到六天，就開始不會吮奶頭，繼續着發生抽風，一二天內卽死去。這種情形在中國各地是司空見慣不以爲奇！按照近年來國內婦嬰衛生專家在大都會中得到的統計，四六風竟佔嬰兒死亡中第一大原因。

從細菌學發明之後，我們明白了四六風的病原：是一種厭氣菌叫做『破傷風桿菌』牠的抵抗力非常強。除桿菌本身在環境適宜時生長繁殖來害人生命，如果環境不合適，牠就產生芽胞與環境對抗，以求繼續生存，等待機會發展牠的惡勢力。這種芽胞可以抗熱到攝氏一百四十度，必須要用高壓力的消毒法纔能殺死牠，可知這種細菌是十分厲害的了！

我國向來不注意衛生。鄉間的老百姓更是無知無識，愚拙而迷信。將分娩看作是最污穢的事，把助產接生的工作也認爲最下等的職業！加上數千年來的迷信，固執和壞習慣，糊裏糊塗的將好好的嬰兒送了命！這是國家的損失，也是民族的恥辱，急宜設法來湔雪補救！否則，不但是對不起下一代，更不配做二十世紀獨立國家的人民！

在全國各地無論鄉村城市，每天可以看到四六風，推其原因是臍帶沒有料理好，甚致因爲糊塗迷信，習用舊法，將破傷風桿菌送到臍帶根裏去。在上海對岸浦東一帶的農民，主張用破瓦片或破碗片來割斷臍帶，不許用剪刀，據說如此小孩子可以長命。將破瓦片和破碗片堆積在背陰的房簷下待用，那裏永遠得不到陽光，所以破傷風桿菌的芽胞就在那裏等機會，一旦趕上愚人們拿去斷臍帶，用盡力量去壓斷臍帶，至少要用破碗片磨擦壓擠數十次，方才可以割斷。如此細菌是地地道道的接種在臍帶根上。那裏有殘餘的血液來做營養，暢通的臍血管，做運輸道，直通入小孩子的血液循環。在臍帶的一段內又沒有養氣，去妨礙牠；小孩子體溫又合宜；如此就繁殖起來，經過四天到六天，小孩子全身各部都有細菌的毒素分佈，尤其是神經系統受傷最重。小孩子的肌肉就開始緊張有強直和不規則的搐搦。第一個病狀是咀嚼肌不能運動了，小嘴張不開來，奶頭也塞不進去。哭聲尖銳，面部的表情也改變了。以後四肢抽搦。最快的二十四小時內死去，慢一些可以延長二三天。得到此病，死亡是百分之百沒有一個幸免。在北方鄉下也有類似的情形。大坑上鋪放沙土，連蘆蓆也揭去，要產婦在沙土上生產。小孩子也就放在沙土上，臍帶沒有包紮好，沙土中含有破傷風桿菌，小孩就得四六風。在四川貧苦女人沒有地方允許她們生產，臨時跑到廁所去，小孩子由產婦自己料理，沒有東西包紮臍帶，因廁所內含有很多的破傷風桿菌，常得四六風死去，實是人間慘劇！主要原因是二種：一是愚拙，一是貧乏，危害着這整個民族的下一代。

其實預防的方法很爲簡單，只要接生人的手洗清潔，用一些火酒或燒酒擦擦臍帶根，用消毒過的刀片或剪刀割斷臍帶，用消毒過的紗布棉花包紮好，不沾土，不放香灰，可以絕對保險不發生四六風。一個設備完善的產院，經他們接生的孩子從不得四六風。這初生兒的四六風，就是破傷風。祇要清潔，並施用消毒的方法接生，就可以避免。各地衛生當局，應以推動科學接生，爲主要的工作，挽救這民族的危機！

憶江南

獻先

紅淚眼，莫道是傷風。四日額間丘疹見，肺炎伺隙逞凶鋒；多少幼兒傾。（麻疹）

× × × ×

發高熱，皮膚泛猩紅。點疹輕壓權退色，舌尖究似草莓形。猖獗在春冬。（猩紅熱）

× × × ×

咽喉痛，扁桃現白蛾。面色紫紺緣窒息；心肌卒敗喪一俄。接種備干戈。（白喉）

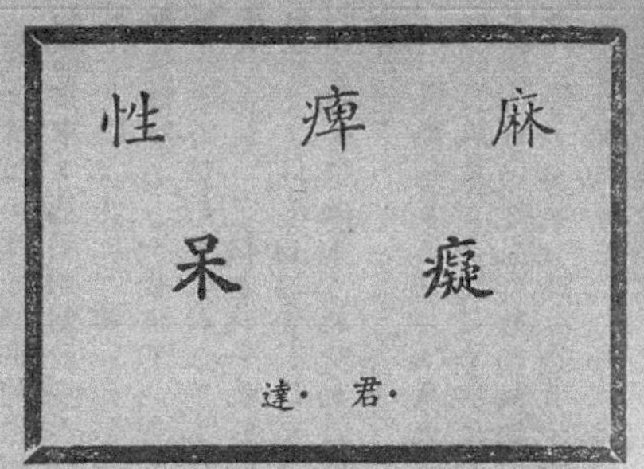

麻痺性癡呆

達君

由病因來看，可以將重症精神病分為兩類：第一類是機能性的，也是最多見的，他是由於遺傳及教育方面的缺陷，以至於不能適應環境而起的，到現在為止在這類病人的身體方面，還找不出什麼確定的病理變化，所以可以說對於它的病因，知道的很少。第二類是機質性的，它是大腦組織被外來或內在的東西所損害以後起的。大腦的功能及構造真可說是複雜萬分，人類對它的認識仍然有限得很。用通俗點的話來講，它在個體中的功能很像是國家的中央政府，一切的心理反應均為其活動。由構造來看，它有點像自動電話的總交換機，電路雖然繁複，然而都循着一定的原則往來聯絡。當我們的腦子損壞以後，也就像是交換機壞了，電訊的傳遞失去了規則，許多的心理活動也因之都反常了，這種情形也就是我們所說的機質性精神病。能夠引起大腦損害的原因很多；慢性的酒精或一氧化碳中毒可以使大腦損害，老年人腦部血管硬化亦可使大腦退化萎縮，但是最多見的，是在三期梅毒的時候，梅毒螺旋體侵害到腦組織內而引起的，這種病稱作「麻痺性癡呆」，這種病人在精神病院經常佔着十分之一的數目。

傳染到梅毒的人並非每個都要發生麻痺性癡呆，它大約佔梅毒病人的千分之五，多數發生在病人傳染梅毒以後五年到十年的光景。平常人在廿幾歲時候荒唐的最多，所以這種病多數在卅五歲到四十歲的時候發生，智識程度高的人比普通人得的多；男的比女的多四倍。在初發病的時候常是祇有極輕微的行為上的改變，若非和他極接近的人是難以查覺的；譬如原來很拘緊的人現在忽然隨便向人借錢了，原來很守時刻的人現在忽然沒有信用了。在十年前據說有一位省主席忽然將他下面兩個縣長調來不問情由的鎗斃了，他左右的人莫明其妙，但是也不敢問，以為這兩個人犯了什麼了不得的過錯。再過了些日子，他將公文亂批一氣，口中胡言亂語。當他被送到醫院裏才知道是患了麻痺性癡呆。這種病人的精神症狀變化極多，有的總是非常高興的，自己以為自己了不起；有的却一聲不響，對認何事都不感興趣。有的人變得非常凶暴，打人毀東西，又有人整日悲傷或慚愧不已，這種不同反應的原因當然與大腦被損害的部位與程度有關，然而最有關係的還是他的病前人格。他們的判斷力，定向力及記憶力都很差，有少數的病人在說話及寫字方面都可發生障礙。

在身體方面這種病人常有肌肉無力，四肢震顫，肌腱反射過敏及瞳孔光反射喪失等病徵；血液的瓦氏及康氏試驗百分之九十以上呈正反應，腦脊液中細胞數及球蛋白均增加。

關於治療到現在還沒有很理想的方法，雖然有已經施用多年的發熱療法以及最近才用的盤尼西林注射等療法，但是都祇能使疾病不再加深而已，已經損壞的腦組織却無法再復原了。由前面的數字，我們知道麻痺性癡呆是如何常見的，它多發生於智識份子且多在卅四十歲左右，這正是他們將開始為社會效力的時候。這對社會是一個何等重大的損失！在歐美各國因梅毒早期澈底治療的普遍，麻痺性癡呆已有減少的趨勢，所以性病預防及早期澈底治療是消滅麻痺性癡呆最有效的辦法。但就個人來講，潔身自守實在是最重要的。

× × × ×

先軀徵，初限鼻咽喉。頸背強直彎向後，驚風頭痛吐還嘔。診治早為謀。（流行性腦脊髓膜炎）

× × × ×

嗆且哮，氣道起痙攣；密嗽促急頻陣陣，尾聲長吼嘯而尖。慈母倍心酸。（百日咳）

× × × ×

不種痘，難怪染天花。幸保殘生全性命，落痂遺下滿身麻。攬鏡怨爹媽。（天花）

吸雅片是心理上的病態

黃兆開

『不及十年，國內不特無可籌之餉，更無可練之兵』。這是林則徐在廣東厲行禁煙時，寫在奏章上用以說明禁烟的理由。當時有許多洋人因為販鴉片而被監禁了。大量的鴉片烟膏也在虎門外用石灰毀壞了。這的確是一件很勇敢的禁烟先例，留給我們一個很深刻的印象。但這裏還有一點關於當時的史實，頗值得我們尋味。隨同林則徐的禁烟奏章一併送上清廷的，有八桶鴉片烟膏。其中兩桶是上等，兩桶是次等，兩桶是中等，其餘兩桶是下等。這八桶烟膏是分別用洋油桶密封着。由專差解上清廷，作為烟毒的證據。但在清宮的檔案中，見不到關於那八桶毒證的處理辦法。據說在故宮開放的第一天，找遍了整個故宮，也發現不到那八桶烟膏的影跡。連當時的主管人也不知道有那八桶烟膏的事情，它們也許早就給清廷的達官們報銷了。這八桶烟膏的遺失，像譏笑着林則徐的禁烟政策，同時也反映出林則徐的的命運。

民國十五年左右，廣東曾有過一幕禁烟的怪現象。當時的口號是『寓禁於徵』。在廣州市內遍設着的『戒烟室』，真是五步一樓，十步一閣。癮君子們可以很大方地去『戒烟』。他垂頭喪氣地進去，精神奕奕地出來。其實這些所謂戒烟室就是毒窟。鴉片膏也美其名曰戒烟藥膏，用着很大的廣告，招徠顧客。無怪當時曾有人說：『這小小的鴉片煙燈，實是象徵着中國財政的一線曙光』。

後來禁煙的手段是較為嚴厲。曾經有一個時期，用死刑來對抗煙毒。第一次逮捕到的煙犯，要強迫戒煙，並且在手臂上刺着記號。倘若第二次被捕，則先經過遊行示衆，然後鎗斃。但鎗斃祇管鎗斃，癮君子們仍是橫牀直竹，過着吞雲吐霧的生活。

鴉片的存在，當然是與煙癮的形成有着直接的關係。我們不能否認，倘若世界上的鴉片都絕跡了，煙毒便再不會成為問題。但我們不要忘記，煙土是從外國武裝護送進來，販煙是有利可圖。所以希望大煙絕跡，正如希望人們不想要錢。同時我們也要知道，當大煙盛行時期，仍有許多人不抽大煙，而販大煙來中國的洋人更是不抽大煙。遠在一百多年前，鴉片是包上一層文化的外殼，用軍艦護送到中國來。當時清廷的士大夫們，以抽大煙為一種正當嗜好。用大煙來招待賓客。大煙是一種談生意和商討事情的媒介。後來大煙雖然是明令禁止了，但因為是有利可圖，故煙毒仍是很普遍地流行着。有些人因為工作太辛苦，生活太單調，找不到適當的消遣，於是用大煙來麻醉自己。有些人將大煙作為約束兒子的工具。他們不願意自己一生賺到的錢，給兒子們轉眼花光。於是用大煙來維繫他們。有了大煙，他們的兒子便不再會有野心，不會有冒險的行為。這樣他們的產業便可以保存。有些人因為妻妾太多，恐怕她們有越軌行為，於是用大煙來把她們關在家裏。有人用大煙來醫治各種疾病。有人將大煙當作『春藥』用。更有些人用大煙來醫治小孩子哭叫。小孩子哭了，便在他的肛門上塗上一點煙膏。這種種的原因，都是助長煙毒的流行。但從另一方面看來，有些人能看到大煙而不想抽。有些人抽了而不上癮。有些人上了癮却很容易戒除。所以大煙的存在雖然是與煙毒有關，但並不是煙毒唯一的原因。

因此，我們不能不將角度稍為轉移一下，來細察煙毒的問題。鴉片，在治療學上是有着它的地位。鴉片之所以成為問題，因為它能令人上癮。有了癮之後，人們便變成了有煙不能生，無煙亦不能活的廢物。有人說：『癮，是一種遺傳上的弱點』。有人說：『癮，是一種後天學來的壞習慣』。但無論如何，癮是表現着心理上的病態。

煙癮，可能是一種心理的退化現象，退化到嬰孩時性心理發育中的口慾期。藉着大煙來滿足口慾。有些人對癮的抵抗力特別低，不管什麼癮，都很容易染上。這是因為他們的心理發育尚未完全，或者已發育而再退化。他們的心理現象正如小孩一樣，有倚賴性，容易接受暗示，失却對事物的聯想，對因果關係不能認識，從過去的經驗中得不到教訓，對未來的事物毫無計劃。他們所知道的，祇是急切的暫時滿足。所以雖然是鎗口準對着胸膛，他們仍是熟視無睹。這並不是說他們不怕死。這是因為他們抵不住大煙的誘惑，祇知暫時的滿足，而不會想像到未來。

煙癮也是一種逃避現實和解除內心衝突的方法。困難，是每個人都有，問題是在我們如何去對付。拿破侖說：『在法文字典裏，找不到「難」字』。這並不是說他沒有困難，祇因為他能將困難分析清楚，然後個別解決。一個心理健全的人是能面對困難，直接地立刻將它們克服。這樣，困難便不會成為問題。一個有病態心理的人，因為不敢面對現實，於是藉着大煙的麻醉作用，把自己關在另一小天地裏，暫時與環境隔離。這是逃遁的現象，是一種精神分裂反應。內心衝突，也是每個人都有的。『熊掌與魚』，是每個人都會經驗過。但一個正常的人，是能用合理的方法去解除內心衝突。祇有是煙鬼，才會用大煙來暫時忘却痛苦。這是解除內心衝突的最下策，是一種心理上的病態。

煙癮也是一種強迫行為，所謂強迫行為，是一種與自己意志相反的舉動，亦可說是明知故犯。一個癮君子，當他抽足了大煙後，可以說出很體面的話，大談鴉片之害，並且要決心戒煙。但當他的煙癮發作時，他便不能自制了。強迫行為，是孕育於嬰孩時的教養。當一個嬰孩因為想滿足他的慾望而被阻止時，他的腦海中便有着兩種相反的觀念。一種是要滿足他的慾望，另一種是因為他的慾望不能容於現實故不願意他的慾望滿足。他要把那慾望壓制在潛意識裏，但又怕那慾望會從潛意識裏流露出來。於是用各種與自己意志相反的舉動來阻止它。這種與自己意志相反的舉動，便變成了強迫行為。強迫行為，也可能起源於嬰孩時被父母時常強迫着要他做不願意做的事。當他被強迫着去做他所不願意做的事情時，他的腦海中，也有兩種相反的觀念。一種是他不願意做。另一種，因為他覺得反抗是徒然的，故他不能不做。為着要服從，他便做着與自己意志相反的舉動。此種與自己意志相反的舉動，便變成了強迫行為。這強迫行為在日常生活中逐漸演進着，而應用於各種事物上。大煙祇是他們的對象之一。

煙癮是心理上的病態，各種心理以外的原因，不過是助長煙癮的流行，而不是煙癮的主因。一個有病態心理的人，倘若沒有機會接近大煙，也會染上別的癮。煙毒是一個心理上的問題。禁煙是應該從心理方面着手。心理問題解決了，則煙毒的問題便可迎刃而解。禁煙當然也要設法毀滅大煙，並且嚴禁大煙種賣，但倘若我們的對象祇是大煙本身，而忘却了心理上的因素，則一切禁煙的方法也等於隔靴搔癢。

一本中國近代百年史，可以說是用鴉片煙圈緊密地結成。從林則徐因禁煙而揭起鴉片的戰爭，一直到抗戰勝利後在北平的大量焚燬煙土，這百餘年來，中國是不斷地用着各種方法對付煙毒。歷史本來可以啓示我們。但歷史有時是重演着。人們是喜歡兜圈子。後之視今，亦猶今之視昔。

青黴素吸劑

亮·威·

青黴素的用法，通常用肌肉注射，每隔三四小時一次，往往令病人感覺不便。其他施藥方法，如口服法雖可用，但有時吸收程度不可靠。有人利用吸入法給藥，以避免藥品與胃液接觸，用噴射器使青黴素液成噴霧劑，令病人呼吸之。此法不獨對呼吸道感染特別有效，藥劑之大部亦可由肺部吸收，故血內藥濃度也相當高。但每次給藥需二十至三十分鐘，費時太長。最近有用青黴素研細成粉末，吹噴之成烟，然後吸入。同樣藥劑只要四五分鐘卽可，藥物的吸收也很快。用此法治療已逾四百病人，結果良好。

白喉帶菌人療法

亮·威·

白喉患者痊癒後，往往病菌仍生存咽喉粘膜上，或從未得病的人，亦偶有帶白喉桿菌者。這些人本身雖不患病，但能傳染他人。以前沒有特效治法，現時用青黴素溶液治療，每日噴射喉部四次，經治療五日後，大部帶菌人咽喉培養，證明白喉菌已不存在。但有少數患者喉部病菌，仍未能剷除，乃因扁桃腺不健全，病菌藏匿其中，需用外科手術割除後，再用青黴素液噴射治療，始可根除病菌。

對精神病應有之認識

洪士元

在我國目前對於精神病至少有下列三個大的錯誤觀念：

第一：精神病也是病？一般人都有這種觀念，以為精神病不是病，人人都不把精神視為個體的一部份，實不知精神與身體是無法分開的；近年的研究，更明確的知道精神對身體的影響遠比身體對精神的影響來得大。就以最常見的例子來說，假如你生了一場氣，臉色轉白，手指顫抖，口渴，心跳，呼吸急促，飯也吃不下了，這些都是由於精神的改變所引起的。這樣我們就可以理會到，如果一個人覺得心慌，胃口不好，頭昏眼花，其主要之原因多半是因情緒上發生了問題，很少是因心臟病，胃病所致。近來醫學上對於「胃潰瘍」之起因，已有較肯定的理論；其最早的病症，大多數都是由於情緒的問題所引起的。由此可見到精神在個體上之重要性是絕不能忽視的。

精神病的種類很多，簡單說來可以將它分為『重性精神病』及『輕性精神病』二大類，前者卽所謂之『瘋子』為數較少；後者則是通常最容易見到的病人，為數較多。其數量在國內雖無統計，但若提出『焦慮狀態(Anxiety state)』卽以前所謂之『神經衰弱』就是輕性精神病之一種，大家就可知其數字之可觀了。

『瘋子』歷來在我國是被視為門風不利或祖宗缺德才發生的，從未將他當一個病人去好好的照顧，也未將他當作一種病去治療。患輕性精神病者更可憐，當身體感到不舒適或胃氣痛，頭痛去找普通醫生時，檢查之下，沒有身體上的疾病，多數醫生都說：『沒有病，不必再找醫生了。』或者給與一點不關痛癢的「補藥」，等到後來病情加劇時，則已愛莫能助，束手無策了。如能早得治療，則痊愈之可能性是很大的。所以希望人人都能認清精神病是一種普遍的病，不論是重性或輕性，這些病十有八九可以治愈的。同時亦為精神病患者呼籲，祈求各科醫生，特別是內科醫生，應當對這目前落伍，但極重要的學科有相當的認識。因為內科醫生常常最早接觸他們，內科醫生的一言一語，或是一張處方，對這種病人的豫後是異常的重要。

第二：患精神病不是可恥的事—普通人都將有了精神病看為可恥的事，這是一種傳統的看法，不但我們，外國亦是這樣。有的人重視遺傳的關係，以為是祖先的血統不好，甚至有人以為是祖先缺德才招致這種有辱家門的事，社會上也從未將精神病人當作人。在早年的英國，把關精神病人的地方當作動物園似的公開售票，任人參觀；現在在國內對精神病人虐待的地方仍是很多。他們被家屬逐出門外，任其流浪；或閉鎖在屋內，不見天日，過着非人的生活，遭受着人們的輕視。其實精神病是一種社會病，毫不可恥，因為它不能像許多傳染病，那們容易瞭解，容易預防。

第三：精神病不是不治之症—很多人以為精神病是一種不治之症，一次得病後一輩子沒有痊愈的機會，這實在是一種淺見。許多長年的瘋子，原因不是由於治療過晚，便是治療不當。固然精神病也有治不好的，但是實在是極少數。自從有了胰島素治療以來，我們知道重性精神病最常見的『分裂性精神病』(Schizophrenia)如果在病期六個月之內治療，百分之八十以上是可以進步或治愈的。近來電休克治療，對於『狂燥抑鬱病』(Manic-depressive Psychosis)及『退化期抑鬱症』(Involutional melancholia)病期之減低也有極明顯的效果。平均三十七個月的病期現在可以縮短到僅五個月。難怪Karl Menthger醫生說：『在現在醫學裏除產科以外，沒有一科的治愈率，可與精神病學科相比擬的』。

我們對精神病應該認清它是一種病。不管它是輕性的如『轉移性反應症』(Conversion Reaction)(舊稱『竭斯底里』或『癔症』)或重性的如『分裂性精神病』等等，這些都是病，和闌尾炎，急性腸胃炎，肺結核，心臟病一樣的是個體上的一種病。它應當有早期的診斷，正確的治療，尤其是我們做醫生的，都應該對精神病學有相當的認識。如果只

百日咳可以預防

羅嵩翰

百日咳，又名天哮嗆，係呼吸系病中最易傳染的一種疾病。病原體為百日咳嗜血桿菌，由上呼吸氣道的分泌物傳播。傳染的方法不外人與人間的各種接觸，如飛沫傳染，握手，及與病人密切接觸的什物等。症狀是呼吸道上部發炎，及陣發痙攣性咳嗽；因為連續的急嗽，沒有向內吸氣的工夫，所以在一陣咳嗽之後，急速向內吸氣，就發生一種特別的哮吼的聲音。此病的病程特長，損害很大：粘膜經長期的刺激後，常致誘發枝氣管肺炎。

初生的嬰兒從母親的血液，多能得到一些抵抗百日咳的天然免疫力，但不久卽失去。故六個月至五歲的嬰孩最易感染此病。統計一歲以內的嬰兒患此病的，死亡率可達百分之二十五以上，甚為驚人！至於五歲以後，年齡愈大，則病勢愈輕。既患此病一次，可得長期的免疫力；少有再發的。

百日咳的病程既長，又無特效的療法，使它速愈，所以，欲想管制此種傳染病，不使流行，實感困難。可是多數病人都在幼年，故如能加意保護嬰孩的健康，注意隔離，不與患者接近，使感染的機會儘量延緩，已足挽救許多嬰孩的生命。

現今百日咳的自動免疫，已告成功。此法雖不能担保其必能完全保護，不使生病；但似能將危險的症狀減輕。據 madsen 氏報告，於曾受百日咳預防接種的一千八百三十二人中，有百分之二十五未染此病，死者僅一人（死亡率為〇．〇五%）。於未經接種的四百四十六人中，幸免於病的，不足百分之二，而患者的死亡多至八人（死亡率為一．八%）。這可證明百日咳疫苗確能引起自動性免疫力，而應予以大規模的應用

從前有些醫師認為嬰兒於出生後六個月內，沒有產生自動免疫的能力，故在六個月以內，除種痘外，并不施行其他自動免疫法。這種辦法對於嬰兒是不利的。因為百日咳的死亡率係在嬰兒一週歲以內最高，故應設法使此病的免疫力早期產生，方合理想。如仍按照以往的慣例，非至六個月以後，纔施行預防注射，則當適度的抗體產生的時候（卽注射完畢後二三個月），已嫌太晚了。幸而現在已經證明，一二個月的嬰兒開始作百日咳預防注射的，三個月後，大多數已具有完全的免疫力。此後可於此病流行時，及時的作小量的刺激注射，以策安全。

於預防注射前，一切注射用具與注射部位，皆需消毒。注射部位係選兩臂的三角肌，各由皮下注入新製的，每公撮含有百日咳桿菌十億的疫苗一公撮，一星期後及兩星期後，再在每臂各注射疫苗一個半公撮，注射的間隔可任意增長至二星期或三星期，合計三次所用疫苗的總量為八公撮。注射後，局部例有微腫，或偶有發熱的。可是，這種反應約經二十四至三十六小時，就自然消失了。據沙氏的推測；充分的免疫力，約在全部注射程序完畢四五個月以後，纔能發生。至於免疫力究能保持若干時日，則尚難斷言。

限於自己某一專科的學識，對精神病學一點不懂，則把『焦慮狀態』的病人當作一個『虧弱』的病人去給他打針吃藥大補一下，其錯誤就好像把『腹水』的病人抬進待產室一樣的不合情理及可笑。但這樣可笑的事，在目前是天天在演着，使病人永遠陷在痛苦中。

空氣消毒

亮威

許多傳染病是由空氣傳染，傳播方法或為泡沫拋射，或為埃塵播揚。預防之法，除在地板，衣服，床單上塗以臘油，防制埃塵飛抱外，還可利用物理及化學方法，將空氣消毒。用紫外光綫照射，可殺滅空氣中病菌。美國許多醫院手術室，傳染病房，學校，軍營等房舍，已有此種設備，收效甚佳。最近主張用揮發性甘醇的蒸氣殺滅病菌，以三乙烯甘醇（Triethylene Glycol）為最佳。每次用量至微，十尺見方的房舍，只須用甘醇一滴卽可。蒸氣無色無臭無毒，價格也很低，故採用此法者日見衆多。

上接第十一面

從精神病學看賈寶玉

的夢，再轉而為偷看金陵十二釵的册籍，『册』是女性生殖器的象形。潛意識已粉墨登場，意識仍不饒他，夢乃轉成警幻說教了：『榮甯二公，託其警彼癡頑』。榮甯二公是寶玉的祖宗，代表寶玉的『超自我』，但祖宗牌仍壓不倒性衝動，牠又化裝成香，香名羣芳髓，髓為性的象徵。牠化裝為茶，茶名千紅一窟，窟又是性的象徵。牠化裝為酒，酒名萬豔同杯，杯還是性的象徵。性衝動猖獗之至，漸漸要露面了，牠唱着紅樓夢曲，一隻接一隻，最後一隻曲叫飛鳥各投林，鳥象徵什麼至為明顯，鳥要投林了，怎麼好呢？於是警幻又罵人，她對寶玉說：『愛你是天下古今第一淫人』。這可將潛意識退兵三十里，寶玉忙道：『…豈敢再冒淫字，不知淫為何物』。但這也沒有完全壓到性衝動，寶玉終於和可卿成了好事，超自我看不過去，似對寶玉說：『你亂倫了，該得何罪』。因此寶玉夢見到了迷津，其中跳出一羣夜叉海怪把寶玉抓進水去，於是寶玉在大叫『可卿救我』聲中，驚醒過來。

上面是幻遊太虛境的意義，從可卿救我，我們還可看出寶玉對秦可卿確有非非之想，後來見秦鍾便發生好感，這情實自可卿處移來。我們知道有些害物戀的人，或單喜歡女子的脚，或單愛女子的鞋。這固屬性之歧變，但推論起來，因為秦鍾是可卿的弟弟，一如鞋子是女人的鞋子，愛秦鍾乃屬必然了。馬林考夫斯基 Malinowski在他所著的原始心理中的父親，提到左白利安島上的男子，不知兒女是他們自己生的，他們所以愛兒女，全因為兒女是他們的太太的東西。假使我們要為寶玉與秦鍾的同性戀，發現其原情的話，根據上面的種種觀察，秦可卿實不可不拉進去。

我們為什麼用物戀來解釋呢？因為我認為寶玉確有物戀的傾向，第十九回中記着：『素日這裏有個小書房內，曾掛了一軸美人，畫的極得神，今日這般熱鬧，想那裏自然無人，那美人也自然是寂寞的，須得我去望慰她一回』。這種望慰一軸美人的情叫雕像戀，因為一個雕刻師愛上了他自己雕刻的像而得名。雕像戀為物戀之一種。有了望慰一軸美人的事實，我們用物戀來解釋寶玉的同性戀，似乎沒有不合。我想晴雯是懂得寶玉的物戀傾向的人，所以他臨死時，也不顧疼痛，狠命的咬下幾個葱管兒似的指甲，送給寶玉作紀念。

以上我們一直應用潛意識來解釋許多事情，為了使讀者明瞭潛意識在實際生活中的重要，我再提出一個親自觀察的病例來互相說明。曾有一個患協識脫離症的女孩，幼年時和她的舅舅住在一起，舅舅和她的年齡相當，因此他們平日很親暱，甚至有接吻的行為。在她患病時，她有不少幻覺、她看見有一隻手緊貼窗上，手心有一個紅十字。她看見死去的外祖母，她贈給她一支自來水筆，因此這女孩很喜歡。她又看見死去的外祖父，但是外祖父很可怕，因為這老頭兒張着一隻眼又閉着一隻眼。她又覺得自己似乎在上課，一個年青的教員，將教鞭指着她，因此她很恐慌。在病中她的家人說她爬到很高的箱上去，毫不顧危險。後來她自己解釋是因為高高的箱上有一隻書包，書包內有紙，她要去拿紙，她原是最愛紙的。我們現在看，所有這些幻覺，含了什麼意義呢？患者自己解釋那隻手，據說她的父親的舅舅是醫生，患者便是這位舅舅接生的，患者認為窗上的手是醫生舅舅的手，因為上面有紅十字。其實十字架是陽具的象徵，窗是陰戶的象徵，窗上一隻手是與舅舅交合的象徵。但這是逆倫的，非任何社會所能容忍。外祖母生時便待她很好，所以外祖母大概不會責備她，還給她一支自來水筆，這是陽具的象徵，是她朝夕渴望的。問題在外祖父了，外祖父是超自我，他似乎曉得患者的秘密，因為他的眼一隻張着一隻閉着，怎不可怕呢？教員代表傳統的觀念，用教鞭指她，有制裁的意思，她不能不恐慌，而且教鞭象徵舅鞭，鞭是陽具，面對着舅鞭，她更不能不恐懼。她怕逆倫：她要抑制自己。她爬到高處拿紙，其實不是拿紙，是拿她自己的處女膜，是拿她自己的貞操。所以從這些例子看來，平日祇要我們特別注意，任何人都可以起而證明佛洛德的潛意識。佛洛德的傑作還不止此，他的子母戀意結，足稱驚世駭俗，在解釋賈政與寶玉的父子關係上，我們要用着牠了。

當寶玉還是嬰兒時，為了試試他將來的出息，賈府的人在桌上擺了很多東西，看他抓那一件，結果寶玉祇把那釵環脂粉來玩弄，因此政老爺便不喜歡，說他將來是酒色之徒。我們知道賈政對於寶玉，完全是一個嚴父，從無好顏色。寶玉是無人不喜歡的，獨賈政『嚴父』到底，這固由於中國的封建社會要求每個父親如此，但從精神分析的眼光看，嚴父之嚴，其來也漸，决非簡單，尤其是賈政之嚴，值得研究。我以為賈政和寶玉在母愛上是衝突的，賈母之溺愛寶玉，人人皆知，這使賈政的子母戀的意結受了嚴重的打擊。在他的潛意識中，他是恨寶玉的。父親豈可恨兒子，自非意識所容許，於是恨的情緒，通過『嚴父』的形式，而取得合法的地位，大肆發洩。上面的論斷是有根據的，我們且看第二十二回，賈母為了元宵，舉行家宴，賈母見大家因賈政在座而顯得拘束，便要賈政退席，好讓他們娘兒們開懷暢飲，賈政便笑道：『老太太怎麼祇疼孫兒不疼兒子』。我們知道笑話是一種急智，笑話而能因時制宜，尤賴迅速的聯想，過去謂之捷才，今日謂之靈感，其實都是潛意識一湧而出，絕不從天而降，决非偶然。如寶玉見了紫鵑，會卽景生情，背誦：『若共你多情小姐同鴛帳，怎捨得叫你叠被鋪床，』亦因平日相思已甚。賈政平日不開口，一旦開口，便見機鋒，我們豈可將他等閑視之。我們還有事實證明這個意結確實存在。仍在第二十二回中，賈母見賈政如此說，便叫他留下來猜燈謎，現在不妨把燈謎全列出來：

元春：能使妖魔胆盡摧，身如束帛氣如雷，一聲震得人方恐，回首相看已化灰。

迎春：天運人功理不窮，有功無運也難逢，因何鎮日紛紛亂、祇為陰陽數不通。

探春：階下兒童仰面時，清明妝點最堪宜，游絲一段渾無力，莫向東風怨別離。

黛玉：朝罷誰攜兩袖煙，琴邊枕裏兩無緣，曉籌不用雞人報，午夜無煩仕女添，焦首朝朝還暮暮，煎心日日復年年，光陰荏苒須當惜，風雨陰晴任變遷。

寶釵：有眼無珠腹內空，荷花出水喜相逢，梧桐葉落分離別，恩愛夫妻不到冬。

寶玉：南面而坐，北面而朝，象憂亦憂，象喜亦喜。

以上的燈謎影射爆竹、算盤、風箏、更香、竹夫人、及鏡子，賈政全猜中了，當見寶玉的燈謎時，賈政還讚道：『好！好！我猜是鏡子！妙極！』賈母道：『這個大約是寶玉做的』，賈政便不言語，接着賈政便想到：『祇小小年紀，作此等言語，更覺不祥，看來皆非福壽之輩』。『回至房中，祇是思索，翻來復去，甚覺淒惋』。

我們要問，在那樣的熱鬧家宴中，賈政猜中了謎語，得了獎品，他自己的兒子、姪女、及甥女，寫出的燈謎均極工整貼切，賈政正該歡喜，為什麼反變得『翻來覆去甚覺淒惋』呢？這就怪賈母不該叫賈政離席了，這個命令觸疼了『祇疼孫兒不疼兒子』的意結。當他發現了一個妙極的謎語，而賈母說大約是寶玉做的，這又將賈政的意結打擊了一番，失望之情緒遂不自覺而發生，抑鬱之下看燈謎，自覺其中措詞淒惋，正如悲觀的人看半塊錢祇有五毛，而樂觀的人看五毛恰是半塊，全是情緒影響觀點之實例。

至此，我們對賈寶玉已提出了一個新觀點，也許海內高明之士，認為這不過是一篇精神分析派的八股文，或者有類刀筆吏，舞文弄墨，羅織成罪。但是前面說過，本篇之作原為宏揚精神分析之道，抛磚而可引玉，磚不足惜，這便是不揣冒昧而作此文的理由。不僅如此，我還覺得紅樓夢有一個教訓，必須提出來。原來在紅樓夢中出現的醫生有好幾位，除了王太醫浪用虎狼藥是一位庸醫外，其他的醫生學問全不錯，可是沒有一個人懂得賈寶玉的心理，光是把脈處方，因之沒有一個人治好了寶玉的所謂『癡病』。使寶玉繼續發光通靈的，不是醫生，而是和尚道士。這因為和尚道士看到了寶玉的精神方面。寶玉的最後一次癡病，又是和尚醫的；和尚帶了寶玉上前面書房談了很久，此後寶玉回來便很用功，終於一考中舉。他給薛寶釵懷了孕，他又給賈府考了功名，傳宗接代，光耀門楣，這些人間的義務全辦到了，他要走了。使寶玉能『了清』而去，成為『好了！好了！』要歸功於和尚的一席話，一席話者卽今日所謂心理治療，有了牠寶玉纔鎮靜下來，堅持最後五分鐘，達到『好了』的境界。心理治療，豈可忽視？也許有人覺得，這一來我們會超出了醫學的範圍，其實話該是這樣說，不是我們超出了醫學的範圍，而是醫學的範圍超過我們的知識和智慧。

一九四八年春於南京中央醫院

精神病的社會研究與治療

湯銘新

精神病是疾病中的一種，不過醫學界及社會人士對於此種疾病的注意，為時較晚，近百餘年來，醫學的進步，日新月異，所以精神病學亦隨之突飛猛進，成為一種專門科學。蓋人的疾病，不外乎身體及精神兩種：身體疾病是有形的，於診斷及治療方面，皆較為具體。精神病則不然，患者往往神經錯亂，行為反常，甚至有礙他人福利，擾亂社會安寧。考其原因，極為複雜，其處理亦甚煩難，所以社會工作者對於每一病人，必須作澈底的社會個案研究，備作醫師診斷與治療的參考。病人之精神失其常態，究以社會環境的因素為要，所以對於這些病人的研究診斷與治療，社會工作者應負最大的責任，在病人的環境裏澈底的研究精神病的社會因素，調適病人的環境，並改善病人的家庭關係。茲將精神病社會工作簡略介紹於後：

一　精神病的社會研究工作

精神病的原因，不外乎遺傳與先天的，身體的，心理的和社會的四種。前二者均不在本文範圍之內，姑不具論。至於心理的和社會的因素，有錯綜複雜的關係，不能嚴格劃分，茲混合討論之。有許多的精神病患者未受外部任何刺激，即有之亦不顯著，但是自己常會發生很多不健全的心理作用，如過分的恐懼疑慮，各種的妄想幻覺，輕者憂悶失眠，神經衰弱，重者或不免自殺，甚多狂燥異常，演出殺人放火的情事，其對社會之危險，不堪言狀，但是有的病人確係受過嚴重的外部刺激之後，而致精神失常，如失戀喪財，嗜好不良，事業不成，婚姻不滿，親屬突然死亡，受虐待或被拒絕等，均能產生各種精神病。欲根本解決此嚴重問題，首先須有專門人員，從事精神病的社會研究，自社會環境人類關係，以及個人對社會生活的心理反應，來完成尋流溯源地研究工作，這樣才能對精神病的社會因素和影響，有精確的材料，故社會工作者，須自病人的家屬或其他有關係的人，將病人出生以來，所處的社區環境，家庭背景，個人生活，及得病經過等材料詳細搜集，供醫師診斷時的參考。

至於精神病的社會研究方法，當以社會個案研究或社會個案工作中的會談(Interview)為主，觀察為輔，有時亦佐以由書信，日記及其他寫作中所搜集的材料。初次會談，可於病人甫入院時舉行，因精神病人之入院，多半由其家屬和親友送來，對於病人的生活背景及得病經過，必很熟習。至於自家中逃出者，常由警衛機關送來，他們也知道該病人在拘押時的一切情形，此項材料，雖屬初步，但以愈詳細愈好，以作將來繼續研究的線索。除與陪送者會談之外，還可以與患者本人會談。材料雖然不完全可靠，卻能增加各專家對病人的了解。社會工作者從陪送者和病人本身，得到初步材料之後，即應外出訪問病人的家庭，研究其家庭和社區環境。其次應約定時間，與最關心病人的眷屬和親友分別會談，再其次應研究分析各種有關病人的寫作，以完成精密的社會個案研究，此乃研究時所必經的幾個步驟。

精神病的社會研究工作，包羅萬象，而且兩個人的病徵，雖然相同，但其致病的原因，得病的情形，卻有個別的差異，因此研究的技術，也不能有劃一的規定。根據筆者由精神病的社會研究工作經驗所得，一個社會工作者研究精神病個案時，應注意下列數點：

（一）陪送病人來院的親友，在家因常受病人攪擾，精神已受打擊，應先與以安慰，再與會談，否則只能作很短的接觸，再約定時間，繼續會談，以免引起煩腦和反抗。

（二）病人雖神志不清，對環境不發生任何反應，但大多數卻能識別他人對他的批評，所以服務精神病的人，切忌在病人面前，評論他的弱點。

（三）社會工作者，不論與何人會談，態度必須鎮靜，從容不迫的將研究或調查的原意，詳細說明，使對方樂於貢獻確實的詳細的材料。

（四）我國一般人士，仍認精神病為一種恥辱，所以有時要想和病人的親屬，詳談致病的原因和得病的經過，常遭反對，諱莫如深。甚至走到病人家中，親屬避匿不見，或不告知確實狀況。在此種情形下，社會工作者應將精神病的正確觀念，向親屬解釋明白，以減輕其自咎心理，增加合作精神。

（五）精神病的社會研究項目繁多，若有某項遺忘，則不能有澈底的認識，所以研究者最好自己擬訂一個精神病的社會研究大綱，按大綱循序辦理，較為完善。

（六）社會工作者，不宜只注意病人的物質環境，更應注意他與人類關係的種種情況，如病人與家屬，親友，同學，同事，未婚夫或未婚妻相處的情況，平日的生活習慣，性情氣度，言談舉止，思想觀念，社交來往，學識經驗，以及其他人格特徵等，皆為注意之要點，必須一一研究，詳細記載。

二　精神病的社會治療工作

精神病的社會原因，既甚重要，所以在處理精神病人時，亦應包括社會治療工作，方能收較為圓滿的效果。有許多病人，經治療之後，病徵已漸次消弭。但在環境上致成其病的根本原因，依舊存在，如失戀喪亡，事業失敗，經濟困難，家庭關係失調等。這些問題的解決，要靠社會工作者分担一部份責任。病徵經醫師治愈之後，病人即可出院，至出院後的善後處理，必須靠社會工作者負主體責任，其目的在使病人能恢復其在社會上原來的地位，及預防其疾病的復發。茲為清晰上項起見，特將精神病的社會治療工作分住院時與出院後二種，介紹於後：

甲、住院時的社會治療

（一）會談：與病人會談，在精神病治療中佔極重要的地位，所以社會工作者應分担醫師一部份的責任，與病人會談。使病人對於社會工作者發生信任，願意自動的將心中積悶，全部吐出。同時又可乘機予以誘導和安慰，以收事半功倍的效果，因病人將積悶發洩之後，其緊張的情緒，已獲鬆弛，精神上必感受無窮之快慰。又社會工作者誘導之目的，在恢復病人的自信心，以引其重行正視現實的生活。

對於社會因素最為顯著的病人，社會工作者應在病人住院期間，多與其家屬或親友等接觸，增加他們對病人的關心，以及同情和諒解：並且除去環境上的障礙，以使病人出院後，能回到適宜的環境中，重過健全的生活。

（二）職業治療：職業治療，係利用各種手工業——編織，刺繡，繪畫，泥工，木工，種植等，使病人在醫病期間，從事生產，以減去其長期住院的寂寞，並且補助自己經濟的不足，並藉此恢復其現實生活，作出院後重行就業的準備。又可避免破壞或消極的行動，一舉數得，亟須在精神病院中推行。這種工作，本應由職業治療專家負責，但在人才缺乏時，即由護士或社會工作者分担，亦無不可。

（三）娛樂治療：娛樂治療，也是對於精神病人在醫院時宜施行的一種普通良法。有些消極沉悶，或狂躁不安的病人，對於職業治療，不能發生興趣。所以院方應備置各種娛樂工具，由護士或社會工作者誘導病人對某項娛樂發生興趣，俾於寂寞中有所消遣，精神上有所寄托。此外亦可採用社會集團工作的技術，定期舉行有系統的團體活動以為娛樂。

乙、出院後的社會治療

（一）家庭訪視：病人出院後，即回到其家庭，所以社會工作者須到病人家中，按時造訪，以便明瞭其出院後適應環境的情形，並為其日常生活，有所指示，家庭關係有所調整。務使其能恢復原來的生活，不至於再生疾病。

（二）職業輔導：病人的才能與興趣，各有不同，所以應視病人的背景，為他另謀工作，或予以職業方面的輔導，藉此提起其工作精神，使他感覺自己與常人一樣的能作社會上生產份子。

（三）精神病的社會預防工作：精神病對社會的影響，極其惡劣，單就精神病的耗費而言，其數字與實效相比，實不及事倍功半，其耗費之大，殊屬驚人。至於精神病人對於家庭的影響，亦甚惡劣，而精神病對社會的危害，更屬可怕。若就個人人格發展的過程中，予以合宜的指導，防止其發生障礙，則將來以健全的人格面對複雜的社會，或可減少精神病發生的機會。茲將最基本的預防工作，約述於後：

（一）提倡心理衛生運動，使社會人士注意心理健康，一發現有心理不健全的病人，亟予以心理的及社會的治療，使其不致有精神病的發生。其具體辦法，有開設成人心理衛生門診，和兒童指導門診二種：尤以兒童指導門診的工作為最重要，因為各種心理變態的因子，即奠基於兒童時期，所以先進國家中，兒童行為指導工作，為心理衛生運動中之一種主要工作，亦即社會工作中之一環。

（二）提倡優生學與優境學說：優生學着重人類品質的良善，優境學注意人類環境的完好，二者學說並重，必能產生身心健全的國民，因為精神病的發生，與遺傳和環境，皆有密切的關係。

精神病的社會研究和防治工作，已如上述，有志從事於社會工作者，切勿忘精神病，乃是社會中的一種嚴重問題。所以專心致志於社會福利工作的人員，亦宜倡導精神病的社會工作。希望其協助醫師，護士，和心理學家，培育身心健全的大時代的國民。

沉痛的回憶

——記一個天花病人的故事——

黃炯元

五年前的一天，正是殘冬過盡，新春剛來到人間。前方抗戰方酣，後方大都市的蓉城天花流行得可怕。那時我畢業未久，在一家傳染病院裏工作，主持者是一位名教授，那裏還作為三個大學醫學院實習傳染病的場所，是一個比較完善的醫院。

夜尚未深，桌上的鬧鐘指着十一字處，急診的鈴聲把我從剛溫暖的被窩裏推起。急診室裏等待着一個戎裝的壯士，一個華貴的婦人和一個四歲的男孩子。孩子的爸爸首先申明他是××團長，孩子的祖父是××司令。那貴婦人一把眼淚一把鼻涕地訴述她孩子的病狀：『這孩子一週前已經開始不舒服了，三天前便發起高燒來，食慾不振，時喊頭痛，腰酸，背痛，有時嘔吐，今天燒還未退，下腹部及大腿內側都發現紅疹，唉！如何了得！』

經過一番檢查，發現這孩子係患天花，那紅疹正是前驅疹。我問病人家屬這孩子可曾種過牛痘？那戎裝男子說：『牛痘我是不相信的，這孩子從生後未曾種過。』我說「這孩子大概是得天花了，馬上要住院隔離。」並且告訴他天花的病原是一種濾過性毒，這種病種牛痘可以預防，凡與病人接觸過的，都應當立刻再種牛痘。那男子似聽非聽的說：『先把孩子收下吧！』辦了入院手續，又重託了一場，始行別去。

翌日早上病人已經退燒了，臉部，四肢，頸部都起了紅疹，大部已變為丘疹，是離心性的分佈。病人沒有什麼痛苦，只是叫癢得厲害，傍晚時分，孩子的媽媽來見我，問起孩子退燒沒有。我說燒是退了些，那貴婦人露出得意的笑容。『且慢高興，』我接着說：『病人確是出了天花，這才是大病的開始呢！』那貴婦人轉喜為悲，急問可曾吃什麼藥，我說天花是沒有特效藥吃的，所以應着重預防，你家裏還有沒有其他的小孩，此刻應立即種牛痘，也許可以不得，即得了也要輕些，貴婦人說：『先生，我只有這一個寶貝呀！』說完了悻悻而去。

入院的第三天，所有的丘疹均變為發亮的水疱，我叫護士注意病人勿用手去抓，抓破了會染毒的，每天用蛋白銀滴鼻眼，還用些 Dobell's solution 洗嘴，並且開始每天查小便和白血球。病的進行很順利，到第六天疱疹都灌膿了，溫度再度上昇，病人覺得難受，身上發出特殊的臭味，臉也浮腫起來。家屬照例每天來訪，我告訴他們這幾天很危險，天花又是融合型，很易得血中毒。如果這四五天過得去，那末膿疱漸漸乾去，再過五六天即結痂，八九天左右即可脫痂，只是會遺了個麻子。那戎裝男子說：只要命保得住，麻子何妨，又重託了一番辭去。

第二天早晨查病房的時候，院長警告說，這孩子人小體弱，又是融合型，中毒的可能性很大，該多多注意。黃昏的時分，值班護士匆匆來報告說病人情況不好，呼吸很快，脈縛微弱，嘴唇也青紫了。我一面上病房，一面叫發病危單，不到半點鐘，戎裝男子和貴婦人匆匆趕到，我告訴他們病人情況，並說現在要打鹽水，兩人默默無言，只在治療室門前靜候。

人的厄運是那麼不容易逃避，未打完

500c.c.鹽水，病人已與世長逝，以往對於病人的熱誠，徒然增加那時內心的失望。戎裝男子由沉默而悲傷，由悲傷而憤怒，說聲『沒有孩子就沒有我，沒有我也沒有你！』隨手拔出腰間的手槍，遙指着我。那貴婦人情急生智，上前以身體攔阻。我和護士乘機跳下樓梯，沒命的跑，病房擾動起來。能起床的病人都往床底下爬，真是人聲鼎沸，馬亂兵荒，一時也道不盡。我逃回宿舍，倒鎖房門，喘着氣把這事告訴同事。一位同事即刻搖電話去H院長和C處長，C處長即電×主席，×主席即派憲兵出動。到了十點多鐘，醫院已為憲兵把守。我驚魂稍定，與院長及同事等討論，一致主張息事寧人，自動請求不再追究，事情就這樣過去了。

那晚一夜沒睡，想起剛才驚險的一幕，不覺悲憤填膺。在科學剛剛萌芽，民智極端低落的我國，這事原沒有甚麼希奇。科學醫學在我國已有數十年的歷史，公共衛生的推行，也有二十餘年了，天花，這病在外國已極罕見，在我國却還到處流行，普及種痘都未做到，真是海內衛生工作者的奇恥大辱。我不願繼續做消極的『治病』工作，我應該去參加積極的『防病』運動。翌日即去院長那裏辭職，院長苦勸了一翻說：就是要改做公共衛生，也應該做滿了三年傳染病方有基礎。

一九四三年的春天，我居然離開了那名教授的院長，踏上了艱苦的征途。這四年來，我辦過鄉村衛生，也受過不同的磨折，但是信心却更堅強。還都以後，景況更不如前，朋友們閒談總是說：『開業吧！精神又痛快，物質又舒服，你這樣下去有什麼辦法』。夜已更深，我執筆寫這篇沉痛的回憶，想起過去的創痕，心中猶有餘悸，但這更加強了我苦鬥的意志，我應該終生把這沒『辦法』的事幹下去。

談種痘

——種牛痘可以預防天花——

秀山

在以前，大家都以為天花是一種不可避免的疾病，自從冉納氏發明了接種牛痘來預防天花以後，這種病已經是不可怕的了。因為只要一種了牛痘，就可以不會染患天花的。在歐美各國，他們對於全國的人民，實行強迫種痘以後，近些年來，可以說已經看不到天花這一種病了。因此足以證明種痘確可預防天花。回頭來看一看我們中國，提倡種痘也還不夠普遍，所以到今天到處還有天花流行，這真是我們國家的恥辱！

種痘的技術，十分簡單，無須一定由醫務人員施種。小學教員及地方保甲長等均應熟習種痘方法，以便普及鄉村，茲將種痘的方法列述於下，以供參考。

在施種之前，應有以下的準備：

一、施術者先將爪甲剪短，術前先以肥皂洗手，繼以酒精（燒酒亦可）抹拭，然後工作。

二、牛痘苗要新鮮的，若超過指定的日期過久，則不可用。

三、消毒用具：取大號縫衣針若干個，嵌於布條上，放開水內煮開五分鐘，同時煮磁盤或碗一個及筷子一雙。煮好後，用筷子夾出，置有針布條於盤內，浸以酒精或白酒，以便使用。若有口徑二分左右的橡皮管，剪下二分許一小段，於側面中間以針扎一小孔，放水內一同煮開消毒。

四、痘苗管的周圍，以酒精棉花輕輕揩拭數次，待乾，以酒精棉花裹住，折其一端。這斷端可插入煮沸過的橡皮管側面的小孔內。待種前，再以同法折斷另一端的苗管。若以食拇二指在橡皮管兩口密捏，輕輕向內擠壓，管內空氣，即將痘苗自管內擠出少許。

五、選擇接種的部位，以手臂上膊外側為合式。在腿部接種，極易染菌，故應避免。

六、接種部位先以酒精棉花輕輕揩拭，待乾。

接種時，術者以左手托住受種者的一膊，以右手的拇指和食指捏住橡皮管的兩端，壓出痘苗一小滴，置於受種者的上膊，然後將煮過的針捏於大指食指之間，大指在下，食指中指在上，使此針與膊平行。先將痘苗，用針尖平着壓劃表皮，每一起一落，由上向下挪動，使受壓部位，成一不連貫之線形。其速度以每五秒鐘壓三十次為度，被壓的面積，不可超過二分。初種者壓十下，再種者壓三十下。如果施種得

精神病人的工作治療

黃廉璋

使病人與別人接觸回復社交團體生活，與人友善。訓練他的意志集中，摒除了煩惱憂慮與悲戚，鬆弛了心理上的緊張。這是治療精神病的有效方法，他給與了這般患者以極大的幸福。

工作治療（簡稱工療）或作業治療，是一種有一定形式的治療方法，使病人在領導之下工作，而得到適當的身心活動，藉此可使其身體恢復健康，精神回復到正常狀態。

工療對一切病人如外科，內科，婦科，產科，小兒科，皆可採用，尤以對骨科及精神病的病人更有價值。因為此等病人住院期間甚長，藉此以作消遣，按其病情之輕重，智力之高低給與適當工作，使病人住院受治療而不致感覺苦悶與無聊。給病人以有韻律的工作如紡織，能使骨科病人恢復正常關節及肌肉功用。精神病人在工療中有些工作好像一個簡單遊戲，使病人與別人接觸，回復社交團體生活，與別人友善；使病人忙於工作中摒除一切煩惱憂慮與悲戚。因注意於工作，不致想着自己，由是得以除去心理上的緊張，而恢復其健全之精神；使病人覺得自己是社會上有用份子，養成愛好工作的好習慣，培植病人正確的人生觀念，使他們認識工作是一種光榮，並且在工作時有良好的態度。這是極有價值的一種治療

工療的領導者，可以由一位護士或社會工作員，或曾受過工療科專門訓練出來的人員來担任。專門工療科的人才，需要具備一切基本的醫學知識，和各科的護理學，並須專攻精神病學。新近從紐西蘭來了一位英國女士正在為中國訓練工療專門人才，以期將來發展中國各醫院工療事業。

關於工療之種類是按照病人之情形而給予，一切鋒利器械如刀，剪，錐等的使用，均有相當的限制。需要這些利器之工療，例如彫刻則祇有普通病人可作，而精神病的病人不可作，以免有自殺或殺害他人的危險。每個病人有不同的工作，有些工作適合於男病人，有些工作適合於女病人。適合於男病人的工作，如木匠，製木玩具，織地毯，織網袋，做刷子，泥工，編凳子等等。適合於女病人的工作如縫級，編織，編籐器，做玩具，洋囡囡，桌上用木架，編織男女圍巾等。或作家事如洗衣，掃地，或派往飲食部工作等等。除了做手工外還可以教病人收集東西，如收集郵票，古銀幣之類，這樣可以培養病人良好的興趣，讓病人在精神上有所寄托。

一個理想的工療室，要光線充足，佈置精美而優雅，充滿着喜氣洋洋的空氣，室內角落的几桌上擺一些雜誌，畫報和合宜的書籍。牆壁上懸掛些彩色圖畫，以山水風景，動物，花果最合宜，最好還有收

法，可能恰好壓破表皮，而不致出血。此法極易成功，因為針尖原為刃之一點；連續許多點，乃成一線。十數次的壓割，必有多數深淺適當，不致失敗。

此外，尚有一種方法，即以煑過的針在痘苗中，自上向下劃一直線或劃平行直線二條，以長二分距離約半分為合適。劃時僅破表皮，祇有淋巴液，而不出血為度。因為出血可以阻礙痘苗與劃痕接觸，以致不能感染。至於為什麼要劃痕兩條呢？因為每個受種者的皮膚厚薄不同，及施術者用力的大小有異，如果第一條劃得太深或太淺，則在劃第二條時，就可增減力量，以謀補救。但又不宜劃痕太多，或縱橫劃線，以免因交叉太多，容易出血。

接種後，在空氣中乾燥數分鐘，即可穿衣，不可曝日，不必用布包紮，不必忌口：惟最好先一日洗澡。並更換潔淨內衣。有了這種程度的清潔，已可稱滿意。種牛痘五六日後見有成皰情形時，為保持潔淨，並避免搔抓，應加繃裹。鄉間若無醫院，可以將舊布，小心洗淨晒乾，再用極熱熨斗熨平（這是極好的消毒方法），先用半尺許布條擰成一繩，環成一圈，置於痘皰週圍，成一圓牆，再用另一長布條纏裹，但不可太緊亦不可太厚，約以一二層為合適。因空氣若不流通，極易予芽胞類病菌，如破傷風桿菌，以繁殖機會。

種痘後，因受種者免疫力程度不同，其反應亦異，現列述於下：

一、初種反應：這是表示體內無免疫力的反應，於接種後三日至七日，接種部

音機，留聲機等等，在音樂調節中使病人專心於工作，不想到別的事情。室內設些木架以供陳列病人所完成之物品，好讓那些不喜歡作工療的病人到工療室觀光。如果他們主觀地固執着以為自己不能做或不屑做，就讓他們去看別人的工作或參觀別人工作的成績，以引起他們的興趣。室內溫度適當，空氣清新，並有一切工作器械如各種編織，木架，紡織機，刀，剪，錐等等。各種原料如絨線，繩子，籐，布，或採集廢物利用如破襪子破碎布料之類皆當齊備周全。

工療專家負責管理與措施時，事先須徵得醫師之同意。嚴重的病人請醫師指定病人應做之工作。管理者須熟識病人之一切如病歷，與趣，智力之程度，幷體察患者之病情輕重給予適當工作。除了工療專家指導病人作業外，更須要醫生與護士的鼓勵和協助。

我們知道普通科的病人比較精神病人容易管理，因此管理精神病人的工療時要更加留心他們的工作和症狀，例如精神分裂症的病人，他們常有錯亂，誤會，衝動，幻想或各種幻覺等症狀。這些症狀常使他們會發生暴烈激奮的行為，或驟萌自殺或殺害他人的想念，雖然好好地在安靜着工作，也可隨時隨地遭逢意外。所以刀，剪，錐及任何鋒利用具和染料皆不能給予病人以防不測。輕微病人使用刀剪之類用具，也必須由管理者監視他們使用，用後立即收回。

在施行工療時，須把摧病人使其整個注意力集中於工作，抑鬱的病人千萬不要放在室中的角落裏，以妨免照顧不周，擾亂的病人切勿放在室內的當中，恐怕他們妨礙別人工作。

已經學會的病人，讓他們教導別的病人，鼓勵病人完成他的工作，而且做得整齊。使他們保持恆久地工作，但不要令其疲倦，做得好的，應予以讚賞。一個病人做好了的東西，可把它傳給別的病人看，使病人本身高興，也可以引起大家的興趣。共同集中到工療室裏熱心來工作，歡天喜地聯合着活動與聊天。

可能治愈的精神病人分為一組，給他們適當工作，例如躁鬱性精神病的病人，有時狂躁，有時抑鬱，有時正常，各種症狀循環不已。在躁狂時給他們鎮靜工作，如製地毡，籐工，紡織等等。倘若病人是有破壞性的則給與破壞性之工作如撕布條等。抑鬱時亦按其性格而給予工作，設法引他與外界親近。智力低的病人給他們容易的事。工作要力避單調，但又不要給他們繁難，以免他們因工作失敗致使意念更為消沉。智力高的病人，不應做容易的工作，因容易的工作，可以增加他們的自卑情緒，以致興趣降低，所以工作的選擇要領導者仔細思量才能給予病人。

不可能治療的精神病人又分為一組，如麻痺性癡呆白癡等，給他們作粗一點的工作如洗衣，種花，種菜之類，或使他們預備物品給工療班應用。

不能作事的精神病人又分為一組，這些患者是客觀的公認為不能做事的，就帶他們到園中散步或給他們遊戲治療如打球，跳繩，唱歌等等。

倔強的病人也可以做工療，免得他們無聊，工作時要注意他們坐立的姿勢。看他們是否在光線充足之處工作。如果病人疲倦，精力不能集中，身體上有痛，出汗等現象，即令之停止工作，如果吵鬧者亦應使之停止。

工療給與一切病人很大的幸福，尤其對於精神病患者的俾益更不可言喻。一切藥理的治療祇能使我們容易與精神病人接觸。一個精神病人的痊癒是大部份要靠心理治療，而工療又是心理治療中的重要部份。它是病人在病期中所必需有的治療。這不是從病人工作中取利，而是藉工作引導病人回復到正常的生活。希望社會人士能對工療有深切之瞭解，更盼望能予以切實的協助。

[illegible]起微紅的丘疹；七日後，由丘疹而成皰疹，疹的周圍變紅，皰疹內容初為半透明，其後變為溷濁，約至種後十四天，皰疹達到最大的程度。以後則漸乾，結痂，約三至四星期後，痂皮脫落，局部顯特殊的凹入瘢痕，這與天花的瘢痕無異。

二、加速反應：這是表示體內有相當的免疫力，於種後三日即起紅疹，其後形成皰疹，約一星期後即消滅。

三、免疫反應：體內有豐富的免疫力時即起此種反應。於種後八至七十二小時內，接種處顯紅疹，局部發癢，二、三日後即消失，皰疹不常見。

接種後，如無上述三種反應之一，即表示痘苗失效，或接種技術失當，而應再行接種，以保安全。

勿輕忽了小孩的牙窟窿

詹子猶

記得七年前，有一位做母親的領着她的一個八歲男孩，到我的診療室來，她說：「這孩子的口很臭，不知道是甚麼緣故？」我問小孩：「你的牙齒痛不痛？」回答：「不痛。」我又問這位主婦：「他過去患過牙痛沒有？」在她的回憶裏，似乎找不出這小孩有何牙痛的歷史來。檢查口腔，發現左側第二乳臼齒，齲蝕得很壞，已有很大的一個窟窿，齒髓腔洞穿，一望而知牙根下面有膿腫，稍稍施壓，膿液外溢，確是很臭，於是我不得不建議將這有窟窿的牙齒拔掉。

兩月後，這位主婦又領了另一個女孩來檢查牙齒，如果有牙窟窿，請早為充填。她說：「小孩的牙窟窿，真是忽略不得的。我的那個男孩，從前常常不想吃飯，身體瘦弱，沒有精神，愛發脾氣。自把壞牙除去，不但口不臭，並且吃飯覺得有味，讀書功課也很進步，身體長得比前結實。以後一定還要更好。」

這是說明牙窟窿之為患，在不知不覺之間，影響兒童身體健康，防礙兒童求學精神的一個簡單例子。作父母的，「忽輕忽了小孩的牙窟窿！」它是兒童身心健康的大敵，是絕對大多數兒童的普遍病患。母親是兒童身心健康的保護者，對於兒童的口腔衛生，除教導其每日刷牙，常常清潔口腔之外，更應注意他們的牙齒，有沒有壞的？如自己檢查不確實，最好是去請教牙科醫師。

「牙窟窿」在牙體病理學上的名詞，叫做「齲齒」。窟窿的形狀，很像虫蛀壞了的樹枝，所以俗稱「虫牙」，或「蛀牙。」是否有虫蛀蝕牙齒，如像剔牙虫的婦人，用騙術取出的牙虫一樣呢？決對沒有什麼虫，他的口器有如許多的力量，能將硬似頑石的牙齒蛀壞！

齲齒的發生是因為有一種極微小的生物在作祟，肉眼不能看見，必須在高度顯微鏡下放大一千倍，纔看得清楚，像針頭粗細的小小桿狀物。它喜歡生活在酸性的溶液裏，特別是乳酸，故稱嗜酸性桿菌或乳酸桿菌。如將癬疥虫歸入動物類，這種細菌可說是植物性的。

這樣小小的生物，雖然微細得渺不足道，可是它的繁殖力強，能夠把殘留於口內的醣，如像澱粉或糖，藉涎酶及其本身的細菌酶的作用，製造成酸。所產生的

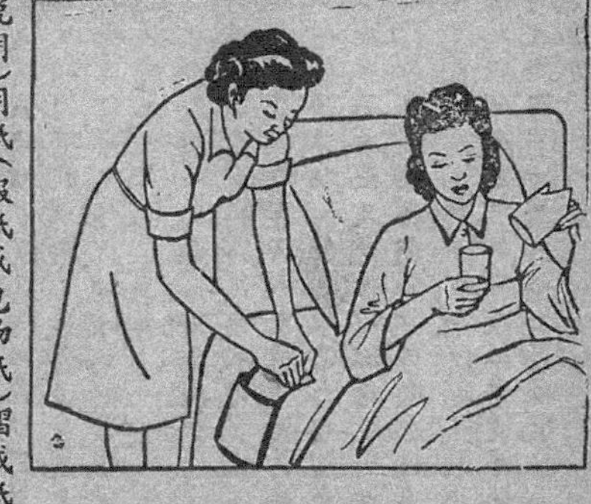

(說明)用紙(報紙或包物紙)摺成紙帽，罩蓋病人的杯碗，以免落入灰塵。床邊挂一紙袋，以收存菓皮鼻涕紙等。保持室內清潔。

實用家庭護病法圖解(六)

(說明)恢復期中的病人，未能下床以前：可以用洗衣板之類的木片支於背後做為靠背。

實用家庭護病法圖解(七)

酸，能對人體中最堅固的組織——牙釉質，發生去鈣的作用，以致牙齒表面失去光澤，剩下的有機質，再受腖化細菌的作用，變為黃褐色，日久並漸漸變成深黑色，這是齲齒的初期。齲齒的部位，多在形成牙體結構不堅的縫或隙內，或不易刷淨的鄰接面及近齒頸處。小孩患之，初期無何感覺，待愈壞愈深，漸成淺淺的窩窿，這是齲齒的第二期。這時牙體外表的牙釉質雖壞，但還未壞到裏面的象牙質，對外來的刺激，即有感覺，亦屬輕微。既有了窩窿，就應該充填，以免繼續壞下去。否則假使發展到了第三期，象牙質亦受了害，窩窿更深大，不但壞的進程迅速，對冷，熱，或糖的刺激，都有敏感。若遇有硬食物塞進窩窿，感覺痠痛或不舒服。牙齒的鄰近面壞了，食物可塞入牙縫內，齒齦受壓疼痛，不能咀嚼。也有病變進行緩慢，象牙質所受外界刺激，經組成象牙質的小管傳到齒髓表面，起特殊反應，形成繼發性象牙質，遮斷了由刺激所發生的痠痛。這種情形，為害更險惡，因不痛引不起注意，就不加治療，久之，齒髓洞穿，牙心發炎，痛不可忍，而顱部更甚，這是齲齒的第四期。到了此時才就醫，就不得不將壞牙拔去了。無論乳齒恆齒，都是莫大的損失。或有齒髓在未洞穿以前，即行壞死，洞穿後亦無何痛苦，播及齒根尖，齒根尖周圍組織發生病變，齒槽骨質疏鬆，漸成肉芽腫，以後化膿，由齒槽骨的頰面或唇面間，或由腭面或舌面穿過，致成瘻管，將所造成的膿液，排入口腔。

這後果非常壞，膿在口裏很臭，食物乏味，食慾不振。膿到胃腸，消化不良，經過悠長歲月，不加治療，成人後可能引起腸胃潰瘍。膿腫從齒根尖深入頜骨，可罹骨髓炎，更進而頜骨壞死，引起膿毒血病。上頜竇，鼻腔，眼，耳，咽，喉等處的病患，都可能與牙病有連帶關係。常能在壞牙多的小孩口內，發現白喉桿菌。總之，口內的養料，濕度，溫度，都很適合於細菌繁殖的條件，形成病灶，做了病菌的根據地。許多傳染病都是從口進入的，要預防傳染病，必須早期治療有病的牙及其他口腔病。要在咽喉部作外科手術，也得先把壞牙治好，免患加雜病。牙窩窿是藏污的場所，是百病的發源地。牙窩窿的可怕，不下於任何傳染病，它的為患，使人不測，所以不可輕忽了它，最好當成小偷一樣的提防。

應當怎樣防治？小孩有了牙窩窿就趕快充填，不要等它擴大。口腔須保持清潔，每次飯後要刷牙。任何食物碎屑都不可殘存在口內。小孩吃糖不多，都無大礙；祇恐口內食慾，或食後漱口，都無節度的多吃，減了有剩下糖質生酸，或無節度的多吃，減了有營養價值的食物，為害實多，最要注意。與牙齒構造有關係的鈣質，須有豐富的攝取，自然以牛奶，鷄蛋，魚肝油之類為好，多用骨頭熬湯吃，也是最經濟有效的方法。近今公共衛生事業發達的國家，用氟加入自來水飲用，或用氟化鈉溶液作局部塗敷，以預防齲齒，這雖然還沒有達成最理想的目的，但已有很大的成就，能收到減免兒童齲齒發生率半數以上的功效。

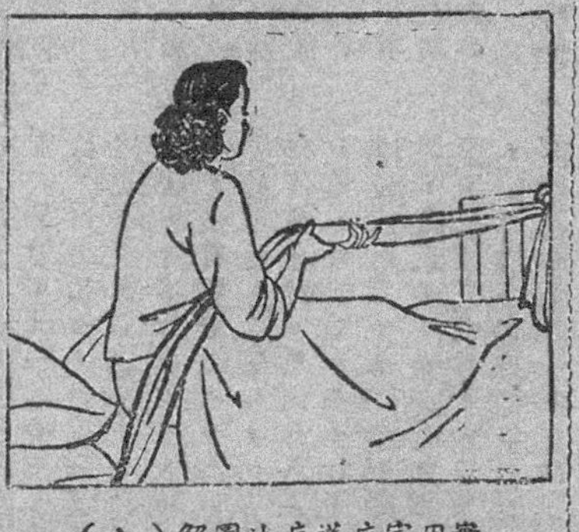

（說明）久病而可以起坐的病人，若是少人服侍，可以繫一條被單在脚頭的床欄杆上。病人自己拉着這單子的一頭，可以很省力的坐起來。

實用家庭護病法圖解（八）

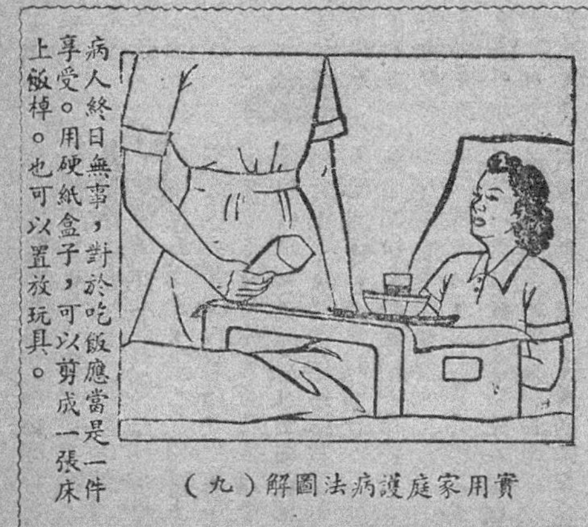

病人終日無事，對於吃飯應當是一件享受。用硬紙盒子，可以剪成一張床上飯棹。也可以置放玩具。

實用家庭護病法圖解（九）

護理精神病人的經驗談

張文秀・傅凌雲・厲舜華

在去年的五月裏，我被派入精神病房工作了，記得當我一走到精神病房門口時，望着那重重鎖着的門，我徘徊了許久，好像將要踏入另外一個世界似的，內心交織着許多複雜的情緒——是猶豫，是胆怯，是好奇，也是朦朧，然而我終於又鼓起了勇氣，開了門，用跑似的脚步撞入了護士辦公室的門，就這樣，我聽了護士長的幾點指導後，便開始工作了。

記得當我第一次跨進病室與病人接觸時，我的心情就好像一個小孩子在黑暗裏聽大人敍述一個鬼故事似的，恨不得四週都有人保護着才好，因為在我的心裏，還存在着『瘋子會打人』的念頭。

× × ×

每天我們要接觸着各形各色的人物，這些病人的智識程度，家庭社會背景，經濟情況都各有不同，更糟的是他們的性格，品德，情緒，智力各有優劣，當我們站在他們中間時，便一時也不能忽略了我們的責任，在他們中間我們應做一個領導者。

× × ×

有的病人，他是患着憂鬱病的(Depression)他可以幾個月不說一句話，但是他對於外界的東西，却又非常清楚，雖然矇着頭閉着眼看不見一個人，但如果你能每天耐煩的走去他的床前，很關切的問候他，說不定會有一天他會突然顯出很感激的樣子，把他的一切告訴你，從此你便可以做他的朋友。

最有意思的是病人把你看做他的仇人，見了你便罵，雖然你知道他錯認了人，但心裏只少有些生氣，可是你又不得不忍耐下去，這種病人，我們沒有好的方法應付他，也只有不理，等他病漸漸好了，他便不會再罵你了。

有的病人，有時甚至會把你當成他的愛人，這個時候，你他可以把你弄得哭笑不得，你便要時時提防着他，去他的面前，你必需要機警些，最好與他見面時，言談須特別謹慎。

還有些病人是有幻覺的，往往他會聽到或看到一種東西，如果他聽到一種聲音說他要打人時，說不定你在前面他便會從後面打了來，那個時候你才真的有苦說不出，不過還能使你稍微息氣的，是過後他會來給你道歉。

這樣看來，這些病人除了叫你頭痛外，還有什麽意思呢，然而我現在得告訴你，當一個病人笑嘻嘻的向你告辭回家時，或是你給他的某次談話獲得效果時，你會感到心底的安慰，愈是頭痛的工作愈叫你不致乏味，只有一件事業的成功，才會使你得到真正的快樂。

× × ×

精神病護理人員，他們和失了理智近於白癡或暴躁如雷的病人經常在一塊，這種病人的起居飲食以及一切生活行動，全靠護理人員的照料或誘導，可以說大部份精神病人的生命，操於護理人員的手中，一個曾受專門訓練和富於學識修養的精神病護理人員，由於他們的經心護理，往往拯救了許多沉溺在苦海中的精神病人，使他們所患的疾病加速痊癒，回復了本來的面目。

精神病護理人員必須具備的第一個條件，最好是在普通護士學校畢業以後，再受專門訓練，訓練中所學習的不僅懂得精神病的病類症狀治療以及護理外，另外要對精神分析心理及社會方面應有相當智識。

本身方面，必須具備幾個重要條件，第一，要有工作的與趣，對於此種工作沒有濃厚的與趣，往往不能尋求到牠的真諦，工作不會有大的收獲。第二，要有健全身心。敏感神經質的人是不能勝任，例如我們初進病房時，見到的病人有笑，哭，叫，唱，甚至打人，在這種情形下，立刻感到空氣沉悶，幾天後，覺得自己有點影響，幾乎不敢再走回病房裏去，但經過一個短暫的時間，因與趣漸漸濃厚，而發現病人好像自己家裏的人，假使身心是不健全的，可能為之影響。最後為性情，凡學護士的必須具有溫柔的性格及同情心和誠懇的態度，在精神病護理者除此外，要陶冶忍耐。如果暴燥，得不到病人信仰，無法接近病人，工作就無法進行了。

× × ×

在病房裏和病人接觸最多的是護士，我們的一言一行都會影響他們的心理狀態，一不小心就會損傷了他們僅有的自尊心，或是使他們覺得世上再沒有人同情他們的了。

我們必須對於每一種病有徹底的明瞭，包括精神病理症狀等。同時每一個病人的生活背景一定要熟悉，尤其是家庭背景，生活興趣，社交情形，思想動態，教育程度，等等，都要有一個輪廓在心裏，這好像是一個準備，準備着去接近他們，和他們打成一片。

還有我們必須具備一顆同情心，認識這是一種疾病。我們面對着的不是犯罪的人，或是一瘋子」而是許多由於內心受了創傷以致精神失常的病人。他們是痛苦的，我們應該拿出十二分的同情心來替他們服務，減少他們的痛苦。

如此，我們的態度，說話是如何要慎重，我們不但應該去熱心的對他們工作，並且我們要深深的懂得他們，真正的去保護他們。我們要懂得他們那些行為是有重要性的，那些說話是和病理有關的，而加以紀錄，報告醫生作診療上的參考。

× × ×

在一個精神病院工作的護士，亦必須更具有臨機應變的能力。有些時候病人發生緊急的事情，等不及醫生到來就須應付，如病人企圖自殺，須隨時謹防。我們須有這種經驗和能力來應付。

最後也如其他在精神病院工作人員一樣，我們需要誠心對待病人，保守他們一切的秘密。因為他們現在雖是病了，他們仍舊是社會上有用的人，他們要回復羣居的生活，不斷地和他人發生關係。所以決對不能把他們在患病期間因失去理智而做出來的，各種不正常的行為宣揚於外，以免識見淺薄的人傳為笑柄，使病愈出院的他們，無形中遭受社會的歧視而陷於孤立。否則，他們仍有可能再進入你的病房的。

如何照護患麻疹的病兒

管葆真

在去年的春天，我的小孩染了麻疹。這是一種極易傳染的病，醫院裏通常是不收的，所以在家中調養了三星期。結果很是美满。完全復原，沒有得任何併發症。麻疹很難預防，未被列入法定傳染病之內，但在小兒中時常流行。這病本身並不嚴重，可是他的併發症能使小兒終身受害，如中耳炎，俗說「害耳底」，或因麻疹引起了結核病。最重要的併發症是肺炎，因麻疹致死的多數是併發了肺炎的緣故。母親們都曉得每一小兒早晚總要患一次麻疹，就以為讓孩子早點出一次，早過這一關，不惜使自己的孩子與患麻疹的病兒接觸受染，事前却未注意孩子的健康狀況，病了又無法護理，實在是孤注一擲，危險太大。兒童的年齡愈小，患麻疹時的危險愈大，最好是大些再得，過了六歲或九歲以後。自然這是很難把握的。許多城市沒有傳染病院收容麻疹，因此，母親們應當知道如何在家庭中護理這種病，早有準備。

病前預防

我的小孩所在的託兒所裏，在三月底的時候，與同桌的有個小孩，其中陸續有六人發現患了麻疹。因為我需要上班工作，不能留他在家中，不得不冒險，每日仍送他到託兒所去，同時託兒所有護士每日檢查，我也每日觀察他，希望早發現，早治療。

在春天到處流行着麻疹，因此做母親的要注意預防：

1. 孩子不應當去病兒或疑似患病如傷風或咳嗽的病兒家裏去，自然也要拒絕有病的兒童來到你的家中。無知的母親常有帶病兒去親戚家，為得是躲避病鬼，病兒與家中其他的兒童務分居，這就是隔離的意思。

2. 每日詳細觀察，有無以下的病狀，如流鼻涕咳嗽，眼

介紹一篇父母應讀的文章

臣白

△時與潮副刊九卷三期▽

「我們不夠做父母的資格」

一位匿名的作者，在美國人。「皇冠」雜誌上，寫了篇「我們不夠做母的資格」，由蔣定本先生譯成中文，刊於時與潮副刊第九卷第三期。這篇文字是一位母親在其愛子被送於監牢時的懺悔錄；她坦白地承認應該受懲罰的，不是她的兒子，而是她自己。在高呼「救濟兒童」的今日，為父母者，都該讀一讀那篇文章。

「養不教，父之過」，我們是自古就重視兒童教養的。天下沒有不愛子女的父母；誰都想把自己的子女，教養成為完好的人。可惜的是我們常空有此心！實際上却常一味憑任自己的成見，忽略兒童的性格與需要；結果祇是養成他們不健全的心理，為社會製造了些問題兒童，罪犯．甚或精神病人。

這位母親並不曾犯過罪，也不曾「放縱子女」，也不是「自己三朝兩日不在家」；她與丈夫都「太疼愛孩子」，因此「不忍寵壞他」，他們的家是中等家庭，有四個孩子，丈夫有職業，一切都算愉快，和「隨便那一家隣居同樣美滿」。教養這大孩子——鮑貝，他們用過嚴厲的方法，後來也改成了慈愛的態度；可是全失敗了，鮑貝仍然反抗命令，塗改分數，偷東西，幾次進入感化院，最後參加搶刼被捕，判了十五年徒刑，直到孩子被送到鐵柵後面去時，他才發現這是自己種的惡果。

他們的錯誤在那兒呢？

父親因為自己是個孤兒，自幼就輟學作工；因之「立誓」

紅流淚。最好能每天上午量體溫一次，作為全日生活動向的指針。

3.保持身體清潔，特別是雙手要於食前便後洗淨。用硼酸水和茶洗眼，用鹽水漱喉，用溫白油洗鼻孔及耳道。大便須要通暢，飲食要易於消化的，衣着溫暖合適，以增加他的抵抗力。對於預防麻疹還沒有像天花或白喉那樣的接種法。若能於接觸病兒以後注射痊癒者的血清，有時可以收到預防的效力，至少可以減輕病程。若得不到新近患麻疹痊癒者的血清，成年人的血清亦可用，但需加倍。

病時護理

小孩與病兒接觸後經約二週方有病狀顯現。最普通的信號—病狀—是發熱傷風咳嗽，眼紅流淚。但這是一般小孩子們常有的症狀，因此母親們容易忽略。不幸，許多的兒童傳染病都是由呼吸道開始，雖然最初的病狀是傷風，以後也許轉為氣管炎，也許轉為肺炎，或其他的兒童傳染病，麻疹是其中之一。麻疹的疹子要到第四日纔出現，但醫生在第二三日就可以確定診斷，早期謹慎護理。麻疹的護理，要注意以下的幾項：

1.靜臥調養：應當鼓勵病兒臥側，以免徒耗體力。小兒有時發燒三十九度以上還是玩耍不息，所以使其休息並不是一件容易的事。直至熱退，疹退，咳止，才可起床。母親對於小孩素日就要注意訓練，一有病就躺下來。我的小孩有病最能睡眠和飲水，所以恢復較快，在護理上也減少了許多的麻煩。

2.試體溫：平常母親們用手摸摸小孩子的額部，並不準確。有時小兒表面不發熱，甚至手足冰冷，可是自肛內可測知體溫增高。疹出現以後，發熱的情形，常是暫退，後又上升。最高可到四十度。疹退以後，約在得的第八九日，熱度也應退淨，否則一定是有了併發症。

3.觀察發疹之情形：發疹普通在發熱之第四日，始自耳後額部，漸及前額與頰部，再蔓延全身，終至四肢。初起稀疏，如夏天的痱子，後漸加密，重者疹連一片，形如地圖。初發疹時，如尚未就醫，應請醫師診斷並檢查一般狀況。

4.注意隔離：麻疹的初期極易傳染，一有了可疑的症狀，就不可再到幼稚園或學校去。病兒擦口鼻眼部粘膜排洩物要把自己的兒子做一個「醫生律師或工程師」，這念頭自有孩子起就有了，同時也決定了孩子的命運。因為鮑貝的興趣全不在那些方面，他愛動，他善於用手，別的功課全是丙，勞作却是甲等。可是父親却偏不讓他做「工人」，他祇是在想把兒子塑成自己所希望的型式，而不考慮到他是那一種材料，這種態度，不僅無功，抑且毀了孩子的一生。

鮑貝小時極想要一輛自行車，他願意「用割草跑腿賺同那筆錢」，可是父親執意不肯，因為「我們存心要孩子學好！」後來他私自取用別人的自行車，弄壞了，「我們賠人家一輛新的」……對於兒童的需索，固然不能有求必應，但在合理的範圍內，我們應該讓孩子得到滿足。適當的給予，是鼓勵兒童學好的方法。

更糟的是弟弟狄基在七歲生日時，父親送了他一輛自行車。鮑貝輕蔑地踢了一腳：「這小鬼沒有耍，却偏有了：」他已經看出父母的偏愛，弱小的心靈上，深深劃上傷痕，種下了「他是不中用不得寵愛的感覺！」

然而兒童是切望獲得父母的愛寵的，鮑貝用心做了個木刻書架，準備送給父親，希望博得稱贊和愛撫！可是父親的反應是咆哮，「如果你甘願做一個看門的而不想做一個醫生，那麼我簡直不要你這種兒子「……鮑貝無計可施，應用藥水把分數單全改成甲，讓父親高興！這用心多苦！如果這算犯罪，是誰的過失呢？

每回鮑貝做錯了事，受到的多是杖責，父親甚至丟掉他的木刻用具，不准他去參加童子軍的野餐……管教孩子，有時也需要責罰。可是責罵時應有愛的態度，讓孩子知道，你是關切的，愛惜他；如果一味施用父母的威嚴，甚至和孩子賭氣，那麼除了讓兒童暫時懾伏之外，祇是在他的心靈上，留下一堆憤恨和反感！

鮑貝偷了東西，「我們想嚴厲方法無用，索性也不責罰，誰知這一誤再誤」，孩子「碰硬釘子」居然成功，成為「英雄」了，他認為父母方策已窮，更無忌憚了！

這短短一篇中，寫出好些做父母的小錯誤，平常大家忽視了它的重要性，等到不可收拾時，悔已無及。拿孩子的十五年光陰，一生的幸福，換得父母的省悟，這是多大的代價！

之棉花及紗布應置於紙口袋內，用畢燒去，此種排洩物為傳染疾病的根源。食具及用具必嚴密煮沸消毒，護理者必穿隔離衣服。並於接觸病兒後，仔細刷洗雙手，室內應防蒼蠅及老鼠騷擾。

5.保護眼睛：眼結合膜發炎有流淚及畏光症狀，故應用硼酸水或溫茶洗滌，用窗布及燈罩隔住強烈光線，並使小孩盡量不哭。需用自力的玩物亦應禁忌。

6.室內溫度：百度表十八至廿一度之間。如室內有爐火，火上應置一罐水使水汽散佈室中，流動的新鮮空氣極為需要。不可將窗戶緊閉，但應避免過堂風直吹病兒身上。

7.保持鼻喉清潔：較大小兒可用溫鹽水漱喉，嬰兒可用棉棍擦拭，以防得喉炎，氣管炎而致成肺炎，所以平日為小兒洗面，要先清理他的眼耳鼻口各門戶，作為一種訓練，否則病時，就難接觸了！疹起時隨時注意身體清潔與以溫水浴。

8.多令飲水：飲水於發熱時食易消化有養料之流質，熱退後再給軟食物。

9.病兒應服用何藥，全由醫師指示，不可亂聽親友鄰居的偏方。

病後調養

症狀雖已全退，但為避免併發症發生及復原加速，小兒仍不宜上學或恢復平日工作。更應注意繼續調養。

一、皮疹消退之時，若持續高熱，小兒不安寧即為發生併發症之預兆。應特加注意。

二、疹退時皮膚發癢，可用淡酒輕擦去癢。或用百分之一石炭酸溶液或重炭酸鈉溶液塗抹止癢。

三、不可突然外出受寒，以免併發肺炎。

四、飲食應以易於消化之食物為限，多與青菜，水菓，牛乳，雞魚等養料。油炸煎炒多油及酸辣等食物均不宜。

五、病後母親認為已復原時，也應請醫生再診察一次，以確定有無後患。

我的孩子症狀減退十日，仍未送往托兒所，每日仍注意其生活 領他在草地上享受春日和暖的陽光，給他一張紙隨便亂畫，給他玩具自由玩耍，快樂的去託兒所了！

介紹南京精神病防治院

劉效曾

我國精神病院寥若晨星；公立者僅有廣州市及北平市二處，連同上海閔行天主教堂一所，三者合計床位不足一千。故國人之患精神病者，苦無求治之處。衛生當局有鑒於此，特於三十六年三月請我國精神病學專家程玉麐先生來京主持，籌辦南京精神病防治院，以為發展有關精神病學事業之中心。

院內組織現設心理衛生，精神病，神經病病三科，及藥劑，作業工療指導，護理，病人服務與事務五室。籌辦伊始因受人力物力之限制，故暫與南京中央醫院合作，借用該院門診之一部為本院之門診，病室亦係借用該院木板活動房屋一棟，暫設病床五十張。茲將年來工作進行情形，撮要介紹如次：

門診範圍 每週一至五，下午均有門診，分設下列四科：(一)精神病科，(二)神經病科，(三)成人心理衛生科，和(四)兒童行為指導科。前二科為就診患者作初步檢查，診視有無住院必要，分別收住院內，作進一步之檢查及治療。病輕者則在門診施行治療。心理衛生科專為解答心理衛生問題。除為病人作智力，人格等項測驗外，並與以適當指導及心理治療。兒童行為指導科，專為「問題兒童」診查行為異常之因素，並指導父母以處理方法。三十六年三月迄十二月底，門診病人計初診一四三五人，復診二三二一次。除上海漢口揚州外，有遠自重慶，廣州，北平而來的患者。

病室管理 一般人都稱精神病患者為瘋子，於是「瘋人院」裏多是將病人掘索的緊緊的，不給他一點自由。這是大錯特錯。本院的病室是完全採用科學的新式方法管理，病人可以自由活動毫無約束。對於興奮性的病人，惟恐妨害他人時，則加以隔離。遇有病人將所穿衣服脫光或是用種種方法加害自身時，則給他穿上一種特製的衣服—本院稱為「精神衣」—加以預防。神經系統疾病之患者，如中風，腦炎，神經炎，神經系腫瘤等患者則收入中央醫院內科病室治療。自卅六年三月迄十二月底，精神病患者住院人數計共一二六人，出院人數一一六人。其中百分之卅五痊癒，百分之卅有進步，其餘百分之卅五無進步。

技術討論 為加強技術人員之聯繫，本院設有技術人員討論會，每月開會一次，由程院長領導討論病歷及有關之文獻，並對一月來之院內工作加以檢討。本院職責非僅治療，亦重

精神病人晚間回家！

真

加拿大某醫院試行晚間放精神病人回家。病人於每日上午九時到醫院下午五時回家，星期日亦在家中。此種計劃之動機是想到精神病人並不需要睡在醫院床上至完全恢復，並且病人和他的家屬及其一般社會環境均需要矯治。

在院之時期，即可施與各種個人及團體心理治療。如此，病人能適應在院及在家之不同生活。

病人確知此係每日的自動工作，並可減少住院費，醫院又可收加倍病人，一組護士上班即可應付。當然護士需要有監督的能力，造成最合於精神病人的環境。

此種試驗已試行一年，有關之醫師，病人及護士均承認其價值。

治療羊角瘋新藥

亮威

治療羊角瘋所用鎮靜劑，往往效力較弱或毒性過強，不是盡善盡美的藥劑。較新的 Dilantin 也是副作用太多。最近有 Tridione 則只對小發作有效。Mesantoin 出現，效力大而毒性小，勝過從前所用的藥品。牠的化學構造與 Dilantin 很接近。對大發作特別有效，受治者百分之八十見效。服藥後有毒性反應者，只有百分之九，用 Dilantin 者有百分之四十一有反應。

預防。故對於門診之成人心理衛生及兒童行為指導兩項工作異常重視。以往屢次討論，設法廣泛發展。將來並擬多作文字宣傳，及利用無線電廣播，以期普遍全國。

有效之治療有賴於正確之診斷，內科外科之疾病如是，精神病亦然。故本院設有病人個案討論會，每週舉行一次。由醫師，護士，社會服務員，及心理衛生員等分別報告，再行分析討論，以收聚思廣益之效。病因確定後，再進而計議治療步驟。

精神病人之日常娛樂與工作，對於治療關係密切，惟本院經費拮据，以往尚無此項設備，乃由院內同仁各盡己力捐助基金，並組成病人福利基金委員會，購置娛樂用具，雜誌書報等。該委員會每星期三開會一次，籌劃改進，增加設備。現每星期四開病人娛樂會一次，每月開擴大娛樂會一次，約請已痊癒出院之患者返院參加，以便與出院患者取得密切連繫，並藉這種機會觀察他們的精神狀況是否正常。

不要笑，同情他們吧！

吳月鵑

「精神病」這個名詞在我國可以說還是陌生，而精神病患者却一直被「瘋子」代替着。「以鬼作祟，求治於神」，可以想像到瘋子的命運；他們不但得不到適當的治療，更無辜遭受到社會的唾棄，家庭的厭惡；甚而受着毒刑摧殘以致喪生，幸有得慶更生的，那末他也將會受到社會人士的白眼，橫加鄙視，而使他永遠抬不起頭來去獲取他應有的前程了，——這是精神病患者的悲哀，這也是國家的損失！

向中央醫院裏面走，在一條通達衛生部去的小道旁，兩幢美式配備的活動房子，整齊的橫在那兒，四週圍着籬笆，雖然每天有白衣護士和醫師們在出進，可是門總是緊鎖着的，這便是首都誕生將一週年的精神病防治院了。

「它」與衆不同似乎帶有神秘性，往往會吸引着許多行人，走近籬笆去張望，像是在看把戲，逗着玩，可笑，打幾個哈哈！

繞病房一週，可以看到男的，女的，年老的，年輕的，他們是來自不同的教育背景和不同的生長地區，他們原都是善良的人類，可是現在他們已經失去了適應環境的能力，他們的心理失去了平衡。有的憂鬱不止要想自殺，有的狂亂不已要想殺人；時或大笑而哭泣，時或號啕而歌唱，時或低頭默念而責己，時或洋洋得意而駡人。有的終日不發一言，也有逢人滔滔不休。有的自言自語頭頭是道，也有忽東忽西海闊天空。哈哈！多有趣！多可笑。你看那老頭兒在裝鬼臉，那個孩子的母親還是這樣天真

……

不要笑，我們應該去了解他們去同情他們。他們的歡笑中正有着無限辛酸，他們的高歌吐露着無數積鬱和憤恨。他們的心在流血，他們想用麻痺來代替清晰。他們是痛苦的；他們都在用自己的舌頭舐着他們滴着鮮血的心！去同情他們吧！請不要笑！

專家講授

美國鮑教授（Prof. K. M. Bowman）為國外著名之精神病學專家，原執教於美國加利佛尼亞大學，為Longely Cortereinic醫院之創辦人。該院為美國精神病學研究及訓練中心之一。鮑氏並於一九四四至四六年被選任為美國精神病學會主席，其學識淵博，著作等身。去歲應世界衛生組織之聘來華任專家顧問，曾為本院技術人員作多次之演講。仝人等獲益甚多。

其次世界衛生組織來華專家中，有畢女士者，（Miss J. Pitcherlla），為精神病學護理專家，任本院護理部顧問，訓練本院護理人員。每日授課四小時，理論示教並重。為期計共四月，授課數百小時。並著有精神病護理手冊一書。匪特本院護理人員得獲教益，實為吾國精神病護理工作闢一坦途。

將來展望

本院永久院址已定在五台山，共地十一畝。徵購手續近已完成，並承中央醫院借予八座活動房屋之建築材料。本院建築委員會亦經成立，正在進行設計中。關於病室內部設備，已獲得行總撥交二百病床之設備單位。惟際此物價奔騰時期，經費萬分拮据，前途尚多困難。況本院之成立，非僅對於精神病患者盡診療之責，而尤重在預防，以及技術之研究與人材之訓練；故工作異常繁重，責任特別艱鉅，實非目前之組織與經費所能盡其萬一。將來之充實與擴展。固有賴於本院同仁之努力，尚望賢明當局及社會人士鼎力協助而扶持之。

傳染病流行時拒絕學生入校期間表

病名	傳染之方法	拒絕入校					
		患病者	同居之兒童				特別接觸之兒童
			如患病者在家中隔離		如患者住院時同居兒童於病症發見後離開家庭		
			無免疫力者	有免疫力者	無免疫力者	有免疫力者	
天花	藉與病人接觸或藉物件及第三者傳染	病愈經過個人消毒至少至病發十四日後	拒絕二十日後或預防接種及由隔離處遷出經過個人消毒後七日	拒絕直至隔離期滿由隔離處遷出後	拒絕直至遷出二十一天後或預防接種及經過個人消毒七日後	無須	除近五年內天花接種者餘均於二十日內拒絕入校
水痘	咽鼻分泌物傳染	病後十二日或直至乾痂脫落且經過個人消毒後方可	拒絕直至隔離期滿	無須	斟酌當地情形	無須	斟酌當地情形
猩紅熱	藉與耳鼻咽傷口分泌物及其染污之器具接觸受染	直至病發三十日以後及分泌停止且個人消毒後	拒絕直至隔離期滿後七天	拒絕直至隔離期滿或由隔離處遷出後	拒絕直至遷出七天後	拒絕直至遷出七天後	無免疫力者至末次接觸七天後
麻疹	咽鼻部分泌物傳染	直至病愈及個人消毒至少於病發後七日	拒絕直至隔離期滿或患者完全隔離十四日後	無須	拒絕從遷出後起十四天	無須	無免疫力者從初次接觸後第七日起直至末次接觸十四日後
白喉	藉與病人接觸傳染呼吸部傳染	直至病愈且培養鼻喉之分泌物相繼兩次均證明無白喉菌發育者兩次採取標本之相隔時間至少二十四小時此種證明法須於發病九日後施行	拒絕直至隔離期滿或由隔離家中遷出經過兩次白喉分泌物培養無白喉菌發育者此二次必相隔二十四小時	拒絕直至隔離期滿或由隔離家宅遷出經過白喉分泌物培養無白喉菌發育者	拒絕從遷出直至經兩次鼻喉分泌物培養無白喉菌發現者此二次培養採取必須相隔二十四小時	拒絕從遷出直至鼻喉分泌物培養無白喉菌發育者	直至兩次鼻喉分泌物培養無白喉菌發現二次培養之採取必須相隔二十四小時
百日咳	接觸患者口鼻之分泌物呼吸部傳染	直至發病八週或末次特別哮性咳嗽一週後	拒絕直至隔離期滿及患者完全隔離期十四日後如咳嗽復發現者延長隔離時間	無須	直至遷出十四日後若咳嗽發現延長隔離時期	無須	無免疫力者至末次接觸十四日後若咳嗽發現延長隔離時期
流行性腦脊髓膜炎	藉病人接觸鼻喉之分泌物傳染	直至體溫復原兩週後或於後鼻腔繼續行三次培養證明無菌後培養之採取每次相隔至少五天	拒絕直至隔離期滿一週後	拒絕直至隔離期滿或由隔離處遷出一週後	拒絕遷出後一週	拒絕遷出一週後	拒絕直至接觸後二週或培養上無菌發育者
耳下腮腺炎	接觸病人傳染	發病後二週及腫脹消滅後一週及個人消毒	斟酌當地情形	無須	斟酌當地情形遷出後十五乃至二十一天	無須	斟酌當地情形

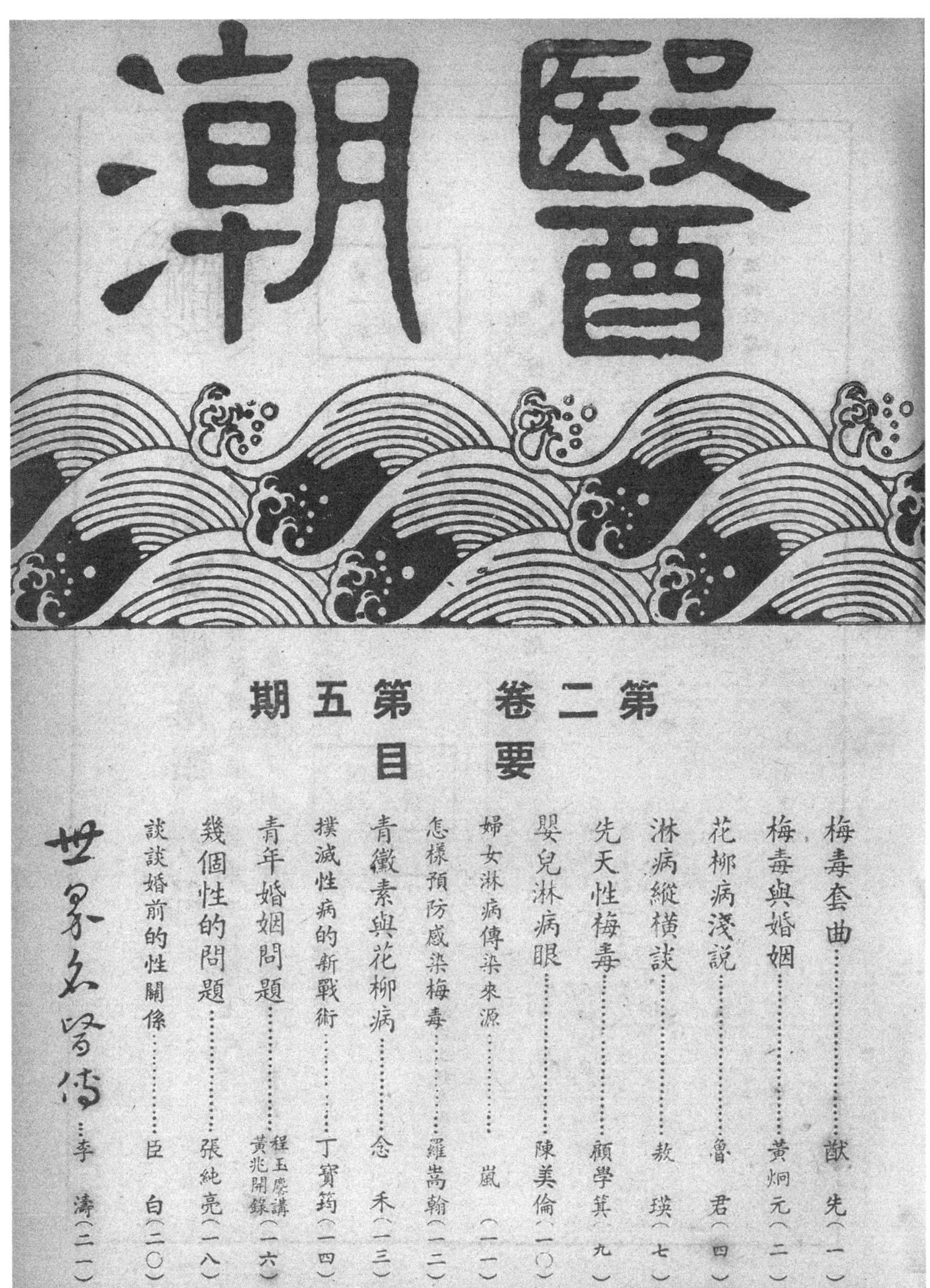

醫潮

第二卷 第五期

要目

中華民國三十七年五月一日丙寅醫學社出版

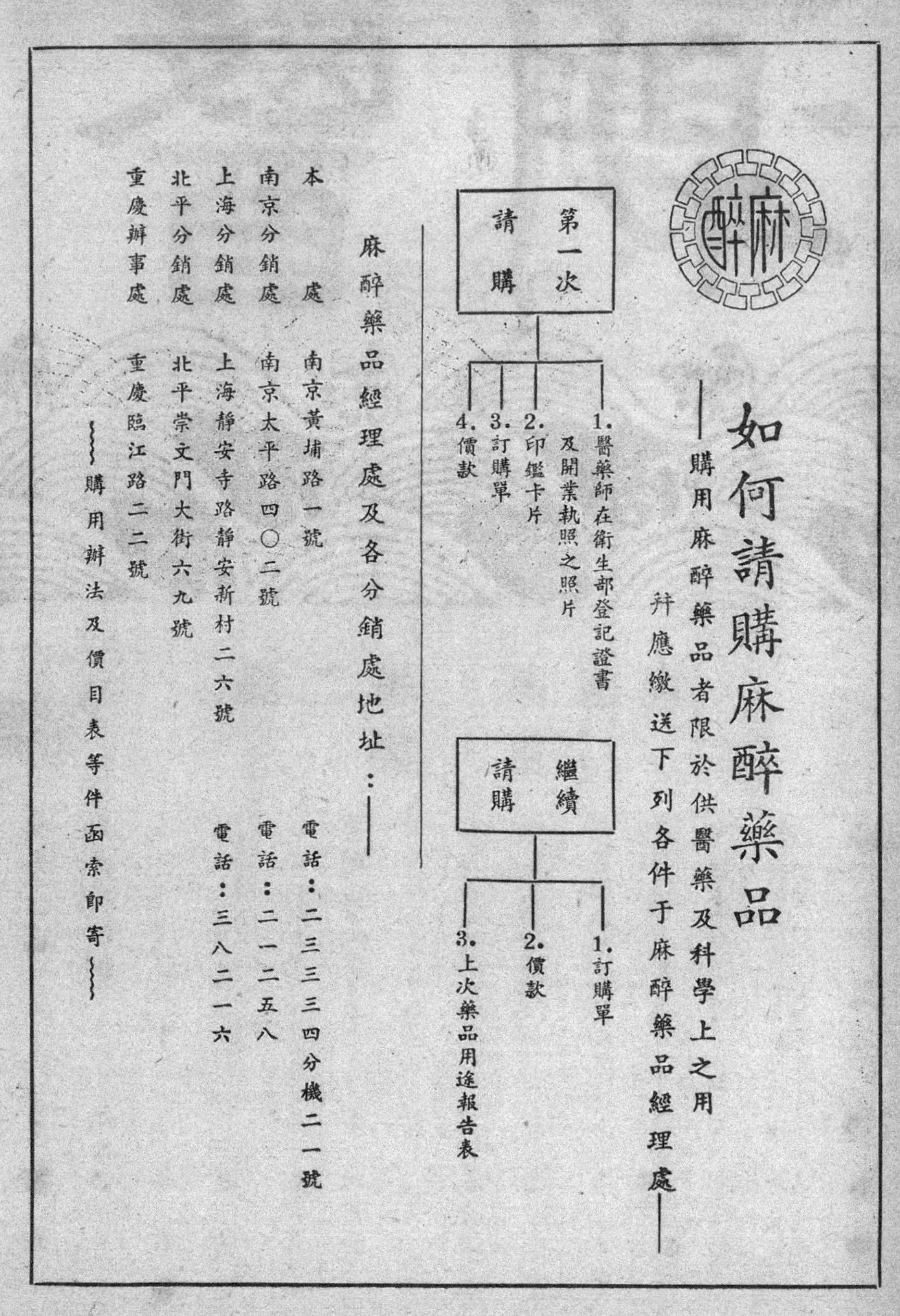
麻醉
如何請購麻醉藥品
—購用麻醉藥品者限於供醫藥及科學上之用幷應繳送下列各件于麻醉藥品經理處—
第一次請購
1.醫藥師在衛生部登記證書及開業執照之照片
2.印鑑卡片
3.訂購單
4.價款
繼續請購
1.訂購單
2.價款
3.上次藥品用途報告表
麻醉藥品經理處及各分銷處地址：—
本處 南京黃埔路一號 電話：二三三三四分機二一號
南京分銷處 南京太平路四〇二號 電話：二一二五八
上海分銷處 上海靜安寺路靜安新村二六號 電話：三八二一六
北平分銷處 北平崇文門大街六九號
重慶辦事處 重慶臨江路二二號
購用辦法及價目表等件函索卽寄

醫潮

梅毒套曲

猷先

雙調新水令

病名花柳種勾欄，號楊梅性交傳染。焚衣緣弄火，善泳易翻船。悔不孤眠；恨當初，差一念。

駐馬廳

形似螺旋，小小蟲兒是病原。往來婉轉，優游體態特端嚴；整齊勻稱鐵絲盤，剛柔內蓄環曲綫。善繁衍，霎時分殖千千萬。

沉醉東風

初期的叫做梅毒下疳。多祗因皮膚有了傷殘。歹毒的病原蟲，借機會趁虛鑽。侵入處成瘡不論深淺。根底下常是有個硬磐；少膿液，無痛癢，全為特點。

喬牌兒

這時節就醫莫久延；這時節最易將他人染！一滴膿裏蟲千萬，急撲滅，休播散。

甜水令

莫找庸醫，別吃秘藥，直趨醫院。新療法快速安全。你若是忐忐忑忑，藏藏躲躲，遮遮掩掩。恰便似自作孽甘墜深淵。

折桂令

最怕是初瘡微小，無跡無瘢。休誤為禍去身安，休誤為病癒傷痊。正好夢方酣，不料想毒已侵體內，隨血進循環。頭疼身熱，心灰意懶，髮脫聲喑，痘粒硃丹，丘疹多般。恰似金兵臨汴洛，倭寇陷潼關。

錦上花

這二期的症狀，或輕而不顯。那隱伏的梅毒，則害人最慘。內臟裏齊攻，肺腑心肝，骨骼皮膚，生膿潰爛；象皮腫如瘤，髒瘡大如碗。有些人雙耳失聰，有些人瞎了雙眼。拖到臨終，楊梅上天；粉鼻樑兒塌，天靈蓋兒陷。

碧玉簫

步履蹣跚，腿脚不服管；起居煩難，四體漸風癱。似呆癡外表憨；時哭笑真性亂，口妄言。都因血管兒栓，腦漿兒軟。註定了作客閻羅殿。

離亭宴帶歇指煞

君可見傷生喪命回頭晚。悔不該眠花宿柳合歡濫。嗚呵巷裏會神仙，付出的是金錢，賣出的是田產，買來的是梅花片片。若再將嬌妻暗裏傳，難免子嗣齊根斬！這交易明明不上算。人到九雲霄兩年，誰無倚翠偎紅願？却休存惹草拈花念。偶爾手淫非自煎，長期制慾不妨健。最幸福是家庭美滿。男玉潔，女冰清，好夫妻，永相戀。

梅毒與婚姻

黄炯元

一 從才子風流説到家屬梅毒

『比來一病輕如燕，扶上雕鞍馬不知』，這兩句詩，真可稱為佳作。據説在前清科舉時代，有位少年才子，前往南京應試。金陵本是六朝金粉之地，他因羡慕秦淮風月，在那裏消磨了半載時光。秋闈放榜，功名落第，且弄上一身梅毒，險些兒把性命送掉。回到家裏，老父大怒。遍搜行篋，一無所得，只發見一小紙條，寫着上書的兩句詩。老父吟詠之餘，嘆為絶唱，不禁轉怒為喜。喜的是孩子雖不得功名，却合上了風流才子的資格。我國自古以來，讀書人在外面問柳尋花，嫖娼挾妓，叫做『風流』，原是份內之事。影響所及，上自達官貴顯，下至走卒使奴，對於婚外性交，視為常事。於是夫傳於妻，妻傳於子女，家屬梅毒，比比皆是，留下這一局殘棋，叫今日性病防治工作者無以收拾。這不能不怨這般智識份子的提倡，領導社會走上滅亡之路。

社會的單位是家庭而不是個體，家庭的基礎是兩性的結合。沒有美滿的性生活就沒有美滿的家庭，沒有美滿的家庭就沒有安定的社會。梅毒，這為患人類五百年的巨孽，不知摧殘了多少家庭，毁滅了多少後代；流行的猖獗且隨着文明的進步而變本加厲。『食色性也』，性的問題，原來是應與民生問題相提並論，但是社會學家只知侈談救濟貧困，安定民生，公共衛生家只知撲滅霍亂傷寒等急性傳染病，對於這關係民族存亡的事情，鮮有注意，此乃人類文明的恥辱。在性病防治的立場上説，預防梅毒，首先要撲滅家屬梅毒，減少婚外性交。這些事都與婚姻息息相關。在這裏談一談婚姻與梅毒。

二 從數字裏看危機

因結婚而得梅毒，應歸咎於男方或女方的婚外性交，追到問題的根治方法，當然還是娼妓的消滅，性生活的調節和家庭及學校的教育等基本原則。據Solomer氏的經驗，估計有百分之八十到九十的患梅毒者之已婚男性，都是在婚前得病的。Fournier之分析證明百分之七十五患梅毒者之已婚女子是從她丈夫那裏傳來的。又據Stores等在美國鄉村的調查，差不多百分之九十以上的男人都有過婚前性交。一九四一年Clark氏調查二百二十六對梅毒夫婦，丈夫傳給太太者為百分之五〇·八，妻子傳給丈夫者為百分之一三·一，其中百分之三六·六不能决定是誰傳給誰。此二百二十六對患者中有百分之五十三之丈夫及百分之七之妻子承認有過婚外性交。晚近文獻的報告，更證明女子婚前得梅毒者日漸增加，美國Brunet及Salberg兩氏為九百十三個中下層之女子作婚前梅毒檢

醫潮 第二卷 第五期 每本五萬元

中華民國三十七年五月一日出版

發行人 李振翩

編輯人 賈猷先

出版兼發行 丙寅醫學社

社址：中山北路二四三號德廬

信箱：南京新街口郵局一〇六八號

印刷者 衛生器材製造廠

代售處 全國各大醫院 全國各大書店

驗之結果，發見七百九十六個有梅毒，其中百分之四以前曾因懷孕而打胎，百分之八於檢查時身懷有孕。其中有五百患者承認有過性關係，三百三十人與其未婚夫有過婚前性交，一百四十二人曾與其他男人有過性關係。陰道檢查之結果，只有一百七十七人處女膜完整（百分之十九），其餘七百三十六人窺陰鏡可以很自由的插入。讀完這些數字真是令人難以置信，嘆為覩止，我國還無有此種材料可資參考，但國外的數字亦可作為借鑑。當然，我們不能站在宗教及道德的立場來嘆世道人心，但從這些數字裏可以看出人類性關係是如何的複雜。梅毒是由性關係而傳染的疾患，就在這裏潛伏着絕大的危機，每個未婚的青年男女都應深加注意。

三　梅毒婚姻之理論與實際

婚前患梅毒者何時才可結婚？這是一個實際上極需解答的問題。關於這個問題的理論頗多，但是實行起來，困難重重。有幾個青年男女能按着理論上規定的時間去做！婚姻傳染梅毒與各病期之傳染力有關，但又極難下一硬性之規定。據一般的經驗，傳染梅毒之危險期約在前五年之內。從前歐洲的一般學者都推崇 Hoffmann 氏定律，即三年之砒劑及重金屬之治療，再經兩年之觀察而無症狀者，可以結婚。其後又將兩年的觀察期加以縮短，改為治療期後六個月內多次之血液及脊髓液檢查顯陰性反應者，即可結婚。法國學者的主張，初期梅毒患者如經兩年之治療在第一年內無第二期梅毒之象徵者，則雖在第二年末血清反應的為陽性亦可結婚，惟此時之脊髓反應必須陰性始可行之。三載以還，青黴素治療早期梅毒，已有取砒劑而代之的趨勢，但是關於復發（Relapse）之可能如何，尚須再經數年之觀察與研究，目前為提倡『安全婚姻』起見，作者還是主張暫時延用 Hoffmann 氏定律。

我國性病防治尚屬萌芽，婚前檢查尚待提倡，以上所述祇是紙上談兵。『安全婚姻』在一般少男少女的腦子裏還未能佔有一席之地。作者在門診曾見到一個剛剛結婚未久的少婦得了梅毒，經調查的結果，證明她的病是從丈夫那裏傳來的，但她對於自己的病似乎無足重輕，漠然置之，對於丈夫亦無埋怨之意，且言語之間表示此種事實極為平常。她還是一個曾受中等教育的患者，尚且如斯，其他低級病人更可想見。言念及此，深感一般民智的低落。這責任不在病人，而應在性病防治工作者的肩上。我們面臨着這種困難，當然應從衛生教育的提倡與努力去着手。

四　略論婚前檢查法規

遠在一九三五年的時候，斯幹的那維亞半島（Scandinavian）諸國，已有婚前檢查法律的規定，凡患花柳病者，不得結婚。美國方面自從一九三七年 Dr. Parran 氏登高

（下轉第二十四面）

△定戶注意▽

定閱半年辦法

一、依照本期定價，六月十五日以前，可定閱半年（六期），不受漲價影響。請將定款三十萬元一次匯下，遠地以郵戳為憑。六月十五日以後按第六期定價辦理，或將增價，恕不通融。

二、平寄郵費在內，不另收費。需掛號者另加十萬元（連定款共四十萬元），需航寄者另加二十萬元，（連定款共五十萬元），多退少補。

三、以前基本定戶如願改用上列辦法，請於六月十五日以前來函聲明，並酌量匯款補足繳存本社定金卅萬元之數，即當照辦。否則仍按以往辦法，七折優待，按每期定價扣算。

四、本社以往基本定戶七折優待辦法，除舊有定戶仍願繼續者外，應即廢止，不再接受新定戶。

五、匯款請寄交南京新街口郵局信箱一〇六八號本社。不通匯兌地點，郵票代款，按加二計算，格於郵章，函內請勿封寄鈔票。

六、定戶姓名住址，務請用墨筆正楷書寫，以免模糊誤寄。如有改動，希即通知本社。

七、醫潮第一卷所缺一二各期現正澆版重印。第一卷合訂本將於六月三十日以前出書。各期單本現價及預約合訂本辦法請參閱本期封底內面本社啓事。

丙寅醫學社啟

花柳病淺說

魯君

平時若有人談論「花柳病」，許多人便認為是不正派，認為是淫蕩、傷風敗俗的事。花柳病被認為齷齪不潔的字眼，所以很少人談它。因此一般人對於花柳病的知識，多是莫明其妙。這個無知識，實在是花柳病廣泛蔓延的主要原因。因為我們若明白了他的害處，明白了怎樣預防，花柳病就可能絕跡的。

花柳病又名性病，是一個統稱，其中包括幾種完全不同的病，一是梅毒，二是淋病，三是軟下疳，四是花柳性淋巴肉芽腫，再有腹股溝肉芽腫，覆盆子腫等，都是花柳病。大都由於男女性交直接傳染來的，偶而有因接吻，牙科及外科手術等技術上的意外傳染，及偶爾因與藏有病原菌的排泄物所染污的物件，間接接觸而受到感染的；但均屬少見。先天性的梅毒是由患梅毒的母體胎盤傳染而來的。

各種花柳病中，以梅毒和淋病為最危險。軟下疳等則無關重要。因為這些病的傳染方式相同，所以常常有兩種病同時存在。比方得了淋病，也傳染上梅毒，是很平常的事。這是第一層應當注意的。第二是花柳病初得的時候，是治療最有效的時間，愈早愈好。有時因為患者沒有覺得什麼不方便，或者自覺是件不名譽的事，不願公然就醫。一再遷延，等到發作得厲害了，甚而深入內臟以後，再行醫治就晚了。

現在我把幾種重要的花柳病介紹於后：

一、梅毒

梅毒是社會上最普遍最惡毒的一種病症。有人說是在一四九三年，由隨哥侖布航海的水手，傳到歐洲。也有人說是古已有之。聖經上的癩與梅毒是分不清的。約伯所得的病，很像是梅毒。無論如何，十六世紀初葉梅毒流行到整個的歐洲，以後隨商業的發展，梅毒便成了全人類的疾病。在一九〇五年法人紹亭(Schaudinn)宣佈他的病原菌，是一種密螺旋體，形如盤成彈簧的鐵絲，有十七八個螺旋，因此稱為梅毒螺旋體，在科學醫學上，開始知道他的來源與原因了。所以今日我們完全明瞭梅毒是怎樣傳染，而且知道應如何預防。

梅毒是從女傳染給男，或由男傳染給女。患者皮膚及粘膜上明顯或隱藏的病灶排泄物，以及感染者的精液與血液，都可能藏有梅毒螺旋體，在交媾時便能從破裂的皮膚縫侵入。所以受染的部位，多是男女的生殖器。唇，舌，口腔的粘液膜，亦可因接吻等等接觸被染。藏有梅毒螺旋體的排泄物或血液新近污染的物件，亦能傳染梅毒，不過這種情形極為少見。

梅毒螺旋體到了健康人的體內，約經過二三星期，始發生病象，亦有遲至六至十週以上的，但至少為十天。先在受染的地方，生一個堅硬的小瘡，俗稱下疳，或稱硬性下疳，以示與軟下疳不同。多不痛亦不癢。所以常有病人生了下疳很多的日子，自己還不知道。也有時因為太小，也就忽略過去，甚至有時就是見到了，也不以為意。豈不知這就是傷身大禍的初步。下疳所生的膿汁，最易傳染他人，因為其中含有無數的梅毒螺旋體。在這時期，梅毒螺旋體，還未曾侵入病人的全體，若果診定是梅毒下疳無疑，就早日治療，極易收完美的效果。

常常有下疳不治他，或是治的不得法，若干時日以後，自己也就好了。病人也自以為是痊愈了。想不到不久甚或一二年以後，身上忽然出紅點，發熱，頭痛，喉痛，脫髮等等全身受毒的病狀。這就是梅毒的第二期了。這時候已由局部的病，變成普遍全身的了。即梅毒螺旋體已經侵入病人的全體。病人若是在這時就醫，受相當的新法治療，還不為晚。因為體內各種器官，尚未曾受很大的傷損，治療的結果，當能完美。但是第二期的病症，輕重不一，病人常忽略過去，不肯就醫。致使毒根潛伏在體內，若干年以後，漸漸的發現了第三期的病狀。第三期與第二期中間沒有一定的界限，有時下疳還沒有好，第三期的病狀已經發現出來了。也有時受染一二十年以後，纔慢慢地顯出第三期症狀來。第三期症狀極為複雜。此時梅毒螺旋體已經遍及週身，無微不入。所到的地方，就生梅毒瘤。生在心內，則生心病。生在肝內，則生肝病。此外腦病，骨病，皮膚病等等，無奇不有，真是千變萬化，不可逆料。

等到心，血管、或腦有了發炎或變壞性病狀的時候。就是梅毒的第四期。在前些年這一期的病，都當作梅毒的後發病。近來知道這也是梅毒螺旋體直接所造的孽。『運動性共濟失調』（四肢奇痛，行動艱難，站立不穩），與麻痺性癡呆（神經混亂，行止失常），動脈硬化，動脈瘤等，都是這一期最常見的病。病到這時，瘋癲的很多，死亡的也很多，縱然不死，生趣也被剝奪淨盡了！

得花柳病的，多是在青年有為的時候。受染以後，一生的事業，就算完全斷送了。惟一挽救的法子，就是立即到可靠的醫院，或真正有根底的花柳病專家那裏去診治。要特別注意長期治療。

自一九一〇年『六〇六』發明以後，大家都以為是梅毒的持效藥。但以三十餘年的經驗，知道注射一針『六〇六』絕不能使梅毒完全去根。很多得第三期或第四期的梅毒病人，在十幾年前，初得病的時候，多曾注射一兩針『六〇六』。當然以為病已痊愈，不料毒根並未去盡，反成了慢性，侵入血管、心、腦，完全失掉痊愈的希望。

既已知道六〇六於短期內，不能使梅毒完全除根，所以必須經年累月的注射多次，兼用水銀化合物，及鉍化合物，以補六〇六的不足。最近的治療梅毒的法子，是注射青黴素。每日肌肉注射一次至三次，連續注射九日。用砒鉍的製劑，至少須六個月。青黴素的效用，究竟如何，短期內尚難確定，必須經過十數年的觀察，始能斷定它的真正價值。

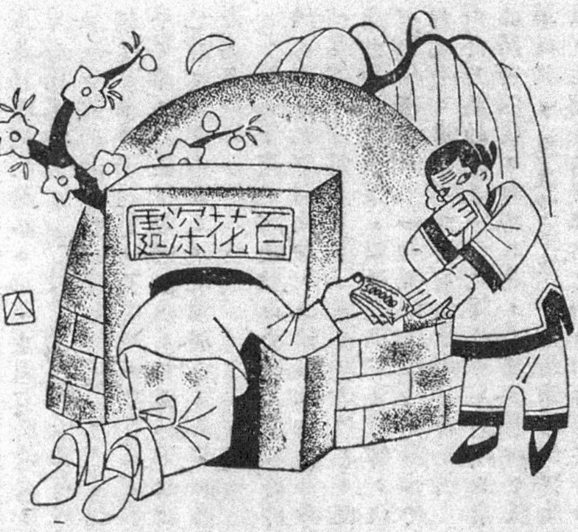

花柳之家

房公秩作

二、淋病

淋病非常普遍，也極容易傳染。差不多凡是娼妓，沒有不患淋病的。凡狎妓的男子，十九都有淋病。普通一般人，把淋病看作極平常的病，差不多和傷風、流鼻涕，一樣的不關重要。淋病實在是一種極利害的病。他並不是只限於局部的病，常是染及全身。不過平常人沒有相當的醫學常識，雖有許多人喪掉性命，却不知是由於淋病的緣故。

淋病的病原菌，是一種雙球菌，稱為淋雙球菌。在淋病病人的尿道或陰道排泄物中，便存在有此種病菌。所以與患淋病的人性交，傳染極為容易。在普通情形下，男子受染的地方，總是尿道，女子受染的地方，多是子宮頸，陰道或尿道。初生的嬰兒，多在眼的結合膜，但是成人也能得淋病眼。幼女的陰道間接被染的也很多。總之，受染的地方，全是嬌嫩的粘液膜。

淋病也可以分為三期，不過每期相隔沒有一定的界限。與有淋病的人直接或間接接觸以後，三五天的工夫（有時為二十四小時），受染的部份，就出現發炎的病狀，紅腫，燒痛，有白色膿狀排泄物。因此，淋病又稱為「白濁」，小便時甚感痛苦，這可以算作淋病的初期了。

過若干時日以後，病狀漸漸輕減，病人也以為病已痊愈，却不知病菌並未曾停止侵襲。慢慢的，有時很快的，病菌由前尿道染及後尿道，再由後尿道染到輸精管，副睪丸等處去，這可以算為淋病的第二期。婦女們常得的病，如膀胱炎，子宮頸炎，子宮炎，輸卵管炎，骨盆腹膜炎等，多是淋病，所以淋病對於婦女，為害尤烈。得過淋病的男女，乏孕的居多。這是因為男子的輸精管，女子的輸卵管，染病發炎以後，雖然痊愈，也必生許多疤痕，管口變窄或完全封閉了，因而失掉了生殖的功能。

若是淋雙球菌，侵入了血液，病人就可得敗血症。這時的病不是局部的，乃是普遍全身了。這可以算到了淋病的第三期。淋病關節炎，淋病心內膜炎，都在這期發生。病菌既已入血，就可以散佈到身體各處。無論身體的那一部份，都可得病。有很多已經出嫁的婦女，終年的呻吟枕席，成為廢人，但不知是因為甚麼緣故，那多是淋病的惡果。

得了淋病怎樣辦呢？當然要去找有經驗的醫師診治。先須確定是否與梅毒併發，還是單純淋病？若祇是淋病，問題較為簡單。用磺胺類藥品，頗為有效。應採用標準服法，先內服磺胺密啶磺胺噻唑。磺胺嘧啶毒性較輕。磺胺噻唑效力較大。服法及劑量應由醫師指導。每次服藥，應與等量的重炭酸鈉同服。

用青黴素治療淋病，公認的標準方法係用二〇〇〇〇單位的青黴素鈉或鈣，溶於4 c.c.的冰冷食鹽水中，注射於臀部肌肉或臀部三角肌肉。每三小時更換他側注射一次。於九小時內注射五次，總量為一〇〇，〇〇〇單位。結果甚佳。

三、軟下疳

軟下疳是由軟性下疳桿菌傳染所成的。此病為一種急性局部炎性潰瘍，其重要性在性病中居第三位。但其發病率常居第二位，而高於梅毒。在公共衛生不發達的熱帶，及亞熱帶區域，男女苟合，及貧窮下級社會中，最為普通。

此病差不多全是與有這病的人直接接觸所染來的，所以發生在生殖器上。發生的很快，有時受染以後，不過幾點鐘的時間。有時延至幾天以後，但至多不過一個星期。初起時，是一個小疙瘩，很痛。常與梅毒下疳混合發生。初於接觸部份，現潮紅及腫脹，繼發小丘疹，再變成膿疱，或直接乾涸而結痂。痂下生固有的潰瘍，再向周圍擴大，或破潰成瘡。散佈得很快。隣近的淋巴腺常發紅，腫脹，及化膿，故多半的時候，不是一個瘡。若是不早醫治，把陰莖爛去的很多。腿根下的淋巴腺，也容易波及，潰爛成瘡，俗稱此地瘡為魚口。

軟性下疳遇有他種毒菌乘虛而入的時候，雖然也可以致命，但較比淋病和梅毒的厲害，可就差多了。過去無特效藥，僅注意局部的消毒，以致數年不見好轉，故有『橫痃橫半年』的說法。可見其難治的程度了。近些年來，有菌苗療法的發明。對於此病的豫後，大見轉機。尤其磺胺藥品問世以後，對於此病，更具有特效。服藥時間，應注意尿液，必須保持鹼性反應，此點甚為重要。他如局部的清潔，以及病灶排泄物的消毒，亦應當留心，此病容易治好。

四、花柳性淋巴肉芽腫

花柳性淋巴肉芽腫，多發於腹股溝淋巴腺。所以又稱腹股溝淋巴肉芽腫。因在熱帶及亞熱帶盛行，故又稱熱帶橫痃。亦有稱為第四性病者。此係一種特殊的濾過性毒所致的一種性病，侵襲男女生殖器外部，腹股溝淋巴腺，直腸周圍淋巴腺，直腸會陰等，身體他部淋巴腺亦可被侵。

直接或間接與病灶的排泄物接觸後，十天到三十天以內，男子龜頭及女子子宮頸染毒的部份，起微小的水疱，膿疱或潰瘍，狀如匍形疹，若無併發性傳染，常不引起注意，數日即愈，此為第一期症狀。

第二期始於腹股溝淋巴腫，或其他有關部份淋巴腺的腫大。經常於第一期經數星期後發現。此期恆伴有顯著的全身症狀。直腸部份被侵襲後，則產生直腸粘膜潰瘍及直腸周圍淋巴腺腫。最討厭的是，發生肛門瘻管，直腸周圍膿腫，肛門皸裂及會陰潰爛等。在女性方面，更有外陰部發生潰爛。二期症狀同時有全身症狀，燒熱，虛脫，體重減輕，關節病及皮膚反應等。

第三期以廣大的瘢痕形成為特徵。經相當時間的瘻管流膿後，終愈合而產生多量瘢痕組織。直腸部因瘢痕收縮而成直腸狹窄。陰門部則局部肥厚而成橡皮腫。

已患了本病的人，應該臥床休息，注意一般攝生法，其治療方法，以有機銻製劑及磺胺類最為有效，而以磺胺類最佳。若膿腫已成熟者，不可切開。醫師應用注射針吸出膿液。膿腫常隔分多個。應作數處穿刺，始能吸盡其膿。但是醫師在技術上必需注意避免其他細菌的感染。最近文獻謂用鏈黴素治療本病，奏效奇速。

淋病縱橫談

敖瑛

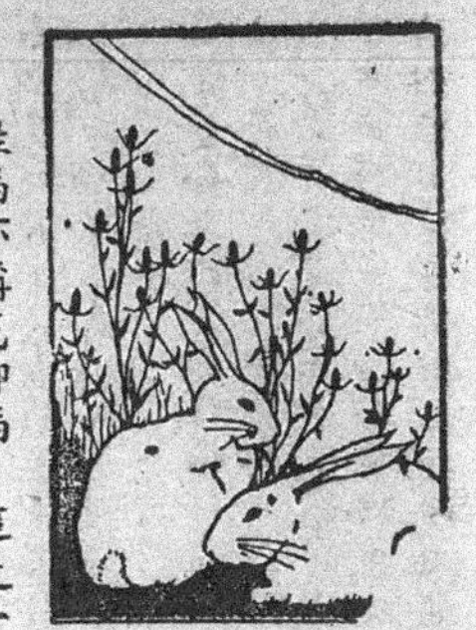

性病亦稱花柳病，這是一個統稱，其中包括了四五種不同的疾病，表示這些病都是因不潔的性交傳染而來的。性病之中最重要的有三種：一是淋病，二是梅毒，三是軟下疳。三者之中以淋病最為普遍，他也是人類老疾病中之一種。中國人在五千年以前就認識它了。阿拉伯，希臘，印度，羅馬等古國三千年前之寫作中也已經述及淋病流行之情形。因為淋病和梅毒可以同時被同一人傳染，故古時之醫生每每診斷不清，常是將這二種病混為一談。直到一八〇六年還為了這個問題在某地曾舉行過一次盛大的討論會，可是直討論了十六年之久仍然毫無結論。最後還是由法庭來法定了梅毒和淋病為一種疾病，大會才得以閉幕。實際這兩種病，除了同是性病以外，毫無連帶關係。就是目前尚有不少缺乏知識的人仍認為是同一種疾病或是認為二者可以變來變去，梅毒可以變成淋病，淋病也可以變成梅毒。一般人提到淋病時常帶有一種輕視態度，認為那是值不得憂慮的小病。因為得病時症狀非常輕微，即使不加任何治療，在短期中亦可自癒的，若談到它所能引起的合併症時，那就值得注意研究了。

淋病雙球菌

淋病是由細菌傳染的，名為淋菌，與流行性腦膜炎菌外形相像，在高倍顯微鏡下才可看到形如咖啡豆。對熱及乾燥之抵抗力甚低。淋菌之最適合環境為潮濕，及與體溫同樣高之溫度，對於生殖器之黏膜和眼黏膜有特殊之親和力。直腸黏膜上亦可生長繁殖，故本病多係性交傳染。兒童不分性別均可被傳染。在小兒科病院中因為護士之大意，未將肛門表充分消毒，可能釀成幼兒之直腸傳染，但此種病例甚罕見。在大家庭中，有時無辜的整個家庭，個個受到傳染，尤其是女孩們，因為他們的生殖器對於淋菌非常敏感。其原因為家庭中先有一個人受到了傳染，凡為此人生殖器之排泄物所污染過之手巾或其他物件，馬上被他人應用時，即可間接被染，如是很快的整個家庭都受到傳染了。廁所之馬桶座可能使人受到傳染。但曾有人試驗用廁所之馬桶座做媒介物，結果無人受到傳染，此實與一般人之概念完全相反。

男女尿道炎

男性感染本病後，最初之自覺症狀為小便時有灼痛感，并有濃一、二滴自尿道中滴出。此一、二滴膿中有千千萬萬個淋菌在內，不但可以直接或間接傳染給他人，即使自己不當心，亦可使眼或直腸受到傳染。患者如無飲酒嗜好，并嚴戒性之興奮時，雖不加以治療，亦能自癒。排泄物約持續二週之久，第一週所排出者多為膿，以後膿漸漸減少，到第二週末排出物呈黏液狀，以後漸漸自癒。惟未經治療，或治療不當之淋病，極易變為慢性，遷延甚久。

女性感染本病後亦如男性，最初覺有小便之灼痛感。除去尿道發炎化膿外，子宮頸之腺體甚易受到感染。因此腺體之分泌物又可引起陰道發炎。在陰道發炎急性期間，有大量之分泌物排出，致使患者痛苦萬分。女性患者若不加以治療，數月後亦有自癒可能，惟當淋菌在其生殖器內存在一日，凡與之性交者必受其傳染。女性患者不如男性患者之易於自癒，因女性患者尤易趨向慢性，而蔓延至數月或數年之久，在慢性進行期間，患者除自覺有輕度之白色分泌物外，并無其他苦痛，或根本無何自覺。

染過還再染

淋病無免疫力，惟患者感染某一型淋菌後，再使其感染同型淋菌，似有特殊之抵抗力而不現病徵，然此非真正之免疫力，乃由於人與該菌間產生了一種容忍力所致。例如夫妻二人同時都患淋病，而都不加以治療，則丈夫較妻子好得快，於是釀成妻子屢次的在丈夫好了以後，又傳染給他。那麼丈夫屢次受同一型淋菌之傳染，漸漸的對該型淋菌產生了容忍力，不現病象。好像沒受到傳染一樣，這一雙夫妻仍然可以繼續他們的性生活。但此二人中任何一人若有不忠實的性行為，與第三者發生性關係時，則第三者立即傳染到很嚴重的急性淋病。

有一位名醫曾遇到過這樣的一段事實：有一對夫婦都有淋病，彼此互相傳來傳去，已有多年。症狀都是很輕微的。無何苦痛，根本不感覺什麼，故從未治療過。在男子最後一次得病不久，他的妻子死了。六個月以後遂又結婚。婚後第四天他的新婦突現急性淋病，再過三天以後其本人亦現嚴重之尿道分泌物。於是他就說他的新夫人傳染了淋病給他，因為自從其前妻死後直到這次結婚之期間，從未與其他女子發生過性關係。實際是他自己在前妻死亡後并沒有將其所患之淋病治療，第二次結婚後遂將病傳染給第二個妻子，自己亦繼之發病。

不孕與失明

女性中的慢性病，特別是骨盆中的疾病，大多數是由於淋病所引起的，以致常年的呻吟在病床上。子宮內膜不易被染，但輸卵管發炎在淋病的併發病中是非常之普遍。兩側的輸卵管若都因發炎，化膿，結疤，以致阻塞不通，所生的卵不能輸入到子宮內，則形成終身不孕症。淋病對於生育的影響，實在要較梅毒還要厲害些。淋病患者不分男女老少，在患病期中除了泌尿生殖器受到淋菌之侵犯外，其他器官亦可受其侵犯，如關節，特別是較大之膝，肘，等關節。這表示淋病菌已經侵入了血運循環，若不即早加以治療或治療不當，非但要變成畸形，還可侵犯到心臟瓣膜。淋病性心臟瓣膜炎是一種非常嚴重之合併症，雖不常見，但常置人於死。此外淋菌常由被染污之手指，手巾或手帕可以傳染於眼。粘膜發炎，化膿，角膜形成潰瘍結疤後，以致半失明或全失明。

預防及治療

淋菌的預防說起來很簡單，實行却是不易。禁絕娼妓，就是一件首要而困難的問題。一夫一妻的婚姻制度，雖是文明社會所標榜的，但是禮教中的貞操觀念，却是危危欲墜了。許多意志薄弱的人不能純潔自愛，這是傳播性病的最大的原因。娼妓是性病的大本營，成年男子若不涉足烟花，可以說絕不會沾染性病，間接的感染機會是微不足道的。初生兒被染淋病眼，乃是因為母親先有淋病，生產經過陰道時被染的。現在許多國家均以法律規定產科醫師及助產士接生時，必須於嬰兒眼內滴以百分之一的硝酸銀溶液一滴，以防淋病眼。我國法律雖無規定，但正式的產科醫師和助產士都能遵守這種辦法，已經成了一種習慣，政府應予注意推廣。

淋病的治療法，已經是登峯造極，用青黴素治療，五小時即可痊癒。問題還在教育，使病人瞭解即早就醫的重要，以如何不落在庸醫之手。

（上接第十九面）

把那些可能的原因一個個翻弄出來，去耐心的妥為排解。去除掉那些疑懼焦躁，使他們的精神全然安定下來。再告訴他們一些性生活性心理上的常識，要他們慢慢照着作去。一旦有了起色，則痊癒即可指日而待了。這心理上的損傷，不是藥物可以收效的。內科或泌尿科的醫師們，遇到這樣的病人，自身若是還沒有充足的心理知識，應當介紹他們到精神病專家那裏去。

梅毒特效藥

·獻先·

青黴素是否能於短期內治好梅毒呢？這個問題需要十年或二十年的時間以後纔能答覆。四十年前「六〇六」初一發明的時候，世人誤以為一針就可以治好了梅毒；廿五年前一些法國人也犯了同樣的錯誤，誤以為鉍製劑可以代替砒製劑，以致使某一些地方的抗梅毒運動退後了二十年。十年前（一九三九），初一發現磺胺類藥物能治療淋病的時候，也誤以為是特效藥可以短期內治好了淋病。經過二年（一九四一）的研究，則發現十日的治療只能治癒百分之七十的淋病患者，但是及至時間的經驗延長到了六年（一九四五）的時候，則知道磺胺類藥物不過能治癒百分之五十以下的淋病患者。許多似乎已癒的患者，小便的排泄物內仍然有淋菌存在，可以傳染他人。青黴素發明以後，顯然有極好的療效，並且發現它對於梅毒也有很好的效力。然而這是否確實？祗有時間能給我們一個正確的回答。大家必須耐性的等待。

先天性梅毒

——顧學箕——

一個年輕的女子，結婚以後，連一連二兩個小產，第三胎孩子生下來却已死了。眼巴巴的望着第四胎，總算得到一個活孩子，但是這孩子在二個月的時候，鼻孔常常阻塞，流出帶血的鼻涕，消瘦下去，請醫師看看，才知道是先天性的梅毒。這是女子染了梅毒以後所常發生的結果，一件多們悲慘的事！

害梅毒的母親，百分之八十三會致小產，死產，或是產下有先天性梅毒的嬰兒，僅有百分之十七可以生產無病的嬰兒，這種幸免的機會太少了。

有梅毒的嬰兒，不會長壽的，即使不夭折，也必成為殘廢：眼瞎，耳聾，低能，及白癡等都是常見的殘廢。

梅毒這病，人類已經能夠控制。掃除它的工具，應有盡有，現在要做的，不是在怎樣去發明這工具，而是怎樣去利用它，以進攻這敵人。

患梅毒的人，有的時候完全沒有症狀，而病是潛伏在體內，尤其婦女得了梅毒，更少有明顯的症狀。但體內潛伏着的梅毒螺旋體可以隨時經胎盤而侵犯胎兒。侵染胎兒的輕重，與母體內病毒的輕重非常有關係。母體染病時間愈短，病毒愈重，胎兒被染的機會愈多。

要免除嬰兒被傳染，只有早期發現母親的病毒，而澈底予以治療。開始治療的遲早與用藥的多寡。與防止胎兒感染有直接的關係，開始愈早，用藥愈充足，免除傳染的機會亦愈多。依據統計結果，若是用藥的分量足夠，而在懷孕第五月以前開始治療的：結果僅有百分之五得到梅毒嬰兒。但在懷孕第五月以後才開始治療的，則有百分之二十得到梅毒嬰兒。若是用藥不足量，則梅毒嬰兒的百分數卽多，第五月以前開始治療的，有百分之六•六，第五月以後治療的，有百分之二十三•四。可見要免除胎兒發生先天性梅毒，有二個條件，第一要病情發現得早，第二是發見了疾病以後，應當予以繼續足量的治療。由這兩個條件，我們訂定預防先天性梅毒的兩個大前題：

1、要把染梅毒的婦女，在懷孕期，發現她的潛在疾病，愈早愈好，而趕快予以有效的治療。

2、發現梅毒以後，應當立刻給以足量而持續的治療，一直到臨產或痊愈為止。

要做到第一步，惟有將每個孕婦，在懷孕期間檢驗血液。孕婦訴述的歷史，是靠不住的，她也許會告訴醫師或助產士，她丈夫從沒有害過梅毒，而她自己也從來沒有覺得自己有梅毒，實際她已經染毒很深。這不是她隱瞞着醫師不肯說，而是實在不知道。只有百分之三十患梅毒的婦女，知道他自己有病，大部份不會知道的。同樣醫師用手及眼的檢查，也看不到染毒的痕跡，所以惟有靠驗血，才能夠明白查出有沒有這病。

上面說過治療要愈早愈好。如果在懷孕第五月以前驗血，則防止先天性梅毒是很有把握的。不然，發現的時間愈遲，得到死產或染梅毒嬰兒的機會亦愈多。

驗血的結果是陰性，同時她以前沒有梅毒歷史或打過針，這結果比較可靠，可以證明她以前沒有梅毒傳染。但是，這還不夠，因為有以下的兩種情形，足以使一次的檢查不可靠：

1. 婦女受孕及傳染梅毒可以同時發生。當驗血的時候稍早，血液可能還沒有顯出陽性來。

2. 懷孕以後，仍舊可以染到梅毒。自受孕到臨產，中間要經過二百八十日，在這長時期內，隨時有染到梅毒的可能。初次的檢驗無毒，而傳染的發生，可能在驗血以後。

由於上述的兩種可能性，一次的驗血，是不可靠的。因為這兩個原因，若是孕婦在第一次驗血為陰性，應當在一個月以後還要複驗。實際上能夠採用的方法，第一次驗過以後，如果沒有特殊的症狀，複驗一次已夠，而最適當的時間，應複在懷孕第七月的時候，再驗血一次。

不論第一次或第二次檢驗血的結果是陽性，要立刻治療。還有孕婦從前有梅毒的歷史，而且已經治療過，則這次懷孕時的驗血，無論結果是陰性或陽性，仍舊要繼續治療。因為母親曾經染梅毒的，以後無論那一次懷孕，仍舊需要治療，這樣才能防止先天性梅毒。

綜述起來，防止先天性梅毒，要實行下列三件事：

1. 要每個孕婦在懷孕五個月以前檢驗血液。用這個方法可以查驗受孕以前傳染的梅毒，要做到這一步，就得要有普遍的產前檢查。

2. 第一次驗血為陰性的，應當在懷孕第七月時複驗一次。用這個方法可以查驗受孕時或受孕以後傳染的梅毒。

3. 不論在那一次的檢驗，血液發現陽性時，就要開始治療，一直到生產為止。如果血液為陰性，而孕婦曾有梅毒歷史的，仍舊要重複治療。

上面三個方法，好似極簡單的，但實際推行時阻礙的確極大，總括各種阻礙，可分為下列三端：

1. 社會上醫藥衛生設備不普遍，沒有新法接生的設施，孕婦便得不到產前檢查的機會。

2. 即使有醫藥設備的地方，亦僅做到接生，並沒有着重產前檢查的推行，更有少數的醫院，沒有把驗血列為經常的工作。

3. 孕婦不肯早去請醫師或助產士檢查，往往到了臨產，才和醫師或助產士接觸，已經來不及了。也有孕婦認為抽血檢驗，是對他很污辱的一件事。

打破這些難關，也不是極難的事。我們固然要求政府普及醫藥衛生設施，使各地都有產前檢查；驗血設備，以及新法接生。而要緊的還在教育工作。我們要教育醫學生，甚至已經畢業的醫師，把這種預防醫學的觀念灌輸進去。我們更要教一般民衆，產前檢查的重要性。嬰兒先天性梅毒的預防，只有在懷孕的早期着手，抽血檢驗，並不是一種羞辱的事情，而是對於她自己，以及未來嬰兒的健康，多一層保障。

新訂長期定閱本刊辦法，不受漲價影響。請參閱本期第三面啓事。第一卷第一、二期在澆版續印中。第一卷第一期至第八期合訂本六月三十日以前即將出書，特價預約。請參閱封底内啓事。

嬰兒淋病眼

〈陳美倫〉

淋菌能致嬰兒患膿性眼炎，較其他膿性細菌所致者尤為嚴重，其傳染性甚烈。舉凡淋病患者之小便及生殖器排泄物，所曾沾污之物，苟未經澈底消毒，若與嬰兒之眼接觸，均可使之受染，尤以新生兒為易。新生兒經產道時，產道中之分泌物甚易直接流入嬰兒之眼。沾污之醫師手指，器械，或毛巾衣服等接觸嬰兒之眼，亦可引起淋病性眼炎。其潛伏期為三至四日，最多不過二十一日。

症狀：眼瞼發腫，結合膜呈水腫，並生膿性液極多，時或出血，角膜呈潰瘍或腐脫。如不謹慎治療，則常致嬰兒雙目失明。有時亦可引起陰道炎，膿毒血症，關節炎，腦膜炎等併發症，為父母者切勿忽視為要！

治療：如果嬰兒發生眼炎時應立即去請教一位正規而有經驗的眼科或兒科醫師，俾得迅速確切之診斷而施以優良之治療，以免延誤而致遺憾終身。其療法除症狀療治外，應以淡消毒液如硼酸水，生理鹽水，或二萬分之一的過錳酸鉀連續灌洗，並敷以黃汞油膏（HIOH Oint.）。如果角膜已有潰瘍，應用一%阿刀平使瞳孔散開。以一千五百分之一的佛洛溫比麻油（Flavine in Castor Oil）滴眼為一般醫師常用之藥。近年來之新藥如磺胺類藥品，及青黴素，均甚有效。

預防：因為新生兒之淋菌眼炎多由母體受染而來（百分之七十的患者之母親陰道排出物內有淋菌找出），故孕婦之產前檢查及治療甚為重要。在產前治療孕婦之淋病即所以減少新生兒患淋菌眼炎。其次則於嬰兒甫降生時，助產士或醫師應先用消毒棉球拭之，再輕輕分開其眼瞼，各點一滴1%硝酸銀（新鮮配備者），一分鐘後，再加一滴生理鹽水。此法已經許多國家以法律推行，因而嬰兒之淋病性眼炎，大為減少，實為防盲運動中重要項目之一。

婦女淋病

在目前中國的社會裏，還是充滿了封建的思想與習慣，把不育這個問題看得很嚴重。「不孝有三，無後為大」。這雖是一句古話，可是還有些人拿這句話作為重婚另娶的理由。若是一個女人在結婚後幾年沒有生過小孩，她的家庭同她的丈夫都會怪她不能生育，甚致以惡言相對，或者竟因此被棄。她這一生的幸福就完全喪失了。在各醫院的婦產科門診，都會遇着這樣的問題，病人苦着臉，含着淚很可憐的要求大夫們替她設法，使她能生育，不然她的丈夫要棄她另娶了。這「不育」雖然是一個社會問題，可是「不育」，實際影響了多少人的幸福。

「不育」最普通的原因，就是患淋病的結果，因為淋病可以使兩性喪失生殖能力，尤其是女性。女人的輸卵管染得淋病後，因發炎而堵塞，以後就不會受孕；而男人的輸精管也常因染患淋病，因而結疤堵塞，但不像女子的輸卵管那們容易，故許多做丈夫的得了淋病，傳染了妻子，以致女的方面失去了懷孕的能力，而男子方面，却依然會有生育可能。結果將所有的罪都歸到女方身上，豈不冤枉？！而且在女性方面，因為生理的關係，生殖器感染了淋病以後，極易蔓延到腹部的各器官。稍有不幸，輕者是呻吟床褥，變成一種慢性病，重者常是喪掉性命。因此我們應當知道淋病怎樣傳染，預先能做一個嚴密的預防，就可以減少很多的痛苦。淋病致病的細菌，形狀如腎（俗謂腰子）兩個球菌相對而生，故得雙球菌之名。淋病無免疫力，所以一個人可以得多次，並且極易成為慢性，當身體抵抗力減退時，又可復發。

淋病沒有遺傳性，都是由於接觸傳染，主要來源如下：

（甲）直接傳染法：

性交——這是最普通最容易傳染的方法。兩性可以彼此互相傳染，因在性交時陰部的粘膜容易有擦傷。所以淋病雙球菌極容易侵入組織；男女生殖器的粘膜濕潤溫暖，最適於淋菌的生活，一經感染，就等於移到一個營養豐富的環境裏，很快就繁殖起來，把這個可怕的病在對方展開了新陣地。

（乙）間接傳染法：

1. 由廁所傳來——南方女用坐式馬桶。北方女廁所雖然是坑式，但大多都加上一個坐櫈。有的用抽水馬桶，但還是多用坐式。馬桶同坐櫈的邊緣，就是傳佈細菌的場所。因為淋病雙球菌可以在分泌物（俗謂白帶）裏存在。若含有此菌的分泌物落在馬桶或坐櫈的邊緣上，後來者不慎又坐在上面，以致陰部直接與此菌接觸，很可能因此而受傳染。

2. 由用具傳來——如洗陰部之盆及巾類用具，或洗澡盆，多人共用亦可能因而傳染此病。托兒所，孤兒院，很多小女孩同居的地方，可能不慎發生流行性的淋病。在目前社會裏，大家庭制度還常常存在，可能妯娌、娣、妹、婆、媳等多人共用洗陰部盆及巾類。假若其中有一人患淋病，共用的器具沒有消毒，可能將此病傳給全家人。有時為招待客人用了這些用具，若客人有淋病也可能傳給主人，母親有淋病也可能傳給小女孩。

預防受傳染的方法很簡單，祇須有堅決的意志，很容易做到。

（1）預防直接傳染法——在婚前男女雙方應受健康檢查。發現丈夫有淋病時，應立時就醫。若是已婚的夫婦，在未經醫師檢查證明已經痊癒以前，夫婦應分房居住，避免性交。

（2）預防間接傳染法——公共廁所最好用蹲式，不使陰部與恭桶有接觸。自己家中的馬桶浴盆若經外人用過，應卽刷洗消毒。至少洗擦後晒乾再用。淋菌極怕乾燥，離開身體以後，極易死亡。故間接傳染，並不常見。

傳染來源

·嵐·

怎樣預防感染梅毒？

——花街柳巷是梅毒的發源地，所以「不嫖」就是惟一的預防法——

羅嵩翰

從前的人們因不明瞭梅毒的本態，相信梅毒是由「邪淫」「慾火」，鬱滯而成的，而迷信鬼神的人，則說這病是神用以懲罰淫亂的人們。所以幾千年來，對於此病，得不到有效的「防」「治」對策。自從一九〇五年蕭定氏發現了梅毒螺旋體。翌年瓦氏發明了驗梅毒的血清反應，此後又有醫學家創立了預防的方法，而艾氏更造出一種攻擊梅毒螺旋體的特效藥，就是市面上叫做「六〇六」和「九一四」的。於是人們才確信「梅毒也能防治」這一個定論。可是，社會上事實的表現，又像告訴我們，要絕對防止梅毒的感染，確實不是一件容易的事情，久已成為世界各國的社會問題。據可靠的估計；我國的梅毒患者，全國最少有二千萬人。單就患者的數目而論，我國梅毒問題的重要，已可想見。

梅毒病原菌—梅毒螺旋體—很怕乾和熱，一離開病人的身體，以後不多幾點鐘的功夫，就失去傳染的能力。這病間接傳染的機會，本來很多（如應用公共手巾和茶杯，互相握手，接吻，開關門時，撫握門把等），但受染的十分之九都是由直接傳染來的。換句話說，多是由於與有梅毒的人性交傳來的。

就個人方面而言，如果要預防梅毒，祇要不與有梅毒的人或妓女接近，就不會得的。花街柳巷既是梅毒的發源地，所以「不嫖」，就是惟一的預防法。多數人沾染了嫖的惡習慣，都是由於飽食終日，無所用心，再加以淫朋的引誘，以致失足。所以，我們於工作完畢後，應有各種高尚的娛樂，如常作戶外運動，或者引吭高歌，或者寫字繪畫，這些對於身心都有補益，可以減少慾念。獨居的人們都應明白，「清心寡慾」可保長生，為保持人類的健康，飲食是必需的，性交不是必需的。有些人竟認生殖器也需運動，實在無稽！

有些人相信，應用藥物預防梅毒，是靠得住的，即如於嫖妓之後一小時內，用水和肥皂把生殖器及其附近的地方，細細洗淨，拭乾，再塗上甘汞軟膏(33%)，可以預防梅毒。在美國兵營中施用這種預防方法，曾獲得很好的效果，但須有完美的設備，和遵行嚴格的合法手續才行。若是告訴普通的人自己依照那種繁難的手續去預防，很難保險。況且藥物的效力，祇能及於個人明知的地方，而梅毒的傳染，隨時隨地都有不測的機會，實有防不勝防的苦惱。所以，個人自己用藥預防，可認為是一件冒險的事情。現在市面上充斥着兩種保險套，一種是美軍剩餘的物資，一種是接收的敵產。前者大而無當，後者吹彈得破，性交時套用，都不保險，勸大家不要購用。

青年人偶然失足，得了梅毒，別要認為可恥，應當立即到可靠的醫院或可靠的醫師處受診治。診治愈早，則完全痊愈的機會愈多。良家婦女大都本無此病，而由男子傳染，殊屬可憐！為減少此病傳染蔓延起見，切望患者遵守醫師的囑咐，自行節慾，以免傳染無辜。青年男女於未結婚以前，應受健康檢查，若一方經醫師證明現患梅毒，而有傳染性的，則須候完全痊癒後，方可結婚。孕婦受產前檢查時，若經證明現患梅毒，則應於受孕第五個月前認真治療，并禁行房事；否則，夫妻相染，不但永無治愈之日，且致貽害子女。

患梅毒的婦人，她的乳汁可能含有梅毒螺旋體，故亦視為傳染物。這種婦人雖不顯症狀，亦常染及健康的嬰兒。家庭裏雇用奶媽之前，應請醫師檢驗，認為無病時，方可雇用。

預告

下期（第六期）本刊將以腸胃傳染病及夏令衛生為題材中心；第七期為瘧疾及一般寄生蟲病；第八期為家庭醫藥及急救常識。特先預告，希讀者注意。

青黴素與花柳病

念禾

一九四三年春季，第一次在美國有人用青黴素來治療淋病。初用於三位對磺碳藥品治療失效的男病人，第一位病人用後，十七小時患處即無淋病菌，兩天半後所有淋病症狀完全消失。另外兩位病人在四十八小時後就查不出淋病菌，三天半後完全痊愈。

一九四三年八月，又有一篇報告發表在美國醫學會雜誌上(J.A.M.A.)，報告中有一二九位對磺碳藥品失效的病人，經用青黴素後，除了四位，其他皆在數天中治愈。後來又有一篇報告，病案更多些，有七五三位病人，用此藥治療後，有百分之九十六治愈，其他二十九人失效，但後來再用此藥繼續治療，此二十九人竟全部治愈。

青黴素用量方面，根據各種研究記錄，至少要用到二十萬牛津單位，才能發生最有效的結果。使用方法是注射在臀部肌肉內，二十萬單位普通分作五六次注射，時間每隔二至四小時。用此種量劑注射，差不多全部病人在一二天內就能得到痊愈。所以青黴素比較磺碳類藥，不但效果快，最大的好處是對病人無絲毫毒性及損害。

一九四三年青黴素亦開始試用於梅毒病患者。最初試用於四位早期梅毒病患者，此四位病人下疳之瘡口上，均能查到梅毒病原螺旋體，其中三位血檢驗皆為陽性。每人每次注射二萬五千單位藥液，每四小時一次，連注八天共一百二十萬單位，自開始注射到二十小時後，螺旋體即消失，血檢驗亦變陰性。同時有一個很有興趣的現象，就是在最初數次注射時，由於梅毒螺旋體在人體內大量死亡產生毒素過多，以致病人顯出種種反應，如週身不適，感覺輕微頭痛，發燒，下疳部份格外疼痛等。再繼續注射數次後，此種反應之症狀便消失。

一九四四年，又有六十三位病人經用青黴素治療，每個病人至少都觀察到五個月以上，其中四十位是初期梅毒（下疳期），治後梅毒螺旋體很快就從創口分泌液中消滅，下疳亦很快痊愈。三十六位症狀完全消失，血亦變正常，有兩位復發，第二次下疳仍在原來下疳的地位生出，血檢查又變陽性。其他二十三位病人，為早期梅毒有皮疹者，其中十位治後無何症狀，血亦變為陰性，三位漸有進步，並未全好，七位血內始終查出有毒。還有三位以後復發早期症狀。後來由霍普金大學約瑟非摩爾醫師的統計，四四七九位早期梅毒病人，用青黴素治療的結果，約有百分之七復發，不過因為病人治療後觀察時間不久，所以此百分數並不可靠（所用劑量皆為一百二十萬單位）。然而早期梅毒治療可以用青黴素來代替是沒有疑問的。

關於晚期神經梅毒亦有人發表青黴素的功效很好，所用劑量較大，須用到二百五十萬單位，因此用人工高燒治療神經梅毒之法，大可用此代替。

因為青黴素採用時期不久，對梅毒之功效究竟如何，是否用後經長時期間仍要復發，現在還不能下一斷語，必須經過至少十年以上，甚至數十年後，始能得到結論。

所有醫師及衛生工作人員對付病的主要目標，是在預防疾病，關於花柳病，也是在求如何改進預防的方法。因為花柳病不能像白喉，傷寒等用血清及疫苗接種來預防，所以防止的方法還祇在如何用道德，倫理及醫學上的勸告，來防止病原體進入人體，而無法增加人體抵抗力來防止此種病症。

假如一旦有免疫方法發明，那末現在所用防止花柳病的辦法要完全改觀。至於不正常的性行為將完全變成單純的道德及倫理的問題，再不會因怕傳染到花柳病而有所畏懼了。青黴素之治療花柳病亦將不被人所重視。

淋病與梅毒的病原體若對青黴素不日漸發生抵抗力（耐受性增加），那末青黴素治療可永遠被採用。永遠可控制淋病及梅毒。但這也是很危險的事，因為由此患花柳病的人會格外變多，雖然花柳病對人類的損害是比從前要少得多多了。

撲滅性病的新戰術

——記一個迅速治療所的輪廓——

丁賓筠節譯

自從科學家發現青黴素（盤尼西林）對於花柳病有迅速治療的功用以後，我們對於治療梅毒和淋病有了想像不到的進步。一九四四年一種新的抗生素——鏈黴素——問世後，花柳病中的腹股溝肉芽腫也有了奇效的治療法，能夠在短時間內，使之不再傳染，並且完全治癒。由於科學不斷的研究，今日梅毒已能於十天內完全治癒。因為治療得快，病不致擴散，可以減少許多無辜受害者。這是社會的福音。染患淋病者，可於四小時治癒並失去傳染力。以往，一個患腹溝肉芽腫的患者常是拖延許多年，自從發現鏈黴素對這病有奇特療效以後，可於五天內使之完全失去傳染力，並可望完全痊癒。

至今還有許多人認為梅毒的傳染能因環境不良，接談或打噴嚏等傳染，其實完全不對。傳染的惟一途徑是：患梅毒者在其傳染最強的時期，與沒有梅毒的人有過密切的接觸。換句話說，是由個人與個人的直接接觸得來。衛生知識在預防梅毒傳染上，有着極大的重要性。普遍衛生知識，可以減少無辜被害的人數：同時使梅毒患者，知道如何就醫，如何避免傳染給別人，是極端重要的一件事。教育比鞭子更有力量。

據美國官方的統計，美國每年有二五〇，〇〇〇人感染梅毒，其中只有九五，〇〇〇被發現，得在第一二期時受到治療。梅毒第一二期的傳染性最大，在此時期以內極易傳染他人。其餘的一五五，〇〇〇人，即沒有被發現也沒有於初期時治療。這些人的死亡率很大。常是不治而似乎是自行痊癒了，却不料病毒隱伏在體內，十年廿年以後，纔顯出病狀來。梅毒侵入神經系便得狂巔精神病，進入內臟便得各種內臟病，有的眼瞎，有的耳聾。孕婦常有小產，勉強產生一嬰兒不是死的，就是患有先天性梅毒。就佛羅里達州一省，在一九四七年中，發現一六，六五三個新患者，其中只有四，三六四是第一二期。可知梅毒患者多是遮遮掩掩，忽略了就診的機會。換句話說，病人非是等到病毒已深入某一部重要器官而有損傷特，是不肯到醫院去診治的。

在美國佛州的邁包尼城（Melbourne）設有一個性病迅速治療所可稱是該州防治性病的碉堡。一九四七年內，這個迅速治療所治愈了五，五二九個花柳病患者。這些患者都由私人醫師和地方衛生局所發現。在這裏可以醫治各種的花柳病，但以梅毒為主。因着新藥不斷問世，對診治其他的花柳病，也能迅速治療。

創造美滿

本期選了花柳病為中心。目前我國地方糜爛，要講到撲滅花柳病的問題，未免有紙上談兵之感。實際花柳病在國內的猖獗情形是十分的嚴重，變亂不安的環境，又適足以加重它的蔓延亟應予以密切的注意。它是一個極複雜的社會問題。花柳病幾乎全是由性交傳染。性慾是「大自然」付與動物的一種本能用以綿延種族，繁殖後代。這種內在的衝動，具有無限的力量。在一般心理稍欠健全的人，常是要擺脫了風俗禮教的管制，做出浪漫風流的勾當來。

娼寮妓館是花柳病的大本營。根據專家的意見，任何形式的管制娼妓的辦法，對於花柳病的防範，都是有損無益。若要根本撲滅花柳病，澈底的禁娼是必要的條件。大部份的妓女雖是出於經濟的壓迫，有些竟是失去了自由，但是也有許多是由於心理的失常。這是曾經許多專家所證明的了。

在男子方面，染患花柳病的，也多是由於心理上的欠缺。一九四四年十月號的心身醫學（Psychosomatic Medicine）雜誌上載有幾位英國軍醫對於花柳病患者的精神分析結果。他們測驗了二百名患花柳病的士兵，另外又測驗了八十六名沒有花柳病的士兵以為對照。這二百名患者中大多數是因為嫖妓迅速治療所除了負責治療外，同時還負着與花柳病宣戰的職務。它的主要工作，除了治療外，是日夜在尋覓那些忽略了初期就醫的患者，並負責訓練些醫務人員，將這工作的方針推展到各個醫事機關裏去。

在這州內縱橫交錯着一個有系統的組織，協助迅速治療所對花柳病的撲滅工作。地方衛生局門診部和公共衛生護士們，日夜準備着檢查並治療。因着法律已有規定，結婚，產前或出生以前必須經過個人健康檢查，每年可以發現不少花柳病患者。家庭訪視及公共衛生護士多方搜索那些與花柳病有接觸的人。當衛生局收到新病案報告時，立即有受過訓練的社會服務員去訪視，作個案研究並將與病案接觸過的名單記下。請他們到門診部作血液檢查。名單上的人數，常是多得可驚。發現了有病的人，則立即給與治療，這樣希望將這輾轉相互傳染的鏈子，可以割斷。

性病迅速治療所對於新來的患者，最初要考察其病歷，身世，並做個案紀錄，然後分配服裝，床位。檢查身體前，須洗一個熱水澡。將抽出的血立即送往檢驗室。這個檢驗室的一切設備均臻上乘，最為完善，很快的便將檢驗結果報告主管的醫師，加強治療的迅速。一九四四年時，梅毒患者須經七十二個星期，不斷診治。在診治期中，有的病人遷移，有的旅行，有的灰心失望，有的沒有耐心繼續下去，很少能有始有終。因而使醫師們感到困難，病人本身也獲益很少。結果多是暫時將病勢消滅，沒有做到斷根。

青黴素出世後，雖是對於梅毒的診治能奏奇效，但最初必須每二小時注射一次。醫院中的病人多，使得醫師和護士們過於忙碌，病人本身，因為這不停的注射，也是身心不安，痛苦得很，近來經科學家的研究，大有進步了，一天可以只注射一次，以往七十二星期的梅毒診治，到一九四七年時只須九天便夠了。九天中注射十七次，有時一天三次，有時一天二次或一次。病人住院期間，有功夫參加醫院內派定的工作或自行消遣，如寫信，看書，打球等。住院期間，主要的時間，是使病人閱讀有關性病知識的書籍，聽衛生教育的講演，並看有關性病的教育電影。

住院的一切病人，除非經醫師指定特別休息外，都分派有一定的工作。如在藥房，廚房，縫衣間，衣服間第處工作。院內工作人員則協助病人並管理庭院。每個病人都工作得很好，且樂於工作，因為從工作裏，可以得着快樂，並消磨住院的寂寞。這樣一方面節省醫師及所內工作人員的精力，並可以使病人生產，一方面病人的身心都得了益處。

迅速治療所還給母親們一個便利，小孩子可以隨同住院。所內有特別房屋專收兒童和嬰兒，使母親不致因子女之累而失去治療機會，同時使孕婦及乳母，得到適宜治療，使出生及未出生的嬰兒，都得到治療和預防。迅速治療所的設立，不但可以達到防治的任務，並且可以改變病人的思想與認識。使他們明白了傳染花柳病的前後因果。最要緊的是使他們由羞憤中得到快樂，從失望中得到同情，出院後去重新開始一個人生。在社會中增加了一個抗拒性病的勇士。

（節譯美國佛羅里達州一九四八，二月號，衛生月刊）

的家庭

編者

被染，而且百分之五十九是屬於心理不夠健全的，對照的一組，則祇有百分之十九。前者祇有百分之六十一顯示正常成熟的人格，而後者則高達百分之六十二（其餘的界線不夠分明）。他們的結論認為淫亂的性交，並不是出於性慾成熟所發的正常衝動，而多是為了發洩心理上的緊張情緒。

這個結論指示了一個防制花柳病的新途徑。治本的辦法，必須側重在兒童的教育和人格的培養。因此這是每個父母的責任，是家庭中的重要工作。因此我們提出：「創造美滿家庭」的呼籲！家庭是組成社會的單位，有了美滿的家庭，纔可以有良好的社會。夫妻的和諧對於子女的心理有決定性的影響。也祇有在愉快靜穆的家庭中，纔可以使子女得到合理的培育與薰淘。這使我們聯想到婚姻指導的重要。男女結合，就組成了家庭；這結婚也就是肩負家庭責任的開始。這男女二人的成敗，不但有關個人的一生，還進而影響子女，影響社會。所以在最初就需要想到將來。家庭中缺乏了溫暖，是形成許多精神變態的主要原因。花柳病的蔓延，則又是精神不健全的結果。衛生常識，以及性的教育無疑可以減少花柳病的傳佈。但是根本的撲滅，必有待於創造美滿的家庭！

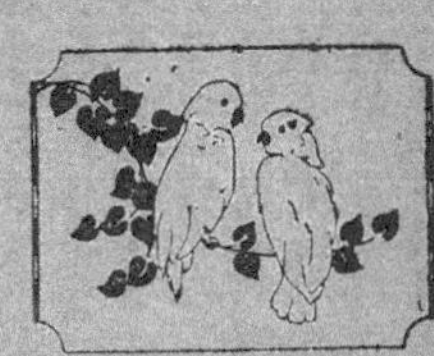

婚姻指導

青年婚姻問題

——對南京中央醫院醫護人員演講稿——

程玉麐講
黃兆開錄

今天對諸位講這題目，也許是趕時髦，但婚姻的確是青年們的切身問題，是每人都要經過的過程，也是各人應有的責任，所以我特別提出這婚姻問題來和諸位討論。在座的都是醫護人員，也許你們有些人——尤其是女同道們——以為自己學成之後，替人羣服務，解除人類痛苦，便可完成了自己的責任。當然，替人類服務，解除人類痛苦，這是很好的理想。但我覺得我們的業務和我們的理想有時也有矛盾。譬如我們的病人中有一個強盜，因為與警察衝突而受傷，在業務的立場上，我們要醫治他，但等到他痊癒後，難保他不會有同樣的犯罪行為。我們是世界公民之一，應當盡公民的義務。社會的單位不是個人，而是家庭。我們的責任，不僅是替人類服務，而且要繁殖種族。當然有些人是不適宜結婚和生育子女，如低能及有遺傳性疾病等等。但據心理學家的研究，人類的平均智力水準是初中二年級左右。倘若能讀完初中二年級，則智力當在水準以上。諸位都是醫護人員，不僅過了初中二年級，而且又受過醫護的訓練。所以我們現在所討論的婚姻問題不是應否結婚，而是如何結婚。

在我們前一輩的人，婚姻不成為問題，因為父母們已經替他們安排好。但自從西洋文化流入我國以後，問題便發生了。這是一個很奇怪的現象，當兩種不同的文化交流後，彼此所最容易接受的都是對方文化壞的方面，而不是好的方面。譬如跳舞，在外國本來是一種高尚的交際，跳舞是有一定的禮節，在學校由教師們負責指導。但在外國也有下流的跳舞場。我國所學到的，普通多不是高尚的交際舞，而是下流的營業舞。婚姻制度也是一樣。我國以前的指腹為婚當然是不合理的，但自從西洋文化流入後，一般青年所談的自由戀愛也不見得可靠。在一般青年的心目中，以為父母作主的婚姻，無論如何都是壞的，不能接受，一定要自己選擇才合理想。其實父母比我們起碼多二十年人生經驗，他們又是過來人，他們的見解比較準確。在戀愛期中的青年是盲目的。戀愛是一種輕度的精神病。在戀愛期中，人們失去自主力，判斷也不準確，觀察也不敏銳。他們所見到的祗是對方的好處，而不能辨別出對方的偽裝。倘若父母真能為兒女們設想，則他們替兒女所選擇的配偶，一定是較為適合。據本人二十年來所見，一般青年所談的自由戀愛，一點也不見得自由，比指腹為婚更不自由。他們戀愛的開始，常是由於朋友們的開玩笑，或不負責的鼓勵。等到他們第一次同上電影院或同上飯館子的時候，朋友們便當他們是夫妻一對。他們再不能也再不敢和別的異性朋友來往。甚至以後彼此發覺不能相處時，也不敢另交別的朋友，因為恐怕旁人會譏笑他或她不忠誠或誤會他們是玩弄異性，或者對方也會因此而患精神病。關於朋友們的誤會，我不敢批評，因為一對青年男女時常單獨在一起，不免會有友誼以外的行為，也難免別人誤會。但關於第二點，我可以告訴諸位，倘若對方是因失戀而患精神病，則責任是在病人本身。因為一個正常的人斷不會因失戀而患精神病。假如在失戀以後而致精神病，則他一定早己有潛伏性精神病。所以這種選擇配偶的方法，根本談不到選擇，更談不到自由。這完全是一種賭博，用自己大半生的幸福來作孤注一擲的賭博。倘若運氣好則可遇到一位合適的配偶，否則便要遺憾終身。在我們的精神病房裏有好幾位病人是因為誤選配偶而患精神病的。更有一個是不聽父親的忠告而自行結婚，結果婚後不久便進了我們的病房。所以我覺得婚姻最好是由父母作主。倘若為着別的原因父母不能作主，則我們也應該採取下列的辦法。由友情而進入愛情是必要的，因為藉此可以互相認識，但在開始時，不要兩人單獨外出。男的可以約三數人一齊去找三數女友，這樣可以減少別人的誤會，同時對方也可以較為自然，偽裝也較少。等到認識較為清楚然後單獨行動。此後更要經過一個訂婚時期。訂婚後他們便可討論結婚後的問題，這些問題是在友誼時期不便討論的。倘若在這時期發現有不合適的地方，則可解除婚約。但有些人在訂婚後便發生了肉體關係，這便失掉了訂婚的用意。訂婚的時期不要過長，過長便會發生誤會。最好是在訂婚後一年左右便正式結婚。

這裏我更想和諸位討論一下如何選擇你們的配偶。結婚雖然不是買賣，但選擇配偶是應該有條件的，有人說：『戀愛是神聖的，不應附有條件。』此種說法，未免近乎瘋狂。又有人說：『戀愛是用不着條件，一見鍾情的戀人是沒有條件的。』這些所謂一見鍾情其實已經是條件適合。我們且不必引用心理分析學派所講的父母性愛或父親固定母親固定的理論來解釋。我們所見到的一見鍾情的愛侶，在他們的潛意識裏早已有着條件。因為對方能適合自己的條件所以是一見鍾情。至於他們的結果是否幸福，就要看他們潛意識裏的條件而定。條件有些是暫時性，有些是較為永久性。年輕漂亮也是條件之一，但這是暫時性的。當然，我們不會願意和一個面貌醜惡的人結婚。但倘若是五官端正，則此條件便是適合。現在我想提出幾條較為有永久性的條件以供諸位參考。

健康——健康是最重要的條件。這並不是因為諸位是醫護人員所以要特別注意。沒有健康的身體，絕不會有快樂的家庭。我們以前選擇美人的標準是林黛玉式的。這使我本人也吃了不少的虧。據紅樓夢的描寫，林黛玉是有肺結核的病狀。一個有肺結核病的人尤其女的，在她病愈之前，絕不應結婚，因為生育可以促短她們的壽命。若要結婚，必須是在病癒之後。若為家庭的幸福和將來兒女們的健康着想，我們要選擇一個健康的配偶。

門第——結婚要門當戶對是很合理的。結婚很像是兩個當事人的事情，與兩方家庭無關。但婚後的生活不單止是兩人的生活。雖然有些人希望發妻財，但普通人是不願意和大富之家的兒女結婚。人格的形成是基於幼年時期的教養。家庭環境不同則教養當亦各異。倘若將兩個二十年來受着不同教養的青年放在一起，而希望他們在未來的四十年內過着調和的生活，這是一個很難達到的希望。況且婚後的生活也不單是兩人的生活。在有着濃厚家族觀念的我國人心目中，兩個不同背景的家庭是很難調和的。

年齡——有一次，當我在重慶對受訓人員演講時，有一位中年婦人提出一個問題。他說：『是否男子過了四十歲都會患精神病？』當時我有點摸不到她的意思。後來我便問她：『你的意思是否說男子過了四十歲便想討姨太太？』她說：『是的，年老入花叢，不是精神病嗎？』我很同情她的意思，這是夫妻年齡不合適的惡果。女子的生理變化比男子早。女子的黃金時代也容易消逝。男子過了四十以後，事業正是進展時期。也許事業已相當成功，在社會上也有相當地位。這種男子很容易引起別的有着病態心理的年輕女子愛慕。他們也很容易為了滿足自己的性慾而忘掉了糟糠之妻。所以男女的結婚年齡，最好是相差五年至十年。男的在二十五歲左右，女的在二十歲左右。

職業——有許多醫師希望和醫師結婚，有許多護士也希望和醫師結婚。這也許因為與趣相投。其實醫師和醫師並不是理想的配偶。雖然在事業上可以互相幫忙，但却犧牲了不少的家庭幸福。一個醫師每天所接觸的是病人，所談的也是病人：對病人已經有相當厭煩。倘若回家後和妻子所談的又是病人，則未免感覺單調，而且文人相輕，同行如仇敵，也是普遍的現象。倘若一個醫師和一個研究文學的或音樂的結婚，則彼此可以互相尊重，並且兩方面都可以得到自己專門以外的學識。護士與醫師也不是理想的配偶，雖然護士可以幫忙醫師，病人的痊癒大部份是靠護理，但在普通自視過高的醫師們心目中，護士是常被輕視，認為是一知半解。護士們也覺得自己常被醫師們統治。此種觀念，在業務上已能引致磨擦，在家庭裏更會引起不少糾紛。護士的醫學知識，在普通醫師看來雖然是膚淺，但在工程師的眼光中，她們的醫學知識却是了不起。所以我覺得配偶最好是不同職業。

幾個性的問題

——「手淫」「陽痿」與「陰冷」——

張純亮

我們雖然不能贊同那無所不在的「泛性論」，可是我們不得不承認「性」在人生中確是一個不容忽視的重要問題。乍眼看來，歷史的輪子已轉動到原子能時代，人類應該是腦闊如海，十分聰明的了！然而事實是怎樣的呢？看看人們對於人生重要問題之一的「性」的態度吧。老朽的道學先生們固然認為「性」是卑汚不堪，難登大雅之堂，就是自命為思想進步頭腦清新的人們，談起了「性」，也都忸怩不安，羞於出口。不過問題到底是問題，絕不因你認為「它」卑汚不堪或強力抑制而即貼然就範了；相反的，你愈不敢平眼正視它，你就愈難確切瞭解它，你對它愈是茫昧無知，它就愈要興風作浪了。即待暗疾已然君臨之後，又躊躇躲閃不肯求醫，有淚向自己的肚子裏流；嘿，這才是人生中一個不大不小的悲劇呢！

手淫

在「性」的問題中，碰得最多的就是「手淫」。就其本身說來，手淫實在是一個正常現象，並不值得使那麼多人心懷疑慮。在青春發動的前後，人的性器官已漸次發育完成，性的慾火也就慢慢燃起。在這個時候，一方面對外界的異性仍所知無多，一方面社會的習慣也不允許一個茅廬未出的孩子，隨心所欲的去追逐異性。所以他們只能在俯仰即得並可任意為之的自家身上謀求滿足，於是手淫就成了惟一可尋的出路了。待後，性的生理與心理全部長成，社會的習慣也默許了多少自由給他，於此他可放膽去愛慕追逐異性，由戀愛而結婚，這種手淫的習慣也就於馬告終了。

手淫若不另生枝節，使之循其自然途徑發展下去，或能因勢利導，自不會有什麼大不了的害處發生；然而人類的可悲處就在專要昏庸自擾。社會一般對「性」的渾噩無知，父母師長道貌儼然的告誡訓誨，一些「醒人覺世」的書籍的荒言謬論，「藥匪醫賊」們的推波助瀾，把手淫直宣傳成一種陰森可怕的毀心傷身的行為，使潔然無瑕，一片純真的青年對自己的所為感到羞愧無地，甚至於覺得罪孽深重無可饒恕！但是業已成熟了的性能迫使他去尋求快感，而外在的壓力又要他痛悔前非苦作善士，或者在手淫時幻想的對像竟許是他的嫡親母妹。於是感情與理智，天性與倫常間，掀起了激劇的爭鬥，這種毫無休止的內心衝突，重重的創傷了那顆出世未久依然脆弱的心；這才是手淫真正的惡果。有時因對異性的追求失敗，或對孤寂的生活感到焦躁不耐；重負難釋，於是假手淫而謀求一時的發洩。如果不能認清手淫為其煩悶鬱積的符號，再加上事後的自怨自艾，則他精神上的負担就越發沉重了。在與異性撫摸接吻以後，除去肉體上

性格——夫妻性格不同，時常會引起家庭吵鬧。倘若丈夫是內向和好靜，而妻是外向和好動，丈夫喜歡獨處家中，而妻子喜歡在外面交際。則此種家庭的情形，我們不難想像得到。

興趣——夫妻的興趣不應完全相同，但也不能不有一部份相同。興趣是要多方面的，對方不同的興趣，逐漸可以成為自己的興趣。這樣彼此的興趣都可以增加。事實上也沒有興趣絕對相同的夫妻。祇要能在不同的興趣中，找出共同之點，則生活自然美滿。

經濟——經濟是美滿家庭的重要因素。不少家庭糾紛皆起源於經濟問題。當然，富裕的經濟不一定能產生美滿家庭。倘若沒有考慮過經濟條件，便計畫結婚，這未免近乎妄想。這裏所說的經濟條件，並不一定是很富有，祇要有可靠的經濟收入，按照經濟的情形而計劃未來的家庭，並細察對方是否能過此種家庭生活。這是選擇配偶時應考慮的條件。婚後也要有經濟的保障。在現在社會情形之下，男的尚不會成為問題，但女的問題則較為嚴重。我們的性命隨時都可以結束，誰也不能估計他的壽命長短。倘若男的一旦有了不測，則女的如無經濟保障則不能自立。所以我覺得在婚後女的都應該有『房錢』，以備不時之需。

關於經濟，這裏我更想提出一點和諸位討論。現在一般人的婚禮，未免是太浪費。這不獨自己浪費，連朋友們也破費。朋友們接到結婚請帖之後，不送禮有點難為情，送禮又是太免強。婚事的舖張對於

的快感解泄外，因有所愛在前，情緒上的交光互影，心理上又得到了莫大的安慰。在手淫，解泄固屬一樣，然所愛既渺不可期，心情也就茫然無所寄託了。再添上事後的一番羞愧，幾度惆悵；這兒，他對手淫所化的代價可就太大了。他不能將壓在心頭的問題去堂而皇之的解決，只是幽處暗室，獨自摸索，孤僻之性既成，情神變態也就難得倖免了。

總之，在先天正常，胸懷坦蕩，無所畏懼，無所煩擾的情況下，手淫是沒有什麼大害的。在某種限度之內，手淫確不失為解決「性」問題的一條幽僻小徑，然而終不是一條合理而可久行的陽關大道。除去用正常的態度去追求異性外，應當在外界尋求有益的工作，培養自己的興趣，多作體力勞動，參加社團生活，以期蓄積着的抑鬱和緊張有適宜的宣洩；果然如此，則心思自不會縈縈終日，老在自己的身上兜圈打轉了。

陽痿

男子的陽痿可能是因為周身的疾病，極度的疲憊，脊髓梅毒或瘤子以及局部疾病的關係；不過在一個活生生潑辣辣的健康男子，由於這種機體病態所招致的陽痿顯然是太少了。我們可以這樣說：五十歲以下的陽痿患者，絕大多數都是不健康的心理在作崇弄鬼。陽舉是表示「性」需要滿足，如果對妻子深惡痛絕或為妻子大感不滿，手淫的畏懼仍牢繫在懷，疑慮着自己有不治的「腎虧」，那彌足為貴的性能於是就要遁去了。或者一日騷擾緊張的生活，在腦子中餘波猶在，或者有抑鬱憂傷的暗影仍盤旋未去；在這種情況下，煩亂緊張敏銳的情緒既把腦子佔據，性的慾火就難得平靜昇起；性交不能委婉將事，陽痿現像是勢所不免的了。

陰冷

陰冷是女子對於性交索然乏味，冰冷無感。這種疾病遠較男子陽痿為普遍。女子在童貞之年，聽到人說：「性交是極其卑污十分不道德的」。這種印象永銘於腦，正常的性慾由此深深被壓制了；這種深被抑壓制的性慾到結婚後仍然不能喚起。或者初次性交時，感到劇烈的疼痛，或者丈夫的粗野鹵莽，給妻子留下一個極不愉快的印象，以致養成了交替反射，對性交懷着畏懼和惡感。性交時，雙方不能協同一致。或因丈夫有早洩陽痿，使妻子不能達到快感的高峯。因為經濟困難，無力撫養子女，或者懼怕生產的苦痛而不願受孕。或是生活上緊張繁難的影子依然逗留在腦海之中。這種種原因都可以使女子發生陰冷的病症。

就大多數的病人來說，性能的消失只是相對的而非絕對的，只是一時的「衰弱」而非永久的虧損。問題本身是無關緊要的，所嚴重的就是病人想像中的「性能消失」，以及對於這種疾病所懷的慄然畏懼。在這種惶惶的心理下，他們疑慮躁急；張不能弛，結不能解；由因生果，倒果成因，於是情形就愈弄得不可收拾了。

治療

說到治療，自然我們應當竭力去找尋生理上的病原而加以根治。以後再就心理方面去深刻研究，

（下接第八面）

婚後的幸福毫無關係，雖然有些人是希望這樣能得到社會的承認。但結婚是當事人的事情，婚後的幸福是要看兩人的適應情形。婚禮祇是一種法律手續。婚禮應該在簡單而嚴肅的空氣中舉行。婚後應有一短期蜜月。所謂蜜月不是說東跑西跑的旅行，而是兩人同在一處，暫時與親友隔離，互相詳細地計劃未來的一切。至於別的鋪張費用，可以省下來留作婚後的經濟保障。

子女

子女——結婚當然是希望有子女。我雖然不是天主教徒，但我覺得婚後應有子女，養育子女是我們的責任。現在有許多人因為生活困難，恐怕子女衆多無法教養，於是實行節育。我承認生活是困難，教養子女更困難，但到婦科請求施避孕手術的夫婦都是中等階級，而無知識的下等階級却並未考慮到要節育。因此生活困難，不過是逃避責任的藉口。長此以往，我們民族的前途，一定不堪設想。我覺得你們將來結婚後，最少應生四個兒女，這樣才對得住國家民族。至於子女的年齡也不應相隔過遠。最好是相差兩歲。嬰孩時期心理上的正常發育是要有年齡相近的遊戲伴侶。倘若年齡相隔過遠，則每個兒童都變成了獨子。獨子的心理發育是不容易健康的。

以上所講，不過是一部份的條件，這是我個人認為是較有永久性的條件，當然我們不能希望每個條件都要適合，但最好亦不要相去過遠。最後我希望以上的條件都能供諸位未來的參考。

★ ★ ★

談談「婚前的性關係」

巨白

曾經有一陣子，結婚喜帖上常印「奉命某某」；愛開玩笑的人，就要問：「你們是奉誰的命？父母之命？還是兒女之命？」現在採用那種方式的較少了，而實際上奉子女之命而結婚的却似乎日有增加。也沒有人注意這些。人們都進步了！如果你還要把它當回事，立刻將受到嘲笑：「你這十八世紀的腦筋！」

日子在替換，文化也在不停地變改。我們讓昨日帶走舊文化裏不合宜的東西，接受今日帶來的新的生活方式；這樣社會才有進步。不過，我們所揚棄的，果全是不合宜，不該保留的嗎！似乎未必盡然：比如「婚前性的行為」，就值得我們考慮！

撇開「貞操」「道德」等觀念——因為那些太陳腐了；還可以從另一個角度來看這個問題：

普通人以為婚前性的關係，可以增進雙方的認識與了解，他們的感情，將更加融洽。因為這是把自己整個地交給了對方，一點也不曾保留。確有些女子是這樣想的：她們想用自己最可貴的去換得愛情，去把握對方？事實上這是不對的觀念，奉獻固然是愛情達到最高潮時的表現，但如果兩人是真正相愛，此舉並非必需；若是兩人中間感情還有問題，奉獻也未必有何補助；這種關係祇是在雙方的交往上，留下一個痕跡。萬一兩個人因別的緣故而引起齟齬時，它就會產生相當的影響。女的或者要說：「他要利用婚前的關係來限制我嗎？我偏不接受這種限制。」男的呢，可能這樣想：「她對我可以如此，對別人是否也會這般隨便？」彼此有了這種念頭，相處必有困難，說不定會因此拆散。這樣分離了固然不好，但還算是幸福的。若是因為有了性的關係，泥於道德觀念而勉強結合，才是終身貽誤。自然好些婚前有過性的關係的，婚後也能諧和無間，但那並不是婚前關係使之然。

也有人愛用弗洛伊德的話：認為性是人類最基本最強的欲求，需要予以滿足。如果一味給它壓抑下去，會引起心理上的病態。這像是極有理由。可是弗洛伊德雖曾強調性在生活中的重要性，却不曾鼓勵盲目地對性的衝動予以滿足。在人格的發展過程中，某些欲求之被壓抑，常是必要的。在最原始時代的人，或是留在荒島的魯濱遜，可能是例外。我們固然要使自己的欲求獲得滿足，但同時我們的行為要接受社會文化的約束；換句話說，對於欲求滿足的方式，必須與社會文化不相衝突。所謂適應，正是指內在的迫力和外界的約束取得協調之謂。也就是健全人格的基本條件。所以雖然餓了，還不會「紾兄之背，而奪其食。」雖然汗流浹背，出門時依然得衣冠整齊。像此種事例，生活中正不知多少；我們很自然地接受了一些約束，並不曾因此而妨害及心理健康，為什麼對於性的約束要那樣過分地重視呢？精神病學者雖然承認性在生活中的意義，却不以為它可以單獨造成精神病。而且論到性行為的抑制，對於一個沒有過「性交」經驗的人，並不是一件難事；倒是曾經有過這方面經驗的，內在迫力在得着一次解放之後，常期望繼續的滿足；控制要困難得多；它所造成的心理緊張狀態，也愈嚴重。正如不抽大烟的，並不感覺烟的需要；一旦有了癮而不得滿足，才是痛苦。性的方面也是一樣。我國古代重視「貞操」，常為守節的寡婦豎牌坊，請旌表；對於「處女」却無表示；也就是因為婚前的「守身如玉」比嫁后的「守節」要容易些。

性生活的適應，與夫婦間的感情，自然有密切的關係。我們可以找出一些離婚或分居的例案是基於性生活的不滿足。因此有人以為婚前性的關係會有助此一方面的適應。殊不知結果是適得其反。一個時刻在為煤米油鹽發愁的主婦，如果在性交時還記罣着明天無米下鍋，決不能獲得完全的滿足；同樣男子的心情若不在平靜鬆弛的狀態下，也祇會有不滿意的結果。那麼試想兩個人都懷着怕人察覺，怕懷孕，怕得性病……的心情，而不能毫無顧慮，完全放鬆（relax）會獲得極大的滿足嗎？如果在第一回就有悖逆，不愉快的經驗，以後的適應，祇會因此而增加困難。

（下轉二十四面）

世界名醫傳

李濤

累塞斯（Rhazes，公元865—925）和阿維塞那（Avicenna，約公元980—1037）

穆罕默德在570年降生於麥加城，他不僅是上帝惟一的先知，而且曾為其民衆樹立奇蹟。他訓練和團結那些野蠻無組織的阿拉伯民族，灌輸民衆以嚴格的清真淨潔的習慣，在指定時間作指定的祈禱，這位先知初被逐出麥加，後來又征服麥加，成了阿拉伯的救主。

繼承穆罕默德以後的回教主們，領導阿拉伯軍隊起始侵略邊界，塞姆族（Semitic）再度被蹂躪，阿拉伯是沙漠不毛之地，東西北三面全有優美肥沃土地的誘惑，阿拉伯人受了新的信心的激動，於是向各方面侵略，征服，終於安居在這些新的領土中，一經阿拉伯人進攻，各省各國相繼陷落；像敍利亞，巴力斯坦，和新波斯王國，大馬色（Damascus），耶路撒冷（Jerusalem），泰西封（Ctesiphon）各地全屬於他們了。他們克服了埃及，把亞力山大理亞京城降貶為省城一流，他們把開羅（Cairo）建立成屬國的都城，他們跨過了北菲的沙漠地帶，席捲而西。他們毀壞了千年前曾被羅馬人掃蕩過而今又新興的迦太基（Carthage）。回軍更西進而達大西洋。他們隔海峽北望得見一小山阜，有一首領名塔利克（Tarik）者，派軍佔之，而名其地曰直布羅陀（Gibraltar）。西哥德族（Visigoths）軍敗北，犯境之軍更向北推移，越西班牙過庇里尼山（Pyrenees）而直搗佛郎克（Frankish）帝國之心腹，其進展終被馬泰爾人（Charles Martel）敗於圖爾（Tour）及霸提挨（Poitiers）間，東西兩回教政府的軍隊互相角鬥者凡數百年。

公元732年，約在黑基拉（Hegira）後110年，回教徒曾自麥加逃往麥地那（Medina）。約一世紀後，阿拉伯人或撒拉遜人成為一帝國的統治者。此帝國囊括庇里尼山而達印度河，包括不同國家和種族，而以信仰相連結，他們的觀點集中於麥加聖地。他們更以共同的言語互相結連，因為在當時翻譯可蘭經（Koran）列為禁條，同時阿拉伯文不久就成了遍用於回教王國中的語言。

當七世紀中葉，翁米亞王朝（Ommiade）即是白衣大食起始當權，大馬色是當時回教天下的都城。翁米亞王朝的承繼者是阿拔斯朝（Abbaside），即是黑衣大食。他們將政府南遷至巴格達（Bagdad）。在此處有一位和查理大帝（Charlemagne）同時掌握軍權的人，名拉喜德（Haroun-al-Rashid）。關於此人有許多傳奇的故事。

被阿拉伯人或撒拉遜人征服之區，大半是有古代文化的王國。凡是這位侵略者足跡所到的地方，遇有希臘，羅馬文化的遺跡，必然席捲而去。大馬色城日漸興旺，有莊嚴華麗的建築。亞力山大理亞城仍為科學中心。在此城中有最後的一位希臘醫生，名叫挨基尼塔斯氏（Paulus Aegineta）。古典的技藝（導水槽，橋樑，及相類之物）不能不引起侵略者的贊揚。在起初他們無暇而且甚少興趣來注意文化問題。然而後來國境內和平恢復，逐漸引起他們對於異國技藝才能的熱烈情緒。城堡及宮殿由外國建築家建造。異國的技術人員，化學家，及醫士頗受歡迎，侵略者不久覺到希臘藥方的功效，遠勝於阿拉伯的符咒。他們更知古希臘和羅馬的智能是具體的以文字表出。於是有手抄本的需要。這些書籍有許多是得自外交途徑。當和平條約簽定時，條文中之一項明載，科學書籍應渡與阿拉伯人。希臘的想像派作家不能使他們感興趣。他們所需要的是哲學，數學，天文，尤其需要醫學。此類書籍在譯為阿拉伯文之先，是無所用的。因為其中有許多書已經譯成另一種塞姆族的語言，就是敍利亞文，於是翻譯工作較易。在波斯灣的北海岸的工提沙城市（Gondeshapur）早就有一個敍利亞的醫學校，由此校中召集了醫士及翻譯員。關於此事，在九世紀時有一基督徒名叫韓內因（Hunain ibn Ishag），是最有功的居間介紹人。

圖書館，學校和醫院相繼設立。教育普及於各階級，訓練出很多醫師。其中多半為波斯人，波斯人在當時精於科學，但不用本國文，而用阿拉伯文著述。當時東方有多數大醫師興起，其中有二人須特別提出，此二人非僅才能出衆，而且對於西方醫學發生顯著影響。

其中之一即累塞斯氏（Rhazes），其名為拉丁式，因其降生於波斯東北部科拉桑（Khorassan）的拉格（Raj）。在東方人皆知其全名為 Abu Beker Mohammed ibn Zakkariya, Ar-Razi。當其早年求學時，並非習醫，係學哲學及音樂，為一擅長演奏琵琶者。他有一密友服務於醫院中，為一老藥劑師。經過一番談論，遂引起他對醫學的興趣。此位少年時代已過的人，於是立志學醫。他的醫學研究進步迅速，不久即已聲名大著。第一次擢昇即任本城中醫院的院長。從學者甚衆。不久彼即被召至巴格達。此時巴格達正預備建一大醫院。他的第一任務即選一最適宜的地基。據說此公將生豬蹄懸於較為優良的數地區中。結果選擇需要時間最久而後腐爛的地區，便是空氣最好的地方，作為醫院地基。

吾人關於他的生平事蹟所知很少。據說此公晚年目盲，編史者遂對此事有多種憶測。曾有人向此盲目老人建議行手術治療，但因他已閱盡滄桑，不願施行手術。另有一段關於他盲目的逸話。他對化學甚是注意，曾獻煉金術於一位地位較高的人，因此得到很大獎金。他說普通金屬可變成黃金。等到讓他當面試驗煉金術時，他想逃脫，以規避這種試驗，不料未能逃脫，於是頭部遂受猛烈打擊而目盲。另外還有一種傳說，這位醫師兼煉金術士，因為煉金失敗而被絞死。但是所有此類稗史均無足輕重。

累塞斯氏是一位著述等身的作學，曾寫了一百多種，又有人說二百多種。其中付印者甚少，所以西方醫師難以估計他的作品性質。他不僅著作醫學書籍，而且有很多關於哲學，化學，數學，天文學及物理學問題的著作。

當中世紀時期，累塞斯氏寫過的一本書頗為西方人重視。此書是他為科拉桑統治者曼蘇（Mansur ibn Ishag）而寫，故名為高尚的曼蘇（Kidab el-Mansur; Liber Almansoris）。此書為一簡明醫學概論，作為實用手冊甚有價值。

他的著述中，吾人今日最稱道的是關於天花及麻疹的論文。其最可貴之點，即該篇為專論一病的最早文獻的一種。古時對於麻疹與天花不能確切分別，實在是一件遺憾。而且此小冊為醫學古經典之一，其中有極佳的臨床敍述，富於觀察精神。此外更有關於兒童病症的專論，也是一種名作。

在阿拉伯人中累塞斯氏成名的主要原因，即因他曾有一部巨作，編輯所有當時醫學知識為一種全書，此書甚為撮要，阿拉伯人稱之曰 El-Hawi，即醫典之謂，現在仍有拉丁譯本存在。此書為他的遺稿，執筆者非僅一人，乃由諸弟子集合而成。其中記載包含希臘，阿拉伯及印度醫師們所知者，應有盡有，更加以他個人的觀察。研究此書後，吾人便知累塞斯氏為回教內最大臨證醫家。彼不僅論及分類，而且論及特殊病症及其治療。他的主要論證法即用臨床病史，其著作中充滿此項病史。痛詆理論上的穿鑿及不正確預後的判斷。此為古時醫師中有名望者常用而不當用的方法。其中對於『用手段先博信用而後取錢財之流』尤為輕視。

吾人所知者只是累塞斯氏著作的一小部分，其中主要者為手冊一類。關於一位研究家的幾種評論，僅由手冊中作根據未免魯莽。在某種程度下，每種手冊必然只是一種編輯而已。假如在適當時期能見到他所作許多專論的全豹，無疑，我們欽佩這位創造性思想家，必較今日為更進一步。此可由其天花及麻疹的專論即可推知之。

阿維塞那也是波斯人，生於累塞斯氏死後四十五年。他的生活趣向和格調與累塞斯極不相同。其全名為 Abu Ali Hurain ibn Abdullah ibn Sina。彼為一高官之子，約於980年生於善加拉（Bokhara）的鄰區，為回教帝國的邊境。阿維塞那氏是一神童。十歲時已能記誦可蘭經。熟讀經典，學識如神。先習哲學，又習法學，後更習數學（幾何學）。十六歲時起始學習醫學，易如反掌。藉直接觀察病人，以充實學問。得到很多知識，皆書中所無者。

阿維塞那氏有無限的求知慾。曾說『在家中夜間，我藉燈光讀書寫作。當我疲乏而感到工作力不振時，我飲一杯酒來提起精神恢復工作。當我最後熟睡時，我心中仍舊充滿着所研究者。常常當我醒來，我發現曾使我陷於困窘的問題已在睡中解決。我如此的繼續習學，直到我已熟讀論理學，物理學及數學的全部學識，然後我再學宗教學及玄學」。

他在不足十八歲時已成為一醫士，曾診治一王子。此王子欣幸健康的恢復，乃將其個人圖書館內的寶藏，任此青年醫士瀏覽。數年後著第一部書，一部廿卷的百科全書。此時他年僅廿一歲，他的父親去世，正是他生計艱難的時期。他曾在多數統治者的手下服務，盡是多難時期，他在擇主而事的時期，是不幸運的。最後他到了哈馬丹（Hamadan），當時酋長為烏道拉（Shams ud-Daula），正在患嚴重的疲痛。阿維塞那氏將他治好。此酋長發現其能力廣大後，遂委任他為大臣。但哈馬丹的軍人黨與此新任大臣不能相容。因之軍士襲擊其居所，於捉捕後要將他處死。酋長為他求情不允，結果將他驅逐出境。恰當其時，酋長又犯疲痛。阿維塞那氏又為他治癒，於是復任為大臣。

無休止的活動時期繼之而來。在日間忙於國事，在夜間研究講演及著作。但吾人不要假想他是一位道學先生。他是世內人，愛醇酒婦人及歌曲——或較愛惜健康尤為熱心。

此公後來的事蹟仍然浮沉不定。有時受君王寵信，有時則成階下囚。最後卜居於伊斯巴罕（Ispahan），專心致力於科學。每星期五許多學者羣來問學。此公未達五十八歲體力已衰，而與世長辭。

阿氏遺留多數著作，其中許多著作極為廣博，論及各種科學。在每一方面均有非常的貢獻。其名望超越當時所有其他學者。他本人是一個亞理斯多德學派，後世稱他為亞理斯多德第二。

他的最重要的醫學著作名曰醫經。書分五部，論及醫學理論，簡單藥物，特種病理學及治療學，普通病症及藥典。每部又分為章，章內又分為節。他所用的方法為亞理斯多德派的辯證法。其著作為阿拉伯煩瑣哲學的產物。

累塞斯氏及阿維塞那氏二人極為相反，吾人幾不能想像。累塞斯氏是一位音樂家而又富於想像的人，若阿維塞那氏僅是一位邏輯的思想家。累塞斯是一位臨症醫師，而阿維塞那氏則是阿拉伯醫學的創立系統者。累塞斯氏喜好每個病人的臨床病史。阿維塞那氏雖也是善於觀察者，也是研究個別病人；但是他對病人的興趣是把每一類就全體來看。在哲學方面以亞理斯多德為師，在醫學方面以格蘭氏為師。阿維塞那繼續努力於建造一嚴密的系統，恰與格蘭氏相似。醫學在阿維塞那氏方面為一偉大，一致，有界限的，合邏輯的產物，包括希臘及阿拉伯學識的全部。他竭力信仰使治療技術，究如數學條律的概念。

不論此系統如何蹂躪自然，亦不能不引人入勝。因為此則易學易行，更能釋去疑惑。採用之者亦不復感暗中摸索之苦。自然此說影響甚廣，能成法典，所以在西方，自此書傳到的十三世紀起直至十七世紀；在東方則直到今日，皆能支配全醫界。

龐大的阿拉伯王國存在不過數世紀。十三世紀初年，蒙古人在成吉斯汗領導下，起始在東北二方犯境。1258年蒙古人佔領巴格達，於是黑衣大食朝滅亡。十四世紀時土耳其人起始入寇，1453年克君士坦丁堡，毀滅羅馬帝國的遺跡。但阿拉伯的文化依然存在。勝利的敵人終被同化，而採取回教的教條。可蘭經成為他們生活的指南。他們的醫士亦受阿拉伯大師的學說所薰陶。

更有進步者，阿拉伯的醫學更向西班牙發展，而西班牙在當時為阿拉伯人的一獨立區。在第八世紀時，白衣大食朝被黑衣大食所亡。白衣大食人中有名 Abder-Rahman 者幸免屠殺，避難於毛利泰尼阿（Mauretania）。西班牙境內阿拉伯人組織會黨請其出任領袖。其權力迅速樹立。成為科爾多巴（Cordova）的酋長。兩世紀後他的繼承者便得任回教主。科學與藝術在其領域內得以振興。同時小的阿拉伯國家建立於塞維爾（Sevilla）及格拉那達（Granada）二地，此等國家雖小而裨益於學者甚大。回教法制在西班牙的大部皆能存在到1492年，即哥倫布發現新大陸的那年。當摩洛哥人統治權存在之日，許多優秀的哲學家及醫士相繼興起，如阿弗羅尼斯（Averroes），邁蒙尼提斯（Maimonides）。阿文左阿（Avenzoar）諸氏。此外在西班牙尚有著名的阿拉伯外科醫師如阿部爾加西（Abul-kasim）及著名的藥物學家伊本一路拜戎（Ibn el-Baitar）。托利多(Toledo)為西回教領域的主要大學，乃一東西文化互相孕合的中心地。

★ ★ ★

（上接第三面）

一呼，十年以來，性病防治工作蒸蒸日上，相繼通過婚前驗血法者有三十二洲及兩自治領。此外蘇聯英國，也都有婚前檢查法律。此種法律的規定，實為社會的一大進步，不僅在優生及防病的立場頗有俾益，而且對於大眾是一種深刻的教育，使大家對於梅毒的傳染提高警覺。

各地的婚前檢查法略有不同，不過一個標準的婚前檢查法規，應具下列五個條件：

一　申請結婚者雙方應請合法醫師檢查有無梅毒，由該醫師簽署健康證明書。

二　檢查包括臨床檢查及血清檢驗，血清檢驗應由當地衛生主管機關承認之化驗機關行之。

三　健康證書之有効期不能超過六十日，申請結婚前三十日以前之檢查結果無効。申請後三十日尚不結婚者，結婚時要複查。

四　婚前驗血，查免收一切費用。

五　健康證書應為一種法定文件，證書內應包含受驗人姓名，住址，檢查日期及血清檢驗方法之名稱（康氏，瓦氏等）。其臨床檢查部門由醫師填簽，血清檢驗之結果由化驗機關填寫。

婚前檢查法之成立，至少有三種好處。一、可以籍此發現大批的隱藏梅毒患者。據一九四一年 Sheppe 氏分析六七七，八三二個婚前血清檢查之結果，發見九，〇一七個梅毒病例，其中有百分之七十至九十之患者是事先自己不知道的。二、可以防止因結婚而傳染梅毒。三、可以減少先天性梅毒之患病率。美國 Connecticut 洲為最先通過婚前檢查法的一洲，自一九三六至一九三九四年中，先天性梅毒之患者，已有顯著之降低，直到一九四〇年，全洲只報告有八個病例了。

五　現階段我國婚前檢查問題

我國結婚登記，法律上素無明文規定，只需有公開儀式，甚至只要有一張結婚照片，即可認為法定婚姻。此種情形之下，欲談婚前檢查，無異緣木求魚，殊難辦到。我們面臨着梅毒的廣大流行與防治工作推動的困難。作者以為惟一的出路還是從衛生教育做起，用教育的方法，使人們明瞭梅毒的可怕和結婚傳染梅毒的危機。提高人們的自覺。則數年而後或得有雙雙青年男女自動請求婚前檢查，這比馬上定出法律來限制的効力大千萬倍。目前有一件值得提倡的事是對於集團結婚先行試辦婚前驗血。這不是一種法規而皆應出諸自願，其不願者儘可不參加集團結婚而自行婚禮。這種提倡同時含有教育的意義，使大眾腦子裏刻上一層較深的印家。現在中央衛生實驗院性病防治所正設法試辦此項工作，如能實行則可為我國性病防治史上開一新紀元，或將成為我國婚前檢查法的先導。

（上接第二十面）

在今日的社會文化背景之下，婚前性的關係還會引起罪惡感與自卑感，即使是自詡為進步的人亦難例外。女子對此反應常較強烈。有個病人整日聽到有人在窗外說她「不貞」，事實上那是幻覺，祇是她自責之心的「外射」（Projection），外面的人根本不知道有這們回事。就在男子也不一定能坦然。某回有人酒醉在鬧新房時取笑新婚夫婦，却有一位客人頓時面紅耳赤，匆匆離去。因為那些笑話，正觸着他的傷痕，雖然人家不是說他，他自己却無能抑住內在的羞恥之感：

通常婚前發生性的關係，很少是事先有心理的準備，而祇是憑一時的衝動。根本也不會考慮對方的健康問題。如果其中一人不幸是有性病，將因此而多傳上一個，因之性病防治的工作者，對此也不表示贊成的態度。

自然這仍然是社會文化所產生的影響，如果社會上不以此為怪，我們的態度，心理也會隨着轉變。不過在最進步的美國，多數人還是贊成取保守的態度。「家庭關係研究」上，Popenoe寫過一句話，「處女永遠是時髦的。」（"Virgins will be never out of date"）美國人對於性的關係比較最放任，同時美國的離婚案件也居世界首位。到底，我們期望的是怎樣的一種婚姻？

奇怪！當兩種文化互相接觸時，最先被接受的，常不是新文化的長處，而是它的短處！

醫潮　第二卷第一二三四期目錄

△第一期▽

△第二期▽

△第三四期合刊▽

★★★★★★★★★★★★★★★★★★★★

定價

醫潮第一卷各期及第二卷第一二期，每本現價三萬元。第二卷第三四期合刊現價每册六萬元。新舊長期定戶均按七折優待。平寄郵費在內，掛號一次另加一萬元，航寄每本另加二萬元。

長期定閱

請參看本期第三面定閱辦法。依照本期價目可定閱半年（六期），不受漲價影響，惟以本年六月十五日以前一次繳足定款為限（外埠以郵戳為憑）。

預約合訂本

醫潮第一卷合訂本（第一期至第八期），訂於本年六月卅日出版，定價每册三十五萬元。預約特價十五萬元。預約期間自卽日起至六月廿日截止，外埠以郵戳為憑，過期無效。平寄郵費免收，掛號每册另加一萬元，航寄另加拾陸萬元。

丙寅醫學社啓

社址：南京中山北路二四三號
信箱：南京新街口郵局一〇六八號

醫潮

第一卷一至八期目錄

（每本國幣陸萬元）

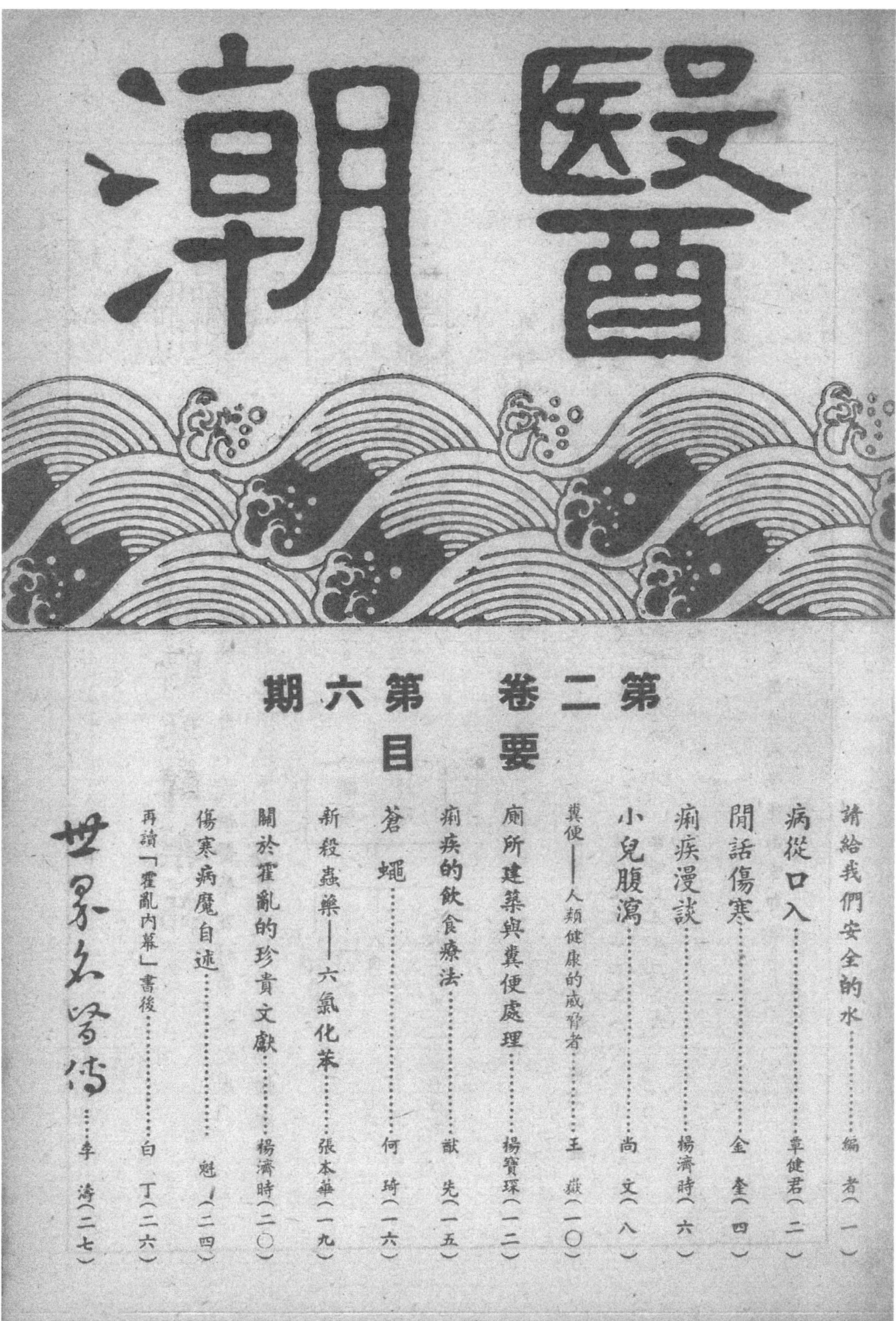

醫潮

第二卷第六期

要目

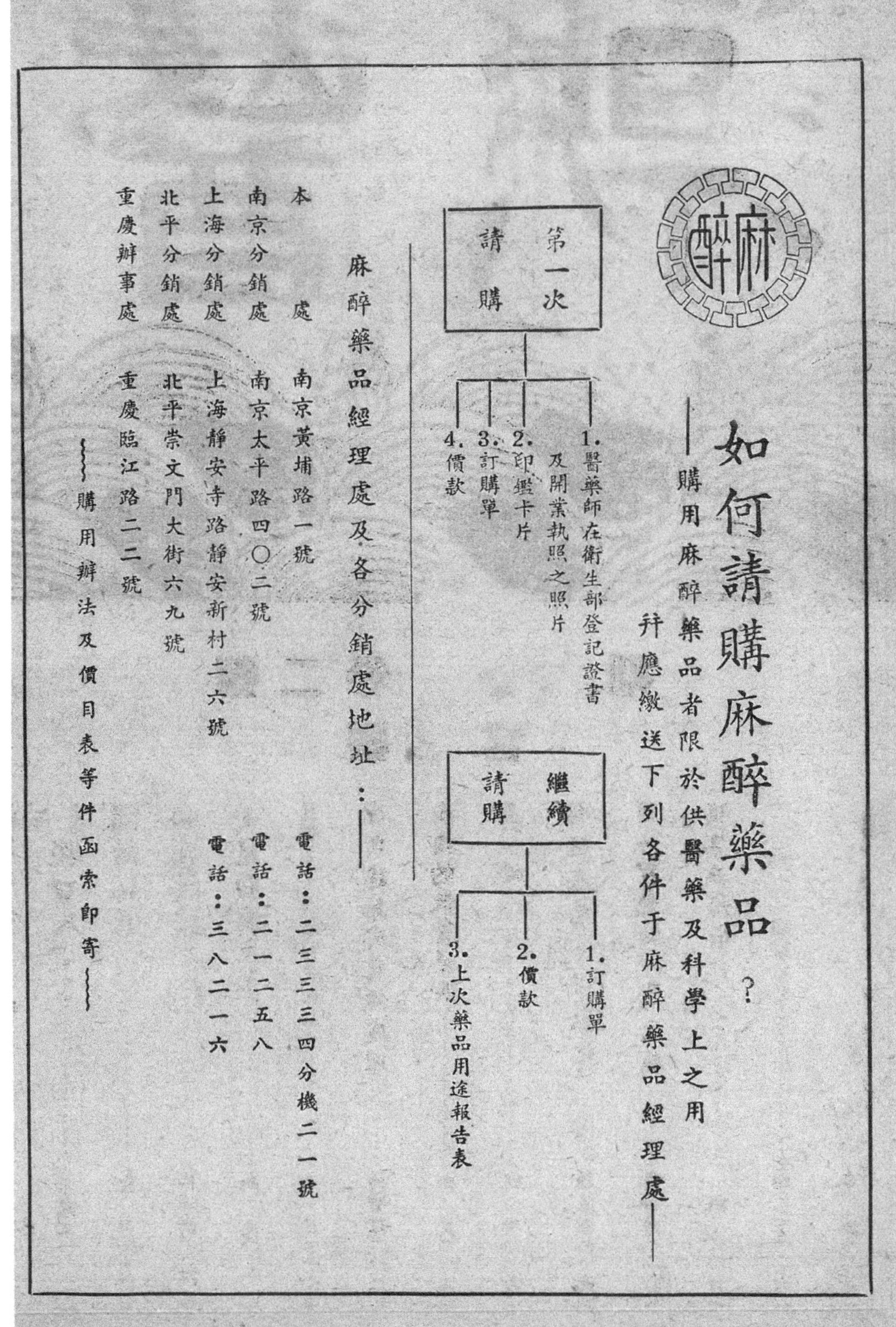
麻醉
如何請購麻醉藥品？
—購用麻醉藥品者限於供醫藥及科學上之用
幷應繳送下列各件于麻醉藥品經理處—
第一次請購
1. 醫藥師在衛生部登記證書及開業執照之照片
2. 印鑑卡片
3. 訂購單
4. 價款
繼續請購
1. 訂購單
2. 價款
3. 上次藥品用途報告表
麻醉藥品經理處及各分銷處地址：—
本處 南京黃埔路一號 電話：二三三三四分機二一號
南京分銷處 南京太平路四〇二號 電話：二一二五八
上海分銷處 上海靜安寺路靜安新村二六號 電話：三八二一六
北平分銷處 北平崇文門大街六九號
重慶辦事處 重慶臨江路二二號
～購用辦法及價目表等件函索即寄～

醫潮

請給我們安全的水

腸胃傳染病中的霍亂、傷寒、痢疾，在衛生學裏是久已就被稱為由水發生的傳染病的，因為他們的主要傳染來源是不潔的飲水。蒼蠅固然可以為害，而且是應當撲滅的，但是若與飲水比較，那是小巫見大巫了。歷次世界各地的大霍亂疫，無一不是由於水源被染，以致於在短時間內，使極多的人一齊得病。所以飲用河水的城市發生了霍亂疫的時候，往往是比用井水的地方更要廣泛。

用接種疫苗的辦法，使個人得到自動的免疫力，確實有相當的免疫效果，但是極不容易普遍。一個社會中祇有少數人接受了預防接種，並不能防止疫厲的發生與流行。至少要有十分之一的民衆，受到預防接種，纔可以在這個社會裏發生影響。那是不大可能的，而且頗不經濟。所以接種疫苗的辦法是最適用於軍隊中，因為人數有限，也容易普遍。軍隊的流動生活環境又是難於控制的。至於在一般社會中只能做為一種補充的辦法。

腸胃傳染病是傳染病中最容易防制的。只要我們的生活環境改善了，他自會消滅。歐美各國在注意清潔——掃街——階段的公共衛生的時期中，因為他們兼顧到上下水道的建設，腸胃傳染病就於無形中絕跡了。那一個地方有了清潔的飲水，腸胃傳染病也就從那裏自然的撤退。

每一位納稅者都有要求飲水安全的權利。於是建設上下水道也就成了市政當局的重要責任之一。安全的飲水，是現代都市首要的條件，應當與治安、交通、具有同等的重要性。

我國都市中幾乎沒有一個是有完善安全的自來水的，就是粗具規模的，也僅限於少數。許多人烟稠密的都市，還在汲用河水，而同時這都市本身的汚水，常是毫無限制的，由毫無計劃的渠溝又流入這河內，所以一個都市的飲水，往往是河水與汚水的混合物。因而各地整年不斷的有腸胃傳染病流行。

腸胃傳染病的多少，可以做為一個都市的文化標尺，它可以表示出來這個都市文化的高與低。空有高大的洋房，華麗的街道，炫耀的霓紅燈，熙攘的交易所，然而若是時常有霍亂爆發，傷寒痢疾普遍的流行，這一定是一個落伍的三等都市！它的市政主管者無論在其他各方面有多好的政績，他仍是失職的。不能將民衆的健康問題，放在心上，那絕不是一位好市長！

『經濟困難』是漠視衛生設施的第一個藉口。敢於利用這種藉口以為遮飾的，已經足以證明他根本沒有衛生常識了！一次的霍亂疫，可以在短時期內，死亡數萬人，那是國家多們嚴重的損失？何況傷寒痢疾常年不斷的流行，醫藥與時間的消耗，是不可以數字計的！衛生建設是需要錢的，但衛生建設是最經濟的補救方法。

腸胃傳染病是最容易預防的，請給我們安全的水！（編者）

病從口入

覃·健·君

偉大發現

傳玄口銘：「病從口入」意思是說飲食不愼足以致病。至於飲食不愼何以能致病？飲食不愼致的什麼病？傳玄旣未加以註解，後人也很少對他這句話加以研究補充說明的。像高忠靈所說的：「口腹不節，致病之由」洪文科：「節食以養生，嗜食則傷生」。等，並未超出傳玄口銘的範圍，或者說祇是強調了飲食不愼足以致病，及節愼飲食足以防病的意義罷了。我們用今天的眼光來看，當然會覺得太籠統欠明朗。不過，「病從口入」這句話在中國稱得上是家喻戶曉婦孺咸知；其流傳之廣，影響之深，實不容小視。在百餘年前，細菌尚未被人發現時，中外醫學對於很多傳染病的研究，作了許多在以後看來近乎笑話的論斷。許多學者往往把傳染途徑當着傳染病原研究，就是傳染途徑研究的結果也是笑話百出；像霍亂一病，歐州許多學者以為是低窪的地土和排泄的廢物釀成不良的空氣所致，把霍亂歸入瘧疾一類。又如中國的舊醫直到現在還有人固持其「冬傷於寒，春必病溫」的理論。這一類的例子舉不勝舉，其實這就是演化的歷程，大可不必回顧。不過像傳玄——一個不是學醫的州舉秀才，在千餘年前發現了「病從口入」這個腸胃傳染病的正確的傳染途徑，的確是難能可貴，值得宣揚一番。

一個標準

節愼飲食是「病從口入」的一帖妙劑。這種預防疾病的方式，用現代醫學術語來說是抑制腸胃傳染病的傳染途徑。節愼飲食有兩個意義，即節制飲食的量，和不吃不潔淨的飲食。一般的說中國人都很知道節愼飲食的好處，有些壽享高齡的老年人，常常對人說，他們是以節愼飲食作為長壽的秘訣。照理腸胃傳染病在中國雖不致於完全絕跡，至少也應該很少。但是不然，腸胃傳染病中如傷寒痢疾兩病，在中國是四時不絕的流行，患病的人數和死亡的人數，多得無法估計，至於霍亂一病每年夏秋二季都要流行。舉一個近例，抗戰期間，全國霍亂患者有十九萬七千一百二十三例，死亡計四萬三千一百三十六人，未經報告遺漏了的，還不知有多少。在流行最酷烈的時候，曾見一個擁有不到五萬人口的城市每天要抬百餘口棺材出城，小鄉鎮常常是死亡載道廬舍為墟，其狀之慘不忍想像！依此看來，中國人不知道節愼飲食的一定還不少，知道節愼飲食的人，也一定節愼得不得當。不知道節愼飲食的人，或病或死，在這裏似乎不必多所置辭，至於節愼飲食而不澈底的人就很值得討論了。因為節制飲食的量及不暴飲暴食極容易做得到，不吃不潔淨的飲食就很有問題。原因是潔淨的飲食應該怎樣解釋呢？這的確是絕大多數的中國人亟需要的知識！

在七八十年以前，世界上恐無人能夠正確的解釋潔淨的飲食的意義，自一八七五年 Losch 氏發現了痢疾變形蟲，一八九七年志賀氏發現了痢疾桿菌，一八八〇年 Eberth 氏發現了傷寒桿菌，一八八四年 Koch 氏發現了霍亂弧菌。之後，人們才知道傷寒、痢疾、霍亂、三病都是病原菌藉食物為媒介經口入腸胃而傳染的。由此我們粗粗地為潔淨飲食訂一個標準，即潔淨的飲食不僅是不臭不爛，主要的是不含有病原菌。

怎樣入口

病原菌是怎樣混入飲食中的呢？

傷寒，痢疾，和霍亂病人的排泄物中，含有千千萬萬的病原菌。如果把這含有大量病原菌的排泄物倒在江裏河裏，那麼江裏河裏就有了大量的病原菌。如果倒在廁所裏，廁所離水井近，排泄物就從地下滲到水井裏，於是水井裏也會有大量的病原菌，我們若飲下這種水洗滌瓜果或用來製冷涼的飲食等，吃下去就要患傷寒痢疾或霍亂；蒼蠅吃了病人的排泄物，再飛到我們吃的食物上，脚上和翅膀上就帶來了許多病原菌，吃下蒼蠅停過的食物，也一樣要得病；用手接觸過傷寒、痢疾、或霍亂病人染有病原菌的用具，再用手拿東西吃，病原菌也隨着飲食吃下去。總之腸胃傳染病的傳染途徑很寬廣，但是最後是必須經口的，因此人類要想不受腸胃傳染病的侵襲，當然最直接最重要的預防法是不讓病原菌入口！

水的禍患

從腸胃傳染病的流行史上看，水是最主要最常見的傳染來源。遠在一八五四年英倫一次最劇烈的霍亂流行，在市中寬街週圍二百五十碼半徑的圓周內，十日之間就死了五百多人，後來經人調查發現是由於寬街的一個裝設抽水機的公用水井被汚染所致。水井一經折掉，霍亂就逐漸減少而至停息。又有人調查六百四十次傷寒流行，竟有百分之七十是由水源傳染的。一八九二年聞名世界的漢堡虎疫，也是因為作為飲水的河道被霍亂病人的糞便汚染所致。我國雖然缺乏調查統計，水源汚染引起流行的例子想來不會太少。歐美人看準了這一點，所以普遍敷設自來水管實施飲水管理，使得人民的飲水在自來水廠裏經過滅菌的手續，成為安全無毒，可以生飲的飲料。果然力氣沒有白費；如今在他們國家裏，痢疾不是常見的病，霍亂傷寒幾乎完全絕跡。回頭來看看我們自己，除了少數幾個都市有不完善的自來水設施外，絕大多數人民的飲用水，還是仰給於最原始的水源；也許是江，河，池，塘，也許是水井，也許是溪溝，也許就是稻田水，在這些毫無管制的水源中，洗菜，淘米，洗衣，倒馬桶等大家各行其便，一旦腸胃傳染病流行，大家還不知道就是「水」禍！

煮沸第一

普遍敷設自來水，供給人民安全無毒的飲料，這是一個真正為人民謀健康福利的政府的責任！政治領袖們應該很明白；搞中國衛生行政的人，如果不能建議政府促其逐步實現的話，不但永不能成為萬家生佛且必永遭後世人嘲罵。目前還沒有人提出一個十年或五十年的治水計劃來，一切祇是一個渺茫的希望！但是我們却不能等着受腸胃傳染病的侵襲和吞蝕，所以筆者提出『煮沸第一』這個口號來，因為誰都知道傷寒、痢疾、霍亂的病原菌是怕熱不怕冷的，如果我們把吃用的水煮沸，病原菌就被殺死。開水是最安全無毒的飲料。至於一般的用水如嗽口刷牙，洗滌盌筷，洗蔬菜瓜果等的用水，雖然不是直接飲用，但仍可將病原菌經口送入腸胃，因此對於一般的用水仍須經消毒殺菌的處理。飲用水完全經過煮沸，顯然是太不經濟不容易辦得到，故一般的用水使用漂白粉消毒卽可。

此外，預防腸胃傳染病的方法，如注射預防針，食前便後洗手，不暴飲暴食，撲滅蒼蠅等必須兼籌並顧，不過比較起來，消毒飲用水是更重要更基本的。

醫潮 第二卷第六期 每本六萬元

中華民國三十七年六月一日出版

發行人 李振翩

編輯人 賈獻先

出版兼發行 丙寅醫學社

社址：中山北路二四三號德廬

信箱：南京新街口郵局一〇六八號

印刷者 衛生器材製造廠

代售處 全國各大醫院 全國各大書店

閒話傷寒

金奎

單單和人類搗亂的病魔羣中：有一種剽悍異常，生着十根左右長鞭毛的桿形細菌，專攻病人的腸道，在裏面滋生繁殖，形成那一堆堆的潰爛。病者呻吟床第，歷時總在數旬以上，吃盡了苦頭，變成了骷髏，還得等候那最後的命運，至於是否能逃避掉十個中間必有一個的死亡機會？還在未知之數。這狠心病菌的尊姓大名，就叫傷寒桿菌。爲什麽叫傷寒呢？原來早在一千七百年前：我國張仲景氏，寫下了一部論述一切亞急性熱症的著作：以爲在陰陽失位，寒暑錯時的年頭裏：冬日若多受了寒氣的侵襲，到次年的春天，就一定有發生瘟病的危險，他無以名之，就攏統地稱之爲傷寒，直到三百年前，清朝吳又可氏著溫疫論，才把真正的傷寒，和其他的熱病鑑別開來；而賜給牠一個「濕瘟」的名字，可是，以後的中醫們，對這個發現並未予以應有的重視；但知沿用那最易引人誤解的舊名，殊有違正名的訓詁，科學醫學到了中國，也就從俗，沿用了傷寒的稱呼，以名這最普遍的一種傳染病。其實呢！傷寒病與寒冷天氣，以及吳氏的「濕氣」，可說是風馬牛不相及的！

傷寒病又名腸熱症，這是日本人的譯名，表示病起於腸，倒還比較正確。遠在素問熱論中，即已有某種熱症經過十二日的記述，可能即是傷寒，反之，在歐美文獻中，開始重視該病的時日，似乎頗晚，因爲直到一百五十年前，西國的醫界仍祇曉得一種連續性發熱的昏迷病症。一百年以前，一位有名的學者，在某次會議內謙遜地提出泰菲絲病（Typhus 神志不清之意*）可以分爲三型，勇敢地把腸熱症和回歸熱從真正的泰菲絲中踢除時，竟引起全場聽衆們的驚訝和刮目！然而，西方醫師們畢竟是可愛的！自從歐伯斯氏於一八八〇年在顯微鏡底下找出來真正的傷寒桿菌後，研究傷寒的學者，風起雲湧！於是，詳細的症狀被確定了！傳染的路綫被發現了！預防針上市了！一切抵抗此病流行的環境衛生工程，都次第建造成功了！加以歐美人民本身對傷寒的正確認識，以及個人衛生習慣的養成，一個猖獗程度有時甚於霍亂的敵人，（四十年前的印度可有統計作此話的證明）就這樣地被完全制服下來；牠消聲匿跡，亦已有三十幾年光景了！現在，你若去問歐美人民傷寒流行的情形，會弄得他丈二和尚摸不着頭腦，有的人也許會告訴你：「哦！有的！有的！記不清是那一年呢」！

傷寒病多發生在青年人和中年人身上，每年約自六月開始流行，以十月最爲常見，後此即漸漸低減，病者或帶菌者的大小便裏，都藏得有傷寒桿菌的子孫！從大小便的不慎處理開始，我們可以找得出下列一連串的傳染途徑，入於無辜者口中的詳細線索：

（一）病人或帶菌人的大小便拋入河流，溝渠，或下水道↓用水以及未開水，生水或冰製成的冷飮↓無辜者的口。

（二）病人或帶菌人的大小便↓河流，溝渠，或下水道↓蚌殼類動物↓未經煑開的烹飪方法↓無辜者的口。

（三）病人或帶菌者的大小便↓河流，溝渠，或下水道↓泥土↓無辜者的手↓無辜者的口。

（四）病人或帶菌者的大小便↓蒼蠅↓未用紗罩的食物冷食小吃，瓜果和飲料，未曾消毒的食具以及牛奶場的牛奶或由此轉製的冰琪琳↓無辜者的口。

（五）病人或帶菌者的大小便↓菜葉↓未經消毒的青菜↓無辜者的口。

*按真正的泰菲絲病，多由蝨蚤等爲傳染媒介，亦即我國所謂斑疹傷寒；這命名一望而知係從傷寒二字脫胎而來，當然又是一個易於引人誤解的名稱。

者的口。

（六）帶菌者的大小便↓帶菌者的手↓食物，飲料和牛奶場的牛奶或由此轉製的冰琪淋↓無辜者的口。

（七）病人或帶菌者的大小便↓病人或帶菌者的手↓病人或帶菌者的用具↓無辜者的手↓無辜者的口。

（八）病人或帶菌者的大小便↓無辜者的手↓無辜者的口。

（九）病人或帶菌者的大小便↓病人的衣着↓無辜者的手↓無辜者的口。

誰是帶菌者呢？首先；當傷寒病人開始痊愈的第一個月內，差不多有百分之三十左右的病人的大便或小便裏，都含有傷寒桿菌，有百分之五的病人，恐將終身帶菌，尤以女性為然！美國出了一位馳名世界的「傷寒馬麗」，因為她是做廚房工作的關係，不曉得害了多少無辜者！應是這類終身帶菌者的最佳實例！此外，也有未曾患過傷寒而被動地帶上傷寒桿菌的人！要想不在傷寒流行時，找到這批寶貝，就如同在沙土中淘取金粒，困難萬分！幸而為數不多，否則的話，豈不糟糕！帶菌者多半把傷寒桿菌藏在膽囊胆管或是腎盂內，前者經由腸道排洩桿菌，後者則改由泌尿系統排除，帶菌者本人沒有絲毫生病的症狀，稍不留神，就易漏網逸却！而成為社會中最大的隱憂！

在上述的九種傳染的線索裏，因了水源的污染而釀成的流行，往往來勢甚猛，在一剎那間：爆發開來成千成百的傷寒病例！即使在打過預防針的社會裏，也仍有形成小流行的危險！污染水源的桿菌數量，往往很多！且亦必為不止一次的侵襲！否則的話，因了水源本身並非傷寒桿菌們理想的繁殖場所的原故，恐怕就無從形成每次的普遍流行了！因水源受染而致的流行，即使在十月後亦可見到，小孩中患罹的比例，也並不比大人的低，而且往往由痢疾來做傷寒桿菌們進軍的急先鋒！雙重威脅，莫此為甚！因牛奶受染後的傷寒大流行，不分季節，尤稱嚴重！不但具有那同樣迅速的爆發性，且亦往往縮短那桿菌入口後到症狀發作時的潛伏期間！小孩和婦女中罹患的人數，亦復衆多。因為牛奶實為傷寒桿菌的理想繁殖場所。在牛奶裏，除了結核菌以外，傷寒桿菌們耐熱的本領，可稱首屈一指！所以少數細菌的滲入，或是僅僅一次的侵襲，都能造成功大流行的悲慘局面！過去的國外紀錄，實係不注意消毒的牛奶場主人們之前車之鑒！可以慶幸的是，患者們的症狀，要比因水源污染而致的流行稍輕：許是因為桿菌們繁殖過速，而致變質的關係。此外，第二種線素內所提到的：由蚌殼類動物作傳染媒介的事實，並不多見，但英軍從事波爾戰爭時所發生的傷寒大流行，却是因了這個原故！

傷寒的症狀不甚明顯，出現方式復不盡同，在過去，牠朦蔽了中西醫者們的眼睛，弄得他們頭昏眼花，糊裏糊塗，誰也沒有法子摸清牠的路數！可是，二十世紀的醫師們，却再不受牠的欺騙了！即使是屬於所謂自動叩門求診的某種特殊的傷寒患者，也逃不出醫師們銳利的目光呢！傷寒患者們的體溫，在第一個禮拜內，是逐漸地作梯形的增高，此後即停留在高溫線上，有如夏季那停留中天的烈日，似乎永沒有向西移動的模樣！直到三四星期後，才開始以更形慢吞吞的姿態，戀戀不捨地惝恍遲却。傷寒病人的脈搏，特別遲慢，不因高熱而洪速。其他的病狀，在第一禮拜內，也一如體溫般：全走那由輕而重的慢步伐！病人往往在不知不覺中，發現他已經病到了一種自己不能置信的程度！初期的症狀中，以頭痛最屬常見！病者食慾減退，渾無氣力，皮膚蒼白，身體一天比一天地羸瘦，面部潮紅，表情遲鈍，耳鳴，咳嗽，易流鼻血，嘴臭，唇裂，舌苔變厚，大便秘結，有時亦可有黃色的豆湯樣腹瀉。在發熱六日後，腹背和胸部，每可發現少數的小玫瑰疹，一如蚊叮。她們往往分日出現，且於短期內即行消滅，僅僅遺留下來一點淺赭色的痕跡！到後期時，病者多進入一種低微的譫狂囈語狀態，雙眼直視，兩手不斷的作那扯拉褥單的無目的的動作。舌苔乾燥赭黑，背臀部且易有褥瘡的呈現，其他症狀，亦均加重！在三四星期中，因了腸子潰爛的原故，更常有腸出血或穿破的危險！否則的話，就能僥倖的步入退燒的階段；不但舌邊漸見潮潤潔淨，其他的各種病狀，也就會跟着慢慢的減輕起來。病死的案例中，有一半是因了病毒的作用，因了腸穿孔而致死的，約佔六分之一，而因了腸出血或肺炎致死的，也各自佔着十分之一的高大比例。

治療傷寒：並沒有特效的藥物。但若護理得法，每日設法保持病者的舒適和清潔，以及大便的暢通。不相信陳腐的餓肚治療

（下接第廿三面上欄）

痢疾漫談

楊濟時

溫暖的季節一到，痢疾、傷寒、霍亂就陸續發現，年年如此，遍地流行，大家都認為是毫不足驚奇的事，即是衛生家們對之亦司空見慣。照我們的看法，傷寒領先發難，繼之痢疾，霍亂殿後。大致說來傷寒韌性大，攻勢持得久。痢疾像游擊戰，亂竄直衝；霍亂則似閃電戰，來勢猛，傷亡重。本年的這種有計劃的全面攻勢早已開始。四月初傷寒已陸續增多，痢疾亦已發現，似乎已超過前哨戰的階段。五月以來，攻勢愈見劇烈，看情形加以推測，全面進攻正在醞釀中。等到轟炸機空中堡壘（蒼蠅）出動，這場廝殺必於六七月間白熱化。

記得美國作家勒脫拉先生曾經說過這樣的話：「一個公民如果患了一種絕對可以預防的病，例如痢疾傷寒霍亂之類，那便是表明他自己疏忽所致。不但他個人是自殺行為，對別人跡似放火，應該予以嚴厲的刑事處分，拘禁起來」。我們完全贊成他的意見。將來世界大同，大衆生活科學化，能夠澈底實行。勒拉脫先生的辦法，應該可以推行無阻。不過我們要補充一點，在衛生知識尚未普及以前，垃圾成山，廁所狼藉，蒼蠅猖獗；汚水四溢，飲水即是稀糞，冷飲即是毒藥的今日現狀中，大衆便成為俎上肉，個人毫無辦法。所以一旦瘟疫爆發，這個責任應該落到衛生行政者以及市政當局的頭上，應當加以處分，看疫勢的大小論罪才對。

痢疾於傷寒霍亂三者之中，比較為溫和。病程短，死亡少。這是從一般情形說。個別的說，若是由於某特種痢疾桿菌傳染，數量大，體格弱，特別是幼童與老年人，病情便相當可怕，來勢亦極為猛烈，死亡亦高，頗與霍亂相彷彿。在那一端便可能很輕，瀉了三四回，也就好了。

一個典型痢疾症，診斷上毫無困難。它有特殊的症狀，特殊的糞便，一定的病程。初起時發熱，同時肚子就痛起來，這是陣痛。肚臍以下普通稱為小肚子那裏發生一陣一陣的絞痛，接着就要大便。大便以後馬上會減輕許多，頓然間似乎痛快。但是好景不常，幾分鐘以內，甚至幾秒鐘，陣痛又來，又想大便。糞便越來越少，次數却越來越緊，越不痛快。這個症狀，醫師們稱為裏急後重，痢疾的典型症候。

再說痢疾的糞便，初起時稀，以後即變成水樣。其中含有不少的黏性體與鮮紅的血，表示大腸已發生急性炎腫，常稱為刮癖痢或謂赤痢，即是指這大便的變質形狀而言。這種糞便中含有大量痢疾桿菌，作為標本加以培養不難證明。從衛生立場講，痢疾的傳佈，即以此種糞便為導火線。倘若不加慎密的處置，沾汚水源或被蒼蠅攜帶至食物上，人們於飲食中即吞入口腹，痢疾就難倖免。

治療痢疾，一般說不應過份困難，可是必須具有條件：十天左右即能平復。一、醫治從早，二、診斷無誤，三、患者一般體力相當好，四、病發後照醫師囑咐馬上臥床休息，五、不能亂吃東西，六、水份要喝得越多越好。這些條件中只有第二條應該由醫生負責，其餘都是病家的事。可見痢疾—其他疾病亦同此理—的治療結果不好，不能專怪醫師。

磺胺劑治療痢疾頗見佳效，幾乎是家喻戶曉的常識。常看見病家自購自服。輕者果然毫無問題，症狀減輕。可是問題並不是如此簡單，亂子往往會鬧出來。病者對於藥物過於信賴，只知吃藥不知調養食物，休息，等等條件的重要。不加注意，就誤時間，症候便拖延過長。或者藥吃得太多，發生磺胺劑中毒，病上加病，更不得了。所以自購自服和問病開方的弊端由此可見。常見病者憑一點普通常識自認得意，反而誤病損財，不可收拾。痢疾還是小症，如遇癌、結核之類的病，則前途是不可想像的。

從臨床方面說，痢疾一病究屬簡單，診斷與治療還算輕而易舉。其重要性是傳染方面的問題，即是公共衛生的問題。

倘若某個地方發生了痢疾，那便是表示那裏的衛生環境很壞。飲水被糞便沾汚的明證，不可忽視。因為痢疾桿菌，傷寒桿菌，霍亂弧菌，大腸桿菌，同是血屬近親。痢疾若是發現，那末傷寒、霍亂勢所必然地亦會爆發，絕無僥倖之可能。因此飲水衛生若是要想辦好，必須時時檢查水源，有無大腸桿菌的存在。如果發現了，馬上應該消毒。同樣地重要問題，則是必須注意到病菌的來源。病人是禍根，他的糞便含有無數量的毒菌，所以應該隔離，尤其要適當地處理他的糞便。

病人傳佈病菌之外還有一種情形，醫學上稱之為帶菌人。帶菌人與病人不同，因為他雖然並不患病，但是他的糞便中確含有同樣可以致病的菌。這種人的如何處置乃是衛生學上一大難題。他們並不患病，所以很難辨別出來。再則因為無病，所以照常活動與人往來，傳染的範圍也就此擴大。帶菌人可以分為好幾類：痊愈帶菌人—病愈後糞便中仍含病菌。永久帶菌人—糞便中經常含着病菌。暫時帶菌人—忽含忽而不含病菌狀態—等等，痢疾僅僅是一個例子。傳染病中幾乎每種都有這樣的難題的存在，下面一段事實頗值一談。

某國某城某年曾經發生過這樣一樁事：那城人口一百五十萬，十數年來從未發現過痢疾。忽然間有二人患痢疾病例。

醫師馬上報告了衛生當局，立刻，局裏派了一大批衛生勤務去偵探。經過若干天以後的精密調查，發覺這二位患病者，曾於某時從一家麵包舖裏吃過蛋糕，可能這傳染的來源是這麵包舖。局方便派了細菌家去那舖子中採取每個傭員的糞便來作培養。果然其中一人含藏着痢疾桿菌，經反複檢查，確切證明無訛。政府不能強制封閉這舖子。（民主國家職業自由）。也不能拘禁那個帶菌人。（民主國家的人民，大便中帶些菌並不犯罪）。怎樣辦呢？衛生局在他舖子大門上貼了一大張紅字佈告：大意說這家舖子中有一個伙計糞便中帶着痢疾桿菌，所以某日某某工人到這裏吃東西後，患了痢疾，請大家不要再到此地來買東西吃。

這家舖子經此打擊，買賣便做不下去。那個傭員雖然並未犯任何過失，舖主不能辭退他。但為輿論的督促，也只能偷偷地逃到另一城去做麵包，那知道衛生情報網非常嚴密，他到達那城時，那裏的衛生局已接到密報，所以此人又被嚴密監視。

不久後他被逼離開，這次進入另一省份重操舊業，同樣地又有衛生勤務來監視他。但因生計所逼他再想法偷跑，到了第三省，又重演一翻。這樣他曾跑四五省終於無可奈何，三年後不再做麵包師傅，改業求生。政府化去十多萬美金，各處報章認為最重要新聞，爭相登載，把這樁案子才了結。可見人家做事的精密，衛生能夠辦得好，不是偶然的。

夏秋時節，普通醫院裏經常要增加一批患傷寒痢疾的病人。這種情形無異使各醫院都成為傷寒痢疾病菌的集合所與火藥庫。如果醫院對於病人的糞便不加適當的處置，廚房不乾淨，蒼蠅到處飛，飲水不消毒。其危險性是難以形容的。我們早在抗戰期中，於重慶開醫學會的時候，提過整理醫院的方案，其中包括全國醫院衛生標準的確定辦法。因為我們認為與其是唱高調，還不如脚踏實地，從比較最容易推動的場所—醫院—入手。只可惜人微言輕，等於白說。

今年是原子時代第三年。回顧我們這個烽火連天，做官發財正鬧得不可開交的時候，連衛生部四周的污水溝還未及清理。老百姓如果僅僅染上痢疾，應該引為萬幸啦！

從痢疾說起，我們可以明瞭「醫療衛生不可分」的原則。租界未取消以前，在洋人盤據租界地時，殖民地人民的衛生環境比現在好的緣故，完全因為是要使主子們免除被傳染的威脅，現在怎樣，就不便說也不忍說了！

『裏急後重』

在痢疾的各種症狀裏，「裏急後重」是令病人最感痛苦的。所謂「裏急後重」，就是病人自覺想要大便，却排泄不出甚麼東西來。這是因為大腸發炎腫脹，一直下延到直腸靠近肛門的一段了。直腸腸壁發炎腫脹，受了激惹，使患者感覺有很多糞便需要排出，其實空無所有。費了很大的力，不過排出幾滴膿血。

在這種情形下，患者不宜勤於出恭，徒耗精力，應當靜臥忍耐。臀下可墊以油布，上蒙布單，或效小兒兜尿布法，以免去排泄床上的顧慮。如是可以安心靜臥三四小時不致排便。

每次大便後應將肛門外部用溫水洗淨。若因便數過多，肛門週圍覺痛，尤宜特別注意洗滌，保持清潔•手紙宜選柔軟的，切忌用力揩擦。發紅顯腫時可用熱敷法（見本刊二卷三四期合刊，第六面護病圖解之一），並用酒精（百分之七十五）塗之，可以消炎正痛。（木西）

小兒腹瀉

尚文

腹瀉是小兒時期一種極為普遍的病，因而致死的也非常之多。特別是在嬰兒時期，腹瀉是主要的死亡原因之一。在鄉村，因為缺乏醫藥，死亡數一定很高，就是在醫院裏，常是高到百分之二十左右。並且因着腹瀉的原故，常是引起脫水，消瘦，維生素缺乏，以及各種營養不良的疾病。

原因極複雜

腹瀉是一種症狀，不是一種單純的病，而可以在許多種不同的疾病中遇到。新生兒的腹瀉，病原已經證明是一種特殊的病，病原是由於一種濾過性毒。此外消化系的傳染病，如痢疾，傷寒和腸結核等病都常有腹瀉的症狀。在這些以外有三種情形可能成為腹瀉的原因。

一、非消化系的傳染病　例如中耳炎，鼻竇炎，腎盂炎等消化系以外的各種傳染病，都可以影響腸胃，引起腹瀉的症狀。一方面這些傳染病的細菌所生的毒素遍及全身，使消化系蒙受損害，同時胃酸及各種消化液分泌減少，腸胃內酸性不足，以致腸之上部亦有細菌繁殖，進而引起中毒症狀及腹瀉。

二、飲食失調　母乳哺養的嬰兒，患腹瀉者較少。人工飼育的嬰兒，食物稍有不當，即易發生腹瀉。難於消化的食物在腸內發生機械性的刺激作用，使腸的蠕動增加以致腹瀉。再者物由外入，易帶病菌，不如哺食母乳不經器皿，全無傳染機會。故嬰兒含吮手指，匙筷等用具不潔，都可做為病菌侵入嬰兒腸胃的機會。用鮮牛奶喂哺，裏邊常是含有細菌很多，若不煑開消毒，極易招致腹瀉等病。

三、氣候炎熱　夏天暑熱的季節，最易發生腹瀉。因身體排洩之水份較多，體內水量減少，血液循環欠佳，臟腑機能，自難健全，廢物的排除，亦感遲滯，於是有中毒現象。泄瀉即是其一。嬰兒因口渴，乃吸食過量乳汁，於是營養的供給超過消化器官所能消化。一面食物過剩，積儲腸內，刺激腸壁，一面被細菌據為繁殖的養料，造成泄瀉的症狀。體外高熱使胃酸分泌減少，小腸上部的酸性乃為之大減，致令細菌易於繁殖。

病理與症狀

因消化系傳染病而有腹瀉的，腸部有其特殊的病變。在其他的腹瀉病人，腸部並無顯着的病理改變。不過是消化力減低，腸粘液膜的吸收力大減，因而營養方面感受影響。脂肪與醣類的吸收，影響最大，對於蛋白質的影響則較少。維生素的吸收，也為之減低。因為有大量的鈉和水份隨着糞便排泄出去，在較重的患者常

傷寒瑪麗

葉昭燾

離美國紐約不遠的一個小鎮市裏，有一個叫做瑪麗的女人，在一個公館裏當廚子。一九〇一年時，她害了傷寒病，她的朋友約翰去拜訪她，想不到沒有幾天，約翰也得了傷寒。一個月後，公館裏的洗衣婦也得了同樣的病。後來，瑪麗病癒，到另一家去當廚子，不幸的事實，從此連續地出現了。這一家的洗衣婦，首先在瑪麗來後的第三星期內有了傷寒的徵象，接着小姐也病倒了。以後傷寒病人一個接一個地出現，到了第七個發生時，瑪麗自己開始奇怪，趕緊離開那個公館，到第三家去當雇工。過了一些時候，這一家的七口人裏，竟在一個星期內，病倒了六個，而且每個人都是傷寒的徵候。大家開始懷疑瑪麗，她迫不得已，祇得到第四家去做雇工。可是十四天後，那裏的洗衣婦，又得傷寒了，瑪麗心裏有數，祇得懊喪地離開那個城市，到紐約去做雇工。

瑪麗在紐約一共住了五年，常常換地方做工，一直到一九〇七年第二十六個傷寒病人受染的時候，衛生當局，才發覺了這件事，就找她到醫院去檢驗大便。發現她的大便內有許許多多的傷寒細菌。此後三年間，一直在監視下受治療，大便裏，有時帶有傷寒細菌，有時沒有，瑪麗覺得自己沒有大病，耐不住煩悶，就在某一天晚上偷偷的逃跑了。

自從瑪麗逃出醫院以後，有六年沒法找到她的蹤跡，到了一九一五年，某產科醫院裏，忽然連續地出現了許多傷寒病人，醫院裏的院長醫師和護士中也有二十五個人得傷寒的病的。仔細攷查的結果，發現廚

引起脫水及酸中毒的現象。

除了腹瀉以外，其他常見的症狀中有不思飲食，嘔吐，和體重減輕等，但因病勢的輕重大有出入。輕性的患者，或竟沒有全身的症狀，或略微有一點發熱及食慾不振。重者可發熱至攝氏四十度以上，嘔吐不止，腹脹，神志不寧，甚至驚厥昏迷，並常有脫水及酸中毒等症狀。

預後與治療

年齡對於預後最關重要，身體弱，年齡小的嬰兒，死亡率非常之高。故對於初生兒及弱小之嬰兒應特別謹慎，初期或不嚴重，但可能突然變惡，則已措手不及。若發現有傳染病竈，如中耳炎等，一經除去則腹瀉隨即痊癒。若病竈不易剷除，預後必亦不良。氣候亦與預後有關，暑熱季節死亡率亦往往較冬日為高。

治療乃是醫師的責任，患者應慎於選擇醫師而信賴之，不可自作主張。早期治療甚為重要。往往家屬忽視腹瀉，認為是小病，既至十分嚴重始行就醫，醫師也束手無策，愛莫能助了。

醫師治療腹瀉，大約不外以下的三個原則，家屬應與醫師努力合作。

(一)確定診斷　施用治本方法，例如因積食而起的消化不良，治療的方法應該減少哺乳的次數，或減少每次乳量，若係傳染病，如中耳炎，則應治療病竈。病家切勿強求醫師止瀉，給以鉍鹽或白陶土等劑，以求便閉，每致徒勞無功。

(二)注重休養　無論病原何在，消化道機能即失常態，必須暫令休息。減少食物之量，以減輕消化道之工作。能刺激腸胃之食品亦應避免。病愈重則休養之時間亦應愈長，範圍亦應愈廣。甚者，應僅給以水份，不進食物。否則非但無益，反有大害。

(三)補充水份　腹瀉嬰兒每因脫水以致死亡，是以液體之攝入量必須力求充份，補充因腹瀉而遺失之水份及礦物質。礦物質中除鈉外，鉀鹽亦甚重要。

預防的方法

嬰兒腹瀉，患者既多，死亡亦眾，故辦理公共衛生者對於本病之預防多甚注意，以期減低嬰兒之死亡率。第一，應鼓勵以母乳哺育嬰兒，特別是在出生後頭數月以及生後的第一個夏季，最為重要。斷乳應避免夏季而延至秋後開始，亦甚重要。人工哺育所用一切飲食及器皿均須嚴密注意消毒。食物成份亦須配合適當。小兒有食慾不振之現象，或在熱病之早期，應減少食物，而以水份代替之。夏秋天熱之季，嬰兒除授乳外，應另與開水，溫或涼皆可，每三四小時一次。

小兒發育未全，調節體溫之機能不足，夏日應少穿衣服，或儘可令其赤體。氣候驟變時，只有勤穿勤脫以應付之。盛暑期間，極易日間受熱，夜半受涼，應特別注意。

環境優良每與預防傳染病有極大關係。居室清潔涼爽，空氣流通，設紗窗，去蚊蠅。地板清潔，玩具合理。幼兒手臉時常保持潔淨，且無吮指惡習。均足以減少傳染病，而避免腹瀉。最後，遇有輕微之傳染病現象時，應即就醫，早期治療，以預防重性腹瀉。

子約瑟，乃是六年前從醫院逃跑的瑪麗的化名，祇得又把她送進醫院裏去，因此她也就得了一個綽號叫做「傷寒瑪麗」。

按一九〇三年，紐約曾有傷寒大流行，先後發生傷寒者凡一千三百多人，瑪麗當然是禍首之一，想像中由她傳染的病人真不知有多少，因為她住處附近的水井裏發現有傷寒菌，附近的居民自然也就倒了霉。

這是一段傷寒瑪麗的故事，有人看了一定要問：「瑪麗不過生過一次傷寒病，身體早已恢復了健康，和平常人一樣的能工作，為什麼還會傳染傷寒給他人呢？」像瑪麗這一類人，在醫學上叫做「帶菌人」，因為她已經生過傷寒病，身體裏面已經有傷寒病的抵抗力，不容易再得這病，可是她專能傳染給人。

「帶菌人」的危險，遠比傷寒病人為甚，因為他沒有病狀，和健康人一樣，不被人注意，而加隔離。每一地方傷寒的流行，「帶菌人」必是禍首。有一次美國的加省突然發生傷寒，經調查是因為吃了帶菌人做的通心麵的緣故，結果被染上了九十三個病人，這通心麵雖然經過焙烘，但是病菌仍可以在裏面生存，因為麵的裏面不容易因焙烘而將病菌殺死。所以「帶菌人」充當廚子，待者，護士，或牛奶棚裏的工人，最為危險。

「帶菌人」是這樣的危險，可是在外貌上是看不出來的，要找到他唯一的辦法，是檢查他的大便，大便裏可查出有傷寒病菌存在，可是有時候或許檢查不出來，因為排洩病菌有間歇性，而且無定時，必須連續的檢查才能發現。一個團體或機關裏，要避免像傷寒瑪麗般的「帶菌人」的混入，而防備傷寒病的發生，必須時時檢查廚子的大便，倘如發生傷寒病人，更必需搜查帶菌人。

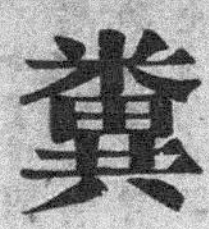

人類健康

王·

「衣食住行」為人生最重要的生活，在食和住的兩種生活之間，我國人忽略了一種非常重要和關係我們健康的一件事，即是我們每日所排洩的糞便。食物到我們腸胃裏，經過消化吸收，剩下不能被消化和吸收的，必須排洩出來。排洩出來的東西，我們名之為「糞」。被消化吸收，到血管裏，氧化後經過腎部而排洩出來的，我們名之為「尿」。糞尿混在一起，就是普通所說的「糞便」。

人的消化道裏，特別是大腸，生長着千千萬萬的細菌，健康的人的糞便，百份之八到百份之二四·二是細菌所成。但這些細菌並非病菌，在健康人的體內，並不致病，而且對於消化的進行，具有特殊的功能。患腸胃病的糞便，細菌可能佔百份之二〇·一到百分之四〇·二。尿本是無菌的，除了患某種疾病，如腎癆等以外，尿中不會發現細菌。但尿含有很多細菌所需要的營養料，所以尿一跟空氣接觸，沾染了細菌，細菌立刻生長在其中。同時尿都和糞混在一起，所以免不了細菌的感染。

當患腸胃病的人如痢疾，霍亂，傷寒，副傷寒，其糞便排洩出來，若不加以處理，隨處傾倒，若污染了水，飲這被污染的水的人，過了一二星期的潛伏期，也就得腸胃病。若蒼蠅和這些糞便接觸，再飛到我們的食物上時，糞便中的病菌也就被帶來了，吃被蒼蠅所碰到的食物，也就有得以上各種腸胃病的危險。據一九三三年報告，美國因傷寒而死的，十萬人中只有三個人，副傷寒死亡率十萬人中不夠一個。在五十多年來，沒有過霍亂，痢疾死亡率，十萬人中也不超過兩個人。但我們中國的情形就不是這樣。傷寒死亡率比美國人高八倍，痢疾高一百倍，霍亂高千倍。在一九三二年，就至少有三萬四千人因霍亂而死亡。

糞便中除了可能有病菌外，尚有其他的寄生蟲卵。如鈎蟲和日本吸血蟲等。這些都是殺人不見血的。據寄生蟲學家的調查，我們人口百份之九十以上，肚子裏有蛔蟲卵，蛔蟲在肚子裏，固然不至殺人，但會跟人爭取食物，消耗我們的營養料，減低我們的工作效率。即在糧食的損失上計算，也何止億萬。鈎蟲在廣東，湖南，浙江，四川各地十分普遍，常常發現鈎蟲病人很多。原因是因為稻田用糞便做肥料，農民赤足在田中工作，鈎蟲鑽進皮膚侵入農夫的身體，最後寄生腸內。日本吸血蟲在江浙各地，亦甚猖獗。人民感染這病的方法，多半和感染鈎蟲是一樣的。

糞便確是傳染病和寄生蟲病來源之一。在公共衛生上，

霍亂、傷寒預防接種

羅嵩翰

疾病的傳染，和季節有極大的關係。許多的呼吸系傳染病多半是在冬、春盛行，腸胃傳染病則盛行於夏、秋。例如霍亂，每年都差不多在夏季發生，傷寒大多係在秋天。腸胃傳染病中，主要的是痢疾、傷寒、霍亂。都是由於細菌為崇，由飲食傳染。預防的方法，最重要的是供給市民以清潔的用水。接種疫苗，可以預防傷寒和霍亂。痢疾疫苗，反應太大，已廢止不用。我國的衛生設施不足，腸胃傳染病時有發生。對於這種預防接種的方法，不可忽略。在我國這種自來水供給不普遍，下水道設施沒有完成的情況下，積極的預防接種，實在是不可缺少的。近年來各地時有霍亂，傷寒流行，幸而都未釀成大疫，這不能不歸功於預防接種的實施。到底這兩種預防接種的方法應當怎樣應用，現在敍述於下，以供參攷。

霍亂預防接種，俗稱「打霍亂預防針」，即在皮下注射已死的霍亂菌液（就是霍亂疫苗），身體組織受死菌的刺激，就產生了抗體，可以殺滅活的霍亂弧菌，換言之，就是發生對霍亂菌的免疫力，減少患病的機會。因為注射霍亂弧菌的分量須多，方才夠用，所以要在一定時期內，注射三次，普通多是每隔一星期注射一次。疫苗的用量，第一次注射半公撮，第二次與第三次都注射一公撮。經注射三次後，它的免疫有效期間僅為半年至一年，所以在霍亂流行的地帶，每人在每年的初夏，應重新注射疫苗，以資確實預防。如果應用濃縮的，每公撮含菌六十億或八十億的疫苗，則每次注射一公撮，共注射一或二次即可。

便

……的威脅者

嶽·

確是一件極大而嚴重的問題，可是在另一方面，中國人甚至東方人，不能缺少糞便，我們得利用他的肥料。糞便在農業上的價值，以金錢計算其數目可與天文數字相比。在鄉村的糞便，農民視為至寶。

在這身體健康和維持最低生活的兩相矛盾之下，糞便是否應當立即棄之不用，是目前公共衛生上可辯駁的問題。但我們不能否認的是一般人民對糞便的認識太差了。因為幾千年來的習慣，我們和糞便相處太久了，所以糞便對健康的威脅，我們也就輕視了！不但普通老百姓如此，即在執政者多半也有這種態度，所以目前吾國的糞便仍是沒有一個合理的處理方法。

當然在經濟上，政府和人民都捨不得棄掉糞便，因為在政府方面看，都市的糞便是一筆財源，在人民方面，糞便是唯一增加農產品的肥料。同時在處理糞便上說，政府更沒有能力拿出一筆錢來實施合法的處理，做「虧本」的生意，所以用積極或治本的方法來處理糞便，目前恐怕做不到。

可是，糞便是每人每天的排洩物，每人都可以初步處理自己的排洩物。最容易辦到的，是把我們家中的馬桶蓋嚴，天天洗刷，但不到河裏去刷，也不將洗刷的水倒在溝中或道旁或河裏，最好將洗刷的水一起由糞夫運走。若家中有腸胃病人，他的糞便當另外用一便盆，將糞便埋在土中，將土挖二尺多深的坑，將糞便倒入這坑中，然後將土蓋上，埋糞便的地方最好在荒地。還有一件要記的，是不可讓小孩在地板上，街道旁拉屎撒尿，這是很壞的習慣，也實在不衛生和不雅觀！還有不可讓小孩在地板上爬，不要隨便玩土。大人和小孩都應養成一種習慣，大小便後洗手，吃飯前洗手，這些都能做到，則我們可以免掉許多不必要的腸胃病。這些都是輕而易舉的事，希望我們提倡也實行！

至於處理糞便方法，在大城市，我們政府應當採用現代化的糞便處理方法。建下水道，蓋化糞廠。每家都當有抽水馬桶。城市有這些衛生設備，也是一個城市文化水準的一個準繩。至於鄉村的糞便，因目前人力財力，我們擬議了二種糞便處理方法。第一個方法，是將糞便貯藏在一坑中，將坑蓋嚴，使它得不到空氣，這樣在貯藏的期間，可以把糞便中的病菌殺死，因為病菌在自然界中的生命是很短的。

第二個方法，是堆肥，堆肥是以糞便和稻草，青草，樹葉，或垃圾堆積，經醱酵而成的有機肥料。在醱酵的時候，堆肥中的溫度，足以殺滅糞便中的病菌和蟲卵。也可以預防蒼蠅的滋生。

傷寒預防接種俗稱「打傷寒預防針」。它的免疫原理和疫苗的注射次數，係與霍亂預防接種相同。經注射三次後，它的免疫有效期間，約有二三年之久。就是說在注射後二三年內，可以減少罹患傷寒和副傷寒的機會。普通所用的傷寒、副傷寒混合疫苗中，每公撮含有十億已死的傷寒桿菌及七億五千萬個甲，乙型副傷寒桿菌。

此外，霍亂疫苗可與傷寒，副傷寒混合疫苗混合應用，而成霍亂、傷寒混合疫苗（每一公撮疫苗含霍亂弧菌約二十億個，傷寒桿菌五億個，甲型及乙型傷寒桿菌各二億五千萬個）。這種混合疫苗亦由皮下注射三次，第一次半公撮，第二次及第三次各一公撮，每次間隔由一星期至十日。

施行預防接種時，一切注射用具和注射部位皆需消毒。通常注射於上臂外側三角肌下組織疏鬆處。祇要是正常健康的人，都可受注射；但是婦女在妊娠後半期則不宜注射。

疫苗注射後，注射的局部暫時發生紅腫，有時還要發熱，頭痛。這是霍亂菌和傷寒菌刺激身體所發生的反應，過一二天後會自然消退，不必害怕。為了減輕反應起見，在注射後，不可飲酒或劇烈的運動，以免反應加重。最適當的注射時間，是在星期六日的下午，那末星期日可以安心的休息一天。

最後，還請大家注意這一點，即在注射霍亂或傷寒疫苗後，並非絕對不生霍亂或傷寒。假如在身體一般的抵抗力減低時，免疫力亦可隨之減弱。即使具有相當強度的免疫力，然若遇到大批的霍亂菌或傷寒菌侵入時，則亦可能抵抗不住的。所以在預防接種後，個人衛生和環境衛生，仍須同時注意，方才能真正的達到預防霍亂和傷寒的目的。

廁所建築與糞便處理

楊寶琛

腸胃傳染病在我國流行的情況，目前尚缺乏詳確統計，不過，據估計每年由於腸胃傳染病所造成的死亡，至少要佔人口死亡率的七分之一以上，由此不難推想到問題的嚴重。

腸胃傳染病所以猖獗的原因，一方面固然與飲水和蠅類的傳播有關，而主要的却由於糞便沒有適當處理所致，因為糞便是一切腸胃傳染病病原的源藪，如果得到適宜的處理，水源便不易為之污染，蠅類繁殖和攜帶病菌的機會，也可大為減少，所以糞便處理問題，實為預防腸胃傳染病的基本工作。

談到糞便處理，自然與廁所建築有密切關係，本文略分（壹）廁所種類，（貳）廁所設計要點，（叁）糞便處理方法，（肆）取締與管理等四點分別討論如次：

壹、廁所種類

廁所建築，按盛糞設備式樣之不同可分為下列數種：

一、水冲廁所——水冲廁所，俗稱「抽水馬桶」，便桶用磁製或磨石子做成；上接冲水箱，糞便用水冲刷，流經污水管道，通引化糞池或下水道內，再行處置，因此種廁所設計完善，能夠防蠅除臭；易於保持清潔；最合衛生。在有自來水設備地區，宜於採用；但修建費及維持費較高。

二、便桶廁所——在蹲位（或坐位）下，設置便桶，便桶可用木質，金屬或磁質做成，座上加蓋。糞便逐日清除，妥為處理，宜於家庭使用，非但易於保持清潔和避免污染水源及蠅類的接觸，建造時也很經濟。

冲水式

便桶式

化糞式

三、化糞廁所——廁所下面，修築小型的化糞池，池裏面要時常加水，使糞便容易分解，和沉澱，糞便分解時所產生的臭氣，可裝置通氣管排除；池底沉澱的渣滓，可隔數月清除一次；取出後加以掩埋，或用做肥料，也很合乎衛生的要求。

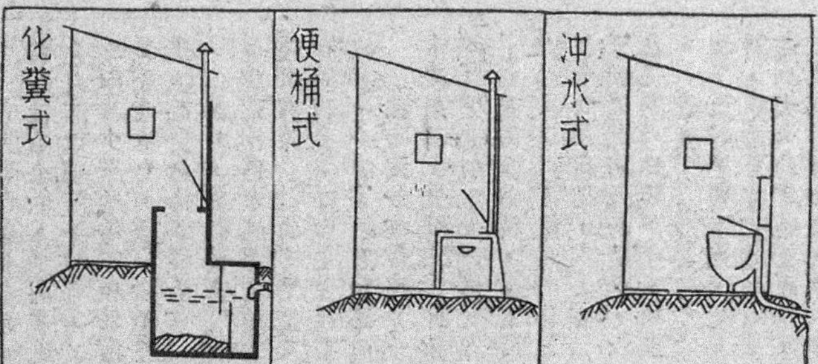

四、化學廁所——在磁質或木質的蹲位下面，橫裝一金屬圓柱桶，桶的容量約自一〇〇至一二五加侖，使用時，取苛性鈉廿五磅，溶於一〇至一五加侖水中，一次注入桶內。有效期能維持半年至九個月。期滿，桶內糞污，可設法處置或用以肥田，因為使用化學劑的關係，不僅可以促使糞便中的固體液化，而且一切細菌悉被消滅，這種廁所多由商家製售，在我國市場中還不易購得。

五、糞窖廁所——用不透水材料做成糞窖：上設蹲位，糞便由廁外清除，但取糞處的蓋子，難以嚴密，蠅類宜於飛入，四週地面也難保持清潔，使用時須加以注意。

六、鑽孔廁所——鑽孔廁所，因為創始於爪哇，又稱為「爪哇式廁所」，是用十六吋直徑的土鑽，在地下鑽孔，深度約在十餘呎。孔底如有地下水，可以促使糞便分解，所剩渣滓甚少，如地底乾燥，糞便水份可被土壤吸收，糞量因之減少，這種廁所，因為糞便深藏地下，臭氣不易外揚；孔深黑睛，蠅類無法飛入，而且又很經濟，但在擇地鑽孔時，須注意避免水源被它污染；再者糞便將滿時，要加掩埋，無法利用肥田，却是很大的缺點。

七、其他——除上述六種，尚有深坑，淺坑長溝等式的廁所，因為只適於臨時挖掘使用，難合衛生的條件，故從略。

（附各種廁所簡圖）

貳、廁所設計要點

一、地點和位置——廁所建築地點，最要緊的一點，是要防止污染水源。根據專家對腸胃傳染病原菌在地底層活動的研究結果，認為廁所即便不能防止糞便滲透，倘能遠距水源壹百呎以外，水源也絕對不會被污染的。其次，公共廁所建築地點，同時還要考慮到不妨礙交通和觀瞻，而便利居民或行人使用為原則。此外在團體或家庭中，除非使用水冲廁所，否則，廁所地點，不可距廚房太近，或離宿舍太遠，且以院落之西北側為宜。

二、廁所及廁座數目

關於廁所數目，記得卅一年中央曾通令全國，每保建築「標準公廁」一座似欠合理，譬如拿上海來說，人口數逾四百萬，每保若平均千人，則共需建造四千座，未免太多。再以農村論，住戶星散，每保以百戶之衆，公建廁所一處，如何使用？所以廁所數目，須因地制宜，不能做硬性規定。至於蹲位數目，倒可視人數多寡而為規定，下面兩表，可供團體參考。

學生人數	蹲位數 女	蹲位數 男
50	3	2
100	4	3
200	6	4
300	9	6
400	12	8
500	14	9
600	16	10
700	18	11
800	20	12
900	22	13
1,000	24	14

學 校

（蹲位與人數比例）

註：男用小便池在外

人 數	蹲 位
24	每12人1個
25—60	每15人1個
61—100	每20人1個
100以上	每25人1個

普 通

（蹲位與人數比例）

三、廁所式樣——因地域經濟狀況，以及人民生活習慣之不同而異，主要的要能合乎衛生的要求，可參照上述「廁所種類」分別採用。

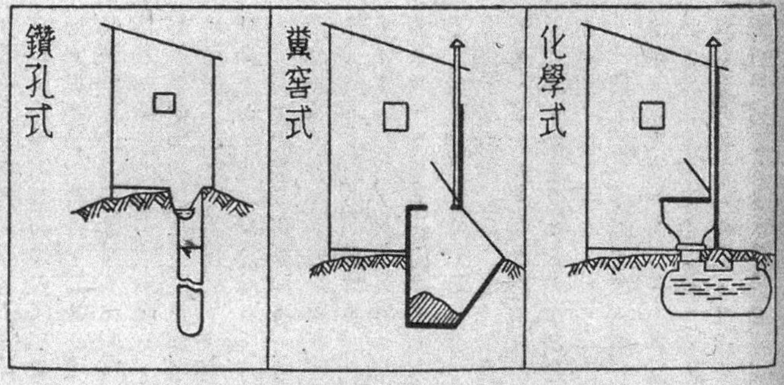

四、廁所設備

（甲）防蠅設備：防蠅設備最為重要，因為蠅類不但能攜帶病原菌，同時還最喜在糞便中繁殖，所以普通廁所，需有嚴密的紗窗和紗門，紗門以向外開並裝有自動門簧為佳。此外廁所進口，加建防蠅黑衕，也能收防蠅之效。

（乙）通氣採光：廁所窗戶面積，需大於廁內地面面積十分之一，蹲位加蓋，旁裝通氣管，排除臭氣。公共廁所，夜間須設燈火，以便空氣流通，光綫充足。

（丙）清潔保持：為了易於保持清潔，廁內地面及牆壁下段應用不透水材料（如洋灰或磁磚）做成，以便隨時冲洗，蹲位蹲孔和尿池尺寸，須寬大，蹲位普通三呎見方，蹲孔長十六吋，前寬六吋，後寬八吋，尿池最好用個別尿斗，如為長槽，每位宜寬十八吋，以免使用時糞便狼籍。

（丁）其他：公共廁所最好有專人看管，負責打掃清潔，廁內供應手紙，並有洗手設備為佳。

叁、糞便處理方法

糞便的處置，在歐西衛生進步國家，因為有完善的下水道系統農民都使用人工肥料，，所以糞便多由下水道引入處理場，經處理後，洩入江湖或河海稀釋。與衛生已無防礙，所以不成問題。但在我國，完善的下水系統固付缺乏，如要想普遍採用水冲廁所，非但人民經濟能力無法担負，而農田肥料更成了極嚴重的問題，因此處理方法，仍以利用肥田為原則。

一、貯藏法—華南等地，農民多使用新鮮糞便肥田澆菜，腸胃傳染病極易由之傳播，頗為危險。根據專家研究腸胃傳染病原菌在糞便中生存時間，約在一星期左右，因此糞便在用以肥田前，最好在有蓋的糞缸，或不漏水之糞池內，貯藏兩個星期以上，然後再來使用，則可免傳播疾病的危險。

二、曝晒法—華北農民，肥田多用乾糞，方法是將糞便由廁所取出後，與柴草灰拌和，而後舖散在廣場上，在烈日下晒乾。以備來春使用，在衛生上，甚為合理，宜於採用。不過晒晾地點應與人口密集處所遠離。

三、化糞法—糞便用水冲入化糞池內，經稀釋沉澱和腐化分解等作用，病原菌即被消滅，池內渣滓，可數月清除一次，亦可利用肥田。

四、堆肥法—係將糞便與有機體之垃圾（如樹葉稻草廚餘等）相混合，疊成一堆，經過微生物發酵作用，而成一種有機肥料，不但糞便垃圾得到處置，而且肥料價值甚高。製造堆肥，在我國農村已見實行，但方法不合科學原理，成效較差。中央衛生實驗院衛生化學室，研究堆肥方法，經數年實驗，頗具成效。極有推廣價值。（詳見堆肥及其製造法）。

五、消毒法—胃腸傳染病患者所排出的糞便務須加以消毒，消毒方法，可用石灰乳，（用生石灰塊加水使成石灰粉然後以石灰粉一份加水四份攪勻即成）或百分之三的漂白粉水溶液和同量的糞便充份拌合，靜置兩小時後，棄入水中，或掩埋地下，這樣就不會再有發生傳染的危險。

肆、取締與管理

一、關於廁所建築方面

（甲）取締不良廁所及露天糞坑：糞便既為唯一的農田肥料，因之便有了它的經濟價值，於是一般人民乃利用空閒餘地濫行設置廁所，以為公用。以南京論，此種廁所，即不下三四百處。但是設廁的動機，純為獲得糞肥，所以設置地點和設備方面，毫未顧及。幾乎百分之九十以上僅有破碎的矮牆，稍為遮掩，連屋頂都沒有。防蠅和清潔保持根本不必談的。此外田園間的露天糞坑糞缸，更是難以數計。因此想要杜絕腸胃傳染病的發生，對這些不合衛生條件的廁所糞坑，都應詳密加以調查，並視其環境設備，以及需要情形，分別限期改善，或勒令拆除。

（乙）建築公共廁所：一方面取締不良公廁，同時還應由市政當局有計劃的修建合乎衛生條件的公廁，以利民用，而為示範。此外，如指導市民改善家庭廁所；取締隨地便溺；禁止隨處傾倒污物；及洗刷糞具等，都是極為重要的工作。

二、關於糞便收集處理方面

（甲）統一收集：在一般城市中，居民糞便多由農民或糞伕自行收集，缺乏管理，非僅對衛生方面不知注意，且時常對住戶敲詐勒索，極應由市政當局組織機構，僱工專司，或召商承辦，以統一收集制度。

（乙）運輸管理：運輸時間，不可漫無規定，在繁鬧地區，最好在上午八時前或下午六時後，再者運輸工具，也應予以限制，以不透水，能防臭，和蠅類無法接觸為原則。

（丙）改善處置方法：市政當局，應在利用糞便為肥料之原則下，籌設大規模的堆肥場等設施，以處置糞便。在未能統辦前，須對人民現有收運及處置方法，督導改善。

最後，關於糞便的產量也是很可觀的。據估計，糞便的產量平均每人每日糞量約在四分之一至二分之一磅；尿量約在三四磅之間。在農村也許不成問題，在人口衆多的城市裏，這樣多量的糞便，如何處置，的確非常嚴重。同時，前面已經提過，由於糞便沒有適當的處理，而造成的死亡，約為人口死亡率之七分之一。換言之，全國每年要有近兩百萬的人口宽枉死掉，此外由於腸胃傳染病患者和死亡所造成的社會經濟損失，更是難以數字形容了。所以糞便處理無論在市政建設或公共衛生經濟的立場講，都是極當注意的重要工作。

痢疾的飲食療法

先猷

硫氨類的藥劑發明以後，可以說對於痢疾一類的病，已經有了特效藥。但是休息和飲食的療法，仍然是佔有極重要的地位，病者和醫生都不可忽視。腸胃有了病也和手脚有了病一樣，必須使他得到充足的休息，纔可以痊愈得快。所以在痢疾的治療法中，適宜的飲食療法，實在比服藥還重要的多。

痢疾的患者，腹部絞痛，大便帶血有膿，裏急後重，都是表明腸子發炎，腫脹出血，受了很厲害的刺激。這時務需臥床休息。服藥治療以外，飲食要特別注意。頭二三日最好禁食，但須多多飲水。故食物以不含渣滓而水份多為要。普通醫院中，在這時多是給病人以「流質飲食」，裏邊不含多少養料，主要的是水。例如各種的菓汁，如葡萄汁，清肉湯（去油），米湯，杏仁茶，藕粉等。每二小時一次，交換着給與病人服食，每次約一杯，不可過多。在此以外，仍令患者多喝水。

市上賣的菓子露，可以對入涼開水飲用，能用菓汁，加糖，對水自配也好。對水多少以適合口味為度。能用乳糖比較最好，因乳糖不甚甜，可以多用些，以增加飲食中的滋養料。用葡萄糖或普通日用的白糖（蔗糖）亦可。乳糖比葡萄糖的渣滓稍多，但乳糖不像葡萄糖或蔗糖那們容易發酵，然而乳糖比別的糖要貴得多。

清肉湯的做法簡單容易。雞魚猪牛羊等肉都可用，但要新鮮。若用猪牛等肉，應專用瘦肉，去掉肥肉。先切碎，溫水入鍋，煮開後，除去上邊的沫子。加鹽調味，取清湯供給病者。煮時亦可加葱薑等常用的調味品，或加芹菜，葫蘿蔔，洋葱頭，番茄（西紅柿）等等的菜蔬，以增加湯的味道。但於供給病人時，僅給清湯，切不可帶有固體的菜蔬在湯內。

米湯無須專做，可利用家人煮飯的米湯，或稀飯的上層無米的一部份。

藕粉要稀。大約用半湯匙藕粉，一湯匙乳糖，冲滾開水一杯。這是很稀的，頗不容易冲得好。須先用溫開水將藕粉調開，調得太稠，冲開時，常有稠塊，不勻；若調得過稀，也許冲不熟。有幾次練習，纔能做得恰到好處。發生了上述的困難時，可倒入小鍋內熬之。

杏仁茶乃是米粉加杏仁精的稀粥而已，有些地方有賣的。米粉不便時，可用米湯代替，加入杏仁精少許並加糖即可。無杏仁精時，可用杏仁，以溫開水泡開，去皮，再搗至極碎，用粗布濾過去渣，即可用。惟操作時，所用器具均須清潔。最後加入米湯內煮開再吃。

淡茶內加糖也可做為痢疾病人的流質飲食，呵呵亦可。牛奶以少用為是。

病人若不喜歡多吃甜的，可以在肉湯內調入麵粉，或豆粉，使之稍稠，增加養料。米湯藕粉內，也可以加鹽，作成鹹的，變換口味。

病的初期若嘔吐得很厲害，最好暫時停止一切飲食，完全用皮下和靜脈注射一類的方法維持身體的水份和營養，自然這必須是住在醫院裏。

流質的飲食，大部份為水，沒有多少滋養料，除非不得已，不宜長期的施用。肉湯內雖然含一點可溶解的蛋白質類，但為量有限。普通在醫院裏計算病人飲食的營養價值時，肉湯是沒有營養價值的，只算是白水而已。這與普通人認為肉湯是極滋補的觀念，完全是相反的。所以在瀉痢的劇烈時期過去以後，飲食也就需要漸漸的加多一些，但不可太快。醫院裏有一種半流質飲食，多在這時應用。主要的食品是白米稀粥，茶湯，豆腐漿，牛奶，挂麵湯，雞蛋等等易於消化的食品。

雞蛋的吃法很多，總以熟吃為上，生的不易消化。二十年前常用的蛋白水，在有疾病的腸子裏，往往是不被消化，就穿腸而過。雞蛋打碎對入清肉湯或水，蒸熟食之最好。煮食亦好，但不宜太老。炸炒的做法均不相宜，應避免。

每日仍要每二小時進食一次。次數要多，但每次的量要少，不超過一二小碗。

半流質飲食可應用三五日至數日，直至瀉痢停止，大便內已無膿血以後，再漸次增加質量，不可驟然改吃普通飯食。初將量數稍微加多，一二日後漸加餅干，或烤黃的饅頭片，少量之白米飯等。大約大便正常以後一星期始可吃易於消化的普通食品。油炸，或黏米的製品等應忌食。

蒼蠅

何琦

夏季到來，蒼蠅蚊子已在加速繁殖，這裏讓我先來和讀者談談與夏令腸胃傳染病有關的蒼蠅。

一 病菌的輸送隊

蒼蠅可以說是天生便利攜帶病菌，給人類腸胃傳染病散播種子的一種昆虫。這可以分做三點來說明：（一）由於蒼蠅出生地的原因、（二）由於蒼蠅身體構造上的原因、（三）由於蒼蠅特殊生活習性的原因。

（一）由於蒼蠅出生地的原因 蒼蠅的出生地是些什麼呢？糞便、動物屍體、廚下廢物、垃圾堆和牲畜欄舍等。這些所在正是各種病菌會集的場所，從這些場所長大，蛻變出來的蒼蠅，即使以後沒有機會再回到原來地方，在它的消化道中，在它的身體上已經帶來出生地的各種病菌，并且要保持相當時日，這是已經科學證明了的事實。

（二）由於蒼蠅身體構造上的原因 若將蒼蠅的六隻脚，放大了看，打一個很粗的比喻，就是六把毛刷。毛刷固能用來拂刷塵土，可是亦收藏塵土。同樣地，蒼蠅的六隻脚就收藏了無量數有害無害的細菌。而且，六隻脚的末端還有十二個肉墊，（每脚一對）肉墊上生毛又分泌黏質物，更是蘊藏細菌的寶庫。再看一看蒼蠅身體的本身，又是混身是毛。所以從身體的構造來說，蒼蠅正是一具收藏病菌，攜帶病菌的搬運工具，成羣的蒼蠅就像是病菌輸送隊，由着它們一刻不停的飛來飛去，把病菌很快的向各處輸送。

要證明蒼蠅身上收藏細菌數量的豐富，並非難事，祇消挪一個讓蒼蠅爬過的細菌培養皿，做一次細菌培養試驗，就知道了。

（三）由於蒼蠅的特殊生活習性的原因 趨汚逐臭的蒼蠅，倘若能遠遠離開我們，也就不與我們相干。不幸，偏偏歡喜同我們接近，整天圍繞着我們忽東忽西地營營飛舞，而且潔濁不分，香臭兼嗜。於是一有機會，就與風作浪，專在腸胃傳染病上面做工夫，從事製造事件，擴大事態。

痰、糞便，病人的嘔吐物是蒼蠅最喜歡攝取的食物。在那些地方恣意享用一番之後，往往一翻身便落到我們各種食品、用具、餐具、甚至我們的臉上、手上。頃刻之間，無異把可怕的病菌送到我們的口邊，祇差喫下肚子最後一步手續，要我們自己來完成！

蒼蠅散佈病菌的方法，除上述由身體外部構造上原因以外，還可以藉它的唾沫泡與小糞點兩種方法散佈。唾沫泡是蒼蠅用來吸取能溶的固體食物的。蒼蠅爬過的地方，到處用它的口器舐嚐，就到處留下唾沫泡的痕跡，因此這些痕跡上面就可能遺留下別處帶來的病菌。小糞點是蒼蠅排出的糞便，蒼蠅有邊喫邊遺的習慣，而且排遺的次數特別多，於是蒼蠅過處留下無數斑斑點點的小糞點，就把曾經通過蒼蠅腸胃的病菌給留下了。

還有，茶、湯、牛奶等飲料，因為蒼蠅貪喫不小心的緣故，溺斃在裏面，是夏季司空見慣的事情。那簡直等於滿載的病菌在這裏全部卸了裝，我們的飲料變成病菌臨時培養基！

二 强大的繁殖力

嗡嗡歌

少儀

一個蒼蠅嚶嚶嚶，
一羣蒼蠅嗡嗡嗡。
糞裏生，糞裏長，出入糞坑；
逐臭食腥，
不離馬桶，
六條細腿兒就在矢橛上登。

* * *

嗡嗡嗡！
飛進你的飯廳。
嗡嗡嗡，
飛入你的飯碗，爬上了你的茶盅。
抖抖翅膀，彈彈腿，
撒下了病種，微生蟲！

* * *

哎喲喲！你喊肚皮疼！
一天出了二十幾次恭，
大便裏全是花紅膿。
頭痛，發熱，吐的凶，
這痢疾真不輕！

* * *

哎喲喲！你發燒，惡寒覺冷；
吃不下，睡不寧。
中醫說你得的是濕瘟，
西醫說你染了傷寒症。

前節簡單的說明了蒼蠅怎樣傳播病菌，但是蒼蠅為害的程度，還要看它的數量如何。

蒼蠅實際數量估計，因為各地有各地不同的天時與人為的種種因素，卻是很難。但是有幾個基本數字，我們不可不知道，從這幾個基本數字我們可以窺測蒼蠅繁殖力的一斑。

第一蒼蠅產卵數，我們是知道的。以家蠅說，每次可產七十枚至一百五十枚，每隔三日或四日產卵一次，一生可產六次至十多次。其次，蒼蠅在各種不同溫度下所需生長的時間我們也知道。也以家蠅說，從卵變成蒼蠅，平均所需時間：在攝氏十六度是四十二天，十八度是二十七天，二十度是二十天，二十五度是十六天，三十度是十天。南京全年氣候適宜於蒼蠅繁殖的季節是四至十等七個月。這七個月的月平均氣溫，根據中央研究院氣象研究所出版氣溫篇的記載：四月是一四・五度，五月是二〇・三度，六月是二四・四度，七月是二七・七度，八月是二七・五度，九月是二二・八度，十月是一七・三度。估計起來，在南京地方，家蠅全年約可繁殖十代至十二代。從上面幾個基本數字，可以請一位數學家替我們推算出，從最初一對蒼蠅到季節終了時為止，所繁殖蒼蠅數量的一個理論數字。略一設想，我們就知道這是一個大得無可比擬，不能令人置信的數字！這說明什麼？是說明蒼蠅的繁殖能力是遠超過實際環境所能容許的數量。更說明，因為有這樣強大的繁殖力，蒼蠅在任何環境，必然會而且很快繁衍到這樣環境所能容許的飽和數量。人們所忽略的任何角落，蒼蠅決不會忽略，必然能利用着，增殖，一直要達到最高數量的限度為止。

蒼蠅具備了種種有利帶菌的條件，更配合上強大的繁殖力，自然要成為夏令各種傳染病的嚴重威脅。於是，『如何殺滅蒼蠅』就成為確保夏令衛生的重要課題。

三　有效的殺滅方法

大規模殺滅蒼蠅，到最近才算有了辦法，在過去大家都認為是近乎不可能的事情。最大原因，由於蛆期抗藥能力特強，用以前的殺虫藥劑，很難收効。自從有了DDT，很多人挪它來做試驗，本院去年在南京城內也曾劃區做過試驗，已經獲得良好効果。現在把殺滅蒼蠅的方法分為(一)滅蛆噴洒，(二)持續効能噴洒，與(三)肅清噴洒，三段來作簡單介紹。

(一)滅蛆噴洒　殺蛆是蠅類防制工作的主要部分，因為蛆期是蠅類的集中期，趁這時機殺滅可收『聚殲』之効，是事半功培的方法。

殺蛆噴洒的對象為人肥與畜肥。凡儲藏或堆積人肥或畜肥所在，如廁所、糞窖、糞缸、牲畜欄舍等，一一都應噴洒。為避免噴洒時或有遺漏，事先應做詳密之調查與登記，並規定噴洒路綫。垃圾堆，因住戶往往隨地傾棄，無一定位置，而且過於零碎，使用藥物噴洒，時間與藥品太不經濟，仍以採用清潔伕逐日清理焚燬方法為宜。

噴洒頻率，經常使用之廁所、糞坑、每週二次，儲藏用之糞缸，糞窖，每週一次。噴洒器械用哈特生式或背囊式三加侖量噴霧器，裝配粗霧噴頭。噴洒用藥或5%DDT油液，或5%DDT乳劑。如無油液或乳劑，可用10%粉劑，用手散佈，惟因効力略遜，劑量須略加重。殺蛆噴洒所用之標準劑量，為每平方公尺糞面十克DDT量，合5%濃度液劑二百西西。普通廁所每一坑位之糞面約為半平方公尺，則每次應噴洒一百西西。

臥床二月不能興！
不死也去你半條命！
* * *
哎喲喲！不幸你得了霍亂病！
上吐下瀉變了形；
眼窩塌陷，兩腮空；
腿肚子抽筋真叫痛。
霎時間，昏迷不省！
嗚呼哀哉，命喪殘生！
* * *
你看蒼蠅有多們凶。
急早撲滅莫留情！
勸你莫將糞便亂傾。

糞坑裏洒石灰，
馬桶要嚴封，
莫讓它生蛆，孵化成蠅。
* * *
窗門用紗蒙，
小心勿留縫；
廚房要像客廳一般潔淨。
飯菜罩紗籠，
不許蠅叮！
渴時要喝開水，熱時莫吃髒冰。
飲食清潔就防了病，
這自救的方法比靠菩薩靈。

喷洒时，除粪面作滅蛆喷洒外，糞坑内外，廁所牆壁，及附近地面，復作肅清噴洒，藉以殺死附近大量麕集之成蠅，及由土中鑽出之新蠅。糞蛆受藥力刺敫，而急烈蠕動，噴洒藥液得藉糞蛆擾動與攪拌而均匀散佈。惟蠅蛆抗藥力特強，洒後須經二十四小時始能大量殺死。全部殺死，往往需時二日甚或三日。

噴洒時有應特別注意的一點：就是坑深，狹窄，通風不良廁所，忌用乳劑，而應改用煤油液或粉劑。因乳劑母液中之溶煤為具揮發性易燃之二甲苯，(Xylene) 可因燃點燈火或吸煙而發生暴炸，容易肇禍。

（二）持續効能噴洒　DDT所以成為殺虫聖藥，因其具備一種特殊的殺虫持續性能。這與另一種殺虫聖藥——除虫菊素的殺虫立効性能正好相反。立効性能的殺虫藥劑須向空中或昆虫身體直接噴射。昆虫被射中後，立卽暈倒，它的有効期間祇在當時。持續性能的殺虫藥劑，祇須向昆虫可能停落的牆壁面上噴洒，這噴洒過的牆面，凡來停落的昆虫都能殺死，有効期間可能持續二月或三月之久。所謂持續効能噴洒，(Residual spray) 就是這種向牆壁面上噴洒，使所用劑量恰到殺虫最高効能標準，而無所浪費的噴洒方法。有人稱譽這種噴洒是殺虫方法上劃時代的進步。

持續効能噴洒，可以用油液，可以用乳劑。濃度以5%為最適宜。標準劑量為每平方公尺牆面二十克DDT量，合5%濃度溶液四十西西。噴霧器可用哈特生式，可用背囊式，裝配粗霧點扇形噴頭或普通碟形噴頭。皮管宜長以便向高處及天花板噴洒。紗門，紗窗，用噴霧器噴洒，飛散落地太多，未免浪費，可改用毛刷或排筆粉刷。家庭中無大型噴霧器設備，可用霧點較粗之手噴霧器代替。惟較費事，費力，而且難達均勻噴洒標準。

噴洒對象應以共公場所，蠅類最喜麕集之處為主。如屠宰場，菜市場，飲食舖，共公餐廳，廚房等。病人家庭，為病源所在地，尤為噴洒重要對象。

持續効能噴洒應加注意者幾點：（1）噴頭離開牆面須保持一定距離。（約半尺至一尺）不宜太近，或太遠。太近則有飛濺流失之弊，太遠則一部分藥液不能達到牆面。（2）噴頭移動速度應與藥液濃度，及噴出量相配合，使達每單位面積標準劑量之適度，不宜太快或太慢。（3）噴洒人應帶口罩與手套，避免DDT大量由口腔或皮膚吸入。（4）一切容易引火之火源均須於噴洒前熄滅，以免肇禍。（5）一切食物餐具及貴重字畫服裝均須於噴洒前掩蓋，或臨時收藏，以免為DDT沾污。

（三）肅清噴洒　肅清噴洒的意思，是把面前在的蒼蠅或蚊子當場一起死，這是夏天家庭間最常用的殺虫方法。用小型噴霧器，遇有小數昆虫在室內發現，隨時取出噴射。噴射方向或向空中，或向昆虫停落處，以直接命中為目的。噴出藥量，以能肅清面前昆虫為度。噴出霧點，越細越好。噴洒用液，過去均為含除虫菊素之各種製劑，昆虫被擊掌倒後，可能復蘇。現在改良藥液之配製，除虫菊素或 Thanite（另一種立効性能殺虫劑）外，復加DDT，昆虫被擊命中後，立卽倒斃，不能復蘇。下列二式是當今一般所採用是項用液之標準配方：

(1) 0.05% 除虫菊素+0.5% DDT

(2) 2.0% Thanite+0.1% DDT

市面上偶有出售之噴霧彈（Aerosol bomb）能自動噴霧，使用靈便，為肅清噴洒用最好噴霧器。因其每單位時間之噴出量有一定標準，噴出霧點極細，（霧點直徑平均為四——五秒），溶液中兼含除虫菊素與DDT，故効力準確而迅速。平均一千立方英尺之空間，只需開啓噴口四秒鐘，就可以收全部肅清之效。又以霧點細，霧團懸浮空中時間長，（寧靜空氣中可達二小時至四小時之久）殺虫有効時間亦得持久。在第二次世界大戰末期，盟軍曾用以肅清大片戰場蚊類。祇可惜售價太貴，不是一般人經濟能力所能購備。

最後，筆者借這個機會，借這裏一點篇幅，向現在和未來主持除滅蚊蠅工作的衛生當局進幾句忠告：這是一件技術性的工作，在工作沒有開始之先，需要技術人員詳細調查與設計，工作既開始之後，需要技術人員隨時監督與指導，而工作是否切實：効果如何？又需要技術人員隨時察看與查驗。如果不是這樣，以為是清除街道，打掃垃圾一類的工作，隨便招來幾個粗工噴洒，洒噴，就可以了事，那末，他的失敗的命運是注定了的！

×　×　×

新殺蟲藥——六氯化苯

(Benzene hexachloride)

張·本·華·

（一）引言

嚴冬已去，大地回春，在這個時節，自然界給與人類的三種害蟲——蚊、蠅、臭蟲——佈下了天羅地網。人們稍有不慎便染上了可以致命的疾病，瘧疾、絲蟲病、黃熱病（蚊類傳染）、霍亂、傷寒、痢疾（蠅類攜帶病源菌）、回歸熱、斑疹傷寒（跳蚤蝨子傳染）。自稱「萬物之靈」的人們，每年有成千成萬的不幸者遭受了它們的毒手而飲恨九泉。遠在天方夜談（Arabs Night）中就有記載阿拉伯人已採用除虫菊花撲滅害虫的事。然而烽火遍全球，飢荒載道途的今日，誰有耐心去栽培除虫菊，今年下種兩年才有花收；培養又極困難，病害極大；陳花藥性全失，不能久藏。雖然魚藤粉(Daris)烟草精（Nicotine）亦有殺虫的性能。但二者與除蟲菊一樣，均為植物製品不能大量生產，普遍採用。DDT雖然可以大量生產，但用過DDT的人，我想都領教過它的特性了。DDT雖然有持續效能(Residual Effect)但作用甚緩，無立即擊斃之效能。不但如此，體力強壯的蚊、蠅、臭虫昏倒後尚有少數會復活的。至於殺虫新藥，六氯化苯，確是撲滅蚊、蠅、和臭虫的上品，今特為文，介紹其特性及其對於蚊、蠅和臭虫之殺滅效能於後。

（二）六氯化苯之發現及種類：

遠在一八二五年，法拉第氏(M. Faraday)已將六氯化苯配製成功，百餘年來未嘗有人發現其殺虫特性。直至一九四二年英國皇家化學廠（Imperial Chemical Industries）在過濾六氯化苯時，發現其實驗室內所飼養之蝗虫全部死去。雖經洗刷多次，蝗虫仍舊繼續死亡，乃經司麥脫氏（J. C. Smart）之繼續研究，於一九四三年分出六氯化苯之四種同素異性體 Alpha (α), Beta (β), Gamma (γ), Delta (δ)，其中以γ體之殺虫效能最強故又名之為 Gammexane。上海卜內門藥廠音譯為『克滅殺』。其化學分子式為 $C_6H_6Cl_6$ 故亦有稱為「六六六」者。現在英國皇家化學廠已將此種殺虫劑大量製造，從實驗階段進而到實用時期，以供應大衆需要。用以殺滅蚊蠅和臭蟲的製品有下列四種：

（1）六氯化苯粉末（Gammexane Dust）精製劑，γ體含量百分之十三，使用時可加滑石粉配成混合劑。

（2）六氯化苯液體（Gammexane Liquid）精製劑，γ體含量百分之十，使用時可加煤油稍釋。

（3）可分散水濕性六氯化苯粉劑（Gammexane Water dispersible powder）γ體含量百分之十，和水使成散佈性懸液。

（4）六氯化苯烟霧發生器（Gammexane Smoke generator）γ體含量百分之十三，燃點後可產生六氯化苯烟霧。

（三）六氯化苯γ體之性質：

1. 為無色無嗅有苦味之結晶體。
2. 不能溶解於水，可溶於多種有機溶劑，例如：
   (a)甲醇——可溶解百分之七·四。
   (b)二甲苯　可溶解百分之二四·七。
   (c)四氯化碳——可溶解百分之六·七。
3. 融點為攝氏一一二度
4. 六氯化苯中γ體含量為百分之十三。
5. 化學性質極為穩定，對於光，熱，酸皆不起作用。惟遇碱性時則發生化學反應，失去氯原子變為三氯化苯。故通常用滑石粉混和，不可用石灰混和使用。
6. 對於高等動物皆無害，例如對於人之致死劑量為六氯化苯精製劑二·五兩或百分之五粉劑三磅始能中毒，故較DDT之毒性為小。

（四）六氯化苯對於蚊、蠅和臭虫之殺滅效能：

在一九四七年九月號熱帶醫學與寄生蟲學雜誌賓維生氏（G. Davidson）報告美國田納西州河谷抗瘧工程處曾用六氯化苯以撲滅 A. quadrimaculatus 瘧蚊。所用劑量為每平方呎施用十三公絲（mg.）

下接第廿三面下欄

關於霍亂的珍貴文獻

楊·濟·時·

約翰史孥先生（John Snow 1813—1858）是十九世紀在倫敦開業的一位醫生。這裏介紹二篇史氏原著的文字——『寬街抽水井，（Broad Street pump）』和『霍亂的防範（Prevention of Cholera）』——描寫一八五四年倫敦霍亂盛行的實際情形。這兩篇文字發表之後曾轟動一時，全英國為之震驚。史氏寫這兩篇文字的時候，霍亂弧菌還未發現，（發現霍亂弧者為Koch氏1883）但史氏所述一切竟無一不與近代細菌學恰相吻合。他所建議以防制霍亂的原則，實在開近代公共衛生之先河。所有水源傳染病之抑制，以消毒水源為基本條件。各衛生先進國家，因能供給民衆以清潔之飲水，腸胃傳染病久已大減，幾盡絕跡，實由史氏首創之。其對倫敦霍亂之流行，不憚繁瑣，逐戶調查，奔走急呼，提醒市民注意，急公好義之風，永垂千古。史氏於研究時，先將各死亡病例地點標誌於倫敦之地圖上，加以愼密的觀察，推論疫勢的傳佈途徑。故以此種方法研究流行病學，史氏為第一人。所以這二篇文字，誠為醫學史集中的雋品，珍貴無比。惟惜筆者不才，譯文窳陋，謹努力於保存原意，不使失真，讀者諒之。

一　寬街抽水井

這次最可怖的霍亂疫比全國那一次的都為兇險，竟在哥登區的寬街一帶於數星期前爆發了。在寬街與劍橋街相銜接的二百五十碼以內，十天之中就死亡了五百餘人。這樣高的死亡率，恐怕是比任何瘟疫的死亡率都要高，即已往的黑死病（鼠疫）也沒有這們高過。患者多是暴死，多數人是在得病數小時内就沒了命。許多居民都逃避遠去，否則死亡率可能還要高。先是寄居的先走開，其後其他的住戶也相率逃避。傢俱都來不及攜帶，有的則等到找到了新居後纔設法來搬。許多屋子是全部封閉了，因為房主已經罹難。好多做買賣的人將家眷先送走，獨身留在那裏。所以在瘟疫爆發後的六天以内，那幾條最熱鬧的街道中，四分之三的居民都跑光了。

當八月下旬，哥登區的寬街左近，曾發現過幾個霍亂病人。與疫勢的爆發，則是在八月卅一日與九月一日之間的夜晚開始。與其他的瘟疫一樣，是同一種的病驟然增加。當我一曉得了這情形，與嚴重的局勢來臨以後，我就懷疑到接近劍橋街的寬街抽水井被沾污了。但我於九月三日晚間檢查這井水時，發現其中僅有少許有機性的污穢存在，不敢冒然的斷定。但是再加調查後，便顯示在這個局限的區域内，除掉水井以外，並沒有一個普遍的狀態或原因足以構成這驟然爆發霍亂的理由。這區域以外的地方，顯然都沒有被波及。我於是進一步再檢看這井水，二天之内，變化不定，有時細看可以看得出白色凝結狀的不潔東西。我於是斷定當瘟疫爆發時，這水可能更為污穢。

我請求戶口調查局准許我抄錄到九月二日為止一星期内哥登區鮑威街，安尼街等處的霍亂死亡統計。這二分區中在一星期

『水是最好的藥』

木·西·

凡因發高熱的急性傳染病，住過醫院的病人，都有共同的一個經驗，就是醫師和護士都一口同聲的要他多多喝水。多喝水有甚麼好處呢？這是一種要緊的治療法。雖然不是根本的治法，却可以減低病人中毒的症狀，使他覺得比較舒服些。

病菌之所以能使人得病，乃是因為它們能產生毒素。分泌在外的稱為外毒素，含在病菌體内的稱為内毒素，多種的病菌，是内外毒素兼而有之。人得了急性傳染病時，除了特殊的症狀以外，常是都有頭痛，發燒，或畏寒，惡心嘔吐，疲倦無力，全身痠痛等等的症狀，這都是因毒素所引起的。毒素的種類性質不同，症狀也就不等，輕重亦各異了。

內，有八十九人因霍亂死亡。其中祇有三人是死於這一星期內的前三天；星期四（八月卅一日）死四人；其餘七十九人都是死於星期五和星期六。因此我認為這次的瘟疫是由星期四開始。我又從事詳細調查關於這一星期中最後三天內，八十三人死亡的情形。

一達到瘟疫區域，我就發現差不多所有的死亡都是住在這抽水井的鄰近距離以內。祇有十個死亡是發生於距離另外一口井較近的區域。但是其中的五家明白的告訴我，他們一向是到寬街的抽水井去取水，因為他們不喜歡食用那較近的井水。另外有三個死亡的是孩子，他們的學校是靠近寬街抽水井的，其中的兩個確曾喝過那水，第三個的父母認為他們的孩子很可能也喝過那井水。此外不在此區以內的二個死亡者，乃是霍亂爆發前期中的意外。

關於在這抽水井區域以內的六十一例，都曾經常或偶然的喝過寬街抽水井的水。有六例得不到情報，因為死者所有的親友或關係人也都死亡或已遠避。其餘的死者（十二人）則未嘗飲用過這井的水。

我於九月七日（星期四）晚間將調查的結果報告與 聖詹士教區的保甲委員會（Board of Guardians）。他們接受了我的建議，於第二天折除了那井上壓水機的手搖柄，停止了應用這井水。

此外我曾獲到許多的事實與以上所述有關。那些少數患者以前雖沒有喝過這井裏的水，但可能在親友們不很清楚的情形下，於無意中喝過這井水。因為附近有一個酒鋪，就用這水做酒。附近的飯館及咖啡館也汲用這水。一個咖啡館的主人說，（九月六日）他已經知道有六位顧客因霍亂死亡。這家咖啡館是工匠階級所常來照顧的，並且午餐時所用的水就是從這井汲來的。在這井水裏加入發氣粉為許多小舖用以製成「荷蘭水」之類的飲料。總之這口井的水要比任何倫敦的熱鬧區的井，要算被利用得最多。

關於這次霍亂流行中，有若干事件值得敘述。在波蘭街一個工廠的四週，四分之三的住戶中，都有霍亂的死亡。但在這工廠的五三五名人口中，僅有五人死於霍亂。另外雖然還有死亡，則是已患病之後纔任進來的。這工廠的院子裏有自設的抽水井，廠戶從不到寬街抽水井去汲水。倘使這工廠內的死亡率若與鄰近三面各街道中的死亡率相等的話，那末死亡的人數將達一百左右。

寬街中有一家釀酒廠，離這水井很近。我聽說這廠裏的工人們中沒有得霍亂的，我於是就去訪問廠主，赫金斯先生。他說廠裏僱用着七十人左右，而沒有一個人患了霍亂，至少沒有凶險的症狀。當霍亂盛行，只有二人稍覺不舒服，但並不利害。這些工人素常都被允許飲用若干量的甜酒，所以赫金斯先生認為他們無須喝水。廠裏有一口深井，還有新河的水可用，所以他很肯定的相信，這些工人從未自寬街的抽水井裏汲過水。

寬街三十七號有一家雷管廠，僱有二百名左右的工人。廠院裏置有二隻水缸，經常滿盛着由寬街抽水井裏汲來的水，以為工人飲用。二百名工人中，十八名死於霍亂。

井水或其他少量的供應水，被沾污的結果，就造成了霍亂的傳染。這統是由於水源被沾污所致。所以霍亂的爆發與水源的沾污有密切的關係。其驟然爆發與猛烈的程度，都同樣的有局限範圍性。若是一旦河水被排泄物污染，則疫勢大致不會是爆發性，但傳佈會很廣。河水沾污是從船上患霍亂病人的排泄注入河水而來，或是從下水道或陰溝流入了河內，尤其是河水被抽水機抽入水管，可以分流到各處。

霍亂可能停留在貧苦人所擁擠的院子或小巷裏。據我所知道的，霍亂在城區或四郊各級居民中普遍流行，沒有一次不是因為飲水作傳佈的媒介。倫敦每次霍亂流行，絕對與各區水源的情形

血液中的水份若是增加，毒素的濃度就必較為稀薄，可以希望症狀輕些。同時血液中水份加多，就必有大量的水由腎排出，隨帶着也就排出許多的毒素，所以收到排毒的功效。不過這不是治本的方法，因為病菌在體內，還是在繼續的製造毒素。但是無論有無治本的特效療法，這種治標的辦法也不可忽略，以求病者的舒適，並藉以多保存病者的元氣。

發熱的病人，雖是口乾舌燥，却多是不思飲食，必須多方開導，要勉強他將水要當藥吃，實在有時水是最好的藥！惡心嘔吐的，飲水就更加困難。這時應當每次一口半口的少喝，過幾分鐘再喝一點。若一次喝得過多，反而引起嘔吐，大量的水又是吐劑了。

病重的不宜勞動，應用吸管飲水。有玻璃彎管最好，麥桿亦可。

有關。貧困，擁擠，不潔等，是在所不免的要影響疫勢。

二　霍亂的防範

防範霍亂以及相似的疾病，所需要的方法極為簡單。這些可以分為應用於瘟疫盛行的時候的，與瘟疫發生以前需要若干準備時間的一類事件。

於霍亂盛行的時間所需要的防範方法，可以列舉如下：

一、與病人接觸的人，應當嚴格保持清潔。應該有一隻洗手臉盆，清水，手巾，放在病者的寢室內。特別須注意的，凡護士以及從人，尤其於處理食物前，務必洗手。

二、凡已沾污的被褥及病人的衣服手巾等等，取下以後須立刻浸放在水中，以備洗滌；而免沾污於其上的排泄物，乾燥後成為灰塵隨處飛揚。那些不能洗滌的被褥，必須曝露在華氏二一二度的熱度內。

三、飲水及烹飪用的水，不論自來水或井水，要謹慎勿被陰溝污水所沾污。如果不能獲得絕無可疑的水，那末先要煮沸。可能時再濾過，現在倫敦正在進行建築自來水以供給大部份的市民。從泰晤士河鉄汀登水閘上游取水，如同倈伯公司的辦法。為着供給一個城市起見，這果然不是最理想的水源，然而無論如何，總比其他的自來水公司要改良得多了。這水是濾過的，尤其因為存效在大蓄水池裏，可能會很合乎衛生。無論怎樣，要比許多倫敦現在的淺水抽水井完全得多。因為那些井都被污水所沾污了。倫敦以及其他城市內，街上現有的抽水井，最好僅供清道之用。將抽水機的搖手鎖住，不許隨便取用。

水煮沸後淡而無味。如果等冷後過濾，容空氣進入，那種不適的怪味，可以完全免除。

四、當霍亂在鄰近的地方流行時，所有攜進門的東西，都須用清水洗淨，以後再暴露在二一二度的溫度中。至少要照類似的方法用水或火來弄清潔。手要小心的洗淨。食物須予相當的防範。那末我認為誰都可以與霍亂患者往來，而不致有什麼危險。

五、倘若同住一個擁擠的屋子内的人中，有人患了霍亂，或其他傳染病，辦得到時，則未患病的人應該遷離到另一住所，僅留下服侍病者的人在那裏。

六、煤礦穴是決弄不清潔的地方。設置廁所亦辦不到。或者在那裏安置最起碼的清潔的供膳食的地方亦談不到。因此工作時間應該分為每四小時一班，以替代八小時一班，這樣工人可以不帶飯食進入礦穴，而可以回家吃飯。

七、霍亂之為傳染病，不應瞞着市民，以為這種知識會引起紛擾，或發生離棄病者之類的事。雖然他們於服侍病人時是冒着危險，但英國人不會乘人之危，於病中離棄他們的親友的。事實上以霍亂為不知不覺中所得的怪病，用簡單的方法卽可以防範，倒還不算太可慮的，比諸那以為由於空氣中的玄秘狀態所引起，是大家所不能幸免而必被傳染的那種觀念要高明得多。

防範霍亂以及其他的傳染病的方法，可以列出者如下：

八、實施良好及萬無一失的排水溝渠。

九、充份供給未被陰溝，廁所，污水溝，或航行河內船戶的垃圾等髒東西所沾污的清水。

十、設置示範宿舍以供給遊民們。並以足夠的住所普遍供給貧苦人民居住。

示範宿舍的要點在於公寓中廚房，膳室，寢室都分別清楚，清潔整齊。最貧苦的人如能居住在這種公共場所，他們的死亡率之低必與闊人相彷。設置公衆洗滌場所，使得貧苦的人民可以去洗滌病人的或未病的人的被單衣服等髒東西，以免與碗碟食具混在一處去洗，避免傳染疾病。

十一、普遍發動個人及家庭中衛生習慣的養成。

十二、對於從疫區所來的旅客或船舶，須加以注意，以便與健康者隔離。於霍亂流行時，這種管理無須過於持久。

我自己很具信心，若是以上的防範方法都能實現，這種病可以撲滅至最低程度，雖則不能於文明國家中完全消滅。我認為這些方法是根據霍亂病源的正確知識所獲得。這樣死亡率的低落，會不止僅限於霍亂而已。

以上是一百年前的史醫生所寫的兩段文章。讀者要注意，那時還沒有細菌的學說，更沒有人看見過細菌。在今日的醫學家看來，史醫生的主張雖然不是十分的完善，真可說是大致不差，他牢牢的抓住了這一要點；病人的排泄物沾污了水源乃是傳染霍亂的根源。他也就針對着這一點要領，立下了防範的方法。

上接第五面

法，但須忌用硬食，注意餐數加多每次少吃的原則，多進富有營養價值的蛋白質食品！則不但不會加重腸出血或穿孔的危險，反能顯著地減輕耳鳴，貧血，褥瘡，便秘，腹瀉，羸瘦和譫狂等病狀呢！

我們曉得：患過傷寒的病人，若果痊愈；就可以大大放心！因為至少在這一世裏，他是不會再受傷寒桿菌的侵襲了。居住在流行區域甚久的老百姓，若和外來的生客或外國人相較，則罹患傷寒的比例，似乎也要少得多。此外，具有悠遠歷史的帶菌者，在居住的本地內為非作惡的能力，也比最近開始帶菌的人，或本人遷居他處時要顯得薄弱。凡此種種，都可以用生長成免疫力量的理由來解釋。於是，注射死亡的傷寒桿菌入體，以激發體內自動產生抵抗武器的辦法，就被廣泛地採用了！要激起一個成人中自動免疫力所需的傷寒桿菌數量，通常約在二十五億左右，且須分做三次注射，每次間相隔的時日，不得少於三天，最好是一個禮拜或是十天。一次的注射，可發生兩年至三年的有效免疫力。雖說抗體的增生，在數日後卽已開始，但最高的免疫力量，却須在第二三個月時始形構成：所以在每年的傷寒流行季節前，就該開始打針！除了嬰兒，經期婦女，後期孕婦，心臟內膜炎或是腎臟炎患者以及任何正在發燒的病人以外，都該踴躍參加，以獲取這寶貴的抵抗力！打針後的反應，平均在八小時後發作，絕不會超過二十四小時；而且其中的十之九是非常輕微的，通常人最怕第二針的反應，但事實上第二針的反應，也不過爾爾；打針後的二十四小時內，若能少作活動，多事休息，則反應尤見輕微。若怕打針致死，則更是杞人憂天了！

當然：光靠打預防針，是仍不夠防止巨量桿菌的不斷進襲的！所以忌食生冷瓜果和飲料，避免一切和病者直接或間接地接觸的機會，以及病者的隔離和用具的消毒，仍都需要小心遵行！不得抱輕視或僥倖的心理，致貽後患！若能從改善環境衛生工程方面來着手，諸如自來水的消毒，下水道的處理，牛奶場牛奶消毒手續的監督，以及化糞式坑廁的提倡以消滅澆菜用糞便中的細菌等等，都能普遍地建造設置時，傷寒桿菌們也就無從傾巢而來，向我們作全力的進攻了！

上接第十九面

在十四——二十分鐘內全部殺盡，用同樣劑量之DDT比較需時八〇分鐘之久。用百分之〇·五六氯化苯液劑或粉劑（相當於每平方呎γ體一〇公絲）使 A. Gambiae, A. melas, A. Funesta 時種瘧蚊在六個月內絕跡。其持續效能之強大可以想見。竇氏另在玻璃窗上噴洒六氯化苯乳劑，每平方呎十三公絲（相當於γ體一·七公絲）待乾燥後使與普通家蚊（Culex Fatigans）相接觸，五分鐘內完全死去。以DDT乳劑每平方呎二十二公絲作比較試驗，接觸後六〇分鐘僅死去百分之三十五。

六氯化苯對於黃熱病蚊（Aedes Aegypti）據湯姆生（F. J. D. Thomas）氏報告，用六氯化苯溶解於二甲苯以處理黃熱病蚊成虫及幼虫，均幾可以於短暫之時間內，完全殺滅之，其效力遠較DDT為佳。

六氯化苯對於普通家蠅（Musca domestica）及臭虫（Cimex lectularis）具有奇效且較DDT溶液強烈，如下表：

1. 處理家蠅：

六氯化苯濃度(%)	家蠅死亡率(%)
〇·〇〇五	六六
〇·〇一〇	八五
〇·〇二五	九九

DDT濃度(%)	家蠅死亡率(%)
〇·〇〇五	三〇

2. 處理臭蟲：

六氯化苯濃度(%)	臭蟲死亡率(%)
〇·三〇〇	八四
〇·五〇〇	九九

DDT濃度(%)	臭蟲死亡率(%)
一·〇〇〇	九二
〇·七五	七七
〇·五〇〇	六四

綜觀上述各專家報告，六氯化苯實為現時最優良之殺蟲劑。六氯化苯為化學產物，故可大量生產，兼具直接擊落與持續性二種特殊效能，更且對於人畜之毒性極微，遠非其他殺蟲劑所可望其項背。

傷寒病魔自述

——魁——

『說起我的歷史來，年代很久啦！我自己也記不清楚了。在一八八〇年以前，人類還不曾知道有我。直等到一八八〇年，纔有人在顯微鏡中，看清了我的面貌；對於我的體態，性格，纔略略的明瞭一些。因為人發現我是傷寒病的原動力，又兼我的形狀好像一根短棍兒，就給我起了個外號，叫做『傷寒桿菌』。這個名字我倒也不表示反對，因為這人類中的傷寒病，實在是由於我在那裏作祟。

『論到我的形狀，除了醫生以外，少有人認識我，因為我的身體很小，必得用顯微鏡纔能看得見。若是把我放大一千倍看着纔不過有二三耗長，半耗多寬。我週身有十幾根鞭毛，算作我的四肢，所以我的行動是非常的靈活。我必須住在液體裏或是潮濕的地方。若是太乾燥，我就不得活了。至於溫度呢？百度表三十七度，於我是最相宜的，那正是通常人的體溫。但是只要是在十五度到四十度之間，我就能優游自在的滋生不息。我不怕冷，我能住在冰裏；經過嚴寒的冬天，仍然不死。

『我是長生不老的，因為我能返老還童。原來我是無須配偶，能單獨孳生的，我的孳生法，是非常簡單。當我的環境合適，吃食也充足的時候，在每二三十分鐘以內，我的身體就由中間直接的分裂為二，成為兩個幼小的我。而且長大得很快，在二三十分鐘之內就又分裂為二，成為四個幼小的我。這樣一分為二，二分為四，四分為八，在二十四點鐘的工夫，能由一個我分為二千兆個我。哈哈！二千兆這個數目，大概諸位許不常用，若是不仔細的思索思索，叫他在腦子裏繞個彎兒，也許覺不到這個數字的真價值呢！假設把這二千兆個我，一個一個，頭接着尾的都連來，接成一條長線，諸位請想這條線有多們長呢？這條線有一千萬里長，可以圍着地球繞一百多圈。

『每一次我侵入人的體內，總是由口進入的，所以惟一的難關是胃酸，那是我所最怕的。若是我得以不在胃內作長時間的逗留，不致被胃的酸液殺死，一入腸道我就算得其所哉了。溫度合適，不冷也不熱；食物充足，有吃又有喝，那真是極樂界，溫柔鄉，就是給個皇帝我也不換。我應當怎樣稱呼這位把我吞在腹內的人呢？現在我既是住在他的裏面，我就稱他為我的宿主吧！我既然得着這個極樂的所在，於是我就不遺餘力的孳生繁殖，擴大我的種族，伸張我的勢力。在十數天之內，我的宿主倒還不覺得怎樣，後來他纔漸漸的覺得那病魔的勢力臨到他的身上了。逐漸的他先覺得頭痛，四肢酸懶沒有力量，全身都疲倦，不想飯吃等等的不舒服。在這時間我已經侵入他的淋巴管內。腸的淋巴結，特別是小腸的『集合淋巴結』都腫脹，同時腸的黏膜也現卡他性炎。此後不久我就侵入他的血流內，所以他的全身無論何處都有了我的蹤跡。現時就可以說我的宿主是得了一種血染細菌病，不僅是腸胃病了。他的淋巴結腫脹到了極處，小血管都被堵住了。血液不通，失掉了養力，後來就壞死，潰爛，以致於腸子爛成窟窿，或是流血過多而亡。這腸穿孔和腸流血是傷寒病期中最重要最易致命的主要原因！

『我本來無須乎一定要住在人的身體裏才能生存，所以使人得病，可以說不是我的本意。再者說，我所以能進到人的身體裏，完全是從他們的口進去的。他們不知道注重衛生，強橫無禮的喝！我所據為己有的水，吃了我所持以生存的食物。或是他們太髒，吃東西不先洗手，用他們自己的手把我送入他們自己的口裏，因而得病。他們這的確是自殺，一絲一毫也不怨到我！

『使人得病既不是我的本意，我很願意澈底的把預防傷寒病的秘訣宣布出來，以證明我的誠意。出過天花的小孩，十有八九已後不再出花。得過傷寒病的也是如此。縱然再得，也是輕的。種過牛痘的，也不再出天花。為預防傷寒病也有相似的法子，叫作『抗傷寒接種法』，這個法子就是把我的死體注射在未得過傷寒病的人的體內，每星期注射一次。一共注射三次。這人的體內就生出一種抵抗我的能力來。可以在二三年以內，不至於得傷寒病。我這樣犧牲我自己無數的性命為救他人，也可謂仁至義盡了罷？我自然不敢希望得甚麼『殺身成仁』的褒奬，只求將功贖罪罷了。這接種法好是很好，却不易普遍，此外還有一個最簡單的法子，就是『不要吃屎，不要喝尿』。不吃屎，不喝尿的決得不了傷寒病。反過來說，凡得傷寒病的一定是吃過屎喝過尿。罪過罪過，我不是有意侮謾，這是實情。

詳細追溯我的來源就清楚了。我原起本不是在牛奶裏，也不是在水裏，乃是在病人的大小便裏。一個健康母牛的奶，本沒有任何類的細菌，被一個有屎的手擠在一個有屎的器具裏，我這才得在那潔白的牛奶中立足。清瀏瀏的泉，冰冷冷的井，原本都沒有我的蹤跡。人們不小心，隨意的便溺，大小便沾汚了水源，我在水中纔得站脚。若是細細的把各地的井都查驗查驗，我敢說各井的水都含有大腸桿菌。大腸桿菌是生在一切熱血動物的大腸內的細菌。換句話說，大腸桿菌就是屎的代表，水裏有了大腸桿菌就是有了屎。哈哈！凡喝生水的人誰敢說他不是每天在吃屎！至於各地的自來水呢？雖然都是經過沙濾的，應當時常檢查細菌。最怕是其中含有大腸桿菌。大腸桿菌本身原沒有毒，也不能使人生病，然而他是屎的代表。水裏有了大腸桿菌就是有了屎的明證。有屎就難免有使人得霍亂疫的霍亂弧菌，使人得痢疾的赤痢桿菌，和我這使人得傷寒病的傷寒桿菌。水還是小事，不喝涼水就行了。蒼蠅也是人類的大敵。牠們很喜歡嗡嗡的在廁所裏打轉兒。不時的落在大便上吃他們所愛吃的好東西，沾了好些屎在他們的腿上。在人看他們的腿雖細，脚雖小，但像我這樣大的細菌却能帶幾百萬。他們又太不客氣，一聞見隣近的人家有了飯味，就丟下屎去搶飯吃。瓜菓他們也餐，飯菜他們也落。就是一個小孩子在那裏吃一塊餑餑，也不顧羞不要命的去搶。這樣他們就把屎攙雜在人的食物裏，我也就間接着被人呑入腹內了。諸君沒有不聖明的，請想，是不是吃屎的人纔得傷寒呢？所以我說不吃屎的絕得不了傷寒病，得不了痢疾，也得不了霍亂；每逢你們要把無論一點甚麼東西放入口內的時候，請你先問一問自己『有屎沒有』？

『嗳呀！我的宿主們，多是二三十歲，年青力壯的青年。正是在大有作為，大有希望的年歲。他們受養育的時期已經過去，他們正是在為社會生利的時代。家庭依賴他們的供給，人羣企望他們的幫助。可惜！他們病倒在床上，三月五月，不能復原，再不幸的，甚至於喪掉性命。

『預防的法子既是那們簡單，惟一條件是『不吃屎』。但是這類病仍然隨處都是，實在是人類一件大恥辱。有人說按着腸胃傳染病的多少，就可以測量這個社會的衛生程度。這話若是不錯，那們這中華大國，倒不知有多大的衛生程度？』

再讀「霍亂内幕」書後

白丁

醫潮第一卷第四期載有楊濟時先生「霍亂内幕」一篇好文章。讀者若是還未從加意的細讀過，一定要翻出來再仔細的參閱一下，所以筆者願意在這裏，鄭重的再介紹給大家。

霍亂對於人類的影響是太大了！以往他毀滅了多少的古代文明。世界各國早已對於他提高了警覺，加意努力的抑制。許多衛生事業前進的國家，多年來銳意防範，霍亂早經絕跡。祇有我們還是時時受着他的危脅。亞洲素稱為是霍亂的發源地，每次蔓延全世界的大流行，幾乎全是發源於亞洲。蘇聯的衛生事業已有長足的進步，印度也在急起直追，祇有我國還是在漫漫的長夜中。霍亂發源於亞洲的範圍，顯然要縮小到中國的領域之內了。我們的落伍，是一種羞恥，但這還在其次，最危險的是這種情況必將影響中華民族的生存！

腸胃傳染病每年殺戮了我們幾百萬的人民，病倒的要高過幾十倍。腸胃傳染病中，最多的要算是痢疾了，幾乎每個人在夏秋兩季內都要得一兩次，差不多與冬日的傷風感冒一樣的普遍。這病所給與我們精神和物質上的損失，真是不可以數字計了。然而腸胃傳染病是可以預防的，而且是最容易預防的，比傷風容易多了。他最主要的傳染之源是飲水不潔。若是市政當局能供給人民以清潔的飲水，幾乎就可以使腸胃傳染病消滅於無形。腸胃傳染病所以是惟一比較最易於防制的，也是最易收效的。

我國頻年戰亂，抗戰以後，又繼之以共匪為亂。社會破碎不堪，公共衛生事業，迄無顯著進步，雖是時局使之，但也終感以往地方當局的努力不夠。鑒於抗戰最吃重的時期，貴陽有自來水的初創，重慶有下水道的整理，可知這種關係民衆健康的建設工作，是不應當受環境的阻礙的。但是抗戰以前，比較承平的衡陽南昌桂林等地，迄未能供給市民以清潔的飲水，這不能說不是執政者的一種失職。勝利以後，關於自來水的建設，衛生最高當局曾多方提倡，並派遣工程技術人員前往各地協助進行，究以物力限制，成就不多。各地市政當局對於這種衛生事業的認識，顯見得還不夠充份。

上下水道的建設誠然不是一件容易的事，經濟條件就是第一個難關，不過創設的費用雖大，經常的費用却可以減省了許多。為了長久打算，這種建設性的花費是非常之合算。若再加上他所賜與市民的便利，無形中所減少的死亡，那就又不是簡單的數字所能表示的了。

我國各地民衆，飲用水的來源，還多是採用初民時代的原始辦法，高原掘井，低原則直接取之於河流。自來水的供應未能普遍以前，各種水源的管理，應由行政當局負責控制。井的構造，應分別逐漸改良，以江河為水源的，必須分段劃定用水的區域，加以保護，必要時先行消毒。同時在一地刷洗馬桶，另一人則淘米洗菜的情形，在臨河的大小城鎮，隨時可以見到，全國各地都是如此。大家都是司空見慣，不以為意。這也就是霍亂時常流行，以及傷寒痢疾四時不絕的主要原因。各地當局應善於開導取締，同時發揮教育與政治的力量，一定可以減少許多因腸胃傳染病所起的疾病與死亡。這種工作實在比「醫藥管理」「清掃街道」等重要得多。

今年是霍亂年？

守一

聞各地報紙多有以某局長在參議會席上語：「今年是霍亂年！」為新聞之標題者，感而填此曲，以諷今日之衛生行政當局也。（調寄一半兒）

小民敢問衛生官：「中華以外，那方還有霍亂年？」我們要無毒的飲水，誰要聽預言！枉死債，諉諸天。這的是一面兒遮羞一面兒諞。

世界名醫傳

君士坦丁(Constantine of Africa, 約1010-1087)和薩勒諾學派(The School of Salerno)

李濤

現在我們再回頭敘說西方的文化。關於人民流離遷徙，前章已經提到。真是一波未平，一波又起，這時克爾特族和條頓族(Celtic and Tentonic Tribes)皆已向南向西遷徙，越過古老的羅馬邊境(正如東方的蒙古人和土耳其人)，並隨地採取戰勝民族的文化和信仰。於是新基督教給與這種新發展一種基督色彩。並且給病人和健康人帶來一種福音。我們知道從來原始時代以及古典文化時代皆認為疾病是罪惡的譴責。新基督教徒興起，對於疾病的觀念才漸漸改觀。他們認為災難是上帝的恩惠和基督變容的表示。病人才是上帝選擇享受特別恩惠的人。但是上帝仁慈憐憫衆人，所以健康人也有作基督徒的特殊權利。由於這種信仰竭力幫助窮人和病人，漸漸成為基督徒的責任。

看護病人，在一個時期曾大規模的實行。而且設立了多數大醫院。諾爾夏的本尼提克特(Benedict of Nursia)曾指示他所立僧團的僧人，需要特別注意護理病人。

雖然基督徒在起初根本反對古典科學，但是新教義中漸漸容納這些科學，甚至接受異教的醫學。這時有醫學知識的基督徒，顯然是較比無知的人有大助於病人。在狄奥多里(Theodoric)之下任顯職，並且以後為僧的卡西俄多拉斯氏(Cassiodorus)曾宣稱基督徒研究古典文獻是一件美事。他所居住到老的僧院内藏有很多醫書。本尼提克特僧團採取了這種原則，結果凡是設立本尼提克特僧院處，都成為研究並行醫的中心。病人自然都起來歡迎基督。因此古代的醫學知識才得以保存不毁。在這種醫學中心的僧院中值得述及者有善必歐(Bobbio)，聖高爾(St. Gall)，賴黑瑙(Reichenau)和孚爾達(Fulda)。

在中世紀的初期，醫生多屬於聖團。無疑也有不屬於宗教團體的開業醫師，但是僅佔一小部份。所有保存醫學文獻和行醫，主要都仰賴一般僧侶。所以好多人稱此期為僧侶醫學時代(Monastic Medicine)。

在東方這時已將希臘諸大醫的著作譯成阿拉伯文，並將他們的内容吸收，但是西方用拉丁語言的民族對於這些書早已束之高閣了。無疑希波克拉底斯，蘇拉那斯(Soranus)和其他希臘醫生的著作，有些已被譯成拉丁文，但是譯文混亂複雜，肯接受的人很少。最成功的作品是從希臘諸大師著作内選譯的簡短論文，提要和精華，可供行醫的直接需要。結果中世紀初期的文獻，主要的是藥方和飲食法的集錄以及脈搏，體溫，尿和放血術的簡明專論。這種醫學的敍述有時採用書信式，有時用問答體，還有時用狂文體(註：插入多種近代語言的一種拉丁文體)以便記憶。

這個時期的醫學文獻簡直没有一種原著，不過將現在存的原封保存起來。這是他們不盲目的抄寫。僧侶時代的作家，編輯能力確很巧妙，常將大衆醫學的知識編入在内。所以那時禮拜堂的大任務不只看護病人，還得保持醫學在這黑暗時期所放的微光，等到時期成熟，新的火花便自然的燃燒起來。直到了中世紀的後半期，才有非洲的君士坦丁氏(Constantine of Africa)出現，他確曾給與中世紀醫學一大衝動。

然而我在此還不敢爽然的說君士坦丁是一位大醫。關於他的醫學方面的能力我們所知甚少。雖然他的工作對於醫學也有很大影響，但是他的重要不在如何行醫的範圍内。然則君士坦丁是怎樣的一個人呢？

約在1010年他生於迦太基。稗史中敘述他的生平甚詳。代阿科那斯氏(Petrus Diaconus)為他所寫的傳記中說他曾到巴比倫去學卡爾提安人(Chaldeans)，阿拉伯人，波斯人和薩拉森人的醫學和他種科學。由巴比倫更到印度去，回來時取道伊西俄比阿（Ethiopia）和埃及，於是隨時隨地習知當地的學術。他在外遊歷凡三十九年，所以回鄉時對於各種學術都是飽載而歸。然而鄉人都以為他是一個怪物，並且打算將他處死。他聽見這個消息以後，立刻乘船到薩勒諾去。暫時化作乞丐來隱蔽身子。有一天巴比倫王的兄弟經過薩勒諾，認出他是君士坦丁，於是在歧斯卡爾朝（Robert Guiscard）極力款待他。但是他不慣於仕途，所以不久便退隱於卡西諾寺（Monte Cassino）因為得西提利阿斯方丈（Desiderius）與他友誼甚篤，遂剃髮為僧。更因為僧院安靜，便從事翻譯阿拉伯文醫書為拉丁文。直到1087年才絕筆不書。死後衆僧徒稱他為東西兼通的博士，就是新希波克拉底斯氏。

關於君士坦丁氏，吾人所知者僅此而已。雖寥寥數端亦足資參考。固然大半皆出自傳說，然傳說之中必含有若干真實。無疑他曾遍歷回教國家，曾研究東方科學，並將其輸入西方。我們還有充分證據信他精通當時西方科學，並且能寫極佳的拉丁文，與前數世紀僧侶時代的醫學作家所寫的粗俗文體迥然不同。

君士坦丁氏的特點是居間介紹東西的文化。好像他用一把神秘的鑰匙溝通了東西兩方。這時醫學文獻全已荒蕪。僧侶時代的醫學作家沿襲一種舊文達五百餘年。雖然這些醫書已足供一時行醫之用，但是也需要改換。同時醫學漸漸離開寺院。教育不復專為牧師所獨佔；宗教以外的人也可參預。但是獨創的原著工作還須經過數世紀才能產生，這時聰明人切望出現較佳的醫書有如飢渴。君士坦丁氏的著作恰好能滿足這些人的需要。由他的翻譯，他們得以熟讀阿拉伯諸醫師的著作。然而累塞斯和阿維塞那氏的著作還不在內，因為他們還不能了解這些著作。君士坦丁氏所譯的書都是第十世紀較不知名的人所著的，如愛薩克（Isaac the Jew）和阿巴斯（Ali ibn el-Abbas）等醫生。藉着阿拉伯的譯文才得拜讀古代希臘醫師的著作，如希波克拉底斯氏的箴言，豫後，飲食學等等，這些書在數百年前本已譯為拉丁文，但是從無人了解，所以早已置諸高閣。現在反由東方傳回到西方，於是人人傳誦起來。希波克拉底斯氏以後有格蘭氏，曾註解希波克拉底斯氏全集，他的偉大貢獻，大部分是治療學一方面，一小部分是內科。格蘭氏本來早已享盛名於東方，現在轉回到西方，又掌握了西方醫術的牛耳。

君士坦丁氏的譯述，所以能迅速影響當世的原故，便是因為在適當時期成立的薩勒諾學校採用了他的譯本為課本。薩勒諾是位於那不勒斯附近的一個繁華海口。為聖公會總教所在，有大禮拜堂和多數寺院。近來因為醫校出名，知道的人很多。早在第十世紀的初年，薩勒諾的醫師已竟有無上的榮譽，不僅學識方面，就是行醫方面也都有了令名。此地醫學發達有好幾種不同的原因。第一此處古典學術從未絕滅。博學之人除了意大利當地語言和拉丁外，尚通曉希臘文。此地與利凡特（Levant）的交易極為興旺。阿拉伯的學術由其鄰近的西西里島傳入。關於此校的創立，傳說起因於四位醫師，一個希臘人，一個羅馬人，一個薩拉森人和一個猶太人商議合編一本處方書。此種傳說正表示薩拉諾學派的特性。薩勒諾乃是牧師與非宗教家於友誼競爭下合作的所在地。

在薩勒諾小城的醫師此時皆熟讀君士坦丁氏的譯本。這些譯本對於醫生的學術，好像田野施了肥料，結果得了驚人的收獲。有些一向不過是個家庭醫師，現在也都成為學者。薩勒諾漸漸發達成為希波克拉底斯氏化的城市，正如早年東方的工提沙坡（Gon-deshapur）。西方最早的醫學教授會，這時也在此成立了。在第十二世紀裏這個學派的人有很多著作，例如藥方書；特殊病理和治療學課本；熱病，尿，脈搏，飲食學等專論；外科和婦科學等。解剖學也是必修課程之一。好些種動物作為解剖學示教之用，最常用者為猪，並著有解剖簡略手册備用。從這些著作裏我們可以看出處處都受君士坦丁氏的影響。但是他所介紹到西方的新知識應該加以整理，希臘和阿拉伯的學說也應該與薩勒諾人的經驗調和。可惜薩勒諾人對於諸大師的成就皆抱謙虛態度，未贊一詞。

假使我們認為第十二世紀的薩勒諾人曾有創作性科學工作，或者希望他們有那樣成績，更是錯誤。他們意在學習。便是在行醫時，卽臨床時，學得經驗。也從新文獻裏習得若干知識。他們根據所學反覆應用，並且以之教人，就是用口授法教給日有增加的那些來學的學生；至於他們所著的書較比僧侶醫學時代的著作也高明了好多。但是認為無須另創新的學說。最近輸入的阿拉伯文的希臘醫學，已經使他們十分佩服，具有充分說明，足以滿足他們的科學慾望。

我們知道好多薩勒諾醫師的姓名，例如巴托羅美（Magistri Bartholomaeus），普拉提阿（Platearius）和科佛（Copho）；稍後還有摩拉斯（Magistri Maraus），屋爾叟（Urso 等。但是我們今日已無從得知他們的特點。關於他們個人的生平所知甚少，他們著作的書又不記載這些事。總之，薩勒諾學派的工作好像出自一個醫學會。因此本書在此不專述任何薩勒諾派的大醫師，僅將這學派全體攏統的介紹，並附述於君士坦丁氏一章之後。

此外薩勒諾學派僅僅放散短期的光輝，在醫學史上的地位，不過是啓迪文明的一種激動。他在歧斯卡爾朝或稍後的時期曾放燦爛之花。至 1195 年便被亨利第六（Henry VI）所摧毀。三十年後即是 1195 年夫累得利克第二（Frederick II），便創辦那不勒斯大學（University of Naples），與此校爭強媲美。然而此後若干時期內，薩勒諾學派仍能保持令譽。所以西西里的羅澤第二（Roger II）和夫累得利克第二的詔勅，曾規定醫師如無薩勒諾的證書，便不准在所轄境內行醫。

霍亂史話

一八九二年的漢堡霍亂疫

旭東

德國漢堡在一八九二年所發生的霍亂疫，不但是最慘酷的一次，也是最有教育意義的一次。在這一次的流行裏，染污的水源與發生霍亂的關係，得到了科學的證明。全部的疫情就好像是一件預先計劃好的實驗一樣，細菌學與流行病學的各方面都恰好吻合無缺。一八九二、八月十七至十月二十三日，兩個月的時間內，漢堡（人口六十四萬）患霍亂者計一萬七千餘人。死亡八、〇六五人。疫勢最盛時，一日之間即有新患者一千名。

在漢堡的附近，還另外有兩個鎮市，阿托那與萬德司畢，漢堡居中。漢堡在那時代，有他獨立的政府。阿城則屬於普魯士，二城相連，中間以一條街道分界，另一面的萬德司畢，則是一個二萬人口的鄉鎮。這三個鎮市那時各有自己的水源。萬市是由一個附近的小湖裏取水。漢堡和阿市都是從易比河取水，因為這兩個鎮市都是緊靠着河岸，阿市在下游。那時，這兩個鎮市都是直接由河裏取水，兩個鎮市的污水，也都是由各地流入河內。所以阿市因為是在下游，所用的水裏實在又摻加了漢堡的污水。但是阿市所用的水是先經過沙濾的，而漢堡則是將未經濾過的河水直接供給市民。這水是先用唧筒吸出，存在惟一的一個儲水池內。這個池子以往曾僅夠儲存一日所需的水量，但是因為市區的擴充，早已就不足用了。總之，這三個鎮市，一般的情形都是相似的，惟一不同的地方就是所用的水。

霍亂發生以後，主要的地點是在漢堡，阿市僅有少數的患者，萬市則更少，而且都是在與漢堡交界的地方。所以漢堡的霍亂分佈，一到了阿市的邊界就立即停止了。分界處的一條長街上，漢堡的一面有許多霍亂患者發生，阿市的一面則一個患者都沒有。

阿市與漢堡交界的地方，在漢堡的一面有一個住宅區，住着有四百多人。他們的生活程度與漢堡其他地方染患霍亂最多的居民完全相同，但是在這裏却沒有一個人染患霍亂。原來因了特殊的緣故，這裏是飲用阿市的水。

用細菌培養的方法，證明了易比河的水裏含有霍亂弧菌。來源查出是因為這時正有大批的俄國人要到美洲去，都在上游的一個碼頭上候船，每日約有一千多人擁擠在那裏。這些人都是新從俄國來的，俄國那時正有霍亂流行。這些人中難免有新得過霍亂的，或者有霍亂帶菌人。他們在停留的期間，就在河邊洗滌，排泄物也都棄諸河內。漢堡的人民，喝了他們的排泄物，有人就得了霍亂，病人的排泄物又流入河內，火上加油。這樣循環不斷的越來越甚，使河水污染到非常嚴重的程度。

阿市雖在漢堡的下游，但是簡單的沙濾就除去了飲水中的細菌，避免了霍亂的侵襲，減少了寃枉的死亡。

我們中國多年來，時時的受着霍亂的危脅；許多汲用井水或河水的居民，是時時的喝着自己的屎湯！一次又一次，一年又一年的，重演着一八五四倫敦的慘事，和一八九二漢堡的悲劇！

醫潮　第一卷一至八期目錄

（每本國幣陸萬元）

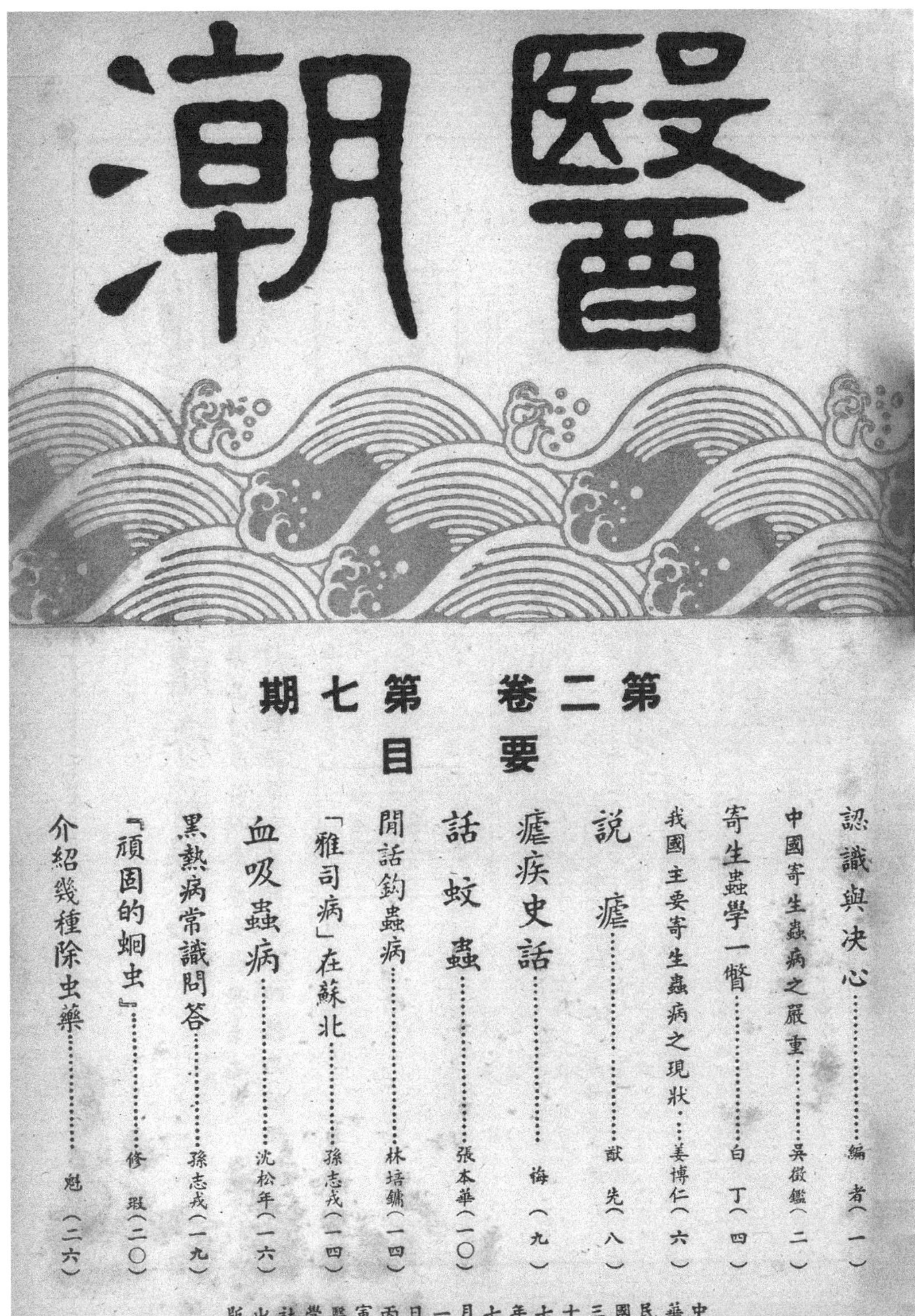

醫潮

第二卷第七期

要目

中華民國三十七年七月一日丙寅醫學社出版

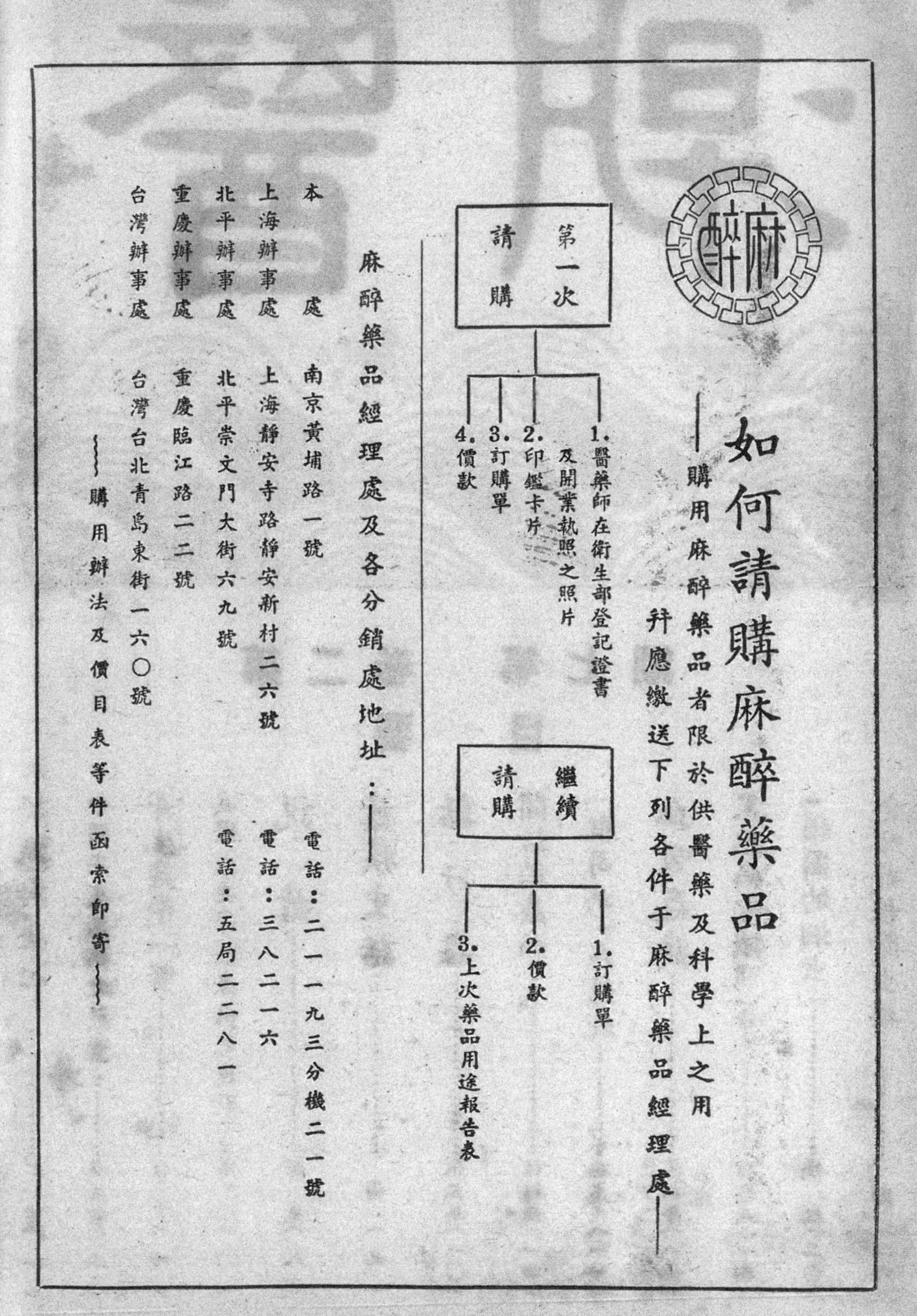

麻醉
如何請購麻醉藥品
——購用麻醉藥品者限於供醫藥及科學上之用
并應繳送下列各件于麻醉藥品經理處——
第一次請購
1.醫藥師在衛生部登記證書及開業執照之照片
2.印鑑卡片
3.訂購單
4.價款
繼續請購
1.訂購單
2.價款
3.上次藥品用途報告表
麻醉藥品經理處及各分銷處地址：——
本處 南京黃埔路一號 電話：二一一九三分機二一號
上海辦事處 上海靜安寺路靜安新村二六號 電話：三八二一六
北平辦事處 北平崇文門大街六九號
重慶辦事處 重慶臨江路二二號 電話：五局二二八一
台灣辦事處 台灣台北青島東街一六〇號
——購用辦法及價目表等件函索卽寄——

醫潮

認識又決心

浙西的開化縣原本是很肥沃的地方，但因有住血吸蟲病流行，鄉村的農民，死亡殆盡，於是變成了一片荒蕪，無人耕種。江西有些農民，移來墾植，但不久之後，往往是一家數口，都染上住血吸蟲病，數年之間，相繼亡故。江蘇南部嘉興等縣亦有同樣情形，能下田工作的少壯青年死亡甚衆，故鄉村中寡婦獨多。二千多戶的村莊，幾年之內，減到幾百戶，幾百戶的減到幾十戶。這不僅是人間慘事，實在是民族的危機！

西南的瘴氣，戰國時代，就已經見諸史册。多年來被視為絕地，商旅不敢通行，軍隊不能駐守。大好土地荒棄了幾千年。民國廿四年科學醫學家證明所謂瘴氣，實即惡性瘧疾。黑熱病廿餘年以前初見於華北，醫者猶稱為新發現。近已傳遍華北十餘省，東起遼寧，西達隴蜀，莫不有其蹤跡。其傳播之速，與為害之烈，甚堪驚入。

寄生蟲病，素不為人重視，因其多屬於慢性。病勢來得緩慢，引不起病者的注意。住血吸蟲病的感染幼蟲，黑熱病的病原體，以及瘧原蟲等都是目力所不及見的，傳染的方式又很詭秘，曲折，所以多年來，人們對於這些病，一向是在五里霧中。蟲體較大的寄生蟲中，生活也很複雜，平常人不易瞭解。成蟲雖是肉眼可見，但多寄生人體之內，少有像蛔蟲那樣，常被排出體外。至如絲虫及住血吸虫等，寄生於血液循環內，平常人幾乎沒有能見他們的機會。全部的虫卵和可以侵犯人體的幼虫，幾乎都是小到肉眼所不能看見的地步。所以許多患者呻吟床榻多年，至死仍是莫明其妙，不曉得患的是甚麼病，更不知道是怎樣得來的。

寄生虫病常是與天時地利有關，發展為一種地方性的傳染病。這種有利於虫而不利於人的環境，常是人為的。我國最大的一個問題，是鄉村中的農民以新鮮的糞便作為肥料。實際若是我們能將排出的糞便統統先行加以合理的處理，經過相當的時期以後再用作肥料，許多的腸道寄生虫病以及其他腸胃傳染病，就可以絕跡。問題就在怎樣讓農民們瞭解，獲得他們一致澈底的合作。

江南一帶，河渠縱橫，可謂得天獨厚，但是居民不能善為利用，一面洗菜淘米，一面却又刷涮馬桶，傾倒糞便。這種不知受護清潔的惡習，隨處可以見到，那就無怪寄生虫病在江南一帶特別流行了。

不吃屎，或是飲食品均係現做熱的，新煑開的，就可以不得傷寒，痢疾，或霍亂之類的腸胃傳染病。但鈎虫，或住血吸虫，不是由口傳染，而是直接由皮膚鑽入。在稻田中赤足工作，或在河渠中洗澡，若是當地有住血吸虫病或鈎虫病流行，就必極易被染。至於絲虫病，瘧疾，黑熱病，則又是藉着蚊蛉的叮咬傳播。所以寄生虫的防制，遠不如腸胃病那們簡單，必須因着各種寄生虫不同的生活習慣與傳染途徑，各別的加以掃蕩。這往往需要浩大的工程，需要付出巨額的代價。人民與政府都必須預先具有明確的認識與決心，纔可以收獲相當的效果。

巴拿馬運河的修築，因為該地瘧疾猖獗，以致工程一再傳頓，無法進行。直等到最後調理溝渠池沼的工作成功，運河的工程，纔得以順利的完成。這是衛生工程學家們，常喜歡舉出的例子。這確實是一個極好的例，它證明瘧疾是可以防制的。實際任何地方性的寄生虫病，都可以完全撲滅，但需要我們有決心，而選用適宜的方法！

（編　者）

中國寄生蟲病之嚴重

吳徵鑑

寄生蟲病是什麼？寄生蟲病是我們人類，因為受了寄生蟲的寄生，所引起的疾病。寄生蟲又是甚麼呢？凡是某一種生物，自己不能單獨生存，而依靠其他生物維持其生命的，就叫寄生蟲。現在我們看看世界上衛生事業發達的國家，他們公共衛生辦得好；環境衛生做得廣；衛生教育來得普遍；使多數人民富有衛生常識，知道怎樣去防止寄生蟲病的傳佈，所以許多重要的寄生蟲病，也就漸漸地消滅了。再看我們自己的國家，土地廣大，人口衆多，農村居民，就佔有百分之七十以上。因為人民智識水準太低；從事衛生事業人才缺乏；再加上歷年來的兵災人禍；社會的紊亂不寧；就是大都市的公共衛生，尚且談不上，那能把衛生事業推及到鄉村裏呢？因此我們的寄生蟲病，種類繁多，遍地皆是，成為民族健康上一個極嚴重的問題。往往國外研究寄生蟲病的人士，把中國當着一個寄生蟲材料最豐富的國家，希望能來發掘一些新的智識，實在是一件令國人慚愧的事！

我們國內的寄生蟲病之多，姑且不說。談那最重要的，就有四種。那就是普遍在全國的瘧疾，猖獗在長江以北的黑熱病，盛行在長江沿岸和長江以南的日本血吸虫病，及貽患在蠶桑地帶的鈎蟲病。這四大寄生蟲病裏面，除了瘧疾是人所共知以外，至於其他的三種，我相信大多數人莫明究竟，甚至連這個病的名字還有人沒有聽見說過。這個原因，不外乎下列幾種：（第一）寄生蟲病多數是慢性的。得病的人，短期之內，不會有生命的危險。病的傳佈和發現，也是比較遲緩。不像急性傳染病會引起極大的流行與死亡。所以很少有人去注意。（第二）寄生蟲病大都散存在鄉村，鄉村裏的人民，知識太低，生活窮苦，得了寄生蟲病，無力求治。就是死了，也是死得不明不白，歸於天命而已。（第三）我們的醫藥人才固然缺乏，而且多數集中在大都市裏面，鄉村衛生與衛生教育的工作，可以說沒有人去做，因此有寄生蟲病嚴重的地方，也沒有人去注意理會。記得民國二十七年在廣西參加華南國聯防疫團工作的時候，廣西各縣抽徵壯丁，報告賓陽縣王靈鄉，徵到壯丁的裏面，有許多因為有大肚病不合格。後來經過實地調查的證明，這種大肚病，就是日本血吸虫病。那一鄉的居民，就有百分之五五，患着這種病。據當地老年人說，這種同樣的

醫潮 第二卷第七期

中華民國三十七年七月一日出版 每本二十萬元

發行人 李振翩

編輯人 賈獻先

出版兼發行 丙寅醫學社

社址：中山北路二四三號德廬

信箱：南京新街口郵局一〇六八號

印刷者 衛生器材製造廠

代售處 全國各大醫院 全國各大書店

大肚病，已經有幾十年的歷史，可是在我們過去醫藥的報告當中，竟從來沒有人提起過。這樣的例子很多，可以說明寄生蟲病何以被人忽視，是因為上面講的種種理由。

我國重要寄生蟲病的嚴重性，是值得講一講的。現在把流行長江南北的日本血吸蟲病，和黑熱病來舉作例子。根據醫學文獻上的報告，日本血吸蟲病，是盛行在長江沿岸，和長江以南。包括江蘇，浙江，安徽，江西，湖南，湖北，廣東，廣西，福建，四川，雲南，十一個省。這十一個省，共有九百八十三個縣，其中有日本血吸蟲病報告的，共計一百三十八個縣，佔了百分之十四。這一百三十八個縣的鄉村裏，約有三千四百萬人口。如果按照以往鄉村實地調查的結果，每一百個人有十五個到二十個人得病，那麼這十一省裏，至少有五百萬至七百萬的日本血吸蟲病人。再看黑熱病的區域，是和日本血吸蟲病對立的，全在長江以北。包括江蘇，安徽，山東，河北，遼寧，熱河，河南，山西，陝西，甘肅，湖北，四川，西康，新疆，察哈爾，十五個省。這十五個省，共有一千一百六十四個縣，鄉村裏人口約有二萬萬。其中有黑熱病報告的，共計二百十一個縣，佔了百分之十八。如以最低的估計，每一百個人有一個病人來計算，至少有二百萬黑熱病病人。上面說的兩種寄生蟲病都，是在鄉村中流行，得病的多半是幼童和青年，倘若不早期治療，兩三年內必定死的。我國一向缺乏精確的統計，所以每年究竟有多少人死亡於日本血吸蟲病，和黑熱病，還沒有實在的數字，可以報告。不過我們可以看看國內有這麼多的病人，同時又缺乏醫藥的救濟，那死亡之多，一定可以想像得到的。假使我們再聯想到這多患着慢性寄生蟲病的病人，身體一天一天的衰弱下去，非但不能工作生產，而且須要花費其他的人的精力和金錢，去維持他們，醫治他們。所以寄生蟲病為害民族健康，損失國家的經濟，實在是太可怕了。

我國寄生蟲病，既是這樣的嚴重，反而被人忽視，我們應當盡力來提醒大家去注意才是。現在衛生部和有些省方衛生處，都已經看重了寄生蟲病防治的事業，並且設立專門機構，去做這件事。譬如衛生部所設全國性的黑熱病防治處，江蘇省衛生處創辦的蘇南和蘇北地方病防治所，以及浙江省衛生處成立的日本血吸蟲病防治隊，都是為了同一個撲滅寄生蟲病的目標才辦的。我們知道治療寄生蟲病病人，固然可以解除病民的痛苦，減少傳染的來源，可是許多寄生蟲病，還沒有十分可靠的治療方法，因此我們要想消滅寄生蟲病，預防的工作，比較治療，更加重要。若是要順利推進預防的工作，非先得鄉村居民的合作不可。要得到鄉村居民的合作，必須先從衛生教育着手。如果能把寄生蟲病的嚴重性，傳佈的情形，和預防的辦法，種種常識，藉着衛生教育的力量，去灌輸給老百姓，使得他們了解一切，願意和我們衛生事業的人員，通力合作，那撲滅寄生蟲病的目標，一定是容易達到的。這個責任，不是在少數人身上，希望全國知識界的人士，共同努力。

定戶注意

一次定閱半年

不受漲價影響

一、依照本期定價，八月十五日以前，可定閱半年（六期），不受漲價影響。請將定款一百廿萬元一次匯下，遠地以郵戳為憑。八月十五日以後按第八期定價辦理，或將增價，恕不通融。

二、平寄郵費在內，不另收費。需掛號者另加三十萬元（連定款共一百五十萬元），需航寄者另加一百卅萬元（連定款共二百五十萬元），多退少補。

三、匯款請寄交南京新街口郵局信箱一〇六八號本社。不通匯兌地點，郵票代款，按加二計算，格於郵章，函內請勿封寄鈔票。

四、定戶姓名住址，務請用墨筆正楷書寫，以免模糊誤寄。如有改動，希即通知本社。

附告：補購以前各期醫潮價目如次：第一卷一至八期及第二卷第一六期，每本現價十二萬元。二卷第三四期合刊按二期計，現價每冊二十四萬元。新舊長期定戶均按七折優待。平寄郵費在內，掛號或航寄費另加。

第一卷合訂本（第一卷至第八期全）現已出版，定價每冊一百萬元平寄郵費免收。

寄生蟲學一瞥

白丁

寄生虫乃生物之一，依其生存之需要，寄生於他種生物之體外或體內。被寄生之物，曰宿主。寄生於宿主體外之寄生虫，曰外寄生虫；寄生於宿主體內者，曰內寄生虫。寄生有暫時與永久之分，均可致人於病。廣泛言之，大多數之寄生虫病，均為永久寄生，非至該寄生虫自身壽命終止，或宿主產生免疫力以撲滅之，或用藥劑以驅除之，則永不脫離宿主之身。

人體寄生虫有致病與不致病之分。不致病者對於宿主無害，然亦無益。致病者乃賴宿主之組織與體液以營其生活，引起組織壞變，乃生疾病。其致病能力，因類而異，隨遇有別，輕重亦不等。有時寄生之虫，數目甚夥，而症狀並不嚴重，有時一虫寄生可致人死命。蓋人體組織，機能不一，腸道中雖有極多之寄生虫，而不致引起嚴重症狀，然若寄生血內，病情必極險惡，至若侵入腦組織內，則宿主危在旦夕矣。

可能致病之人體寄生虫，為數甚夥，種類繁多。當就其分類綱目擇要縷述之，以便讀者對其全貌得一概念。寄生虫為生物之一部，故其分類亦包括於動物分類之內。動物分類，最大為門，其下分綱及目，目下又分上科及科，科又分屬，屬又分種。生物之能寄生者幾全屬於動物分類中之原虫門，扁虫門，圓虫門，及昆虫門，尤以前三門為要。惟依多數學者之意見，已往列入原虫門之螺旋體，似為介於細菌與動物之間者，應另列為一族。

△螺旋體族

螺旋體之生活習性近似細菌，其體細小盤曲作螺旋狀。或甚剛勁，或易屈折。兩端相同，均能向前運動，無法區別前後。兩端有具鞭毛者，以為運動器官。其增殖乃由中間橫分裂為二。

人體皮膚及粘膜上，如口腔、腸內，與男女生殖器內，寄生之螺旋體為數至夥，種類亦多，但大多數無致病力。其能致病者僅數種，分隸於二屬，卽螺菌體屬，與螺旋體屬。螺菌體屬行動敏捷，其體剛勁，不易屈折。兩端尖細，各具一或數根之鞭毛。螺旋體屬行動亦甚敏捷，但易於屈折。兩端雖亦尖細，但無鞭毛。

已知能使人體致病之螺旋體，共有四種。三種屬於螺旋體屬，一種屬於螺菌體屬。卽由虱傳染而引起回歸熱之回歸螺旋體，梅毒病原之梅毒螺旋體，出血性黃疸病病原之黃疸螺旋體，及鼠咬熱病原之鼠咬熱螺菌體是也。

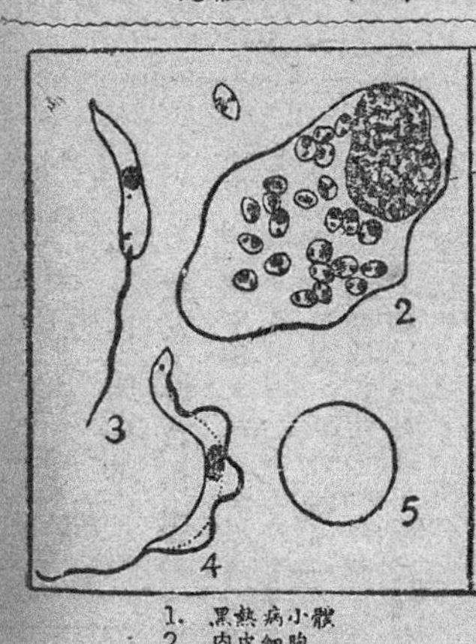

1. 黑熱病小體
2. 內皮細胞
3. 鞭毛蟲
4. 錐蟲
5. 紅血球

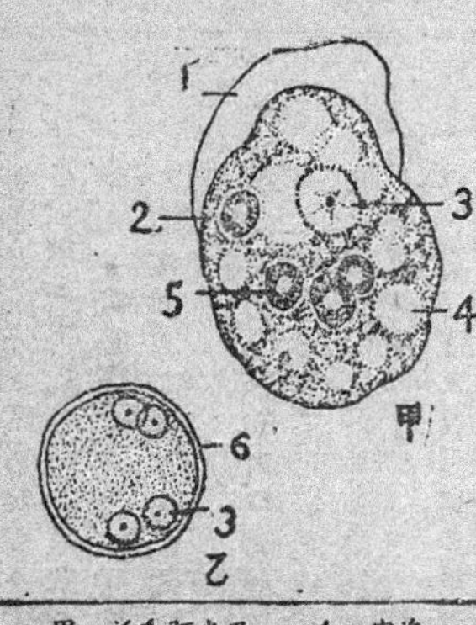

甲 活動阿米巴
乙 囊胞阿米巴
1. 假足
2. 原漿
3. 核
4. 空泡
5. 紅血球
6. 胞囊壁

1 紅血球
2. 梅毒螺旋體
3. 回歸熱螺旋體
4 黃疸病螺旋體
5. 鼠咬熱螺菌體

雅司病（我國在蘇北一帶流行）又稱為熱帶梅毒，其病原亦為螺旋體屬，外形與梅毒螺旋體無別，名曰細弱螺旋體。雅司病與梅毒是否為一病，至今尚無定論。其他已經定名之螺旋體尚多，如軟螺旋體，奮森氏螺旋體等，然是否確能致病，尚未確定。

△、原虫

原虫門之下，分為若干綱，其中有四綱含有人體之重要寄生虫。四綱之名稱如下：（一）根足虫；（二）鞭毛虫；（三）芽胞虫；（四）纖毛虫。

（一）根足虫綱　此綱內之寄生虫能使人體致病者僅有一種，即阿米巴痢疾之病原，痢疾阿米巴是也。阿米巴為最簡單之生物，由一小塊細胞漿所組成。細胞漿顯內外兩層，中有圓形核。阿米巴以假足行動，以對分裂法（一分為二）增殖。能形成囊胞為其特點。囊胞不能行動，但甚堅韌。其內之核先分為二，又分為四，經糞便排泄於體外，而傳染於新宿主。此囊胞抵達腸內時，依其核數，分裂為四個活動阿米巴，寄生於人結腸內，穿過粘膜肌層，惹起組織壞變，以致大腸發生潰瘍，故有腹泄，而排出有血之膿便。痢阿米巴常有時侵入肝臟，致生肝膿腫。

（二）鞭毛虫綱　此綱生物均賴鞭毛行動。綱下分多屬，惟對於人體有嚴重致病力之寄生虫僅二屬，即錐虫屬及利什曼原虫屬。此二屬之原虫均侵害血液循環並及其他組織。錐虫屬之岡比亞錐虫為非洲熱帶區之地方病，由一種吸血蠅傳播，病者昏睡，死亡甚衆。又南美洲有一種錐虫病亦隸此屬，病原曰枯西氏錐虫。我國均無之。錐虫以縱分裂法增殖，具有鞭毛及波狀膜。枯西氏錐虫於侵入人體組織細胞後，即失其鞭毛，縮成小圓形之利什曼原虫體，在細胞內仍不斷分裂。細胞被漲破時，小圓體又發生鞭毛，離細胞而入血流中，變成錐虫體。旋復侵入細胞變為小圓體，而又繼續分裂，如是在同一宿主體內反復不息繼續增殖。

利什曼原虫屬之利什曼原虫體即我國華北流行甚廣之黑熱病病原體。形圓或橢圓，直徑約三秒至六秒，較紅血球約小一半。外觀堅實，內含兩個顯而易見之構造，大者為核，小而呈桿狀者為動力基體。後者為鞭毛虫均有之特殊構造，似為鞭毛起始之處。人體內所見之利什曼原虫體，均無鞭毛。以人工培養之，或在昆虫胃腸內所發見者則有鞭毛。利什曼原虫體如何侵入人體，尚無定論。經衆多學者研究，咸認白蛉可能為傳染之媒介。在天然環境下，曾於白蛉之胃腸中發見此原虫之鞭毛體。其生活史亦尚未十分明瞭。侵入人體後，則寄生於網狀內皮系之細胞內，尤以在脾，肝及骨髓內為最多，並以對分裂法不斷增殖。患者發熱，肝脾腫大，貧血。晚期常有口頰壞死現象。

（三）芽胞虫綱　衆所週知之瘧原虫隸於此綱之瘧原虫屬，此外本綱內更無較為重要之寄生虫。可使人發生瘧疾之瘧原虫，現知共有四種：1.惡性瘧原虫，2.間日瘧原虫，3.三日瘧原虫，與4.卵形瘧原虫。瘧原虫及本綱內之其他寄生虫，均無鞭毛或纖毛。瘧原虫體甚小，寄生於紅血球內，為肉眼所不能見。增殖方法分有性與無性二種。

瘧原蟲之增殖

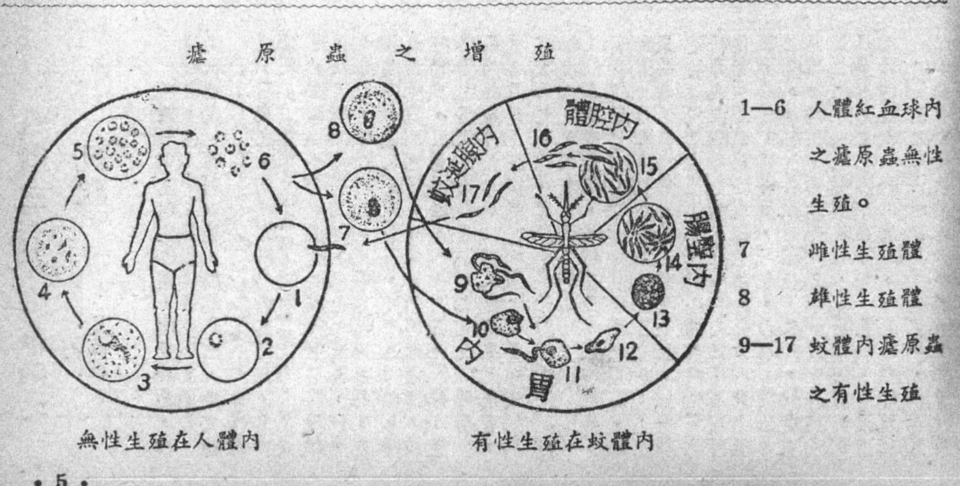

無性生殖在人體內　　有性生殖在蚊體內

在人體血球內祇能營無性分裂增殖。在瘧蚊體內則行有性之芽胞性增殖。蚊為傳染瘧疾之媒介，早經學者證明。我國瘧蚊已查知者計有三十一種，其中有傳播瘧疾之可能者，根據實驗及流行病學之立場言之，計有十二種，實際最主要者亦僅四五種而已，非凡以瘧蚊為名者均可傳播瘧疾也。

我國西南各省自古傳有瘴氣，並有啞瘴之名，實卽惡性瘧疾。

（四）纖毛虫綱　原虫之以纖毛行動者均歸此綱。其中僅有袋虫屬之終腸小袋虫，可致人發生急性痢疾。其分佈雖廣，並不重要。

以上為原虫門。

*　*　*　*　*

多數的寄生虫屬於臟虫。臟虫分二門：扁虫門與圓虫門。

△扁虫

扁虫門下有寄生虫多種。此門之虫體形狀，均係腹背扁平，無呼吸系及循環系器官，亦無體腔。消化系有無不定，但均具精密之排泄系。又除血吸虫屬外，餘皆雌雄同體。本門內有二綱與醫學有關，卽絛虫綱與吸虫綱，分述於後。

（一）絛虫綱　此綱之虫，專寄生於腸內，有一頭及一串之節片。頭有吸器，且間或有鈎，藉以附着於宿主之腸壁。無消化系器官。卵常為一球形細胞，內有小鈎六個，名曰六鈎幼虫。

頭之後部為增殖幼小節片之處，故最接近頭部之節片為最新生者。節片初生時甚短小，故靠近頭部之體節纖細如線。其後已生之節片，逐漸發育，同時新生者繼續增加。是以離頭節愈遠之節片，發育愈近成熟，體積亦愈大，乃有尾大不掉之感。絛虫之長短，因種類不同而異，長者可達六公尺（市尺十八尺），皆為許多節片連續而成。每個節片雖為該虫體節之一部，然個個節片中皆具有雌雄兩組之生殖器官。故在生殖方面，一節片實為一獨立之個體。卵子可卽藉該節片或其他節片內之精子而受精。如多虫同寄生於一宿主時，亦可由另一虫之精子而受精。後部之節片已達成熟階段時，全節片內為一葉狀之子宮所充滿，其內滿貯虫卵。節片完全成熟卽行與以上之體節脫離，於糞便中排出體外，或為單個，或為長短不等之連串。單個之節片長約三四分，呈長方形，能活動，不識者易誤為吸虫，但吸虫無呈白色者。

我國常見之絛虫在本綱之絛虫上科絛虫屬有1.猪肉絛虫，2.牛肉絛虫，及3.犬絛虫。

1.猪肉絛虫　成虫長約二至三公尺（六至九市尺），有時或更長。含有節片八百至九百個。完全成熟之節片，稱妊娠節片，長約一至一．五公分（市尺三—四分），闊約〇．八公分。頭節作球形，大如針頭，約〇．一公分。自頂部視之，呈方形，每角為一吸盤，共有四個吸盤。額頂有大小鈎兩圍，輪流排列。猪肉絛虫之生活史，可簡述如次。人腸中之絛虫節片成熟，隨糞便排出，或節片卽於腸內分解或破裂，虫卵隨糞便排

我國主要寄生蟲病之現狀

姜博仁

我國自滿清以迄民國，內憂外患，相繼頻仍。以致社會不安，進步遲緩，而與民生直接有關之衛生設施，更少發展。重要傳染病如霍亂，天花，鼠疫等，在各公共衛生發達之國家中早已絕跡，在我國則時有流行，死亡之驚人，經濟之損失，難以估計。此等急性傳染病，來勢兇猛，吾人甚易覺察，可早為防治。而本文所討論之寄生虫病，則均係慢性，種類繁多，且至普遍，經年存在於民間，患者日被吮吸膏血而不知，甚至血枯病死。而仍歸咎於天命。故對人類健康之危害，實深且鉅。我國農村經濟之枯萎亦與此病有密切之關係。實應及早予以調查防治以維護人民之健康與幸福。

我國寄生病，種類甚多，散佈最廣，感染亦衆，人民之生命與經濟受其嚴重威脅者，計有下列四種主要寄生蟲病：（一）黑熱病，其病原蟲為黑熱病小體，經中華白蛉吮吸患者後，黑熱病小體在該蛉胃內發育成無膜鞭毛體，病蛉再咬健康人卽可傳佈。黑熱病在我國分佈於長江以北之遠寧，熱河，察哈爾，山東，山西，河北，河南，江蘇，安徽，湖北，陝西，甘肅，新疆，四川，西康等十五省。此十五省中百分之一八之縣有是病，據估計約有二百萬病人。主要症狀為發熱，衰弱，消瘦，及肝脾腫大。如不治療，一二年內卽可死亡。（二）日本血吸蟲病，其蟲卵隨病人糞便排出，卵內之顫毛蚴，在水中孵出，鑽

出。猪因食人糞，吞入虫卵，乃被染而發生幼虫。猪肉縧虫之幼虫稱為「豚囊虫」，大如豌豆，為一無色之囊胞與一針頭大小之乳白色小點所組成。此乳白色小點，卽為未來縧虫之頭節翻轉縮入囊胞之內。豚囊虫多寄生於猪之肌肉內。人食不熟之猪肉，若其中生有豚囊虫，乃因而被染。其囊胞被消化，頭節遂與囊胞脫離而附着於腸壁。由此頭節乃產生一連串之節片，於是成為成虫，約六星期後卽可產卵。

人類亦可因吞食縧虫卵而感染豚囊虫。此種傳染，多來自未經煑熟之蔬菜染有虫卵所致。個人腸內有此成虫時，可因其個人之不潔習慣，時時誤吞其本身糞便中之虫卵，而發生豚囊虫之自體感染。更有患者因寄生成虫而惹起反胃等症狀，遂致成熟之妊娠節片反湧於胃中。此時病人不啻吞入數千之虫卵。人體任何部份均可感染此種囊虫。腦、眼、及肌肉，較為普通。如寄生於腦或其他重要器官，每可致命，故囊蟲之感染較成蟲更為危險。感染成蟲者，症狀多甚輕微，僅消化不良，腹瀉或便秘而已。惟敏感性之患者，每因吸收蟲之毒素，而有嘔吐，食慾不振，貧血等現象，惟對於生命，無大危險。

2.牛肉縧蟲　成蟲較猪肉縧蟲為長，妊娠節片亦較大。頭節無鈎為其特異之點。妊娠節片中子宮之形狀，二者亦不同。將洗淨之節片夾於兩玻璃片中間，舉向光處，以肉眼檢查之，可見有乳白色之葉狀物卽為子宮。牛肉縧蟲者，中央為一直幹，每邊具複側枝十八至三十個，而猪肉縧蟲者則僅有複側枝八至十個。故極易鑑別。二者之卵，則無法分別。

生活史亦與猪肉縧蟲相似，惟幼蟲之囊蟲易猪以牛為其宿主耳。其幼蟲不能侵犯人類，惟人類若吞食不熟而含有牛囊蟲之牛肉，則牛囊蟲在人體內發育為成蟲。故感染牛肉縧蟲者不若猪肉縧蟲之危險，幸而縧蟲患者以牛者為多，猪者較少。

3.犬縧蟲　蟲體甚小，僅二分許。乃犬類動物之寄生蟲，成蟲不能侵犯人體。惟其幼蟲——一囊狀之包蟲——可感染人類。此種包蟲有大如兒頭者，且內含無數之頭節。每一頭節若被犬吞食卽成為一成蟲。

犬縧蟲在醫學上極為重要，因其幼蟲在人體能致包蟲病也。包蟲病恆極嚴重，其嚴重性，每因包蟲寄生人體之部位而異，變化亦甚多。

（二）吸蟲綱　吸蟲之特徵為形如樹葉或圓柱，除血吸蟲屬有雌雄之分外，餘均雌雄同體。體外不具纖毛，有一腸管，但無肛門。專寄生於脊椎動物之體內，以吸盤兩個附着於宿主。有數種吸蟲之幼蟲，如血吸蟲之幼蟲，可在軟體動物內完成發育。其他則除在軟體動物體內完成第一期幼蟲之發育外，並須在魚類或甲殼動物中繼續其後期之發育。如中華肝蛭蟲之幼蟲，其後期發育須在魚類，肺蛭之幼蟲須繼續其發育於甲殼動物。蟲卵除血吸蟲者外，均具小蓋。吸蟲亦有異性生殖，卽有性生殖後，必繼之以無性生殖。

（下接第二十兩）

入中間宿主之釘螺螄，在釘螺螄內行無性增殖，發育成無數尾蚴，尾蚴出釘螺螄游泳水中，遇人之完好皮膚，卽可鑽入使人得病。日本血吸蟲病在我國流行於長江沿岸及以南之江蘇，浙江，安徽，江西，湖北，湖南，廣東，福建，廣西，四川，雲南等十一省，尤以太湖，洞庭，鄱陽，等大湖區域內為最劇。此十一省中百分之十四之縣有是病，據估計約有五百至七百萬病人。主要症狀為腹痛，下痢，肝脾腫大，肝且漸硬化。如不早期治療，數年內可致命。（三）瘧疾　病原為瘧原蟲，經適宜之瘧蚊咬吸病者血液，將生殖性原蟲吸入，在蚊胃外壁上發育成芽囊，約經兩週左右，芽囊內充滿生殖性芽胞，芽囊破裂，生殖性芽胞隨蚊之體液循環至唾液腺，如此時吮吸好人，卽可傳佈是病。瘧疾在吾國分佈至為廣泛，幾遍及全國，尤以西南各省之惡性瘧為厲，每於病之初發時卽可昏迷致死。此種惡性瘧疾，昔日稱之為「瘴氣」，其威力可使城市淪為荒區，軍士失去戰力。抗戰期間之修築滇緬鐵路，及滇緬公路曾受該病之影響發生之困難。（四）鈎蟲病　該鈎蟲卵隨糞便排出，在糞便或污泥土內發育成長食道感染性幼蟲，能穿過完好之皮膚使人得病。鈎蟲不僅吸食宿主之上皮及血液，且分泌毒素，致病者貧血。鈎蟲病在我國以十二指腸鈎蟲為最盛行，就地域言之，寒冷乾燥之北方及高山區之滇黔兩省感染較少。長江流域及東南沿海地帶，如江蘇，浙江，安徽，廣東，四川，海南島，及台灣等地感染較劇。就中以植桑，植棉，植高粱，種菜之民感染最熾。海南島之感染率有高至百分之九五者，感染之劇，可以推及。以上四種主要寄生蟲病，均散佈於鄉邨，吾國人口農民佔百分之八〇以上，為害之烈，寄生蟲病中實無出其右者。

說瘧

獻先

在夏秋的季節裏，一個人突然的發起冷來，背上好像澆了冷水。不一會兒，冷得更厲害了，全身打起顫來，上下牙在捉對衝擊，抖得像篩糠，搖得床帳顫動。蓋上幾床棉被，仍然是冷得像臥在冰窖裏一樣。這時四肢冰冷，面色紫中帶藍，皮膚的毛孔都聳起來，宛如雞皮。這樣冷了一二小時之後，又變為發熱。不蓋被褥，脫去衣服，仍是熱得難過。皮膚是燙的，面部紅得像是喝醉了酒。呼吸急促，頭痛，嘔吐。這樣三四小時之後，熱退汗出，滿身汗水淋漓，勢如流水，浸濕衣被。熱度很快的退下，頭痛也漸減輕。患者這時倦極思睡。一覺醒來之後，康健如常，宛然無病，一場風波，就算是過去了。不料隔了一天之後，寒戰，發燒，出汗，又重演了一遍，難過得比頭一回還要厲害。一般人都曉得這是得了瘧疾，各地名稱不同，四川叫「打擺子」，河北叫「發瘧子」，對於這種病的認識，卻都是家喻戶曉的了。

約每四十八小時寒熱一次的，稱為間日瘧。每七十二小時一次的，稱為三日瘧。不過這種病典型的固然很多，奇奇怪怪的卻也常見。若是血裏有兩隊的間日瘧原蟲，就可能有每日發寒熱的一次的情形。一個病人也可能同時有兩種不同的瘧疾，於是就使發作的時間與症狀的輕重，有了複雜的變化。所以就是在有相當經驗的醫師手裏，若專憑症狀來診斷瘧疾，往往會發生錯誤。將瘧疾誤診為他種的傳染病是常有的事。也有時見到有人將他種的傳染病，如傷寒等，誤診為瘧疾。所以為了謹慎起見，血液的檢查，是必須的。務必要用顯微鏡驗血，查見瘧原虫，以為診斷的確據。

惡性瘧的原虫雖然也是每四十八小時分裂一次，但病人多是顯不規則的發熱，診斷尤為困難。兩廣，尤其是貴州雲南，廣西交界的各地，此病特多，自古稱為瘴氣。患者得病不久，即入於昏迷狀態。若不早醫，百無一生。

在瘧疾流行的地帶，本地人士對於此病多少都具有相當的抵抗能力。經過一個長時期以後，若得不死，雖不醫治，亦能漸驅自癒。好多人雖有瘧原虫寄生血內，但不覺有寒熱的症狀。這些地方的多數居民中，脾肝都顯脹大。由這脾大的指數，可以顯示當地瘧疾流行的程度。

經過長久的傳染，或反復的傳染，因為有免疫力的產生，寒熱等症狀雖是減輕，但患者多有嚴重的貧血。面色如土，且有浮腫。小兒則停止發育，或發育緩慢。孕婦則易流產。對於精神方面的影響，也很嚴重，如記憶減退，疲倦，無工作興趣，並且有發精神病的。

瘧疾經過藥物治療，時常有復發。這可能是因為再度的感染，或是治療未能斷根。有些瘧原虫確實對於藥品發生強大的抵抗力。以致除了有性生殖體外，可有無生殖形的瘧原虫，潛伏在肝、脾、骨髓等處，一時無繁殖能力，不能發育，也極少流動在末梢血管內。一旦身體的免疫力降低，或是由於某種誘因的激惹，而使此種原虫又得有活潑繁殖的機會，於是復發。冬日無蚊的時間復發的，顯然是屬於這一種。

叨叨令

（莞爾）

昔有填叨叨令以詠瘧疾者，形容盡致。其詞云：『冷將來一似冰盆上坐，熱將來一似蒸籠內臥；顫將來顫的牙關錯，疼將來疹的天靈蓋破。兀的不害殺人也麼哥，兀的不害殺人也麼哥！似這般寒來暑往真難過。』瘧疾為可以預防之病。政府民衆應合力滅蚊，否則寒熱難支，咎由自取。若任其流行，甚可亡國滅種。輕視衛生事業者其猛省！

瘧疾史話

梅

瘧疾的由來已久，我國最古的醫書，內經等，已有瘧的記載，不過簡略不詳而已。紀元前希臘名醫希波格拉底司氏已能將瘧疾與他種熱症分離，並且分別為三型，即每日瘧，間日瘧，和三日瘧。我國古時狃於陰陽氣化的學說，認為熱病都是寒火風邪所致，所以有寒瘧熱瘧之分。歐西古人則以為瘧疾與池沼內的污氣有關。現今科學醫籍中稱瘧為 Malaria 這個字是義大利文，一七五三年 Torti 氏始用此名，意即不良之空氣。

關於瘧疾的病源，紀元前一二九—一一八年 Varro 氏早已疑及為一種寄生蟲性傳染病。至一七一七 Lancisi 氏，發表論文，信為湖沼地帶空氣中的有機或無機物所致，並疑惑到蚊虫與這病的傳播有關。後來也曾有人以棕櫚族植物的小胞子為瘧疾的病源。既至十九世紀末葉顯微鏡出了世，細菌學說大興，曾有人將一種桿菌誤認為是瘧疾的病原菌，甚而有人聲稱在瘧疾病人的血內，發現了這種桿菌，於是其說盛行一時。

一八八〇年瘧疾的真正病原蟲發現了，其他的學說皆被推翻。關於瘧疾的知識，始入正軌。這有待於顯微鏡的協助，也是必然的事。初次認出瘧原蟲的，是一位法國醫師，Laveran 氏，以後並經許多人加以證明。不久三種瘧原蟲都陸續的經人分別出來，並發現瘧疾症狀的發作時間；與多數紅血球內瘧原蟲之分裂時間有密切的關係。間日瘧原蟲，每四十八小時分裂一次，三日瘧原蟲每七十二小時，分裂一次。Golgi 氏證明三日瘧原蟲為另外一種，與間日瘧原蟲形態不同。研究瘧原蟲形態者多起來，遂發生了兩學派：一派以 Laveran 為首，相信瘧原蟲為一簡單生物能變化各種形體。另一派則以為瘧原蟲分為數種，每種形態不同，生活過程各異，發作之症象亦彼此不同。現在自然知道，後者一派確是對的。

一八九七年纔有人發明了瘧原蟲的有性生殖體（Laveran 於一八八〇年已描述過惡性瘧疾的半月體）具受精作用之有性生殖，並獲悉芽胞在瘧蚊體內的發育情形。於是瘧原蟲之生活史，完全明朗了。

一九二二年，有人發現一種卵圓形瘧原蟲，每四十八小時分裂一次。是否為間日瘧原蟲之變體，尚未確定。

我國西南一帶自古即有所謂瘴氣，中之者發熱昏迷，百無一生。相傳為山川癘氣，究係何病，從無定論。民國二十四年衛生署派姚永政等人前往貴州廣西交界地帶調查瘴氣，經證明確為惡性瘧疾。數千年來的一個謎，乃告解決。

治療瘧疾用的藥品裏，現在已有多種，最早的要算是奎寧。奎寧是由一種樹皮泡製出來的。這種樹生在南美的秘魯。據傳說本地人多年來就已經知道用這種樹皮作解熱劑以治療瘧疾。按十七世紀秘魯的一種香膠樹皮名為 Quina quina 作為藥用，在歐洲的銷路很廣，供不應求，於是商人以 Cinchona 樹皮頂替。後來發現這種假冒的樹皮，退熱效力更大。一八二〇年經 Pelletier 及 Caventon 兩氏由這樹皮內分析出特效成份，為一種膺鹹，呈白色針狀結晶體，稱為奎寧（Quinine）一八五四年 Strecker 確定了其分子式。一八六七年 Binz 氏曾作基礎之檢查。一九三一年 Rabe 氏分析出水溶性奎寧及其同類物質。

隨歷史之演進，奎寧之應用方法，亦曾屢經改革。十九世紀末葉，多數學者，都採取長期間斷的療法，以期減少復發。第一次世界大戰中，更採取長期連續療法。後來得知對於復發並無效用。一九三三國聯抗瘧團，乃提出短期療法。遇有復發，再行重復治療。省藥省時，至為合理。一九三七年國聯並將奎寧及瘧滌平或抗瘧劑的應用方法標準化與簡單化，實為抗瘧史上一最大進步。

第一次世界大戰，德國因被封鎖，缺乏奎寧，乃努力於抗瘧藥之研究，但延至戰後（一九二六）始製出撲瘧母星（Plasmochin），並於一九三二年合成瘧滌平（Atebrine）。宣傳過甚，後知其毒性甚大，而療效有限，並不足以代替奎寧。與奎寧或瘧滌平合用，可以減少復發，並能殺滅惡性瘧之生殖體。此外對於惡性瘧並無治療效力。此藥在抗瘧藥中，殊無價值。瘧滌平之抗瘧效力，略似奎寧，且能治療惡性瘧疾。排泄甚緩，且在體內有蓄積作用，故較奎寧之作用為持久，復發較少，或以此故。近來並

下接第廿九面封底內

話蚊蟲

張本華

（一）前言

在這夏日炎炎正好眠的時候，最討厭的要算是蚊蟲了。尤其是像我們南京城地勢低窪，如果揚子江水位升高，江水便會倒灌而入城河。再加上了幾場大雨，下水道淤塞，於是南京城變成了澤國，池塘沼澤，星羅棋佈，污水溝渠，縱橫全城。除了幾條大馬路以外，小街里巷，簡直是污水橫溢，到了夏天，便臭氣薰天了。這種環境便造成了蚊蟲繁殖的理想場所，無怪黃昏時節，蚊蟲撲面。原想白晝辛苦終日，黃昏時可以納涼安睡，恢復一天疲勞的人們，一到夏天的晚上祇好與蚊蟲搏鬥了。妨礙睡眠的結果是毫無神精，沒精打彩，減低工作效率。我想住在南京的市民無不均有同感。其實蚊蟲的為害，還不止此，它還會傳播疾病呢！

（二）蚊蟲傳播的疾病

蚊蟲具有一副尖銳的口器，其構造很像一支針。其實仔細觀察起來，却是由六部分構成的。叮咬時正像打針一樣插入皮膚，吮吸血液，（吸血的都是雌蚊，因為不吸血她的卵巢是不會發育的）同時吐出些唾液，使叮咬皮膚的傷口血液，不致凝固，以免妨礙吸吮。所以蚊蟲傳播疾病的危險，就在這吐與吸之間。況且蚊蟲吸血是不顧一切的，無論病人非病人，甚至牛，猪，馬，驢，無不採納，因此會將病人血液內的微生物例如絲蟲，瘧原蟲等，都會接種到非病人的體內去。茲將蚊蟲傳播的疾病分述如下：

一、瘧疾（Malaria）俗名「寒熱病」或「打擺子」。英文Malaria 其意為惡劣空氣（Mal＝bad, aria＝air.）與我國所謂邪氣致瘧乃同一見解，瘧疾之分佈幾遍全球，愈近熱帶，則流行愈烈。我國東南沿海諸省，長江流域與印度緬甸安南接壤之處，患者尤多，占全人口三分之一或竟達半數。瘧疾可分下列三種：

（1）惡性瘧（Subtertian Malaria）亦稱夏秋瘧。瘧原蟲為 Plasmodium Falciparum 。其無性生殖每二十四小時循環一次，患者往往每日發熱。

（2）間日瘧（Benign Tertian Malaria）瘧原蟲為 P. Vivax 。其無性生殖每四十八小時循環一次，故患者隔日發熱。

（3）三日瘧（Quartan Malaria）瘧原蟲為 P. Malariae。其無性生殖每七十二小時循環一次，故患者每隔二日發熱，故又稱四日二頭熱。

瘧疾的病原為瘧原蟲，其確定宿主為瘧蚊，中間宿主及潛伏期宿主為人。當華氏溫度六十度以下時停止發育，潛伏在人體內越冬翌年春季，氣候溫暖始行無性生殖分裂無數胞子而侵入其他赤血球內旋卽膨脹遞次倍增，此人卽發寒熱症狀。此種分裂性胞子再越七至十日其中一部分形成雌性生殖體與雄性生殖體。瘧蚊

機噴洒D.D.T.的幾個結論

琦.

去年這個時候，美軍顧問團曾經幾次在南京市用飛機噴洒D.D.T.。筆者曾就個人的見解，在本刊第一卷第四期發表過一篇「漫談飛機噴洒D.D.T.」的文字，說明飛機噴洒D.D.T.的利弊，表白我個人對噴洒效果的懷疑，以及由飛機噴洒代替地面噴洒的不妥當。

時光過去真快，今年又臨蚊蠅季節。南京市衛生當局一年一度的又面臨這陳舊的，但是最傷腦筋的課題——如何殺滅與夏令衛生有關的蚊子和蒼蠅？這是一件吃力而又費錢的工作，一件不折不扣技術性的工作。除掉要有大筆費用與足量的藥品供應之外，還要有嚴密的計劃，很好的技術指導，健全的檢查噴洒機構以及緊密的工作聯繫。更重要的，還要有迅速行動，切實行動的工作精神。宣傳工作，在這裏是不太需要；官廳裏傳統的「等因奉此」辦法，在這裏是無濟於事的！

關於採用何種噴洒方法最為妥當問題，年來美國各地多在試驗，對於用飛機噴洒D.D.T.的得失以及應用範圍，討論得很多，而且已經有了明

若于此時吮吸，人體中有性生殖體，遂在瘧蚊之胃中繼續發育。不久雌雄兩個有性生殖遂交合而成接合予，鑽入瘧蚊之胃壁，三四日而長成囊胞。再越十日囊胞破裂，放出許多原蟲胞子。長成後，積集于瘧蚊之唾液腺內，乘吮吸人血時隨唾液而輸入于人血，于是再繼續遞演無性生殖。

瘧疾之症狀為定期性熱，初起時驟寒戰慄（川湘一帶叫它打擺子），同時體溫上升，脈搏緊細，經一二時後發高熱，全身焦灼，頭痛，口乾，體溫可達攝氏四〇度上下。如此持續五六小時至七八小時，體溫下降而感極度疲勞。發熱期相隔日數因瘧疾種類而異。久患瘧疾者左肋下脾臟腫大，紅血球減少而呈貧血甚且還有四肢疼痛，神經麻痺，噯氣，胃痛等症狀。

二、絲蟲病（Filariasis）又稱象皮病或大脚瘋。我國沿海各省患者極多，普通人皆誤認為濕氣所致，而不知其實為蚊虫所傳染。我國絲蟲病為一八七九年孟孫（P. Manson）首先在廈門發現，普通家蚊為絲蟲病 Filaria bancrofti 之媒介者。其實東半球北緯四十一度至南緯二十八度及西半球北緯三〇度至南緯二十八度之間均有之。我國沿海江蘇浙江二省農民患者佔百分之十五。殊堪注意。當絲虫之帶鞘幼虫於蚊吮吸患者之血液時，卽隨血而至蚊胃，不久鞘皮脫落，二十四小時後穿過蚊之胃壁鑽入胸肌，再越七日，幼蟲生消化管，乃由胸肌而侵入蚊唇，穿過德吞氏膜（Dutton's Membrane）而至唇瓣。若此時蚊吮吸人血，幼蟲卽隨蚊之唾液而輸入人體皮膚內，由此侵入淋巴管破壞淋巴腺。再經若干時日，則生長為成蟲，雌者長約七五耗，雄者長約五〇耗。雌雄交合而生帶鞘之幼蟲，其幼蟲鞘卽卵膜所變成。通常晝伏夜出，故在白晝取血檢驗往往不易找到。

絲虫寄生于人體內淋巴管，破壞淋巴组織，使淋巴管腔阻塞而末稍淋巴管區域內淋巴停滯，由是產生種種病變，如象皮病，陰囊陰戶，陰莖，乳房腫大等病症。

三、登革熱（Dengue Fever）亦稱骨痛病。分佈于菲律賓，歐洲南部及亞洲，美洲等地，我國南方及京滬一帶亦甚普遍，且傳染迅速，為害甚大。其病原為一種濾過性毒。罹病者頭昏目眩，肌肉酸麻，骨節沉痛，時寒時熱，初病時極似瘧疾。後來週身發疹子，此時與瘧疾異。此病雖不致命，而妨礙健康甚大，祗滅工作效率更甚。

四、黃熱病（Yellow Fever）分佈•菲洲，美洲，尤以中美，南美及巴西一帶最為猖獗。往昔亞洲向無此病，但近年來飛機運輸方便，故我國香港上海亦曾發現此病。此病死亡率甚高。罹病者突發惡寒高熱，頭部與腰部劇痛，因其傳染迅速，若不事先妥為預防，難免不有普遍全國之虞。

（三）蚊蟲種類及其生活習性

「知己知彼，百戰百勝」，這是作戰的一個信條，同樣我們和蚊蟲搏鬥，要消滅其來源，剷除其產地，必先明白其種類和習性。原來蚊類之中也分門別類宗派分歧。僅以南京一地而言，據作者民國卅五——卅六年調查共有蚊類十七種（詳見中華昆虫學會通訊二卷二期），其中傳播疾病擾人最深為害最大者有四種，

飛機對於段階現應用範圍

何.

確的認識。以下就是現階段他們對於這個問題的幾個共同結論，特地抄來，作我們採擇的參攷。

一、飛機噴洒D. D. T.，對於殺滅蚊類，尤其瘧蚊，確為有效方法之一，因為蚊類的成蟲期與幼蟲期均能由此法殺滅。對於蠅類則功效較差，且僅限於戶外棲息之成蠅。

二、現階段之飛機噴洒方法，尚無法達成持續效能的效果，所以要達長時間控制的目的，一時還逃不出沿用定時重複噴洒的老方法。

三、由於軍事緊急需要，迅速，有效，節省人力為其重要前提，藥品消耗，農業損害，以及其他小動物生命的傷損，均可不加計較。在這樣特殊情態下，飛機噴洒自為唯一有效之方法。

四、除此而外，殺滅昆蟲，均須由比較經濟，有效而且安全之地面噴洒方法代之。如果情形特殊，必須使用飛機噴洒，那末，必須具備精良設備，熟練技巧，對噴洒時的噴幅，風向，高度，飛速，噴洒區域，以及噴洒劑量等等必須事先縝密設計，呈准就地軍事，衛生，農業當局，認為符合法規規定後（按我國尚無此項法規），才可以進行。

茲將其特徵與習性述如下：

一、中華瘧蚊學名叫做 Anopheles hyrcanus Var. Sinensis 分佈遍全國，以揚子江流域為最多，為南京傳播瘧疾的唯一蚊種。蚊虫的生活史都可以分為四個階段，即卵期，幼虫期，蛹期，成蟲期。中華瘧蚊的成虫，口吻上有四道白色輪紋，翅膀上白斑叢叢。停留于牆壁，天花板或門窗上時，有個特殊的習慣，尾上翹，與着落面約成六十度角。產卵于池塘，水溝，水田中，故幼虫生活于清水以單細胞動物為食料，幼虫期約七八日，蛹期約一二日，羽化為成蚊。雄者不吸血都生活于戶外，壽命較短，而雌者吸血，喜入室內叮咬人畜。白晝亦常在戶外或在孳生地產卵，或尋求雄者交合。每年約有十一——十二個世代。其繁殖之迅速，實堪驚人。雌蚊之壽命通常約一二月，而越冬之雌蚊壽命可達三四月之久。蚊蟲之繁殖隨氣候而變化，通常夏末秋初為最盛季節。故瘧疾亦以斯時為最流行。

二、普通家蚊學名叫做 Culex Fatigans，因其為家庭內數量最多之主要蚊蟲故也。全國皆有。在南京城區為尤多。體中型，黃褐色觸鬚甚短，無白色輪紋。停留時身體與着落面平行，故極易辨識。產卵于污濁之池潭。污水溝，陰溝，或不潔之水缸。故幼虫生活于污水中，以腐植質為食料。幼虫期約八九日，蛹期二三日，即羽化為成蚊。雄者都在室外草地或陰蔽處所，雌蚊都在室內，通常晚間吸血，而白晝較黑暗之室內或蚊帳內亦照常吸血。飛翔力甚強，能自發生地遷移三華里之遙。每年約十二個世代，能耐嚴寒，冰雪天氣亦可發現其成虫或幼虫。一年中三月初開始活動，至七月中旬達最高峯，十二月初停止活動，準備越冬，普遍家蚊為絲蟲病之媒介者。

三、黑斑蚊學名叫做 Aedes albopictus，為南京傳播登革熱之唯一蚊種，（媒介黃熱病之一種埃及蚊學名叫做 Aedes aegypti 與此種為同屬，在上海香港早經發現，而南京尚未證實），其成蚊頭部，胸部，腿節各部有極多黑白斑點。產卵于露天雨水缸，破甕，瓦罐，或鋸斷竹節之可積雨水之處。卵數約百粒，分數次產生，能抵抗乾燥達數月之久。自卵至羽化成蚊約二星期。其繁殖孳生地點，往往都在住宅附近。行人稀落之曠野，很少發現。飛行力不強，早晨或白晝下午嚙人，晚間燈光下亦常發現其叮咬人畜。

四、臭水蚊學名叫做 Armigeres subalbatus 是一種孳生于腐臭污濁水缸內之巨大蚊種，尤其糞水缸為多。南京城區及四郊露天糞坑遍地皆是。大雨冲釋後，臭水橫流，正是臭水蚊孳生的理想揚所。此蚊體型巨大，腹部背面深黑。腹面具有明瞭之黑白斑紋，故極易辨識。不分晝夜叮咬人畜。此蚊在日本為傳染骨痛病蚊種之一，在我國尚未證實。

（四）蚊蟲防治

「斬草除根」這是防治任何害虫的基本原則，故最澈底的治本策略為撲滅幼虫。其次的治標辦法才是防治成蚊，茲將治本治標辦法分述如下：

一、治本——撲滅幼虫

（1）疏導溝渠，剷除雜草，使水暢其流，然後使蚊類幼虫無法藏匿停留，滋長。

（2）排除溝沼內積水，填平低陷窪地，樹孔，石穴須用泥沙或水泥堵塞，以杜絕成蚊產卵機會。

（3）瓶，缸，罐，甕，盆，碟，水溝，太平水桶，水缸，以及尿桶，糞缸等，務必清除積水，必要時務須加蓋。

（4）藥劑噴洒：凡池塘，溪溝，水田，污水潭，排水溝等蚊類孳生場所可用百分之一DDT煤油或柴油溶液用噴霧器噴洒，其劑量為每畝（約合六市畝）用DDT〇・二磅。或用百分之一DDT和水乳劑同樣噴洒，用量為每畝約二・五加侖。

（5）油類窒息：如無法獲得DDT藥劑時可利用石油，柴油，機油，煤焦油等均可，滴于水面或者用鋸木屑吸入上述油類裝入布袋浮置于水中，使油滴慢慢滲出，滿佈水面，幼虫無從呼吸空氣，窒息而死。

二、治標——防治成蚊

（1）剷除庭園雜草：多數蚊類皆有早出晚歸的習性，清晨黎明即飛往戶外，停息于雜草叢生之處，或尋求雄蚊交合，或往孳生地產卵。夜晚飛入室內叮人，故庭園附近雜草叢生雜物堆積之處，必須清掃乾淨。

（2）改良房屋建築，必須具有防蚊設備，裝設紗窗，紗門。室內光線充足，空氣暢通，尤屬必要。如經濟條件不足，最低限度應備有蚊帳。

（3）薰蒸誘捕與拍殺，點蚊香或其他含有除虫菊花粉之烟霧劑，均可驅除成蚊，或點誘蚊燈，或用蠅拍拍殺，如澈底力行亦可收相當効果。

（4）藥劑防治：DDT，六六六，Toxaphene三種新興綜合殺虫劑具有接觸，胃毒，薰蒸三種主要功能，用以防治成蚊，非常有効，茲將三者使用法簡述如下：

（a）DDT 近年來各國昆蟲學家對于DDT之使用方法甚多，茲愼擇切合實用者四種如下：

(I) DDT 25%
Triton 10%
Xylene 65%
} 配成百分之二五DDT乳劑母液。

(II) DDT 10%
Triton 5%
Diesel ail 85%
} 配成百分之一〇DDT乳劑母液。

上述二種均為DDT乳劑母液，使用前臨時加水配成百分之五牛奶狀乳劑置于噴霧器內噴洒。

(Ⅲ) DDT 1.5%
Thanite 2.5%
} 加煤油配成一〇〇c.c.煤油DDT溶液，置于噴霧器噴洒，直接擊倒之効能特佳。

(Ⅳ) DDT 3%
Pyrethrun（除虫菊精） 0.4%
Cyclohexanone 5%
kerosene 加至 100 c.c.

上述藥劑直接擊倒作用極大，使用結果萬無一失，其霧粒分子在空氣中持續四五小時之久。通常亦可裝置于DDT彈（DDT bomb）內使用。

（b）六六六為美國皇家化學工廠（Imperial Chemieal indnstries）出品之新與殺蟲劑，使用劑量甚微，而作用迅速，効能持久遠勝于DDT。

(I) 666 0.35%
kerosene 加至 100 c.c.

配成百分之〇•三五「六六六」煤油溶液，使用劑量為每平方呎十四公絲。

(II) 六六六烟霧發生器（Gammexane smoke generator）適用于軍隊學校，機關大團體宿舍內或雜物堆積甚多之儲藏室或庫房內使用，燃點一次能將室內所有蚊，蠅，蝨，蚤，臭虫等害蟲一網打盡。

（c）屠殺芬（Toxaphene）為一九四七年美國赫格爾斯公司（Hercules Powder Co.）出品價格最低廉之殺蟲劑，其功能與DDT相當，而價格遠較DDT便宜，且對人畜無甚損害。

(I) Toxaphene 5%
Kerosene 加至 100 c.c.

(II) Toxaphene 1.25%
Thknite 3.75%
Kerosene 加至 100 c.c.

上述各種液劑，或乳劑均可置于噴霧器內噴洒于室內牆壁，天花板，門，窗，桌，椅，床，榻，而堆積雜物之暗角等處尤須特別注意澈底噴洒。噴洒後門窗密閉至少半小時。如果能噴洒週到管理嚴密，噴洒一次其藥効至少能維持一月之久，可高睡無憂。

（五） 尾聲

從上所述，蚊虫為害不但擾人安睡，更且傳播疾病，給與吾人之健康以極大威脅，南京為首都所在，更為國際人士矚目之地，而今小街里巷，大小溝渠，污水橫流，時值盛夏，臭氣熏天，傍晚黃昏，蚊虫撲面，凡我市民，無不同感，故南京市滅蚊工作，實為迫切之至。如能澈底努力進行，一旦博得全體市民信心，則今後蚊蠅防治及其他衛生工作必能順利推行，殊可預卜。

閒話鈎虫病

馬江聖教醫院林培鏞

在閩海區域的農村裏，鈎虫病相當猖獗，而閩江下游一帶的農村，鈎虫病的蔓延尤其顯著，在這兒—馬江聖教醫院裏，所接觸的病人大半都是貧困的鄉村農民，因為我們是閩江下游數百鄉鎮中的唯一醫院。

目下在這周圍的一帶農村，經過長期抗戰的洗禮，和旱災、水災的浩刧。經濟陷於破產，除了倚山為田，勉強種植一些蕃薯，穀子，以作一年中的食糧外，別無其他的生產方法。再加以土匪的擾掠，貪官污吏的剝削，所以人民生活過得特別苦，沿海的農村，有的長年不見粒米，僅以雜糧充飢，有的祇是靠困苦的捕魚生活，來維持生計。一旦家中人生了病，或有其他變故，生活就變得特別困難。所以無論疫癘臨到沿海農村的那一角落，農民及漁民們罹病率，就特別增加，死亡也就特別容易，死得也特別慘。

我們每日見到的一般農民，大都是臉色菜黃，形容憔悴，高度貧血，與營養極其不良。他們能夠來醫院求治還是比較有錢的人。在這些的病例中，我們詳細檢查的結果，有很多是由於鈎虫病的作祟。

鈎虫病是侵擾於小腸—特別是十二指腸之疾病。此疾病之發生乃由於足部皮膚接觸帶有鈎虫之絲狀幼虫，除皮膚感染外，亦可由吞食含有幼虫的水或食物而起，此種幼虫經由皮膚上的毛囊或毛孔，或穿過健康之皮膚發生瘙癢，或皮膚炎，進入體內。此等絲狀幼虫進入淋巴管、靜脈，而至肺部，發生類似腸類圓虫病所生的症狀，在隨伴細菌感染時，則可發生枝氣管炎，其後自肺上升至支氣管，氣管，最後則自食管被吞嚥而下，經蛻變成虫後，附着於小腸粘膜吸食人血。腸粘膜形成慢性出血，及慢性腸炎。鈎虫能分泌抗凝血物質，使吸血成為較易，每次一虫被驅逐後，均遺留下出血區，結果則產生續發性貧血，及不規則嗜酸性白血球增多。

鈎虫的雄虫常較雌虫為小，雄者長8—10粍，雌者長12—18粍，在生活期間內，蟲體透明，有呈淡桃紅色者，亦有略帶黑色者，及既死亡，則不透明而轉為灰色或帶黃色。雄虫之尾端有稍展開之膜狀器官，即交接囊，據此易與雌虫相區別，無論雌雄其口腔內均具二對小銳齒，虫卵在水中或濕地適當之溫度，二、三日後即孵化為幼虫，數日後即脫皮，並另生新皮，但舊皮仍不脫去，而留為包囊此種狀態之幼虫，已不取食物而在水中或濕地靜待侵入人體的機會，故鄉村的農民或漁民

「雅司病」

「雅司」（Yaws）是在非洲，南美，錫蘭和太平洋島嶼上等地所常見的一種熱帶病。他的病源是雅司螺旋體 Treponema pertenue 而在我國境內除蘇北外尚屬少見。

談到雅司病的病狀，除有發熱風濕痛等現象外，其主要症狀在皮膚上先發丘疹，然後變成潰爛肉芽腫性疹；因其高聳皮膚之上甚為顯著，所以在蘇北淮陰一般人俗稱之為「樓子瘡」。此病幾至家喻戶曉，與黑熱病可稱伯仲。

回想在抗戰以前，作者曾留駐淮陰辦理黑熱病研究工作，在鄉間實地調查有三年以上，並未見雅司病的發現；而現在的淮陰附近，雅司病甚為普遍。這種病症的發現，係民國二十九年才由日本軍隊傳至淮陰，數年以來，傳染人數既多，蔓延區域日廣。僅就淮陰一地而論，由衛生部黑熱病防治處和蘇北地方病防治所兼辦雅司病防治工作所得經驗，在民國三十六年之一年內共治療七、八〇四人，復診一五、八八五人。按蘇北雅司病流行區域計有淮陰，淮安，泗陽，宿遷，漣水，沭陽，阜寧，鹽城，寶應，高郵，興化，東台，江都等十三縣；江南方面，如鎮江，上海，南京等地亦有雅司病發現。因其具有傳染性，故於防治問題，實為刻不容緩之舉。

雅司病的治療方法，可用九一四施行靜脈注射，其成人劑量為〇・六；十二歲以下者為〇・三；兩歲以下者為〇・一

們，工作時往往涉足於此種幼虫所潛伏的地方，則被幼虫穿入人體的皮膚，侵入體內。

鉤虫侵入人體內後，除輕度感染不發症狀外，最初起輕微之消化器障礙，如食慾不振等，及至病勢漸進，則呈種種症狀，如胸燒，腹脹，惡心，心窩部壓重感，呼吸困難，心悸亢進，步行動作極易疲勞，性發育遲延等。症狀中最顯著者即為貧血與營養不良。倘虫量極多時，可發生劇烈的腹痛，虛脫及心力衰竭，患者皮膚蒼白，或帶黃白色，往往見全身浮腫。其結果因而殞命者，頗為不少。寄生虫寄生於體內的蟲數，多少不一，多者可達數百或數千。

患者男人較女人為多，而多為壯年者，大都自十餘歲至成人四十餘歲。職業則以農民為最多。

大便中虫卵之有無，有賴於顯微鏡檢查，鉤虫虫卵呈卵圓形。有透明菲薄之卵殼，普通由人體排出時卵細胞分為四個或六個，輕症者可用濃縮法，（Concentrative methods）檢查之，糞便稀釋檢蛋法（The stool dilution ova Counting methos）亦極有價值，特别用于估計疾病之程度。當糞便放置數少時後其卵孵出，其幼虫可與蛔虫其他腸類圓虫幼虫鑑别，另一面也由於白血球分類計算，嗜酸性白血球的增多，往往比正常人超過十倍，有的竟有達60%—70%者，亦可做互助的診斷。

關於鉤虫病的治療，以前大多用四氯化炭（Carbonei Tetachhoridum）或六烷雷瑣辛（Hexylresorcinol）或土荊芥油（Chenopodium oil）麝香草酚（Thymol）等，但為了藥物的毒性，以及治療力量的薄弱，不能臻於盡善，目前最新的療法則採用四氯乙稀（Tetrachlorethyleum）四氯乙稀對鉤虫病的療效，遠勝於其他藥物，且毒性甚低，故有取代四氯化炭之趨勢。該藥乃無色液體，通常裝於軟殼膠囊內，每粒含量1c.c.。用法，成人劑量為3c.c.兒童每歲0.2c.c.治療前數天儘可能給以大量含炭水化物與鈣質之飲食，惟忌脂肪性食物，及酒精，隔夜少吃晚餐，先給以鹽類瀉劑，次晨空腹時服藥，二小時後再給以瀉鹽一劑，如一次不能奏效，則休息二星期後可再給第二劑。四氯乙稀水中溶解度極低，其化學式為 $Cl_2C{:}CCl_2$ 水中溶解度僅及 CCl_4 之四分之一，腸中如無脂肪存在時，極難吸收，其毒性之低恐即與此有關，服後除偶覺眩暈外，並無其他毒性反應。

最近年來我們這裏已普遍的採取藥物治療鉤虫病，效果優良，患者均可在兩星期內出院，最明顯的比照，就是患者入院時，血色蛋白素，平均每人在50%以下，而出院後每人平均可得60%或60%以上。對於此藥治療的成績，我們不能不感滿意。

寄生虫病，在表面上雖然不像那些急性的傳染病如鼠疫，霍亂，等那麼兇猛，那麼嚴重，但它在這裏的農村所致的死亡率，絕不在兩者之下，所以鉤虫病在這兒的一帶農村裏，確成為一大禍患，我們對於這點，不可過於膜視，否則恐怕後果將會更形嚴重。

在蘇北

（視病人身體之衰弱程度可酌量減輕其劑量較為安全。如以 Mapharsen 代之，其成人劑量為〇・〇六；十二歲以下者為〇・〇三；兩歲以下者為〇・〇一）。平常三針即可治愈。每隔七日注射一次。然大半病人即僅注射一針亦可治愈。然亦有抗砒性病人，雖經注射十數針尚不易治愈者。

關於治療雅司病的藥品亦有用般尼西林者，每人總劑量可用五十萬單位，每四小時注射一萬五千單位，（共計注射三十三次，連續注射約需五天半始可注射完畢。）施行肌肉注射；或深層皮下注射均可。惟仍在試用期間僅限於富於經驗之醫師作臨床治療實驗之用，不適宜於普遍採用！如用砒劑治療，結果良佳，亦甚簡便。

現在我們說到雅司病的預防方法，在困苦顛連貧病交加的大蘇北，衣食住行就談不到所謂人生的享受和樂趣。衣不被體食不充飢者頗不乏人！如欲講求環境衛生更談不到。因此一般民衆患疥瘡者佔十之九，更因疥瘡而傳染雅司病者實為常見之事。在蘇北一帶公共浴室內亦不限制雅司病病人進出，故健康者因沐浴而感染雅司病者頗多。如欲消滅蘇北的雅司病，除積極治療外，必須先從預防方法着手，以下數端必須注意：

一、加強衛生教育，
二、注意雅司病疫情報告，
三、廣設平民住宅區，
四、設立淋浴治疥站，
五、限制或隔離雅司病病人，
六、設置巡回診療車。

（孫志戎）

蘇南地方病防治所訪問記

血吸蟲病

沈松年

本病在亞洲最初為日本所發現，所以國際上，醫藥界即稱本病為日本住血吸蟲病，據一九二四年，北平協和醫學院，Faust與Meleney兩氏發表論文估計，我國長江下流一帶，感染本病的約有一千萬人。一九三〇年陳方之氏報告：浙江嘉興元餘村，原有住民不下千戶，因患膨脹血便，人口漸減，現已不滿百戶。最近浙江省政府調查開化池畈一地，原有住民二千戶，現因血吸蟲病為害，存者僅六十八戶。為禍之烈，令人毛骨悚然，徵之醫學文獻，蘇南已有二十二縣有血吸蟲病例發現，蘇南總共只有二十六縣，僅有四縣尚未發現血吸蟲病。就蘇南一隅估計，患者至少達十萬人，其流行率之高，洵為全國各省之冠，若不澈底作有效的防止，數十年後，流行區將無噍類！江蘇省衛生處陳萬里處長，鑒於血吸病流行蘇南地區日趨嚴重，所以於三十五年五月，特派技正傅光氏籌辦江蘇省蘇南地方病防治所。創立伊始，煞費苦心，現已度過第二年度，受患地區民眾向心力日濃，成績昭著。該所對防治工作同時並進，前者尤為積極，因防病於未然，可挽救無可估計的損失。

血吸虫病，雖流行達十二省區：計蘇、浙、皖、贛、閩、鄂、湘、粵、川、桂、滇、台灣、但全國現對血吸蟲病防治機關，可說：僅有「江蘇省蘇南地方病防治所」而已。浙東僅有一個流動性的防治隊，範圍甚小，其經費人才更形不足。記者此次承該所技士沈落之介，得有參觀機會。茲將該所三十六年度工作進展情況舉要述之如後：

一 行政設施

健全工作部門，加強健康教育，充實醫療設備，注重鄉村衛生，發動地方助力，為該所本年度所揭櫫的五大施政方針。

甲、行政組織

所長下設：主任醫師，技正各一，醫師二，技工，技佐各三，護士長一，護士八，事務員二，會計及會計佐理員各一，雇員六。

(1)門診部—分掛號，內科，外科，藥房，藥庫五處，由主任醫師主理一切，辦理門診，出診，預防接種，婦嬰衛生等工作。

(2)技衛室—工作分配，業務設計，實驗研究，調查檢驗統計報告，健康教育，環境衛生等項，由技士，技佐分司其職。

(3)事務室—主辦公務接洽，文書，庶務，會計，出納，人事管理，財產保管，員工福利等，由事務員，會計，雇員分理各職。

(4)鄉村衛生實驗區—上年三月原籌設於距該所駐地五市里之七子鄉，作防治血吸蟲病，與推行鄉村衛生工作之實驗。派有技正主持，辦理調查檢驗，醫療服務，預防接種，衛生宣傳，學校衛生，環境衛生，婦嬰保健等工作，嗣因地方客觀環境所限，改設於距所部十一市里的香山鄉，於三十六年十一月成立，與吳縣衛生院合作，因當時吳縣縣府，尚無的款，乃由衛生院抽調三分院工作人員各一，派在香山工作，迄三十七年三月一日，香山衛生分院正式成立，江蘇省蘇南地方病防治所香山鄉村衛生實驗區人事編制依舊，與衛生分院合署辦公。

(5)巡迴工作隊—自今春起，已先後成立三隊，因限於編制，故每隊工作人員，未能作硬性規定，就工作需要情形，由原有各部門調撥，除第一隊由實驗區工作人員中調派，第二、三兩隊，則由所部人員中調兼，輪流出發各鄉鎮工作。其業務範圍，暫定調查檢驗，施診給藥，預防接種，衛生宣傳，健康檢查等項。

乙、工作實施

以防治血吸虫病為中心，經擬訂計劃，自三十五年七月開始，至四十三年六月，分全程為八期，期防治工作逐步遍及蘇南二十六縣。自三十五年七月至本年十二月以吳縣縣境，為工作範圍，實施要點原則如下：

(1)調查區範與期間—除實驗區長駐工作人員外，其他各地調查以鄉鎮為單位。

(2)調查工作—普遍大便檢查，及搜集各地血吸蟲中間宿主—釘螺螄為二大重要工作。大便檢查一般以各鄉鎮小學校學生為主，此外如工廠員工，駐軍監所集團，亦在調查之列。對於流行地區，必要時並施行挨戶檢查，儘可能使調查範圍擴展至社會各階層，以力求普遍，而謀統計之準確。此外並訪問當地公私醫事人員，公私醫院診所，化驗所等，及患者個案調查，與流行地帶住戶訪問等。

（3）治療與預防—調查與防治設施同時並進，凡經大便檢查發現虫卵之患者，於該單位地區調查告一段落時，再予復查，實施治療，尤注意小學生，以重兒童健康。對防治工作之着手，特別注重健康教育之實施，加強防治宣傳，以收事半功倍之效。

丙、防治程序

該所對血吸蟲病的防治程序，經確立步驟如次：

（1）調查檢驗—重要調查工作，為普遍大便檢查與搜集各地釘螺螄檢驗二項，前者以求得患病率；後者藉此推測當地本病流行情形。

（2）個案調查—凡經上項大便檢查發現之病人，即實施個案調查，尤注重患者家庭狀況，及受染經過被染地區流行現狀，以為防治張本。此項工作，除於門診時調查外，大都通過家庭訪視方式而實施。

（3）健康教育—病人個案調查後工作人員因地制宜用口頭文字等宣傳，實施衛生教育，灌輸預防與治療常識，其施教對象擴大至病人家屬，甚至整個流行地區。

（4）免費診療—病人經個案調查後，實施健康教育，並一律填發本病患者診療優待證，憑此證至本所或實驗區診治，即可享受免費掛號，檢驗治療，體格檢查，營養補助，與藥品供給等一切優待。

（5）環境衛生—諸若病人管理，飲水管理，污物處理，試行釘螺螄剷除等等，工程雖浩大，然為杜絕本病流行的根本要圖；故該所不得不盡最大的努力，以謀釜底抽薪的解決。

二 調查情形

三十六年度該所先後到達吳縣，吳西，東山，蘇州三區三十六鄉鎮，鎮江縣

圖示住血吸蟲病患者
身體消瘦腹部臌脹之情形

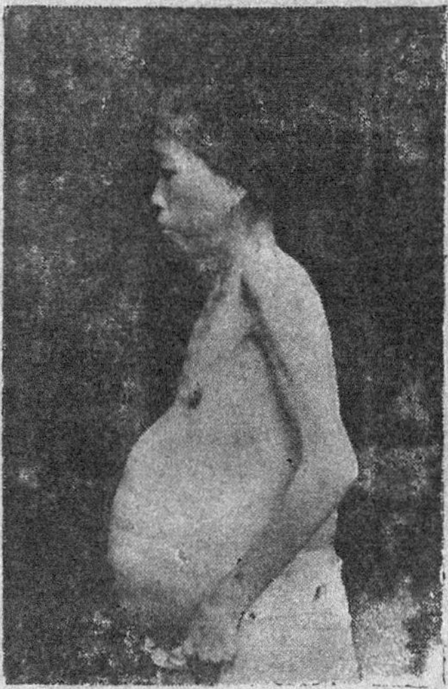

城區三十鄉鎮等共二十四單位，調查情形分三大類敘述：

甲、大便檢查

共經檢驗學生，勞工，警士，住民等大便四一八一人，合併三十五年度材料總共檢驗大便四六九八人，計血吸虫病1.9%，蛔虫41.5%，鈎虫2.4%，薑片虫1.8%，鞭虫4%。

乙、血吸中間宿主調查

釘螺螄為血吸虫惟一中間宿主，該所所發現的螺種為 Oncomelania hupensis Gredley 共經解剖檢驗二二五九二枚，合併三十五年度材料，共計三一一五二枚，發現尾蚴率為6.6%。

丙、公私醫事人員訪問

該所經訪問的公私醫事院所，其中有化驗設備，而有記錄可據，所獲得的血吸病資料簡述於後：

（1）吳縣蘇州區—從甲、吳縣公醫院（滄浪亭）。乙、曹博文醫學化驗所（干將坊三號。丙、吳培恩醫學化驗所（中正路紫蘭巷）。丁、鴻慈和醫學化驗所（東北街）。戊、協和醫學化驗所（調豐巷八號）等五處，及該所檢查所得共發現病人四〇例，但該區患者衆多，實際無從估計，因各化驗所無詳細記載，僅上列四〇例，還係該所輾轉採訪，始獲得材料。

（2）鎮江城區—從甲、省立鎮江醫院，乙、國立江蘇醫學院寄生虫研究所，丙、基督醫院（新馬路）丁、鎮江聯合病理化驗所（雙井路六十號）四處，合併該所檢查學生，民衆四二二人，大便中發現病人六例，先後共達病人四一九人，感染情形殊嚴重。

三 工作概況

三十六年度該所工作進度，已撰擬詳細報告書，送呈省衛生處備核，統籌防治之策。其繼續上年度辦理的業務，再分述如下：

甲、普及醫療服務

該所辦理醫療服務，除原有木瀆門診部外，尚有蘭舟實驗區，香山鄉村衛生實驗區，巡迴工作隊等醫療服務。

乙、實施衛生教育

（1）籌創蘇南防治月刊，分贈各有關機關，創刊之旨，以宣揚公醫制度，加強防治宣傳，研討工作心得，報導業務進程為目的，出刊後，承蘇州，鎮江各報推介，外界函索者甚衆，惜因經費困難，僅出版三期。

（2）出版衛生壁報—若三毛過夏記，冬天裏的牛鼻子，王先生遊靈岩山等漫畫，滲入衛生常識，頗富意義。

（3）編印衛生小册，如：「一年來血吸蟲病的防治」，「二年間工作述要」等分贈有關機關。

（4）籌設血吸虫病流行區警告牌，以警告附近居民知所預防。

（5）舉行擴大糞便檢查運動 於調查時舉辦商請吳縣衛生院，與省巡迴衛生工作隊，代收住民大便免費檢驗。

丙、改善環境衛生

此項工作為防免地方病根本要圖，但工程浩大，該所事業費艱困，未克積極辦理。

（1）發動民衆剷除釘螺螄運動，蘭舟實驗區，發動住民二百餘人，於三十五年五月一日開始工作三天，剷除河床長五市里許，使河灘增加斜度，成垂直線，以剷除血吸虫中間宿主的繁殖地。

（2）舉行清潔大掃除及住屋清潔競賽。

（3）辦理飲水廁所與房屋消毒。

四 該所未來工作要旨

（1）加重點的力行—地方病防治實驗先就小範圍內努力，求得實際成效後，再謀逐步推展於蘇南各地。

（2）充實實驗研究—如各種銻製劑對程度不同的血吸虫病治效，究達何種情形，血吸蟲中間宿主以何策可使之絕跡，流行病區住民，如何可避免傳染等科學技術及衛生行政上問題，該所莫不殫精竭慮中改善。

（3）深入鄉村服務—我國以農立國，農民向為我國真正建國原動力，農村經濟不振，民生艱困，農民體力日衰，尤須公醫制的普及及救濟，積極推展鄉村衛生，為防治地方病正本清源之計。

（4）加強健康教育—普及科學醫學，使人人有衛生知識，自可防免疫癘，增進社會幸福及健康教育，為推行公共衛生的前提，撲滅地方病的原動力。

關於血吸虫病的治癒情形，這裏承該所告知，最近血吸虫病案一例，（見照片）該病人名周巧林，年四十七歲，女性，住吳縣木瀆鎮。血吸虫病人到了這種地步，已無藥可治！因為病人肝臟，門靜脈枝別中，悉為血吸虫所盤踞，勢必引起肝臟門靜脈鬱血，致起腹水，而形瘦骨立，衰弱致死，這個時候用任何銻素劑若 Fonadin, Stibosan, Neostibosan, Ureastibamine, Solu-stisin 等注足全量，病勢依然如故，且 Fonadin 等，據實驗所得，僅能殺死血吸雄虫而已，另一病例患者為馬君，大便中已發現血吸虫，腹水等症狀尚未發生，經數月來，反復注 Fonadin 血吸虫依舊未澈底殲滅，此外尚有用「酒石酸鉀溶液」治療血吸虫病，即用2.0%酒石酸鉀溶液，先用半公撮注射靜脈，逐日加半公撮，至第十日用五公撮而止。

此法對未發生腹水等症狀的血吸虫病，確有偉效，聞某基督教堂醫師，為病家免費治療，每日排隊請他施治，據該所技士沈落云：已向該基督教堂醫師函索材料，以供應用。惟此法對有心臟病等內臟重症患者，及身體虛弱患者用之頗有危險性，大都醫師不喜用之，不得已用之時，須混入10%葡萄糖徐徐注入靜脈。再此藥溢出血管與六〇六液一般，痛將不堪，宜即用安福消腫膏貼布疼痛處，每天一換。注射宜在空腹，注入後，必須安靜，若反應劇烈，宜減少用量或暫行中止。其有腎炎，心臟衰弱，及肝病機能障礙特甚者，則不能用。注射後，體溫下降，便中血液減少，蟲卵減量，且失孵化能力，而變形死滅，即體內的寄生蟲都難倖免。但亦有咳嗽，惡心，嘔吐，眩暈，腹痛，頭痛，頭重，四肢倦怠，發熱感覺等副作用，故用時又宜注意。

現在再將血吸蟲病的原因症狀與預防方法介紹如下：

血吸蟲病的原因與侵入人體道路—在有釘螺螄一帶河沼中，此虫獲得繁殖大本營，可以產生無量數尾動性幼蟲 Cercaria 游泳於水中，遇人體如在流行區內赤足行走，或在河內游泳沐浴即能穿破皮膚，侵

黑熱病常識問答

孫志戎

一、何謂黑熱病？

黑熱病病人面部多呈黑色，且常發現不規則的高熱，故稱黑熱病，在印度原文為KALA-AZAR，因KALA字意為「黑」，而AZAR字意為「熱」。他是具有傳染性的熱帶病，也是一種寄生虫病。

二、黑熱病如何傳染的？

黑熱病病人的血液內含有一種病原體，叫做「黑熱病小體」，經一種微小的吸血雙翅目昆蟲——白蛉——吸血後，在白蛉胃中發育，形成「黑熱病鞭毛體」，傳入健康人體，經過五個月或較短的潛伏期，病人即可發現病狀。

三、黑熱病的現象如何？

黑熱病病人的現象有下列幾點：(1)面呈黑色(2)不規則的發熱(3)因為肝脾腫大以致腹部腫漲(4)營養不良，發育遲緩(5)貧血(6)鼻衄(7)齦出血(8)腹瀉(9)夜盲(10)盜汗(11)脫髮(12)食慾甚佳，惟消化不良。

四、黑熱病的病原怎樣？

黑熱病的病原叫做「黑熱病小體」，呈橢圓形，其直徑約二至四粆（每粆為千分之一公厘），用利什曼染色法後即可察見體內有核，及動物基體與空泡各一。生殖時用縱裂法。

五、我國黑熱病如何嚴重？

我國黑熱病流行區域遍及華北十

入體中，其大股直入毛細血管，一小股經淋巴道達右心過肺門部，經動脈血行至肝，或由肺沿枝氣管血管壁，出肺門部，經縱隔竇，胸膜腔，穿橫隔膜，達肝，而發育於門靜脈枝別中。長成後，溯腸系膜門靜脈系統交尾其中，到腸壁產卵於細小靜脈內。血管壁因虫卵填塞擴張，而終至破潰，其中虫卵遂與大便同排出外界，再為害他人。此外如用染有幼虫生水洗滌餐具或漱口亦易感染。

一、急性症—凡受感染以後，不久足部瘙癢，發生粟粒大到豌豆大的皮疹，因搔抓而加大，變水泡膿疱，或糜爛而生潰瘍，經四—七週的潛伏期，即發食慾減退，腹痛，腹鳴，噯氣，上腹壓重，及頭痛，輕熱，肩胛部緊張等前驅症，再突然惡寒戰慄，發三十九—四十度高熱，隨發頭痛，頭重，呼吸促迫，心悸亢進，脈搏頻數軟弱等症。持續數時後，發熱下降，熱型或弛張，或間歇，逐日反復一次，數週後漸次煥散。肝臟初增大，而後縮小，質地硬固而有壓痛，表面凹凸不平。腹痛腹鳴，裏急後重，每日下痢十餘次，大便中混粘液，血液，帶腐敗魚腸樣的腥氣，宛如赤痢。但輕症亦有排泄有形便，或糜爛狀便，而混少量的粘液血液者。此虫產卵期間，粘液血便排泄不止，大便中鏡檢可發現虫卵。脾臟初因病原虫毒素的作用而微腫，後因肝臟腫大，門靜脈鬱血，而腫脹尤甚，下肢腫浮，漸次上升，及於全身，終發高度腹水，但黃疸不多見。發熱時食慾減退，解熱後則食慾反而亢進。患者營養不良，全身貧血，皮膚污穢，面色蒼白，顏貌憔悴，形瘦骨立。腹部因肝脾腫大，腹水充盈而漲大。

二、慢性症—多發於病毒浸淫地方的土著居民，經過緩慢，患者常排泄粘液便，或粘液血便。漸次貧血，肝脾腫大，致有上腹脹滿，心窩壓重，疼痛，呼吸迫促，心悸亢，進衄血等症。病勢進行，則肝臟萎縮，門靜脈鬱血，脾臟腫大，下肢浮腫，繼發腹水，下痢，下血，吐血不止，婦人月經不調，而終至於死。慢性症，有經數年到十餘年的。

鑒別—本病常誤為瘧疾，傷寒，黑熱病等。慢性症常與萎縮肝硬變，肝瓜仁虫病等不易區分，但一經檢驗其糞便，病症自可確定。

預後—急性症早得合理治療，預後佳良，慢性症久不醫治，而有門靜脈鬱血症狀的，多因衰弱或併發他病致死。

預防法—(1)糞便必須洒生石灰消毒，經一月後方可充肥料。(2)用生石灰撲滅池沼溝渠中的釘螺螄。(3)必不得已涉足有虫池沼溝渠時，不可脫去鞋襪，宜着綁腿細布，以防尾動性幼虫侵入皮膚。(4)檢查帶卵人屬行驅虫療法。(5)注意家畜有寄生虫與否？

五省：包括一億五千五百萬方公里，擁有二億二百萬之人口。如以每百人有患者一人估計之：則全國以黑熱病患者，即不下二百萬人，其中以蘇，皖，魯，豫，陝，甘諸省為尤烈！且黑熱病患者多數為青年及幼童，於民生及國防問題極受影響。

六、黑熱病的死亡率如何？

黑熱病病人死亡率在百分之九五以上，換言之，就是一百個黑熱病人，如果不經治療，在三年內其中九十五人必致死亡。

七、黑熱病有治療的方法否？

黑熱病人以五價銻劑治療可以治愈，其治愈率為百分之九五；惟遇坑銻性病人雖經大量銻劑治療仍不收效，彼時再用STIBAMIDINE亦可治愈。

八、預防黑熱病有何方法？

黑熱病的預防方法有三：(1)普遍治療，(2)殺滅昆虫媒介——白蛉，(3)撲滅黑犬。

九、我國對於黑熱病防治問題有辦法否？

衛生部對於黑熱病防治工作之推進極端重視；成立黑熱病防治處以專責成，綜理全國黑熱病防治事宜，辦理檢查，醫療，研究等項工作，於可能範圍內儘量設置防治站；並望各黑熱病流行省份自動設置黑熱病防治機構積極工作。至於其他慈善團體，如願從事黑熱病防治工作者，可予以技術上之協助。如此，則黑熱病防治之事業之前途在各方共同進行羣策羣力之下收效必多。

十、黑熱病防治工作如何完成任務？

我國黑熱病之防治、必須羣策羣力積極推進；期於最短期間使「黑熱病」之在我國，永遠成為歷史上之名詞，不復任其肆虐威脅。民族健康前途幸甚！國家前途幸甚！

『頑固的蛔蟲』

修瑕

提起蛔蟲來，差不多都見過牠，可說是人所共知的東西。牠很普遍的寄生在人類的身體內，從史前的埃及「木乃伊」屍體內就曾找到了牠的存在。正因普遍，人們也就把牠看得不希奇了。一個人大便內有條蟲子認為是一件平常事情。豈不知有的人因此而獲得不治之症，有的人因此得了神經病還認為是甚麼鬼在作祟呢！

當一個孩子身體逐漸消瘦的時候，吃飯不少却還不胖，時常哭着嚷肚子痛，大便中有時發現蟲子，在病了發熱的時侯，有時口中或鼻子內也有蟲子爬了出來，嘔吐物中也帶了出來。這時候父母纔忙着給孩子找蟲子藥吃，一些庸醫便也可借此機會發一點小財。藥吃了下去，有效或無效的，孩子又屙了幾條蟲子，便以為這藥有效，過些日子，小孩身體依舊，蟲子仍有排出，父母只認為尚未除根，便再吃那些無用的藥；如此小孩子便被哄着一次又一次的挨餓，一次又一次的吃這苦藥，病痛却也是一次又一次的再來！啊！可憐的孩子！苦心的父母！在這時只有空自焦急，惆然長歎：「頑固的蛔蟲啊！害的人好苦！吃藥不能絕根，怎麼辦???」

有點明白的父母，會到西藥房裏去買山道年，自然較前者高明的多了。然而不知從根本防治，結果還不是好了再患！藥吃了又吃?!

但是，「蛔蟲」果然是頑固不能治的病嗎？讓我回答千萬位帶着憔悴愁容的母親，千萬張面黃飢瘦掛着淚痕倚在母親胸懷的小臉，不！不！不！一百個「不」字！蛔蟲是非常容易防治並且能治除根滅跡的。只要你肯遵行這裏告訴你的幾個簡單易行的辦法，忠誠恆毅的去作，定會成功。

在說防治法之前有幾點應當討論的事情寫在下面：

平常人們多以為蟲子是在人體內繁殖——就是以為大蟲子產生了小蟲，小蟲就在體內長成牠的第二代，長大又生第三代。這是莫大的錯誤，因為每條蟲子都是患者一條條自己送到體內的，說到這裏，我們可談談蛔蟲的生活史。

蛔蟲是寄生於人體內，猪的體內也可有的，有人說大概從人類起始養猪的時代纔有人得蛔蟲病的事情發生。

蛔蟲是住在人的腸內，有雄性雌性兩種，這長大的雌蟲交配後起始生卵，每日能產卵二十萬，一條雌虫一生能產卵二百七十萬，但這卵並不能就在腸內不動而變為小虫，須隨着腸內的大便排到人體之外。這排完卵的雌虫便老死而被排出了體外，牠的壽命為半年，最長或到一年。

這些排出人體外的卵，必須在相當溫度——攝氏表三十度——下之空氣中，過一個時期——十至二十日，平均十四日——（冬季天寒則不易生存，也是熱帶寄生虫多的原因），幼虫便由卵孵化而成。這已孵化的卵，隨着塵土到人手上，或隨菜蔬到人的飲食，人不洗手吃飯，或菜不洗淨隨便生吃，便隨着食物到了人的胃腸，慢慢脫殼變為小虫。

這些很小的小虫，將腸穿破，順着血循環到人肺內，進入肺泡，經過氣管再到食管，經過胃部再到腸管。這次到小腸內牠才安居樂業不再動轉而生存起來。大概再經一個半月至兩個月的工夫，便長成了成虫而又開始生卵。如此看來，蛔虫之寄生於人體並不是一件簡單容易的事。

蛔虫在人體內寄生，可以使人受到什麼損害與危險呢？自幼虫時說起；倘若過多幼虫經過肺時，使肺受刺激而成肺炎。以後住在小腸便代替人吃東西，消耗人吃進去的食物，有時亦吸取血液，使人體質衰弱，營養不良，對疾病無抵抗力。若是蛔虫之數目相當多，虫子彼此盤扭一起可成一結，使腸子阻塞不通。有三百餘以上的虫子在腸內，常可致腸阻塞，腹部劇痛，不立刻行手術，可短期內致命。倘若虫子鑽到闌尾可致闌尾炎，至胆管可致胆囊炎或梗阻性黃胆病，到胰腺管可致胰腺炎，穿破腸子到了腹膜便可致腹膜炎。這都是很危險的病。雖然有時很少數的虫子可不致顯任何病狀，但若不防治，積少成多，常是兒童腹痛原因之一。而且因為牠在腸內作祟，擾得心神不安，敏感急燥。

僅就以上的病症，並不能就斷定準是蛔虫病，確定診斷需賴以下的兩個方法：第一是看到大便中排出蛔虫，第二個方法，就是到醫院或診所的試驗室內去查一下大便，倘有虫卵，便是真實的證據。否則，不可妄自試用藥物，以空受經濟與精神的損失，而躭誤疾病的合理治療！

倘已確定診斷有蛔虫，便可實行以下的方法去防治，忠實實行，也可以收到實效。

（一）注意飲食清潔——由蛔虫的生活史來看，倘若我們不把蛔虫卵吃進去，體內便絕不會有蛔虫產生出來，即或你原來有蛔虫，但那數目絕對不會增加，相反的，只有日漸減少，至多過半年或一年之後，這些原有的老蛔虫，便都壽終正寢，體內便完全沒有蛔虫了。所以蛔虫絡繹不絕的原因，便是我們時常將虫卵吃進去，平常多由於有活虫卵的糞，澆到菜上，吃菜的時候既不洗淨，又不煑熟，活的虫卵還在上面，便隨食物到了胃腸。所以預防方法，就是將生菜用乾淨水冲洗清潔，在沸水中燙一下，十秒鐘即可，一切其他食物，水菓等，均須洗淨去皮消毒後再吃即可無慮了。

（二）吃東西以前洗手——手是甚麼都要去拿，難免不染污穢，在種地種菜的人，這一點更為明顯，小孩子最愛玩土，土內可被各種虫卵染污，不洗手去吃東西或吃飯，易將虫卵吃進去。所以食前洗手，是澈底防治蛔虫的要則之一，要特別注意去實行。

（三）服山道年治療——以上二點，倘若澈底做到，已無服藥之必要，但若發現有蛔虫寄生，並為了防免其再產卵，治屬必要。通常治療方法是山道年。其劑量依年齡而定——小兒劑量為〇·〇二五至〇·〇五公分，成人為〇·〇五至〇·一公分，最好請大夫指示，服藥前不必須空腹，如晚餐少進，睡前服藥，次晨再給瀉鹽一劑。或是每晨飯後服一小劑量，連服三日，亦可。

（四）糞便的合理處理——就是待虫卵死後再將糞便用作肥料，最好的方法，是將糞便放一個較長的時間再用。種田施肥的農夫，倘若將糞便有合理的處置，便有莫大之貢獻。有一種方法非常簡單易行，就是將糞便與土同一切有機物如爛菜葉樹葉等混合起來，作成一個丘形，拍緊，上面抹上一厚層泥土，將其嚴密封閉起來，裏面的有機物便發酵，腐化，而生熱，熱能高至五十度（50°C）以上，虫卵便因過熱死亡，大概有一個月時間就可以用了。

以上堆肥滅卵，服藥滅虫，食物清潔，食前洗手，這幾種方法如切實去作，蛔虫自然逐漸絕跡，倘人人實行，在相當期間內，頑固可怕的蛔虫病，便可以不會存在人間了！不但如此，倘作得澈底，若干腸胃病，亦將不會傳染，正是一舉數得！

蛔虫還是可怕的頑固性病嗎？不！不！這裏有絕根的特效辦法！且請你試行一下，若你已相信這是真的，請去告訴你親愛的戚友，鄰人。

（上接第七面）

吸蟲之大小不一，短者不足十分之一公分，長者有達數公分者。與醫學有關之吸蟲均有吸盤兩個，一圍於口，曰口吸盤，一在體前段之腹面，曰腹吸盤。吸蟲有口但無肛門。口後為一食管，食管外常繞以肌肉性之咽。咽後為腸，分為左右二枝，或直或曲，或相吻合，如血吸蟲，或不相吻合，均以盲端而終。其排泄器官之最小單位，為一微小而具有纖毛之細胞。因其纖毛之擺動，恰似燭焰，故名焰形細胞。此種細胞各具一毛細小管，小管連合而成較大之排泄管，最後匯入於開口在蟲體後部之排泄囊。

雄生殖器通常為睪丸二個，（血吸蟲則有四至八個），形狀不一。位置有前後排列，亦有左右並列者。雌生殖器通常為一扁形之卵巢。輸卵管由卵巢伸出後，隨即分為二枝，其一擴大為受精池，以盲端而終，亦有更發出一管，開口於蟲體之背面者。其他一枝為輸卵之幹枝，名受精道，與殼腺及卵黃腺之小管相溝通。受精道轉折向前而成子宮。子宮之初部挺直，末端曰子宮終底，具有陰道之官能。

我國常見之吸蟲計有1.血吸蟲屬之日本住血吸蟲，2.肝蛭屬之中華肝蛭，3.薑片蟲屬之薑片蟲，及4.肺蛭屬之肺蛭。

1.日本住血吸蟲　雌雄異體，雄蟲長一公分許，無色。因其兩側邊緣向腹面捲入，作圓柱形，腹面形成一溝，常抱一雌蟲在內，故稱藏雌溝。雌蟲長約二公分，亦作圓柱形，細如絲，色較深。成蟲寄生於人或馬、牛、猪、狗及貓等之大腸小靜脈中，尤以在痔叢為最多。胃與腸系膜之靜脈內亦有時可以發現。感染之初期，有發熱，咳嗽，夜間出汗，嘔吐及風疹等症狀。病勢更進時，則腹痛，下痢相繼而起。糞便中含血及粘液，極與痢疾相似。蓋蟲卵侵入腸壁後，初則使腸壁發生無數微細潰瘍，繼則變成乳頭狀瘤，瘤內之蟲卵因瘤之潰爛而逸入腸腔。因腸面有極多之潰瘍乃有下痢現象。此外肝脾俱腫大，肝且發生硬變。其蟲卵短而闊，一邊具微刺或鈎。以顯微鏡檢查糞便可以查見之。

蟲卵隨糞便侵入水中，其內之顫毛幼蟲於數分鐘內卽行逸出，侵入某種淡水釘螺螄體內，經無性之增殖成為衆多之尾動幼蟲。此種尾動幼蟲自釘螺螄體內逸出後，游泳於水內，若遇人體，能穿透完好之皮膚，進入人體內。感染者多由於赤足在水中工作或游泳所致，故職業以農民為最多。男性患者多於女性。總計我國長江下游患此病者約一千萬人以上。

日本住血吸蟲病流行於我國長江下游一帶，及太湖，洞庭，鄱陽等大湖區內為最劇，南至福建，廣西，雲南，亦有此病。

2.中華肝蛭　本蟲長約二公分，闊約半公分，其體纖薄透明，呈褐紅色。成蟲寄生於人及貓犬之胆管內。若感染輕微，可無任何症狀。劇烈時，肝臟初則腫大，胆管增厚，充滿成蟲及蟲卵，而致阻塞。至後，肝細胞萎縮，並起脂肪性變，且或發生肝癌。

絛蟲形態圖

絛蟲頭節

卵

囊形幼蟲

妊娠節片

牛

猪

牛肉絛蟲

猪肉絛蟲

蟲卵自胆管入腸，隨糞便排出體外。蟲卵排出時，卽含一顫毛幼蟲，如被某種之淡水螺螄吞入，卽在其體內經無性之增殖而成尾動幼蟲。此種尾動幼蟲自螺螄體內破裂而出，復侵入淡水魚類，增殖為感染性幼蟲。人食此種未經煑熟之魚類，卽因而被染。

中華肝蛭病在我國分佈甚廣。一般言之，北部甚少，中部較多，南部則極為普遍，尤以廣州一帶為最，人口之半數，幾均有此蟲寄生。家畜中貓犬亦多染有此蟲。

3.薑片蟲　此為吸蟲中之最大者，呈葉形。大小殊不等，約二至七公分，闊〇·五—一·四公分，間有長至十公分以上者。成蟲寄生於人及猪之小腸内。蟲卵隨糞便排出，僅能感染某種之淡水螺螄。各期幼蟲均在淡水螺螄之體中發育。最後之感染性幼蟲在某種水產植物上形成囊胞。人類生食此種植物，將囊胞吞入，乃致被染。此種水產植物已證實可供胞囊型幼蟲附寄者，計有三種，卽菱角，荸薺與茭白。高度之感染時，有便秘，消化道膿瘍及出血等，故常有腹瀉，嘔吐，浮腫，腹水，及全身血毒等症狀。

薑片蟲病在我國之分佈至廣，惟以長江流域及長江以南為最多。感染最嚴重之區域為浙江之紹興及蕭山一帶。鄉村中有竟及於全村居民者。安昌鎮一九歲女孩曾於服驅蟲劑後，排出薑片蟲三七二一條。

4.肺蛭　活成蟲，呈褐紅色，形如半片豌豆，可長至一·二公分，闊〇·六公分，厚〇·五公分。成蟲寄生於人、貓、猪及犬類之肺，胸膜及氣管中，偶亦有在肝，脾或其他器官内查見者。生活史亦須兩種幼蟲宿主，第一為某種之淡水螺螄，第二為淡水蟹及龍蝦。人類食未經煑熟之蟹或蝦而被染。幼蟲卽穿過腸壁及膈，進入胸腔，而至胸膜，肺或細枝氣管等處發育為成蟲。宿主因受此蟲之寄居，組織發炎，結果發生纖維質囊胞，圍繞於蟲體之外。此種囊胞或淺或深，在組織内作成小結節狀。局部發生硬變，氣管擴張，並生膿腫，因此蟲卵排出於痰内；有時引起咯血，所謂地方性咯血病。咯血之前多有枝氣管肺炎之症狀。有時可為肺膿腫之起因。

肺蛭病在我國之分佈遼闊，惟至不均勻，而呈散發之狀，遼寧，福建，廣東，雲南，貴州，均曾發見。感染嚴重之地帶，當推浙江之紹興。據民國廿三年陳萬里氏報告該縣蘭亭貫村，卅一人中查出二十七人之痰中含有肺蛭蟲卵。

* * * * *

△圓蟲

與醫學有關之圓蟲均屬於本門線蟲綱之優線蟲目。圓蟲之體多作長圓柱形或綫狀，不分節，亦無附屬器官。其腸管為一單個直管，具有肛門。雌雄分體。雌蟲多較雄者為大。雌蟲之能於子宮内產生幼蟲者曰「胎生」，其僅能產卵者曰「卵生」。雄蟲多顯有退化之象。

優線蟲目包括極廣，能寄生於人體者亦夥。玆擇較為重要而普通者述之於次：

絛蟲之生活史

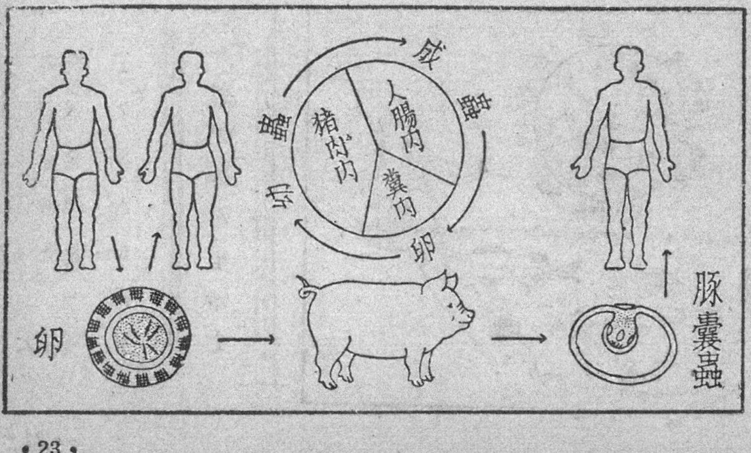

1. 蛔蟲　蛔蟲屬於優線蟲目蛔虫上科之蛔虫屬。為一普通之圓虫。形狀頗似蚯蚓。雄虫較雌虫為小，長約二十五公分，最闊處直徑約〇．三—〇．四公分。後端尖銳，向腹面彎曲。雌蟲長約三十五公分，最闊處直徑約半公分，後端挺直而圓鈍，不似雄蟲之向腹面彎曲。

成虫寄生於人與猪之腸，有時牛羊體內亦可查見。成虫通常寄生於小腸中，但因虫之遊行，亦可於身體他部發現。虫卵隨糞便排體外，但不能立卽感染人類。其內之卵胚必須在露天中經數星期之發育，成為幼虫，始具感染能力。人食污染此種虫卵之水或生菜後，遂被感染。虫卵被人吞食後，幼虫自卵殼逸出而入腸中。此幼虫卽穿過腸壁，由門靜脈，經肝心而入肺。在肺內脫皮發育，後隨離去血液，而入肺泡，經氣管，越會壓，下行至食道，再經胃而入腸。在腸內再行第四次之脫皮。自幼虫離開腸管起，至最後入腸管止，所需之時間約為十日。此時之幼虫，已較初時增大十倍，長約〇．二公分矣。約再經六星期後遂長為成蟲。

蛔虫所致之症狀常甚輕微。感染之初，因幼虫在腸壁，肝及肺中移行，遂引起無數之微細出血。感染劇烈時，或呈大葉肺炎之症狀。蛔虫不時移行，故有嘔出或自鼻逸出者，亦有移入胆管或胰腺管內者。更有穿出腸壁，而引起腹膜炎者。許多腹部外科情形係由蛔虫所引起，醫學文獻上實例甚多。亦曾有學者報告，蛔虫可招致虛性腦膜炎。腦膜炎症狀畢具，脊髓液徵溷，然經檢驗及培養，均未查見腦膜炎雙球菌或其他細菌，但糞便中均查出有蛔蟲卵。經與以驅蟲劑後，咸速治癒。

2. 蟯虫　俗名線蟲，以其形似白線頭也。雌蟲長約一公分，細如線。雄者長不及雌者之半，尤細。為人體內極普通之寄生物，幼童感染者尤衆。初期及成熟之成虫，寄生於小腸內，而妊娠之成虫，則在結腸中，尤以直腸為多。雌虫在夜間爬出肛門之外，在四週之皮膚上產卵。虫卵為膠質，故能附着於皮膚上。因受宿主之高溫與潮濕之影響，三十六小時後，卵內乃發生感染性幼虫。人類吞食虫卵後，幼虫卽逸入小腸中，經脫皮而長成成虫。

蟯虫病之主要症狀為肛門搔癢，常甚頑固而劇烈。成虫每侵入盲腸及蘭尾，故有引起急性闌尾炎之可能。

3. 鈎虫　鈎蟲凡二種，一為十二指腸鈎蟲，一為美州鈎蟲，屬於腸圓蟲上科。兩種鈎蟲，外形大致相似，惟口部之構造不同。成蟲均作圓柱形，堅實而肥滿，呈乳白色。雄蟲長約一公分，雌蟲較大，蟲體前端彎曲似鈎，故名鈎蟲。

成蟲寄生於人小腸中，蟲卵隨糞便排出體外。新排出之卵無感染性，廿四小時後幼蟲卵在泥土或水中，自卵內孵出。初在泥土內發育，約須一二月始具感染力。幼蟲穿入人體之完好皮膚，經血液循環而入心肺。至肺後乃離去血液而侵人肺泡，並經氣管，越會厭，下行至食道，經胃而至腸。不久卽在十二指腸中發育為成蟲。

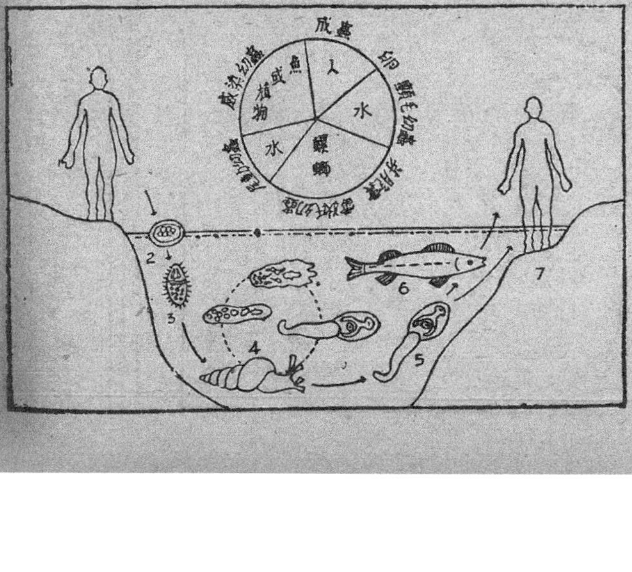

一般吸蟲之生活史

1. 患者
2. 蟲卵
3. 顫毛幼蟲
4. 螺螄
5. 尾動幼蟲
6. 魚
7. 健康人

幼蟲之穿入，每使皮膚發生丘疹狀疹，其後或形成膿皰，卽所謂鈎蟲癢症。風疹亦所常見。鈎蟲不僅吸食宿主腸管之上皮及血液，且分泌毒素。患者發不顯明之症狀，惟通常均有貧血。其輕重視感染之程度與抵抗力之大小而異。

鈎蟲病在我國之分佈至為廣泛。除北方寒冷乾燥地帶及雲貴之高山區域較少外，其他長江流域及東南沿海地帶莫不有之。此病與職業有密切關係，蓋受染者多為農民，尤以從事桑地菜園之農民感染最劇。礦區內因有適宜於鈎蟲發育之溫度及濕度，本病為害亦頗烈。

4.絲蟲　優絲蟲目絲蟲上科之絲蟲，寄生於淋巴系及結締組織內。蟲體作絲狀，不產卵而生幼蟲，故為胎生。蟲之發育，須經一幼蟲宿主始能完成。在幼蟲宿主體內，幼蟲可發育至具感染性，而於人體中長成成蟲。因此人類不能直接互相傳染，僅能供給幼蟲宿主以感染幼蟲而已。

本科所包含之絲蟲種類頗多，惟在我國常見者僅一二種，主要者為班氏絲蟲。其雌蟲長約八公分，為極細之絲形。雄者約長三公分，尤細。表皮均平滑。盤結於淋巴腺內，亦或寄居於淋巴管，浮淺之膿腫，腹膜後之組織及其他之部位中。因淋巴管之被阻塞，乃引起絲蟲病之特徵：水囊腫，皮膚凝厚，及腿部，陰囊，女陰，臂部與乳房之象皮腫。故本病俗名象皮病。淋巴管因擴大而發生曲張，亦甚常見。有時尿內含乳糜，而發生真性乳糜尿病。絲蟲病每引起淋巴腺腫大，淋巴管炎，與不規則之發熱。

其幼蟲通常在夜間出現於外週血液中，因此班氏幼蟲又名夜現幼絲蟲。幼蟲宿主為數種之蚊。血液中之幼絲蟲被某種蚊類吸入後，卽在蚊體內發育。發育期中之各期幼蟲，可在蚊之腸道及胸肌內查見之。至其感染性幼蟲則在蚊之口器內出現，於蚊叮吮健康人之血液時，被其注射感染。

本病在我國之分佈係在長江流域及山東以南直至海南島之沿海地帶，尤以長江下游，太湖周圍地區內，較屬常見。

* * * * *

節足動物

節足動物門之生物甚夥，對於人類疾病之關係至為密切，然寄生於人體者則為數不多。其重要性乃在其為傳染疾病之媒介，或為其他寄生蟲之幼蟲宿主。引起疥瘡之疥蟲隸本門蜘蛛綱之疥蟲目。本刊第一卷第六期曾有專文論之，茲不贅述。

科學進步，寄生蟲學已發展為一專門學科。本文倉卒成篇，挂一漏萬，旨在供獻一般讀者以簡略之常識而已。有志於更深一步之探討者，應就寄生蟲學之專著中求之。本文取材多採自姚永政先生所編著之「人體寄生蟲學教範」一書（民國三十三年中華醫學會出版），未敢掠美，合併聲明。

× × × × ×

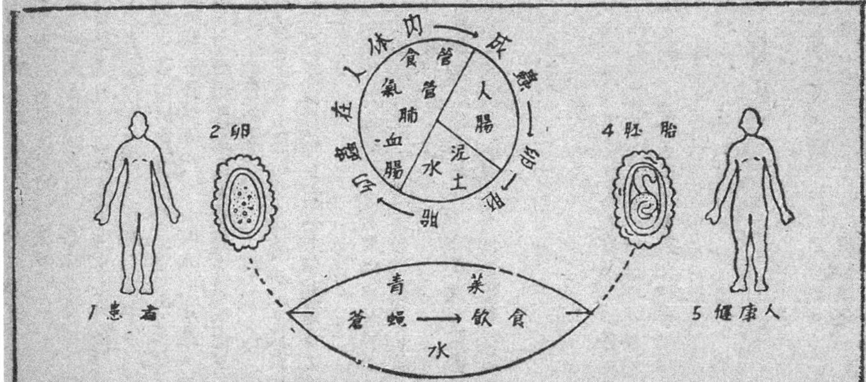

蛔蟲之生活史

1.患者 2.蛔蟲卵 3.媒介物 4.蛔蟲胚胎 5.健康人

介紹幾種除蟲劑

魁

在最早的醫學史記裏，人類就一直的在尋覓除蟲的藥品。古時的草根樹皮，和粗製的金屬藥品，隨時代的進化，漸漸的都由純粹的精製藥物來替代了。但是直到目今，除蟲藥品，還是缺欠很多，不能令人滿意。除蟲藥物中，約分二類：(1)能殺滅侵入組織內的成蟲和幼蟲的；(2)能對腸道內的寄生蟲發生作用的。比較最有成效的是屬於後者。能將蟲殺死的，稱為殺蟲劑，祗能將其打下的，稱為驅蟲劑。

治療的功效如何，與寄生蟲的病理作用，患者的情況，以及藥劑的性質，都有關係。所以在治療之先，必須確定診斷，查明寄生蟲的種類，感染的輕重，寄生的部位，和損害的程度。病人的情況最為重要，重要的內臟，如心，肝，腎等若是有其他的病，也許就不能施用某一些除蟲的藥品。醫師必須對於所選用的藥品具有充份的知識，曉得他的功用和毒性。任何除蟲劑，都是毒藥，平常人絕對不可自行動用。本文的介紹，乃是給讀者一些常識，千萬不可以為有了這點常識就算知醫了。

砒製劑

三價的砒化合物自古就用以治療梅毒，與水銀的化合物同為世界各醫者所重視，但甚毒，故效力不佳。五價的化合物製出以後，毒力大減，對於螺旋體及原蟲性寄生蟲病多有奇效。

一、阿斯凡那明類（Arsbhenamines）

俗稱六〇六。各國之法定名稱微有不同。其衍化物中有新阿斯凡那明（九一四），硫阿斯凡那明（Sulfarsphenamine）及銀阿斯凡那明（Silverarsphenamine）等。

功效：用以殺滅回歸熱及雅司病之螺旋體，功效甚佳。對於梅毒亦稱特效，但必需大量，長期之治療，始可根治。

用法：六〇六只能用於靜脈注射，先用新製無毒之蒸溜水，化為百分之〇．四溶液，加入適量之氫氧化鈉溶液，中和其酸性。新阿斯凡那明及硫阿斯凡那明易溶於水，可以作肌肉注射。

毒性：中毒現象可分為三期。注射時可立即發生過敏性虛脫，發熱，腎及皮膚反應等。二十四小時後可有發熱及砒劑反應。三日後可有晚期之砒中毒現象，如出血性腦炎，黃疸，皮炎等。

二、台盼胂胺（Tryparsamide）

此亦為五價砒劑之衍化物，為白色結晶，易溶於水，性堅定。

功效：可用以治療早期之剛比亞錐蟲病。對於神經梅毒，尤其早期麻痺，較其他砒劑為佳。

用法：製成百分之十新溶液，作靜脈注射，亦可以百分之二十溶液，作肌肉注射。成人劑量，每次一—三克，每週注射一次。治神經梅毒有連至一百次以上者。

毒性：一般毒性頗低，但對於視覺神經具有特殊毒性，極易發生視神經炎。前驅症狀為眼痛，怕光，流淚等。任何眼症狀發生，應即止藥，否則可致失明。

三、斯妥乏璜耳（Stovarsol）

亦為五價砒劑。

功效：可用以治療阿米巴病。因其專作口服，曾用以治療兒童先天性梅毒，惟惜其療效不確。

用法：口服以治阿米巴病，每日服二、三次，每次四分之一克，連服一週為一治程，休息一週後，再服一程。

毒性：毒性大，副作用甚多。

四、酚胂酸脲（Carbarsone）

亦為五價砒劑。

功效：治療阿米巴帶菌人，他藥無效時，應試用此劑。

用法：口服，置藥於膠囊內。每日二次，每次服四分之一克，連服十日為一治程。必要時休息十日後再服一程。亦可以保留灌腸法（製成百分之一溶液於百分之二之重炭酸鈉內）。

銻製劑

銻劑的作用與砒劑甚為相似，但對於局部之刺激尤甚。吸收較緩，排出較速，是其不同。三價之銻劑較五價者毒性強。過量時所引起的症狀與砒中毒同。慢性銻中毒的症狀為頭痛，疲倦無力，暈眩，視物不清，食慾不振，泄肚，血壓降低，脈搏微弱，節律不調，有時並有黃疸及蛋白尿等。

五、酒石酸銻鉀（Potassium Antimony Tartrate）

此為銻劑中之價最廉者，性極堅定。

功效：早年曾用以治療黑熱病。現時仍用以治療住血吸蟲病及中華肝蛭病，肺蛭病等。

用法：靜脈注射，用新蒸餾水製成2%溶液。加熱至120°C十五分鐘消毒。住血吸蟲病初次注射〇·〇六克，至第三劑增至〇·一二克為最高劑量。每二日注射一次。總劑量約須一·三—一·八克，須時四五星期。注射時須極端小心，若漏出血管之外，常引起發炎或壞死。

毒性：本劑最毒。約有千分之一患者於治療中死亡。因銻劑刺激氣管，常發生咳嗽及肺炎。發熱，及患有心，肝，腎，呼吸系及神經系疾病者，不可施用本劑。遇有中毒症狀發生，應即暫時停止治療，或將藥劑減少並將注射相隔之時間延長。

六、酒石酸銻鈉（Sodium Antimony Tartrate）

不堅定為其缺點，毒性較小。治療住血吸蟲多喜用之。用法及劑量與酒石酸銻鉀相同。

七、斯銻波霜（Stibosan）

又名 Von Heyden 471 為五價銻製劑

功效：治療黑熱病。

用法：靜脈注射，一—五%新鮮溶液。首劑〇·二克，以後增至〇·三克，每二日注射一次，全量約須三至四克（十一至十五劑）。

毒性：較酒石酸銻鉀為輕。過敏患者或過量時，可引起嘔吐，咳嗽等，應即暫停治療，或將劑量減小。

八、新斯銻波霜（Neositosan）

又名 Von Heydeıı 693 及 Bayer 693B.

亦為五價銻劑。

功效：治療黑熱病。

用法：製成二五%等滲溶液，作靜脈或肌肉注射。首劑〇·一克，以後漸增至〇·三克為最高劑量，每日注射一次，連續注射十日。全量約二·四—三·〇克。

毒性：毒性最低，治療黑熱病功效最佳。

九、福　錠（Fuadin）

又名 Neoantimosan 為三價銻製劑

功效：治療黑熱病及住血吸蟲病。

用法：用7%溶液，肌肉注射。治療住血吸蟲病時，第一日一·五西西（〇·一〇五克），第二日三·五西西（〇·二四五克），第三日五西西（〇·三五克）為最高劑量，以後每二日注射一次直至第十七日共注射十次，總量為三·一五克。必要時可注射十五次。一歲以下嬰兒可給與成人劑量之半數。較大者給與三分之二或四分之三成人劑量。

毒性：甚低，較靜脈注射之銻劑安全。此劑不致引起局部刺激，或壞死。無惡心嘔吐，或氣管刺激，及肝壞變等。

碘製劑

碘製劑之療效全賴其含有碘質。碘質與細胞之蛋白質結合，具有刺激及消毒作用。大劑量可引起碘中毒現象。因其被變為甲狀腺素故對於新陳代謝發生影響。碘質能促進分泌，並大部份隨尿排出。有機碘質在體內分解，作用與無機質同。中毒現象為腸胃不適，腹痛，泄瀉及循環衰竭，口有碘味。重時可有出血性腎炎。

十、藥特靈（Yatren）

又名 Chiniofon 為一有機化合物含碘二六·五—二八·九%。

功效：治療慢性阿米巴痢，可與吐根素（emetine）合用。

用法：口服〇·二五克膠囊，每日三—四粒，連服十日（一日最大量為一克分服）。休息一週後，必要時可再服。灌腸用二·五%溶液二五〇西西，每日一次同時口服碘化鉍吐根鹼（emetine bismuth iodide），連續十日。

毒性：無毒，但過量時可致腹瀉。患甲狀腺病及肝病者，不宜用。

十一、碘氯羥基喹林（Vioform）

含碘量甚高，約四一·五六%。

功效：治療阿米巴痢。

用法：口服膠囊〇・二五克每日三—四粒，連服十日。十日後必要時可再服。

毒性：低，與藥特靈約同。

膺鹼類

膺鹼為有機質，呈鹼性反應。純粹之膺鹼不能溶解於水，但其鹽則可溶。多係由高級植物析出，亦有用人工方法合成者。

十二、吐根素(emetine)

為衣必格之膺鹼。

功效：急性阿米巴痢，及其他內臟之阿米巴病，對於慢性及亞急性者，效用不佳，亦曾用以治療肝蛭・肺蛭等病。

用法：每日量不得超過〇・〇六五克（分為兩次注射）皮下或肌肉注射。一程不得超過十二日。必須再注射時，應有二—三星期之間隔。

治療期間患者應臥床休養。

毒性：本劑毒性甚大，損害細胞原漿，易致肌肉疼痛，無力，惡心，嘔吐，泄瀉等。心腎有病者，懷孕者，不得應用。對於小兒，除非其他藥劑無效，不得輕用此品。

十三、碘化吐根素鉍(Bismuth emetine iodide)

功效：急性及慢性阿米巴痢。

用法：口服，每次〇・二克，每日一次，晚飯後四小時，連服十二日。病人應臥於床上，服完後數日始可起床。

毒性：頗毒，但較吐根素輕微。

十四、奎寧(Quinine)

一名金雞鈉，自香膠樹皮析出。

功效：治療瘧疾。

用法：口服，救急時可由靜脈注射。肌肉注射極痛，靜脈注射可能引起血管栓塞。以往口服曾採長期療法以防復發，近已放棄。每日一・三克分三次服，連續七至十日即可治癒。如有復發，再行服藥。預防劑量為一日〇・四克。間斷預防法為每週服藥二日，每日一克分五次口服。感染機會過於嚴重之區域，或工作勞累者，可每日分服一克，連續數日。

毒性：耳鳴，耳聾，頭暈，心律不整，並有時嘔吐。此藥吸收甚速，排出亦速，三分之二被肌肉及肝等破壞，三分之一由腎排出，故應分劑服用，以維持一定濃度。

偶有特異敏感患者，中毒症狀特重。曾有因服〇・五克此藥而致命者。

十五、瘧滌平(Atabrine)

德國法定名為 Atebrine，以人工方法合成。

功效：治療瘧疾。

用法：口服，雙鹽酸丸劑，每丸〇・一克，每次（飯後）一丸，每日三次；連服五日。或每日二丸，連服八日。靜脈注射，每日總量〇・一—〇・三克，每次〇・一克溶於十西西蒸餾水內，徐徐注入。肌肉劑量同此。

預防劑量，每週總量〇・四克，分二日前後連日服，或間日服。亦有每日服〇・〇五克者。

毒性：吸收快，排出慢。約四十日始能排泄淨盡，故有蓄積作用。毒性較奎寧為大，但較撲瘧母星為小。服後時常微有腹痛，惡心。長期大量服用，可致精神變態，憂鬱，頭痛，失眠，幻想，精神錯亂等。半數患者服此藥時，因沉積之故，致皮膚顯黃色。

十六、撲瘧母星(Plasmochin)

人工合成。單獨應用無治瘧效力。其價值在能撲滅瘧疾之生殖體。

功效：治療瘧疾帶菌人。

用法：口服，飯後為宜。為治療瘧疾須與奎寧同服。一日量為〇・〇六克，分三劑服用，連續五日。若與奎寧同服，劑量應減半。

毒性：頗大。嘔吐，出汗，腹瀉，黃疸，體溫及血壓降低。面色發紺，及定氧血色素現象等。體弱者及患心腎肝病者，不得服用。

十七、石榴皮鹼(Pelletierin)

本劑為石榴樹皮及根中各種膺鹼之混合劑。石榴皮本身亦可用為除蟲劑，但對胃腸之刺激性太大，易致嘔吐，此藥價甚昂。

功效：除對短小絛蟲無效外，能麻痺絛蟲之肌，使之脫落排出。用以除治豬肉絛蟲，效力尤佳。

用法：口服，空腹用藥後一小時半至二小時，服瀉鹽一劑。平均劑量○．二五克，至大不得超過○．五克。

毒性：本劑對於神精系毒力特強，尤易損害視神精。大於療效之劑量，可致瞳孔放大，暫時或部分失明，上行麻痺等。兒童及孕婦忌服。

炭氫類

十八、四氯化炭（Carbon Tetrachloride）

功效：曾用以治療鈎蟲，絛蟲及薑片蟲等。

用法：口服三西西，威於膠囊中。清晨空腹服之，（前一晚晚餐應輕，並服瀉鹽。）一至二小時後服瀉鹽一劑。患者應臥於床上，瀉鹽發生效力後始可進食。

為預防肝臟受損，有於用藥前幾日注射氯化鈣或葡萄糖者。無脂肪之高醣飲食亦有用。服藥前後均忌飲酒。

同時患有蛔蟲及鈎蟲者，可合用四氯化炭及土荊芥油。

毒性：毒力大。有心肝肺腎等病者均忌服。

十九、四氯乙烯（Tetrachlorethylene）

功效：治療鈎蟲最為有效，亦可用以治療吸蟲類（薑片蟲等）。

用法：口服，劑量與四氯化碳同。同時有蛔蟲感染時，改用二西西四氯乙稀，並加一西西土荊芥油。

毒性：甚低，對於腸粘膜亦少刺激。服藥前二日及服藥後一日，在此期間內，應切忌飲酒。

二十、六烷雷瑣辛（Hexylresorcinol）

功效：治療蛔蟲，效力極佳，且最穩妥。亦可治療其他腸內圓蟲。因毒性甚低可用於幼兒，衰弱患者，不能應用其劇烈之藥品時。

用法：成人及十歲以上之兒童，一次可服一克，十歲以下者，每歲按○．一克計算。因能傷損口腔，必用膠囊威服。須空腹，服藥前必須加德準備。晚餐須輕，並服瀉鹽，次早空腹服藥，一二小時後再服瀉鹽一劑，五小時後始可進餐。蟲在大腸者，應上下齊攻。除口服外，並同時用灌腸法，午晚飯減輕，但不必全免。晚間先用肥皂洗腸以後，以○．一%水溶液約半公升（五百西西）灌腸，保存十五分鐘。三日後再用灌腸法治療一次。有時須重行二三次。

毒性：毒性甚低，可於短期內重行施用。

二十一、麝香草酚（Thymol）

功效：能殺鈎蟲。

用法：成人口服三克，分次服，忌油與酒。

毒性：具有相當毒性，初興奮神經，後抑制之。有心腎病者忌服。

二十二、山道年（Santonin）

自驅蛔蒿（Artimesia maritima）析出之有效成份。

功效：以往為驅蛔蟲之主藥。新藥毒性較小者已取而代之。

用法：口服，成人最高全量○．二克，兒童每歲○．○一克。服時不宜空服，因易被吸收，不惟無效，且易中毒。可配合等量之甘汞，全劑（成人不超過○．二克）於輕鬆之晚飯後五小時服之，次早服瀉鹽一劑。或每日早飯後服○．○六—○．一二克，連續三日。

毒性：中毒時有嘔吐，眩暈，視物作黃色，有時作紫色。嗅味及聽覺，偶亦有變化，甚者昏迷致死。（未完）

（上接第九面）

知其抗瘧效力與血中濃度成正比，故用法已屢經改良，第一日劑量應高至一克，使其當日即達到有效劑量。

第二次世界大戰，日本侵佔爪哇，英美奎寧乃感不足，於是大量製造瘧滌平代替，並發明多種新型抗瘧藥！Paludrine Chloroquine Pentaquine 等。

Paludrine 係英國化學家於一九四二—四五年所研究成功者，其化學構造與其他抗瘧藥迥乎不同，其抗瘧成效卓著，毒性甚低。且易於製造，故價值甚廉。據云其抗瘧效約三倍於瘧滌平，十倍於奎寧。

Chloroquine 係美國科學製藥廠所製出，一九四六年一月始行公佈。其構造介乎瘧滌平與撲瘧母星之間，作用與瘧滌平相類，但其效力大三倍，作用亦較久。毒性甚低。但百分之二十之患者，經本品治療時，顯有全身性或局部性之瘙癢症狀，是其缺點，間有發生紅斑，蕁麻疹或輕度之丘狀疹者。

Pentaquine 與撲瘧母星相近，但效力較大，毒性亦低。與奎寧合用可以防止間日瘧之復發。惟臨床經驗未多，尚在研究中。

衛生部

中央防疫實驗處

（中央防疫處）

出品

1. 青黴素（盤尼西林）
2. 破傷風類毒素，抗毒素
3. 白喉類毒素，抗毒素
4. 霍亂，傷寒，鼠疫，百日咳等菌苗
5. 牛痘苗，狂犬疫素
6. 無生熱質注射液

及其他一切預防，治療，診斷用生物學製品

價目表函索即寄

總處　北平天壇　電話　(7)1883—5
電報挂號　北平　7089

分處　雲南昆明西山　電報挂號　昆明7089

本期每本定價二十萬元

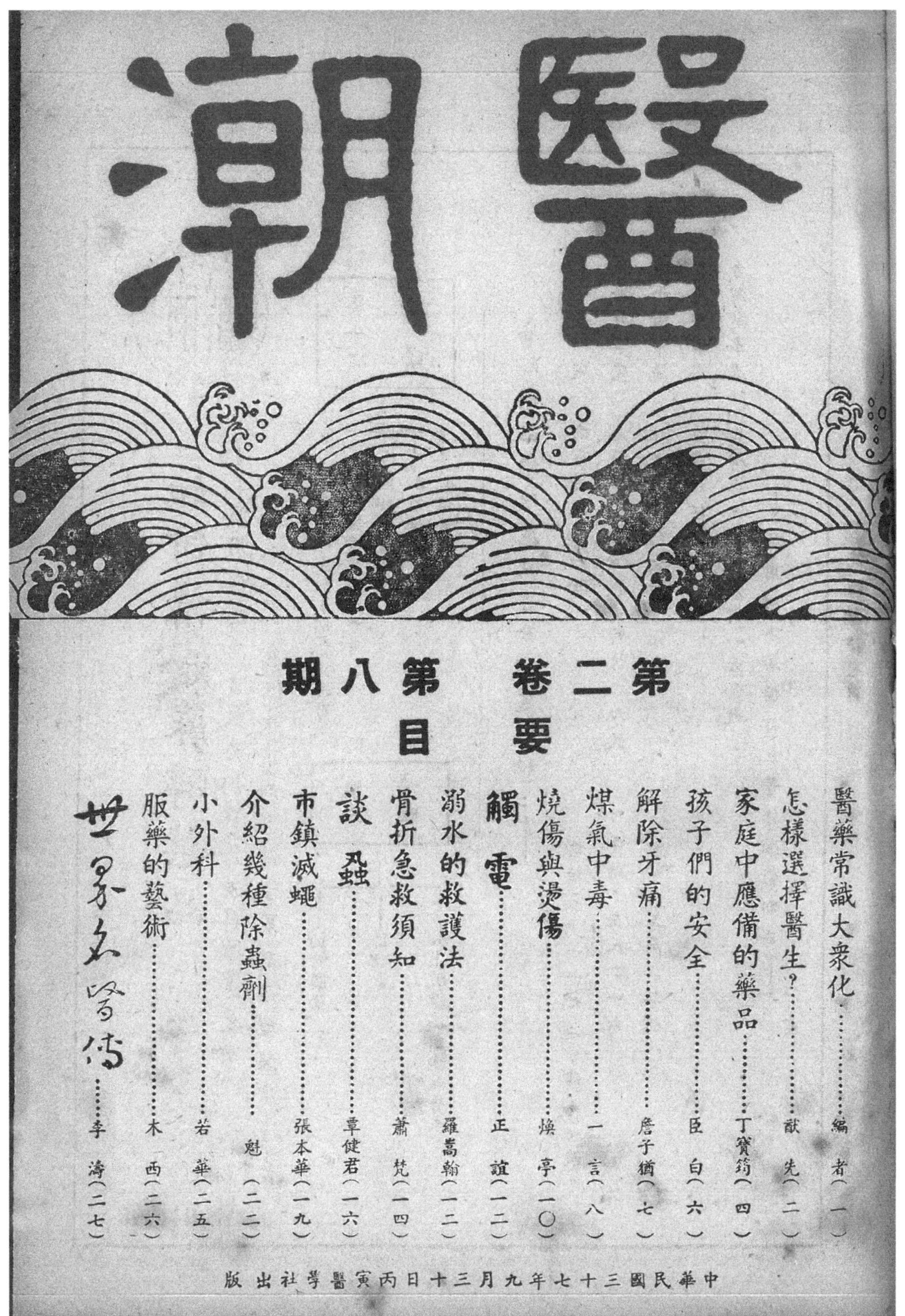

醫潮

第二卷 第八期

要目

中華民國三十七年九月三十日丙寅醫學社出版

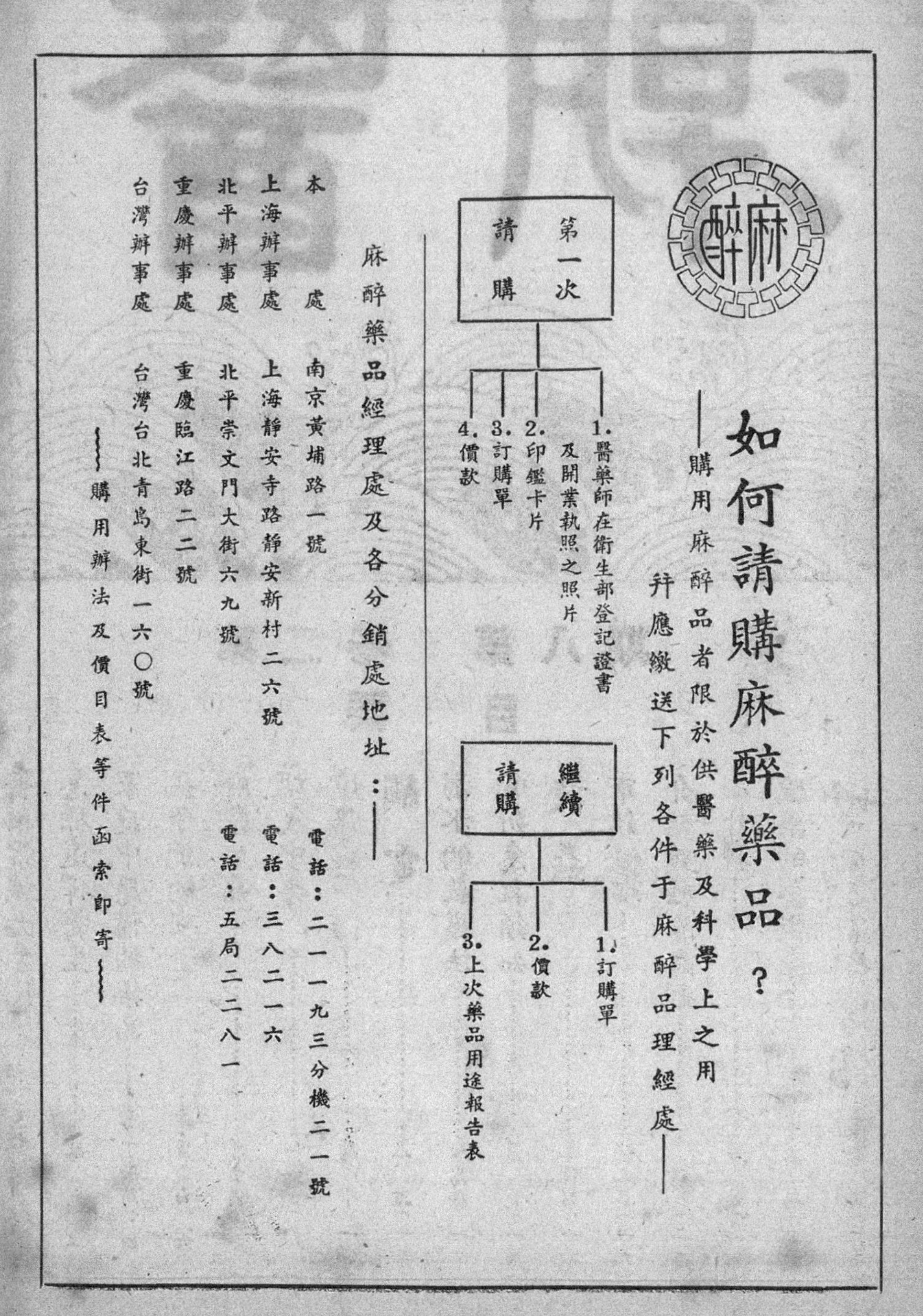
麻醉
如何請購麻醉藥品？
——購用麻醉品者限於供醫藥及科學上之用并應繳送下列各件于麻醉品理經處——
第一次請購
1. 醫藥師在衛生部登記證書及開業執照之照片
2. 印鑑卡片
3. 訂購單
4. 價款
繼續請購
1. 訂購單
2. 價款
3. 上次藥品用途報告表
麻醉藥品經理處及各分銷處地址：——
本處 南京黃埔路一號 電話：二一一九三分機二一號
上海辦事處 上海靜安寺路靜安新村二六號 電話：三八二一六
北平辦事處 北平崇文門大街六九號 電話：五局二二八一
重慶辦事處 重慶臨江路二二號
台灣辦事處 台灣台北青島東街一六〇號
——購用辦法及價目表等件函索卽寄——

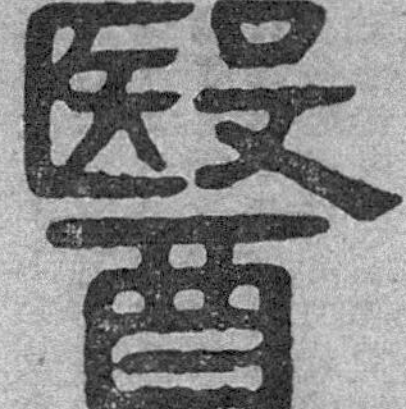
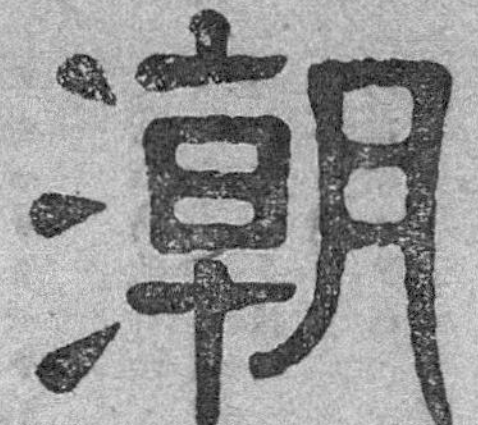

醫藥常識大眾化

順利的活下去，是每個人的慾望，也是每個人的責任。無疑我們應該努力於謀求生活的藝術，「怎樣纔能健康的生活着？」

人生的目的不是專為活着。人生以服務為目的，算得是最理想的了。但是我們必須先把握着「生」，然後纔能有「服務」的機會；更必須具有健康的心身，纔能表現服務的效率。不健康的往往反而成了社會的累贅，甚而形成了危害國家的蟊賊！

醫學是實用的科學，必須能應用到每一個人，甚而每一個人都能自行應用，纔算得是盡到它最大的功用。這個希望，雖覺遙遠渺茫，但絕不是不可能的。有了病再去求醫，總不如沒有病的好。沒有病時就要事先預防得病；有了小病，能使它由小化無，不容它擴大為患，並且改善生活的環境，糾正不當的習慣。這是人類應有的常識，更是常識中最主要的一部份。因着世界的文明進化，我們的常識範圍，無疑會擴展到這一方面去，而達到理想的健康。

醫學的知識是在一日千里的進步，許多以往所不知的，現在已經瞭如指掌了。雖然所不知道的仍是很多，而且醫學在各種科學中，還感覺到是非常的幼稚，但就所知的，若能應用在日常的生活中，其所能造福於人類的，已是不可勝計。大多數的傳染病可以希望絕跡，可以增加平均的壽命，促進工作的效能，提高整個民族的健康。

在一般的先進國家，目今的小學教育，莫不是一致的以健康為第一個目標了。較早於小學的教育結構，如幼稚園，托兒所等，自然更是要注意於幼兒的健康問題。實在要做到健康運動的成功，那就非做到醫藥衛生大眾化不可，深入到每一個家庭裏去。將醫藥所知的真理化為常識，融合在日常的生活中。

醫學本身也確是向着這一個方向發展。在以往的三十年內，預防醫學已經發出了燦爛無比的光輝，它的聲價遠超乎治療醫學之上。預防醫學的路線更明顯的已經從「消毒」及「清潔」等基本的工作，轉上了繁複的「教育」工作。人稱今日的時代為衛生教育的時代，說明了輸入衛生醫藥常識於民眾，是如何的被重視！

我國的醫界同道，特偏重了治療工作。各醫學院校亦多漠視公共衛生學科。為了迎頭趕上，國人急需醒覺，糾正以往的錯誤。要明白醫學是實用的，若不與民眾打成一片，醫學僅是一隻花瓶而已！

× × ×

怎樣選擇醫生？

獻先

安居無病的時候，少有人顧慮到會生病，以及生了病怎樣處治？及至突然真的生了病，常是手忙脚亂，不知如何是好！常見病家，請了中醫，又請西醫；將出了私人的診所，又進入公立的醫院，到處亂竄，就好似沒頭的蒼蠅一般。尤其在目前的社會，業醫者流品不齊，庸材碌碌，醫院的設備，大多是因陋就簡，處處搪塞敷衍，以致病人到處碰壁，得不到一個完滿的解決。

在一般具有衆多的開業醫師的社會裏，多有家庭醫師的辦法。家庭醫師，實際就是這一家的健康顧問。家中無論大小有了病，全請這位醫師來診治，他對於這一家的大大小小的健康情形，生活環境，這個人的心理狀態，個人病史，以及家族關係等等，因為經過長期的注意，全部都瞭如指掌。所以診治起來，究如識途老馬，駕輕就熟，較比一位生的醫師，要便利得多。若遇到有了重大的病症，超乎他的能力，他可以介紹專科的醫師或是轉入可靠的醫院。這種方式很像現今國內所通行的法律顧問一樣，若是一旦發生了疾病，就不至於手忙脚亂了。一位負責的家庭醫師，也並不是非請不至。在顧主家庭中沒有疾病的情形時，也要時常去探視，按期作健康的檢查，指導生活的常識，提醒時疫的預防，建議免疫的接種等等。這樣若是雙方合作得美滿，這一家就可以免除了疾病的侵襲，全家的健康得到保障。

在資本主義的社會裏，這是一種很好的制度。病家可以隨意選擇他們所信任的醫師，醫師為了爭取個人的營業，他盡力保護顧主的健康。一方出錢，一方出力，這本是一種很自然的交易。不過在我國的情形下，則困難很多。鄉僻的地方沒有醫師的蹤跡，有了病談不到就醫，至於較大的縣鎮，偶然或有一二個小藥房或診所，也許誇大其詞稱為醫院，但是主持的人常不是正式合格的醫師。假若是護士出身，那還算是很好的，因為他對於藥品的用法，護理的技術，衛生的常識等等，或許都有充足的知識，所差的是診斷。最怕是遇着一位江湖醫生，吹嘮起來，好似頭頭是道，骨子裏則處處欺騙。通都大邑，醫師衆多，然而良莠不齊，選擇起來，却要十分攷慮。

一位非醫界的人，自己對於醫學本沒有清楚的知識，要選擇醫師，確是很難。一位醫師需要學識，經驗，道德，三者兼而有之，纔稱得起是一位良醫。怎樣加以權衡呢？站在病家的立場，下列的尺度，

醫潮

第二卷第八期 每本金圓券二角

定閱 半年壹元 全年貳元

中華民國三十七年九月卅日出版

發行人 李振翩

編輯人 賈獻先

出版兼發行 丙寅醫学社

社址：中山北路二四三號德廬

信箱：南京新街口郵局一〇六八號

印刷者 衛生器材製造廠

代售處 全國各大醫院 全國各大書店

也許可以用得：

一、學識：知識是學來的。學校是傳授知識的所在。雖然一個學校裏有高材生，同時也必有劣等生，但是好的學校所產生的畢業人材，平均也必比較好些。可是一個醫學校怎樣算好？這又成了問題。師資是否完備，設備是否齊全？那是學校好壞的根本條件。比較容易衡量的，還是看這個學校所產生的人材，在社會上有怎樣的地位。

二、經驗：古訓「醫不三世，不服其藥」，也就是重視經驗的意思。一位醫學畢業生，在學校完畢了四年的課程，又實習了一年，他所得的祇是醫學的概要，必須再經幾年的實地工作與研究，始可希望成為一科的專材。三四年以上的醫院實地服務，是非常的重要。所服務的醫院如何？關係甚大。設備完善，床位衆多，並且有高明的上級醫師領導薰陶，自然見聞所及，容易獲益。一般青年醫師都爭着要入大醫院研習，也就是這個道理。國內較為有名氣的大醫院選擇醫師，近來也多是採用攷試制度。並且根據日常的成績，以定每年的升遷。所以在醫院內曾有悠久的服務歷史的，無疑是學有專長。

各醫學院校，普通都有實習醫院，以為教學場所。臨床主持人員全由各科教授等充任。低級幹部則無疑為本校畢業學生。將來師資即自此輩人員中選升，自然是擇優留校。所以醫學院校的附屬醫院學術風氣應當比較濃厚，臨床人材亦應當比較充足。既然為人師表，知能總當可觀。況且既肯從事清苦的教授生活，品格亦必不錯。

三、道德：在選擇醫師的條件，這一項應當佔第一重要的地位。德比才重要得多。科學醫學是一種公開的學術，凡是正式合格的醫師，雖然不無高下的分別，但所差不應過遠。道德方面的差別，却要影響到才識的發揮，甚而可能適得其反，都很難說。不過道德是抽象的，度量起來，相當困難。以下的幾點，或可供讀者參攷：

（1）不誇張　虛偽不實是醫者的大忌。故意對病家誇耀逞能，攻訐同道，這位醫師已經顯然不是一位君子的風度。萬萬靠不住。人為有機體，生理病理，奧蘊無窮，變化多端，初看似屬簡單，但中間可能發生意外的轉變。專就醫療來說，有奎寧治不好的瘧疾，有「六〇六」治不好的梅毒。但醫者之中常有胆敢包醫包治的。這種醫者不但道德欠缺，學術方面一定也有問題。至於大登廣告自我宣傳，或是倩人介紹，從旁吹噓，都不是自好的醫師所應出的。讀者萬勿信以為實。常見有「某人患不治之症多年，經某醫治癒」一類的鳴謝啓事，都是在故弄玄虛，騙人上當。選擇醫師決不可靠廣告，反而要認定凡登廣告，大事宣傳，或常被名人介紹或鳴謝的，倒有九分是欺騙性質，決不可請教這種醫師。

（2）重實驗　醫學已經進步為一種實用的科學。科學是尋求真理的。醫師診病，歸納病情，作一最後診斷，必須根據實證，不得空靠揣測。故檢查必須周詳，並佐以各種可能之實驗。我國舊醫，往往禁止病家報告病情，先行診脈，用些陰陽五行寒熱的術語，講出一套似是而非模稜兩可的病素，再與病家對證，以顯其能。相習成風，病家往往將患病的經過以及現在的症狀，一字不提，要等醫生來看出，以考驗他的本領。於是「醫」與「卜星相」在中國的社會裏，從來是被看做一流的人物。科學醫學到了中國，也一樣常是受到同等的待遇。將醫師視同巫卜，無異將性命當作兒戲。有道德的醫師絕不同流合汚，玩弄魔術欺騙患者。一定要按步就班的問病歷，檢查全體，最後並佐之以實驗室的檢驗，以為最後診斷的確實證據。有了診斷，再行對症下藥，根本治療。

（3）樂服務　醫的起源是由於博愛的精神。現今雖然是成為一種職業，但醫師們仍然不可失去其「仁術濟世」的本旨。病者應無分貧富一視同仁。醫療僅為醫事工作的下乘，醫者的責任不僅在治療已病的患者，更當保護未病的人，並且要進一步促進人類的健康。對於病人要指示調養的方法，對於病人家屬並要指示預防的道理。一面治療，一面教育。

根據以上的各點，讀者當可以瞭然怎樣算做一位好的醫師，又怎樣去選擇。不過這確是一件很困難的事。在醫學常識不足的人，往往避免不了被騙。最近內政部的一位參事，因為在報上看見一篇醫生自我宣傳的文章，其實內容是萬分荒唐，這位參事却信以為實，自以為遇到了國手。據聞這位醫生聲言有絕對的把握可以包治這位參事的痼疾。從包治一語我們可以知道他是遇到了一位江湖醫生。

家庭中應備的藥品

丁寶鈞

科學發達，人們的知識也隨着增進，對於疾病，常不免有自行治療的情事，許多家庭都備有一個藥箱，以備急需，這是一種進步的現象。然而卻也有不少人無辜的將生命捨在上面。我們當注意，怎樣的藥箱才是合理的。

疾病逃不了

人們的敵人不外三個，經濟，憂慮和疾病。經濟充裕則慾望可得滿足。社會安定，憂慮也隨之減少，但是疾病不是富有金錢，或一無所慮，便可避免，便可終身無病。卽使我們如何的講究衛生，注意營養，意外的疾病仍會發生。尤其是那些天真無邪的兒童，他們的生力如何蓬勃，朝夕不停的跑着跳着，許多意外的疾病，大則傳染病，小則跌傷捽破，是多得令人捉摸不到！如果家庭中備有藥品，可於醫師未到以前，先救一下急。

醫藥之缺乏

我們中國，雖然有幾千年的歷史，人民的健康却是在水平線以下。處在這科學昌明，醫學發達的世界，許多國外已經找不到的傳染病，在我們的國內，仍甚猖獗，每年喪失千萬的生命。這固然因為人民不講衛生，環境衛生太差，但更甚者，卻是缺乏醫藥。甚而有醫師的大都市裏，反而庸醫充斥，有良心的醫師太少。至於窮鄉僻壤，有病的無處醫，患病的只好去等死。這種極度缺乏醫藥設施的情形，絕不是一隻藥箱幾味藥品所能補救的。醫師治病，重在診斷，診斷確定，再對症下藥，有時則需施以外科手術。

小病可自醫

固然一有病便當立卽往醫院去就醫，但是有許多小病小傷，是可以自己醫治的，比如兒童們在園中玩耍，偶爾被蜜蜂螫了，雖然當時疼痛且腫起，却沒有嚴重到須立刻去掛急診號的情形，可以自己塗點亞摩尼亞，或其他的鹼性溶液就可以了。冷敷或熱敷可以幫助消腫。小的刀傷，捽破了點皮等，都可在家中自塗些消毒藥來醫治，不必非立刻往醫院去，除非是傷口太大，太深，需要特別的處理。傷口太深太髒的，務需要注射破傷風抗毒素，以預防破傷風。那就非到醫院去不可。

常識之重要

許多疾病的最初症狀相似，但嚴重的程度卻大有差異。比如兒童傳染病中，多是以傷風的姿態開始，又如兒童們因吃多了而胃痛嘔吐，和盲腸炎的疼痛很相似。兒童對於小疼痛便大哭大鬧，每每使父母心慌意亂，以為得了什麼急症。平常很乖的小孩，若是突然變了，那常是疾病的表示。發熱，嘔吐，驚風，都是症狀，而可能在許多種病裏都有。注意有甚麼特殊的症狀。咳嗽，嗜啞，流鼻涕，那是呼吸系部的症狀，不要以為是傷風了，就漫不經意。兒童所易患的傳染病，如水痘，天花，麻疹，猩紅熱，白喉，腦膜炎，百日咳等，一起頭的時候，都是傷風的症狀開始。這些傳染病中多一半都有預防或避免的方法，父母們當早為注射或接種預防針，使兒童不染這些病。同時父母本身也當多閱讀通俗的醫藥雜誌，參加衛生講演，增加自身的衛生常識，這樣不但可於慌亂中有分寸，同時可免掉兒女們無謂的疾患。

成藥之危險

藥品的選擇非常重要，否則中毒事小，喪命事大。我國人往往看見報章上所登載的什麼效力神速，一服卽愈的成藥廣告，便買來服用，人們但望其有迅速的功效，並且省去了請醫的麻煩，但不知服之不慎，可以致命，等發覺時悔之已晚。就如市上最流行之止痛退熱藥，服後使病人感覺舒適，以致使病人忽略休息或就醫治理，躭誤病情，至不可救藥的地步。否則服藥過量，可生耳鳴，惡心，暈眩，脈搏低弱，最後呼吸受阻亦可致死。這些都是事實。常言道：「對症下藥」，在你不明瞭所患的是甚麼病以前，又不曉得成藥內所含的成份以前，是萬不可亂用成藥的。況且藥商們的廣告，總是眩耀得過份，使人真假難分，極易上當。凡在有醫師可請的地方，有病時即延醫診治，切勿濫投成藥，致貽殺身之害。

許多人用蘇打來治胃病或消化不良，卻不知蘇打僅對胃酸胃痛有暫時效力，不能根治胃酸過多症，更不能統治一切的胃病。腹部疼痛可以用瀉藥來治，但是沒有弄清病情之前，往往有危險，就如闌尾炎的腹痛，如服瀉藥勢將引起闌尾破裂。同時多服瀉藥能擾亂消化作用。

咳嗽往往是呼吸系部疾病的警報，不可忽視。但是止咳化痰藥種類繁多，各有其特別功效，不是人人同服這藥便可止咳化痰的。

近來發明的磺胺類藥，因為其效偉大，應用範圍廣闊，很為一般人所信賴，幾為人人所知者。但不知此藥之毒性極強，有效劑量和中毒劑量相差甚少。有許多人服適當之劑量，已有惡心，消化不良等副作用，如果稍服過量則消化，泌尿，神經，造血等系統，均可中毒。所以非在醫師監視下，不可隨意服用，否則所予之禍不堪想像。

碘酒存放過久則其中的酒精漸漸蒸發，溶液隨之變濃，不適於塗用。藥瓶上的標籤或字跡會因日久而失落，或是摸糊不清，因為一時的疏忽或健忘，往往把外用藥，內服或誤投，鑄成極大的錯誤。

醫言之可貴

由以上看來，可知自買成藥，自服藥物的危險，更證實醫言之可貴。醫師不但能看清病情，並且知道藥物應服之量數與時間。如飯前飯後或每幾小時服一次，在我們看來沒有什麼緊要，總之是將藥吞進肚內，治病就是了。却不知這前後早晚多少的差異，關係很大，因為藥物一旦服入，其與身體內所起的作用是有其一定的程序。醫師們所吩咐的都是恰到好處，否則就會出毛病。希望我們切切不要拿病來試藥，更不要自作聰明，自患病起至痊癒止，步步都要緊遵着醫師的話。這裏所說的醫師自然不是那般利欲薰心以看病來養生者，而是那般捨己服務，看輕名利者。

經過上面的種種檢討，下面是一種最簡單，最基本的藥箱。

品名	成份	主治	用法
酒精	75%	消毒器械或皮膚	消毒棉花浸酒精，然後用此棉花擦手等。
二二〇（汞色質）藥水	2%	外傷破皮	用棉花棒醮少許塗於患處。
碘酒	2.5%	外傷紅腫	用棉花棒醮少許塗於患處。
硼酸軟膏	5%	灼傷或擦傷	塗於消毒紗布上，復蓋於傷處。
蓖麻油	一瓶	便秘，腹瀉	嬰兒一二茶匙，五歲以下半湯匙，成人二湯匙。
膠布	一捲	包紮用	
消毒棉花，紗布	數小包	包紮用	
口溫表 肛門表	各一支	試體溫	將水銀甩下，浸在酒精內幾分鐘後，以消毒棉花拭乾，用後照樣消毒，並將水銀甩下。
繃帶	數捲	包紮傷處	
小剪刀 手鉗	各一支		用前須於開水內煑三分鐘，或浸在酒精內廿分鐘。

這裏內服藥很少，留待讀者自己去決定。你所相信的醫界友人介紹過的藥品，不無可以儲備自服的，但對於病的診斷是一件極困難的問題。發冷發熱繼之以出汗，這很像是瘧疾，若是服了奎寧仍不痊癒就非請教醫生不可。這時因為已經服過奎寧，醫生在診斷也就不無困難。所以最好立下一個原則，就是非在不得已的時候，不要自行服藥。

瓶上的標籤用膠水黏牢，免得脫落，尤其是外用藥，最好用有顏色的瓶子，以資鑑別。盛碘酒的瓶子需要玻璃塞子。

吃剩下的藥若放在藥箱裏面，留待下次再用，一定要用墨筆標明藥的名字，劑量和用法，以免日久錯誤。未經標明的最好是放棄。

孩子們的安全

臣·白·

孩子常是父母，特別是母親的驕傲！

要是在晚上無事到公共宿舍前面走走，就可看到好些母親們，各人捧抱着自己的孩子走出門來，接受隣居稱贊和羨慕的話語。「你這毛毛長的多胖多乖啊！」「真漂亮！又白又胖！」這些話表面上是誇孩子，却同時也誇了母親，它正如夏天裏的一陣涼風，吹得她們異常舒服。

母親心裏總是希望孩子長得好，可是孩子們却偶或會有些「心數」。或是在台階上摔壞了腿，或是搖籃裏翻出來弄破了頭，或是給火或沸水燙傷了皮膚；輕微的流點血，留下個小疤兒；重的或竟要「破相」，孩子倒不一定在意，母親却先傷了心。破了相就不再漂亮了！其實像上面的一類意外事件，並非不可預防；多留心一點兒，大部分是可以不發生的。

有一部分不幸是與口有關係的。按照兒童行為的發展，在嬰兒期中，口除了獲取食物之外，還有一種功用；那就是認識外界物體的性質。小孩喜歡把任何東西放向口中，並不是好吃，却是利用口去認識外物，觸覺功能最初是集中在口部的。在手尚不能覺知物體的硬軟滑糙以前，兒童常借重那張小嘴去和外界接觸，這是發展的一個階段，不能避免也是不必禁抑的。

可是口是身體的門戶，也是疾病侵入的第一條大道。因此做父母的，不得不加以注意。一切不潔的東西，應該放在嬰兒所不能攫取的地方，以免他把髒東西放進嘴裏。太小的玩具，也不宜於嬰兒；比如珠子，小球，小鑰匙之類，因為很有將其吞下去的危險。至於藥物及含有毒質的東西，在家中一定得嚴加收藏，那些物品對於任何年齡的兒童，都有危險。

八個月以後的兒童，已經會玩了。這個時候他拿到一樣東西，就會不停地播弄，敲打，拋擲……這在心理學上叫做「知覺動作試驗」。兒童藉此，一方面獲得豐富的知覺經驗，同時又可試着做各樣動作，以測知自己的活動能力。所以兒童照例是「多手多脚」毫不停歇的。這一段時間裏的玩具，並不需頂精巧或貴重的東西；一張紙，一塊木頭就夠他玩上好些時，但在選擇時必須注意到一件事，就是要避免用可能傷害身體的東西，有尖端或銳角的玩具，容易劃破皮膚；粗笨的東西，或者要讓孩子打破自己的頭；易於破碎的東西如瓷的玩偶，也不相宜；鉛筆小刀，更不是他們所應有之物，稍加選擇，當可免掉一些意外。

小孩一到會走兩步路時，最惹人愛，可也是最麻煩，最難照料的時候。他自己會走會爬，就不大肯安分地坐着或躺下了。他可以從搖床裏爬出來，從床闌裏走到樓梯邊口，以前大人可以把東西放遠一點，到此時孩子會自己跑近他所要的東西去，因此闖禍的機會也就大大增加。凡是放置不穩的傢俱，都要拿開或放好。剛會走路的小孩，總要扶着東西行動，這原是必經的階段。要是桌子椅子不平穩，會使小孩攀附不牢而摔倒，造成不幸的事件。

有些地方是孩子們不該去的：比如廚房，那裏有好些危險的東西，又有油濺水燙的危險；絕不能讓孩子走進去。冬天的火爐，燒得通紅，孩子們是頂愛火的，可是不知道它的危險；一個不小心，跌倒在火裏或爐子旁邊，至少也是一個大疤；所以家裏要有小孩，爐子周圍一定得加上欄杆。如果家住在樓上，走廊邊不能去的，也許孩子們的小身體，穿得過欄杆的空隙；扶梯口也得加上屏障，免得他們摔下去。現在做公務員的人，宿舍廚房客廳全在一起，真夠「濟濟一堂」，孩子們簡直無處活動，或是動輒闖禍，那麼就把他放到屋外的空地上去，舖一張蓆子，儘他爬個痛快。

稍大一點的孩子們總想和大人在一起吃飯、桌子太高了，祇好讓他坐高凳子。可是這也得小心，凳子太高，重心不穩。孩子們天生好動，弄得不好就會栽個筋斗；有些父母把孩子吃的東西，藏放在高處，免得他們自己去取，却不知這並非好辦法，孩子知道了東西在那兒，常也想去拿，趁大人不在時，爬上椅子去；即使不摔倒，也可能拖下了別的東西，打在他們身上。所以凡不能讓他們拿的，就要鎖藏起

解除牙痛

詹子猶

「牙痛」是口腔病症狀之一，一個很含混的統稱。有時患者遭受牙痛的困擾，實則牙齒本身如常，沒有足以致痛的病患，而是受口腔內其他器官的影響所致；或者因牙齒痛而致一種牽涉性痛，引起頭痛，喉痛，或耳痛等。要辨別牙齒痛，本來不是一樁容易的事，為要使患者在無法就醫時，自行解除痛苦計，茲略述數種簡易方法，以備採用。

在應用這等方劑以前，對牙齒痛的辨認，需得知道一些。然在能就醫時，最好還是就醫，這是因為牙痛是最普遍的口腔病患的一種症狀，往往以為無足輕重，祇要有一二藥劑止痛，均有延宕求醫的傾向，直到疼痛加劇，則已吃苦不少，或惹起其他病變。

牙齒痛可發生於活的齒髓病或發炎的牙周膜，並在牙齒及牙周範圍以外的其他口部病患，可牽涉牙齒致痛。

祇有因齒髓炎而起的疼痛，應叫做牙痛。假齒髓炎，係由腦的損害或其他牙齒以外的病患，致患者感覺牙齒疼痛。

因急性或慢性牙周膜炎所引起的疼痛，非常劇烈。

因齒齦炎，齒冠周圍組織炎，如第三臼齒（智齒）傳染。齒根周圍或根尖周圍膿腫，上頜竇傳染，都可引起牙痛。有時牙齒是因為牙體表面的酸痛，此外神經痛，耳痛，三叉神經痛，都會影響到牙齒。有時是因為口腔手術後痛，顳下頜關節痛，鵝口瘡潰瘍。因口黏膜病患或受傷，或涎腺或涎腺管內的障礙等。有時是因為口腔內生了惡性腫瘤，因牙齒或其他的病灶傳染所致的神經炎，頭痛，神經痛或肌炎。因患潰瘍性口炎（奮森氏傳染），口頰壞死（走馬牙疳），或其他病患所致的疼痛，原因自然明顯。

以上所舉各項是可能致牙痛的原因，不是專業者，有許多病症是難以認識的，更說不上如何解除痛苦了！並在很多情形下，非施以手術，將病原除去，是不足以止痛的，因此，企圖患者自救，是不可能的事。然在若干範圍以內，為患者作自助之起見，故有下列可以自做的方法，弄不清楚的，還是以就醫為上策，免生意外。

一、關於牙體表面酸痛，多在幼年人牙齒的咀嚼面，受強有力的咀嚼作用，牙釉質漸被磨去，使象牙質裸露所致；或成年人的齒齦退縮，齒頭暴露，齒頸部的牙釉質和牙骨質甚薄或無，以致象牙質暴露而產生酸痛，間或因刷牙方法不當，過於用力，或所用牙粉內含銳利的沙質，將齒頸部牙釉質磨掉的緣故；有時是齒冠部份折損，露出象牙質，在這等情形下，遇冷遇熱或糖的刺激，即由象牙質小管傳導刺激，發生酸痛。多數人的齒髓很健全，於數週或數月後，齒髓表面產生缺乏象牙質小管的繼發性象牙質，阻塞原發性象牙質小管，酸痛減退，自然痊癒。在未曾自癒期間，可用百分之四十的蟻醛溶液，於擦乾裸露表面後塗上，可以減輕痛楚，應注意不要塗在口黏膜上去了，以免刺激；或用硝酸銀溶液塗上亦可，但這可使牙體變黑，最好不用。

二、齒髓炎多因深位齲齒使齒髓受害所致，其痛銳如刺，同側頭部有牽涉性痛，並時痛時止，初期懼冷，晚期懼熱。這最好在未發生痛以前，將齲齒充填，可以預防。如已患齒髓炎，可用小棉花球一個，浸上丁香油，塞入齲齒腔，是最有效的止痛方法；或用困碍濃溶液亦可，但須注意困碍溶液不可溢出齲齒腔外，以免損及口黏膜。

三、牙周膜炎所致的疼痛，鈍而跳，

（下接第十五面）

來，免得因之造出闖禍的機會。母親也許不能整天陪着孩子，可是也不能把他一個人留下來，恐怕萬一有什麼事情發生。非走開不可時，一定得托付可靠的人。大三五歲的哥哥，還不能招扶弟妹；大老的外婆，也照應不來。美國有專門為人照管幼兒的人，中國還沒有人做這種工作，因此母親的責任更大！

孩子沒有長成的時候，正如一枝嫩苗，有好些受危險受侵害的機會，這些多半是小地方或小事情。但是小心一點，也還是注意得到。在幼年，孩子的安全，是掌握在做父母的手裏！

煤氣中毒

一．言．

每年到了冬天，各地常有煤氣中毒的悲劇發生，報紙上對於這種悲劇演出的經過，常常報導得很詳盡。各種書籍雜誌上間或也登載關於煤氣中毒之預防及急救等文字；社會上實在有很多人也知道煤氣是有毒的，但是中煤氣毒者往往幷非全是無知識的，因此我們感到一個人不相信，或者不能應用自己所獲得的知識，那是異常可悲的事情。同時更覺得健康生活的知識和習慣，不僅要用來利已，更重要的是用來利人。猶之冬天我們走進隣居或者朋友家裏，見他生着沒有烟窗的煤炭爐子，房間裏通氣又不良，我們毫無保留地提醒他說：「當心煤氣中毒啊！」

原因——養氣轉運失靈

煤的燃燒是由於空氣中的氧氣和煤的炭素發生化學作用才生出熱度。燃燒的結果是變成了炭氣。二氧化炭氣阻礙呼吸，如果空氣中含得太多，就發生鬱悶及呼吸不快之感覺，使你非立即離開這種環境不可，因此二養化炭氣並無直接害處，一般人以為二養化炭氣是煤中毒的原因實為大誤。人體的生活端賴吸入空氣中的養氣和血中的血色素結合，由血液的輸送到身體各部，作為供給生命活動的養料，但是一養化炭氣也能與血色素結合，幷且比養氣與血色素的結合力要高三百倍，結合之後又不如養氣那樣容易分解，同時因為血色素與一養化炭結合後不能再吸收養氣。身體各部組織既得不到養氣，自然工作停止，因此發生中毒窒息現象，據研究所得，血色素百分之三十被一氧化炭氣結合時，人即漸失知覺。到了百分之五十以上時，即要危及生命，空氣中如含有百分之〇•四之一養化炭，經一小時即可致命，更濃時立即昏倒迅速死亡。Kinnicut氏謂長時居留於百分之〇•〇三的一養化炭之空氣中即可死亡，含百分之〇•二時可以殺死各種人物。人在百分之〇•〇七至〇•一二之空氣中經半小時，其紅血球之四分之一已不能與養結合。足見煤氣中毒的原因，是由於吸入一養化炭後所形成的養氣轉運失靈。

預防——取暖莫忘通氣

煤氣中毒常見於工廠礦區的家庭，冬天則多發生在燃煤炭取暖的家庭，一般說來，窮人多於富人，因為後者可以用水汀壁爐火爐等新式取暖設備，雖然有時候也因為新式取暖裝置有損壞裂隙而致一養化炭溢出發生危險，但是這種例子究較少見。而窮苦家庭應用無烟窗之舊式爐灶，常常是取暖帶作飯一舉兩便，如再將房門窗戶緊閉，不注意通氣的話，中煤毒是必然的結果。同時因為一養化炭為無色無臭的氣體，人吸入中毒時往往不自覺，這種情形，尤多見於夜間，常常是全家中毒死在床上，第二天始被旁人發覺，情況之慘是不忍想像的。這裏簡單的說出預防煤氣中毒應注意之點：

一、預防室內有過份的煤氣，最好用帶有烟卣的煤爐，同時時常注意檢查在室內之一節煙卣是否有裂隙漏氣。

二、無論怎樣冷，萬不可把窗戶及房門緊緊關閉，必須留一個通空氣的地方。夜間必須開一扇卣戶睡覺。

三、一間小屋子內，不能使用一個很大的無烟窗的爐子，煤爐加煤時不要立刻拿進屋裏，必須等所加的煤完全燒紅後才可以拿進去，特別是臨睡切不可添上生煤。

四、不要相信毫無科學根據的預防方法。在爐旁放置些白菜，松香，蘿蔔等以預防煤氣全不可靠。有人說在屋內放一盆石灰水即可吸收一養化炭，那是張冠李戴，誤把一養化炭當作了二氧化碳，千萬不要冒險嘗試。誤人誤己。

此外使用炭盆以燃燒新炭（或稱木炭）取暖的，一樣要

人工呼吸法

綺．文．

人工呼吸法又名回生術或稱復蘇法，即對於呼吸已停止之人，以人力使其胸廓交互縮張而營自然之呼吸作用。若呼吸停止的原因為淹溺，電擊，煤氣中毒，自縊等意外災害時，施用人工呼吸法多能起死回生活人性命。凡為醫師大概都會使用這個法實，因為方法簡單，一般民衆亦極易學會；而尤當上述意外災害發生後，人

放出一養化炭，而且像這樣發生中毒的例子也不少。不要因為自己少於見聞，就置之輕率忽略！

急救——要快不可急

除特殊情形外，通常發現煤氣中毒時已經太晚了，或者中毒者已死了許久，似此則無急救可言。如能及早發覺頭痛，頭暈，及四肢無力呼吸促迫等中毒現象時，或者中毒者呼吸停止不久，你應該趕快按照下列方法急救之：

一、快把窗戶打開以除去毒氣換取養氣。

二、快把中毒者移至其他空氣流通的房間把衣服鬆開以免妨礙呼吸。但切忌將病人置於露天底下受凍。因為中毒者往往不死於煤氣而死於肺炎；總之急救的工作要快不可急。一急就要鬧亂子。

三、如呼吸停止不久須急行人工呼吸，如窒息過甚呼吸尚未停止，亦宜施行人工呼吸。

四、快請醫師治療，諸如養氣與一養化炭的混合吸入解毒及強心與奮劑之應用等，都是醫師的事。

五、中毒者經急救清醒後，必須有適當之休息及體溫之保特。藥物多無大效。

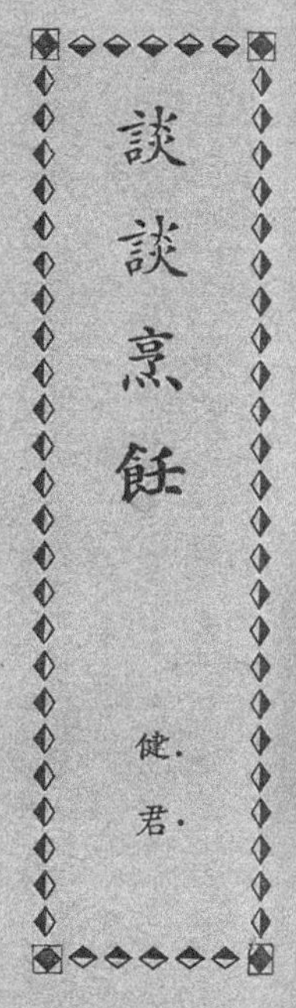

談談烹飪

健君

一個錯誤

「吃飯難！」通常是由於經濟或社會的原因所發出的吁嘆，如就營養的觀念看，吃飯也不是一件容易的事；隨着近代營養科學的進展，人們開始瞭然食品對於人類的發育及健康關係的重要，這擴大了以往「果腹」「充飢」的境界，現在所謂完美的膳食，是包括了幾十種原質，如十八種錏基酸十多種鑛質還有什麽維生素炭水化合物，水，脂肪及其他之要素。吃飯問題是這樣的複雜微妙，恐怕是我們祖先所夢想不到的。不僅如此，在烹飪方面也有了不少的新認識。中國的烹飪雖然聞名於世，已成為古老藝術之一，但論科學程度則極幼稚；即是說在烹飪的方法上，太着重了「可口」二字的講求，而忽略了營養與衛生的條件；多少食品經過烹飪手續後，而引起食品傳染食品中毒的不幸事件，這種錯誤在中國無論是飯館酒樓或家庭團體中皆極普遍。要改正却幷不困難，原因是大多數人對烹飪很感覺與趣。

熟食有益

在今日預防醫學中預防傳染之力幾無第二法可與倫比；因大多數人類致病微生物皆能死於熱力，真正的毒素在攝氏七十至八十度之溫度間卽遭毀滅。據美國動物實業部之試驗，寄生蟲中如旋毛蟲祇須經攝氏五十五度卽死，囊蟲及絛蟲之幼蟲能死於攝氏五十二度，所有無芽胞的細菌，熱至六十度卽被殺滅。就營養方面說，熟食肉類可使結締組織柔軟，蛋白質凝結，又能破裂及軟化蔬菜的纖維及經絡質，復能澎漲爆裂澱粉穀類中不可溶性之澱粉，變成糊精，此皆有助於食物「可口」及消化吸收。不過較新的營養學證明，有些食品如蔬菜，水菓，生食自有其利，因此類食品經煮熟後要損失一部份鑛質及滋養份，特別是減低了防壞血病的丙種維生素。補救的方法，關於水菓的消毒祇要是未經切開或腐爛的水菓，浸入開水中

工呼吸法的施行均為刻不容緩，若必須候醫生來或送至醫院始施術則多數已延誤不救。在無醫可請之窮鄉僻壤，若無人施術，則結果必然更慘！故在應急與實用上言之，人工呼吸法的施用，一般民衆比醫生或更為重要。俗話：「救人一命勝造七級浮屠」救人性命的事情大概誰都樂於為之，不過有些太不容易做到，像人工呼吸法——這種小技，若學會使用，

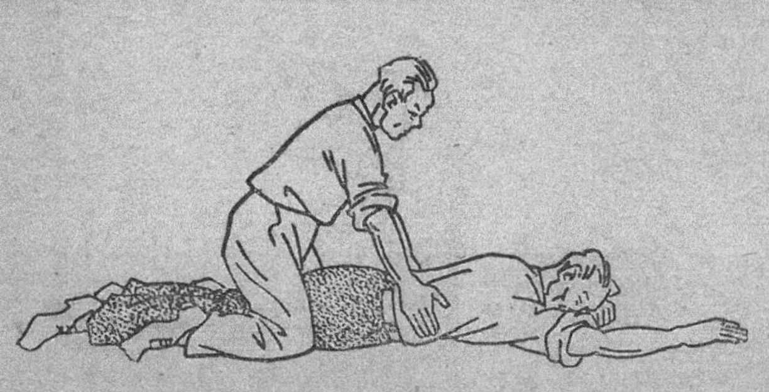

燒傷與燙傷

煥亭

身體受高熱而起之外傷，可分為燒傷與燙傷二類，前者由於乾熱力如火燄或灼熱之金屬固體及太陽光X光線，鐳錠光線，及雷電等所燒傷，此外化學藥品如強酸，強鹼所致之外傷亦然。後者由於熱油，沸水，蒸汽所致。故燒傷等於身體組織之烘烤，燙傷等於組織之煮沸，實際上二者在症狀上極其相似。通常受高熱而起之外傷多按其深度而分期；如德美學者分為三度：第一度為紅斑性，第二度為水泡性，第三度為壞死性。英法學者分為六度：第一度皮膚變紅，第二度皮膚起泡，第三度皮膚之表層被毀而露出肉面，第四度皮膚全毀，第五度皮下軟組織已毀壞肌肉受傷或毀壞，第六度焦傷達骨或全部壞死。此類分期法並無大用，因臨床所見大都各期並存。

十秒鐘，去其外皮即可生食。至於蔬菜仍以熟食為宜，應予注意者，如洗菜時先洗後切，并盡量少棄外層菜葉，熟煑時熱度宜高，時間宜短，在可能範圍內以炒菜法代煑蒸法，這些都能減少維生素及鑛物質的損失。

有些食品天然的含有抗熱的毒劑，如毒蕈類的蕈毒素，毒哈貝的毒素等雖長時間煑沸毒素亦不被破壞。我國社會最多見於食蕈類中毒者，常演出家庭的悲劇。有毒蕈類的特徵，如顏色美麗光澤，夜放磷光，和銀器接觸的時候，能使銀器發黑，總之遇到不常見的蕈類千萬不可亂吃。此外大塊的食品常見外表雖熟，內部仍生；煑熟之通心麵，其外面雖燒焦，如其中有傷寒菌存在則仍然未被殺死。實驗證明，煑熟的肉類，其中部的熱度，必至攝氏六十至七十度始稱安全。

選擇烹器

良好烹器之條件，應該是（一）不變食品之滋味，（二）不產生有害身體的物質，（三）不損害營養成分。銅製烹器最不足取，因銅質能促進丙種維生素氧化而損失，且銅製器易生銅綠，雖不甚毒，但對人有害，酸性食品及牛奶蔗糖皆不可置於銅器中，因酸可以溶銅。油類中之脂液及軟硬脂酸皆有溶解作用。鐵錫鎳所製之烹器比較合用，尤其是使用鉄製烹器，人類可從中獲取一部份鉄質。含鉛質之烹器必須不被酸化者否則易致鉛中毒。玻璃烹器不能溶化故最為合用。食品之烹於金屬器中必含有若干金屬質，此質常溶化而成各種鹽類或金屬形或與食品化學組織相混合。但少量之鉛、錫、鎳由烹器侵入食品，對人無傷害。一般平民家庭中所使用的陶器烹具價廉安全，頗值推廣。

烹飪方法

烹飪的方法隨各地習慣不同，亦因各人而異，俗語所謂：「千個師傅千個法」。在中國最常用的不外煑炒煎燉四大方法，運用之妙除求其合味外尚求其合理：

煎：油煎能使食品迅速失去水分而收縮，有些食品經此一煎即香脆可口，如係肉類煎之則外部凝結，外乾而其質不失，油煎魚類亦然。惟水菓蔬菜切忌煎爆。南京某名菜館有煎香焦一點心，水份被奪食之全失其原有之鮮甜，且維生素幾損失殆盡是亦暴殄天物了。

（下接第十三面）

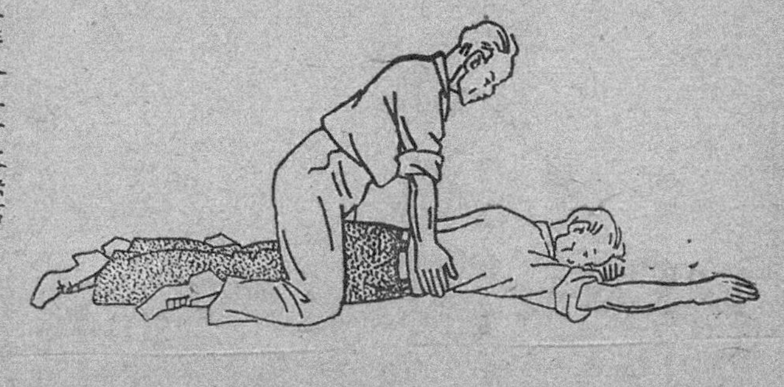

豈非人生一大快事。

人工呼吸法之術式頗多，最好之術式為喜夫耳氏之俯壓法（prone pressure method）乃將肺中之氣壓出更藉胸部天然彈力性而吸入。施行時應注意之點如次：

一、取出口中異物如烟艸假牙等。

二、於人工呼吸開始時，助手應即鬆解病人上身衣服，且當使病人溫暖。

燒傷與燙傷均能發生廣闊之創傷，其損害的程度，依所受之熱量及時間之長短而定，在臨床上常見之危險經過有三：

（一）休克：休克亦稱震盪症，即精力猝然衰竭。無論何種程度的燒傷與燙傷，多少總有些休克症狀，不過有時輕微得差不多看不出，有時重篤至立使傷者猝死。輕重之程度與受傷面積之大小成正比；第一度如超過全身面積三分之二以上，第二度如超過三分之一以上，小兒超過七分之一以上均甚嚴重。年齡愈幼危險愈甚。據統計燒傷與燙傷死亡之百分之四十五係自初生到五歲的小兒。又軀幹較四肢受傷為嚴重，尤以胸部腹部為然，因易波及重要臟器。受傷深者不必然即危險，反之小而淺之傷易發生重篤的休克，因淺層較深層者疼痛更劇烈。故疼痛愈烈者休克症狀亦愈重。

（二）血毒症：二十小時或四十八小時乃至二星期，突然高熱發作，脈膊頻數，此為大量毒素吸收而成，此期中易發生各種合併症，如受傷局部發生高度之續發性創傷傳染，則更現敗血症而危及生命。

（三）瘢痕：傷痂脫落，新生肉芽而漸趨治愈時，往往起瘢痕收縮，尤以指間及關節屈曲面貽害最大，常致機能障礙。

燒傷與燙傷治療的一般原則相同，輕者敷裹傷處送傷者就醫。重者即延醫來診或急送醫院，對於傷者究應先預防休克或先敷裹傷處，須加斟酌，如兒童有大燙傷者，則應先施預防休克而後包裹傷處，預防休克法如使傷者靜臥避免喧擾，鬆解傷者衣服保持溫暖，給飲以熱茶或咖啡，如休克已現，則以早得醫師或即入醫院為宜。關於局部處置，亦視傷之輕重及當時情況而定。如傷在手足疼痛劇烈及適當之敷料尚未覓得時，可浸傷部於一盆冷開水中，如重炭酸鈉（小蘇打）就手，可加入少許。我國民間舊俗每遇燒燙外傷輒喜在傷部塗抹醬油或浸入冷水中，無知的人，更或敷上大小便或污泥水等藉止痛於一時，但其後果則不堪設想了。

安全的局部處置方法，當傷部僅發紅斑時，可塗以油質之物，以防外來之刺激，如橄欖油，魚肝油，或凡士林，或其他無刺激之油質均可，猪油或麻油菜油花生油等為廚房之必需品能以順手取用亦佳，但煤油桐油有刺激性不可塗用。其已起水泡者，則用消毒之硼酸水或冷開水輕拭之，然後施以水泡之處置，水泡小者不必挑破，水泡大者可用剪刀自水泡之基底處剪破，輕輕壓去其內容水份，（刺破水泡等事最好由醫師行之）但表皮不必鉗去，然後貼以硼酸軟羔再纏以繃帶。若傷部已燒焦或壞死，則消毒處置尤宜嚴密。

化學藥品如硫酸等酸類藥品所致之燒傷，可用鹼性溶液如：阿莫尼亞或炭酸鎂液拭抹。反之鹼性藥品如：苛性鈉等所致之燒傷可將傷部浸入淡酸溶液中，家庭中取用最方便之酸液為食醋與水各半之液，否則以純水冲洗亦可。

至於其他應注意之點，如多給傷者飲水，安臥靜養給予富有營養之流質食物，如傷部劇痛可設法減輕，止痛藥劑宜由醫師處方給服。當局部傷痂脫落之際，若血管破裂有出血情形，則施以血管緊紮。若其瘢痕形成畸形，或有遺致機能障礙之虞者，應切除施行植皮術。若手足肢部壞死陷於焦炭絕無保存希望時，宜即施以截肢術以保全性命。此固醫師之職責，於傷者尤貴有這種常識。

三、人工呼吸法應於發生意外附近地點行之。呼吸未恢復前不可遷移，且移動時人工呼吸工作亦須同時進行。

四、患者知覺未完全恢復前，不可給予飲料，喜夫耳氏法 Schafer's method（如一、二、三、圖）

五、施行時，不可過用暴力致起肋骨骨折之危險，是於老人尤然。

（一）使患者伏臥（面向下）

（二）轉其頭偏向一側；牽兩手臂向前，屈其一臂，以代枕。

（三）救者面向患者之頭部，跨其身旁跪下。

（四）平放手掌於受術者之背下部（在最下之三四肋骨上）兩側如一，拇指向內靠近脊柱。

（五）救者俯身向前，手臂伸直，且穩定不變的壓之。（如圖二）如此可將空氣自其人之肺內逐出。

（六）鬆其壓力，身體退向後，（如圖三）俾空氣進入肺內。

（七）兩秒鐘後身復向前，如此週而復始，每分鐘約行十二至十五次，每一完全呼吸約（下接第廿五面）

觸電

正誼

在一般意外傷害事件中，觸電是很普通的。據美國 St. Louis 城調查工人所受各種災害的危險情形，觸電佔百分之二·三。據美國十二個保險公司的統計，在各種專門職業的災害死亡中，以修理電線與海底電線接線者為最多。這說明即使在人民教育水準較高的國家裏，觸電的慘劇仍屬不可避免。我國電氣工業尚未發達，因此電擊尚不致成為工業上常見的飛災。但是相反的，却多見於一般有電力供應城市的社會和家庭，因用電不慎引起火災的事情更是司空見慣。被傷害的大多數是對電學絕對外行或一知半解的人。由於竊電不慎而罹禍的例子尤多。儘管中國社會上竊電的風氣頗盛，然而竊電畢竟是要偷偷摸摸的進行，如果竊電者對電的認識和經驗原本就不大高明，加上竊電時緊張的心理，怎能不出毛病哩?!僅僅由於好奇心的驅使而觸電霉頭的例子較少。至於因為救護觸電的人，自己也被擊倒的事情幷不少見。這種人論義勇則有餘，論知識則不足。因此我想：如果我們真的能迎頭趕上，一切電氣事業飛速發達，短期內我們也有了像英美國家那樣電化的農村，人民的生活固然是進步改觀，但是觸電的事情必日益增多，原因是我們的國民教育特別是科學教育，是否也能配合進步呢？當然我寧願我這是不必要的杞憂。不過無論怎樣說，觸電是近代西方物質文明帶來的一個不大不小的災害。

雷劈之謎

「天打雷劈」百餘年以前，世界上任何人都曾經這樣的迷信過。而且確有不少的人是在「天打雷劈」之下犧牲了性命或被燒得全身焦黑。歷史記載着，多少人曾在雷電交作的時候，跪倒懺悔或祈禱。自從狄洛馬氏的實驗研究，才知道雷電的發生是由於下雨時，空中陰陽兩電互相吸引互相擊撞所致。這與千餘年以前所知道的「琥珀吸芥」磨擦生電的道理完全一樣。當天空下來的電火迫近地面的時候，如果碰到人蓄就要發生，如接觸強電流所致之相似的悲慘結果。說「雷劈」就不對，實在是電擊。接着富蘭克林又發明了避雷針，從此人們始正確的認識了雷電，知道雷

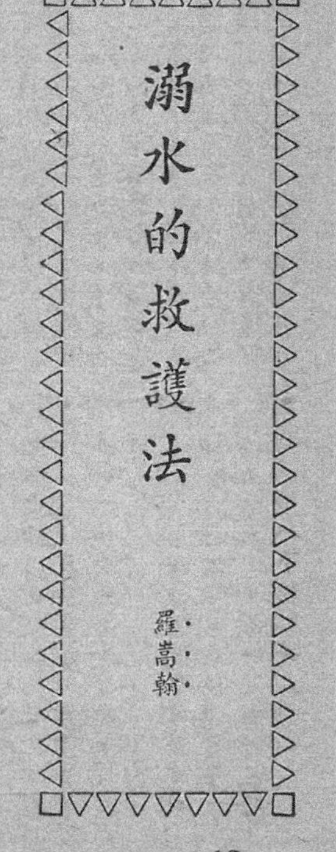

溺水的救護法

羅嵩翰

當着暑氣蒸人，炎日困人的夏天，游泳可算是一種最時髦而最快活的運動了；可是有許多可怕的悲劇，也是從游泳中得來的。語云：「善泳者溺」。因為即使是善泳者，當他入水的時候，有時可由水流過急，或兩腿的肌肉發生痙攣，以致不能浮起水面，行自由的呼吸，結果可由窒息而死。至於初習游泳的人，如果沒有善泳者作伴，則失足溺死的，更屬「司空見慣」了！筆者想起，以前有李姓兄弟兩人，同在一個中學校裏讀書，學校旁邊有一條小河。某日，年長的哥哥跳入河中學習游泳，入水後，就不能浮起。因他的弟弟不敢下水，只得向附近的老百姓處求救，後來找到一個善泳者，把溺者拖出水面時，呼吸已經停止了。再把他抬進學校裏，去請醫師急救，雖然施用人工呼吸法，也不能將他救活，因為救治得太晚了，豈不是「一失足成千古恨」嗎！類似的慘事，各地每年都有發生。所以一般人在平時應該熟習救溺的方法，在發現溺者的時候，即使沒有醫師，亦可如法施用，以免貽誤時機！

原來救護溺水的方法，是很簡單的。就是有人下水後，如果不能浮起，一經將他救起，就該解開他的濕衣，用布拭淨口裏的泥沙或水藻。救護者平坐着，將溺者的腹部俯置於自己的膝上，使他吸入的水份，從肺裏流出來。再將溺者的臉孔偏放着，用紙捻子或羽毛刺激他的鼻孔，促他呼吸。若是沒有效果時，就該準備着施行人工呼吸法了！

怎樣準備呢？就是，先行寬解溺者的衣服，使上半身露着。用手帕或布片裹住他的舌頭，把它牽出來，固定於口外，免使防礙呼吸。次使溺者取腹臥位，腹部墊以圓柱形的枕頭（用衣捲，

電交作的時候，不躲在大樹下，不逗留在高屋子或山頂上以期獲得安全。同時避雷針也被廣泛的使用着。然而這種常識在中國幷不普遍，今天多少父母對孩子還是「雷公電母」「天雷報應」……那一套庭訓。這讓中國人於接受西方物質文明帶來的災害外，再多一個受雷電襲擊的機會。

急救而復蘇

人被電擊後，多數是立卽死亡，其快速與殘酷遠超乎人們的想像。不過急救者如能做到機動，細心，忍耐這幾個字，多能使傷者復生。如雷電擊傷，急救者只能做到將傷者移於避風雨處然後施以救治。至於強電流擊傷，急救者首先要做到的是如何將傷者自電流處移開。幷能確保自身的安全。因此特別須要機動與細心。欲將傷者自接觸電流處移開，可按下列三法行之：

一、將電開閉器（電鑰）轉閉，此為最迅速最安全的方法。如開閉器不在出事處之附近，或尚須臨時尋找開閉器，則不免延遲誤事，可行第二法。

二、急救者立於絕緣體上，卽立於電流不能通過之物上。如乾燥的橡皮底或縐紗底之鞋。乾燥是惟一的條件，因不論何物，潮濕時皆易傳電，急救者當時若適着此種鞋可將觸電者用猛力推開。或用避水布摺叠數層作為地墊，立於其上，木板，玻璃亦好。手持乾燥之木棍將傷者推開。

電擊後，傷者可發生兩個現象，一為電休克，一為電燒傷，所謂電體克，卽人於受電擊後卽現精力衰竭之現象，此為電擊主要的死亡原因。就電流的動作而言：（一）使呼吸中樞停止活動，卽觸電者昏倒呼吸停止。心仍跳動片刻，血凝循環不止。（二）電流影響心臟，卽電流經心臟，使心臟營一種不規則不協調的顫動；心臟既不能擠出適量之血液，故心臟工作實在等於停止。為喚起呼吸中樞的再生，及回復心臟正常的跳動，均必須立卽施行復蘇法。（亦稱人工呼吸法）關於復蘇法本期內有專題討論，電燒傷亦按一般燒傷處理。惟必須注意者，復蘇法須持續的反復的施行，因此急救者此時須再付之以忍耐。觸電者時常在呼吸復元後又停止，故於發生意外十二小時內應隨時注意，如呼吸再停止應再施行復蘇法，有人用淨氣吸入可防止此種後期呼吸力竭，有此設備的醫院不妨一試。

草捆等），將溺者的頭偏向一側，兩足幷行伸直。於是施術者就跨跪在溺者的股部兩旁，伸直兩臂，將體重支於兩手上，兩手的拇指向內，其餘四指向外，以掌貼置於溺者的肋弓，而施行壓迫，胸廓卽稍被壓縮，使空氣自肺中流出。休止約二秒鐘，然後施術者將上身向後移動，使腰部直起來，則壓力完全除去，由溺者胸廓的彈力而使肺部再行擴張，則空氣可流入肺中。如此反復操作，每分鐘約十八至二十次。如果只靠一個人施術，有時會感覺疲勞，以致不能持久：所以要有幾個人輪流施行纔好。不過在兩人替換的時候，千萬不要中斷施行。如果發現溺者已有自然呼吸的聲音，面部變紅，脈搏亦能觸到的時候，就可停止施術。不過仍須有人看守，以防呼吸中止。同時用手持乾布片摩擦溺者身體各部的皮膚，使他保持溫暖。非要等到溺者重新有了知覺後，不可給喝濃茶咖啡等類興奮劑。這時若有醫生來了，亦可施用可能的藥物。若人工呼吸持續四五小時，仍無效果，則可認為無法救治的了。

（上接第十面）

煮：蔬菜不適於煮，亦因熱可破壞維生素。如與其他食物配合時則須俟其他食物煮熟時放入，短時間卽須取食。開水煮肉可保存香味，冷水煮肉可使肉湯濃稠，且肉中已溶化之蛋白質及精汁流入水中，故「不會吃，吃肉。會吃，吃湯。」確屬經驗之談。沸煮過久能使肉類纖維堅固，且一部份鑛質亦流入水中，這種情形以蔬菜為甚，故凡遇菜湯，勿忘多喝！

炒：俗語：「涼拌熱炒」可見炒菜以熱為主，因鍋紅油熱，可使食品表皮凝結，與沸煮之初步相同，此不僅增強滅菌力，且可保存食品之香味與液汁。油炒羊芋等澱粉食物因熱度較高實較充分烹煮為便。如鍋油熱度不夠卽放入食品，則油液可穿透食品，此不僅浪費，且油多不適口，如有生油氣味則更不堪入食。

燉：將肉切成小塊置於冷水中，溫火燉之數小時卽成。惟熱度如超過華氏一八〇度則肉卽變堅硬稠黏於味於消化兩不相宜。近年來番茄燉牛肉頗為風行，實則番茄如經長時之熱燉，最豐富之維生素則遭破壞，故番茄仍以生吃為佳，如牛肉湯中必須加上番茄之味道，則可在牛肉燉爛後臨時加入。

骨折急救須知

蕭梵

做一個現代的人，生活在一種運用高速度機械的時代，處處都隱伏着意外的死亡和殘廢的威脅。當我每次行近五老橋的時候，（讀者或者還記得飛將軍高又新的不幸吧！）見到從明故宮起飛的飛機，風馳電掣，掠空而過；小火車冒着濃烟，喘着氣，急馳過去；而穿梭般的汽車行列，却擁塞在鐵道的兩旁；這一切的中間，還夾雜着馬車，三輪車，自行車，人力車和靠兩足的步行人，就不免會胆戰心驚。因為在這樣十分不調和的現代化和古老的交通工具並行的場合，若配合上有毫厘之差，那種結果，還能想像嗎？這也正說明了為什麼在我們這國家車禍特別多的原因，尤其是骨折最多。在此等環境下，我們外出，無疑是一種冒險。那怕你瞻前顧後，小心翼翼，有時仍免不了飛來之禍。到那時，也只能自認晦氣。所以為了救護自己，為了救人，在此時此地，我們每個人實在應該具備一點起碼的骨折急救常識。

受傷了，當然最要緊的是趕快送醫院。可是，就在咫尺，而目前醫藥設備又沒有達到迅速出動救護車的程度。這樣，受傷後直到醫院前這一段的時間內，是難得到專門醫師的照顧，而病人的命運統完全交給病人自己和那些好心腸的路人的急救處理了。據個人多年經驗觀察的結果，認為這些好心人的急救，十有九是錯誤的。而急救的重要，不僅可以決定殘廢，并且可以影響到生命的安全，其中的道理且讓我慢慢說來。

為了簡明易記，在這裏我只提出幾點重要的原則，列舉幾條重要的注意點如後。

休克

什麼叫休克？通俗一點講，這是一個人因受不了驟加的意外的創傷而引起的整個崩潰現象。每於受傷後即刻發生；也可因病人自己傷後盲動或救護者行動粗魯，增加局部損傷情形下發生或加重。這時患者顯得面色蒼白，極度不安寧，出汗，四肢冰冷，脈搏微弱或者根本摸不着等現象。若沒有適當的及時的處治，病人就可很快的不等到醫院就行死亡。骨折的病人是很易發生休克的，所以我們應該預先防止它的發生；或者不幸己發生了，趕快治療——包括止痛（如用嗎啡等）（可服鎮靜劑），足部升高頭部放低，保暖，以及可能時靜脈注射血漿或他種藥液等。此外要緊的還有，就是不准粗手粗脚，隨便移動受傷的部分。當然，趕緊送醫院是另一刻不容緩的措置。

四肢骨折的急救

骨折的診斷，沒照X光像以前，有時就是醫生也會發生困難。可是，只要我們有此懷疑，就應該作骨折來處理。譬如病人不能自己移動傷肢，或移動此肢時某部特痛。若有外表的畸形，或病人感到骨斷的摩擦，當然一切都很明顯了。有了這些，我們切忌隨便去搬動病人，應該趕快找一木板，或最好是專為骨折用的夾板，然後用綳帶或任何帶子布條等固定起來。注意夾板須長，兩端超出受傷的部位，並將兩端固定。這樣，當運送病人去醫院的途中，就可避免一些不必要的損傷，和減輕很多痛楚。

外傷的處理

沒有外傷的骨折我們叫單純骨折。若有外傷，而此外傷又與骨斷處相通時，我們叫複雜性骨折。這樣有外傷的骨折，傷口的處理是非常重要的。絕不能拿什麼香灰或草藥敷上去。要知道這些都是最髒的東西，裏面含着無數的細菌，放到傷口上豈不等於引狼入室，自討苦吃。最簡單的辦法是到就近的藥房買幾塊消毒紗布蓋上紮好，快送醫院。時間的因素，對於傷口的清潔及預後，影響很大。通常，一個傷口總免不了有細菌染上。空氣，泥土和衣服上面都有很多的細菌。問題是，我們要趁牠們在傷口上立足未穩，沒有大舉入侵或者侵入不深時，用迅雷不及掩耳的外科手術，將牠們一舉殲滅或剷除。假如，這種手術能於受傷後八小時內實行，那末我們看情形或者可以將傷完全縫合，將一個複雜性的骨折轉手間變成一個單純性的，將夾痊愈時間是可以縮短多多。反過來說，如果受傷後延誤太久，細菌已容深入，或者傷口已經化膿，這時外科手術是毫無用武之地，當然更談不上縫合了。幸運的話，這發炎只局部化，僅僅恢復時間加長了，不幸的話，發生了很廣泛的骨髓炎或者更厲害的厭氣細菌傳染，情形可以變得非常嚴重。為了保全性命，也許得忍痛把這殘肢鋸去，有時甚至用盡了各種治療仍免不了死亡。

軀幹骨折的急救

軀幹骨折最普通的例子是脊椎骨折。讀者們曾見過有人從高處摔下，即發生背痛，不能坐起或站立的事麼？對於這類病人的急救，特別重要。除了休克外，我們須特別注意搬動病人的方法和運送病人的工具，大家都知道脊柱裏面是什麼？是脊索。這是神經中樞，與四肢和軀幹的感覺，運動及大小便的管制等，有大大的關係。讀者曾聽見過某泥工從屋頂上跌下來，就下半身不能動彈的故事麼？這就表明這神經中樞——脊索受傷了。對於沒有這種神經傷的病人，須加倍小心，防止這樣不幸事件的發生，背脊骨斷了，脊索就失去了屏障，斷骨的每一動作，都威脅着脊索的安全。脊索受傷了，這是一種不可挽救的不幸，因為這種神經組織是與衆不同沒有再生能力的，病人將永遠忍受着這種暗淡悽慘的生活，直至最後的一刻。對於已有神經症狀的病人，我們也應該小心，極力避免加重這種創傷。

搬動此種病人時，絕不能用普通的抬人方法——一人抱頭，一人抱腿，病人面部朝上而背部向下彎曲的抬法。因為如此做的話，也許就在這一剎那之間，不是原的跌傷，而是這些好心腸的人，為了救他用的方法不當，却反而產生了不愉快的終身的殘廢和不幸，與救人的初衷適得其反。合理的方法，應該是有人護持着上身和下肢，將病人輕輕的慢慢的滚到担架上去。運送的工具只能用担架，切不可坐人力車或三輪車。而且担架應該是硬板的，病人睡的方向——面朝天或朝地，也有講究，最好是面朝地的躺着。和一般骨折一樣，送醫院是愈快愈好。遲一刻的治療，多一分危險。尤其是神經損傷時，更應早治。

歡迎定閱

本刊旨在貢獻衛生常識，歡迎讀者直接向本社長期定閱。半年六期（每月一期）金圓券壹圓，全年貳圓，平寄郵費在內，航寄挂號另加一倍（多退少補）。格於郵章，信內請勿封寄鈔票。不通匯兑地區，郵票代款，按加二計算。

丙寅醫學社啓

（上接第七面）

繼續不斷，牙齒似乎增長了，加之頗感痛苦，如用冷水浸之，立即減輕。這情形最好將相對的牙齒磨去部份，減少壓力，再服醋柳酸〇、六克，疼痛可止。磨牙自須請牙醫施行。

四、齒根周圍膿腫所致的疼痛，有輕微的或劇烈的跳痛，繼續不斷，用冷水或熱水，都可減輕其痛苦，俟膿成熟，必得就醫，切開排膿，醫者是會給與磺胺等類藥物，以增加抵抗力。

、齒冠周圍組織炎所致的疼痛可輕可重，重者痛苦難當，夜不成眠，牙關緊閉，患側面部腫脹。這情形必須就醫方可，不然有惹起骨髓炎，蜂窩組織炎，扁桃體炎等嚴重後果。俟治愈後，患齒應行拔除，以免復發。

六、齒齦炎所致的疼痛，時輕時重，即是我國舊說「上了火」。可用朶貝爾氏溶液或食鹽水漱口，痛苦即行漸減；並宜注意飲食物以多含維生素丙及甲，丁為佳。要知道齒齦炎之為害，極難控制，理應就醫，加以適當治療，免成齒槽濃溢或潰瘍性口炎等病害之虞。

七、鵝口瘡潰瘍多係嬰兒早期的口腔病患，除應就醫外，宜用百分之十的炭酸鈉溶液，常常為其洗滌患處。乳母的乳頭，宜用硼酸溶液洗淨，然後授乳，哺乳畢，須再行洗淨乳頭。

其餘數種原因所致的牙齒痛，或因牙痛而惹起的身體他部病患，絕非患者自己能夠解除，勢非就醫不可，切不可等閒視之，以貽後患。

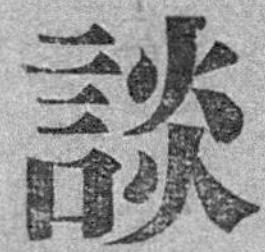

虱談

覃健君

有虱不識虱

身上從未發現過虱子的人，在中國似乎不太多。叫化子、苦力、難民和囚犯們固然會如俗話所形容的「虱子賽芝蔴」；就是一般看去還頗整潔的人，偶而身上發現幾個虱子也是極平常的事。不過所不同的，叫化子、苦力等人可以公開在馬路上捉虱子；祇要不因為有礙觀瞻，而遭到干涉和取締的話，他們是無所謂顧忌的。他們捉到了虱子，除了用指甲擠死外，有的是把虱子放到口裏用牙咬死，並狠狠地罵道：「你吃老子的血，老子要你的命！」足見他們還不知道虱子的害處，不僅僅是吸血而已。另外一般人身上發現了虱子，大多是諱莫如深，深恐旁人知道；認為這是不體面頂丟醜的事，似乎也承認一個真正愛乾淨的人是不大會有虱子的。雖然骯髒不是有虱的直接原因，但是這種想法總算是好的。此外例如「背時的虱子」這句俗話，就影響了不少的人，以為人在晦氣倒霉的時候才生虱子。又如因為「虱」與蝕財的「蝕」字同音，故有些人忌諱說「虱」，而稱為「富貴蟲」。諸如此類，都證明中國人有虱的雖然很多，但是關於正確的虱的知識却顯得異常貧乏了。

分明是寄生昆蟲

相信「背時的虱子」這句話的人，同時亦必相信虱子是身上長出來的，如一般人口頭語所謂「長虱子」，並且有人說親眼看見虱子從皮膚裏面鑽出來的，言之像鑿鑿有據，虱子既然是從皮膚裏面長出來，自然是防不勝防和滅不勝滅了！這樣却大大地便宜了虱子。然而虱子真的是從皮膚裏面鑽出來的嗎？要答覆這一問題，祇要略知虱的生活史就可瞭然了。首先要指出的，虱和蒼蠅、蚊子一般都是昆虫，不過虱子是退化無翅的昆虫；生物學上分虱為咀嚼虱（Mallophaga）及吸血虱（Anoplura）二大類。人體寄生的虱子，如衣虱（Pediculus corporis）頭虱（P. capitis）及陰虱（Pediculus pubis）統屬於吸血虱類。虱都是卵生的，虱卵孵出後脫皮三次就成為虱。虱產卵時分泌一種黏液，可將卵黏着在毛髮上或衣襟上。在適宜環境下雌虱每日約產四五卵，一生能產卵三百，虱由卵孵出後立即要吸血，如二十四小時無緣吸血則死亡，一次吸血滿足，雖十日不吸血亦可不死，但是虱子的生命却祇有三至五星期。由上可知虱子分明是寄生性的吸血昆虫。與「背時」「富貴」毫無關係。頭虱、陰虱及其卵，固然是寄生及黏着在毛髮內，就是衣虱有時也產卵於身體任何部位之毛上。也許因為它們與皮膚毛髮太接近了，所以被誤認為是從皮膚裏面鑽出來的。上述寄生性的意思，很明顯是寄居以為生，也是不速之客。其子孫衆多是搬家以後才發跡的。然則怎樣搬家寄居的呢？這倒很有探索的必要。

虱子的大本營

向人家借帽子戴，剛巧原帽主是有頭虱的，這給予頭虱一個很好的搬家機會，旁人的梳子，篦子和枕頭都是極好的傳染媒介。宿娼狎妓行不潔的交合，那是陰虱直接搬家的來源；不潔的衣物及下等澡堂妓館等，常是陰虱傳染的橋樑。至於衣虱的搬家，那更是機會衆多；在我們這個什麼地方都「擠」的社會，也許買一張火車票或者看一次戲，就可能染上了虱子；旅館和澡堂的被褥和毛巾，甚至於床舖，牆壁，地板等都是虱子交換傳布的地方；從洗衣店裏取回的衣服上，往往也奉送幾個「富貴蟲」。聽說在英美國家，新兵入伍，學生入校和犯人入獄之前，第一件事是洗澡滅虱，嗣後還要按時舉行，他們是不髒也要洗，無虱也要滅。但是我們國家似乎沒有多少人注意和提倡這種既「人道」又「衛生」的事情。因而我們的軍營，傷兵醫院以及長年不斷的難民收容所等處全變成了虱子的大本營，至亦無怪乎這些「背時」的人們要「虱子賽芝蔴」了。

虱禍之烈

虱之為害，不僅是吸人血和擾人安適，最主要的是傳染疫病；如傳染斑疹傷寒與回歸熱。斑疹傷寒症狀極猛烈，羅斯疾而致死亡者常達五分之一至三分之一，傳播力之大幷不亞於瘧蚊之傳播瘧疾。回歸熱病勢雖不若斑疹傷寒之烈，然因患者之長期斷續發熱，對人體健康可予以惡劣的影響。在十七世紀時Tobias coberus氏已開始注意蝨與斑疹傷寒有關，至一九〇九年Nicolle氏等始證明斑疹傷寒的病原體為立克次氏體，確係藉蝨咬人而傳染的。第一次大戰中，此病在世界各地曾廣泛的流行過；自一八七一至一八八〇年，十年之間西比利亞一地因此病而死亡者已達一五〇、〇〇〇人。回歸熱的病原為螺旋體，亦因蝨作媒介而傳染，此病在世界各地，除澳洲之外均有流行；一九二〇年俄國有一、五七〇、六〇四患者，印度此病甚多。在非洲回歸熱與瘧疾、睡眠病，同為最常見的病。這兩個病平時在我國各地有散在的流行；尤多見於監獄，養育院與孤兒院等處。抗戰期中，這兩個病流行很盛，惜無可靠的統計數字，不過，在後方許多醫院，尤其是傷兵醫院裏，這兩個病是慣見不鮮的。總之，戰爭、貧窮和飢饉，都便利蝨子的傳布，因而斑疹傷寒和回歸熱的猖獗，也是意料中的事。

防蝨防髒

不時常更換衣服或洗頭洗澡的人，最容易長蝨子。一般人常說的：「出了汗不換衣不洗澡會生蝨子」，似乎大家已知道生蝨的原因是髒，不過少數人，或許覺得蝨子就是汗和污垢等的合成物。換言之，即視髒為生蝨子的直接原因。這種誤解還是由於前述的「不識蝨」，不知道蝨子是卵生昆虫的緣故。然而髒與蝨究有什麼關係呢？為便於敘述起見，姑從正面說說：蝨子的侵入，不似蒼蠅，蚊子諸有害昆虫的顯著。因此，防範也就格外的要嚴密。這唯一足以防蝨侵入的武器不是藥品，而是清潔的「習慣」。例如內衣常更換，被褥時常清洗，勤洗頭髮，常洗澡等等。這種習慣有兩個意義：一、造成一種清潔的不利於蝨子寄生繁殖的環境；二、縱使在一個髒的環境中染上了蝨子，但是由於自己常常要更換內衣、被褥、常洗頭、洗澡的緣故，蝨子已被逐步予以清剿，至少不至於讓它繁殖孳生到不可收拾的地步。後者的意義實更重要。這猶之為非作歹之徒，在一個組織嚴密的社會裏無論如何是站不住脚的；縱使尚能乘機蠢動，但是由於吏治清明為非作歹之徒會遭受到法律的制裁，而逐漸銷聲匿跡的。髒是生蝨的間接的原因，許久不換內衣，不洗澡，招上了蝨子，任其寄生繁殖，因此清潔的習慣是最適合的防蝨方法。蝨子的傳布及因蝨子而引起傳染的疫病，實在不單是一個衛生的問題，它還是一個社會的經濟的問題；不過，個人和政府對於這種防蝨先防髒的工作，應該儘可能的多做。譬如說，個人清潔的習慣，除了生活環境實在不允許外，一般的說是比較容易保持或養成的。又如監獄、軍營、傷兵醫院及其他養老院育幼院等社會福利機關，應該有洗澡及滅蝨的設備，居住房屋的密度。床舖間的距離都要有比較合理的分配。囚犯入獄祇是身體失去了自由，健康權依然要有保障。士兵們除了作戰時戰場環境特殊外，平時本不應該生蝨子，迨流血受傷進入醫院後，更不應該再看到蝨子，如果因為蝨子作媒介讓傷殘了的人，再受一次回歸熱或斑疹傷寒的折磨，不但影響戰鬥力，實在也是莫大的罪過。社會救濟或社會福利一類的機關，應該把健康與施粥捨寒衣看作同等重要（實際上飽暖也是健康的條件），否則，一個個「蝨子賽芝蔴」為疫病所拉倒，那還有什麼救濟福利可言。此外公共場所如旅館、澡堂等，應該以無蠅、無蚊、無蝨、無臭虫相號召，以設備清潔作競爭。各地的公共衛生行政機關應該負起檢查監督及訓練的責任。這樣，防髒的防線愈嚴密和愈寬廣，則蝨子傳播的機會愈少。

活捉焚斃

捉到蝨子，通常一個處死的方法，用兩個大拇指甲一靠攏，蝨子的肚破腸爆，流出一點尚未消化的人血就一命嗚呼了。還有一個比較原始而令人咋舌的處死方法，是把活蝨扔到口裏用牙咬死（有人說咬死後吃下肚，確否待考）。也有氣大性急的人，在衣縫上發現了蝨子就地正法的。方法雖各異，人們痛恨蝨子的心理是一般的。不過這些處死的方法都非常危險，是蝨子傳染回歸熱及斑疹傷寒最重要的原因。因為衣蝨之傳染回歸熱（頭蝨亦能傳染），係當病人發熱時血內含有病原——螺旋體，蝨吸血亦將螺旋體吸入胃內。然後穿過胃壁至其體腔，並在體腔內孳生衆多，但不染及涎腺，於吸血四十八小時後，胃內之螺旋體即全穿至體腔，其不克穿過者即死亡。蝨之糞便及涎腺內均不含螺旋體，故蝨吮人不能傳染此病，傳染之方法，必須蝨體破裂，螺旋體外出逕行穿入人體皮膚而傳染，有時雖未將蝨擠斃，但在搔癢時，偶破其一足，螺旋體亦可因之溢出，穿入皮膚而受染。蝨之傳染斑疹傷寒，除直接吮人可以傳染外，蝨破裂或蝨糞便均可使病原——立克次體——經人體皮膚而傳染。因此捉到蝨子千萬不能用指甲擠斃或咬死。一個頗能洩餘恨的方法，是活捉焚斃，用紙包或信封套裝蝨子，付於丙丁化為烏有。不過這還不能保安全，病原物仍可進入手指皮膚。故最安全的方法是連衣服帶蝨子一併或乾炕或水煮或青蒸。這樣成蝨和蝨卵在一次就可全部滅絕。

儲存待斃法

左右蝨子的生存與繁殖的，是營養與適宜的溫度，前者取自人血，後者除頭部溫度較低能影響產卵數量外，人體衣內之溫度原本就是最適宜的。故衣服與身體最接近之處，為衣蝨最喜居留之所，同時，蝨子對於營養與溫度之需求，亦如其他生物，還能保有若干應變能力及忍耐力。例如蝨孵出後，如無機會吸血，尚可延長生命數小時至一日而不死亡，飽食一次可以支持十天。據試驗證明將蝨子埋於地下三寸仍能爬出。當宿主患病發高熱時，因溫度增高，蝨子有離開他往之趨勢，反之當宿主死亡，身體變冷血液停流時，蝨子亦即離開其宿主。不過這種應變力及忍耐力有一定的限度，超過了限度蝨子仍不免於妥滅亡的。因此我們斷絕人血的供應及給予一種不利於蝨子的溫度環境，是基本的滅蝨方法。任人皆知的蝨子的飢餓忍耐力，遠不及臭虫。據實驗所得，成蝨在攝氏四·五度十日不食則死，在廿度可支持一星期，在二十七度祇可支持二日，若在四十度則祇能支持十二小時。故經濟簡便之滅蝨法是將染蝨的衣物儲存至三星期以上，蝨子自可死滅。不過存儲祇能適用於經濟環境比較優裕的人，而對於一般衣被尚且不夠遮身禦寒，或僅此一襲無從更換的人，就少有用場。尤在寒冷的季節根本就辦不到。方法固好，但不夠平民化。

一掃光法

戰前中國人有頭蝨的本不少，抗戰期中後方許多學校的小姐們也都染上了蝨子。大家很驚奇，其實正是人力物力維艱的時候，一些逃難的學校，因為離水源太遠取水困難，學校不能供給學生充足的用水，學生自己又少有能克復困難養成清潔的習慣。因此清洗頭髮的次數平均減少了。在一間上下舖床靠床的大宿舍內，只要一個人有了頭蝨，大家準被波及。今天一切情形并未好轉，據說南京市有許多學生尤其小學生有頭蝨的很多，至於其他生活環境及清潔習慣更不如學生的人們，有頭蝨的想來不會太少罷。

陰蝨的宿主，多半是妓女與嫖客。間接從旅館，澡堂等髒環境中染上的也不少。陰蝨能否傳染疾病雖然迄未確切證明，但因陰蝨吸血是繼續不斷的，毛叢部皮膚奇癢的感覺也是令人難於忍受的。

簡便而澈底的滅頭蝨及陰蝨的方法，是將染蝨的頭髮或陰毛，腋毛等盡行剃光，剃下之毛髮立即焚燬，這種一掃光的方法，誠然是極乾脆，但是對於一部份男性尚稱合用，女性多不願這樣做，因此不得不退一步求助於其他有效的藥品。

化學戰術法

滅頭蝨用等量之煤油及百分之·28·醋酸混合液洗頭或用煤油與橄欖油之混合液洗頭髮，再以浸溫溶液之毛巾包裹頭髮，一小時後解除，用溫水洗淨。新近用百分之十的二二三（D.D.T.）粉洒在髮根用布巾包裹一夜，次晨用肥皂及溫水洗淨，效果卓著。如在偏僻地區，可至中藥店購買百部，浸於好燒酒中一星期，取出遍洗頭髮。據實驗證明，施用一次後頭蝨悉數殺滅，并能抑止蝨卵孵化之機能。此外百分之二十五石炭酸或百分之一來蘇水，持續用一二小時亦能收效。無論使用上述何法，應注意兩點：一、藥粉或藥液必須與全部頭髮揉搓均勻。二、於一次用後，均須以密篦梳去已死之成蝨及卵。

滅陰蝨可用煤油五十份，凡士林二十份，及軟肥皂三十份製成之軟膏，塗於染蝨部份。反復塗擦至蝨滅為止。亦有用汞膏塗抹者，但易致皮炎。塗抹百分之十的二二三（D.D.T.）粉，或遍擦百部酒收效最宏。

滅衣蝨以往曾感用二氧化硫及錆氣等熏蒸消毒法。惟設備及手續均極煩重，且易致中毒危險，自二二三問世後熏蒸法漸少應用。衣被滅蝨用百分之十的二二三粉劑噴洒，室內傢俱之滅蝨，（下接第廿三面）

市鎮滅蠅

G.E. Arundel著
張本華譯

愛德塢（Idaho）是莫斯科（Moscow）的大學城，那裏的市場上已找不到蒼蠅的蹤跡，去年整個夏季那裏的住戶們都已不用紗窗紗門了，飲食店的紗門暢開着，常用的捕蠅紙早已廢而無用，更有趣的是愛德塢大學裏的昆虫學專家們在九月裏化了兩星期的光景，誘捕不到一個蒼蠅供給他們研究之用，原來大學城的整個區域裏都澈底的噴洒了DDT，把傳播疾病為害人畜健康的蒼蠅已澈底殲滅了。

麥克納島（Mackinac Island）是密芝根州（Michigan）聞名的避暑勝地，當局明令禁止汽車及摩托車通行，僅可騎馬或乘馬車代步，島上最傷腦筋的要算是蒼蠅了，旅館，飯店都備有捕蠅籠，常數以百計。馬車夫亦不時用噴霧槍驅蠅，新的馬夫們常小心翼翼地警戒着他們的馬糞到島上去，因為成羣的吸血蠅會把馬匹叮咬得體無完膚。州立衛生部有見於此，乃用機車裝載大量DDT，大規模噴洒各旅館，各住戶，各街道以及各商店建築物等，而馬棚，堆肥及垃圾坑等處加重噴洒。島上經過DDT澈底噴洒後蒼蠅完全絕跡，於是馬夫們已不再替馬匹掛帳子，旅館，飯店內的捕蠅籠全數焚毀，為此住在島上的人在七月四日特地舉行盛大集會，慶祝滅蠅成功。

自從蒼蠅把疫病傳染到法老王（Pharaohs）——古埃及國王——身上以來，我們已經人人都要噓咄和厭惡蒼蠅了，因為它們喜歡糞便污物，再爬到我們吃的食物上，攜帶着將近二十種可怕的傳染病菌，包括肺結核，霍亂，痢疾，嬰兒泄瀉，及傷寒等，因此現在進步市鎮，甚至於整個的一州，例如值得稱道的愛德塢大學城及阿華沃州（Iowa）由於DDT的澈底噴洒和環境衛生的改善，很迅速的把蒼蠅全部殲滅，已把蒼蠅這個討厭東西做成博物館內陳列的標本了。

美國喬治州的摩斯可基郡（Muscogee County）並包括哥倫坡城（Columbus）在內，曾經大規模的展開有意義的滅蠅運動，將近二萬三千座建築物包括牛奶場，食品製造所，商店以及私人住宅普遍的噴上DDT。摩斯可基的人民曾經很得意的宣稱，這個運動的結果，把整個區域內的蒼蠅殺滅百分之九〇，每戶居民所付的代價僅僅是美金三角。哥倫坡城的醫生們也提出了有意義的報告，說患痢疾的兒童明顯地銳減。

印地安那州的伊文斯偉爾城（Evansville）因為展開了滅蠅運動，所以去年夏季用誘捕器誘捕了兩整天，結果僅獲得了一隻孤獨無伴的蒼蠅，衛生局長金氏（Dr. E. A. King）揚揚得意的說：「我估計全城千分之九九九的蒼蠅已被殺死，至於它們的祖先在早期被殲滅的論千論萬，那是無法計算了」。

阿華沃州舉辦第三屆滅蠅運動，並提出了『阿華沃無蒼蠅』的口號，去年在夏季在滅蠅示範中心站訓練全州各地幹事人員，教以滅蠅技術，對於全州人民印發宣傳品，教以何時使用及如何使用DDT等方法，以增加滅蠅的高度效率，因為除虫藥劑的使用和噴洒必須具備適當的衛生常識。

DDT滅蠅運動，不但有四十個地區獲得大大的成功，同時證實費用極省，例如孟孫城共有六萬餘人口，舉辦滅蠅運動後整個夏季全體市民可以享受到無蒼蠅騷擾之煩，所化經費不過二五〇〇美元，幹事人員說他們從未徵收過這樣簡省而易舉的自治經費，孟孫城管理垃圾的清潔夫們也說在他們的經歷中，第一次在戶外吃過一回晚餐而無蒼蠅煩擾。

蒼蠅對於都市居民是一種威嚇與騷擾，對於鄉村的農夫更是一種極大的打擊，更多的牛肉和牛奶從健康潔淨的母牛及其他家畜身上逐漸消滅，成羣的吸血蠅停集於小牛的背上，使其重量與牛奶的生產大大減低，每年因此而被吃去的農村利潤，比率當在百萬美金以上。

家畜經過DDT噴洒後發現了一些顯赫的結果：——這些結果曾經農事專家校正過——就是牛奶的產量增加百分之二五，肉用牛的體重較未噴洒者增加百分之三二，整個夏季，噴洒DDT三次，使可確保家畜的安全，牧場主人幽默地說：「D

使用DDT應有的知識

汪德晉
王洪通

在民間普遍地使用着DDT的今天，讓我們以誠懇的態度來介紹一點關於使用時應有的知識，因為一種殺蟲劑的使用法是並不太簡單的，牠需要各種適當的條件，天然的，人為的，殺虫劑本身的……：，構成一個相當複雜的因子。

目前一般對於DDT的使用是不正確的，非但如此，誇大性的廣告更過分地抬高了DDT而令普通人對牠發生了迷信，並且造成了濫用胡用的悲劇——當然我們在原則上絕對地贊成普遍地使用DDT來消滅殺虫，於是我們也絕對地反對濫用胡用，把有用的殺虫劑拿來作無謂的消耗，這種無謂的消耗非但浪費了金錢與時間，並且容易使人對DDT的功效發生不信任的心理，我們希望每一個使用DDT的人都能了解牠的正確使用法，這樣才能使有限的物資發揮了牠最大的效果。

現在，讓我們來漫談DDT吧！在這裏我們暫且不提高深的理論和複雜的表格，這兒所談的只是一些使用法和糾正一些錯誤，把DDT作一個通俗的介紹。

當然，目前有幾個錯誤的觀點是必須消滅的，首先必須糾正的想頭是房間裏噴上了DDT而希望蟲子們絕跡不來，這是絕對錯誤的，DDT是殺虫劑而不是驅蟲劑（Repellent）牠的任務是殺蟲而不是把虫類趕跑，牠可能把房內的蟲子殺光，可是外來的侵略却仍然不免，當然，牠可以予這些侵略者以嚴重的打擊而致之死命，可是要侵略者絕跡的責任牠可負不了！普通人往往以為房間裏噴上DDT後就可蚊蠅絕跡一勞永逸，這希望未免過奢並且在基本上誤解了DDT。

需要立刻見效的人們對於DDT也會失望的，這種欲速不達的想頭也應該予以糾正，DDT對於蟲類是一種慢性的毒藥，慢而確實，牠並不馬上殺死昆蟲，可是昆蟲沾染了足量的DDT後就逃不了死亡，——你不是懷疑着嗎？房間裏噴上了足量的DDT為什麼不大有死蟲子發現？因為，有的，牠們多半是死到外面去了，因為沾染了DDT後昆蟲還是能行動一段時間的，DDT沒有突擊的力量，這是牠與除蟲菊等殺蟲劑根本不同的地方，假使你需要立刻奏效好像在臨睡以前需要把裝有紗窗的房間裏的蚊子消滅一樣，那麼DDT是不能達到這種要求的，這希望也是在基本上誤解DDT。

談到DDT慢而確實的殺蟲效力上更得讓我們知道DDT偉大的剩餘效應，因為普通正確地來使用DDT是往往利用牠

DT確有功效，從此母牛也無須多用其尾巴驅蠅，正可以用它燴牛尾湯呢！

一種新的職業叫做「經常噴洒」由此興起，在伊里諾艾州的普林斯頓城二個退役的空軍飛機駕駛員克拉克（R. Kirkpatrick）和列卡圖（D. Rickard）已經建立起一種有利可圖的滅蠅商業，用一輛吉普車和一具動力噴霧器，專做家畜及農場建築物噴洒DDT的生意經，每個農場或田莊平均收費四〇美元，包括噴洒所有家畜及全部農場或田莊的建築物——第一次噴洒在六月，第二次噴洒在八月，去年克拉克和列卡圖有九〇位主顧請求噴洒，這九〇位老主顧今春已與渠等訂約仍須請他們繼續服務。

伊里諾艾州的泉場（Spring Field）有位霍克（George Hockenyos）每年替居戶住宅噴洒三次，每次取費美金十元，去年夏季為州立官署社團噴洒了二十五座建築物，全體噴洒一週，需時四日，被殲滅的蒼蠅總在百分之九九以上，霍克曾經忠告過做這行工作的人，噴洒DDT並不是僅僅把蒼蠅殺死了事，必須在適當的地方把蒼蠅殺死，例如在飲食店，菜館之類，絕對不能把DDT接近開菜的地方噴洒，否則來自污物糞便的蒼蠅便會跌落在食物上甚至幾隻死蒼蠅泡在湯裏，這樣一來，這家飲食店果然失去了他們的生意，同時你也失去了你的行業了。

稀淡的DDT溶液果然對於人及許多動物都沒有什麼多大害處，而DDT的使用必須十分謹慎，在農作物及田野裏胡亂噴洒的結果對於鳥類和蜜蜂都有大害，甚

的剩餘效應的，什麼叫剩餘效應呢？就是說：在你把DDT噴在器物上，隔了相當長的時間後蟲類接觸到這些器物而DDT的殺蟲能力仍舊存在的意思，這種力量對於蟲類的殺滅比立刻奏效更大，普通由於條件的不同而異，有長到幾個月的也有短到幾天的，在一般的使用上，除了滅蟲以外很少有應用DDT而希望其立刻奏效的，大部份還是利用它的剩餘效應以長線放遠鷂的姿態來殺蟲——這是在未有談到使用DDT以前應該明白的一件事。

使用DDT的工具在目前也往往發生錯誤，當然，使用百分之十的DDT粉劑是很簡單的，用手洒，用一個洋鐵罐在底下開幾個小洞來洒，用粉末噴筒洒……，其方法不同而奏效則一，無庸贅言。雖然，要求洒得快而勻當然還是用粉末噴筒為善，可是使用百分之五的DDT溶液或乳劑就不很簡單，今日民間拿溶液或乳劑來噴牆時往往使用飛力脫式噴筒，這是錯誤的，飛力脫式噴出來的是霧一般的細粒子，它們隨風飄揚，最初是浮在空氣中而久後則沉降於地面，經過踐踏和灰塵的遮沒而消失，於是噴就等於不噴。正確的使用溶液或乳劑時應該採用大開口的噴筒像噴巴黎綠用的大型哈特生噴筒或其他類似者，它們噴出來的粒子大如雨滴，這麼纔沒有隨風飄揚的弊病，而溶液或乳劑乃得沾上牆壁，買不到這種大口噴筒的話，那麼用刷子來刷不失為良法，而飛力脫式噴筒則頗應置之高閣——，工欲善其事，必先利其器，這是很重要的，同時要記着，DDT的殺虫是大半應用剩餘效應的，所以它應該噴在牆壁天花板器物等處，不能像噴除蟲菊一樣地噴在空氣中。

在使用DDT時關於它的毒性也應該注意，普通常常會以為它是無毒的而疏忽了，不，DDT是有毒的，對於人有毒的，吃了大量的DDT可以致人死命，每天繼續不斷地小量服食久後也要中毒！還有一點要注意的，接觸DDT和百分之十的DDT粉末是不妨事的，可是接觸高濃度的DDT溶液或乳劑則能被皮膚吸收，吸收以後初步是皮膚發炎，大量吸收後也能造成嚴重的中毒現象！不過偶然接觸幾次低濃度——例如百分之五——的溶液或乳劑也並無大害。（注意着，你家裏的DDT粉末可得當心別麵粉弄混了），在使用DDT的溶液或乳劑時更應盡力避免接觸身體，用噴筒仰射天花板時更應該當心弄到眼睛裏去。

最後讓我們介紹正確的使用法來結束本文，因為，錯誤的使用法大大的削弱了DDT的價值，一般人最大的錯誤是噴過了DDT就算，並不計較其量的多寡，要曉得足量的砒霜可以吃死人，可是少量的却並不殺人，DDT之殺蟲亦然，必需足量的DDT纔能奏其殺蟲效力，以下是根據種種不同的昆蟲做對象來談談DDT用量和用法：

（一）蝨子：消滅每個人身上的蝨子需要一到二兩的百分之十DDT粉末，把粉末從領口袖口腰部等處噴進去，然後把衣服揉幾下就得，當然，把衣服浸在百分之二的DDT溶液或乳劑中然後取出絞乾晒燥也是一勞永逸的辦法；——經過這種處理後身上的蝨子就該死了，並且殺滅的力量可以維持一兩個月和三四次的洗滌。與蝨子常常並論的跳虱也可以仿這辦法處理，譬如說我們可以把貓的身上抹上百分之十的DDT粉末而令跳蚤死亡，但是要注意跳蚤是一種遊擊性的蟲子，因此我們更要在老鼠洞和牆壁角落等集中地帶洒上DDT而利用其剩餘效應消滅跳蚤。

（二）臭虫：DDT對付臭虫的確是拿手好戲，可是用量方面却要大一點纔好，一般，在每平方吹上應該噴上半公分的DDT，這意思就是在每平方吹上應該洒上五公分的百分之十DDT粉末或十公撮的百分之五DDT溶液或乳劑，這樣一來在今年內大概你是可以高枕無憂了。關於

（下接廿六面）

至整個破壞了自然界的平衡，在鄉村農場上噴洒時，茶杯，飯碗，菜碟等必須遮蓋，同時DDT的油溶液絕對不能噴洒在家畜的身上，以免滲透而傷害皮膚，貓不能用DDT噴洒，因為它有舐括它本身的習慣。

那是沒有理由可講，為什麼你的區域內今夏尚不能做到澈底防蠅，假使你是住在農村裏，你可以寫信給村長或州立農業試驗站，勸告他們注意這項工作的進行；假使你是住鎮上或大城市裏的居民，可以在當地的報紙上或社會服務處去發動這個有意義的滅蠅運動，或者去請求衛生局長促其進行這項工作。

—譯自Reader's Digest一九四八年六月號

介紹幾種除蟲劑（續二卷七期）

魁·

半精之植物劑

二十三、綿馬（Aspidium Filiz-mas）

綿馬乃羊齒植物，國產者有貫衆。用時製為浸膏，有效成份乃有機酸。

功效：可治絛蟲，對圓蟲及吸蟲均無效。

用法：成人劑量，二至五西西。製劑須新鮮。服前須空腹，應注意準備。二日前卽禁酒及脂肪。服藥前一日，免去午餐及晚餐，可飲黑咖啡，茶及水。晚六時服瀉鹽（十五至三十克硫酸鎂），次日早六時再服一劑。大便後，將應服之綿馬分二次服之（膠囊為便），中間相隔一小時。第二劑後二小時再服瀉鹽一劑，以排除中毒之蟲及餘下之藥。服瀉鹽二小時後以大量之溫肥皂水灌腸，以冲出絛蟲。保留全部大便，用細籮詳細冲洗，檢出絛蟲之頭節，始得稱治療成功。油類能促進綿馬之吸收，萬不可採用蓖麻油為瀉劑，否則極易中毒。

毒性：對腸道之刺激甚大，並能損害肝，腎及神經糸。孕婦，嬰兒，老弱，貧血，或有肝，腎，心臟病者均忌服。

二十四、土荊芥油（Oil of chenopodium）

功效：能殺蛔蟲及鈎蟲。

用法：因其毒性，不宜單獨應用。

毒性：甚大，對血管，腸肌，神經，均有抑制作用，孕婦及有心，肝，腎病者忌服。有胃腸潰瘍者亦不可用。

二十五、南瓜子（Pumpkin seed）

功效：可治絛蟲，功效不甚切實，但無毒性。新鮮者佳，陳者無用。

用法：取南瓜子三十至一百二十克，連壳搗爛，加蜜或糖成漿劑，分三次服，每一小時一次。據 Krayer 氏（1937）之經驗，其水煎劑亦頗有效，法用四百至七百克（成人量，兒兒減半）之新鮮南瓜子，連壳搗爛，加兩倍之水煑沸，濾過，空腹服之。

毒性：無毒。

二十六、檳榔（Areca）

檳榔樹之成熟果實，其有效成份為檳榔鹼。

功效：治療絛蟲，原用於獸醫，於人亦有效。

用法：用檳榔三十克，切片，加水二百西西煑三十分鐘，濾過。於清晨空腹時服之。服藥前無須另服瀉劑，檳榔本身卽能致瀉，毒藥後一—三小時內排便，絛蟲隨出。

毒性：無毒，有時可致腹痛。

硫黃劑

硫黃製劑可用以滅菌，滅黴及殺蟲。自古為滅疥之主藥。硫黃本身並無此種作用，必於皮膚上變為硫化氫(H_2S)，及五硫酸（Penta thionic acid $H_2S_5O_6$ 後始能奏效。

二十七、Tetmos 與 mitgal

二者均為有機硫劑。前者化學名為 Tetraethylthiuram monosulphide，後者藥商譯名為滅疥靈，其主要成份之化學名為26 dimethylthianthrene。

功效：治療疥瘡，較硫黃軟膏收效為速。Tetmos 較優於「滅疥靈」。

用法：自頸以下塗佈全身，更換衣服被單，一次卽效。

毒性：甚少刺激性。

二十八、硫代硫酸鈉（Sodii thiosulphus）

功效：滅疥。

用法：用其3%水溶液，於沐浴後，塗佈全身，乾後再用5%稀鹽酸塗佈其上，令其分解而釋出硫黃。取其較用油膏為清潔。

毒性：刺激性較硫磺軟膏為大。

其他治疥藥

二十九、安息香酸甲苯（Benzylis benzoas）

功效：治疥效甚佳。用藥一次即可收效，衣服被單等亦無須消毒，惟藥價昂貴而不易得。

用法：本品不溶於水，而易溶於酒精，可與軟肥皂及90%酒精，各等份混和溶解（Kissmeyer氏洗劑），於沐浴後塗佈全身，乾後再塗一遍，次日沐浴一次即可。

毒性：刺激性甚輕。

三十、毒魚酮（Rotenone）

我國兩廣一帶所產之魚藤（Derris Root），係荳科植物，能毒殺昆蟲及魚類。其主要成份為酮之一種，因名為毒魚酮。毒魚藤內含有此酮甚高，約達百分之十。據張昌紹氏現代治療學（增訂第二版），南瓜子內亦含此酮，惟僅〇·五—一·〇%。

功效：可用以治疥

用法：用毒魚藤粉三份，肥皂粉二份，加水足至一百份，或用南瓜子粉二十份，肥皂粉三份，加水足至一百份，製成洗劑。一日塗全身二三次，一二日即癒。

毒性：可致皮膚炎，陰囊部，尤須注意。

（上接第十八面）

用百分之五的二二三煤油溶液噴霧，特別注意噴射地板，板壁，牀鋪等之縫隙，手續簡單，效果亦大。個人或集體滅蝨皆極相宜。惜此種殺蟲的藥品，我國還不能大量製造，廉價普遍供應。少數衛生機關有滅蝨隊之組織，亦因經費器材等條件之限制，未能普遍澈底的展開工作。故援人以應時點綴之譏，這有待於政府之注意，及社會慈善家之資助。

熱攻為上

蝨子對熱度變遷之感覺異常敏銳，據實驗結果，成蝨及蝨卵在攝氏五十五度中約需五分鐘即死亡，若在攝氏七十度則祇需一分鐘。熱力滅蝨法經濟簡便，容易普遍，茲略述之：

一、水煮：將染蝨衣物置於熱水鍋中，祇需七十度半小時蝨及卵即完全死亡。家庭小規模滅蝨，甚為合用。規模大，則不易舉辦。皮革膠質橡皮之衣服，尤不適於水煮。

二、乾熱：以特製之滅蝨爐灶上舖鐵皮數層，鐵皮上罩以木桶，上緣鈎掛染蝨衣服，使用得法，攝氏五十五度五分鐘，成蝨與卵即可殺滅。抗戰期中少數後方醫院使用此法尚稱便捷。其優點不致損皮革，橡皮等之衣物。此外，如使用烙鐵、熨斗、烙熨衣服用熱氣爐，熱室法等，均係乾熱滅蝨之原理，惟乾熱之穿透力甚微，不若溼熱之易行而效大。

三、蒸汽法：為熱力滅蝨最適用之法。用一木桶，除其兩端，一端加一重蓋，他端作底，穿以多孔，置小鍋上，將上蓋取下置衣服於桶內，再蓋嚴之，水開之後，約一小時蝨及卵即可滅盡。亦可在家常用爐灶之鍋上，罩以木桶，另以竹編格子一塊置於鍋上，徑與鍋口同。桶蓋底裝數鐵鈎，將衣服掛上，使蒸汽易於透入。如在火車上或輪船上可利用原有之蒸汽鍋滅蝨。

上述係指小規模之滅蝨，如欲舉行大規模滅蝨，則必須建築一較大之蒸汽箱。舉行團體滅蝨，如軍營、監獄，難民收容所等之滅蝨，應當設一滅蝨間或滅蝨站之類，此滅蝨間內可以包括沐浴、理髮、熱力或化學藥品滅蝨，治疥等部門。此不僅使工作便利進行，同時在不知不覺中，使每一個受惠的人，獲得清潔習慣重要的新啓示。

體溫計的用法

寶·筠·

每一家庭都當有一隻體溫計（或稱體溫表），以備測量體溫之用。所以我們應該知道怎樣用他。一個好的體溫計必須正確，選購的時候，一定要那最好的。

正常的體溫，若由口裏測量，是華氏98.6°左右。早上體溫低些，晚間體溫高些，無論正常人或病人多是如此。

量體溫的體溫計為一細長玻璃管，兩端封閉，內有水銀。管的一端為球形，球形內的水銀可因體溫上升。玻璃管上刻有度數，由94°到108°，每度數之間刻有五格，每一格是十分之二度。在98.6°處，有箭頭指着或以紅線作記號，表示是正常度數。

體溫計很容易破損，不可將其放在近火的地方或用熱水洗。如果患傳染病的人用過這體溫計，家中其他的人就不可同時再用，當把這體溫計另外放在一邊，專為這個人用。

體溫計不用時，當裝在一個小瓶內。瓶底墊些棉花，瓶內裝酒精，瓶頂用一紙蓋起，紙蓋上留一小洞，將體溫計的水銀端插入。瓶底之棉花保護體溫計不被撞破，瓶內酒精可用以消毒，瓶頂之紙蓋可使酒精不蒸發，同時體溫計不會碰破。每星期當將小瓶洗一次，酒精等也當換新的。

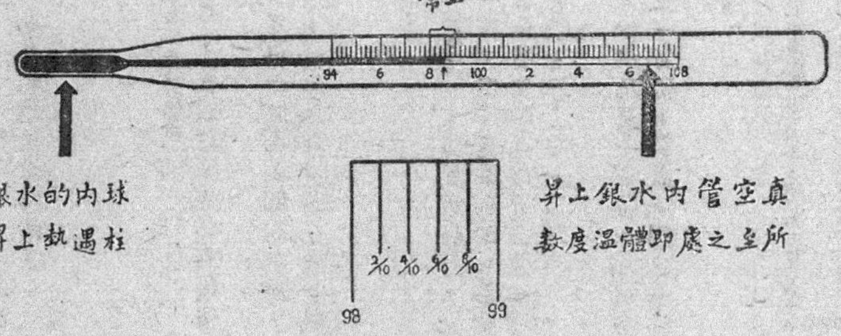

正常

94 6 8 100 2 4 6 108

球內的水銀柱遇熱上昇

真空管內水銀上昇所至之處即體溫度數

2/10 4/10 6/10 8/10

98 99

嬰兒，身體衰弱的，或呼吸困難的等病人，不能用口試體溫時，可由肛門測量。肛門的體溫要高些，正常時是99°。

一個傳染病人用過的，或是曾放在肛門內量過體溫的體溫計應當消毒過，再給別人用，或再放進口裏。最好是用肥皂洗過，並沖洗幾次。同時當將放溫度計的瓶內之棉花，紙蓋，酒精等從新換過，普通也有專門放在肛門用的體溫計，其水銀頭較為粗扁。

怎樣從口裏量體溫？

一、在病人飲水，吃物，刷牙後幾分鐘內，不能量體溫，因為他的口會因食物喝水變熱或冷。

二、量體溫前應先洗手。

三、體溫計面上的玻璃是凸的，好像放大鏡。以右手持溫度計一端，站於亮處，將溫度計前後慢慢轉動，便可突然看見一條放大的銀面。這鏡面的頂端就是所要測定的體溫度數了。

四、如果水銀在98°上則用手持水銀球另一端，用力向下甩，將水銀甩到96°以下。

五、體溫計用冷水淋過或用棉花擦過。

六、將水銀球放在患者舌下的一邊，然後叫患者把口閉住。

七、體溫計含在口內三分鐘。

八、體溫計由口內取出後，立即用棉花擦乾，擦過的棉花應該焚燒。站在亮處看水銀上升度數，不可用手觸到剛剛放進病人口裏的那部份。

九、然後依法將水銀甩下，用濕酒精棉花擦拭，放回瓶內。

由肛門量體溫

一、依照上面口量體溫的第二三四點作。

二、用凡士林，礦物油等代替水塗於水銀球上，使容易插入肛門內。

三、體溫計放進肛門一寸半到二寸，用手扶着，不可使體溫計滑出，三分鐘後便可取出。

四、依照口量體溫的第八九點作。

× × ×

小外科

若華

偶然生個小瘡，經醫師看過，不便天天跑到醫院去換藥；實際一天換一次藥，也嫌不夠。最好是購備一些膠布，醫師指定的藥膏，酒精和消過毒的紗布等，按照醫院裏護士們換藥的方式，自行在家裏換藥，可以節省許多的時間。換藥時最要注意的幾點如下：

一、先要用肥皂將手洗淨。

二、打開傷處，若有粘連的地方，用消過毒的鹽水浸濕，慢慢即可分開。

三、用消毒過的棉花球，棉塊，或紗布，將傷口上的膿擦淨。擦時注意由內向外，以免將四週的髒東西擦到傷口裏去。已擦過四週的棉球，不可用他再擦中間。

四、用浸有百分之七十五酒精的棉花球擦拭傷口的四周，注意避免傷口破的部位。最後並將周圍的皮膚拭淨。酒精有消毒的作用，並可保護皮膚。

五、將要敷的藥膏，敷在傷口上，再用消過毒的紗布蓋上，或是先將藥膏敷在紗布上蓋於傷口均可。

六、用膠布固定，必要時並用布條綳裹。

以上所說的傷口是指小瘡，小的破傷之類。若四週皮膚紅腫，即應休息，不可勞動，並可加以熱敷。

所有紗布棉花等物務必須預先消毒，不可大意。購買不便時亦可自製。即用舊的手帕，已破的被單之類的柔軟舊布，都可應用。先用肥皂仔細洗淨，乾後撕成掌大小塊用熱熨斗熨之，並折成小方塊，以合用為度。隨折隨熨。熨斗之熱，足可以消毒了。

熨過之後不可用手去摸，每四五塊包在一包內，備用。準備擱置稍久的，最好用雙層包皮。若是擱置了許久，例如超過一個月，最好另行熨過。

× × ×

「生癤子擠不得」

若華

「生癤子擠不得！」這句話是時常聽到說的，但是往往有人不顧忌癤子的生熟，而硬要擠。

皮膚下面較深的部位有了膿腫，通稱為癤。這是因為有化膿的細菌侵入。侵入的門戶多半是因為皮膚有了破傷，或是由毛囊等處入內。初時細菌較少，皮膚上的小傷却於不知不覺中痊癒了，但入到深部的細菌却繁殖起來，並與身體內的白血球發生了激烈的遭遇戰。白血球就好比一個國家的軍隊，遇有外寇侵入，就集攏來由血管壁穿出，包圍攻擊。一層一層的越聚越多，形成一道堅固的防線，以防細菌深入。因為血管擴大，血液充盈，組織內的體液也加多，並且有許多的白血球，所以局部發生紅腫的現象。包圍圈內的細菌，若是數目不多，毒力不強、就會被掃數撲滅，紅腫漸漸退去。反之，若是細菌的數目很多，毒力又強，許多的白血球反被戰死，於是化膿。膿就是許多的死白血球，細菌，和腐爛的組織所成的。這時戰場的中間，雖是敗瓦頹垣，屍體縱橫，但是包圍圈還是完整的。若是用力一擠，將包圍圈破壞，細菌就可乘機四竄了。所以在一個腫瘍已經化膿之後，千萬不可用力擠壓。

遇有癤腫一類的病，初時應用熱敷，增強血運，以利抵抗。化膿之後，中部較軟，則請醫師割開皮膚，使膿流出。若係自破，亦切不可擠。應將破口割大任膿自行流出。

瘡底未好，切勿令瘡口封閉，換藥時可將布片帶藥填入瘡口，使其從底面生出肉芽，長平後再行收口，否則有膿液封存於內，又須開刀。

服藥的藝術

木西

俗語：「良藥苦口」這話認真的講起來是頗有問題的：因為良藥不全都是苦的，苦的也不見得就是良藥。「良藥苦口」祇是鼓勵人們有了病就要勇於服藥，事實上對着藥物而綯眉苦臉的人的確是太多了。有些人甚至於內服糖衣的丸藥或放有糖漿的水劑，還要面帶難色，狀若過關咧！儘管有人說生病是休息的機會，那也是一種痛苦的休息。如果視服藥為過關，那簡直就是苦上加苦了。不過硬說服藥有什麼技巧，似乎又嫌小題大做·若說服藥之事任其自然，也未免抹煞事實，因此我說服藥是一種藝術，自覺無不適合的。

藥中除了極少數特別難吃及較強的刺戟性外，一般的藥物服後口中並無若何不快之感。成年人對服藥特別嫌惡或懼怕，多少是受了孩提時候家庭教育的影響。人的味覺雖然天然地可以辨嘗酸甜苦鹹各味，但若父母在兒童內服難吃的藥物時不現出特別重視的神情，那麼兒童對於一過性的不快感覺多半不會留下嫌惡的痕跡。實際上這可算作對兒童服藥的訓練；對於較大的兒童，父母可以告訴他說：「吃了藥，病就會好的」。千萬不要先說明或暗示藥物是苦的或難吃的。父母直接的鼓勵有時可以奏效，但切忌恫嚇或處罰，因易引起反感而加深了兒童將來對服藥嫌惡或懼怕的心理。至於一些已經懼怕服藥的兒童或成人，下面隨便寫幾條或者可供參考：

一、服油類藥物可以先飲水一口，盛藥的湯匙或杯碗等預先加水少許，如此吞服時，油輕水重油隨水下，口中粘膜及盛具上概不致遺留餘油。吞服時應先俯首，一口急速吞入，因頭係作俯勢，則水面上的油先入喉，下面的水上冲，亦有連帶冲洗口中餘油的效用。如一次服小量的油類如富刺激性，則藥劑師多為裝入膠囊中。

二、苦味的藥水，和水不宜太多，更不應和熱水，因熱水能增加苦味的刺激感覺，吞後更要再飲冷開水一杯。

三、丸劑服法宜先飲水一口，將藥丸放置舌之後部，再飲水仰頭吞下。

四、粉劑常比水輕，更易粘着咽喉不易全數吞下，故除可用膠囊服用外，尚可用饅頭皮或用國貨薄棉紙裹成圓丸，棉紙雖不被消化但遇水即散開，隨大便排出，故無礙於健康。另法可將藥粉內加水少許使濕粘成丸，如丸藥吞之，可免粉末嗆入喉管。小兒不會吞，却會嚥，可用此法。

五、有臭味的藥劑，服時先用手揑鼻，待藥已下咽，乃可放鬆，這可減輕嗅覺的難過。

六、對於昏迷不省的病人，事實上藥物又非內服不可時，可用鼻飼法，即由鼻腔插入小皮管使藥物直接進入食道。惟此法只限醫生或熟練的護士使用，因恐使藥物誤入氣管而招致不幸的後果。

（上接廿三面）

噴洒的技術：噴洒時床板的每一部份都應該沾到，並且應該特別注意每條裂縫，有餘力的話不妨把墊被上也噴洒一層。

（三）蚊子：用DDT粉末來對付蚊子其功效是不大好的，一般都使用溶液或乳劑，在牆上天花板上全部刷上DDT，每平方呎十分之二公分，那末剩餘效應就能維持一兩個月，至於要馬上殺死房子裏的蚊子，那還是用其他殺虫劑——例如除蟲菊——比較妥善。

蚊子的幼蟲孑孓當然也可以用DDT來對付，可是這問題比較複雜得多，並且小規模做起來益處不多，還是由衛生機構統籌辦理為善。總而言之，消滅蚊子蒼蠅還得從基本的環境衛生上努力，DDT只是一個重要的配角，單靠它的力量還是不夠的。

（四）蒼蠅：在垃圾堆等蒼蠅聚集的地點洒上一層百分之十的DDT粉末，這方法消滅力量是大有可觀的，房子裏的牆壁和天花板上噴上每平方尺十分之二公分的DDT而利用剩餘效應來殺滅蒼蠅，其結果也不壞，還有一種節省物資的辦法：把一條繩或布條浸在百分之五的DDT溶液中，取出絞乾，然後懸廁所廚房等處，因為蒼蠅有喜歡停在繩子上的脾氣，這樣往往就收到很好的效果。

普通常見的蟲子大概是這幾種，其他的蟑螂白蟻及園藝上的害蟲等都可以舉一反三地來如法泡製。DDT是一種劃時代的優良殺蟲劑，他應該被廣大羣衆所歡迎和採用的。

世界名醫傳

李濤

達巴諾（Pietro D'Abano. 公元 1250—1315）

君士坦丁氏對於東方醫學譯述的貢獻已如上述，他的翻譯給醫學知識開闢了新天地。他人也只能沿著他所開闢的道路走。1085年卡斯提爾的阿爾封索第六（Alfonso VI of Castile）佔據了托利多（Toledo）。於是基督徒便侵奪了回教科學的西方堡壘。托利多有大圖書館，還有多數語言學者。自然在此處一定能發見基督徒所需要的學識。在十二世紀後半期，意人歧拉多（Girardo of Cremona）到了托利多，學習阿拉伯文，並且遍讀羣書。屢次發見奇異的記載。其中的寶藏真出乎他所估計的以外。於是專心致力於學術的開發。不久門徒羣集。因成立一譯學學校，並表現一種熱烈活動。在數十年內譯成多數書籍，於是許多哲學，數學，天文和醫學的書均從阿拉伯文譯成拉丁。從此西方才有了亞理斯多德，歐幾里得（Euclid），天文家托雷密（Ptolemy）的完全著作，和從所未聞的格蘭和希波克拉底斯的著作。也就是散佈於累塞斯，阿維塞那氏和其他阿拉伯醫生著作內的知識。

其他東西兩方接觸的地方也是同樣的逐譯阿拉伯醫學，西西里便是作這種工作的名地之一。當十一世紀時，新的譯品還很少，十二世紀便加多了，到了第十三世紀基督徒國內已竟大量利用這種相傳的知識了。這時知識的繼續和改進全仰賴歐洲新興的諸大學。在第十二世紀內最早成立的醫學校有蒙特利挨（Montpellier），其次有牛津（Oxford）劍橋（Cambridge）和菩隆雅（Bologna）。在第十三世紀成立的大學有巴黎和那不勒斯（Naples）其次有美尼那（Messina）還有巴丟阿（Padua），至於普累格（Pragne），維也那（Vienna），海得爾堡(Heidelberg)，科隆（Cologne）和挨爾孚特（Erfurt）等大學遲至十四世紀始行成立。上邊所說的第一個醫學校蒙特利挨是西班牙，普羅封斯（Provence）的一個海口，受譯書運動的影響很大，因此聲譽提高，有如薩勒諾受君士坦丁氏譯書的影響而發達。這種新知識很豐富，甚至多到不能急切完全了解。有許多翻譯，因為求速的原故，譯筆很壞。甚至我們現在讀那種拉丁文也不能不惡心。有許多阿拉伯名詞全被誤解，甚至完全不了解，便生硬的翻出來，簡直就沒有想明白譯出來，結果產出一種新俚語，而且不易消滅於世。

現在讀那些著作的人，當然可用持正不阿歷史家的態度看作那時的作品。但是十三世紀的人讀這種書的態常則異於是。他們以為這種新輸入的文獻還有生命，打算應用在行醫上。自然遇到很多困難。其中好多疾病的敘述和處方都不易解。在希臘，波斯，或埃及所施用的，當然不能絲毫不改，應用在歐洲。如欲明瞭上述各地的習俗，解釋顯然相反的事，和使新輸入的知識有了良好結果，處處皆須極大的努力。亞理斯多德氏曾教授整理的方法，即所謂方言學。結果在西方也如東方產生繁瑣哲學。醫生心目中全視該楞和阿維塞那氏為真正的權威者。中世紀各大學的責任不只昌明這種學說，而且保障不違背他。

假使我們能讀一代表醫家的著作，便很容易把握住那時醫學家的精神所在。因此選擇意大利人達巴諾氏來述說於下。

阿巴諾（Abano）是在巴丟阿附近的一個藥泉，因為有硫磺泉所以出名。達巴諾於 1250 年降生此地，便隨着地名起了名字。他是中世紀末葉的一位博學之士。在巴丟阿習醫學和哲學。以精通希臘文聞名當世，在此我們要知道在文藝復興時代以前，精通希臘文者很少。當時的人所能讀到的希臘醫生的著作是從阿拉伯文譯來的拉丁文譯本。他們為什麼不直接研究原作呢？豈非不解之謎？他於是前往君士坦丁堡（Constantinpole）。這個帝都在那時的狀況，我們一無所知，但可假定他是由求知渴望的趨使，並且打算在那裏進修希臘文和研究希臘文稿。不論這種假定是否合乎實際，但是在他遊歷君士坦丁堡以後，不久便將格蘭氏的著作由希臘文譯成拉丁。

其後他到巴黎任巴黎大學的講師，在這裏寫了很多書，不僅醫學和哲學，還寫了天文學和相學。然而基督教會對他的思想起了疑慮，認為他從事神秘學術。牧師們去到異教徒裁判所控訴他五十五次。告他「妖術惑人，不信耶穌的奇蹟，對於宗教冷淡」等等，徼幸辯訴勝利，得被釋放。

在十四世紀的初年，達巴諾氏又回到巴丢阿，成為該大學名師之一。丹泰（Dante）在這個時期也在巴丢阿，所以我們想這兩位偉人必定熟識。其後達巴諾氏又被控告，當即於訴訟期內死亡。裁判官因為生前未能行刑，所以焚毀他的屍體。

達巴諾氏的醫學方面的大著就是「醫學和哲學家的折中論」（Conciliator differentiarum philosophorum et praecipue medieorum），煩瑣哲學派的醫學是文科大學的一部。是一種集合的學說，仰賴比較和獨裁兩種方法。成為世界宗教現象的一部，並且是神學的女僕。

煩瑣哲學派的醫師著作了些什麼呢？大約不外名著的評註，難題或深奧思想的詞彙，以及將同樣意見列在一齊的索引。達巴諾的大作折中論的目的，是消除醫學傳統上各種牴觸。此種工作分為三部，第一是關於普通問題，第二是醫學學說，第三是實用方面。就細目論全都十分系統化。每述說一個問題，先引證權威作家的言論。繼以討論，此部為煩瑣哲學派最重要的部分，對於贊成和反對方面的言論都細細權衡，希望藉此發現真理並解答矛盾。最後將調和的並純正的學說，整個的傳達出來。

由上邊所說已足表示當時治療方面的趨勢了。煩瑣哲學派的醫師對於自己經驗從不注意。自然他們也有經驗，並且在折中論內將經驗曾明白記載，關於特殊病例的意見，往往全部寫出。煩瑣哲學派的醫生原來全是哲學家，他們的思想方法已由亞理斯多德和阿拉伯的學者規定。他們以為邏輯的思想是第一要義，藉此可以使知識系統化。

此派醫師除了達巴諾氏以外，還有很多名醫例如阿爾培羅（Taddeo Alberotti）阿諾爾特（Arnold of Villanova），查科摩（Giacomodei Dondi），哥爾同（Bervnard Gordon）等。他們都按著這一條道去做，並且因為他們都想踰越所定的範圍，所以很容易與教會發生衝突。

（上接第十一面）需四五秒鐘。

（八）施術至呼吸復原為止。有時需四小時以上或俟醫師確定患者已死時始可停止。

醫潮　第一卷一至八期目錄

（第一卷合訂本每本金圓壹元）

本期每本定價二角

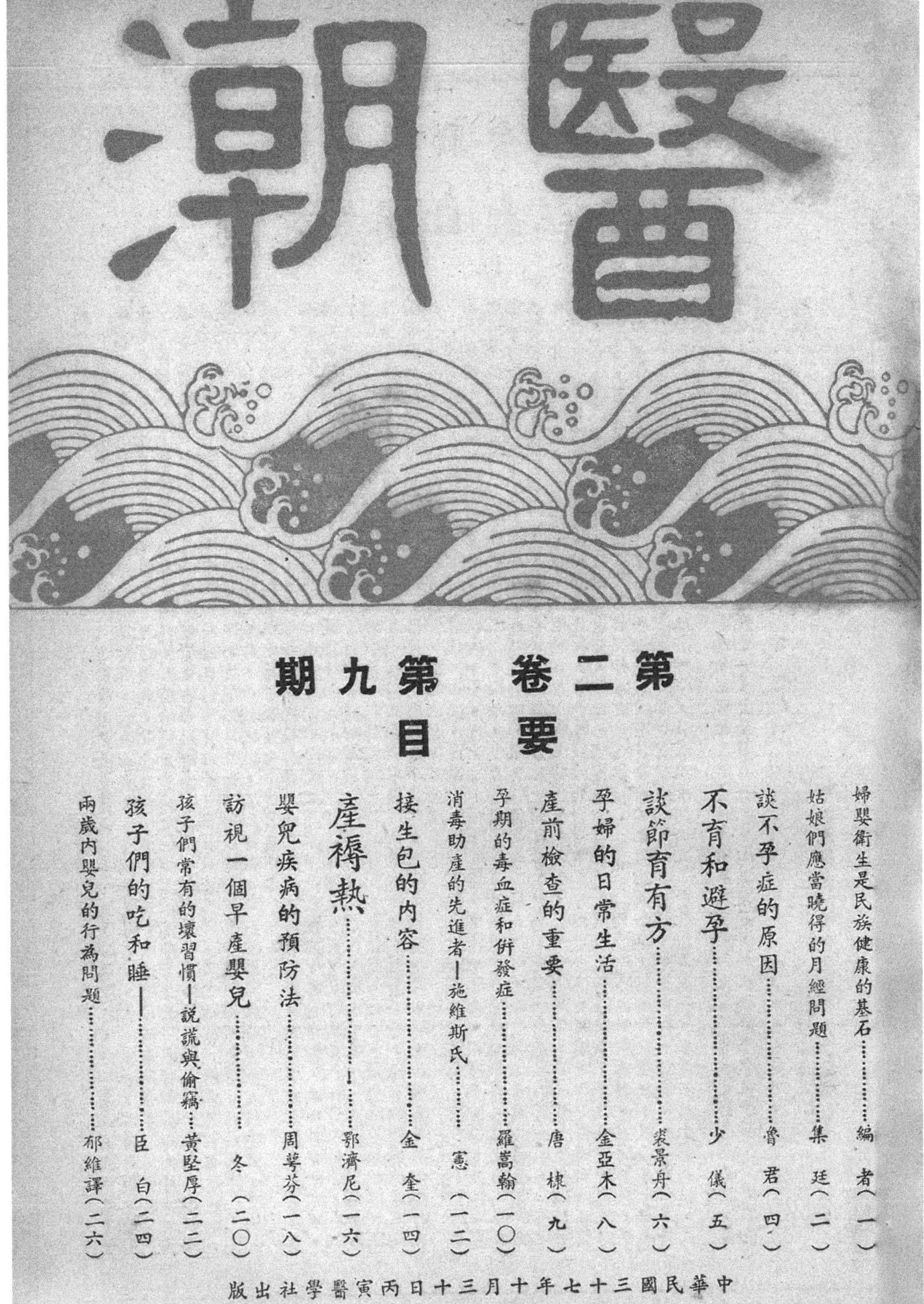

醫潮

第二卷第九期

要目

中華民國三十七年十月三十日丙寅醫學社出版

全國醫聯會敬賀

南京救國日報社論書

救國日報公鑒：

近閱貴報本年十月四日社論：「西醫聯合會太沒有良心」一文，妙語連珠，充耳眩目，恍然置身千載以上，蠻貊之邦，滿耳笙簧，滿目琳瑯，歎觀止矣。本會同仁良知未泯，有無良心，不待自解，惟君子應有服善之雅量，求真之虛心，謹白數義，就正有道，如蒙不易一字，實屬感幸萬分！

貴報宏論，震鑠古今，本會同仁，久所心儀，然褒之一字不以為榮，貶之一字不以為辱，蓋亦忝為深知貴報之雅。第先就十月一日貴報瞭望台之短評而言，承以新舊醫學，分為「洋」「土」之爭，甚佩高明。然則印刷造紙，發明中土，而梨棗竹帛，貢獻於中國本位文化者，歷朝鼎盛，何讓舊醫之療疾病，延綿種族？獨怪貴報熱心保存國粹，乃亦隨俗浮沉，不惜以外匯換取外紙，怡然自甘。且謂「洋」「土」之爭，凋停有法，又舉試辦難民之義診，以較良窳，言似有徵。誠不知八年抗戰，救護疆場者，果何人乎？不待調停，昭昭在目，豈以短視而易身瞭望台上所可及乎？

次就社論之皇皇大文而言，輕視科學，仇視真理，躍然紙上，又復無的放矢，逞意浮動，大有嫉惡而欲罷不能，大哉！一士之謌謌也。本會反對中醫院之設立，基本觀點，在於學術，故曰非社會問題，非政治問題，乃純粹之學術問題，嚴守分際，未嘗一語涉及舊醫之生計，尚可覆按。詎貴報持論，一則曰，消滅中醫毒計，至今猶未放棄；再則曰處心積慮，硬要消滅此造福人類之中醫；三則曰，排斥中醫；欲消滅之；四則曰，居心要消滅中醫。設嫁之詞，皆非質對本會反對之理由，強學術是非之辨，造舊醫存廢之爭，一若中醫院之成立，則舊醫必存；中醫院之不成立，則舊醫必廢。殊不知優勝劣敗，純乎天然。際茲科學日新月異時代，舊醫有無前途？今日之舊醫中，何嘗無自知之明，特有不足以為外人道耳。不圖貴報迷惑虛玄，孤芳自賞，意必之私，毋乃過甚？

稽諸歷史，可告貴報者：上古時代，印度、希臘、羅馬、有神廟類似醫院之記載，然不若管子入國篇之具體，有曰：「凡國都皆有掌養疾、聾、盲、喑、啞、跛躄、偏枯、握遞、不耐自立者，上收而養之。」似殘廢院也。此一時代距今已二千餘年。中古時代，十三世紀初葉，歐洲似有醫院之濫觴，但不重醫術而重愛心與信心，其原始意義則同旅館，斯所以備長逵香客及旅人療居之所。我國六朝已有醫院之雛形，其後唐有養病坊，宋有安濟坊，若金若元，則有惠民藥局，皆官立以養民之貧病者，似醫院也。此一時代去今亦有千餘年，正陰陽五行六氣之時代也。適者，二十世紀之際，現代醫院乃人類文明及科學進步之標記，醫院各時期之發展，深受各該時期科學智慧及技術上發展之賜，各科複雜器械之製造，醫學上診斷及治療護理技術之進步，幷非一蹤可幾，乃經過無數人，無數試驗，無數科學發明，及社會進化，突破愚蒙偏見之阻礙，解脫神權玄學之羈絆，始有今日。以日本維新為例，皇漢醫家，今何以寥寥？若謂舊醫未曾停滯一千年之時代，而其醫術不比刀箭與牛車，設非神而明之，或妄言「泄毒排菌」，有何足資抵證？貴報歷舉病例，競炫舊醫之功，知其然耳，想當然耳，識者自知。請以新醫文獻為鑑，車載斗量，本末有據，來去可徵，非貴報筆翰如流，所能道其萬一。本會不敢上攀高雅，或疑為「生意經」而宣傳矣。

本會同仁，反對設立中醫院，當為今日醉心改革舊醫者所不諒；然念國家隆替，繫於民族健康，孟子曰：「樂歲終身苦，凶年不免於死亡」，至今且有甚焉。心其謂危，如無愧於下代之子孫，則實不能不言也。

耑此不一，敬頌

公祺！

中華民國醫師公會全國聯合會敬啓　卅七年十月六日

醫 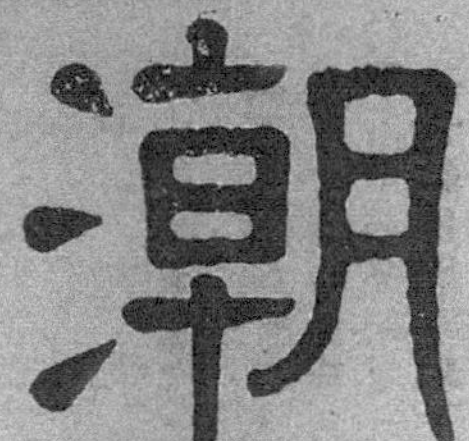

婦嬰衛生是民族健康的基石

各國的衛生工作，無不重視婦嬰衛生，婦嬰衛生確是民族健康的基石。要有健康的成人，須先有健康的嬰兒，要有健康的嬰兒，須先有健康的母親，個中的道理，是很明顯的。

我國教育不普及，女子教育尤為落後。不但鄉村婦女無知無識，滿腹迷信，就是都市內中上階級的婦女，對於保健育嬰的方法，也多是保持着傳統的錯誤觀念。從事婦嬰衛生工作的同道，無論在鄉村和都市，莫不感到意外的阻礙。今後我國的婦嬰衛生事業，如何纔能推展進步？確實值得我們深思，尤其需要檢討！

最近由天津來了一位老友，談起華北的醫界情形，他提到天津一市現有助產士一百五十餘名，而多半是無所事事，等於賦閑，而天津的助產工作則仍是大部份操在舊式產婆手裏。上海廣州等地是否也有同樣的情形，雖然不得而知，詳細情形恐怕也不會更好，國家費了很大的力，培植了若干的助產人才，却都閑散在都市裏，沒有用武之地，這是多們可痛心的事：追究起原因者，固然民智不開，是最主要的理由。但是在像我國教育這樣不普及的情形下，等到何年何月，民智纔可以大開，人民纔自動的知道利用科學的助產方法呢？實在我們不能等待，那個時期太遠遠了。換一句話說，以往國內各地的婦嬰衛生工作，都是在草創時期，做得不夠。尤其缺乏整個的計劃，教育與事業沒有切實的配合。助產人才的閑散，僅是一例，醫師的訓練與醫事衛生的事業，也是一樣的沒有配合得好。

婦嬰衛生在公共衛生事業中是比較最重要的，也是比較最容易收效的，然而二十年來，談不到甚麼成績。這說明了整個衛生事業的失敗，衛生當局應即改弦更張，力謀補救。依照中央所頒佈的助產士管理條例，助產士可以掛牌開業。意思是要他們自行發展成為一種自由職業。不知我國一般民衆不但知識不足，而且生活水準甚低，普通多無力負担接生需用，每遇分娩，自仍請價廉的接生婆，更有許多是家中人自行接生。中上階級的家庭懂得消毒防病的，却又去請產科醫師來助產了。所以助產士，尤其在都市內，介乎接生婆與產科醫師之間，很少有人問津，並不足為怪。

在我們這樣一個教育落後的國家，惟有實行公醫制度，由政府負起民衆健康的責任，除此以外，別無良策。只可惜多年來，執政當局祇在口頭上呼喊公醫制度，而不能見諸實際，甚而在教育及法制上，多是與公醫制度背道而馳的。這從婦嬰衛生建設中的助產一項就可以瞭然了。

要辦公共衛生就絕不能忽視婦嬰衛生事業。要建設一個現代國家，就不能不注全力於民衆的健康，又不能不從婦嬰衛生為起點。這是衛生建設的基石。已往的失敗，正是今日的鑑戒。改正之道，可以思過半矣。

姑娘們應當曉得的

——月經問題——

集·廷·

我們中國人中間，由於傳統的觀念，大家對於兩性的生理問題，都認為是褻瀆可恥的，很少公開的談論。親密如母女，也很多是避諱這種問題。於是青年的男女為了好奇心的驅策，若想知道一些，就只有向黑暗中去摸索了。

年青的姑娘們到了十五六歲的年齡，就要有月經來潮。許多人迷信它是極端汚穢的東西，不用說沾到身上會倒霉，就是眼睛看見都要背運的。世界上野蠻的民族中，現今也還有不許行經的婦女進入家門，或與家人會面的事。

一位現代的女子，無不承認月經是女人所特有的生理狀態，但是究竟為甚麽會有月經，怎樣來的，有何意義，自己應當如何處理，應當抱怎樣的態度，這些問題却未必知道得清楚。筆者特寫這篇簡單的說明，貢獻給國內的青年姊妹們。

我們在幼年的時代，無日不在希望長大，希望長大得像媽媽姐姐可以多有些自由，可以工作。我們的身體確實是在暗中慢慢的生長，你自己幾乎一點都覺不出。但是最後，有一日你會曉得，你有了月經。這告訴你，你的身體已經發育得成熟近於一位成年的女子了。誠然，你感覺與以往有些不同；許多以往你所不注意的事，現在變成非常使你注意了。這是很自然的，因為你的全身是在改變。若是你感覺到你的思想，情感，和你的外貌，現在都像一個女人了，那你很不必驚奇。你生來是一個女孩子，自然應當發展成為一個女人。不過現在問題來了，應當得到合理的處置。月經是第一個問題。

身體內有許多的腺，這是普通不常聽到說的一些器官，他們的職務，非常重要。這些腺所生的分泌物，普通稱為內分泌，英文叫做 Hormones，所以譯音又叫做「荷爾蒙」。內分泌物滲入血液，運送到全身。好像神經系統一樣，腺是節制的中樞，所差的是神經系統的作用，非常迅速，而腺的作用則是緩慢的。內分泌腺中的大腦垂體是其中的首領，牠與其他的內分泌腺，都有節制或促進的關係。在兒童的時期中，大腦垂體發出一種與生長有關的內分泌，刺激骨頭和各種的組織生長。在一個女孩子到了十幾歲的時期，大腦垂體又開始發出一種新的內分泌，使一位幼女的內外，發生許多的重要變化，那正是月經開始來潮的時候了。內部的變化中，最重要的是生殖系統的發育。女性的生殖器官，位置在腹下部的骨盆內，包括以下的器官：

醫潮 第二卷第九期 每本金圓伍元

歡迎長期定閱

中華民國三十七年十月卅日出版

發行人 李振翩

編輯人 賈猷先

出版兼發行 丙寅醫學社

社址：中山北路二四三號德廬

信箱：南京新街口郵局一〇六八號

印刷者 衛生器材製造廠

代售處 全國各大醫院 全國各大書店

卵巢：這是一對腺體，左右各一，約有一個小杏那們大。每一個卵巢裏，生有幾千的卵，小到肉眼不能看見，每個都是裹在自身的一個囊泡內，到了初有月經的這個時期，正是他們開始陸續成熟的時期。卵巢的位置是懸在輸卵管的腋下。輸卵管是肌組織的管子，一端與子宮相連，一端成一個漏斗形，所以又稱喇叭管。輸卵管也是左右各一，不到五吋長，約有鉛筆粗細。管腔的粘液膜具有帶纖毛的柱狀上皮細胞。這些纖毛都一致的向子宮端顫動，所以若有成熟的卵，從囊泡內裂出，就會由輸卵管的漏斗一端流入輸卵管，進入子宮。子宮是個梨形的肉囊，約三吋長，中空。上邊左右兩角與輸卵管通連着，下端開口於陰道內。藉陰道與外界相通。從上邊所說的，可以知道女人的腹腔，藉着輸卵管，子宮和陰道，是與外界相通的。

當大腦垂體發出內分泌，號令卵巢開始它的工作的時候，這些器官，都開始活動起來。卵巢也生出一種內分泌，使子宮的內膜增殖，膜內的體液與血都因而增加。這是準備接受卵來此發育。同時，某一邊的卵巢內，有一個卵最先成熟了，囊泡崩裂，就從裏邊出來，被輸卵管吸入漏斗口，進入管內，進行到子宮裏去。一個卵若要成胎，發育成為一個胎兒，必須與由男性來的精蟲融合成為一體，這叫做受精作用。不經過受精作用是不能成為胎兒的。在卵進入輸卵管後，或達到子宮時，若與一個精蟲相遇，完成了受精作用，它就在子宮的粘膜上停住，開始發育，並由這增厚的內膜攝取滋養。這時這位女子就是受孕了。未從受精的卵則不能對於子宮的內膜發生任何作用。他們的生命至此終止。子宮內已經增殖的內膜這時也通歸無用。於是這層內膜就陸續脫落下來，在幾天之內，流過子宮的下口，經過陰道，被排除到體外。這與排除身體內其他的廢物，沒有兩樣。正如指甲，眼毛，或其他的毛髮，掉了再長新的。所以一個女孩子長大成人了，她的子宮就每月要排除一次這種不需要的廢物，這是很正常的生理作用。因為差不多都是每月一次，所以天下古今各種族的人，都稱它為月經。西文字的 menstruation，也是由月字引伸而來的。

我們既明白了月經乃是一種正常的生理作用，毫無神秘可言，對於以往的一些迷信和誤解，自然容易掃除了。一般無知識的人，認為婦女行經是最污穢，既可以破除邪法，又使遇到她的人倒霉。有些地方認為行經使婦女衰弱。就是現今的婦女們，也有許多迷信。她們認為不能吃冷的，不能沐浴，不能運動。這一切都是迷信。科學的知識，清除了一切的魔障。生理性的失血與人無損。一次的月經，不過損失一二兩到五兩的血，這是無足挂慮的。況且身體能很快的將其補足。

生冷的飲食，最怕是不潔淨。不潔的飲食是任何人都應當忌諱的。假使潔淨，行經的婦女也可以食用，絕不致於引起腹痛，或其他的毛病。在行經的期間，你可能覺得有點抽痛，這是子宮在收縮，用不着注意。洗浴是必須的。排出來的血液，很容易發生惹

（下接第廿八面）

在家分娩應注意的事項

逸塵

每一位婦產科醫師以及助產士，在業務上常能遇到一些請求出外接生的孕婦。她們的理由不外乎是住院費用太貴，經濟上無力負担；再不就是因為鄉僻之區缺乏產科醫院；到城裏去，又怕家務乏人照顧。二者中，尤以前一種原因為最多。這完全是國民經濟問題，而非醫務人員所能補救的。所以，助產者為了顧及產婦們的經濟能力，以及母子的安全，在可能範圍內，只有答應她們的請求，到她家裏接生。

通常，醫院裏，由於設備的完善與人力的充裕，對於產婦與嬰兒的照料與護理，自甚周密妥善。而產家就不然，因為環境的不宜，所以更需要助產者來告訴她們以產前，產時，以及產後所應注意的事項：

甲、產前應注意的事項：

（一）心理上的注意：孕婦於孕期之心理與情緒，最值得注意。一個平素憂鬱多愁的孕婦是絕難生出一個身心健全的孩子的。所以孕婦應有愉快的精神，明晰的思想，溫和的性情，尤其是家庭夫婦間更應

（下接第十六面）

談不孕症的原因

魯君

「假如你們有了孩子，便會如熱戀時一樣將兩顆心聯繫在一起，那時就會好了」。這是「好夫婦」一片中的說白。是的，許多夫妻們因為沒有孩子而致衝突，反目，甚至鬧出可怕的悲劇。

不孕症，在民間的傳統上，總是歸罪於女方缺乏生殖的能力，使子孫不能綿延，特別是獨子的家庭，或是二三門共一子的富戶，給這唯一的兒子娶過媳婦後，切望着及早生出一個白胖胖的孫子，可以繼承宗祧。然而一年，二年，三年，五年，這個不爭氣的媳婦，依舊是不能懷孕，於有到處去求神問卜，向泥塑木雕菩薩求恩許願，企圖由神明的保佑，能得一子，以安慰堂上翁姑，和自己丈夫的期望。可是呼天不應，任憑怎樣地真心誠意在祈禱哀告，結果依然是失望。

於是，夫妻間的情感漸次疏遠，冷淡，甚至納妾，離婚；加之翁姑的責罵，姑叔的冷嘲，更兼有親鄰的歧視，簡直不可忍受。比較堅定的，猶如啞子吃黃蓮，有苦說不出，祇有含寃忍辱。如果是不堪刺戟的，竟不惜犧牲自己的性命，尋短見自殺。諸如此類，不知寃苦了世界多少女子，白白地葬送了許多可憐的生命。

上述悲劇的產生，多由於缺乏醫學常識而起。本來，不孕症是在夫婦兩方面，究竟是誰的責任？能否單獨的歸罪於女方？在醫學理論上講，沒有經過詳細檢查，沒有確切的原因找出，是不能單獨責備任何一方面的。

什麼是不孕？凡男女結婚而過着正常的性生活，到一定時期還沒有受孕的，叫做不孕症。這時期可能是三年或五年，假如一次也沒有懷胎，這叫做原發性不孕症。假如生產過一二次再過五年以上沒有懷孕的，這叫做繼發性不孕症。

不孕的原因，根據醫學家的統計，由於男方不健全而致不能生育的約佔百分之三十；由於女方的佔百分之七十。不過並非現無子女的夫婦永遠就不會生育的。由於醫學的進步，其中百分之四十六，若經適當的矯正或治療，仍能生育，而享受到天倫之樂的。現在，將不孕症的原因，簡略分別於后，以供讀者參攷。

甲、男子方面的原因：

1. 先天性生殖器發育不良或畸形。
2. 後天生殖器的缺損。
3. 無精子：如睪丸因局部疾患或傳染病，或經放射線照射，使睪丸萎縮，而無精子產生。
4. 精子不正常：如精子的形態變更，精液中精子的數目減少，或精子活動力喪失。
5. 射精不能：如因炎症而使輸精道粘膜腫脹，或由瘢痕致管腔狹窄或閉塞，遂引起輸精不能。
6. 內分泌機能失常：胸下腺，甲狀腺，睪丸等，對於精子的生長，成熟有直接或間接的關係。如果這些內分泌腺的機能失常，可能使精子的形態，數目，遊動力變更。
7. 曾患或現患淋病，結核病，糖尿病，麻瘋，脊髓癆，嗎啡中毒或酒精中毒等，常能影響生殖能力。
8. 如工作過重，精神過於疲勞，心理異常等亦能影響生殖能力。

乙、女子方面的原因：

1. 生殖器官先天性畸形或發育不良，如假陰陽人，石女等。
2. 輸卵管不正常的佔百分之三十以上。如患淋病時輸卵管堵塞，患結核病及其他炎症時，輸卵管內外受粘連，或由瘟腫的壓迫，都可以使輸卵管閉塞。
3. 子宮方面佔百分之十五左右。子宮頸有粘膜堵塞，如子宮頸發炎，精子不易進入，子宮外口太小，子宮口後傾，後彎，或前彎，而減少精子進入子宮的機會。子宮內膜發炎或有瘟腫，使胎卵無法着床；即使着床，也易招流產。
4. 卵巢的內分泌機能失常，佔百分之十六。卵巢因發炎，瘟腫，或由放射線和鐳錠的影響而萎縮。或因腦下腺，甲狀腺的機能失常，或因卵巢自身內分泌不健全，以致無法排出，即使排出，因黃體素不正常，子宮內膜就不能長好，以接受胎卵而致流產。
5. 陰道和外陰則佔少數，陰道液呈酸性時，在交構後，因子宮頸管的分泌增加，陰道液酸性增加，精子不久就會死

不育和避孕

少儀

世界上的事情總常常是不能盡如人意，好像老天故意同人找撇拗；有許多人是多麼愛孩子，希望自己有個孩子，可是孩子偏偏不來，以致使人想孩子想的發瘋，婆婆瞞怨媳婦，丈夫責備妻子，好像不生孩子錯全是女人的，因此娶姨太太，弄外室，鬧的家庭一團糟的也不知有多少。其實生孩子是兩個人的事，一對夫婦不生孩子，或者生了一兩個以後又不生了，這錯處也許在女人，也許在男人；而在現在這個社會情形下，娼妓不能根絕，許多妻子不生孩子都是丈夫宿娼的結果。

講到不生孩子的原因，有原發性的和繼發性的兩種：原發性的，譬如男女雙方生殖器官發育有缺陷，或者雙方在性的方面有什麼不適應的地方。繼發性的常常是由於生殖器官的發炎，特別是淋病的傳染，男性的輸精管閉塞或前列腺發炎等，女性的輸卵管閉塞，卵巢，子宮頸和陰道發炎；子宮位置不好等等。許多急性和慢性傳染病和內分泌的紊亂也可以使人不育。過度的烟酒嗜好，也可以成為原因之一。所以如果一對夫婦想要孩子，最好雙雙走到專科醫生那裏去請求檢查，找出真正原因，可以獲得合理的治療。但是却要小心，不可亂投醫，不可亂用藥，不然也許弄的破財傷身，得了一個相反的結果。

再講那些生孩子太多的人，或者由於經濟困難，或者因為怕麻煩，不喜歡再生孩子；但是孩子們偏偏好像跑順了腿，一個跟着一個的跑了來，所以懷孕在這些人不是喜事，而是煩腦和愁苦。至於因為身體太壞、每次懷孕和生產都會加重她們病情的人，則懷孕對她們更是一種威脅。

那麼這些會生孩子但是不願意再生，或者怕再生的人應該怎樣辦呢？懷了孕去找人打胎嗎？這決不是個好辦法，也是個頂不可靠，頂不安全的辦法；不要說打胎的時候有危險，就是幸而沒有打出危險來，但是打落了再懷起，懷起了再打落，這對健康，經濟和時間上的損失也是不可勝計的。那麼安全的辦法是什麼呢？就是去找一位專門的醫生，同他商量用什麼方法避孕。

大致說起來，避孕的方法有兩種：一種是永久性的，一種是暫時性的。永久性的就是將女性的輸卵管或男性的輸精管施行手術結扎，將卵子或精子封閉，使牠們無法結合而發育成為胎兒，大致說來，這種手術都是簡單而無危險性的。尤以結扎男性的輸精管為簡單，結扎女的輸卵管，如在產後數小時或一兩天之內作，也是簡單而可以節省時間和金錢的。因為作這個手術所需要住院的日數並不比只為了生產住院的日數多許多，對於暫時性的避孕方法，最好用橡皮的子宮帽加上帶酸性的藥品，暫時避孕法的好處是在比較可以自主。在環境改變而可以再生小孩的時候，不會弄的無法想，但是若用的不得當，是可能無効的。本來一個富強安樂的國家的人民，多有幾個孩子應該是幸福的，但是在現在我們這個可憐的國家的人民，不再看「多子多孫」是福氣了。能享受「多子多孫」的幸福的人只是少數中的少數，所以講避孕也許是需要的，可是真能找醫生設法避孕的，却又不過是窮苦大衆中的智識分子。而一般可憐的老百姓是只有讓孩子一個跟着一個的生下來，然後一個跟着一個的餓死，或者在垃圾堆上像狗一樣的長大成為病夫，成為盜賊。讓作母親的死於懷孕，死於生產，死於孩子的拖累。避孕的方法對她們還是絕緣的，因為醫藥對她們本來就是絕緣的。

亡。但陰道液酸性過低，也容易得慢性發炎症，或尿道漏等病，這都是不孕的原因。

「不孝有三，無後為大」，為了生命的綿延，也為了夫婦共同生活的愉快，諧和與幸福，夫婦應當明白不孕的原因，而求醫學的合理解決。如果治療成功，豈不是人世間最美滿的事體嗎？

談節育有方

裘景舟

吾鄉俗諺有「一男一女如盆花，三男四女活寃家」云云，細味語意，正是「子女不可不有，可是多就犯厭」的意思。大概兩個兒子，一個女兒，可以說是一般人的心理中認為最合理想的標準，獨子危危乎，應該有兩個纔好。女兒有一個也好，頭胎生女兒的，叫做「先開花，後結子」，有了第二胎，就眼巴巴的希望生兒子了。

假如超過此標準的，除了極少數的賢伉儷以外，便會感到多一個子女，就是多一份煩惱。尤以像現在這樣兵荒馬亂，動盪不安的年頭兒，米珠薪桂，生活窘迫，多生子女，不勝負担，說起「節育」，「避孕」，無疑地是誰都引為興味的一個問題。

可惜的是時至今日，節育的方法，雖然很多（參見第一表），但能絕對可以保險成功的，還是很少。而且在實際的應用上，多受經濟的社會的各種條件的限制，猶難普遍適應大多數人民的節育需要。

譬如說：凍膠劑和子宮帽兩種合併的使用，是在現在所知道的節育方法當中，認為最可滿意而最可靠的一種，但市賈以奇貨可居，索價甚昂，筆者在二個月以前，因公赴杭州，順便打聽這較好的避孕藥物，偌大一個杭州，祗有一家器械行有貨，每種每件標價五百萬元，那時上等白米，亦祗每石八百萬元而已。凍膠劑的裝置，像普遍牙膏一樣，看來是經不起幾次消耗的，子宮帽大小不同，勢非購備各號齊全，不能裝知適合的號數，所以所費不資，卽使效率甚好，也祗限於經濟不成問題的富有者可以專用了。

男用橡皮套（俗稱如意袋）價格遥低，購置較易，在凍膠劑與子宮帽還未能普遍供應以前，仍不失為最有利的一種避孕工具。

注意使用的要點：

(1)使用前須先檢查彈性如何？有無破裂？大小是否適合？

(2)使用時為加重保險，可用大小兩套，則有兩層阻隔，對於性感方面，其實沒有什麽大不了的影響，書上說的未免過甚其詞。

(3)射精後應卽兩下分開，以免精液倒溢套外，功虧一簣。

第一表 各種避孕法

- (一)生理的避孕法
  - (1)禁慾—性慾抑制
  - (2)安全期
  - (3)延長授乳
  - (4)交媾中斷（不能保險，久用此法，可起心臟病）
  - (5)交媾延長（同上）
- (二)化學的避孕法
  - (6)應用各種藥物，製成各種製劑（如彈劑，片劑，丸劑，油液，軟膠，粉劑，水劑，膠凍劑……等）以求殺滅精蟲
- (三)器械的避孕法
  - (7)男用橡皮套（有長短兩種普通用長者）
  - (8)女用橡皮套
  - (9)子宮帽
  - (10)陰道帽
  - (11)陰道塞
- (四)外科的避孕法
  - (12)暫時的—卵巢或輸卵管以腹膜暫時的包裹而封閉之
  - (13)永久的
    - 輸卵管結紮（行於女子）
    - 輸精管結紮（行於男子）
- (五)其他的避孕法
  - (14)X光線及鐳錠的照射
  - (15)應用免疫學及內分泌學的原理，造成抗體以求避孕

（4）用後清水洗滌，小心拭乾而保存之，可供再用。但也並不是到處可以買到，人人得而應用。

輸卵管結紮是最澈底的辦法，確能永久解除生育的恐懼，但須請醫師幫忙，祇有在都城大邑居住的人民，始可就近進設備完善的公私醫院，施行手術，而所付費用，亦必為數可觀，決非一般人的經濟能力所能負担。

比較起來，還是「安全期避孕」的這一方法，不論貧富，不論城鄉，都是可能去做，這是根據各醫學專家縝密的研究，知道婦女的前後兩次月經當中，必有一個「排卵」的時期（參見第二表），在此排卵期以外的，便是所謂「安全期」的日期。要想得子女的，可以在排卵期內求孕，不想要子女的，應該在安全期內避孕，但此「排卵期」與「安全期」兩者，甚難確定。因為婦女的月經週期，各有不同；排卵日期，跟着差異，必須經期整調，並將每月行經的狀況，經常記錄（參見第三表）始可研究推算，知道一月之中，那幾天是應該避免性交，那幾天是可以不必避免。

因此「節育」在理論上，即使你已經讀過許多專書，具備了很多節育知識；究其實際，仍有如「條條大路通羅馬，可是一條路都不好走」之慨。

不過「墮胎」危險，「棄嬰」不忍，與其事後的甘冒「危險」與「不忍」，毋寧事前的講求「節育」之為愈，因此，我人對節育的各種方法，雖猶不能期望過高，却還值得各人儘力去做，能夠去做，總比不做的好得多。

八、一脫稿於武嶺醫院產婦科室

第二表　排卵期（nach knaus）

月經週期之日數	排卵期（自月經開始之一日算起）
26	11—12
27	12—13
28	13—14
29	14—15
30	15—16
31	16—17
32	17—18
33	18

【說明】：月經循環每二十六日一次者其排卵期為自前次月經開始日起算之第十一天至十二天。其餘類推。

關於安全期的推算，寧可從寬。因為月經週期，往往有二三日的遲早，精子和卵的生活能力，也得估計在內。

照表，可知普通婦人的月經週期，常在(26)至(33)日之間，受胎的可能時期，是在前次月經開始日起，順次數到第九日至第十九日之間，在此期間，應該絕對禁慾。

第三表　月經月份牌

婦人行經之狀況，以表格表示之最便於檢查。此種月份牌供給女子自用甚為適合。圖示月經循環整調，每二十八日一次，每次五日。記錄方法：即於每月來經之日期，加劃紅色粗線即得。受孕時亦易查得最終月經。

編者按：確如作者所說，利用「安全期」避孕，非常的困難。「安全期」很難計算，而且卵排出以後，能生存相當長久的一個時期，由男性來的精子也能在女性的生殖器官內生存至十餘日以上，所以卵與精子的相遇機會，相當之多。於是這所謂安全的日期，殊少安全。在所有的避孕法中，也可算是最不安全的了。子宮帽與如意袋，雖然二者都是舶來品，但後者比較普通，較大城市都可買到。況且若用後即時用水洗淨，擦乾，當時加上撲粉保持乾燥，勿令膠着，可以使用多次，頗為經濟。在目前我國情形下，似為最可推行之簡便避孕法。

孕婦的日常生活

金亞木

孕婦的日常生活與胎兒發育及意外疾病，關係至為密切。孕婦因供給胎兒營養及排泄胎兒廢料，故新陳代謝作用增加，如忽略保健，則易致發生意外，影響婦嬰健康非淺，故不得不加以注意。姙娠期中自覺痛苦的時候乃在前三個月及後三個月。初期則有每晨不快之感，如惡心嘔吐，食慾不振，唾液分泌增加，尿意頻數等。後期因子宮增大而起機械障礙，如失眠，腹壁緊滿，下肢浮腫及胃障礙等。但毋需亂投藥石，因姙娠乃生理現象，並非病理。玆將孕婦日常生活的保健方法，列述於左，以供參考。

（一）飲食：宜擇易消化而富滋養的，如牛乳，青菜，水菓，五穀類：礦物質，如鈣，燐，鉄，蛋白質等，均應攝取適度。勿多食刺激品，如咖啡濃茶酒類，胡椒，過甜食物，香料，油炸及過多脂肪類食品。

1.蛋白質：此為構成人體組織主要成分，或生長的重要原料。孕婦前三個月每公斤體重約需一·五公分，四個月後則需二—二·五公分。其來源，由於動物性的各瘦肉，鷄蛋，肝，腎等，由於植物性的則多採自豆類。

2.礦鹽：此為促進生長及調節生理的主要成分，亦為骨骼及牙齒生長的要素，且為内分泌及其他化合物製造的成分之一。

鈣，磷—鈣質為骨骼與牙齒的主要成分，磷為腦髓及細胞的重要原素。孕婦對於鈣鹽之需要，自孕後三個月起，每日約需一·五公分，磷量約二·〇公分，含鈣，磷較多之食物則為新鮮蔬菜，乳類，魚類等。

鉄質，為血色素及細胞色素之主要成分。孕婦每日約需一五公絲。含鉄質較多之食物則為肝臟蛋黃類及蔬菜等物。

3.維生素：此為維持正常生長，食慾及健康的要素。

①甲種維生素—此為防止夜盲，乾眼及促進生長内分泌素及維持疾病抵抗力的主要成份。孕期每日應攝取六千國際單位，食物中以乳類，蛋類，莧菜，肝臟及魚肝油中含量為多。

②乙種維生素—此為防止脚氣病的要素，尚可治癒孕期劇吐，孕期貧血。孕期以每日攝取一·八公絲為宜。富含乙種維生素的食物則為牛奶，鷄蛋及各種豆類，蔬菜等。

③丙種維生素—此為防止壞血病的要素。孕婦每日需要一百公絲。食物中以新鮮蔬菜，番茄，水菓如廣柑，桔汁，檸檬汁中含量為多。丙種維生素易受日光，空氣，熱的作用，而減失它的功効，故吃水菓及蔬菜時，應以新鮮為原則。

④丁種維生素—此為防止軟骨病的要素，并為孕期所最需要的。孕婦每日應攝取四〇〇—八〇〇國際單位。食物中以牛乳，魚肝油，蛋黃及蔬菜中含量為最多。日光浴對丁種維生素的增加力甚好。

⑤戊種維生素—如孕婦缺乏此種維生素，則易致流產。此種維生素多含於參芽，米皮，青菜，牛乳，豆類，牛皮菜，胡蘿蔔，肉，肝及水菓中。

⑥K種維生素—此可防止產時出血過多。此種維生素多含於青菜中。

（二）排泄—因子宮增大，使直腸和膀胱受壓，致常發生便秘，及小便頻數等現象，故孕婦應養成準時大便的習慣，多食蔬菜，水菓，開水，及作適宜的運動，如此可以防免便秘及痔瘡。小便應隨尿意排出，以防潴留，並刺激膀胱而致病。

（三）皮膚—皮膚為調節體溫及排泄器官，故應時常沐浴，使皮膚的排泄功能增加，並避免汗腺閉塞。惟懷孕七月後，宜用淋浴及擦澡，免使陰道和子宮受染。

（四）牙齒—胎兒由母體攝取鈣質過多，每致母體患牙病，故宜攝取富含鈣鹽的食品。

（五）乳頭—孕期的初乳分泌，易使細菌繁殖，致使乳腺受染；又乳頭在哺乳時容易破裂。故宜於孕期中常以熱水肥皂清洗，以增加其韌性，並使它清潔。如果乳頭凹陷，則可常將其向外牽引，並避免束胸或穿着窄小的衣服。

（六）衣履—腹部須防外傷及壓迫，衣服應寬大輕暖，使腹部及腿部的血行通暢，使胎兒得自然發育，并可免兩腿浮腫。此外，勿着高跟鞋。

（七）運動—輕便的工作可以操作，惟禁止長途旅行，攀高與舉重等。

（八）休息—因新陳代謝增加，應較常人多事休息。

（九）房事—孕期前三個月姓交，易引

產前檢查的重要

唐棣

從受孕到生產的這一個階段，叫做產前，亦可稱為孕期。在這時期中，孕婦除停經外，尚有晨吐，胃口反常，精神易受刺激，腹部逐漸膨滿和乳房漲大等變化，尤其是初次懷孕的婦女，這些徵象更見顯著。這時期中生活合理的處置，不但對於孕婦的健康有直接的影響，而對於胎兒的安全有很大的關係；所以我們應特別維護孕期的健康。

孕期中，胎兒孕育在母體中，猶如建築房子打定基礎一樣，稍有忽略，輕則母子的身體受損，影響一生的健康及幸福，重則母子死亡，所以孕婦除特別注意維護健康外，並應遵醫囑咐，作定期的產前檢查。茲將產前檢查的利益略述於下，以供參攷。

一、確定是否受孕—已婚的婦女，平時月經都是很正常很好，若一旦兩個月沒有月經，即當就醫檢查，看看是否受孕抑為疾病？如係受孕，即可及早注意攝護，並可由此得到孕婦日常生活的指導，以期預防孕期的疾病，增進母子的健康。如係疾病，亦可趁早治療，以免拖延而成不治之症。

二、發現任何症狀，可以早期診治—凡患有心臟病或肺結核的婦女，本不宜懷孕，因懷孕時不但能使病勢增劇，甚至還有生命危險。如已懷孕，病輕的，宜多注重營養及休息，病重的或須施行引產手術。

三、減少胎兒的死亡率—胎兒死亡的主要原因，每為先天性梅毒。若於產前早期檢驗血液，證明現患梅毒，則宜於受孕第五個月前認真治療，把梅毒除盡，孩子生下來，便不會死掉了。

四、避免難產—胎位異常或產道異常的（如骨盆狹窄等），均可於產前檢查時得知，而予以矯正，或合宜的指導，使難產變為順產。如係不能矯正的難產，亦可得到指示，早期住院生產，因而獲得合宜的接生手術，免致危及母子的生命。

五、預防血中毒的發生—如頭痛，眼花，惡心嘔吐，水腫等，均係血中毒的兆頭，不可不注意。如有這些症狀，就應告訴醫師，則可獲得防治的方法，免去危險。

六、預算產期—生產不一定準在預算到那一天，也有退後幾天的，也有趕前幾天的。但是近於產期的時候，若能和醫師或助產士多多接近，則可早作準備，以免生產時發生困難。

產前檢查的利益既如上述。親愛的孕婦們，假若你們想在懷孕和生產時不致損傷你們的健康和幸福，假若你們想生產迅速而又順利，假若你們想得到一個活潑可愛的小寶寶，增進你們的家庭快樂，那麼，你們都應當在產前接受按期的檢查，免去危險。懷孕和生產本是已婚婦女生理上自然應有的過程，但是在這時期中稍有忽略，健康幸福便因而喪失，所以可以說產前檢查，是引導你們進入幸福之門的唯一途徑，料想你們不致於不願接受吧！最後更將孕期應作檢查的次數告訴大家。即是懷孕第二個月到第六個月，每月受檢一次，第七八兩月，每半月檢查一次。孕末期，每星期檢查一次，並且須接受醫師或助產士的勸告和指示。這樣不但可使母子安全，促進家庭幸福，更可使未來的嬰兒降臨人間後，成為一個活潑魁碩可愛的小寶寶啊！

起流產，後三個月易使子宮受染。此外為避免誘起子宮習慣收縮，更應隨時節制房事。

（十）精神—孕期情緒易受激惹，乃因內分泌受刺激的緣故，故宜避免精神的激動。

（十一）心理上的準備—生產乃生理的現象，並非病理，故孕婦必須安心等待。精神作用，傳入由刺激，傳出則發生運動。若刺激與運動諧和時，可無痛苦，若失去諧和則有痛苦的感覺。故孕期中應使精神安定，遵醫囑咐，注意日常生活的保健，則產時可能自然產出，而可減少分娩時的痛苦了。

（十二）產前檢查—孕婦應按時檢查，以免發生疾病及難產等危險。

總而言之，孕婦在孕期發生各種病狀，皆由疏忽日常生活的保健所致。故為母嬰安全起見，實宜隨時注意上述各項的保健方法。

孕期的毒血症和併發症

羅嵩翰

婦女受孕時，身體各部皆起變化，例如子宮的膨脹，血液的增加，腸胃的變位，內分泌的增減等，若不格外注意，就可使心，肺或腎等發生病害，他如軟骨病，孕期毒血症或貧血病等，亦可因調養失當，而致危及生命，故不可不慎。若孕婦自覺有些不正常的症狀發生，則應立刻去找醫師，早期診治。欲使母胎安全，產前檢查乃是最簡單而最可靠的辦法。這時期以毒血症最為重要。現將原因，症狀及療法等項，列述於次，以供參攷，並將較為重要的妊娠併發症附述於後。

甲、妊娠毒血症

（1）急性黃色肝萎縮：此係妊娠毒血症中最嚴重且死亡率極高的一種疾病，幸而在孕時不常見。

原因：尚不十分明瞭，學說很多：1.化學藥物中毒（如燐中毒，氯仿中毒等）；2.營養錯誤；3.腐敗性傳染；4.續發於肝硬化及單純性黃疸；妊娠自家中毒。

症狀：全身的皮膚發黃，顏面及眼結膜尤甚；頭痛，體溫不規則，肝臟初時腫大，其後縮小，脾臟腫大，瞳孔散大，尿量減少。

療法：此症如能及時治療，或有挽救的希望；但多數患者則在第五至第十病日死亡。

（2）妊娠期劇吐：孕婦的半數係在早晨有嘔吐，但至妊娠四個月會自然停止。若嘔吐過劇或經時太久，不管吃了什麼東西，都要吐出來，則成劇吐症。

原因：大多由於妊娠中毒及神經性機能障礙而起，其他與泌尿，生殖等部的炎症，輕的心臟病，新陳代謝障礙，內分泌障礙，胃腸障礙，或血液循環障礙等，均有關係。

症狀：持續性的嘔吐，在孕後十六週時尤甚，有時吐出血液及胆汁。吐時，肋骨亦痛，甚至飲水亦吐。於是患者逐漸消瘦，脈搏微細，眼睛凹下，皮膚乾燥。有時高熱不退，昏迷，譫妄，這都是危險的徵候。

療法：患者應臥床靜養，攝取流質的飲食，力求淡泊，禁吃肉類及富含蛋白，脂肪的食物。必要時施行一日以上的饑餓療法，僅給以生理鹽水，並施行滋養灌腸。此外如給以卵巢製劑，乙種維生素等，均有效果。如果應用上述的療法均告無效時，則醫師施行人工流產術，終止妊娠。

（3）慢性腎炎

症狀：患者在受孕後第三四個月，即見血壓升高，尿量減少並尿含蛋白質，視力模糊，頭痛，心臟肥大等徵象。於患者分娩後，上述的各種症狀，仍可持續一個月以上。

療法：患者應臥床靜養，注意飲食。禁用一切刺激腎臟的食物如燒酒，香料及濃茶，並限制肉食，以喝牛乳為最適宜。如果症狀逐漸增惡，除對於母體有發生子癇或網膜出血或尿毒症等危險外，對於胎兒也有在子宮內死亡的危險，此時應由醫師施行人工流產術。

（4）子癇：這是孕婦在生產前後常見的一種急性中毒現象，主要的徵候就是痙攣。在我國的舊醫書裏，這病叫做妊娠風痙。

醫文摘要二卷九期（上海慈谿路四十一號中華醫學會出版）載有妊娠毒血症之綜述一文。對於該症之分類，診斷，及治療等項，討論至為詳盡。對於各家之治療方法，敘述尤孕婦發生子癇的時間，幾乎全在妊娠期的後半，越離產期近則越多。也有在生產後纔發生的，這稱為「產後子癇」。

原因：這病的原因尚未十分明瞭，但有下列數種學說：(甲)胎盤分解產物中毒：(乙)胎兒新陳代謝產物中毒：(丙)內分泌障礙：(丁)飲食錯誤：(戊)尿毒症：(己)原發性的細菌傳染。

症狀：有時痙攣忽然發生，好比晴天打響雷一樣，使孕婦完全不覺得有什麼預兆。但是大多數的病人是預先覺得不舒服，如頭痛，四肢酸軟和水腫等。血壓多係增高，尿量減少並尿含蛋白質：這稱為「子癇前期」一症狀。再厲害的，時常頭痛甚劇，心窩疼痛，視物不明，甚至完全失明。孕婦有了以上的症狀，應當立刻就醫，最好是住在醫院裏：因為痙攣隨時都能發作，有時正在病人睡眠中。

子癇發作時，病人的兩眼發直，繼而眼球左右轉動，於是口部的肌肉發生痙攣，口角歪斜，面部變形，繼則延及四肢。軀幹的肌肉，初呈強直性痙攣；數秒鐘後即變為間歇性痙攣。咬舌嚼齒，口吐白沫，呼吸有聲。痙攣的時期，約經數秒鐘至二分鐘不等。在發作後，病人入於昏迷狀態，昏迷的時期長短不等，大概痙攣的次數越多，以後昏迷的時間也越長，危險性也愈大。痙攣重的，一次即可致死。也有發作至二百多次的。普通發作的次數越多，危險亦越大。談到這病對於懷孕的影響：如係產前痙攣，則致引起早產。胎兒足月的能活，否則多半死亡。如係臨產痙攣，可增加生產速度，產後即愈，胎兒或存或死。

療法：孕婦受產前檢查時，若遇小便及血壓發生變化，則應靜臥，同時注意通便，並慎重飲食。病人若自覺頭痛，視物不明，或發生水腫等，都須告知醫師。飲食以清淡為上，肉類及食鹽均宜少用，最好只喝牛乳，應當多喝水，以利小便。總之，子癇前期症狀的治療，當以調節飲食，暢利排泄為主，此外並無特效的藥物療法。

在痙攣發作以後，仍以急速就醫為上。病室宜選幽靜，且光線稍暗的。因為外界的聲和光，都可以引起發作。最好將病人送至醫院留醫。一見痙攣發作，即以開口器或匙柄包以手帕，塞於齒列之間，以防傷舌。在患者昏迷時，禁進一切飲食。

由於注射葡萄糖溶液，可使患者的小便漸次增加，痙攣次數減少。此外，注射硫酸鎂溶液或服用鎮靜劑，對於痙攣發作，均有佳效。有時須由醫師施行開腹產術，將胎兒取出。但重大手術多係有害無益，當行與否可由醫師臨時决定。

詳。譯者為北平曾昭懿醫師，原作者為 John E. Summers 原文載 S. G. O. 85：315，1947。

乙、妊娠併發病

(1)梅毒：梅毒與妊娠互有密切的關係。從前以為這病可由父母傳於胎兒。其實梅毒螺旋體較精虫的頭部為大，而卵子受它侵害，則必死滅，故精虫或卵子的傳染，事實上是不可能的。由於血清學及胎盤梅毒檢查的結果，得知梅毒之傳染於胎兒，實由母體經過胎盤所致。妊娠早期梅毒，可引起早產；末期梅毒，即使不致早產，亦不能哺乳。

無論在妊娠早期或末期，若梅毒的診斷已經確實，應即就醫治療，直至血液梅毒檢查的反應陰性為止。

(2)肺結核：據理論，肺結核婦人不應懷孕。但實際上，雖然症極沉重，仍能受孕，但孕期中反自覺症狀輕快，而誤認為病已停止進行的。實則病人隨孕月的增多，而病勢越加利害了。

肺結核對於孕婦的影響：胎兒能照常發育生長。輕症的對於生產沒有影響。重症的可使生產期延長，並使症狀加重。

肺結核對於胎兒的影響：因肺結核在家庭中容易蔓延，故以前皆信肺結核可以遺傳的學說。現在我們已知這病决不能由母體遺傳，但是結核素質可能由先天遺傳，則屬常事，加以產後同居，故有傳染子女的可能。此等胎兒出生後，大抵虛弱，易患結核。

療法：受孕三四個月，如有活動性肺結核症狀的，即須請醫墮胎(人工流產)。若懷孕達最後兩月時，則不必施行人工流產。對於粟粒性結核病例，施行人工流產，則屬有害無益。

(3)急性傳染病：可因病原菌的血行傳染，引起對蛻膜及胎兒的損害，而致造成流產或小產，尤以天花，猩紅熱，傷寒及肺炎為甚。病的經過與普通人所患的無異，但因孕婦全身抵抗力較弱，故病勢較為沉重。治療方法則與非妊娠時相同。

消毒助產的先進

在以往，歐洲人迷信很深，凡係孕婦多要去到寺院裏分娩。其後醫業脫離宗教而獨立，歐洲婦女就以入醫院分娩為常事。但是那時一般醫師和助產士不明消毒的道理，有的在屍體解剖後，還未洗掉手指間的污物，就到產房去接生：有的在檢查產褥熱患者過後，馬上就替一個清潔無病的產婦接生：有的手拿着剛用以割毒瘡的刀剪，就來施行助產手術。因此各醫院裏的產婦患產褥熱的很多，而每一千個產婦中的死亡率高到一百一十人。至於那些住在缺乏醫藥設備的鄉間的，患此病的反而較少。現今歐美產婦死亡率很低，可是在距今七八十年以前，細菌學尚未發達的時代，產婦的死亡率是很驚人的。那時有一位醫師，名叫施維斯氏，就已想到產褥熱可以預防，不愧為醫界的「先覺者」，是很值得我們的紀念。

施維斯氏係匈牙利人，於一八一八年生在匈京。他先在匈京大學習哲學兩年，再轉至奧京維也納大學習法律，不久又改習醫學，一八四四三月畢業，得醫學博士學位。同年八月，又取得產科醫士學位。那時維也納產科醫院分兩部份，克賴氏担任主任教授。產科醫院第一院，為醫學生臨床實習而設，第二部則是為訓練助產士而設的。初時施氏求為第一院助教不得，乃充候補職兩年，專心所學，暇時兼從病理名教授鐃克坦斯琦氏學習婦科病理解剖，一八四六年始實任產科醫院第一院助教。每日上午，教授未到之先，施氏須到產房診視所有的產婦，以備教授咨詢。下午，就率領醫學生，作臨床講授，檢查所有臨產產婦，指示一切。凡有產科急症求診的，即須隨時施行手術。此外，每日清晨未去病房之前，仍繼續研究病理解剖材料。自從這個產科醫院分為兩部以來，數年之間，兩部死亡率，比較起來，第一院的死亡率總是三倍於第二院的。一八四八年，施氏充第一院助教時，第一院死於產褥熱的，有四百六十人；第二院則不過一百零五人。施氏身臨其境，不忍坐視多數產婦死於產褥熱，心中常懷以下四個問題，打算找到解決的方法：

1. 產褥熱是什麼？
2. 產褥熱的原因是什麼？
3. 產褥熱怎樣可以預防？
4. 產褥熱怎樣可以治療？

施氏有時去圖書室閱覽書籍，有時到屍房解剖實驗，有時到病房作臨床研究；一切精神思想，無不集注於產褥熱。

施氏担任維也納產科醫院第一院助教時，第一二院病房同在一醫院內，相隔不遠，至於房屋建築，病人多少，護理，飲食，空氣溫度等項，都是一樣的。不同之點，第一院係醫學生實習的地方，第二院則專為訓練助產士而設。尤可注意的，第一院中，凡產婦臨產，分娩第一期延長至二十四或四十八小時的，產後幾乎沒有一人能免產褥熱，熱發則常致死亡。查分娩第一期延長的，多係初產婦，故死於產褥熱的，以初產婦為多。第二院產婦的分娩第一期延長的，就沒有這種危險。又凡產婦來院太晚，不及趕到醫院，而在路上分娩的，無論她們入第一院或第二院，都能享受平安的產後復元，少有患產褥熱的。又查第一院產婦患產褥熱的，在病房中，東一個，西一個，本無一定。但有時，則整行產婦，皆同時發生產褥熱，中間無一個倖免的。同病房內另一行產婦，則其中偶有一二，或完全沒有患此病的。上面所說的第一院各種異狀，醫院當局不能永遠坐視不理，故曾組織各種調查委員會，研究補救的方法，但都沒有美滿的結果。一八四六年，始有人提議，說第一院產褥熱威行，係由於醫學生實習檢查，傷及產婦生殖器官太重而起。於是決議減少醫學生數目，以示節制，規定不收外國學生。檢查次數亦隨之減少，實行結果，前數月中，死亡率略減，但不久又照舊增高起來了。施氏鑒於產婦死亡日衆，想盡方法，皆無絲毫補救，精神未免沮喪，但仍努力研

者——施維斯氏

·憲·

究，不肯中止。

當時維也納醫科大學，解剖的風氣很盛，上自教授，下至學生，與屍體接觸的機會很多。解剖完畢，普通祇用肥皂水淨手，屍臭還在，可知屍體的穢物未能盡去。來產科病房工作的人，檢查產婦時，產婦分娩，外陰部常有破傷，胎盤脫落，子宮內壁創傷更大，若為檢查者手上屍穢所染，侵入血液，遂致發生產褥熱。如果檢查者於檢查產婦之先，用消毒藥水洗手，就不難預防產褥熱了。施氏覺悟之後，於一八四七年五月中旬，首先提倡消毒淨手法於產科第一院。凡來這個病房檢查產婦的，皆須用所備的氯化石灰水，洗手消毒，以去屍穢。實行了幾個月，產婦死亡率果然大減，自那年五月起至年底止，第一院產婦共一八四一人，死者五十六人，死亡率為百分之三。返觀一八四六年，未用消毒法時，產婦四〇一〇人，死者四五九人，死亡率高至百分之十一。同年，第二院於三七五四產婦中，死者不過一五〇人，死亡率僅為百分之二點七。一八四八年一年中，屬行氯化石灰水消毒法，第一院三五五七產婦中，死者僅四十五人，死亡率減至百分之一點三。其間有兩月竟無一人死亡。這可算是維也納產科醫院空前的紀錄。

氯化石灰水消毒法，其初實行時，尚未十分完善。凡到病房檢查產婦的人，先用氯化石灰水淨手一次，俟一產婦檢查完了，如欲繼續檢查其他產婦時，則每檢查另一產婦之先，只用肥皂水洗手。當時認為屍穢係產褥熱唯一病原，用氯化石灰水消毒後，屍穢已去，其他就不必害怕了。怎知一八四七年十月間，來院的某產婦，患子宮頸癌，已潰爛不堪，惡臭難聞。因她住在病房第一床，每日教員臨床檢查，都從這個產婦開始，檢查之後，不再消毒，祇用肥皂水洗手，就直接依次檢查其他產婦。結果不幸同時分娩的十二個產婦中，有十一個人患產褥熱而死。施氏於此所得教訓，認為屍穢固可致產褥熱；但其他任何穢物潰質，皆有傳染產褥熱的可能。那十一個產婦死於產褥熱的原因，皆由檢查者把第一床所患的癌腫潰質，誤傳於其他產婦的生殖器官而起。就規定改良的方法，每檢查一產婦之先，須用氯化石灰水洗手消毒一次。凡產婦患有潰瘡的，尤須把她隔離，特別加以注意。

產褥熱病原的證據既經齊備，故預防法亦大收效果。凡從前產科第一院，產婦死亡率過高，及其他奇異現象，均得有適當的解釋。例如第一院產婦分娩第一期特別延長的，則被檢查的次數，必然很多，而傳染產褥熱以致死亡的機會亦多。又如產婦來院太晚，分娩於路上的，則入院後，若無特別症狀，即無檢查的必要，於是傳染產褥熱的機會，當然很少。再如第一院患產褥熱的，往往成行，無一倖免的，則由於檢查者的手指不潔，把整行產婦，依次檢查，以致被傳染的機會相等。如果頭一個產婦患產褥熱，當然整行產婦受害，能倖免的機會很少。

施氏的學說，實行未久，產婦死亡率大減，成績很好。惟因施氏指責醫師及醫學生於助產檢查時，手指不潔，為產褥熱唯一病源，頗受當時醫界同仁的嫉視和反對。加以施氏的品性鯁直，不善詞令，手段亦不夠圓滑，所以贊成他的學說的人，寥寥無幾。產科教授克賴氏是個頭腦陳腐的人，反對施氏的學說，更加利害。於是施氏在維也納待不住，就仍回匈京。施氏任在匈京數年，雖然一度曾任匈京醫科大學教授，正式發表「產褥熱病源論」，但仍是不能博得世人的同情。多年抑鬱，很不得志，終致精神錯亂，在一八六五年八月就「溘然長逝」了。施氏一生心血盡用於產褥熱的預防工作，祇因社會守舊阻力太強，未及見他的學說流行於世，實可慨歎！幸而施氏去世不久，巴斯德氏就於產褥熱患者的器官中，發現了鏈狀球菌，認係這病的真正病源；同時，李斯特氏又提倡消毒法，於是施氏的學說乃為世人所公認了。

接生包的内容

金奎

中央衛生實驗院鄉村衛生實驗區，和江寧縣衛生院內：從事婦幼衛生工作的人員，正在設計並推行一種改良老法接生的簡便接生包。根據經驗，他們似已承認：讓助產士到產家做科學化消毒的新法接生的幻夢，實無法在鄉村中實現；即使邀請全國的助產士下鄉，也仍不能在全國的鄉村裏達到上述的目的！費盡氣力去做一樁不能普遍的公衛工作，自有違實驗區實驗縣衛生工作的初衷！因此：除了（一）加緊訓練鄉鎮產護員（二）開始考慮同時有公共衛生護士來參與單獨管理孕產婦工作的「新」制度以外；亦已完成了一種可讓產家親屬或姥姥（接生婆）自己應用的接生包設計！筆者認為：這不愧是一個明智的決定，是鄉村婦幼工作中一條正確的道路，甚願意利用本刊篇幅，代為介紹：

接生包小巧玲瓏，約有一盒小雪茄烟那般大！包紙上印得有六幅彩色的小圖，說明那應用的方法；每幅小圖上也還有簡短的文字說明；牠經過了嚴密的複次加熱消毒法，所以有否破傷風桿菌或葡萄球菌存在的問題，據說可以不必顧慮。打開包紙後，如附圖第一所示：我們看見了一紅一綠的兩個紙包，一份附圖的詳細說明書，和一小塊肥皂；那說明書告訴姥姥：「你一定得剪指甲，再用所附的肥皂和溫開水洗手，洗的水至少要換兩次，才可以開紅包！如果不懂，可以看圖！」（附圖第二）現在，姥姥可以打開紅包了！把紅包攤開，放到產婦旁邊的櫈上去。用姆指和食指拿起放在頂上的紗布塊，蘸點好燒酒，擦洗手部和指頭，擦過的紗布，可以放到盛酒的碗裏。（附圖第三）江寧鄉間盛行着坐生的風俗，說明書裏告訴姥姥說：「絕對不要把娃娃弄到地上去，要預先預備一塊乾淨的布，以便托住他或她！」（附圖第四）衣胞下來以後，姥姥可用紗布蘸那好燒酒，擦洗靠近腹部的臍帶；再用包裹的棉線、紗布、刀片、和綳帶，按照科學醫的方法斷臍包臍。（附圖第五、六、七、八）娃娃經過了上面的處理，應能完全逃避掉那因了用髒指甲拿破瓦或破碗斷臍，而得七朝風（破傷風）死去的危險！

圖一

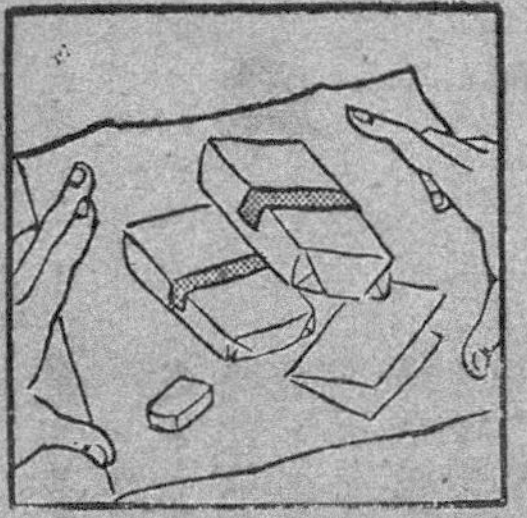

圖二

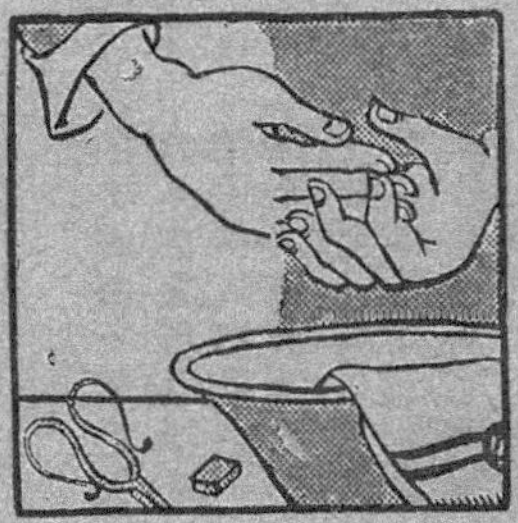

圖三

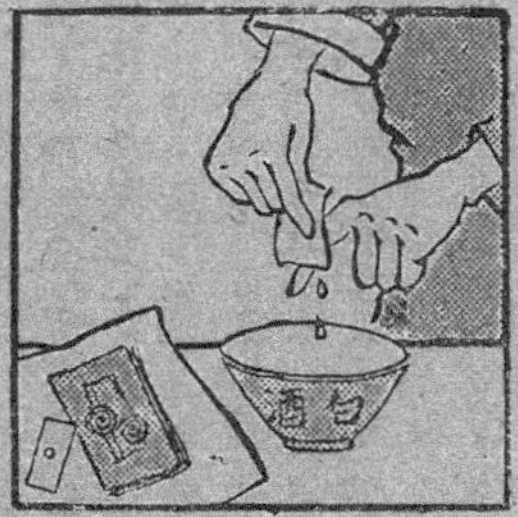

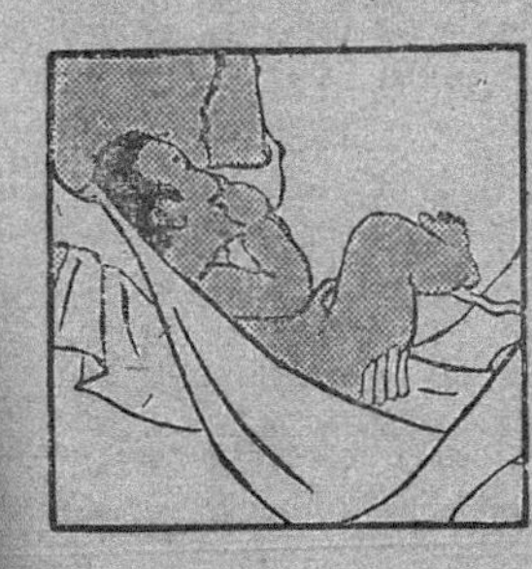

圖四

產婦呢？紙包裏預備得有一顆「定心去汚丸」，在衣包下來後，就該用溫開水吞服。這一着似乎有點布奇，內行人也許會莫明其土地堂！原來那祇是一顆麥角丸！江寧鄉俗！產婦必須整整地坐過『對時』（二十四小時），以防「汚血上衝」！為了促使受這愚笨惡俗束縛的可憐，產婦們平臥下去，我們不得不給她一劑「定心而又能使汚血下行」的丸藥！否則的話，是誰也不能除去她那害怕平睡的畏懼的！

現在：紅紙包裏祇剩得有兩塊消毒的草紙墊了。那是預備給產婦墊在外陰部的，可用乾淨布條，在外兜紮；以免細菌侵入，而致有月子裏病（產褥熱）的危險（附圖第九）。

綠紙包是預備給娃娃換二次的臍帶紗布的。裏面除了一塊消毒紗布和一捲綳帶以外，還有一點硼酸粉之類的「臍粉」，後者可以在紗布圍就後，並再撒到臍帶上，以保乾燥，減少髒物汚染的危險性。（附圖第十）

說明書上除了上述步驟的按圖解說外，有「毒氣」（細菌）和消毒原理的淺明解釋；以及威脅着產婦和新生兒生命的破傷風和產褥熱底簡短介紹；也不斷地向接生者叮嚀：要忌諱那探手入陰道和力拉衣包的壞習慣。產後的母子若生疾病，一定要報告附近的衛生機構。使用接生包的，都該在半月以內，把產後情形告知發送機構。

江寧接生包的設計，歷時頗久，設計者曾不斷地徵求過容納過各方人士的改善意見，某幾次的討論或示教場合理，筆者也曾忝與行列，有幾點意見，似乎仍值得提出來，以供繼續研討的。

第一：名稱若能改為含有保護婦嬰安全意義的通俗字眼，例如「平安接生包」或「母子平安包」等，或可更增鄉民對牠的信仰和興趣！

第二：一紙說明，對不識字的姥姥，產家親屬，或產婦本人，是不會有用的！因此，委托非衛生人員代發的方式，定會招致來若干意料之外的錯誤，如何愼重設計推廣接生包運動時的衛教方式，以及如何密切利用定期巡迴工作宣傳隊，藉作定期的巡迴產前檢查，以推廣此一運動，並決定某產婦是否可以發送接生包，抑或已有難產預徵，而不便使用等等問題，亦須切實考慮。

第三：說明書內，在打開接生包洗手以前，應預備的幾種東西，如燒酒碗和托嬰白布等，未能在說明如何洗手以前，有一個有系統的清單。恐致臨時拖取，而把雙手弄髒。

第四：關於技術方面：A.複次消毒法若不按照通常的 FRACTIONAL STERILIZATION 的辦法，於每次高熱後迅予取出冷却，則破傷風細菌或其他胞子性細菌之可否殺滅，應視最高溫度壓力與時刻究竟幾何而定，此點似須愼重考慮！B.因了遷就衣包產下前不能斷臍的鄉俗，以及坐生時的可能不便，所以有待衣包下後再剪的規定，但小兒窒息的危險性，似將增大！且接生者恐亦不便施行幫助衣包下降的動作，也可能有急性時又去蹈犯「力拉」的忌諱。所以衣包未下前剪臍的困難，仍該設法解決！不准斷臍的迷信，亦應破除！最好能設法糾正坐生的鄉俗，則所謂困難，也就沒有了

（下接第廿五面）

圖五

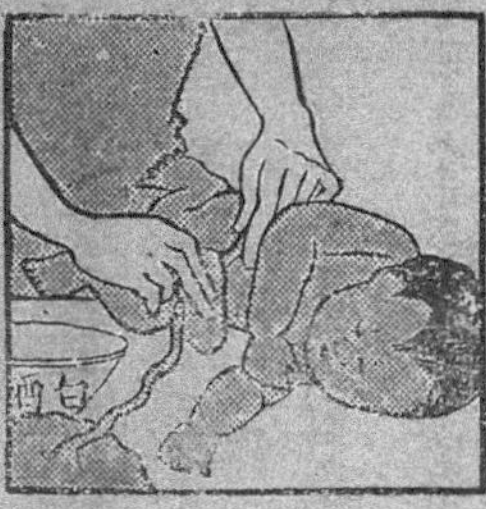

圖六

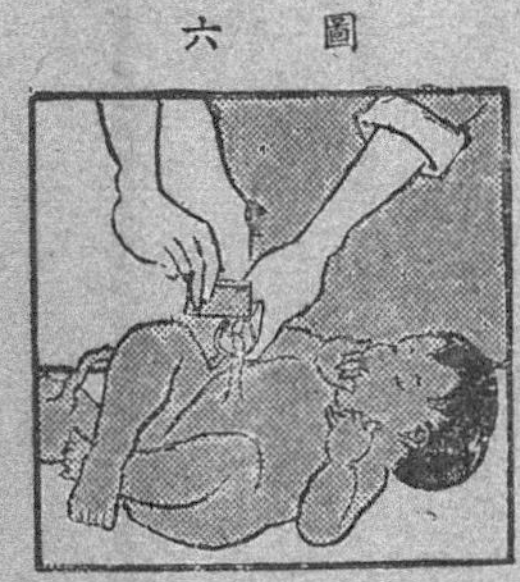

圖七

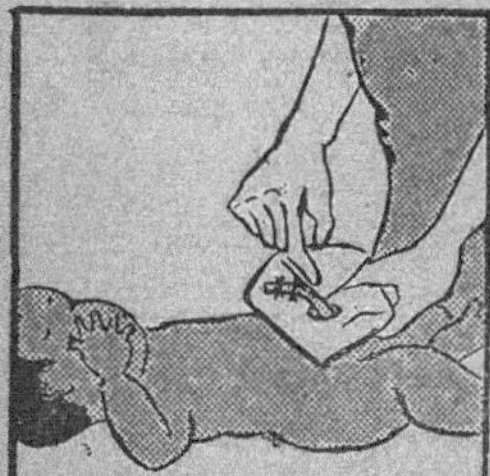

圖八

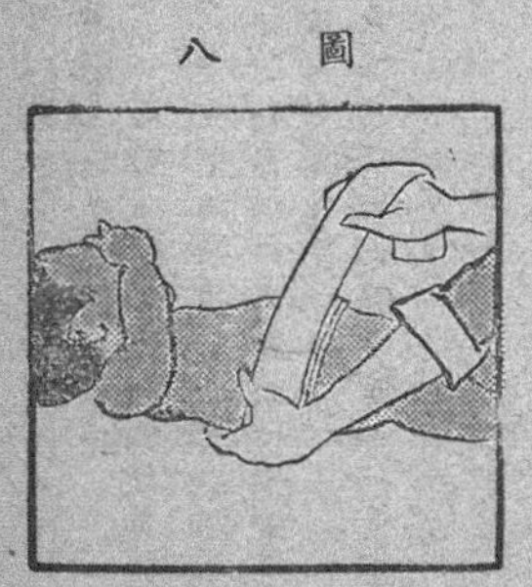

產褥熱

鄂濟民

產褥熱也叫做產後熱，就是產婦在生產的時候或是生產以後，因有細菌侵入生殖器官，而致發熱的病症。

我國的一般婦女，因為缺乏衛生知識，得這病的非常多，而且非常危險，乃一般臨床醫師所公認的。

產褥熱的得病情形，可以分為自身傳染，和外來傳染兩種。

自身傳染是由於自己本身傳染的，有下列的三種方法：（一）產婦本人的產道中，即如外陰部陰道和子宮口等處，平日或存有足以致病的細菌，如鏈球菌，葡萄狀球菌，大腸桿菌和淋病菌等，在生產的時候，子宮口張開，細菌就乘機而入，尤其是初產的婦女，生產時間很長，機會也更多。（二）產婦身體中潛伏慢性病症，如扁桃腺發炎，盲腸炎和牙根膿毒等的細菌，侵入血中，藉血循環傳入子宮內。（三）產婦本人的皮膚上有接觸傳染病的細菌，如小膿疱或膿腫等處，由產婦本人的手接觸，帶入產道而侵進子宮，都可以使產後發熱。

外傳是由外界傳入的，也可分為下列三種方法：（一）臨生產時接生人的手和用具等未經消毒完全。（二）生產地方的環境不良，如被褥衣服的不潔。（三）在產期臨近的時候，由於性交以致傳染。

此外，產婦若有下列的各種遠因，更可使產婦易患產後熱，即如：（一）產婦本人對於細菌有易感性。（二）生產時有休克現象。（三）產後出血過多。（四）產婦有血中毒症而產時痙攣。（五）產時羊膜水破裂過早和生產時間過於長久。（六）用手術取胎。（七）衣包或胎盤有一部分存留於子宮內。（八）雙胎和羊水過多症。

產婦在生產的時候，十之八九發生產道破裂，或是在陰門口至肛門之間或是陰戶和陰道，或是子宮頸。至於破裂的程度，自然是因人不同，如初產婦而且是年齡較大者或難產者，則破裂的程度必亦大。這種破裂的傷口，也和人體表面皮膚外傷是一樣的，如果有很好的處理醫治，清潔消毒，很快的就可以長好，使病菌沒有機會向上傳佈，達於子宮和輸卵管，腹腔等處。假使破傷治癒，深組織之處尚有細菌潛伏着，那就要應用青黴素或磺胺類藥品，將它肅清。

如果傷口沒有消毒處置，任由細菌侵入，而向上傳佈，就使陰道，子宮頸，子宮內膜，輸卵管，子宮腹膜，卵巢和子宮週圍的組織都要發炎，結果遂成了很嚴重

（上接第三面）

有和睦的氣氛，這樣才能生出一個健美的小寶寶。況且目前由於戰亂的威脅，生活的困難，孕婦的情緒大多趨於憂抑，更需要給她們灌輸這種觀念。

（二）一般生活上的注意：所謂一般生活，即不外是日常的衣，食，住，行各方面之條件的良窳，最能影響人身的健康，尤以孕婦為最。孕婦的衣服應寬大，合適，清潔，舒服。食物應富營養而無刺激性，煙，酒，咖啡均所忌食。應多吃蔬菜水菓。每晨大便一次，如覺乾結，可用肥皂洗肛，或用甘油坐劑，但劇烈瀉藥切忌服用。住的地方應光線充足，空氣流通。傢具要簡單適用，勿染灰塵。被褥每星期應曝晒一次。孕婦不可過度勞動，競跑攀高，孕早期尤應注意。輕鬆的戶外運動或散步，可隨時行之。上列各點，固為孕期所必需注意之事項，然每因產家經濟能力與常識所限，不易遵行，故應就產家之能力所及，盡力勸導。

此外，最應注意的是房事，孕期最後一月最好停止。

（三）應用物的準備：最需要的是為嬰兒預備衣物，以自己裁製為宜，因既可以作為消遣，又較購買來得便宜。小床被褥等，以擇式樣簡單而易洗滌為最佳。並預備消毒紙張，油布等物，以備臨褥時應用。

（四）個案檢查：分屬母體與胎體的兩種：

屬母的：早期到衛生機關檢查一般健康情形，心，肺，血壓應加以詳細的檢

的產後熱。終致細菌侵入血液中，周身循環，產生毒素，使產婦中毒而死。

此種病症在我國是很普遍的，不過現時還沒有一個很確實的調查。南京中央醫院從民國三十六年到三十七年的一年內，住院產婦二千四百四十人中，有一千五百一十七人發生產道破裂，其中有九十三人是用產鉗取胎之前剪開陰唇的，其他都是自己破裂的，其中九百四十三是人初產。按百分數來講，大約在一百個產婦中有六十二個發生產道破裂。在上述一千五百一十七人中，有一百六十四人顯出產後染菌的現象，當然是有輕有重，但是都還沒有達到很嚴重產後熱的狀態，經醫師處理後，結果都良好出院。

若就全國一般社會上講，一定有很多因產後熱而死亡的。我們以美國作例子來看，就可以知道，據美國一九四一年的調查，產婦死於產後染菌的有百分之三十八，死於產後出血而休克的佔百分之二十六，死於血毒症的，佔百分之二十五，死於病因不明的，佔百分之十一。

在臨床上講，產後染菌，其輕者如陰戶破傷發炎，略重者如陰道破傷發炎，這都還不能稱為產褥熱；因為產褥熱有周身病狀和局部病狀，而陰道發炎僅僅是局部的病狀。

產褥熱的病狀係在產後第二三日發生，忽然發高熱，重的且發寒戰，不思飲食。產後由陰道流出的血，即所謂惡露，忽然停止或減少。產婦的下腹部疼痛甚劇，遠比平常產後子宮收縮的疼痛加重得多。腹脹，脈搏加速，面色蒼白，顯出中毒的樣子。子宮收縮的情形不好，以手觸壓下腹部即感疼痛。經過二三日之後，子宮內的血變作黃色惡臭膿狀流出，繼發高熱。較輕者約經一星期至十餘日，即可治癒，體溫降低，子宮疼痛也就轉輕，發炎之處漸消散而癒。重者則因細菌毒素過大，不及治療，已危及生命。

至於治療方法，一般分為局部療法和周身療法。局部的治療，須保持外生殖器傷口的清潔，腫脹之處須用開水熱布熱敷，大小便後用消毒藥水冲洗。同時再用周身療法，使產婦安靜臥床，頭高臀低，使惡露易於流出，通利大便，空氣新潔，日光充足，食物宜為流體而滋養豐富的，腹部置熱水袋消炎止痛，服用子宮收縮藥品，幫助子宮復原。略重者再服磺胺藥片：或注射青黴素。如果營養不佳，則須輸血，並設法使食慾增加，抵抗力增強。

最好使一般婦女，特別是接生人員，對於此病，平日加以注意，能夠事前防範，就不致有意外的犧牲了。

普通家庭裏的設備，無論如何是不宜於生產的，既不便於消毒，且對於產期中一切處理也不能自由，而醫治護理均無專人，所以還是以住醫院生產為最合宜。生產以前的一個月就要禁止房事，產道受傷也要特別注意處置，決不可延誤。此外，確記醫師囑言，遵行不逾。清潔和消毒更須隨時注意。萬一不幸因在家生產，而得了產褥熱，就要趁早送院就醫。否則自己躭誤，錯過了治療的時機，即使後來入院醫治，亦使醫師束手無策，結果還是不能免去一個悲慘的局面。

查，如有缺點，應早期矯正或加以治療，若肺部有病，除多休息外，更應查明其病況之輕重，或施以人工流產，對於飲食方面，應多加注意，可多食青菜雞蛋，如經濟能力可以負担的話，最好吃些魚肝油以及牛奶。血液檢查的結果，有花柳病者，應早期治療，期免遺傳胎體。其他如血壓的高低，骨盆的形狀，水腫，貧血等項，凡經檢查而知有異常情形者，應遵醫囑住院生產，以保安全。

屬胎的：胎先露，胎方位，胎心聲，是否正常？如有不能矯正的方位，先露，而在產家施行手術以器械與設備不全，不能施行時，亦應住院生產。

乙、生產時應注意的事項：

待產痛發作了，不要害怕與驚慌，「生產痛」是一種生理的現象，如在心理上給些安慰，把它視為常態，並極力的轉移注意力於他處，則痛苦定可減輕。

陣痛初期，仍可與家人談笑，活動，同時將床舖紙張，油布，冷熱開水，面盆與污桶等物預備齊全。以後，可酌量陣痛的緩急，命人去請助產人員，不必過早，也不可過遲，在助產人員未來到前，若有血液或水流出，不可下地，應平臥床上，以免臍帶及胎屬物的脫出。若因去請助產人員過遲，胎兒已經生下，應用消毒剪刀將臍帶剪斷，以免小兒害臍帶風。

產痛發作後，食物以清淡而易消化的為宜，不可過多，並應將大小便排泄空虛。

丙、產後應注意的事項：

（下接第二〇面）

嬰兒疾病的預防法

周孳芬

嬰兒最易得病，因為他的身體還沒有太多的機會和周圍的細菌接觸，缺乏抵抗力。人們能長大成人，必須經過數十百次的細菌戰爭，結果勝利，纔能繼續生存。我們中國人向來不注意嬰孩衛生，因此嬰孩得病機會特多。現將目下可以有方法預防的幾種疾病列述於下，以供參攷。

一、白喉

白喉的病原是白喉桿菌，從細菌學研究，知道這種桿菌能生一種外毒素，可以用微量毒素來測驗人體對於白喉病的抵抗力，這稱為錫克氏試驗。也可用這外毒素加福馬林或明礬使毒力減少成類毒素，用來預防白喉。更可以用此毒素來注射到馬身上製造抗毒血清，治療患白喉的病人。

嬰兒在出生後六個月內受母體遺傳，留有一些抵抗白喉的免疫力。六個月之後，就漸漸減少，而漸增加得這病的機會。嬰兒生長到六個月之先應當接受人工免疫法。目下初次預防不做錫克氏試驗，對於每一個六個月的嬰兒，都注射明礬沉澱類毒素。利用這微量的類毒素，以刺激身體組織，產生抵抗力。注射的方法，係注射二次，第一次注射半公撮，第二次注射一公撮，均由皮下注射，二次注射的間隔至少要一個月，相隔太近，效力要差些。等抵抗力產生了後，可以維持四五年之久，所以在六個月的時候，曾受預防注射的，在五足歲之前，宜再注射一次。那末，這孩子就能很平安渡過幼童時代，不致有得白喉的危險了。在做追加注射之前，可以做錫克氏試驗，測驗兒童有無抵抗力，再決定是否需要再注射一次。

除人工免疫之外，應當要注意嬰兒的日常生活，不該帶孩子到空氣汚濁，人口擁擠的地方去（如看電影，聽大戲）。不該帶孩子去探望病人，更不允許自己的小孩子和人家接吻，或口喂食物。更進一步對於做飯和帶孩子的女僕，應當做喉部，鼻部培養，鑑定她們是否係白喉帶菌者。

二、天花

這種病在二十世紀內，僅能在比較野蠻的民族內見到。它的預防方法早在一百年以前發明，就是接種牛痘。在牛痘苗發明以前，中國則應用天花病人身上的痂皮，來接種天花。這種方法，在天花流行時期，就有散佈天花病毒的可能，相當危險！好在經過這最近二十年的努力，接種牛痘，在大都會裏是比較普遍些。現在年輕的人很少見有麻臉的了，但是有左列二點，還要繼續宣傳：

1. 牛痘免疫力的說明。

2. 種牛痘的時間。

今年（民國三十七年）京滬一帶，天花仍多，調查得天花的人，多半是成人（二十歲至四十五歲），少半是小孩子。所以有些人就說，種牛痘是無用的。殊不知牛痘確實可以預防天花，但是免疫力只有五年至七年，所以每隔五年，應當補種一次。在宣傳種痘時，應當注意到每個人，就是說：小孩子固然重要，成人也應當要補種，因為濾過性毒（天花病原）潛伏在人羣中，總有流行的可能。在流行病管理中，始終是不容忽視的！

種痘時間，現在多在春季。在製造痘苗的地方，經常供應上發生問題，春季趕不及製造，夏天全無銷路。我們往往買不到新鮮痘苗，或者為了保存欠妥，使痘苗失去效用。所以每一個保健機關，都應當有冷藏設備，祇要痘苗保存得當，每天可以種痘。新生兒臍脫之後，卽應種痘，至遲不能過四個月，在民三十年，曾見過四十天嬰兒出天花。種痘之後，如果第一次沒有發出，應當繼續種，直至發出為止。

三、百日咳

百日咳預防應當在嬰兒三個月就開始，現在認為最有效的是用百日咳疫苗，卽是使用每公撮含有百日咳桿菌十億的疫苗。注射在左右二臂，第一次各由皮下注射一公撮，第二次左右兩臂各注射一、五公撮，第三次左右兩臂各注射一．五公撮，總量是八公撮，細菌數共為八十億。亦有人主張百日咳與白喉預防接種同在六個月時同時開始。但是百日咳死亡在一歲之後極少，大都在半歲之前，所以還是百日咳疫苗先開始注射才好！

四、破傷風

破傷風最多是臍風（四六風），因在出生時臍帶料理不良所致。其次是傷口深而小的，如舊式針科，刺傷，或因老人用香灰或門後灰塵來代孩子止血所致。據近來研究，中國人糞便內含有破傷風桿菌很多，而糞便管理不善，因此容易散布細菌！人工免疫法可以分為二步：第一步係給孕婦注射破傷風類毒素，使小孩將來出生後有抗病能力。第二步係給嬰兒注射破傷風類毒素，使他將來發生抵抗力。因為破傷風桿菌是外毒素，故這種類毒素的效力是相當可靠。但是實際上，在今日的中國還不十分實用。因為母親懂得產前檢查，和注射破傷風類毒素的人，她不會找舊式接生婆接生。更不會去找針科或者用一把香灰去給小孩止血。所以最重要的，還是普及衛生教育，勸導家長不要請針科，不要用香灰或門後灰塵止血，每個婦人生產時，要請助產士接生。並且希望醫院急診部，應隨時預備破傷風抗毒血清，如傷口小時，則應擴大。如果孩子的手足有傷口，應當給他穿鞋襪，和包紮好傷口，不可光脚下地，或玩弄泥土或糞便！

五、麻疹

麻疹的病原體是一種濾過性毒。目下有四種方法可以預防此病。

1. 用母親或健康成人的血液或血清十公撮，注射於兒童的臂肌內。因母血和成人的血內，含有抵抗麻疹之抗體，藉此可以增加孩子的抵抗！抽血時，所用玻璃空針應當用百分之五枸櫞酸鈉溶液洗滌，並且抽存二公撮在空針內，以防血液凝固。

2. 用恢復期血液或血清注射；因為麻疹新癒者的血液或血清內含有抵抗麻疹的抗體，故其效力比較上法更好。

3. 胎盤球蛋白是利用臍帶內剩餘的血液，用化學方法提取球蛋白，給嬰兒注射，可以預防麻疹。據說預防效力，可達百分之九十二云。

4. 丙種球蛋白，是由人的血液內提出的一種球蛋白，其中含有抗體極多，效力可以達到百分之九十八。這雖不能永久免疫，但是在大流行時候確可以避疫一時，甚至在潛伏期內注射，都可將病狀減輕。

以上四種方法中，第一法應用最方便，第四法最有效，第二法較難辦到，第三四法所用材料，在中國還沒有大量供應。

六、淋病眼炎

自從Crede氏用硝酸銀百分之一溶液為新生兒滴眼之後，淋病眼炎已大為減少了。自從磺胺類藥劑發明之後，在治療上亦增加很多把握。據過去一萬多個接生經驗中，用百分之一硝酸銀溶液滴在眼內，可不必用鹽水冲洗，從沒有不良反應，也沒有遇到一個因此而盲目的孩子。但是溶液必須新鮮，每一星期換一次。因為硝酸銀經久蒸發，成份變濃，且怕起化學作用，對於眼睛刺激太甚。接觸傳染，是護病上應當注意的，如果右眼有病，應向右睡，防左眼傳染。萬一嬰兒室內發現有淋病眼炎患者，應當把他隔離，不要染及他人；尤其在規模大的產科醫院，更要注意。

七、口腔粘膜炎

此病俗稱雪口，亦稱鵝口瘡，都在新生時期發生。預防方面只有消毒和隔離，喂水喂奶的奶頭，奶瓶，每個孩子應各有一份，用後每次要消毒，决不能怕麻煩或浪費，或用過後泡在硼酸液內以代消毒對於已經發病的孩子，應當隔離，在口腔內塗些消毒藥品，如龍胆紫或硼酸甘油等。這病常可引起產母的乳頭破裂和乳房炎，所以要小心。

八、腹瀉

這是急性流行病，據近來研究，這病的病原體是一種濾過性毒，因此防治相當困難。這病的發生，夏天比冬天多。曾經培養過四十多個嬰兒腹瀉的大便，和十多個小孩屍體腸液。但細菌檢查方面完全沒有結果，大概不是由於細菌作祟了。預防方面應當注意左列幾點：

1. 改良嬰兒室和病室的環境，減少床位。
2. 肛門表，洗澡用具和喂奶用具，應每人一份。
3. 護理已病的嬰兒，當作傳染病人一樣。
4. 如果沒有冷藏設備，在夏天千萬不用鮮牛乳！
5. 一旦發現腹瀉流行，速即停收產婦住院，而勸她在家分娩。

九、感冒

感冒有二種病原，一是細菌，二是濾過性毒。目下有疫苗預防，但是有效時期極短，對於自動免疫力的把握很少。在一九一八年全世界各地，感冒大流行，牠的原因，尚待研究。在預防方面祇可：

1. 不去擁擠的地方。
2. 注意個人的營養和抵抗力。
3. 既病的兒童要防肺炎。
4. 太小的嬰兒，可以注射疫苗。

訪視一個早產嬰兒

冬

一九四六年十二月，正是寒冷的冬天，我們的工作｜家庭訪視｜正式開始了，實行每日循例提着訪視箱到家庭去拜訪，實行我們的任務。起初一般老百姓免不了都以驚奇的表情相視，人家都在屋內圍爐取暖，竟有這些小姐們冒着風吹雨打的找上門來。也有些病家竟關起大門擋駕，以為是調查戶口或抽壯丁來的，真使人哭笑不得。但我們仍本着工作宗旨去苦幹。日子久點，人們也漸漸明瞭了，因此我們工作得也越來越有勁兒。其中有一個病案使我發生了莫大的興趣，那是個不足月的早產嬰兒。

在復員聲中，一般人都幻想着以後該過安適的日子了。戴家老小上十口人也抱着滿懷的期望，隨着政府由西北公路復員來京。這個小生命在它媽媽的肚子裏已經是六個胎月，一路的奔波，媽媽免不了是辛苦的一個，況且還領着兩個五歲同一歲多的女兒，四五個沒有母親的外甥，真比逃難還苦。一個多月總算安然抵京，由於親友的協助，找到了三間房，是個廳房隔的，只有一半板牆，可想而知是不會暖和的，父親和祖父都是公務員，屋子的陳設很簡單，總算暫時安家了。

×月×日，這個不足月的小生命經本區婦嬰衛生課同仁接生，安然降生人世。祖父替他取名安世，十天臍帶脫落後，轉到我們的家庭衛生課。這種病案是比較少見的，於是我懷着極謹慎的心情，照例提着訪視箱，到了戴家，首先自我介紹，然後施行護理工作。產婦一切均正常，並且已經下床工作。安世身體很小，體重四磅半，體溫36°c，每三小時喂奶一次；大小便亦正常，大致看來，一般情形還不差，因設備和經濟的關係，仍與母親同臥一床，用了一個熱水袋，又因這老三是男孩，所以很受珍愛。當時我就講了一些早產管理的方法，尤其應當特別注意保暖，喂奶，皮膚清潔，保護等事項。病家都能誠懇的接受，半月訪視時情形大致相似，我亦比較放心了。

安世廿天的時候。戴先生紅着眼圈，慌慌張張的來找我說：「小孩不好，不吃奶，不哭，全身冰冷，不睜眼已經兩天了，今日更重，連開水亦不能下嚥，一家人急得哭了一夜，媽媽抱着坐在被窩裏不敢動，似乎覺得沒有希望了，只還有呼吸。」我鎮靜了一下，使着以前訪視過一對雙胎早產兒的經驗，推想必定是凍着的，隨手

（上接第十七面）

飲食—宜軟，且易消化，如鷄湯，掛麵，鷄蛋，青菜與粥為最合宜的食物。

惡露—應注意清潔，若無訪視者前往料理，則應用溫開水洗滌清潔，墊以消毒紙墊。睡時頭部略高，以助惡露容易流出。

行動—產後第二日如無縫線，即可坐起，大小便亦可下地自解，以助子宮的收縮。及生殖器官的復原，並使腹肌不致鬆弛。四日後可下地做輕度行動。生產本係生理狀態，產後勿使其變成病理，應速恢復其正常狀態。

排泄—大小便應通暢，以助體內廢物離體，而免毒質被吸收於組織內。

嬰兒應注意清潔，尿布要常更換。每日宜洗澡一次，以免浸濕的尿布刺激皮膚。產後廿四小時開始哺乳，乳頭先以肥皂水洗淨，再用硼酸水洗過，方可喂哺。每三四小時哺乳一次。其餘時間可多喂開水，通常一般母親們常是當嬰兒一啼哭時，即行哺乳，這實在是不對的，因為那樣，不但有礙嬰兒的消化，且養成一種不好的習慣，要知道：嬰兒的啼哭，是種運動，有助於肺部的擴張的。

產後檢查—六星期產褥期滿，應攜嬰兒到接生機關檢查，看看子宮位置復原的情形和惡露乾淨否？乳液是否充足？一般營養狀況以及嬰兒哺乳情形，臍部有無赫尼亞發育狀態，體重之增長情形。

若每一孕婦均能照上述種種事項切實遵行，則不難使自己的身體健康并獲得一個可愛的小寶貝矣。

拿了我們課裏的一個熱水袋，隨戴先生到了家。老太太站在門口迎接，我極力鎮靜自己緊張的情緒，以慰病家。當我看見安世的時候，放心了一半，因為他臉色還好，嘴唇也還紅，只是閉着眼不動，體溫35°C，體重四磅，腋下臀部均有輕度的發紅破皮，衣服太大不能保暖。我根機警的安排工作。

一、保暖：

1.與母分居而無小床，囑病家騰出一個長方形的木箱子，墊了草和棉被，代替了床。

2.改良衣服，體小衣大，由兩臂支着衣服，是決不會保暖的。一般傳統的舊習慣必得把孩子放在母親懷中取暖，這倒底是有限，何況是早產兒呢。於是臨時設計找了兩塊約二尺長的布，用新棉花趕製了一個斗蓬式連帽子的衣服，穿在襯掛的外面，頸部亦不致透風了。二個熱水袋置於兩旁，一個銅水壺置於脚下。用物備齊後，很快的給安世擦了個澡，破皮處上了藥，安置在這特製的小床內，選擇了一個適宜的地點（房子的一角），母親亦得到了自由，不至被捆在床上了。

二、哺乳：

安世已經一天多滴水不進了，用一個小杯子倒上開水（座在飯碗中以保暖），用一個滴管從他小嘴邊上滴進去，慢慢的他動了一下，嚥下去了，在這緊張的空氣中，大家才鬆了一口氣，接着囑他媽媽擠了約二十撮的奶，化了半小時工夫，居然連水吃下去約有二十公撮，眼睛略睜了一下，就睡了，似乎舒服些了。囑家人照法每二小時喂奶一次。

大致就緒，又叮囑了一些特殊注意的事項，就離開病家。

次日，老太太依舊在門口迎接，臉上帶着笑容，我得到了暗示，果然安世半睜着小眼睛，一家人顯着愉快的表情望着我，老太太感激得幾乎要跪下來，被我一把拉住。孩子的體溫攝氏三十七度，大便呈黑黃色，臀部和腋下亦有進步，喂了三十公撮的奶，第三天會哭了。接連一星期的訪視，日日有着顯着的進步，體重增至四磅半，臀部腋下均已告癒，奶量漸增至每次四十公撮。大便逐漸正常，體溫能保持攝氏三十七度。一星期後直接喂母乳，每三小時一次。滿月體重五磅，哺乳外，加魚肝油。第四十二日來門診健康檢查體重五磅半。二月體重七磅，種痘，加菜水，因母乳不足每次喂乳後加一比六奶粉，四〇至六〇公撮。四月開始加蛋黃，能扶立。六月體重十三磅能扶坐加饅首乾。第七月加菜泥粥，體重十四磅，常流口涎似將出牙。並囑按時健康檢查。後因遷居區外不屬本區管理。二星期以前遇見安世祖父，告訴我安世將滿一歲，已經是個大孩子了，並且很頑皮。

本案由於我們的管理獲得了相當圓滿的結果，也正是我們的精神食糧，工作上最大的安慰。推想到我國人民智識水準的低落，衛生教育的缺乏，不知有多少的早產兒得不到週密的管理，喪失了生命。嚴寒的冬季又到了，我們更是十二萬分的希望與歡迎有志於公共衛生的朋友們參加我們的陣線為工作努力前進！

生男生女的關鍵

木西

人類多年來就有一個願望就是希望找到一種方法可以隨心所欲的，生個男孩或是女孩。以往的人都相信決定一個胎兒的性別，乃是外來的影響，例如睡眠的位置，日光的多少，食品的種類等等。古書上所講論的這種外在的因子，不下有五百之多。這些學說並不比舊小說上「某星下界」一類的星宿決定人生命運的迷信高明了多少。

自從一九〇〇年以後，生物學上已經確定了這個問題的答案。性別的決定，乃是由精子的性別而定的。原來組成人體的最小單位是細胞，女性的卵和男性的精子，都是單純的細胞。動物的細胞，各有一種細胞核。這個核乃是一些易於着色的質所成，所以稱之為「染色質」，或「核染質」。在細胞增殖的時候，染色質先發生變化分成幾段，而具特殊的大小與形態。遺傳的因子，就由這些染色質傳至下代。

精子因所含的染色質不同，分為二類，二者的數目相等，一半生男，一半生女，但在精子與卵相遇時，只有一個捷足先登的精子能穿入卵內，與卵的核相合，是即受精作用。這個精子的染色質就決定了胎兒的性別

有人說男性和女性精子對於陰道內的酸鹹性的強弱有不同的反應，但在科學上還沒有可靠的根據。

★ ★ ★ ★ ★

孩子們常有的壞習慣

受過教育的父母，已經不祇顧到兒童的身體健康，行為方面的問題，也常是他們所注意的。換句話說，他們不僅需要孩子無病無災，而且希望孩子在行為發展上，沒有什麼問題。健康與防病的應用，都同時擴大，包括了生理與行為兩方面，解決這些問題時，都用得着醫生。

小孩子最容易犯的病，就是撒謊，好些父母常常希奇孩子路還走不穩，已經會說假話了。有一位兒童工作者在座談會說起她自己的孩子有這個毛病時，也不禁有幾分失望的表情。這該是一個值得討論的問題。

首先我們得給「說慌」這名詞，下一個定義，說慌話必需具備兩個條件，第一：說慌的人自己知道所說的是假話。以前的人說地球是方的，是由於他們不知道；自不能算是撒慌。第二：說謊的人是有意利用假話，以達到某種目的。那些無意的口誤或詞不達意的情形，也和真正撒慌有別。從這個定義去衡量孩子們的話，我們當可察見很多時候，也們是給寃枉了。兒童所知道的字彙有限，常常不能明白地表達自己的意思，所說的有時竟會與事實不相符；特別在回答問題的時候，他不一定懂得到大人的話，而胡亂說了個「是」「不是」或是搖頭點頭答復了，並非有心撒謊。也有一些時候，兒童不能區別想像和實際，他說：「爸爸回來了」！也許祇是他的假想或希望，而不是存心騙人。所以我們在責備孩子之先，要仔細考察一下，別忙着把罪名加在他們頭上。

當然也有些兒童是存心撒謊的，這種行為，既非由於先天決定，自是以後養成；那麼環境中有那些因素可以促成這類行為呢？

上面說過：撒謊往往是想達到一種目的，孩子們說謊，有時是含有保護自己的意義，特別是當自己有過失的時候。比如孩子踢球時，不小心打破了金魚缸；假如要給父親知道，就要挨罵，甚至於責打；如是他就謊言是貓打破的，反正貓無法申辯，而小孩却逃避了打罵。一次成功，就加添了下次說謊的傾向。父母愈嚴厲，兒童愈不敢承認自己偶然的過失，說謊的機會也愈加，這樣的事例太多，舉不勝擧。

再有一種情形，兒童常知用撒謊以博取別人的注意，這在學齡兒童中最多。兒童本來是希望自己成為他人注意中心的。要是某兒童不能在成績上，運動或服飾上吸引別些孩子的注意，他也許會說起謊來：「我的爸爸有個真鎗，一下就可以把隻狗打死」。「暑假裏我跟媽媽到了上海，那裏好玩的東西才多哩」。……他這樣一說，可能就有一些兒童圍着他聽，或是問：「鎗有多大」？「上海有外國人沒有」？如：是他立刻成了大家注意的焦點，不再被冷落了。

媽媽從外面帶了餅乾糖果回來，孩子們趕忙迎上去要吃。如果大人小心一點，說「你們洗了手再來」，孩子們多半會去的：要是大人口氣變成「洗了手沒有？不洗是沒得吃」。一定會有孩子馬上回答：「我洗過了」！這十九是句謊話，但却是大人促成的，不能單怪孩子。

說謊也有時是由於模倣，成人常也撒謊的，甚至在某些場合之下，有人以為非說謊不可。拒絕賓客，謝辭約會，往往都是引用一些假的理由，孩子無形中也學會了這一套。有的父母甚至會教孩子撒謊，為了要帶孩子去吃喜酒，就為他請病假，「小兒偶染風寒」：孩子做不完功課，大人為他遮掩：「昨日停電了」！這都暗示着兒童，告訴他們撒謊有那些妙用：試想這該是誰來受處分呢？

明白了撒謊之所以形成，矯正也就得根本着手，我們要用直接或間接的方式，鼓勵兒童說實話，特別是在他有過失的時候，要使他敢於承認，「華盛頓砍櫻桃樹」一類的故事，有很大的暗示效果，在另一方面，大人要儘量避免說假話，尤忌幫孩子撒謊。如果他們說了假話，最好用方法讓他自己改正，不必大聲咆哮：「你撒謊」？那樣或竟會逼着他用更多更巧的謊話來為自己辯護。倒不如用極輕鬆的口吻去誘導他說出真話來。比如父親問阿寶：「阿寶？大便過了沒有」？「大便過了」！其實他明明沒有上過廁所，但是父親不動聲色，仍舊是很平和的態度：「你說玩話的吧？和我說笑話是不是」？「對了？和你說着玩的」！孩子有點羞澀地立卽跑上廁所去了。

這樣孩子說了真話，同時他沒有什麼罪惡感：說玩話遠不及撒謊嚴重：祇要能使兒童知道自己的錯誤就成了。如果在生活中沒有撒謊的必要，兒童也不會常用這手段的。

偷竊自然比說謊要嚴重些，社會上，把偷東西看作最不名譽的事，可是犯偷竊的人却不少，兒童也是如是，美國某年統計上少年法庭的共有二萬餘人，有百分之九十以上是竊盜案件。那些未引起注意的小竊案尚不在內，可見這問題之普通性。從「順手牽羊」到有計劃的偷竊之間，有各種不同程度的案件，它的嚴重性，並不一定和贓物之大小成正比例，主要的是偷的動機。

正如說謊一樣，兒童不是生來就會做賊的，最小的兒童根本不明白「所有權」的意義。他認自己是世界的中心，凡是他所喜愛的，她就拿了，從不會想到主權。一切東西全是「我的」。在這個階段裏，偷竊這名詞尚用不着，不過這種習慣，應應隨年齡增長而漸除掉，不能老讓他保留着。

說慌與偷竊

黃堅厚

頂容易促成小孩偷竊的情形，就是別人都有某樣東西，而自己沒有。別以為兒童頂不在乎，其實每個小孩都有好勝的心理。同學或隣居的小朋友有個小船，他也想有一隻：別人都穿皮鞋，他也就不願例外；如果指導得宜，或可讓兒童在另一方面去求得滿足；否則，因為「人皆有，我獨無」，不是造成卑遜情感，就將促成偷盜事件。很多男孩子偷了父母的錢去買小球，或是買糖果請別人吃；女孩子偷人家的香粉和口紅，都是由於這個原因。曾經遇見一個被學校開除的女孩，她是一位牧師的甥女，和她的表姊一同上學校。表姐的抽斗裏，胭脂香水都有，而她却無一樣化粧品，如是她祇好偷了別人的來用，最後給人發覺了，人人都側目而視；「長的那麼漂亮，偏又偷東西」！

智力低下的兒童，也會犯這毛病，原因是他不能接受常人所遵守的規則。儘管教他，不會生效，這類特殊兒童，應當放在特設的教養院中，在另一種標準之下生活。

順手牽羊的習慣，和父母的態度很有關係，媽媽在菜場買黃瓜，小羣趁着菜販不注意的時候、拿了一條黃瓜，藏在衣底。回家後，媽媽不但不責罰，還表示讚美其聰明的意思，無形中鼓勵了小孩去偷竊。有的成人，自己一向不注意物權，隣家的小雞鑽過籬笆來了，不肯送回去，公家的桌椅用品偷偷地搬進自己家來；偶而或竟要孩子幫忙，因為小孩子不大會惹人注意。這種事情，常可遇到。大人簡直在領導偷竊，兒童受到父母的薰陶，也就會手脚不大乾淨，甚至「青出於藍」，也是極自然的事。

偷的行為不是一天養成的，防止與矯正，也不是一朝一夕的事。從小孩能了解物權的時候，就得在各方面給他以有形無形的指導，養成不苟取的習慣，即使一紙一筆之微，也不能例外。萬一小孩已經拿了別人的東西，不必急加呵責，冷靜地向其解釋，然後鼓勵他將其送還原主，不要使他感到羞愧，更不要為他加上「賊小偷」的頭銜。相反地也不要一味地顧到面子，而幫助小孩瞞贓。自然大人還得隨時以身作則，比如不隨便搬用公共物件，不逕自取用孩子的東西。這樣可以幫助小孩領會「主權」的重要。

再有一點要注意的：不要予兒童過分的試探。這可舉個例來說明，案上有一萬元法幣，即使無人管理，大概也沒有人動心，假使增加到十萬，百萬，注意它的也會隨之增加；如果放的是一萬元美金，就很少能忍住不動手去拿。這就是說引誘和試探的力量愈大，控制的力量就愈降低。各人的忍耐力是不同的，窮人會重視地上的一萬元，富人就不會為一萬元所引誘，兒童的自我控制能力比較低，對於外物的試探的忍耐力也弱，所以我們要訓練兒童不妄取，還要將他們不應該拿的東西，放在他們拿不到的地方。免得兒童想去試一試。母親的錢包，糖果罐子（如果你不希望他自己拿）之類，最好放開，不要過分試探兒童，那樣即使不促成其偷，對他們也是不相宜的。

還有一種偷竊，是代表兒童內在的一種心理問題，那些問題往往比偷的本身更嚴重，矯正也不能只注意表面，因其另有特質，將來專篇詳加說明，此地不加討論。

說謊與偷竊，雖然是兒童們常有的病，却和父母有密切的關係，要是你的孩子也犯了這病，且先想一想：「你有多少責任」？

孩子們的吃和睡

臣白

在小孩子的生活裏，祇有三件大事：吃、睡和排洩，一般父母對於「排洩」一點，不曾予以注意，其他兩項，却是十分重視的。差不多從有孩子起，他們，特別是母親就關心孩子的飲食與睡眠，小孩該吃些什麽？要吃多少？該睡多少時候？要不要有午睡？這些問題，是公共衛生醫師和護士們所常遇到的。

也許正因為吃和睡在孩子的生活裏的位置很重要，這兩方面的問題也特別多。先說睡覺吧：最平常的現象就是小孩到了應該睡的時候，不肯上床；或是非有媽媽陪着，不肯睡覺，或者睡在床上，要茶要水，和大人尋麻煩；好些父母們常為這些頭痛。怎樣才能使孩子們一上床就入睡呢？是人：都有的問題。

初生嬰兒的睡眠，是很自動的，他們一感到疲倦，就會合眼睡去，等到年齡長大，生活裏就逐漸加入自己控制的因素，本來已經倦了，却還可以睜開眼挨上一會，環境中新奇或是興奮的刺激，都能引起孩子們的注意與興趣，而延着不願入睡。因為伴着生理機構，孩子們的社會性也在逐日發展，他們很想認識了解周圍的環境，人物，而醒着就能多看見一些，多聽到一些。

是到了孩子上床的時候了，家裏剛巧來了客人，收音機打開了；點心盤子擺了出來；甚至於用人也奉命在收拾桌子，預備麻將牌；這些新鮮玩意，吸引了孩子的注意，他要看個究竟，他不肯去睡覺。有時候，母親為孩子買了新的玩具。一個火車，或是一個翻跟斗的猴子，孩子開心極了，玩得十分起勁，大人也很高興，忽然父親發現已經到了九點鐘，立卽叫孩子收拾起來去睡覺，很自然地，孩子會要求再玩一會。有的母親在小孩上床的時候，也伴着他睡；可是等孩子一合眼，就偷偷地走開，有些父母常是要把孩子弄上床，自己再出門去，結果是弄成一些孩子要扯住母親的衣服才肯睡覺，醒來不見大人，就大哭起來。這些都是極平常的例子。

其實睡眠的習慣，並不太難養成，時間方面，最好是有一定的規則，而且以能配合整個家庭的生活為宜。普通在晚飯之後，就要漸漸減少激動的氣氛，免得引起孩子過度的興奮，新鮮的玩具，暫時不必給他。柔和的音樂，低聲的談話，都可使屋子裏安靜下來，讓孩子先感覺到是休息的時候了。跟着你不妨領他做一套經常的工作。比如說洗手，刷牙，換衣服，上廁所……這些將像一種預備動作，常可增添幾分睡意。如果大人不能陪孩子睡，不妨明白告訴他。但母親最好能伴他幾分鐘，輕輕地講個故事，或是低聲哼一首歌，然後關上燈，讓他獨自安靜睡去，有些時候孩子會自言自語說上幾句，或是輾轉發聲，在多數情形下，可以不必理會。避免用恐嚇或不愉快的刺戟，因為睡時需要完全鬆弛的心情。

至於吃東西，過去和現在的父母，態度略有不同，以前的大人，多半怕小孩吃的太多，不能消化；現在的大人因為懂得營養的重要，常躭心孩子吃的不夠，縱然表面像是不同，其注意與關心却是一樣，可是一般做父母的究竟知道多少呢？美國健康雜誌上曾列一些問題，作為測驗，結果能全部答對的，並不太多，下面舉幾個為例：

正誤　如果你讓小孩老吃，他會吃得過多。

正誤　每個孩子的飲食，都得遵照嚴格不變的規則。

正誤　我們應該教孩子吃每種食物。

正誤　母親當鼓勵孩子每次把盤子吃乾淨。

正誤　孩子們歡喜普通而簡單烹製的食物。

正誤　非到孩子完全不弄污衣物時，不讓其自己舉著。

（原測驗共二十題，載美國健康雜誌二十五卷第九期）

小孩該吃多少，是第一個問題，對於吃奶的嬰兒，母乳是最適宜的食物，營養是不成問題的。至於分量，也不用大人担心，母親祇要他沒有生病，他會吃到滿足而止。事實上若不用奶瓶，也不知孩子吃了幾多，不必要孩子把奶瓶喝光。以前大人最不喜歡小孩剩飯，而強其吃完，並不是最好的方法。

拒食是常見而父母最注意的事，飯擺在桌上，隨便用一點就走了，或竟不吃，推究原因，多半是父母過分注意的緣故，小孩開始吃飯了，母親就躭心吃的太少，脂肪，蛋白質，維生素……都希望孩子按規定吃下去。孩子吃一頓飯，大人瞪着眼望着，哄呀勸呀，或者還用點勉強的態度。這樣可以造成小孩對於食物不愉快的反應，這也不愛吃，那也不喜歡，挑剔的習慣就養成了。另一方面孩子發現父母對他吃飯是那麼注意，就越發想以拒食為手段，以引起大人的重視。在好幾個例案中，我們看見做母親的是如何焦灼，其實祇要孩子在身體方面，不呈現任何缺陷或病象，儘可以任它，假使他真能效楊妹的不吃而無損於健康，那又有何妨礙。最壞是正餐不吃，又另予以零食，怕他挨餓，那就糟了。拒食的習慣將愈趨堅定，甚或因零食不當而有礙於健康。

嬰兒的飲食裏，還有個時間問題，關於這一點，醫生們曾根據研究而有某些規定，這自然能給作母親的一些便利。不過那些規定是以一般兒童的平均情形作標準，並不一定是絕對不可變動的，每個兒童有其特殊的生理節奏，個別差異很大，嚴格地遵照書本行事，並不算盡了作父母的本分。盡信書則不如無書，孟夫子早就說過了。

定閱辦法

近以幣制不穩，物價波動，本社虧損甚鉅，不得不重行恢復一次付款按期扣價之辦法。一俟市面穩定，當即改正，容再奉聞。

一、長期定戶請一次匯繳金圓券貳拾元。本社收到當即開戶入册，按期儘先郵寄，依每期定價，七折優待，款盡通知續匯。

二、平寄郵費免收。需航寄或掛號者，費用由定戶自負。航寄費暫定預付貳拾元（連定款肆拾元），掛號費暫定伍元（連定款貳拾伍元）。結算時多退少補。

三、外埠函定，匯款，請寄交南京新街口郵局信箱一〇六八號本社。不通匯兌地點，郵票代款，請予加二計算。

丙寅醫學社啓

（上接第十五面）

！C.硝酸銀滴眼的例行預防淋菌感染法，若能設計但夠一次，應用的封口小滴管，似乎仍應加入接生包內，使之更臻完備，性病在鄉間既不能算稀罕，孕婦中淋菌的存在率當更不會少！D.有些生產的風俗，自然是仍可遷就的，例如只懂老法的姥姥，多喜用稻草灰包臍。接生包的綠包裹，既已備有「臍粉」，則紅包裹似乎也該預備一點，以免她發現沒有粉末時，自作聰明地跑到竈間去抓那危險的草灰！E.擦臍帶的紗布，若仍是擦洗姥姥手部和指頭的一塊，總覺得不太放心；何況好燒酒的消毒能力並非絕對性的，這另外一塊紗布的本錢，似乎比較的輕，加上去總可以更妥當一點！F.某位先生曾提出過拿中間開洞，四週無縫的紗布去包臍的辦法，是否會因了姥姥的手提碰斷臍處的必經步驟，而致前功盡棄，仍有機會感染破傷風底問題。他贊成還是用一端切開中間開洞的紗布塊，並建議囑咐姥姥們，手指絕勿碰觸臍端，以保安全！G.姥姥洗過手後，兩隻手在沒事時，應當保持怎樣的姿勢？在動作時應當避免和什麼東西接觸？可不可以指鼻涕？或是拉那快要拖下來的礙事的袖口？這當然是做衛生教育時會提到的問題，但最好在說明書上也給提醒幾次。初次進手術室的實習醫師，即使指導者在場，不也仍要犯那種過失嗎？

圖九

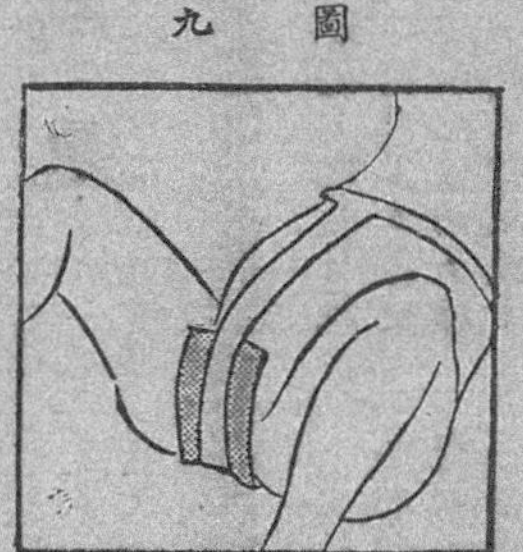

圖十

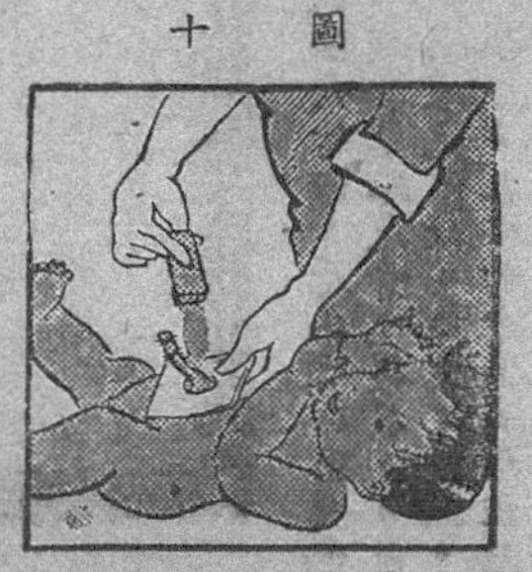

兩歲內嬰兒的行為問題

郁維譯

在呱呱出生第一年內的嬰兒，行為上重要意義的失調，比較第二年少些。主要的是因為母親和嬰兒間可能發生衝突的機會，也似乎少些。反之，引起母親焦慮和暗泣的情形，在最初時期倒是很普通的。她或許從醫院裏生產後，帶了她的第一個孩子回家，對於新生兒的怎樣護理，會毫無準備。母職訓練班或母親會，當然可以對她有些幫助，但是那裏比得上那些在鄉村落後社會裏的婦女們日常和嬰孩相處的經驗多呢！

最近許多位小兒科，產科，和心理分析學專家，注意到怎樣使母親在產後得到更切近自然而有自信力的經驗。發覺照了慣例，新生嬰兒和母親隔離，嬰兒放在嬰兒室裏，到了一定的時候抱到母親身邊來一次。這樣使母親哺乳的一回事，好像可有可無無所謂似的。毫無經驗的母親，就得了一個最初不良的印像：她本身對於嬰兒並不多大重要，嬰兒的照料是要靠醫師護士的。現在提倡的『同房』的方法，就是想糾正這一層。嬰兒床放在母親房間裏，這樣可以使他熟悉她的哭聲，表情，動作，和胃口。她可以在他餓的時候哺乳，不必看了時鐘喂他了。經試驗以後效果果然極好，非但對於母親和嬰兒，就是父親也好。以前，父親好像是一個外客，當他是帶着病菌的人，新生兒要和他遠開，躲藏起來。『同房』的辦法，是只有父親才許探望，這樣使他想他是在家庭中對於嬰兒的長大，一個重要的份子。

這幾年來，大家逐漸贊成取消定時喂奶的死板方法，過去似乎養成了不少母親的緊張和呆板的脾氣。小兒專家也主張嬰兒應該餓的時候卽喂奶，不要依照規定的時間。這有人叫做『嬰兒自求』法，聽起來奇怪，其實也是人類的天性本能，祇是受了文明文化的朦蔽。最好叫做『嬰兒自節』法。很可奇的或並不可奇的，多數嬰兒結果不久都自己養成了很有規則的吸奶時間表。『同房』和『嬰兒自節』很有價值的給了母親一種自信力並且對於嬰孩一種寬舒的情緒。

生命的第一年喂奶的問題最多。或喂奶的護士或母親太呆板，嬰兒吃飽滿意了要睡，但是睡着的時候，你一定要弄醒牠，揑揑脚根，或把奶頭放牠嘴巴裏用力擾動，嬰兒失去了吃東西的熱心，就要拒絕，或發脾氣了。假使常常拒食，可能幾年如此以後，中傷了母親和兒童間的情感。

最常見的拒食時節，是在增加固體食物的時候。多數嬰兒雖是貪吃得很，可是對初次的新東西未免懷疑。口味，羹匙，食品的樣子和稠性，吞嚥的方法，種種都是新奇的，過了幾天也許覺得是吃了肚子不餓，慢慢的會喜歡起來。少數嬰兒或者一天天會不高興吃這些東西。這樣掙扎了幾天或十多天，連最愛的奶瓶或牛奶都不要了。這種爭持趨勢的擴大，是兒童中常有的現象。

硬性的要替嬰兒斷奶，嬰兒還沒有相當準備，也常常弄壞了心情。心理分析學家警告斷奶過早，母乳哺乳的更要注意。因斷奶而引起的失調情緒，在小兒科專家看來，也認為並不是斷奶過早，或失去了母乳的緣故。一方面，多數乳兒吸奶瓶同時吸母乳的，不懂那一種是最好，往往喜歡奶瓶。另方面，從小吸母乳的嬰兒，三四個月以後，尤其母乳還充足的話，不願吸橡皮奶頭，寧願餓上幾天。

吸奶瓶的嬰兒到了八個月至十二個月的時期，已有準備，可以慢慢用杯子代替無妨。對於奶瓶已經不太認真，不再玩弄奶頭，很快的會用杯子喝奶。有些嬰兒甚至在五個月時已很願用杯子了，但是到了九個月時，懷疑似的推開杯子，或假裝不知道的喝着，讓牛奶流出口角外面去，似乎在這發育的階級，有一種疑懼的心理，好像知道將失丢奶瓶的樣子。有的嬰孩更是喜歡奶瓶的，在吃厚質食物的時候，常眼看着奶瓶，撫摸牠，吸奶瓶時還戀戀不捨，到吸完末了一滴為止。假使在這情狀下，強制的取消奶瓶，可能引起拒用杯子喝奶，很多日子的不快，或完全不肯進食，使得母親驚駭！

母乳的嬰孩，那到很少在九個月以後，不肯用杯子吃的。實際牠們自動的會慢慢減少吸母乳，多進杯子裏的東西。有兩個理由，他們比吸奶瓶的嬰孩容易斷奶，母乳同杯子，比了奶瓶同杯子，更是兩樣。嬰兒斷奶時拒絕的往往是相仿的物件。還有一層，就是九個月的嬰孩飲食時喜歡是獨立性。在這年齡牠喜愛坐起用羹匙進食。給牠瓶子的時候，牠要從母親手裏奪去，昂起頭來一股兒喝下去。就是說，母乳的孩子到這時候斷乳比較容易，並不是因為吸乳不發生興趣，而是牠已發育長大到了這地步，不再願意依靠着，被撫抱着，給人家喂牠。

第二歲這一年，嬰兒的人格和行為上起了深進一步的改變，需要母親一種完全不同的注意和適應。往往母親已習慣了第一年內嬰兒自動合作的態度。當她給牠吃一匙菠菜泥，她就張着嘴，好像吃一匙蘋菓醬一樣。她或者不頂喜歡吃，但是肚子餓得要牠快快接受。當她放他在遊戲欄裏，她可以給牠一二樣玩慣的玩具，讓牠自己快快活活的玩去。到了一歲，牠有了自主的行動，身體剩餘的精力，要牠整天的動。牠要發現各式各樣的奧妙，搖搖桌子腿，拉拉電燈線，把書架上的書都搬下來，什麽東西上都試試爬上去。牠的『自我』心理已漸漸的成形。牠發覺牠是單獨的另一個人，可以要這樣，要那樣，而有牠個人的主見。牠很早學到的說『不』，什麽時候都說『不』，牠喜歡的可能也說『不』。牠不想聽從大人的意思，你隔着房間叮囑牠『不要，不要』，可能牠還繼續着牠的，而並不抗議。似乎牠有種內在的把自我作中心的意志，要牠這樣做的。

當牠更進一步堅持着不依賴母親，牠同時也發現牠的依賴性。她離開牠時，牠會每次要哭。假使讓牠在家裏到處去翻弄，牠會時刻來母親身邊，問這問那的。在醫師診室裏，十一個月的嬰兒檢查時毫不關心，在這個年齡就要跳起來，喊叫，從診察桌爬起來，投到媽的懷抱裏。牠聽到了高聲，或見到了動的機器用具，要害怕。

古舊式的父母，沒有管教兒童的良法，常常要用『摑打』的一法，但是現在認為『摑打』是可恥的手段以後，換了許多新法：不斷的責罵，經常的批評羞辱，種種警告不正當行為的危險結果，或言過其實的理解，對於兒童順柔的品格上促成了更壞的蹩扭。這一類的惡果，在兩歲的嬰孩，變做緊張情緒的，惶恐憂慮的，完全依賴的，和自大的品性，為將來的精神病症，和品德墮落，種下了禍根。

小兒科專家往往認為不可能改變母親的本性。但可能有一些勸告，減免這些種挫擊。可以開始就解釋給母親們，嬰兒本身比之母親或醫師更能知道每次牠要吃多少。增加原質食物的時候，讓牠有時間慣受這些新東西。斷奶的時候，讓牠準備好，晚一些也沒有關係，就是到了一歲以上也可以。還應該告訴母親，嬰兒到了一歲，可能胃口要改，要找合適的替代食品來滿足牠。多數小兒科專家已經贊成在兩足歲以前根本廢止訓練嬰孩定時大便的習慣，祇有當牠懂得有大便的感覺，而很想要學習的時候，可以試試看讓牠自己去上便桶。至少母親不要太急於訓練牠大便，除非牠已能夠確切知道牠要大便的時間。這因為嬰孩大便的時間素來很有一定，或者已表示出來有這種能力。還可以教一般性情比較燥急的母親，避免時常勉強兒童服從而以致情感衝突，譬如屋子裏容易破裂的貴重裝飾品，放高些使嬰兒拿不到，不危險的花盆，罐頭，雜誌等，放低些近着地板。使得兒童也有夠多的東西可以玩看，無需乎很多的禁止哩！假使要禁止牠某種行動的時候，應該立即很和善的，使孩子離開那危險或易破的事物，給牠旁的東西改換牠的注意。母親也需要時常帶嬰孩到戶外去，放牠在車子外邊，安全而自由可以遊玩的地方，同時也可以讓牠同其他小孩子們一起玩耍。

很需要的，希望能試辦一種兒童行為指導的托兒所，或者兒童行為指導的樂園，凡是一二歲的小孩子，進幼稚園太小，可以在這裏享受牠們的天真！（Spock原著，見 J. A. M. A. 136: No.12）

★ ★ ★

姑娘們應當曉得的月經問題

（上接第三面）

人厭的氣味。這時你的汗腺也比較旺盛。保持清潔，是很重要的。洗澡的水不可太熱，太熱使經血增多。也不可太冷，太冷了會使行經受阻。新時代的女子在行經的期間，不敢洗澡，是因為恐怕水會由陰道進入子宮裏去，以致發生傳染。這是過慮。很部的壓力，足可以阻止這種危險。所以不但可以淋浴，也可以盆浴。自然不可在澡盆裏泡上幾個鐘頭。

關於運動，應以照常為原則。運動是個人所必須的，在正常的行經期間，沒有停止的理由。有些人月經開始時，不無些微的困難。子宮充血，也常是會使你感覺不大舒適。適宜的運動正可以消除這種情形。素日騎自行車的，好打網球的，都可以照常。過於劇烈的運動應當避免。顛簸的騎馬，過久的跳舞，最好不要在月經期內舉行。在這些地方，稍微運用常識，你應當能自己決定，怎樣做是對的。

女子到十三四歲的時候，便開始有月經的現象，但是這和氣候，環境，種族和遺傳也有關係。溫帶和熱帶的女子較寒帶為早，可能在十一歲就開始行經。生長在都市的女子又比鄉下姑娘早一點。這大概是因為都市中所感受的種種剌激較多的原故，我國女子則約在十四五歲時即開始行經。晚的有時要到十七歲才開始。

月經初潮後，常二三月或至半年尚不見有月經再來，這不足為異，終有再來的一天，漸漸的上了軌道，便定期來臨了。普通每廿八天來一次，也有時稍長或稍短。如受孕後，下次月經即不再來，至生產後始再發現，但在喂奶時期，經期常不一定，有時幾月完全不來。

月經是生理的現象，對於一般的婦女，並無任何不適。雖然許多人能感覺到月經將要來臨的預兆，有的感到精神不愉快，下腹墮重，或有一些腰痠。有些姑娘們，乳部覺得有點膨脹。至月經來潮後，這些情形便又消失，但也有腹痛，頭痛，食慾不振的。如果月經時忽然出血特多，或特少，或是隔了一次未來，或是感到異常的腹痛，可能這是病態，應就醫檢查。但十有八九，醫生查不出你有甚麼病。器官仍是正常的，不過是受了某種的影響，發生了變故。氣候的突變，環境的失常，旅行，感冒，或其他的疾病，都是可能的原因。無須乎特殊的治療，月經仍能自行恢復正常。

行經若有腹痛，無論怎樣的輕微，也是一件惱人的事。下述的簡單衛生方法可能有相當的助益。

月經期中大便乾燥，可能是經痛的原因之一。對於飲食要經常的注意，七種重要的滋養料，那一樣都不可缺少。要混合的飲食，摻食雜粮。尤其各種黃綠的青菜要充份的利用。每日的飲食調理得合適，消化系統工作正常，便秘自然消逝了。

姿式不良也可以在月經期中招致煩惱。若是一位穿了舊衣服的姑娘，看來比那些穿新衣服的還美觀順眼，這多半是因為她的體態姿勢優美的關係。或許她受過訓練，愛好運動。站立得直，肌肉緊張。尤其是腹部的肌肉，若是鬆弛無力，內部的器官就不能保持在原有的位置。結果，使你有一種疲勞的感覺，背痛腰酸，循環不良和其必然的結果。並且你的外貌和精神都顯着頹敗不振作。

一位青年的姑娘，在十幾歲的時候，就要開始注意自己的姿勢。無論坐，立，行走，都要筆直，挺起胸堂，豎起脊樑。要訓練自己成為習慣，這不但給你一個美麗的外觀，也幫助你的內臟，使它們能正常的工作。

按時安眠是必須培養的一種良好習慣。每晚要按時入睡。充足的睡眠與身心的健康，都有密切的關係。

月經本來是沒有氣味的，但一經與空氣接觸，就要發生氣味。沾污了衣褲，更有礙觀瞻。怎樣加以處理，是年青姑娘們最重要的問題。幾乎個人有個人的處理方法，但大致是以丁字帶兜住外陰，墊上脫脂棉花，紗布，或草紙。也有的最外一層墊上油紙。總之以時常更換，保持清潔為要。丁字帶應多預備幾條，以便隨時更換，用後洗淨，仍可再用。

常有無知婦女，喜用棉球或紙類的東西塞進陰道腔內，阻止月經外流，以為方便實用，但為害不淺。因為陰道被塞，月經不易流出，使病菌得有繁殖機會，常易引起發炎的惡果。極應禁忌。

幾件報告

朱社長返京

本社社長朱季青先生，於民國三十六年夏赴美，任職世界衛生組織過渡委員會，一年期滿，已於九月返京。對於本社社務，力謀推展。醫潮內容，即將自三卷一期起，予以充實。除保持通俗，普及醫藥衛生知識外，並將增加各地通訊，介紹國內外醫藥新知，以期增進醫藥衛生界讀者對於本刊之興趣。至希各地同道惠賜佳作，一經披露，敬以本刊為酬。

社友丁瓚先生回國

丁瓚先生前於去歲出國進修，在芝加哥名心理學家巴氏的指導下研究品格問題和羅氏墨跡測驗，並旁及心理治療。本年八月曾代表中國心理衛生協會去英參加國際心理衛生大會。會後又往歐洲各國參觀各地的心理衛生設施。近已返抵香港，候船回國。三卷一期的醫潮內，可以希望讀到丁先生的親自報導了。

本刊決繼續出版

因了種種的關係，醫潮二卷七期後，脫了期。各方面愛護醫潮的朋友們。多有來函詢問的。又因為北方和西方邊遠的省區，郵局拒遞印刷品，使人疑惑到醫潮的停刊。未能一一函復為歉。祇要時局許可，本刊決繼續出版。所有未寄出的，一俟郵政好轉，當即補寄。

十期在印刷中

醫潮二卷十期以鄉村衛生為中心，稿件已經整理完峻，現在排板印刷中。這一期是金奎醫師主編的，執筆者多係在鄉村實地工作者。針對着鄉間的實際狀況，頗多偏重一些有趣味的問題。對於鄉村中有關醫藥的迷信，尤多指正。他們在農村中推行衛生工作的經驗和方法，正可以供作一般衛生界的借鏡與參考。

二卷十一及十二期的醫潮將出一合刊本，以人體構造和生理的知識為中心題材，使一般的讀者對於解剖和生理得有具體的認識。現正着手集稿希望年底以前可以出版。

改訂定閱辦法

鑒於物價的波動，本刊的定價，深受影響。對於長期定戶，不得不仍行恢復預先繳款的辦法存於本社，以後按期扣算的辦法（請參閱本期第二十五面本社啓事）。將來經濟情形穩定了，當即儘速改正。不得已的苦衷，尚祈讀者鑒諒。在目前的情形下，維持一種冷門的刊物，其中的困難，是任何人都可以想像得到的。

本社社址或將遷移

本刊發行人李振翩教授近有出國準備，不日或即將成行。本社社址，原係借用李教授住宅，此後或將另遷他處。新址未洽定以前，暫且仍舊。惟外埠通信，統望書明寄交南京新街口郵局信箱一〇六八號本社。南京的讀者欲直接向本社面定醫潮的，請向南京中山北路二四三號之二瑞明商店接洽，該店代售代訂。這緣故是因為本社的社員，都是散居各地，各有職務，對於本社全是義務的。不能有一個人等在社裏候應主顧。許多讀者跑到中山北路二四三號却會不到本社的負責人（李教授亦須每日到他的學校去辦公），以致發生誤會，或是感到失望，這是本社同人應向讀者抱歉的。我們現在正積極的進行洽商新社址，並希望時時有人在那裏負責接待顧客，藉以減少上述的遺憾。

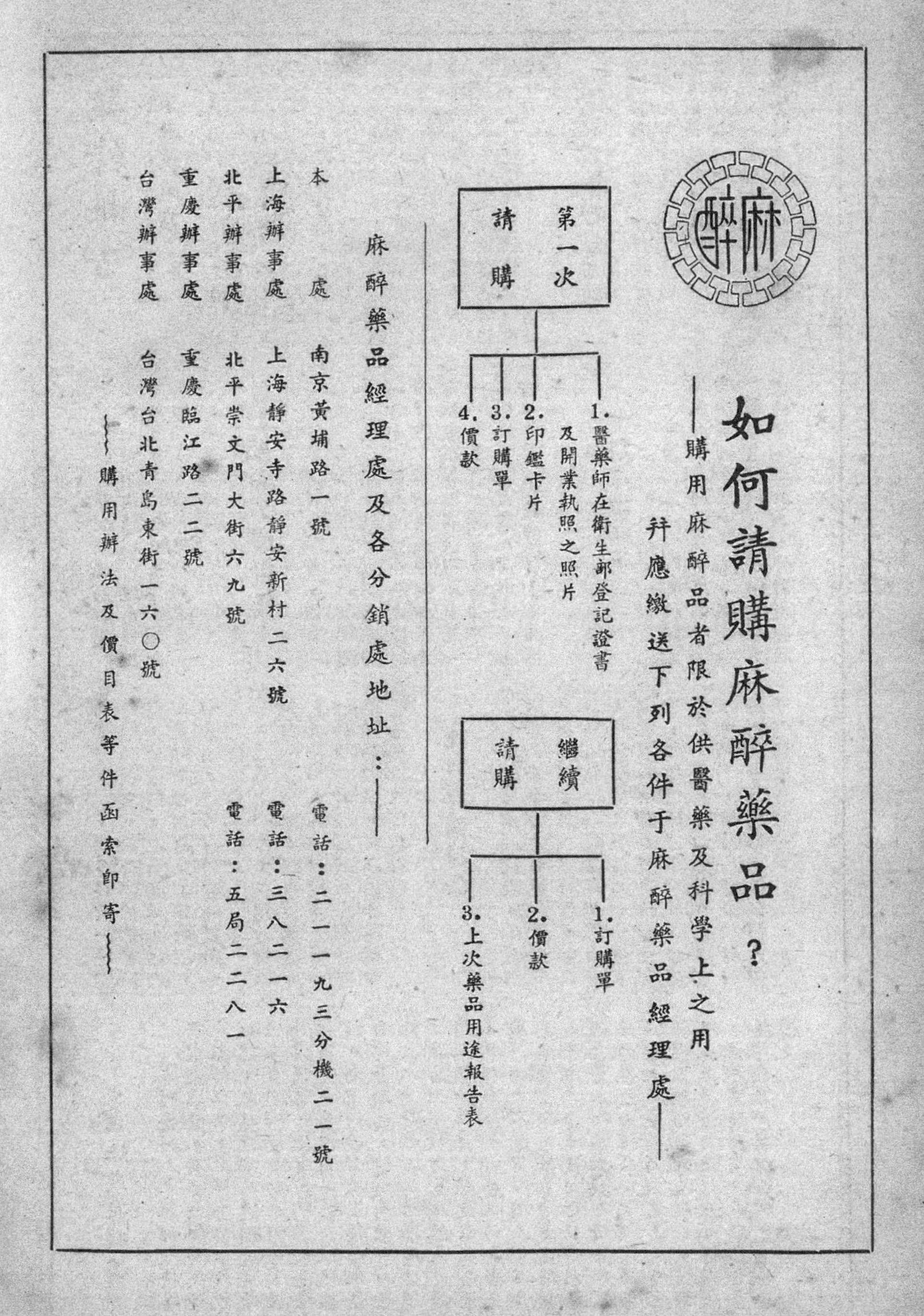
麻醉
如何請購麻醉藥品？
——購用麻醉品者限於供醫藥及科學上之用
并應繳送下列各件于麻醉藥品經理處——
第一次請購
1. 醫藥師在衛生部登記證書及開業執照之照片
2. 印鑑卡片
3. 訂購單
4. 價款
繼續請購
1. 訂購單
2. 價款
3. 上次藥品用途報告表
麻醉藥品經理處及各分銷處地址：——
本處 南京黃埔路一號 電話：二一一九三分機二一號
上海辦事處 上海靜安寺路靜安新村二六號 電話：三八二一六
北平辦事處 北平崇文門大街六九號 電話：五局二二八一
重慶辦事處 重慶臨江路二二號
台灣辦事處 台灣台北青島東街一六〇號
〰購用辦法及價目表等件函索即寄〰

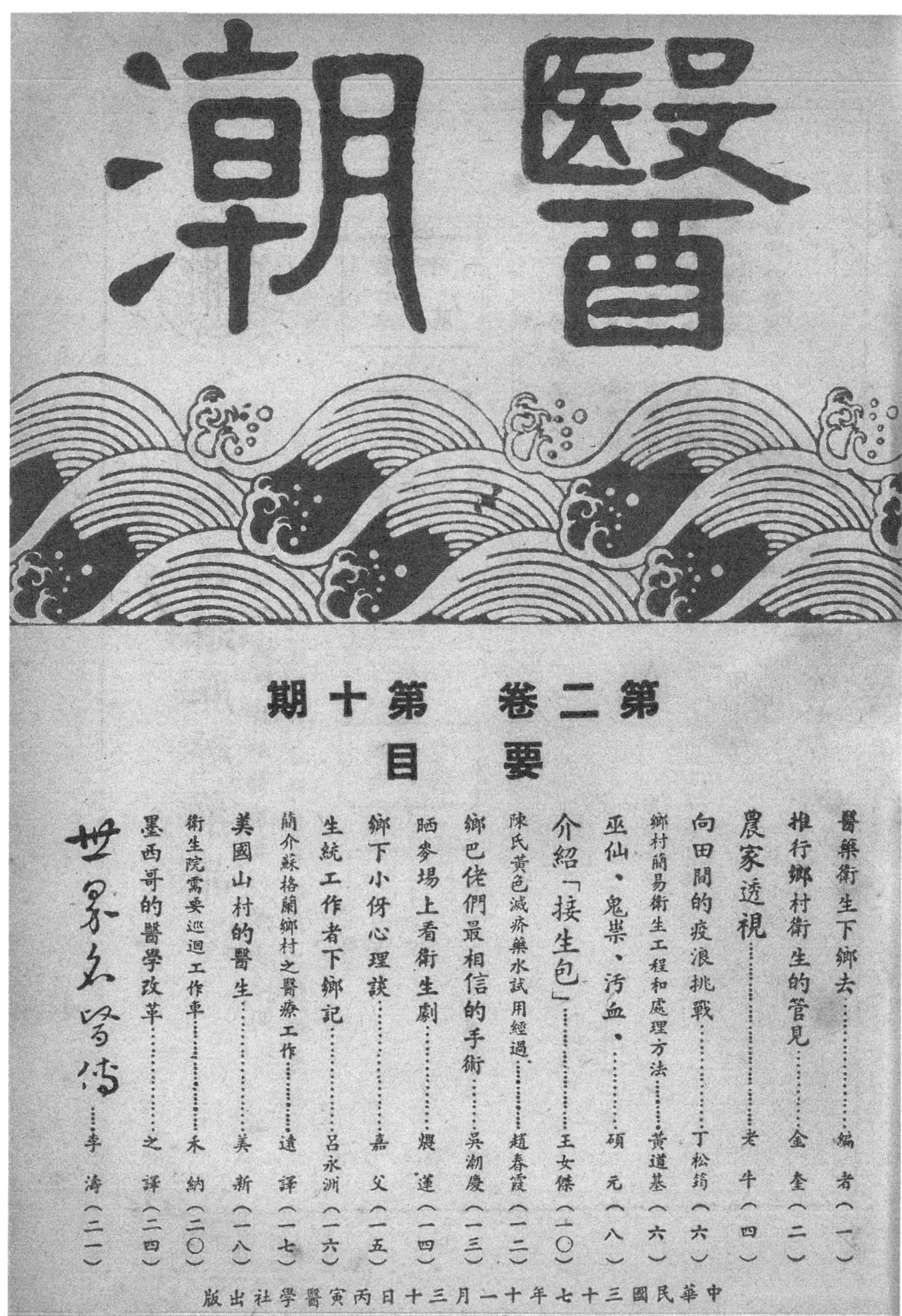

醫潮

第二卷第十期

要目

中華民國三十七年十一月三十日丙寅醫學社出版

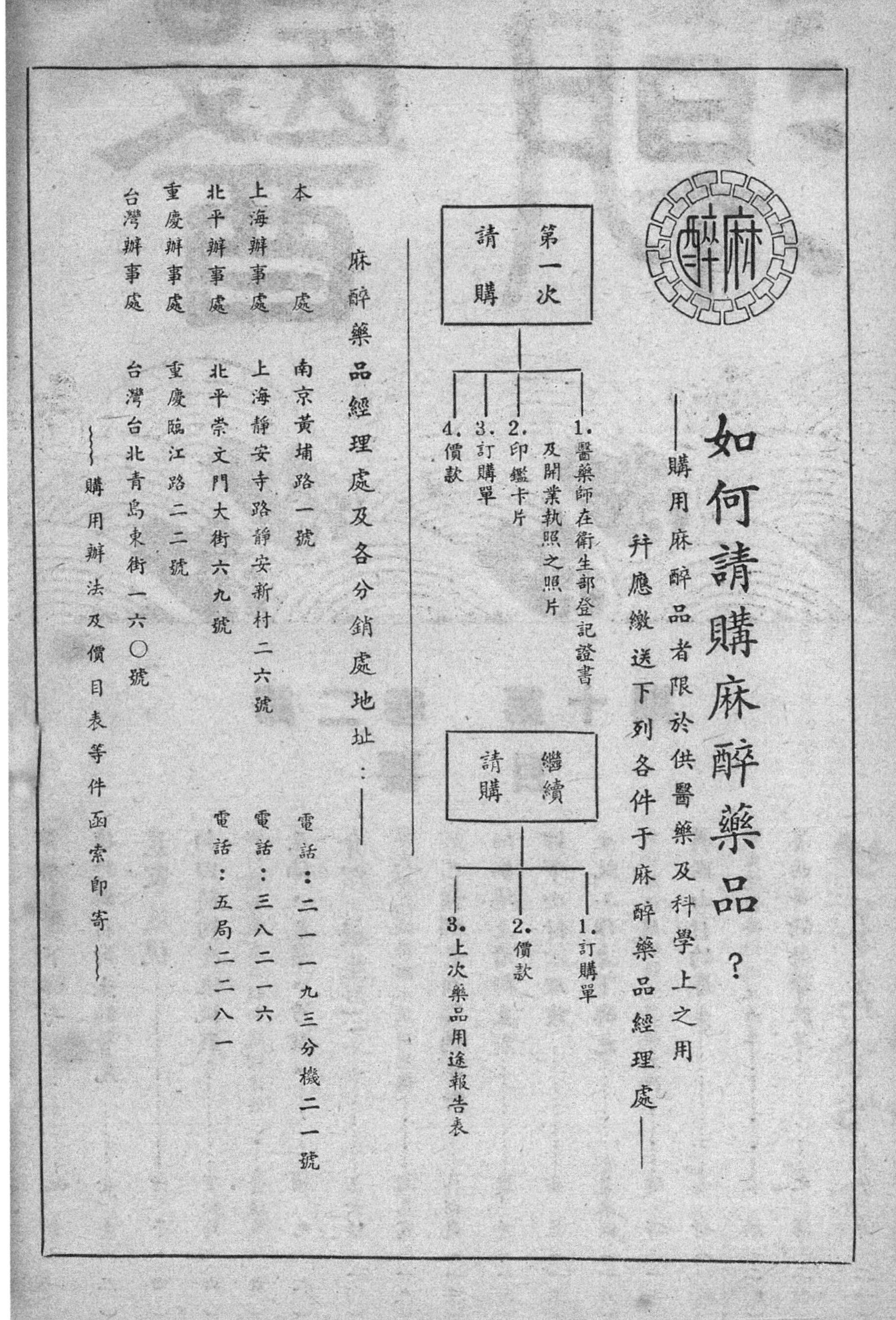
麻醉
如何請購麻醉藥品？
——購用麻醉品者限於供醫藥及科學上之用
幷應繳送下列各件于麻醉藥品經理處——
第一次請購
1. 醫藥師在衛生部登記證書及開業執照之照片
2. 印鑑卡片
3. 訂購單
4. 價款
繼續請購
1. 訂購單
2. 價款
3. 上次藥品用途報告表
麻醉藥品經理處及各分銷處地址：——
本處　南京黃埔路一號　電話：二一一九三分機二一號
上海辦事處　上海靜安寺路靜安新村二六號　電話：三八二一六
北平辦事處　北平崇文門大街六九號　電話：五局二二八一
重慶辦事處　重慶臨江路二二號
台灣辦事處　台灣台北青島東街一六〇號
～購用辦法及價目表等件函索即寄～

醫潮

醫藥衛生下鄉去

在資本制度的籠照下，醫師與護士都成了營業者，於是自由行業的，莫不集中在大都市裏。這種情形不僅是中國如此，世界各國莫不如是。富庶的美國，每七百人口平均可以分到一位醫師，然而在窮鄉僻壤的地方，一樣的沒有醫藥，找不到醫師或護士。英國是資本主義的發源地，不能例外的，早已感覺到醫藥不能普遍的苦悶。英國鑑於這種的情形，對於國家民族的威脅，過份的嚴重，於是乎毅然實施了衛生部長貝方的公醫政策。

中國推行公共衛生，為時甚短，尚無效果可言，然而缺點却已是很顯然的了！中國所僅有的一點公共衛生事業，大體是建立在都市裏。近年來雖然說已經成立了一千多個衛生院，而大多數是有名無實，不足以推行預防的工作，也負不起治療的責任。廣大的鄉村民衆中，絲毫的醫藥享受沒有。我們的醫師，數目誠然是少，但是都市裏則是車載斗量，已有過份擁擠的情形。全國共有四五十個醫學院，每年也有千餘名的醫學生畢業，但是又都是填了無底之坑，流入到都市裏去了。長此下去，國家的衛生政策若不澈底的革新，醫學教育的方式若不改變，農村將永遠沒有醫藥光顧。衛生及醫教當局應當明白，我們現在是步着西洋資本主義國家的前轍。尤其要明白，外國人已經覺察到他們自己的錯誤，毅然決然的在設法努力糾正。我們陷入泥淖未深，不應再追隨他們的覆轍，應知此路不通，即當另闢途徑。

我國百分之八十以上的民衆是農民，散處在廣大的鄉村中，他們是國家的主人翁。他們既愚，且弱，而又窮，於是中國是一個十足的貧弱國家。應當做的要挽救中國的貧弱，但是鄉村醫藥事，千頭萬緒，是其中極重要的衛生的設施，是其中極重要的一門。三等體格的國民如何能組成第一等的強國！疾病纏身的民衆又如何談得到健康？鄉村衛生的急需，理由是很顯然明白的，所差的是執政者缺乏堅毅的魄力！

給與國民以健康的享受，乃是政府的責任。這點認識，在近幾年中，已經是世界的文明國家所公認的了，而在我國則無論上下，還沒有這種感覺。大多數的醫界人士，仍然是熙熙攘攘，沉醉在私人的利益中。從事培植醫學人材的教育家，爭質論量，而始終是在為社會製造吸血蟲！

請向鄉村看齊罷！那裏需要醫藥，需要衛生。驅除了疾病疫癘，鄉村纔可以復興起來。有了健康的農工，田地纔可以生產，工業纔可以發達。有了繁榮，纔有安定。人民的康樂，國家富強，都需要建設在合理的醫藥衛生事業上？請將點綴在都市裏的醫藥設施，遷到鄉村去。培植醫務人材，課程、方式、都須要澈底的革新，尤須改革觀念，要以鄉村為服務的對象。醫藥衛生的建設，要先從鄉村。由下而上的，建設起來。中國纔有復興的希望。

醫藥衛生是建國的重要設施，絕不應當是都市的裝飾品。醫護人員是建國的先鋒，民族的衛士，絕不應當是豪門富貴的奴隸。大家一齊下鄉去！

推行鄉村衛生的管見

金奎

先決條件：是讓馬兒喜歡吃你的草！工作如須普及，才不負所謂公共的使命，中央也應在國家總預算裏，給予合理比例，則一切問題，就可迎刃而解了！

——人員、方針、經費——

讓馬兒歡喜吃你的草

單單舉一個我國百分之八十的人口都散聚在鄉間的事實，就能充份地說明：鄉村衛生較城市衛生尤為重要的看法，實毋庸再作任何其他的辯證。我們所要討論的：是如何吸引衛生技術人員，使之投向鄉村的懷抱。

筆者以為：基本的辦法，該是：

（一）衛生行政組織系統，應仿照現行的郵政制度，直屬中央：俾不受目前一般效率低劣的省縣政府之牽制，按雲南省於抗戰期中，曾一度有類似的改善：據云頗著卓效，似可作為研討的方案，為預防平行機構間聯繫之脫節：亦應有省縣中高級衛生技術人員兼任警務和其他有關執法職務的規定。

（二）有健全的中央直接考成制度，俾偏僻省縣之衛生技術人員，均能安心工作；並享受公平的國內外進修之機會，國內醫事教育機構，應準備設置公共衛生碩士和衛生工程碩士學位，以及相當於大學二年的公共衛生專科；後者的設立，可使護士及助產士有進一步充實智識，和保持更高資望的機會。

（三）公開一切計劃，徵求並儘可能地採納工作者本人的意見，使有一己地位和責任重大之愉快感覺。

（四）努力供給業餘進修和消遣性的讀物，以及其他的生活調劑。

（五）光靠即使是足夠的精神食糧，是填不飽肚子的！想馬兒跑得快，先決條件：是讓馬兒歡喜吃你的草！故無論薪津，福利，和一切物質方面的待遇，均應高過城市的標準。

增高生產率

將出籠衛生技術人員們之儲備，可從下列方式着手：估計五年後的人[illegible]尤其是護、產人員，當可逾越倍增的最低要求。

醫潮 第二卷第十期 每本金圓 元

歡迎長期定閱

中華民國三十七年十一月卅日出版

發行人 李振翩

編輯人 賈獻先

出版兼發行 丙寅醫學社

社址：中山北路二四三號德廬

信箱：南京新街口郵局一〇六八號

印刷者 衛生器材製造廠

代售處 全國各大醫院 全國各大書店

(一)提高現有和新辦的醫事教育機構中對公共衛生服務道德，和處世常識之重視，增添因此所需的鐘點，以糾正以往的缺憾。

(二)注重師資的培養，以便——

(三)就現有醫藥，護，產等校中，增添招生名額；並準備所需的設備和經費。

(四)各大醫院一律附設護校和產校，師資和設備既然現成，較之另起爐灶，可以省力多多。

(五)放寬甄訓「問題醫，護助產們」取錄時的尺度，加緊甄訓，他們原有豐富的行政經驗，較之剛跨出校門的「書生」，自無遜色：

像魯濱遜那樣

鄉村衛生必須普及，才不負所謂「公共」的使命！任何的納稅人，不是都該有享受的權利嗎？故工作不應但及於少數縣份中少數鄉鎮的一部！欲達此目標，下面的幾點，是必須傾全力以赴的：

(一)工作項目的內容，應以能普及者為限：或至少先做能普及的事情：如「接生包」運動，巡迴產前檢查，種痘，「打針」，學校健康教育，簡易衛生工程，和減痨藥「急救包」的發送等。

(二)工作方式，應儘量避免分工合作制！以便能單搶匹馬地深入遼闊的田間！免演成「外科醫生只知鋸箭」的難堪局面，並節省分工制度下途中往返所需的時刻。

(三)置備巡迴工作車，以補救衛生所人員稀少，不能廣泛推進工作的缺憾；並可有醫師巡迴各所，參加預定的診斷門診，以減輕下條所擬；衛生所主持人員由護士或助產士担任時，主持人所負的責任。

(四)根據衛生部醫政司的統計，筆者的估計是：全國現有醫師一萬四千人，護士八千人，助產士七千人，若使半數至鄉村服務，當非過奢之要求：全國以兩千個縣算，則每縣祇夠有七位醫師，和更少的護士，或助產士，為適應普及工作的原則，自不能單有衛生院而無衛生所，故筆者贊同朱季青氏所提示的辦法；改由護士或助產士去主持單有簡易矯治門診和產前後門診的衛生所，因為醫師增產匪易，且令負責中心區或類似業已廢止的衛生分院中之指導任務，實較為適合也。

(五)因此：每位衛生技術人員到鄉間服務時，都該具備博聞廣識多才多藝的條件！能像魯濱遜那樣！應付一切可能發生的問題！醫師在畢業前不宜分科，使熟諳那些差不多全是必須的技術，護校產校中的課程和公共衛生實習的內容，亦宜稍加更改：例如護校加添助產實習，產校加添公共衛生護理的訓練，和二者酌加簡易矯治和簡易衛生工程的訓練等建議，均為值得研討的問題！已畢業的衛生技術人員，亦應一律由各主管予以就地補訓，使對學校內未曾充份研習的科目，有充分的新認識。

農家透視

畫給讀者們標準農家的輪廓

老牛

江寧，這密靠着南京的小縣份，經抗戰的洗禮後，本來已是小得可憐的，但有着兩條短街的縣治東山鎮，竟至房舍蕩然，究似個癩痢頭了！所屬的四十五鄉鎮，既無鼎盛的商業，又乏工礦的經營；即使是西北最貧瘠的縣份，亦堪與之比擬。全部的老百姓，差不多都務農為業，實係農村調查者們最理想的實驗室！故中央衛生實驗院，于復員後即在該地設鄉村衛生實驗區，實良有以也！

老牛忝為鄉衛區工作羣中之一員，曾不斷至農家造訪。去歲冬間，亦曾藉來區實習公共衛生的護士學員們的協助，作過十個村落中人口的初步統計。該次統計雖祇包括了四七二個家庭，凡人口二三八七人，但為介紹鄉間農家的大概，却已很夠用了！

下面，是老牛畫給讀者們的標準農家的輪廓：

廣大的田野中間：散佈着零落的村莊，有溪流經過的，可以被樹木圍起來，讓外面的人什麼也看不見。但仍有許多雖

從「點」擴展到「面」

似乎，光靠前述方式，以及衛生所和巡迴車人員們的努力，仍沒法做到真正地全面普及的一天！除非是：各衛生院能另外大量訓練短期結業的衛生人員，做各衛生所的基本「幹部」，分散到全縣的「面」上，協同推行衛生工作；和此項訓練的有關意見，有下列幾點：

（一）從各鄉鎮中找出些當地的女性青年，最好是中學或師範畢業的，予以六個月的公共衛生訓練，內容首重助產技術，俾使結業後能暫時地替代或協助衛生所的職務，待護，產人員足夠時，可以助理員名義留用，或給以進修產校的機會。筆者服務的所在，已在試辦該項訓練，我們叫她做產護員。

（二）如徐志潛氏所倡導的：筆者贊成訓練師範生和暑期講習班的老師，使肩負相當於保衛生員的責任，他們年青熱誠，又已有相當劃一的學識基礎，故訓練時頗稱容易：兼任「衛生導師」後，復不需額外的酬給，皆舉辦此項訓練之優點也。按鄉村學校，也就是「保」內的文化中心。老師本該負起建康指導者的使命：除了灌溉校園內的鮮花，也要跑出校門，去替老鄉們解除些易見或未曾發覺的問題，成績好的，可轉調鄉鎮中心學校，使兼任各該鄉鎮建康教育委員會的主席，統籌管理全鄉鎮的學校衛生工作，使為衛生所分勞。

（三）村內有保代表，原是組成鄉鎮參議會的份子，他們也年青熱誠，對健康的了解，尚無老頑固般謬誤。可予以簡單訓練，使肩負相當於鄉村衛生員的責任；去協助「衛生導師」，推進一切有關衛生的事宜。

（四）為了教學，衛生院應設示範區，以便實地訓練上述人員；同時使受就地補訓的技術人員們，也有充份的實習機會。

（五）各衛生院長本人，自該先在省級實驗區或醫學院教學示範區內，先取得公共衛生實習或補訓的資格，肚子裏才能有東西，去訓練他人。

幾點方針

實際上推行工作時，除了先做可能普及的事兒以外，也該注意下列各點，以求貫澈原則，並增高工作的效率：

（一）以農民為首要對象，應費點心思，費點力量，去努力獲得貧病愚集中於一身的他們的好感。

（二）計劃工作時，要注意簡易，經濟，符合鄉情，和隨時予以實地示教以助推行的原則；不求美觀，不採用間接的說明，如文字宣傳品等。

（三）注重工作素質，勿憑數字之多寡，去決定成績。

（四）每人都該有靈活的應變力和判斷的，最忌執迷不悟，墨守成規，成了個摩登的

有溪流，却祇能看到八九顆可憐的小樹，在稀疏地點綴着的例子。走近去看：每村平均地算起來，可有四十八家人家，磚房不是沒有，但至少有十之六是茅屋。三五成羣的白鵝或鴨子們的漫步，和其他的景物一樣，代表着表面上的充份優閒，絲毫反映不出那田間的緊張又吃重的工作；但守門的大鐵鎖，和沒人看顧，但在小竹床裏號淘大哭的乳嬰，却已透露出全家下田去了的消息！養猪的很少，喂鷄的自很普遍，但也不過每家三五隻而已。十之一的農家，喂得有毛驢子，但村子裏耕牛的數目，似乎比驢子還要多一點。除了狗以外，所有的畜生，都和人住在一個茅蓬底下，加上燒草的大竈、水車、和打稻用的木製方形大「攢盒」，屋子裏也就可想而知地，沒法弄乾淨了！他們多把屋子隔成個「品」字或「皿」字的形狀；所謂臥房，除了大木牀而外還堆滿了很少有散步的間隙。為了怕賊和保暖，都祇敢開一兩個豆腐干似的小窗戶，又不裝明瓦，故不但光線暗淡，也往往會弄得烏煙瘴氣，臭氣薰蒸，令人有這簡直是臨時性避難所的感覺！

茅屋前鋪着塊晒麥的空地，和一隻或一對圓形大糞坑。夏天的時候，多到空地上吃飯，不講營養，但扒大碗的米飯。菜蔬幾乎看不見，有的，有的話也不過是一點兒鹹醃的東西。一天吃三頓，當都市紳士們呷午後茶的時候，也有時喝一頓炒米湯！差不多每人都有缺乏黃色素的口角炎和嚴重的貧血症，就是這個道理。

秋收前：一天到晚忙着下田。冬天，（下接第十八面）

老頑固，或優柔寡斷，坐失良機，得一個出力不討好的頭銜。

（五）決定工作開始的先後次序時，可參看筆者曾經提供過的公式：以免徬徨終日，莫知所從。

$$\text{工作之應否推行} = \frac{\text{工作之重要性}}{\text{目前的阻力} \times \text{全面普及之可能性}}$$

據此：我們當首重易受歡迎的婦嬰和幼童衛生，再做環境衛生和學校衛生，再其次為一般保健和生命統計；醫療雖係良好的開路先鋒，但以重要性來講，仍應擺到防疫工作的後面，至於健康教育，係每項工作中的必須方式，自不能加以忽視，致削減了工作的效率！

萬般俱備，祇欠東風！

人夠用了，方針也有了，但若沒錢，所謂「萬般俱備，祇欠東風」，前述云云，勢將一筆勾消，紙上談兵，决無補於實際！所以，我們一定要錢。

（一）衛生部和教育部，應在國家總預算裏，力爭醫事教育費和衛生費，二者的合理比例，百分之十，該是個盼望民族健全的國家中的最低數字！

（二）若不能達到合理的預算，可試行要求徵稅，並試驗中國化的公醫制。

（三）假若都辦不到，退而求其次，可暫且違反全國普及的原則，但在大江南北多設小規模的教學示範機構，把大部精力，化到更需要健康的邊遠省份裏！要做就得做好，絕不可化上三五載辰光，得一個徒勞無功的結論。故若决定某省辦衛生，就仍該顧到全面普及的原則，去充實該省中每個縣裏的衛生機構；不要零地豎旗，致削減人們的注意力，或被大阻力所冲淡。

（四）若能利用外援，自亦歡迎！但望能注意普及的原則，尤不要歪曲工作的方針，費過多的力量，去作實驗性的設法普及的事情。

（五）沒錢是不行的，我們要在沒辦法中，想一切可能的辦法去籌錢：必要時，應接受一些可能忍受的條件，如利用慈善團體的資助，甚至於作公開的募化等等辦法，都是並非絕對不行的。

箴言

馬龍瑞

人生有如那航行於狂濤中的扁舟，而健康就是他的「舵」：在人生的過程裏，再沒有比維護健康更重要了！有了健康的心身，才能和險惡的環境奮鬥，任重致遠。

推行鄉村衛生，有如逆水行舟，最後必達目的。當隨時準備遭遇意外的挫折，逆着「貧」，「病」，「愚」的波濤，百折不回地向前奮進！

初夏鄉間的麥浪，蔚為奇觀，一瀉千里，多情的詩人們，每徘徊終日，不忍卒去。但田間也潛在着一股黑色暗流，每年要掀起來陣陣惡浪，吞噬掉無數的大小生命！所謂「疫癘」，就是牠的化名，可憐的鄉間老百姓，對患病和病死的看法，總以為是命裏註定的東西，或是「瘟神們」故意的處罰。既沒養成躲避「疫癘」的衛生習慣，復缺乏良好的清潔設備；有點兒錢的，但知燒香拜佛，冀博取「瘟神們」的歡心：在寫黑名單時，赦免他們的無罪，或予以從優的發落！

所以，圖管理鄉村法定傳染病，首要的工作，該是清除上述阻力的「耳朵」，加上「力」字，使之化為助力！才能希望收到預期的效果，也希望其餘的問題，可以迎刃而解，茲提供向「疫癘」進攻的鄉間戰略，以供參考：

(一)加強防疫教育，使對「疫癘」有正確的認識，實施時應利用學校為宣傳的中心，除了老師以外，學生也該多作宣傳活動，如演講，圖畫，和展覽等，衛生院，所可巡迴各村鎮，到市集或茶酒店裏，去作電化教育，戲劇演出，和其他的衛生教育，並接以實際的防疫工作。

(二)編織個完密的疫情報告網，村衛生員可向保衛生員或鄉鎮衛生所報告，保衛生員也有向鄉鎮衛生所報告的責任。鄉鎮衛生所除按旬將疫情統計，向衛生院報告外，遇有嚴重疫病流行時，亦應立即告知衛生院，以便後者派員協助管理。上述三層機構，係報告網之基本人員；事先均經相當訓練，使不致有漏報或誤報缺憾，並知曉初步處理的原則，保衛生員以「衛生導師」為最理想的人選，村衛生員可以保代表們充任，尚未有鄉鎮衛生所，各所在的疫情報告，應直接利用電話或郵局告知衛生院。

向田間的

(三)由就地人員來管理「疫病」，是最迅速經濟的辦法，希望能儘量減短手續上的錯誤，以增大撲滅的可能性。所以村衛生員和保衛生員，都應有初步的管理常識。普通的法定傳染病，亦但由鄉鎮衛生所來決定病家，或村落中必需的措施，不必轉交衛生院，以節省途中的時刻。

(四)在管理方式上，可有下列幾點的建議：

鄉村簡易衛生工程和處理方法

黃道基

誰都承認：飲用水和糞便的處理，是鄉村衛生工作者最急需舉辦的工作，二者如能有效處理，則疾病的流行率，勢將完全改觀！所謂一勞永逸，比每年應景地作些吃力不討好的預防保健工作要強的多！至於其他有關環境衛生的工程和處理法，雖亦重要，尚可從緩。在這篇短文裏，不擬加入，以免分散讀者的注意力。

自來水和標準的化糞式廁所，既非短期間可以普遍，退一步的打算：該是怎樣來設計些實用而又能迅速普及的，亦即所謂簡易經濟的衛生工程暨處理方法。

根據筆者的看法，鄉間和城市一樣，也早已保有那喝開水的優良習慣，故糞便處理，實較飲用水的改善更為急切，況從消滅病源的觀點來講，前者亦比後者重要！蓋「病毒」既自「糞」出發，入於「水」中，再到疏忽者的「嘴」裏，若能解決老巢，則其餘的問題，即可因而簡化的！

所以，讓我們先談，「糞便」：

(一)鄉間每家都已有大貯糞坑，故首要工作，該是注意糞坑本身之有否罅裂？以防糞液浸入附近的溪流，水塘或水井。

(二)也要注意環繞菜園的田梗，勿使污流外出，致侵入附近的溪流，水塘或水井。

(三)馬桶必須在糞坑邊冲洗，便將污水倒入糞坑。

(四)最簡單的改善工程是在原有的糞坑上，加蓋；若用木製，則可在上面挖孔，使

疫浪挑戰

（甲）努力推廣簡易環境衛生工程的建造，並養成處理日常飲水和糞便的良好習慣。

（乙）推廣種痘和霍亂預防注射運動，前者以學童為主要目標，每人以六年種一次為原則。後者則以成年男子為對象，可藉交通線上各車站，為主要的進攻據點。

（丙）在管理初期，應但擇最重要的法定傳染病，予以直接管理。大概說起來，霍亂，天花，鼠疫，和猩紅熱都是應該集中火力的主要敵人，其餘的法定傳染病，可採用衛生教育的方式，由衛生所予以口頭的或通訊的指導；待報告網日趨健全，各基本報告員對初步管理的經驗足夠豐富時，可令保衛生員備置詳細的管理記錄。並設法予以必需的一切管理器材，以便使上述四種疫病以外的法定傳染病，也受到直接的管理，而迅速地遭遇那全軍覆滅的命運！

（丁）縮短隔離和留驗的時日，使成能記憶的整數；縮短的範圍，應以傳染病學上能予允許的最短潛伏期和傳染期為限，次要的法定傳染病，亦可考慮取消隔離和檢疫，上述更改，在使鄉民易於遵守，願意合作，並增高事後對法定傳染病管理法令的信仰，況鄉間人口散漫，復自成部落，對「疫癘」的傳染，業已是一種頗大的打擊乎！前提供擬議中的隔離和留驗日期，以邀各方之指教：

	隔離日期	留驗日期		隔離日期	留驗日期
霍亂	十四日	三日	腦膜炎	七日	不留驗
天花	十四日	十二日	赤痢	五日	不留驗
鼠疫	患病期間	五日	傷寒	廿八日	不留驗
猩紅熱	廿一日	四日	斑疹傷寒	十日	不留驗
白喉	十二日	三日	回歸熱	七日	不留驗

關於戰略方面，所能想到的都已寫下了，此外，我們自然還得提及；防疫運動的工作者們，都該有百折不同的奮鬥精神，和一個強健的身體，能任勞任怨，去小心地從事這打擊肉眼看不見的敵人的黑夜戰！

（丁松筠）

成另有小蓋的蹲位。这條施行時甚少困難，有的話：是如何預防人家的偷竊！

（五）比較理想的是：在原有的糞坑中間，加一座底下空口的間隔，坑上應加三和土做的蓋子。蓋子上左側有蹲位，右側亦開一口，以備取糞。經過間隔底下的空口，再徐徐上升至右側的上部時，約需時三月，正符那化糞的原則，拿這種大便去澆菜，因了細菌和虫卵都已死絕的原故，故保險不會出毛病！

「飲用水」呢？筆者所想到的，約有下列幾條：

（一）保持喝開水的美好習慣。

（二）若用溪流或河水，應將上下游按飲水，用水，洗污物的先後秩序，劃區管理。若利用水塘，亦可按上列原則，分別標明各該塘水的用途。如能利用簷漏水，則飲水缸宜加蓋，以污空中灰塵的污染。

（三）應儘量推廣漂白粉的使用法。

（四）若有通河的水塘，可擇尖角處建造水槽，內舖高速沙濾層，沙底的濾過水，可藉抽水機打回地面；以供飲用，水槽側面應有閘門，以便按時關閉後淘洗沙層。

（五）有鑿井器時應儘量鑿井，並配裝抽水機，以利取用。

× × ×

燈謎

獻·先·

〖寄生草〗回憶十年事，恍然一夢中。帶一頂圓邊破帽衣不整。最難堪，無錢買下充飢餅。公與名無端斷送從今省。到而今弄來雙手俱成空。革盡了半生一覺繁華夢。

打本刊作者人名一

〖元和令〗玉人偏多一點瑕。夕陽殘，看看西下，這般時薄倖人猶未還家。你陷迷津，奴活守寡，愁起來整天水米不沾牙。恨起來嗶喇喇摔碎琵琶。

打本刊作者人名一捲簾格

（答案見本期某頁）

巫仙·鬼祟·污血·

——江寧縣有關衛生的迷信——

碩元

一個故事：

某天下鄉回來時，在田埂上有一位半老徐娘，向我招手。說是他家女兒病了，非請咱去瞧一下不可。跟着她進到村子裏，跨進門一看：乖乖！滿堂的香燭神像，和用作招徠的某某于某年吉日虔獻的「廣告」；原來她是位巫仙呢！女兒患的是麻疹，我給她藥，也告訴她服用和護理的方法；她感激得什麼似的，把我送到了大門口，忽然變低嗓音，輕輕地告訴我她已是一位寡婦；為了生活迫人的原故，祇得假託鬼神附體，到病家去精疲力竭地扮演那口吐白沫，滿地亂滾的鬼把戲，再奉送點所謂萬靈的香灰，以騙取更多的金錢和香燭。不幸因了和相好的夜渡陳倉的原故，致珠胎暗結，有了孽種！深恐號召力因此低減，懇切地要我介紹她到衛生院裏來打胎，我可憐她，也痛恨她；祇得替她寫好介紹條子，告訴她應該來檢查，但我們是決不替人打胎的！之後，我就踏着悵惘的腳步，回到了「老窠」。

★ ★ ★ ★

另一則故事：

傍晚：和同伴到田野間作照例的散步。遠處傳來了鑼鼓聲，「是耍猴把戲呢！」我們想：加快了步伐，走到了目的地。「原來如此！」我的同伴洩氣了：

我記得這家裏原有一個病人，每次都打聽不出患的是什麼病，想不到竟死的這樣快！我趕緊問看熱鬧的鄰居：鄰居的回答妙得很：「就是那個病呀！您難道不曉得？」我心想糟了！真是死也問不出所以然！

同伴見我納悶，不由的打哈哈。告訴我這是說不得的！說了的話，就會過給自己，或是家中的人丁。

「管牠呢！」我抓住同伴：「你給我說！」

原來這就是瘧疾！鄉間叫做「怪病」，鬼祟一來，病人就會陷入高熱，牠走了，病人也就退燒；可是惡作劇的牠，竟會每隔一天地按時蒞臨，決不失約，病人也就祇好任憑擺佈，你說怪不怪！所以另外的一個名稱，雖叫「鬼病」，却沒人敢提及，因為鬼是不好惹的！因此：死前必須燒香祝禱，死後也須好好地送牠老人家出大門；平常的時候，但以「那個」兩字代替，冀矇過牠的耳朵，而不致在屋漏之外，更有連夜雨的壞運氣！

「你不知道的還多着呢！」在歸途上，我的同伴告訴我：「譬如：天花係瘟神所賜，故而美其名曰「天喜」；可是，大家也不願沾上這天外飛來的福氣，所以種痘的風尚，頗稱普遍，祇是他們但相信花花先生滴鼻苗，或是拿人痘的痂皮來接種；也就因為太慎重其事了，除了點香祈禱，希望能預先得到痘神爺們似乎並不情願的默許以外，也還要請花先生吃飯，奉送斗米，花先生的花樣多，有一套表面乾淨其實骯髒的刀子，而且一種就八顆，使做父母的有一種必出必發的安全感，至於有

十大衛生信條

垣·

諸位小朋友們，大家來講衛生，十大衛生信條，條條都要緊！不但說了就做，還要保持有恆，包你健康聰明，活潑又多能！

衛生第一條，不隨地撒尿，每天早上出恭，混身輕飄飄！（我每天去廁所出恭一次，不在廁所外小便。）

衛生第二條，刷牙莫心焦，早晚細細豎刷，牙齒刮刮叫！（我每天早晚要刷牙。）

衛生第三條，洗手記得牢，飯前大小便後，洗淨才可靠！（我在飯前便後洗手。）

衛生第四條，自己有一套，茶杯碗筷手巾，免得別人惱！（我用自己的茶杯碗筷和手巾。）

否反而出天花或是膿菌感染的危險，他們是不管的！

「再譬如：麻疹和風水有關，故裝着得麻疹而死小娃們的棺材，必須懸空掛起，任憑風摧雨打，狗鳥拖食；最忌葬埋入土，免破壞全村的風水，致釀成嚴重的流行。他們怕疫癘，却仍有這般阿Q式的勇氣，你說怪不怪！——」

「不用說下去了！」我打斷她的話：「讓人怪難受的！」

「祇有一點是我認為可取的！」我的同伴安慰我：「天花和麻疹，都禁忌着生人跨進門，似乎頗符隔離的原則，也巧合着地方性免疫力的道理。但自家人和鄰居親戚們，却連一點兒禁忌都不講究，甚至於進出得更殷勤。最不對的是：家裏人還要到別家去亂跑。」

「惡俗必須改良或予以全部的剷除」我說：「完全同意，而且，那是你我的責任啊！」我的同伴，向天空揮着拳頭：

★　★　★　★

第三個故事：

我：扮成個花枝招展的城裏小姐，根據線索，找到了我造訪的對象。

好運氣！我看見了一個標準的接生婆。一雙髒手，留着長黑的指甲，上面還點綴着一叢叢的疥瘡。一身髒衣服，一臉的髒相，一雙倒睫的老砂眼，總算看見了我這不速之客，她問我來找誰？

「我家就住在鎮上，嫂子肚子大的差不多了，衛生院離得那們遠，媽又不相信她們，」

「好，好，好！」辰光到了時，想請你去接生呢！」

「我們是剛從城裏搬來的，聽說這兒就是你的本事數一數二呢！」我捧她：

「村子裏的小伢和娃兒，您去問問看，那一個不是我接的！衛生院但曉得說人家這個不好，那個不好，種瓜的說瓜甜，什麼都是她的好！可就有像你家老太太那種人，偏不相信她的話。」

「是呀，媽說她們麻煩得很呢！」

「我就講究快，上趟替劉家嫂子接生：娃兒快要悶死了，做媽的快要痛死了，我不管三七二十一，伸手就把他拖了下來！衛生院曉得了，說些什麼用手拖要得月子病的風涼話，把我老太婆大罵一頓，想起來就生氣！——」

「!?」

「我用破碗或是瓦片去斷臍，又乾淨又利落；撒上點兒細土或香灰，乾燥燥的，瞧着就舒服；衛生院裏不贊成，說是會得七朝風，你想，抽七朝風的娃娃，都是前世作了孽，投錯了胎，閻王菩薩曉得了再把他收回地獄去受罪的，同瓦片和香灰又有什麼關係？香灰不但不會得病，吃下去還可以治病咧！隔壁的張仙姑，就常常這樣治病，救活了不知多少的性命！要緊的事兒，衛生院倒不講了！譬如說：我們講究坐『對時』——」

「什麼是『對時』呀」？我裝傻：

「你們大姑娘那懂這些事！」她得意得很：「生娃兒是要出血的，鄉下做媽媽的，都曉得娃娃下地後，在床上坐上廿四個鐘頭！不坐的話：污血上冲，冲到了心裏，冲到了腦子裏，人就沒有救了！」

她口吐飛沫，越說越有勁了：「我的好大姐：你看：這是我替陳家嫂子縫的灰袋。」

「要這個幹嗎？」我再裝傻：

「唉呀！是我忘記了！這也是你們大姑娘不懂得的！生過了娃娃，下面總有好幾天的不乾淨。拿這個墊在底下，不就很乾淨嗎？衛生院偏說不乾淨，你看看這袋兒，倒底那裏不乾淨！——」

「別說了」我忽地喝止她：「我就是

（下接第十九面）

衛生第五條，青菜忌久燒，多吃豆腐鷄蛋，水菓藥水泡！（我忙忙地[illegible]飯，吃豆類，鷄蛋，青菜和水菓。）

衛生第六條，手帕不忘掉，咳嗽噴嚏吐痰，隨時用得到！（我每天換洗自己的手帕。）

衛生第七條，姿勢要擺好，無論坐、立、行走，挺胸再豎腰！（我坐、立、走路時，身體要正直。）

衛生第八條，戶外多跑跑，曬過紫外光線，骨頭硬又高！（我每天到陽光下玩耍。）

衛生第九條，每週洗個澡，擦去身上污汗，自在又逍遙！（我時刻保持身體和衣着的整潔）

衛生第十條，晚上早睡覺，睡足十個鐘頭，疲倦全取消！（我早睡早起。）

介紹「接生包」

王女傑

一、接生包的內容

接生包長四吋，闊三吋，厚一吋，用彩色套印之厚紙包裝。內有大小二紙包，並附說明書一份，用以貫輸婦嬰衛生常識，介紹「接生包」的內容和用途；另肥皂一塊，以備應用，並藉以提示接生人員，使不致遺忘清潔其雙手及用具。大包或正包上貼有紅色紙條為標識，限接生時開用。包內各物均經消毒，且按使用之先後，自上而下的疊置着。計有：

（一）麥角片一粒，用透明紙袋封好，叫做「定心去汚丸」。當胎盤產下後，可使產婦服此丸，並囑平臥。鄉間產婦對此藥頗具信心，產後服用此藥，能使產婦平臥床上，放棄鄉間通行的產後坐床二十四小時的惡俗。

（二）紗布塊一方，用以蘸燒酒或酒精清潔雙手及臍帶，並可用以托住臍帶，以免斷臍時滑脫或誤割手指。

（三）軟棉線二根，用以在距臍二吋處，緊紮臍帶二道。

（四）刀片一塊，用以割斷臍帶。

（五）有孔紗布塊一方，用以包裹臍帶。

（六）臍粉一包，用以撒於臍及臍根，使吸收水份，並避免接生者使用其他不潔灰類。

（七）草紙墊二個，叫做「衛生草紙墊」，供產婦墊陰部之用。外面可加用普通紙墊或布墊，以減少會陰感染汚物的機會。衛生人員於作接生包用法之示教時，可教產家依法摺疊普通草紙，放在火上烤過，或放在蒸籠裏蒸過，以便應用。

小包或副包上貼有綠色紙條為標識，亦經消毒，並用厚紙包好；係為嬰兒更換護臍敷料之用，內含有孔紗布，臍粉和綳帶各一件，用法如前述。

二、接生包的功用

推廣接生包之成用，不僅為普及鄉村婦嬰衛生之必需工作，亦且為實施婦嬰衛生教育的良好工具。藉示教時的講解，使之對消毒手續的意義，有正確認識，對傳統的惡習，有所疑懼；終於能捨棄舊俗，採用科學方法。接生包的好處，舉其大者，可有下列三點：

（一）根據統計，嬰兒之死於破傷風的，約當嬰兒死亡率三分之一左右（成都為百分之三二。五，璧山百分之三三。八，一九四二年調查）。產婦中因患產褥熱及產後流血過多而死亡的，亦復不少！若普遍應用消毒的「接生包」，當可減低上述各類寃枉死亡！

（二）國內缺乏良好訓練的婦嬰衛生人員，能深入鄉村服務的，更屬寥寥無幾！接生包之應用，可使婦嬰衛生遠及目前少數婦嬰衛生人員力所不逮之處！

（三）鄉村交通不便，即使有相當的婦嬰衛生人員，亦往往無法及時趕往接生，但接生包則不受此限制。

三、接生包的推廣

各衛生機構須準備足量的接生包及有關之婦嬰衛生教育材料，以便應用。另須以布縫製嬰兒連同臍帶及胎盤的模型若干套，以供作斷臍及包臍等手續的示教。發出接生包時，必須詳細講解並示以應用方法，反覆示教後，再使學習者作回復演習，至完全熟習其用法為止。雙手及用物之清潔及消毒為示教時最應注意的。教育的對象，除晚期的孕婦本人外（懷孕已達八九個月者），尤須注意可能為此孕婦接生之人員，如彼之親友，收生婆等。配發接生包後應繼與產家聯繫，登記其使用情形及結果，以資統計。推廣之初，宜免費供應（城市例外）迨獲得相當信仰後，始可酌收成本，以資週轉，推廣時可循下列諸途徑：

（一）鄉村衛生院所應以推廣接生包為主要工作，藉產前檢查及巡迴產前檢查儘量推廣。

（二）經訓練之鄉鎮產護員（或助產員）乃推廣接生包之理想人員，應列為其主要工作。

（二）受訓之學校教師——衛生導師——經示教後可委託代發接生包。若係女性則尤適合。

（四）舊式接生婆之經短期訓練合格者，可使應用接生包。

（五）開業醫務人員可委託代發接生包。

（六）其他地方工作人員及鄉鎮幹事，傳教師，熱心之士紳及保甲長等亦可委託代為宣傳或代發。

四、接生包之製造

一地之衛生機關宜統籌相當數量之接生包材料，使衛生人員於室內工作之空閒時間從事製作。茲將製造接生包所需之材料列表如左：

製造接生包時應注意下列各點：

（一）接生包之全部出品其外容製作，排列及包裝必須劃一，並不可粗製濫造，以免有損民衆信仰。疏忽其中任何一處，均可使工作失敗，故各衛生機構最好參照標準樣品製作。

材料名稱	每包用量	說明	一百包用量	附註
（一）麥角片（定心去汚丸）	一粒	Ergotrate 或 Ergonovine 〇・〇一或〇・〇二公絲，用透明紙袋裝好。	一〇〇粒	如無麥角片可用〇・三公分無糖衣之奎甯丸代替
（二）紗布塊	一塊	用八吋寬，十吋長之吸水紗布，摺成三吋寬四吋長之紗布塊。	三呎寬紗布二一呎	
（三）白棉線	二根	每根長十吋（四股粗）。	一七〇呎	各繞成線圈，分開置臍紗上。
（四）安全剃刀片	一片	塗凡士林後用透明紙封好。	一〇〇片	如無刀片可用二吋半長的鋼條片磨鋒代替。
（五）護臍紗布塊	二塊	用一呎寬，一呎五吋長之紗布，摺成四吋半見方之紗布塊，中間剪一圓孔。	三呎寬之紗布九六呎	正副包內各一塊
（六）臍粉	二袋	每包含臍粉二公分，以等量之氧化鋅滑石粉及硼酸粉配成。	四〇〇公分	正副包內各一袋，袋上寫明品名。
（七）繃帶	二個	用三吋寬，五吋長之繃帶布摺成；一端剪開，一端墊以脫脂棉少許（約一公分）縫好。	二呎半寬之繃帶布一〇〇呎	正副包內各一個。
（八）棉花	二薄塊	寬三吋，長四吋，重約一公分。	二〇〇公分	用以墊入繃帶之一端。
（九）肥皂	一塊	重五分分，切成薄片，用紙包好。	五〇〇公分	
（十）草紙	二張	用普通表芯紙二張，各摺成三吋寬的紙墊。	二〇〇張	
（十一）廢報紙	三張	包正包及副包用者寬八吋，長十一吋（普通大報八裁）；合包正副包用者寬五吋，長十一吋（十二裁）。	三四大張	
（十二）封面包紙	一張	依照接生包大小設計，印有圖畫及文字說明。	一〇〇張	
（十三）說明書	一份		一〇〇張	
（十四）透明紙袋	二個	三吋半長各二吋半寬紙摺成紙袋二個。	二呎七吋長一呎八吋寬之紙一張半。	分裝洗手肥皂及麥角片。
（十五）臍粉袋，紅綠紙，漿糊供製作上述各物者各需若干。				

陳氏黃色滅疥藥水試用經過

趙春霞

誰都知道：疥瘡又骯髒又討厭！不但日間痛癢難熬，即使在晚上，也使你沒法入睡！越搔越癢，越癢越要搔，終于變成那蔓延全身不可收拾的局面！若不予根治，則往往會因了附帶的膿菌感染，而致生急性腎臟炎！後者若再不好好調理，就會轉成忙性，豈但不易復原，亦且有危及生命的危險！

原來有一種肉眼不易看清的八脚小虫，在患者皮膚上：開闢着上千的隧道。雌的成虫一面工作，一面生產，等到鑽至隧道底的深處時，靠近外邊的虫卵，已有那孵成下一代虫子的端倪了！碰到了搔癢的指甲，就能將已出世和未出世的兒子們，帶到另一塊「綠洲」上，去開闢新天地！以及衣着被褥和蒼蠅，有時成為媒介，以及疥瘡能過染給在一起玩，一起睡同伴的事實，都可拿這個理由來解釋。

中央醫院陳子達氏，是首先試用他自己配就的黃色滅疥藥水的人。配製的方法很簡單：但將昇華硫磺一市兩，予以研細，加上等量的氫氧化鉀；再加四飯碗的水，在搪磁盆或瓦鉢裏加熱使沸，半句鐘後，應補足因蒸發而失却的水份，冷却後的澄清藥水，即可足供廿次的應用，沉澱下來的渣滓，係未經溶解的昇華硫磺，不必丟棄，備供下次配製。陳氏在一〇九例患者身上試驗的結果，以為但用迅速的噴撒法，噴射病者身體，和衣着，被褥，每日一次，經三次後，即可有痊癒的把握。故過去之一切沐浴，蒸衣等麻煩手續，均可省却；該藥水較油膏清潔，無皮膚反應，又不疼痛，是有着光明的前途的！

這曾經流行於拿破崙軍隊間，甚至於不放過高級將士和拿氏本人的疥瘡，在有良好的沐浴習慣和充足的用水供應之都市人羣中，業已有行將消滅的趨勢！在鄉間，却仍有着極高的比例：例如江寧縣去歲十月間調查五二四個學童的結果，就有着百分之九的高比例，即使是一二七個師範生，所謂鄉間最優秀的份子，也有着百分之十八的更高比例，去年衛生院一五四三七例的外科新病例裏，也有百分之一一．三，患着疥瘡。

筆者在去歲八月至今年二月的期間，曾就十個村落，試用陳氏的藥水，該試驗範圍包括着五百四十六個家庭，凡人口二二九〇人，患疥瘡的比例，是百分之一二．七。筆者將噴撒的對象，用下列四種不同方式，每週一次地，予以治療：

(甲)洗澡後衣着被褥連同身體一起用藥水噴射。

(乙)同上，但省去洗澡，(即陳氏所建議者)

(丙)同乙組辦法，但不再噴撒被褥，改在陽光下曝晒。

(丁)什麼都不管，但以藥水噴撒身體。

經治療的患者凡二百五十六人，但能遵照所囑，按週等候，從不缺席的，衹有一百五十六人，是此次分析的對象：該組患者在五次的噴撒後，多已痊癒，下面是他們痊癒的百分比：

(甲)八九．三 (乙)九四．四

(丙)九四．九 (丁)八八．七

(二)斷臍及臍線之刀片的銳利與否，關係接生包應用之成敗最巨，需特別加以注意。並應指定專人逐片檢定後，始可交用。如無安全剃刀片可得，可用未生銹的打箱鋼條切斷，每片長二吋半，磨出鋒芒後代用。可先在本生燈或酒精燈上燒紅，浸入菜油內劇加冷却，擦乾，在手搖磨刀機上磨出刀鋒，再塗以凡士林少許，用透明紙袋封好，如此可防生銹。

(三)正副二包包好後，再用舊報紙將正副二包合包在一起，然後在廿磅壓力之消毒器內消毒半小時。消毒後再連同肥皂及說明書，用彩色套印的封紙包好。包裝時如利用一木製模型為之，則大小可更整齊。

(四)接生包之內容，宜參照各地習俗，予以適宜的更改，例如無「坐對時」惡習之地，可取消「定心去污丸」。斷臍時不加灰類於臍部之地，可取消正包中之臍粉，又如將有孔紗布，改為自一邊向中間剪開者，亦無不可。

似乎，丁組的結果，若比一比其餘各組數字，並沒有迴然的大差別。按八次後的痊癒率：除了丁組的九九．四以外，其餘各組，均達到了百分之百的希望。所以筆者的第一個結論是：治療間隔即使長至一週，我們也仍可但用該藥噴撒身體，廢除一切其他的措施，大約五次以後，即可大部痊癒。

可惜的是：該組患者中復發的比例，竟高達至百分之二一．三的大比率！顯然地，這是一種普遍的現象，和不同的治療方式，並無若何直接的關係，因為不但甲乙丙丁各小組之復發率都差不多，丁組的復發率且較低，祇不過是百分之一五．七！因了人員的不夠分配，不得不採用七天的過長標準，致使疥虫的兒子們，能有機會在下一次噴撒前孵出，到處亂跑，逃過了噴撒槍，而在一種暫時性假痊癒的掩護下，欺騙了筆者，被筆者歸併到不再噴撒的安全地帶裏，實係此次高復發率的最大原因，所以，筆者的第二個結論是：間隔必須短于一週，最好以避免復發；也許還可以縮減噴撒的次數。想像中的結果

此外：可以附帶地寫下的，還有下面兩點：

（一）噴撒時須重擦患處，以使藥水深入，在沒有噴撒器時，可以紗布塊代替，可以由患者自擦，以解除沒有幫手時的困難。

（二）在試驗期間，某一個偶然的機會中，一位鄉人告訴我們：說是一種叫做蘿蘿藤的野草，有着很好的治疥效力，該種草本植物，在江寧很易找到，曾檢送中央衛生實驗院試驗，據云結果尚佳，且已請有專款，以為大規模的提鍊和試驗。

本試驗蒙Singer，馬龍瑞，金文垣諸醫師以及Eggstein女士之不斷指導和鼓勵，與朱潔塵先生的全力協助，始克有成，特此誌謝。

鄉巴佬們

最相信的手術

——潘氏瞼板切斷法——

復生生卽訣，•着中個年着在疾為眼用及巾臉因
不們習使點榮五百，學十。普病並這的供的和了
少，慣是的膺的分該童月江遍，不被原水習用沒在
。患的懂首了高之病的五寧地是嚴人故中慣自有鄉
按者師得座常比五竟調二縣流一重誤，夠，己勤間
幼亦範衛，見例七佔查四去行直的目砂數以手洗：

施也保治期煩門　普間不人︵七新，滿衛率的一童
行特衛工前的診　遍成過！百的病例了生，一，中
潘為生作往掛中江！人是況分砂例如砂院當羣總能
氏睫導，滴號，寧　中比去之眼中去眼，較，算入
瞼毛師列用手以的　輕較到卄，，年和所上故是學
板內們為藥續砂衛　症嚴衛六僅就一其的述幼家的
切翻的各品，眼生　砂重生。次有五併倏統童庭，
斷的中學。使治院　眼的院三於百四發診計間狀祇
手砂心校並患療所　患一，︶常分三病室更砂況不
術眼工衛使者券除　者批所，見之七症裏高眼較過
，患作生砂們代於　，，的實的十個的，！的為三
以者外室眼能替保　當故，堪爛四外患每該罹優分
解，，和矯按麻健　極鄉祇驚腿。科者擠縣患良之

穿從前板距，雜　所陣以多求但他信庭，能使嚴決
出睫緣完瞼介誌　的春上，治竭工仰的而使患重患
紮毛，全緣紹三按大風的一的誠作，生改重者加者
結上縫切二簡十潘門，老個患合的且計善挑立雜的
，面上斷公易七作，越相好者作認往！了業除症痛
卽二三，釐的年新也吹好了中，識往鄉患已痛的苦
可公對再處驗一氏就越！，，亦，因巴者無苦危，
得釐雙從，板月曾被廣於就老願全之佬一法，險並
百處頭切順切號在擠，是會太盡然對們己進甚。免
八之的口瞼斷發中掉衛消告婆力改衛對或行於該致
十眼縫後溝術表華了生息訴們幫變生之整的至手進
度皮線部將，短醫！院像幾尤忙，院甚個舊因術至
的，，的瞼在文學　，一打其！不其俱家業了能更

更以縫何並貫替所人的此，或發過用同沒病然矯
增牽線助照穿潘不士注法而包者近此人有，便正
施順以手樣，氏同舊意，致護，千法，一潘利！，
術理前，紮穿的的有。以的手祇例，在個氏多較
者直，更結洞三；的按提脫續有的替過復的多之
的，若見；後根是方筆醒結不兩矯江去發七，荷
困故遺簡如可，把法者鄉者佳例治寧一的百且滋
難決紊便此再但六，等村，，，，縣年！二沒氏
吳的不亂；，將用根與係衛故有均記老內筆十有手
潮。會，在則線一縫潘沿生甚膿係憶百，者人復術
慶　因仍未不剪條針氏用工顧菌因中姓亦和中發，
之可剪需斷縫，手國作介感消的們曾先，的
而予斷任，線代術外者紹染毒復作利後就弊自

晒麥場上看衛生劇

煨·蓮·

江寧鄉衛生實驗區有幾個戲，雖係實習學員們倉促間的演出，却甚受鄉民的愛戴——劇情和角兒並不複雜，頗能符合鄉村衛生教育的原則。現在，我把他們介紹在下面，希望各鄉教機構或衛生院的先生們，能參與意見，或試行演出，如需索閱全本對話，當可代勞！

(一)打花鼓

在看戲的觀衆裏，忽地發現了一對外縣的小夫妻，抱着胖娃兒在看戲，衛生先生招招手，請他們上「台」打花鼓。妻子是聰慧大方，而且打扮得很俊俏的，丈夫却又傻又笨又頑固。妻子上場先說他們生娃兒的故事：「幸虧沒有我的傻丈夫的話，我一假裝生氣，他也就替我去請這位衛生先生來接生了！結果呢？大小平安，您看多好！」接着：就拿現成的道具打花鼓：先唱夫妻對諷的鳳陽調，再按原調唱編就的衛生詩。

忙一點了！把衛生歌清楚地再唱一遍，然後叫觀衆們跟着一起唱。

到適當的時候，丈夫表示不高興再當傻子了！於是，劇終。

(二)西瓜

晒麥場上：鄉下「老太爺」，神氣十足地，叫孫兒小禿子切西瓜，以款待衛生先生。但又捨不得丟掉蒼蠅爬過的那一塊，衛生先生急壞了，他却說什麼每年都做這種碰運氣的事，又怕「打針」可還活到了七十七的話，至此劇情陡有突變：原來媳婦氣急敗壞地從田梗上跑來了！她哀求衛生先生趕緊回院，去給她丈夫治「轉筋火」——霍亂：「今日個上半天還是好好的，說是喝了瓢冷水，就鬧吐瀉，現在已經人事不知，給抬到衛生院去了！」於是，大家一窩蜂地趕下場去。…「老太爺」半晌不語，目瞪口呆，手捫腹部，懊喪之餘，在奇怪着怎的今日個自己肚子也有點不舒服？

第二場的開始：是三天以後了！小禿子全家都掛着孝。「爸爸」沒死，躺在竹床上休息，場子上：擠滿了看熱鬧的，有的站着，有的坐下，衛生先生先問小禿子：「爺爺」死的時候交待些什麼話？小禿子有點結巴，但仍能清楚地告訴觀衆「爺爺」說的話：『每年該「打針」！大家都要打！不許學「爺爺」的壞樣子！』「爸爸」再從旁加以有力的擁護；於是，場子上每個人都想立刻打一針了。衛生先生告訴他們一會兒到學校裏去「打針」的話以後，就散發傳單，並教他們唱「打針歌」傳單也飛向「台」下，「打針歌」也是請看戲的觀衆一起合唱的！然後，叫小禿子敲鑼，去報知村子裏其餘的老百姓。在合唱的歌聲裏：一枝踏着並不整齊的步伐的隊伍，從觀衆中穿過去，走向那假想中的學校！

(三)出醜

這是個諷刺舊式接生婆的戲：

某家的媳婦正要臨盆了！奶奶相信着知曉的人越多就生的越忙的古怪迷信，認為不宜不驚小怪，不肯找預先約好的衛生院，却拉來個接生婆！接生婆把屋子和該做的事情弄得一團糟，却還要吹牛：說什麼隔壁劉家嫂子就是她接的，現已七天，母子平安，鬧家歡喜的話兒，以邀奶奶的心歡，而多得點恭喜抱孫兒以外的甜頭！衛生先生走這兒路過，也進來了，但娃娃早經包紮，祇得做些補救的工作。她勸接生婆一些下次不宜再犯的錯誤，但後者趾高氣揚，仍自鳴得意地在「台」上擺足臭架子。事有湊巧，劉家嫂子的先生，哭喪着臉，抱着唵唵一息，不斷抽風的娃兒，來找衛生先生救命了。進門以後，一眼就瞅見了接生婆，寃家路狹，可想而知地，結果是一齣全武行的「武松打虎」！

但這是一個悲劇！劉家娃娃終於死在「台」上，劇終時，無論「台」上下，都在一種靜肅悲憤的氣氛裏！

西洋歌舞劇中，有將台上下打成一片的「天梯」讓角兒可以進到池座的中間，我國話劇如「萬世師表」，亦已有類似的演出。在鄉間演衛生戲，可能時應儘量利用這一招！上述的三個戲，前兩個都能做到此點，實堪稱道。除此以外，筆者所想到的幾個鄉衛劇該具備的條件，前述各劇都已先後做到，茲條述于下，以邀專家之指正：

（一）廢除幕布

（二）考慮時間，勿使過長

（三）簡化道具，取消佈景和燈光，利用現成背景，使戲台擴展到劇情所需處。如田梗，鄰家等

（四）注意效果，尤其是小巧的效果，如口技即是。

（五）服裝應鮮艷，如打花鼓的即甚佳。

（六）摸倣京戲技術，多作想像中的假動作。如關外，跨驢，趕小鷄等。外國人許看不懂，但鄉間熟諗京戲，可不必有難懂的顧慮。

（七）加入短的詞調，以助觀衆對此劇之教育意義的記憶。

（八）當然地，該多用土話，少耍官腔。

鄉下小伢心理談

嘉父

鄉下小伢的心理狀態，頗不同於都市。筆者不敏，願就一己的觀感和聽聞，略述一二，手頭沒有足資統計或分析的材料，但望藉此能引起心理衛生家和心理學者們的興致，到鄉間來發掘一下：這尚未開墾的處女地。

我對他們的第一個印象是害羞：羞得像個麻面女娃兒，有問不答，祇會和同伴咬耳朵，這中間，還夾雜着一種懼怕。一天到晚挨父母的惡罵，連吃飯時享樂的自由，都被用嚴格定量分配那遠不夠使米飯下嚥的小菜的家法所剝削，實有以致之！相反地，某些小伢的好奇心也特別重：「上海來的」自應好奇，但對鄉間一切業已熟悉的景物，他們也常帶着一種比都市兒童顯得強烈的冒險精神，去探勝搜奇，做一些異想天開的遊戲。放了學，往往不同家，喊破了喉嚨，急壞了奶奶，他却興致勃勃地安然回來了，還告訴你適才去的所在是多麼的好玩！

好奇心過重，在學校裏，往往會有遊戲性的偷竊行為；在校外，也常常發現一處處他們無理由地破壞的殘跡。衛生院的小便池，永遠修不好，就是這個道理！

過半數的小伢，每有着老頭兒的表情，說話小聲，做事遲緩，吮指頭筆尖的不算少，也常可發現些作不正當性交遊戲的例子，但廁所文學，却沒有都市般發達！尿床的多少：沒有統計，但師範生中既已有不少的實例，各家庭中素重罵的教育，又採取那不聞問而但拒絕一切大小要求的態度，則小學學童中，想必也是頗多的。

我最反對老師們摑腦袋或打手心，他們翻過心理學，却把牠忘得一乾二淨！在他們的「教養」下，鄉村的未來主人翁們，將有不少被迫至心理變態的邊緣！

逃學的自然不少，是校規鬆懈？抑屬於問題兒童的範圍？殊沒法作肯定的按語，但學童們身體不健康，貧血者多，老師採用蠻不講理的體罰，又少有懂得實行合理教學法的，都是些值得注意的問題！

小學畢業生，是鮮有機會進中學或師範的。在校內時頗驕傲，每欺負低年級的小把戲。出了校門後，若問他得到些什麼？就祇知搔頭皮，告訴你說不清楚。進入社會後，要緊的是判斷力。缺乏思考訓練的他們，大都優柔寡斷，到頭來仍是個十足的鄉巴佬！再長大時，就會徬徨地，陷入那苦悶的泥淖裏了！

× × ×

生統工作者下鄉記

呂永洲

今年一月間，中央衛生實驗院鄉村衛生實驗區，於所在地江寧縣的第一區內，開始了鄉村生命統計調查的工作。該區面積凡二一三·一平方公里，包括着七個鄉鎮，和人口七七四二四人；由經過訓練的七位生統幹事，配合着各鄉鎮中原有的一名戶籍幹事，展開了向田間去掘發那有如深埋泥土裏未曾透露半點消息的種子的生死數字；前者負責實際的外勤，後者担作表册的過錄。下面沒有人幫忙，但憑一己的能力，藉每月一次的挨戶查詢，忙忙地收集起一堆堆寶貴的材料。筆者忝任該區督導，也曾不斷地冒風雨或赤陽下鄉，去抽查複核，以杜所屬們的謊報和漏報。工作迄今，他們的和我自己的經驗告訴我；鄉間生命統計調查工作，確有着若干大小困難；有些是已經立即設法打破的，有些却有待教育的普及，兹一一列舉，以求高明的指教：

一、人口和年齡均不準確

人口中老的小的，都有故意地或無意間被遺漏的可能，鄉巴佬們對查戶口這件事，根本沒發生興趣。却也甚清楚因之而生的一切麻煩；故若漏報，自所歡迎！相反地，鄉鎮上公務員或店堂夥計學徒們，却往往發生了重報兩處的現象，糾正的辦法，該是在普查時，嚴格遵守人必歸戶的原則。年齡的不準確性，可有兩種解釋；一種是故意的，意圖逃避徵兵；可藉出生或死產調查中的父母調查來核對，迫使承認自己，不經意間洩露了的祕密。另一種原因，是因了鄉民的愚笨，他們根本記不清自己或子女的年月，再加上國曆和農曆間的換算，就往往會越問越糊塗了。

二、鄰居不肯透露消息

若全家下田，想問問鄰居時，往往會推說不清楚，其理由是很簡單；不過是怕說了以後，要遭到當事人家的責難，而被認為是多管閒事，對付的方法是儘量在人家吃飯時或傍晚去調查，對於門口的尿布，紙錢的灰燼，和脚底的白鞋，均該窮詰所以。

大肚子的娘們，和纏綿床第的病夫，都該在戶籍册上，有簡明的記號，以備下次查詢時的參考。娘們若良久沒有生產的記錄，亦該特別注意的，因為鄉間出生率高，儘可有已婚育齡婦女們每年必生一個的假定，以減少漏報。

三、嬰兒死亡和死產最易逸却

人已經死了，一肚子的不高興！你若去麻煩她，能夠推乾淨的話，當然懶得告訴你。死後既可隨便抬埋，甚至於連棺木都可以不給小娃預備，故發現可能有時甚形困難，若無相當證據，決沒有迫使承認家裏死人的道理！要棺材舖與和尚道士們備一索引或記錄。以查覺大小死亡的辦法，似頗可行，按月挨戶查詢，也就在防止這兩種大有遺漏可能數字的漏報，蓋上月既已見嬰兒之出生，則可詳詰「失踪」的理由了！同樣地：肚子裏孩子的「失踪」，亦可根據上月份戶籍册上的記號，問她是否已經出世，或是不幸在生產時，就已經死在肚子裏？

四、江寧現行戶籍法的缺點

規定任何異動，必須向鄉鎮公所報告，在事實上是做不通的；鄉民決不願犧牲一天的時間，跑上來回甚至於三，四十里的路程，去辦這似乎無關緊要的事情；大家都不願做，政府罰不勝罰，就使法律變成了具文。應改至甲長處報告，並認真執法，庶幾能使鄉巴佬們，有養成自動報告習慣的一天！

每月挨戶查詢的辦法，自非縣生命統計制度中所能做到的，何況又違背了鼓勵鄉民自動報告的原則。但結果，應按生死發生日期，加以整理，以憑考核工作人員的成績。並供漏報和多寡的參考。此外，可以附帶地寫下的；是根據此次調查，我們對今年度該區的出生率的估計，覺得該有千分之四十；死亡者若能達到千分之二十，恐己與實際的數字相差無幾，對死產率估計，約在千分之二十五左右。至於究竟有多少，則有待年終時，再正式報告了。

簡介蘇格蘭鄉村之醫療工作

遠譯

蘇格蘭在1915年已經設立一衛生醫療站為高原地帶及島嶼地帶的人民，高原及島嶼醫療事務所的創始最基本之問題就是醫療工作的經濟問題，在這裏簡單介紹一下蘇格蘭政府如何推展鄉村醫療工作。

高原及島嶼差不多佔蘇格蘭一半的土地，在蘇格蘭的北部及西部居住有3000,000人民，1912年英國國會組織一委員會專到各地調察，視察各地之人口密度、地勢、氣候及人民之經濟生活，調察人民是否因經濟窘迫而對疾病之治療視，同時還需座視醫師對報酬方面所持之態度如何！普通來講，醫療事務與公共衛生工作必須同時發展，惟經費方面當由國家政府供給及支持一切，後來英國國會通過建設『高原及島嶼醫療事務所基金』並且包括蘇格蘭高原及島嶼地帶之有護業，和供給，疾病之預防、治療及減少疾病之方法，在其業務計劃中包括下列各部門（1）醫師（2）護士事務所（3）專門家，醫院，救護隊（4）電報及電話事務所。

主要之行政完全根據二個初步之經濟計劃，其目的第一就是事務所中必須有合格之醫，然後引起需要醫療工作人民之相信，第二就是每一位醫師服務於彼事務所者必須被保險每月有刻當之收入，生活方面得到相當之保障。

醫師對患者所收之費用當視患者經濟生活如何而定，而醫師之收人也當能維持適當之生活為準，醫生對病者所持之態度當為一病者家庭朋友，勸導者，和家庭醫師，為了使醫師生活安定故每年由『高原及島嶼醫療事務所基金』給與相當之報酬以補償醫師微薄之收入，1947年每一醫師每年淨收入為八百英磅，除此之外還需有其他經濟上之補給如（1）醫師宿舍（2）利用醫師之假日於各醫學校見習或研究應與以方便（3）使醫師有機會參與特殊疾病診治或充臨時其他意外危病之助手，以使其有見習之機會。

在高原及島嶼醫療事務所中的一個實習單位中需已括有一位醫師及一位或多位有經驗之護士，在醫療工作上當與當地之每一居民取得緊密之連繫，特別應當注意的即是醫師們及護士們的工作範圍是與公共衛生不可脫節的。

除普通醫師外設有醫院及專門家事務所以資訓練專門人材，『高原及島嶼醫療事務所基金』供給所有經濟上之開支，如外科醫師及所有醫院人員之薪津，醫療器材，建築上之開支等，在『Inverness 皇家療養院』1929年設有耳鼻喉專家，1938年設有顧問醫師，在這幾年中間還設有放射學科及各科實驗室，蘇格蘭衛生部在Inverness 郊外建設一很大設備完善醫院，主要科目有外科、內科、矯形科、耳鼻喉科、皮膚科、婦科，放射學科以及各科實驗室，藥學和生理治療等設備。至於專家方面已有多位婦產科專家，矯形外科專家，和顧問醫師。眼科及牙科診療所尚未設立但是『國立衛生部』將來欲建立此二科診療所。

專家們工作在醫院而所接觸之環境亦為醫院，而普通實習醫師們必須是病者專門醫藥顧問，或者醫師及護士們常做病者之家庭訪視。

高原及島嶼醫療事務所主要之目的為依給醫療工作為社會各層階級的人，主要宗旨為訓練家庭醫師以補充護士事務所，專門家及醫院對人民醫療工作方面之不足。

以？為簡單介紹一下蘇格蘭高原及島嶼醫療事務所對於鄉村公共衛生之推展。

禿瘡

素合

哎喲乖乖真不妙！
害了滿頭的禿瘡，
好像一隻斑紋豹！
日
夜癢得不開交！
讀書遊玩都得搔，
許多快樂享不到！
既已生禿瘡，頭髮快剃掉！
女的也一樣，不要再害燥！
剃頭師傅勿煩燥，
洗剃刀用熱水肥皂！
再用白乾酒來泡，
免得旁人和你鬧！
每天但用那熱水肥皂，
擦洗那痂液膿皰！
洗後塗擦柳酸膏，
包你頭部重新改造！
大家請記牢：
梳子、手巾和臉盆，
都該自己有一套！
別人誤用可煑沸，
「病毒」一定全死掉！

美國山村的醫生

騎馬應邀看病接生
解決鄉民醫藥困難

美新

美新（譯自『柯里爾』雜誌）

任在肯塔基州阿帕拉幾山區四郡的一萬男女老幼現在所得到的醫藥幫助已不下於大城市的人民。這一地區離城市極遠。可是一九二五年白立金律琪夫人（Mary Breckinridge）在該地建立了一個邊區護理處（Frontier Nursing Service）填滿了幾世紀缺乏醫護的洪溝。

一九二三年，白夫人對現有護理處三郡作第一次考查，該三郡與外界並沒有大路聯繫。她六百五十哩山路的交通工具是馬。她發現那邊的產婆多數年齡已在六十以上，有的已經是九十歲了，沒有幾個是知書識字的，產前產後的知識一點沒有，衛生與現在藥品當然更談不到。產婦到生產那天才停止工作，三天後便起床了。十四五歲做母親是很平常的，二十二歲生第一個孩子，已被認為老了。

白太太在倫敦與蘇格蘭學產科，在肯塔基的邊區護理處便是按蘇格蘭制建立的。該處初創於一九二五年五月，原名為「肯塔基母子委員會」，當時祇有五間房子兩個護士，工作範圍在五十哩以內。現在除漢頓的醫院與溫杜華的總部以外有分處六所。白夫人是處長，工作及於七百方哩。每年預算需要十萬另九千元。每日工作影響及一萬人（一半是孩子）的生命。亦受到美國各地四千人的支持。

六分處分散各地以五哩為半徑，以便護士易於到達病人所在地。她們穿了灰藍色的制服，往往是騎了馬去的。在山頂結冰或河水高漲不能騎馬時候便用原始的交通工具平底船或徒步走過小橋。現在已有幾條路可以走汽車或吉普車了。但是祇有兩條二百哩長的路，其餘百分之八十的路程還得靠馬。

每一分處有二個產科護士，八間屋子，一間作診斷室，一間作候診室，其餘便是護士的家。並且還有穀倉，牛棚，鷄舍。還僱了一個女傭擠牛奶，作燒飯等雜務。

護士每日工作大約如下：晨起第一先去訪問待產的產婦，如果日子已臨近則教她作一切的準備：火，開水，乾淨的衣服，被單，點燈的火油等等。可能產婦的鄰居還有一個六個月的孩子，她便去和她們講白喉症，因為孩子要帶到診所去種痘的話，她得說服孩子的每一個親戚。現在邊區護理處醫治白喉，傷寒，天花與百日咳的孩子年以七千計。

再過去一家有個才生下三天的孩子。每位護士都在接生後留下一袋必須品掛在床頭上，因為這些家庭都沒有？的，可是她們都有一只盆，護士便開始替孩子洗澡。

或許護士在診所裏檢驗病菌，他們與胃虫作誓死的鬥爭，她們關照孩子在約定

（上接第五面）

該沒事了吧！不！還得種點菜，打草鞋，或是捉點兒魚去賣呢！舊歷年來了，大家都高興，男主人至少要過上兩個月的年：做點什麼消遣呢？打麻將；不過癮的話，就要拿骰子去豪賭了！下種以前，還有很熱鬧的社「會」——一種非常費錢的集體遊戲。於是，演戲呀，抬神呀，示威遊行呀，比武呀，吃烤肉呀，鬧得個神魂顛倒，可是，一年的收入也就這樣地化光了！還有許多人，要欠下大筆的債款。

因此：家裏祇落得每人一套千創百孔的棉襖褲，夏天穿的，也不過是一兩身剛夠換洗的粗衣裳。除了老太婆以外，大家祇好光脚了！面巾骯髒不堪，全家合用，又不肯多洗臉洗手，更不用提洗澡了！鄉間砂、疥、禿三種病兒的猖獗，實由于此。有病的話：惟一辦法就是拖。豈但不管營養，還要忌嘴，待病重情急時，但肯化錢去拜菩薩、請巫仙，或是買那並不便宜的中藥吃。

整個地看：我國的農村很年青，有一半的都還在廿三歲半以下。根據分析：每家約有五口人，每走五家，可看到一個嬰兒。但每家都有一個小伢，和一個正在發育期中的，小于二十一歲的小伙子或大姑娘。成年人呢？每家合有一位男子，但每走兩家，就該看到三位娘們。成年男子的缺乏，不一定是因了抗戰時的犧牲；却說明着鄉間的不景氣，多已奔向都市，去另闢謀生的蹊徑了！

鄉間的出生率是很高的。根據我們的另一個生命統計區的估計，約在千分之四

的時間與地點去見她，她可以知道給他們的藥丸是吞下去的而不是嚼的。

此外她們也照顧老年人。一個老太太斷了腿，她便去替她推拿，替她綁夾板。

「這樣天暗了下來，」一個護士說：「我想回家去喝一杯茶。到家後先把馬安置好，然後還得把記錄寫好，才能洗澡更衣，可是一天的工作並不能算完了，夜晚還有否接生雖又知道呢？」

護士們的鞍袋中從接生用具一直到蛇咬的療治器一應俱全。護士們都受有難產的訓練。病情嚴重的則用舁床或平底船送到醫院由醫生醫治，如果病人實在不能移動，醫生則送到病人家去。

每個護士都有兩隻鞍袋，一隻做普通地區的工作，一隻專為接生。接生袋共重四十二磅，裏面用厚白布分成幾層，所有用具放在這隻白棉布口袋裏。去接生時總是先把白布鋪在桌上，沒有桌子的鋪在水箱上，然後把用具放在上面。橡皮被單與圍身布，棉布圍身布，衣服與帽子，消毒的橡皮手套，消毒劑，火酒，橄欖油，藥類，注射器，導尿管，夾器，剪刀等等。

普通藥物鞍袋與它相同，不過分層的布是顏色的，在各種不同顏色層裏放有各種不同的普通用具，此外還有一隻白棉布袋以備護士臨時被叫到遠處去治病而沒有帶接生袋時應用。此外她們還帶了一本該處顧問局的著名醫生寫下的醫學指南教導護士什麼應該做，什麼不應該做。

每一地區的主任護士負責該地人民的健康。每家每年收費一元。付不出現錢的可以付雞蛋或洋蔥，在戰時付現錢的多。接生是五元，可用食物代替，也可去做兩天工來代替。

五元接生費包括產前產後的一切費用，如果醫院裏接生也不加費，普通住防則收一元一天。

邊區護理處醫院共有病床十八隻，除了慢性的、傳染的與精神病外一概收容。

每年他們另設五十隻開扁桃腺的病床，十六歲以下的孩子一律免費。幾年來路易斯維爾的歐頓醫師都常到漢頓來執行此項開刀手續，作為對該局的敬意。

勒克星敦的馬西埃醫師每年去開一次刀。在三天的時間內，他和一個助手，兩個護士以及處長與該院人員的幫助下檢查一百十六個病人，開十八個刀。該院主要外科醫生是勒薩的柯林醫師，他年復一年地於緊急時，該院以最大的幫助。

離此院五哩路是總處所在地溫杜華「老屋」，是處長白夫人的家，為紀念她死去的兒女建造的。

這裏除醫師外，還有總務會計等人員，此外還有馬夫，他們主要的任務是養馬，保管馬鞍與馬轡。馬病了還要替它醫治——有一個馬夫說：「我們知道怎麼醫，但是所用的什麼藥，我們祇知道『粉紅色的』，『棕色的』，『黏性的』，『有味的』。」

馬夫的工作實在是少不了的，各地距離很遠，有些地方又沒有電話，有電話的也常常壞。白夫人現在企圖從偏僻的中心保林頓到流頓建立起無線電通訊。

邊區護理處每年都熱烈的慶祝聖誕，當地參加的兒童在五千以上，這也是白夫人愛護當地人民的一個證明。

十左右，但新生兒未及週歲，而死亡的已復不少，況週歲以後，也還有雖然較低但仍相當多的死亡呢？老牛以為鄉村需要節育，以省父母的精力，俾使經濟稍見寬裕，認真地遵照幼童衛生的原則，去好好地養活已入世的下一代！

目前，每五個村落裏已有兩所規模粗具的小學，無論是教學或設備方面，需要改良的還很多：老師用板子打手心，以巨掌摑腦袋的事，仍復層出不窮，司空見慣！既談不上身體的健康教育，自妄論什麼兒童心理衛生了！學校的名稱是國民學校，却看不見成人班的影子！送兒女入學的家長，仍要負擔沉重的學、雜、尊師費！話雖如此，但總算比過去的私塾要好的多了！校門前筆直旗桿上，與奮地迎風飄揚的國旗，不就象徵着一種前進的力量嗎？她鼓舞着你我：「奮鬥吧！肩負着改善農村責任的你們！」

（上接第九面）

衛生院的先生，村子裏你親手誤了的娃兒和嫂子，我都曉得！你祇管賺錢，却糟踏人家的性命。」

至此，她目瞪口呆，恨不得跑出去或是鑽地洞，又怕我把她抓到鎮上去。我先告訴她不要害怕，再和她談那些錯誤的理由；最後，我告訴她今天造訪的目的，是來找她去參加衛生院的訓練班的，要她把操此業的老太婆們一起都叫去。否則的話，就要真地坐牢了！

在彼此都很興奮的場面裏，我像一個滿載着收獲的記者，向這老太婆道別；並叮嚀她不要忘了聚會的日期！

衛生院需要巡迴工作車

禾納

假定：衛生院有了一輛吉普再假定：油的問題有了辦法那末——

衛生院就能真正地替老百姓做點事情了！她不再診所化，也不會株守着一個小圈圈，去坐井觀天地欣賞那小圈子裏的工作成績，她要深入民間，把「衛生」普及到每個可能達到的角落！

首先：她把車子的周圍，用布製的衛生掛圖和小模型，裝飾得賽似花轎。上面備有播音器和整套的鑼鼓！這叫做巡迴展覽，每到一個村落，當工作人員下車去做一樁下面將要提到的事兒時，司機老爺就可搖身一變，變成個詼諧而又嚴肅的演說家；就好像出賣「影戲」的跑江湖那樣，不慌不忙地，去向鄉下佬們介紹一場場精彩的節目了！

車上的人員不必多，兩三人即可夠用！但可能還有一位附帶的搭客，衛生院裏的醫師，他是順便地到附近的衛生所裏，去主持早已預約就的診斷門診的。他的出巡，解決了衛生所沒有足夠醫師去主持的困難，因為這樣一來，在平時就可但設簡易矯治門診，而改由受過公衛訓練的護士或助產士去主持所務了！

巡迴車決不作沒方向的亂闖！他所要去的村落，是早就預先定妥的。車子一停，就可看見大羣的佇立已久的大肚子和其他的人。所謂臨時找不着對象的恐懼。是決不會發生的。最好每個月到同一的村落裏去走一次，假若巡迴車能天天出動的話，每天以跑三個村落計算，則每月可到七十五個不同的村子裏，做那些最有價值的工作。

除了巡迴展覽以外，還可以做點什麼呢？

可以做很多事的！隨便地屈指數數，就有下列七種很要緊的。

（一）巡迴產前檢查和按時的複查。

（二）「接生包」之發送。

（三）滅疥藥水的廣泛配給。

（四）學校衛生導師的督導。

（五）民衆教育，如公開講談，媽媽會，娃娃會，戲劇演出等。

（六）種痘，「打針」，以及已發現的法定傳染病之管理。

（七）集體簡易矯治。

最後：巡迴車的司機老爺，也還有個很重大的任務；就是在車上準備一頓簡易的午餐，以酬勞自己和工作人員們半日的辛勞。這樣做的話，敢保證工作人員的情緒，決不致有降低的一天！兩腿既毋需乎跑路，又天天有野餐吃，那個會不高興呢？再說：工作的場所，至少已從據點轉變為線，甚至於達到了相當的面！就好像孫猴子那般小小的衛生院能搖身變為七十五個抽象而又實在的「衛生所」，豈不妙哉！

衛生所本身，雖不很可能也保有巡迴車，但工作時該儘量遵循巡迴車的方式，經常地作小規模的出巡！能如此：則距前面性普及衛生的目的，也就不會再遙遠得像地球和月亮間的旅程了！

× × ×

接生婆

（孟姜女調）

垣

我的命呀多折磨，
臨產請了接生婆，
一雙髒手爛泥搓，
黑指甲長有一寸多！
一陣肚痛叫哎喲，
接生婆趕緊用手拖，
眼又瞎來背又駝，
急得「爸爸」直跺脚！
娃娃下地哭呵呵，
接生婆斷臍用瓦割，
可憐他中毒忽發作，
七朝臍風見閻羅！
我自己寒熱沒奈何，
接生婆又在吹法螺，
衛生院話兒下次做，
新法接生好處多！

媽媽會

垣

喜訊傳來，身懷小人，
檢查驗血，保護胎身，
十月臨盆，新法接生，
無憂無病，成功！
手把孩床，心在孩身，
按時吃睡，湯菜多葷，
新衣舒暖，密密加針，
都是為娘本分！
腿歪牙少，缺乏養料，
怎樣調理，應該記牢，
種痘「打針」，防避病倒，
不抱娃娃亂跑！
東村「媽媽」，西莊嫂嫂，
討論報告，不要吵鬧，
你的毛毛，我的寶寶，
又高又胖多好！

世界名醫傳

夫拉卡斯托羅(Girolamo Fracastoro)

公元1478——1553

李濤

第十六世紀的初年，在巴丢阿大學媲美齊名的大學教授有空塔利尼(Gaspare Contarini)，那發基柔(Andrea Navagero)，盧姆鄉(Giambattista Ramusio)和夫拉卡斯托羅(Girolamo Fracastoro)，祖籍德國的波蘭人哥白尼(Nicalaus Koppernigk，拉丁文作(Copernicus)便是他們的學生。這些人中夫拉卡斯托羅氏比他人年長，曾在善隆雅學法律，在他處學習別的學術，到了1501年便在巴丢阿學醫。

巴丢阿是一座寂然無聞的老村鎮，沿街種樹，風景宜人。現在仍以文化馳名，所以世界學人咸集於此。但是在文藝復興時代這個荒村須加修建和裝飾。現在聖安托尼(St. Antony)教堂前面立有精美的騎馬塑像，是名師同那泰羅氏(Donatello)的作品。康塞隔聊的涼廊(Loggia del Consiglio)現在才竣工。建築的精美在巴丢阿可算前所未有。來此的人都覺得古典時代的光榮將要復活。當地居民都很熱心於藝術。多數殘跡都是過去偉大的證據，非僅敗瓦頹垣而已。精美雕像到處皆是。當地有崇拜人體美的心理。現代的人頗有與古代藝術家爭勝的思想。

在兩世紀以前達巴諾氏曾在巴丢阿大學教書。他的大名此時還未全忘。他的名著折中論於1472年初印於曼丢阿(Mantua)，以後發行了好幾版。此時活字印刷術發明了，印本書比寫本書數目即多，價錢又賤。作家賴此可將其名著迅速傳佈。

當時巴丢阿大學的名師有阿基利尼(Alessandro Achillini)和蓬波那苡(Pietro Pomponassi或Pomponatius)。這二位全是與達巴諾氏相似，屬於亞理斯多德派。阿基利尼氏也與阿維塞那氏相似，被稱為亞理斯多德第二。他非常欽佩阿剌伯的學術，尤其敬仰哲學家阿弗羅厄斯(Averroes)，他還是一位解剖學家，此則達巴諾氏未曾研究者。他曾解剖人體，為一善於觀察者。早在十四世紀，便是在達巴諾氏死了未久的時候，醫生們已竟認為有認識人體全部的構造的必要。他們為研究古典時代解剖書起見，便自己解剖人體。

蓬波那苡氏與達巴諾氏很有關係。他信仰亞理斯多德派著名批評家亞力山大氏(Alexander of Aphrodisras)，達巴諾氏曾譯他的著作。但是蓬波那苡氏是有創作性的思想家。極力主張有研究自然律的必要，如此便可由顯明的演進論以解釋宇宙。他又是一位自然科學研究家，反對教會和顯著的宗教色彩。他是一位異教徒。在那個時代，即是宗教改革期以前，宗教狂還未加緊時，充異教徒還可能。宗教的束縛自可解消。

巴丢阿大學教授古典哲學，正如古時。古代的醫生是由口傳譯，此時也如古時。然而此時學術漸漸起了一種離開阿拉伯範圍的運動。以前僅憑阿拉伯譯者和註者以認識希臘名醫，現在學醫的人都去研究希臘名醫的原作。在1453年土耳其人攻下君士坦丁堡，多數精通希臘文的人，都逃往意大利。從此通曉希臘語言的人已竟不算希奇了。意大利和歐洲其他國家的學者都能讀希臘的醫學著作。於是有了新的拉丁文譯本，即是直譯本，而且印書行世，同時改正的希臘原版也印行了。以前人所未知，或者略微知道的著作家，現在都已大白於世，如塞爾薩斯(Celsus)，阿利提阿斯(Aretaeus)，盧乏斯(Rufus)，挨基尼塔(Paulus Aegineta)等。希波克拉底斯著作的潔本也發行了。好古之念仍然盛行。古代文化復興似為首要的志願。但是他們所需要者不僅是一種循序的或拘束的古代文化。古典派需要全部復活。例如文藝復興時代，其中古代的詩詞和雕刻全都復興了。

文藝復興時代使人對於他們的同類和大宇宙的態度起了極大的改變。產生了一個新社會。在西方人人都覺悟，並且感到有活動和自表的必要。人道主義成為道德的目標；仁愛學說極度發達，人格主義也竭力展開。夢想古希臘羅馬共合國家的爍爛文明又可復至，竭力想模仿古人。

上邊所說巴丢阿大學的諸位教授，因風氣的影響，全都是人道主義者。他們不以通曉哲學和醫學，便算滿足。志向不在成為專家，要成為上通天文下通地理的一位博物君子。所以今天研究完希波克拉底斯氏的醫學；明天便念荷累斯氏（Horace）的詩，後天又成了天文家或地理家。

我們試想若干年後這些位少年都變成什麼樣人物呢？其中空塔利尼氏成為紅衣主教，於1541年在拉提斯蓬（Ratisbon）國會中竭力調和天主教和基督教的爭執。那發基柔氏成為古典文學的宗師，在威尼斯（Venice）的阿爾丁書局（Aldine）編輯了好多種書（Cicero, Quintilian, Terence, Vergil和Ovid）。平達（Pindor）第一版便題獻那發基柔氏。盧姆鄉氏在威尼斯發刊了關於航海的大著，名 Viaggi d Navigajone。關於旅行和航海這一方面在第十六世紀頭十年中已得到了驚人的收獲，便是哥倫布（Columbns）的發現美洲。希臘人以前毫無所知的世界，就是一個具有新人類，新動物和新植物的新大陸竟被發現了！對於地球有這樣的發現已引起了全世界的注意。哥白尼（Copernicus）此時還未離開醫界，但大半光陰都致力於天文學，由他所著地動說（De revolutionibus orbinm Caelestinm）可知他已洞明宇宙，為宇宙成立一個新說明，絕不是投機，而是根據確切的統計。

夫拉卡斯托羅氏究竟是怎樣的一個人呢？在未羅那附近有一所精美的住宅，內有向南向北的房子，冬暖夏涼，清靜無譁。房主人便是寬肩膀，矮身材，滿頭黑髮的夫拉卡斯托羅氏。鼻子有一點扁，因此朋友識笑他說是由於他仰視星辰日久所致。

他喜歡鄉村生活。在那裏他預備了所需要的一切：有他的永久樂園的圖書館；有按照新發現製成的地球儀；還有觀察星位的儀器。他還懸壺濟世，在他出診的時候往往拿着一本普盧塔克氏（Plutarch，希臘作家）的名著，在途中誦讀。

在富麗堂皇的別墅中，時常接納賓朋，共奏雅樂，互誦詩歌，彼此切磋以為樂。更常作詼諧書信分致異地賓朋，琢磨拉丁語句和科學的工作。他還寫了好多的詩，靈學和異同的辯論。又著了一本宇宙學，對於地理教科書還有很大的貢獻。

此外夫拉卡斯托羅氏曾著了兩部醫書，因此名垂不朽，且在醫學史上獲得相當地位。他對於流行病很感覺興趣。在第十四紀時，腺型鼠疫流行很劇烈，當時稱為黑死病，蹂躪全世。歐洲居民染疫身死者幾佔四分之一，此病持續流行，從未完全停止，往往這個地方撲滅，那個地方流行，又或一時隱伏，不久又行發見，所以這種威脅接續不斷。當時的人竭力避免這種災難，而且按照舊約所載抵禦麻風的方法去試行。對於黑死病，也像對於麻風，需要通告、檢查，隔離和消毒。人們已竟漸知有數種病完全與其他疾病不同；並且查知這些病具有特性；能在一個時候，使一地方的多數人患病，而且由此人傳及彼人，由此地傳到彼地，可見必定是由某種傳染物傳播的。不僅麻風和鼠疫如此，炭疽，疥，結核病和丹毒也是如此。

這些病便是夫拉卡斯托羅氏特別注意的病。但在十五世紀的末年這類傳染病中有一種新病發現，曾散佈很廣，而且發病似較和平。在起初也曾用隔離檢疫的方法去防止他，但是後來各大家知道這種病在多方面不似鼠疫和麻風那樣危險。不像鼠疫患者全都並很迅速的死亡；而且與麻風也不同，這種病皆可治癒，然而他為害甚烈，因為他破壞愛情。男子與婦女交合後，過幾星期便有被傳染這病的危險。發生多種疼痛。全身都起膿皰，於是患者就成了很難看的人。這種新病可稱作愛情疫（Love Pestilence）。在1495年查理第八（Charles VIII）攻略那不勒斯以後，這種病散佈的特別快。但是這種病來自何處呢？自然很容易歸罪於新大陸了。

夫拉卡斯托羅氏研究這種『愛情疫』。想法描寫他，追究來源，特殊現象和治法。用什麼方法呢？真是一片荒野。自然如果用力研求也是有可能的。關於這種病的命名與詩文頗有相當關係。有些人以為這種病是天神降罰有罪的人。因此惹動了他的文思。於是把此事寫了一首六韻詩。他真稱得起不僅是醫神阿波羅，而且是詩聖。據說西班牙人在那新世界裏害死了聖鳥因此上帝罰他們患一種前所未聞和可厭惡的疾病，這種病是自古便存在於新大陸的。關於這種病的來源，當地有一種傳說。說是一位牧人褻瀆了神聖，妄稱不信日神，並且為世俗之王（名Alcithous）建立祭壇。於是全國的人都隨着這樣辦。上帝知道了便迅速的施以懲罰。將有毒的箭遍射在空中地上或水內。於是才有這種疫病，先染及牧人，以後遍及全世居民。

這位牧人的名字為何呢？夫拉卡斯托羅氏受了俄維德(Ovid)的小說的影響。這部小說中記載奈俄俾(Niobe)的次子名叫賽彼拉斯(Sipylus)。奈俄俾居住賽彼拉斯山中，阿波羅和阿提密斯(Apollo和Artemis)用箭射殺了她的十四個兒子，修斯(Zeus)於是將她變成石頭。作家常是將古代文獻的人名略加改變，作為自己的題材，所以夫拉卡斯托羅氏便在他的故事裏給這位英雄一個名字叫作賽非拉斯(Syphilus)。在詩裏Syphilus作Syphilid,正如詩裏Aeneas作Aeneid。從此這種愛情疫便通稱作Syphilis。

在1530年有標題梅毒或法國病的三卷書(Syphilides sive de morbo gallics)出版，特別受人歡迎。當時人人都知道這個病有極佳治法的教科書，轟動了各級人士。

以後夫拉卡斯托羅氏還繼續研究梅毒問題，但是不再研究隔離。他認為梅毒與他種傳染病有關。在1546年發表大著『傳染病』(De Contogionibus)，使他名垂不朽，書內分為三部討論傳染病和治法。他簡單的解說傳染物傳播為方式，一部分由此人直傳及他人，一部是由傳染什物傳及人。他更說傳染物也可藉空氣傳播。現今我們固然知道傳染原是一種有生命的傳染物 (Contaginm vioum)；就是不是一種死物而是一種生物，大部是細菌和他的同類。在他那時顯微鏡尚未發明，夫拉卡斯托羅氏自然不知道細菌。然而他能巧妙的成立了這種學說，可是他已明白傳染病的意義。而且由於這種學說成立，對於傳染病散布的預防有很大的幫助。

夫拉卡斯托羅氏不僅致力於學理一方面。他還就那時所知道的詳細描寫各種傳染病。簡直說更進一步開闢了新天地。他指出熱病不僅發熱而已，而且有一種特殊性。詳細敘述各種熱性病的特點，以區別各種熱病。由此他發現了斑疹傷寒。他更打算看特殊病為一種實在物。總而言之，在視疾病為本質的觀念來說，他是一位創始人，稍後一世紀英人西頓那姆(Sydenham)更發揮此說，卒能博得世人信賴。

夫拉卡斯托羅氏的文學作品頗受歡迎，所以年老退休在塔斯叩拉姆(Tusculum)，仍然不能安隱。當時的權豪和教主常來求教，並打算請他出山。但是他都婉言謝絕了。不過有一次教主保羅第三(Pope Paul III)請他在特楞特教廷(Council of Trent)任御醫，他終於接受了。然而他仍在職未久，便返還近未羅那(Verona)的故鄉。有一日在飯桌用膳，忽患中風而死，時年正七十歲。

當地的人在他死後二年為他立碑紀念。現在凡是從彼阿薩愛爾伯(Piazza Erbe)方向到彼阿薩(Piazza dei Signosi)去的人，便可看見復興初期的偉大建築羅加大廈(Building of Loggia)真是樸素非凡。大廈內陳列多數古典時代未羅那的名人塑像。弧形門上站立着充滿古典氣派，用古文和古詩描寫新事，復與時代的意大利人夫拉卡斯托羅氏。

夫拉卡斯托羅氏是帶有復與時代特殊色彩的代表人物。生在宗教鬥爭劇烈時代，但是他未參加那種劇烈的鬥爭。而與基督教和好。重視古典時代的文化，尊重習慣。然而充滿古代精神和研究精神，使他的事業活動不息。他被研究與趣所感動。結果使他的發現不與風俗習慣相背馳。

他和他的同仁給與科學一種新語言，足以清晰表示科學的真意。他們對於發見我們所居世界各事，供獻很多。在這個世紀裏如該斯納(Conrad Gesner)，孚克斯 (Leonhord Fuchs)，格律飛路(Grunfels)，善克(Bock)等氏都對於動植物知識增廣了許多，也和夫拉卡斯托羅氏一樣。他們對於治療技術也改善了很多。然而這些人不是使醫學進入新趨勢的人。所以需要另具一種才能的人，正是那種歡樂少終日奮鬥的人。下面我們便要述說那些人了。

王老二

壁·

(大桃紅調)

隔壁王老二，種痘種得遲，
出了天花，變成一個王麻子！
奉勸諸位小朋友：
「快來種牛痘！
男女都來，一個不要漏！
你若不種痘，我若不種痘，
跟那麻子，長得一樣醜」！

「打針」

梅卿·

一位小朋友，不知好和醜，
勸他來打針，掉轉身就走。
得了霍亂病，又瀉又吐嘔，
眼眶陷成洞，像個活骷髏，
不但受痛苦，還要把命丟！
假若肯打針，此事那會有？

墨西哥的醫學改革

之·譯·

一九三六年墨西哥衛生當局調查本地若按現代化的標準則需要有一八〇〇〇名醫生，合每名管理一〇〇〇居民，這數目是相當驚人的。

目前共有四五〇〇名醫生，而90%居於城市，但三分之二的人民為鄉民、農夫、礦工，及印第安人，這些人都得不到醫療上的照顧，僅依靠當地巫婆、庸醫，故死亡率極高。

墨西哥當局對此嚴重問題之處置頗引起世界上之注目，此辦法亦解決了在美洲所未能作到的，即如何使青年醫生們到鄉間去服務。

改革的首創者為國立醫學院教務長巴茲博士，方法乃令畢業前的醫學生必須去鄉村服務六個月作醫遼及公共衛生工作，由當局供給醫藥器材，免費給人民享受醫療的照顧，每月有固定薪金，由自己訓練護士並籌建臨床上之設備，服務期滿需交畢業論文：即對當地調查之詳細報告，有關沿革、人口、氣候、食物、經濟、環境衛生、疾病率及原因等項，此後方能獲得博士學位。

巴茲氏所倡之方針甚成功，結果乃當作墨西哥之鄉村衛生政策亦實為全世之模範。

這些在鄉村服務的醫學生們所獲之經驗，在城市大醫院中的實習裏是不會有的，譬如在叢林下作手術，用竹作夾板，用香蕉編成蓆接生等，各人皆欣喜的將這種在民間有趣的工作攝成影片帶回城中。

在這些下鄉的醫學生裏也常有遭到迫害的可能，由於鄉民的無知與當地巫人庸醫的嫉妬，因此在他們的醫療行囊中更添上了官准的自衛手槍，以防萬一。

由於一位年青醫學生的努力，結果建設了當地的鄉村衛生如 Ixtepec 鎮的檢疫，菜場及水道的管理，傳染病的預防，婦嬰衛生等都作得非常好。

在鄉間因為婦女工作之勤勞，一般嬰兒皆由較大的兒童來照管，故在當地設法訓練女學生建立育幼所，對嬰兒之疾病及死亡率皆減小不少，這種工作很重要而容易見效果。

巴茲氏之計劃在六年間，已派出國立醫學院二四〇〇名醫學生及四〇〇名其他醫校之醫學生，許多畢業生又重返鄉間去服務，並由他們來訓練了四〇〇〇名護士。

衛生部方面又組織了鄉村衛生工作隊，包括四種工作人員即醫生、護士、藥劑生及助理員。每隊分布於各農村及印第安小村中。

衛生教育的方針是對當地一般鄉民，用通俗有趣而切實體裁的文字或圖畫廣為傳布如傳單，刊物；以故事性質介紹世界上醫學之發明及進展；以圖畫形式表明空氣，陽光及水為人類之良友，以及房屋與人生之關係；此外尚有電影、唱片，使每個人民因此得到了健康之利益。

至今鄉村衛生工作隊已有一二五處，每戶每年僅交合美金五元的費用，如此即可獲得完全的醫療照顧，貧窮之地僅交二元五角。據一九四一年報告，每個農夫僅付當地每人醫療衛生工作總費用之35%。

以往的醫生皆由富足的家庭供給其六年的醫學教育担負，然這僅有極少數的人才能辦到，於是在墨西哥又創建了一個改革的辦法，要為那無數貧苦鄉間的青年設立醫科學校。

於一九三七年外科名醫米蘭氏計劃設立鄉村醫學院，選拔人才，官費訓練，畢業後需在鄉服務五年。求學年限改為五年，注意訓練普通醫療，熱帶病及牙科之救治。至今已有二〇〇名醫學生，一九三年之第一期畢業生即依五年合同之規定赴無有醫生照顧之各鄉村去服務於人民。

墨西哥自有了巴茲氏主張之醫學生必赴鄉村服務之實習課目，衛生部設立之鄉村衛生工作隊及米蘭氏創立之鄉村醫校，如此確解決了鄉村衛生上之基本問題。

燈謎答案（謎面見本期第七頁）

四〔寄生草〕袁貽瑾（本刊第二卷第一期：「防癆運動」作者。）

四〔元和令〕王建鐸（本刊第二卷第一期：「我怎樣養肺病？」作者。）

醫潮 第二卷一至九期目錄

本期每